정골의학 도수치료기법의 완성 개정3판

An Osteopathic Approach to Diagnosis and Treatment Third Edition

An Osteopathic Approach to Diagnosis and Treatment

Third Edition

Eileen L. DiGiovanna, DO, FAAO, Senior Editor
Professor Emerita
Former Chairperson
The Stanley Schiowitz, DO, FAAO Department of Osteopathic Manipulative Medicine
New York Institute of Technology
Old Westbury, New York
Follow of the American Academy of Osteopathy

Stanley Schiowitz, DO, FAAO, Senior Editor
Dean Emeritus
Former Distinguished Professor and Former Chairperson
The Stanley Schiowitz, DO, FAAO Department of Osteopathic Manipulative Medicine
New York College of Osteopathic Medicine
New York Institute of Technology
Old Westbury, New York
Follow of the American Academy of Osteopathy

Dennis J. Dowling, DO, FAAO, Editor and Illustrator
Private Practice
Attending Physician & Director of Manipulation
Physical Medicine and Rehabilitation Department
Nassau University Medicine Center
East Meadow, New York
Former Professor and Chairperson
The Stanley Schiowitz, DO, FAAO Department of Osteopathic Manipulative Medicine
New York College of Osteopathic Medicine
New York Institute of Technology
Old Westbury, New York
Follow of the American Academy of Osteopathy

With 20 Contributors

ILLUSTRATED BY **Dennis J. Dowling, DO, FAAO**

정골의학

도수치료기법의 완성

개정3판

대한척추교정치료학회

영 문 출 판 사

■ 옮긴이

오승길 척추교정치료사 자격연수원장, 경희대학교 체육학박사(운동처방전공)
이진행 척추신경외과 진료부장, 대한 척추교정치료학회 학술부회장
최병옥 을지대학교 물리치료학과 교수. 한국체육대학교 스포츠의학 박사과정
황적원 꽃마을건강관리센터 원장. 을지대학교 물리치료학과 겸임교수
임태희 중화한방병원 척추교정물리치료실장. 대한척추교정치료학회 상임이사
김도환 산후전문클리닉 분당 미체원 진료부장, 대한척추교정치료학회 상임이사
박건호 백선열정형외과 척추교정물리치료실장. 가천의과대학원 재활보건학 석사과정
김규현 오렌지정형외과 척추교정물리치료실장. 대한척추교정치료학회 상임이사
정명균 목동홍익병원 무수술척추센터 실장. 고려대학교 이학석사(운동치료전공)
차성환 척추교정전문도수치료사. 대한척추교정치료학회 상임이사
임광헌 산후전문클리닉 청담 미체원 진료부장, 대한척추교정치료학회 상임이사
최영준 목동홍익병원 척추교정치료팀장. 대한척추교정치료학회 상임이사
이민구 중화한방병원 척추교정물리치료팀장. 대한척추교정치료학회 상임이사
서동천 산후전문클리닉 강서 미체원 진료부장. 대한척추교정치료학회 상임이사
김효철 중국 요녕 중의학대학교 객좌교수
이주강 김천대학 한방보건복지과 교수
양대중 목포중앙병원 물리치료 실장

An Osteopathic Approach to Diagnosis and Treatment Third Edition
by Eileen L. DiGiovanna, Stanley Schiowitz, Dennis J. Dowling

정골의학 도수치료기법의 완성 개정3판

2008년 5월 23일 초판인쇄
2008년 5월 30일 초판발행

지은이 : Eileen L. DiGiovanna, Stanley Schiowitz,
Dennis J. Dowling
옮긴이 : 대한척추교정치료학회
발행인 : 박 병 조
발행처 : 도서출판 영문출판사
등행록 : 1987년 12월 21일 제2-419호
주행소 : 서울시 강남구 삼성동 69-1
전행화 : (02) 514-5590, 776-5590
팩행스 : (02) 756-8943
E-mail : yeongmunsa@empal.com
정 가 : 35,000원
ISBN 978-89-7224-174-4 93510

※ 파본은 교환해 드립니다.

헌정사

이 책을 "인간의 양손은 치유능력을 전달하는 통로이다"라고 믿고 있는
우리의 신념에 동조하는 정골요법의사 및 학생들에게,
그리고 우리가 정골의학도수치료에 대해 이해하고 있는 것을 널리 알리고 있는
동료교수와 지도자들에게,
우리에게 인간의 신체, 마음, 자신의 기능에 대한 많은 것을 가르쳐 주었던 환자들에게,
우리가 이 일은 계속할 수 있도록 변함없이 지지를 보내준
우리 가족들에게 바칩니다.

제1판과 제2판에 대한 서문

도수치료기법과 더불어 정골요법의 원리와 개념에 대한 것을 학생들에게 교육시킨 것은 약 100년 전에 미국 커크빌주 미조리에서 세워진 작은 기구조직에서 시작되었다. 앤드류 테일러 스틸은 그 학교의 설립자였으며 또한 교수였다. 그는 그의 견해와 착상에 대한 많은 것을 썼는데 그것들은 후에 수집되어 이러한 직업에 대한 최초 출판물이 되었다.

그 시기 이래로 정골요법에 대한 책은 단지 몇 권만 발간되었고, 교육과정의 내부분노 개인적인 교습과 시범에 의해 이루어졌다. 이것에 더해서 많은 정보가 누구나 이용할 수 없는 간행물에 흩어져 있었으며, 이용할 수 있는 교재들도 대개 한 가지 또는 몇 가지 유형의 기법에 한정되어 있었다.

우리들의 목적은 현재 교육되는 개념과 기법들을 포괄적인 한 권의 책으로 체계화시킨 교재를 제공해서 그것이 정골요법대학의 학생은 물론 개업임상의에게 참고서로 이용될 수 있게 하는 것이었는데, 그 결과가 신체에서 나타나는 체성과 내장성 문제을 진단하고 치료하는 통합적인 방법을 제시하는 한 권의 책이다. 우리는 또한 임상적용에 대한 부록도 추가해서 일반적으로 흔히 겪게 되는 일부 질환을 관리하는데 정골요법의 개념이 통합된 실례를 들어서 이용할 수 있게 하였다.

진단과 치료에 대한 정골요법적 접근은 유일무이한 독특한 것이다. 우리는 이 교재가 그것을 보다 더 쉽게 하여 정골요법대학의 모든 학생들이 이용할 수 있게 되기를 바란다.

Eileen L. DiGiovanna, DO. FAAO
Stanley Schiowiz, DO. FAAO

제3판에 대한 서문

정골요법사로서의 직업은 이 교재의 1판이 출판된 이래로 계속해서 성장되어 임상개업의와 학생들의 수가 증가되었고, 정골도수치료기법에 대한 이해도 증진되었으며, 학생들이 실습에 대한 준비가 됨에 따라 정골요법대학에서 가르치는 과목주제도 그들의 요구에 부응되도록 확장되어 학생들을 평가하는 방식도 증례병력에 더 역점을 두는 것으로 점차 변화되어 갔다.

이에 편집자들은 정골요법대학의 학생들과 교수들의 요구에 부응되도록 수정판을 내게 되었고, 새로 개발된 많은 기법과 함께 보다 더 많은 임상적용이 교재에 추가되었다. 신체 각 부위에 대한 각각의 설명은 증례병력으로 보강되어 정골도수치료가 환자에게 적용될 수 있는 상황의 실례를 알 수 있게 하였다.

우리는 임상개업의가 이해하는데 필수적이라고 생각한 내용은 그대로 유지해서 정골요법사가 그들의 환자에게 최대로 기여할 수 있게 하였다.

Eileen L. DiGiovanna, DO. FAAO
Stanley Schiowiz, DO. FAAO
Dennis J. Dowling, DO. FAAO

옮긴이 머리말

대한척추교정물리치료학회에서는 물리치료사를 대상으로 1996년 1월부터 현재까지 근에너지법과 추력기법을 이용한 척추관절기능부전치료에 대한 교육을 시행해오면서 2004년에 미국 미시간주립대학교 정골요법대학 교수로 재직하고 있다가 타계한 Bourdillon의 "Spinal Manipulation 6판"을 번역하여 "척추교정물리치료학"으로 명명하고 기본교재로 사용하고 있었다. 그 동안 연부조직과 근막구조물에 대한 정골요법(역스트레인기법, 자세이완촉진기법 등)에 대한 관심을 갖고, 관련된 참고서적과 영상참고물을 섭렵하는 과정에서 2005년에 뉴욕정골요법대학의 DiGiovanna와 Schiowitz가 저술한 "Osteopathic Approach to Diagnosis and Treatment 3판"을 탐독하게 된 결과, 척추교정치료에 관심이 있는 모든 사람에게 필요한 교재임을 확신하고 이를 번역하게 되었다.

번역에는 대학과 의료기관에서 척추교정치료에 대한 것을 담당하고 있는 교수와 척추교정전문치료사들의 다수가 참여하였지만, 각각의 부문을 따로 번역하다보니 내용상 일치되지 않거나 용어의 일치에 어려움이 있게 되었다. 이에 통일성을 기하기 위해서 모든 내용을 대표역자인 본인이 조정하고 정리하였으나, 시간상 아주 만족한 결과를 이루지 못한 것 같다.

용어는 의학대사전 제2판(이우주, 아카데미서적)을 기본으로 하고, 인명과 지명 등의 명칭은 가능한 원어를 그대로 사용하였다. 의미가 분명하지 않은 원어는 괄호에 삽입하였으며, 일반적으로 사용하고 있는 원어는 발음그대로 쓰고, 해부학용어는 과거에 사용한 것을 이용하여 척추교정에 대한 새로운 개념과 신기술에 관심이 많은 의사, 한의사, 물리치료사, 운동처방사, 건강관리사 등 많은 사람들이 이해하기 쉽게 하였다.

이 번역서를 통해 보다 많은 사람들이 정확한 지식을 전달받고, 임상에 많은 도움이 되기를 바라며, 이 책에 소개된 척추교정치료방식에 대해 직접 교육을 받고자 하시는 분은 척추교정물리치료학회 홈페이지(www.KASMPT.com)을 방문하여 알아보기 바란다.

끝으로 이 책의 번역에 수고해주신 윤영숙, 정승주, 현은애 및 여러분에게 고마움을 전하고, 출판을 맡아주신 영문출판사 박병조 사장님과 직원들에게 감사의 말을 전하는 바 입니다.

2007년 11월 30일 관악산 기슭 연수원에서
대한척추교정물리치료학회장
체육학박사 오 승 길

감사의 말

먼저 이 책이 출판될 수 있도록 도와준 Lippincott William & Wilkins출판사의 편집부원들에게 심심한 사의를 표하며, 아울러 이 책이 완성될 수 있도록 시간을 배려해주고 지지를 보여준 우리들의 배우자 Joseph DiGiovanna, DO와 Lillian Schiowiz, Fran Dowling에게도 감사의 말을 전합니다.

차 례

1부 정골의학의 기본적 원리(Basics of Osteopathic Medicine)

2부 정골요법적 수기조작(Osteopathic Manipulation)

3부 경추(Cervical Spine)

4부 흉추(Thoracic Spine)

5부 요추(Lumbar Spine)

6부 골반과 천골(Pelvis and Sacrum)

7부 흉곽(Thoracic Cage)

8부 상지(Upper Extremities)

9부 하지 (Lower Extremities)

10부 두개골의 정골요법(Cranial Osteopathy)

11부 조직계통에 대한 고찰(Systemic Considerations)

12부 정골의학적 관리(Osteopathic Management)

공헌자

NANCY BROUS, DO
Assistant Professor
Director of Isip Clinic
New York College of Osteopathic Medicine
New York Institute of Technology
Old Westbury, New York

JOHN CAPOBIANCO, DO, FAAO
Former Clinical Associate Professor
The Stanley Schiowitz, DO, FAAO Department of Osteopathic Manipulative Modicine
New York College of Osteopathic Medicine
New York Institute of Technology
Old Westbury, New York

LISA R. CHUN, DO
Private Practice
Kaua'i Osteopathic Inc
Koloa, Hi

WILLIAM THOMAS CROW, DO, FAAO
Associate Professor
Department of Osteopathic Manipulative Medicine
Philadelphia College of Osteopathic Medicine
Philadelphia, Pennsylvania

ALBERT R. DERUBERTIS, DO
Private Practice
Physical Medicine and Rehabilitation
Suburban Heights Medical Center
Chicago Heights, Illinois

EILEEN L. DIGIOVANNA, DO, FAAO
Processor Emerita and Former Chairperson
The Stanley Schiowitz, DO, FAA Department of Osteopathic Manipulative Medicine
New York College of Osteopathic Medicine
New York Institute of Technology
Old Westbury, New York

JOSEPH A. DIGIOVANNA, D.O.
Former Acting Chirman and Associate Professor of Family Practice
Former Associate Professor of Osteopathic Manipulative Medicine
Smithtown, New York

DENNIS J. DOWLING, DO, FAAO
Attending Physician & Director of Manipulation
Physical Medicine and Rehabilitation Department
Nassau University Medical Center
East Meadow, New York
Former Professor and Chairperson
The Stanley Schiowitz, DO, FAA Department of Osteopathic Manipulative Medicine
New York College of Osteopathic Medicine
New York Institute of Technology
Old Westbury, New York
Private Practice
Osteopathic Manipulative Medicine Associates
Syosset, NY

BARRY S. ERNER, DO
Private Practice
Cos Cob, Connecticut

HUGH ETTLINGER, DO, FAAO

Associate Professor
The Stanley Schiowitz, DO, FAA Department of Osteopathic Manipulative Medicine
Director of Residency Program in Osteopathic Manipulative Medicine
New York College of Osteopathic Medicine
New York Institute of Technology
Old Westbury, New York

JONATHAN F. FENTON, DO

Private Practice
Essex Junction, Vermont

MARY-THERESA FERRIS, DO

Private Practice
Mechanicsville, VA

BONNIE GINTIS, DO

Private Practice
Soquel, California

MARY HITCHCOCK, DO, FAAO

Former Associate Professor
The Stanley Schiowitz, DO, FAA Department of Osteopathic Manipulative Medicine
New York College of Osteopathic Medicine
New York Institute of Technology
Old Westbury, New York
Deceased

DAVID J. MARTINKE, DO

Private Practice
Tonawanda, New York

DONALD PHYKITT, DO

Private Practice
Athens, Pennsylvania

SONIA RIVERA-MARTINEZ, DO

Family Practice Resident
Long Beach Medical Center
Long Beach, New York

PAULA D. SCARIATI, DO

Private Practice
Fayetteville, New York

STANLEY SCHIOWITZ, DO, FAAO

Dean Emeritus
Distingushed Professor and Former Chairperson
The Stanley Schiowitz, DO, FAA Department of Osteopathic Manipulative Medicine
New York College of Osteopathic Medicine
New York Institute of Technology
Old Westbury, New York

CHARLES J. SMUTNEY III, DO

Private Practice
Bethpage, New York

LILLIAN SOMNER, DO

Private Practice
Bethesda, Maryland

TONI SPINARIS, DO

Private Practice
Colden, New York

SANDRA D. YALE, DO

Private Practice
Buffalo, New York

I 부

정골의학의 기본적 원리
(Basics of Osteopathic Medicine)

1

서 론
(Introduction)

정골의학은 미국에서 독특한 2개 의학학파 중에 하나를 의미한다. 완전하게 면허된 2개 그룹 의사는 유일하게 미국에만 있는 것으로 정골의학회에서는 정골요법의사(DO) 면허를 부여하고, 대증(비정골)의학회에서는 대증의사(MD) 면허를 주관한다. 양쪽 학회의 교육과정은 비슷하지만, 정골요법 기리큘럼에서 특유의 차이점을 가지고 있다. 정골의학대학의 지원자들은 학사학위를 받은 사람들이지만, 석사학위를 취득한 사람들도 많이 있다. 그들은 대증의학대학의 지원자들이 한 것처럼 의과대학적성검사(MCAT)를 통과하였다.

정골의학대학에서 4년은 비정골의학대학에서와 마찬가지로 기초과학과 임상과학을 학습하는데 보내지만, 정골요법 원리와 개념에 초점을 맞추고, 정골도수의학에 대한 집중적인 학습이 추가된다. 3년차와 4년차에서는 도심과 외곽, 지방 개업가를 소개하면서 진료실과 사무실, 병원시설을 돌아보게 하는 실습을 수행한다.

졸업 후에 정골요법의사(DO)는 1년 동안 순환 인턴과정을 마치고 나서 수련의 과정으로 들어가 의학의 어떤 한 분야를 전공할 수도 있다. 정골요법의사에게는 처방전을 쓰고, 수술을 시행하고, 아기를 분만시키며, 우량한 환자 건강을 조장하는데 필요하기만 하면, 그 외 어떤 의학적 서비스도 시도할 수 있는 자격이 주어져 있다. 1985년 4월 현재 정골요법의사(DO)는 가족의료를 포함한 모든 전문의 분야에서 자격이 인증되었으며, 어느 분야에서도 부전공으로 선택될 수 있다.

정골의학의 유일성은 정골요법적 철학과 개념의 적용에 있으며, 정골의학 시술자는 인가된 이학적 그리고 외과적 진단과 치료방법을 따른다. 그들은 또한 신경근골격 체계를 능숙하게 평가할 수 있도록 훈련되었으며, 도수교정요법을 사용하여 정상적인 신체역학이 이루게 되도록 노력한다. 정골요법의사는 자가통제를 하고, 대부분 병리적 질환에 대항하여 자신의 방어를 준비하는 신체의 능력을 인식하고 있다.

그리하여 정골의학에서는 신경-근골격계를 전반적인 생명 표현에 지극히 중요한 것으로 인식하고 있다. 내부 장기는 신경근골격계에 영양분을 공급하고, 그것의 노폐물을 제거함으로서 그것을 보조한다. George Northup은 정골의

학지에서 다음과 같이 언급했다.

> 근골격계는 수의적(voluntary)과 불수의적(involuntary) 신경계를 통해 신체의 다른 모든 계통과 아주 밀접하게 연결되어 있다....
> 그러므로 근골격계가 다른 신체 계통에서의 장애로 인한 염증과 통증에 반응하는 징후는 근골격계가 건강과 질병 양자를 나타내는 거울이라는 것이다.

그러므로 환자를 평가할 때, 정골요법의사는 신체를 복잡한 다기능 및 상호연관된 구조물로 이루어져 있는 통합된 단위로 생각한다.

정골의학에서 중요한 또 다른 원리는 구조와 기능이 아주 밀접하게 상호연관되어 있다는 것이다. 신체 어느 한 부분의 구조적 비정상은 비정상적인 기능을 유도할 수가 있는데 그것은 국소적으로 나타나거나 구조물의 원위부에 나타나거나 한다. 역학적 장애를 바로잡기 위해 정골요법의사는 정골도수치료법을 시도하는데 이렇게 손으로 하는 치료는 부드럽고 통제된 것으로 관절운동방향 또는 근육이나 근막을 향해 시행될 수도 있으며, 이것은 또한 혈액순환, 체액, 신경자극에 영향을 주기 위해 사용될 수도 있다.

정골요법의 핵심은 신체에는 약간의 외부적 도움으로 많은 병리적 질환을 스스로 치료할 수 있는 능력이 있다고 인식하는 것이다. 이러한 사상은 2000년보다도 훨씬 더 전에 히포크라테스에 의해서 "우리 대자연의 힘이 질병을 치료하는 의사이다."이라고 선언되었던 신념을 되풀이 하여 나타낸 것이다.

정골의학은 비록 건강관리체계에서 현재도 소수파 지위에 머물러 있지만, 지속적으로 성장하고 있다. 1962년에 5개 대학으로부터 시작해 현재까지 20개 대학이 있으며 더 많은 대학의 설립이 계획된 단계에 있다. 정골의학교육기관에 관한 2001년 연간 보고서에 따르면, 2001년 6월 현재 정골요법의사는 46,990명이고, 19개 정골의학대학에 등록한 학생은 모두 10,817명이라고 했다. 1982년에 발간된 미국 정골의학지에서 Norman Gevitz는 그 당시에 DO의사와 외과의가 2,000만 이상의 미국인 또는 인구의 10% 이상에 대한 건강관리서비스를 제공하고 있었다고 추정했는데, 최근 강연에서는 인구의 20%에 근접한 미국인이 현재 그들에 의해 건강관리를 받고 있다고 했다. 더욱 중요한 것으로는 큰 비율의 정골요법의사(1999년 현재 64%)가 일차건강관리 전문가로 가서 의료지원이 낙후된 지역에서 개업하는 경향이 있다는 것이다.

정골의학 직업은 그것이 성장함에 따라 바꾸어졌다. 그것은 미국건강관리 체계의 중요한 부분으로 인식되었고, 이제는 의학에 대한 그것의 전문적인 공헌이 주의깊게 정의되고 있으며, 도수치료의 효과를 입증하기 위한 다양한 연구가 시도되고 있다. 이런 것들과 유사한 단계는 정골의학의 잠재성을 완전히 실현시키기 위한 이러한 그리고 이와 유사한 조치로 전문직으로써의 정골의학 직업은 현대의학적 풍토에서 그것의 위치를 확고하게 하고 있다.

참고문헌

DiGiovanna E, Schiowitz S. *An Osteopathic Approach to Diagnosis and Treatment*, 2nd ed. Philadelphia: Lippincott Raven, 1997.

Gevitz N. *The D.O.s, Osteopathic Medicine in America*. Baltimore: Johns Hopkins University Press, 1982.

Gevitz N. *From the Center to the Periphery*. Lecture for 2003 Convocation of the American Academy of Osteopathy. Ottawa, Canada, 2003.

Northup GW. *Osteopathic Medicine: An American Reformation*. Chicago: American Osteopathic Association, 1966.

Singer A. *AACOM 2001 Annual Report on Osteopathic Medical Education*. Chevy Chase, MD, 2001.

2

정골요법의 역사
(History of Osteopathy)

정골요법의 창시자인 Andrew Taylor Still은 영국-스코틀랜드-아일랜드-독일 혈통으로 1828년 8월 6일에 미국 버지니아주, Lee Country, Jonesville에서 태어났다. 그의 아버지는 감리교 교회의 순회 강연목사이면서 또한 의사, 농부, 물레방아 수리기술자 역할도 하였고, 그의 어머니 Martha Poague Moore는 불굴의 개척여성으로 신앙심이 강한 가정에서 그녀의 자식들을 양육하였다. 이러한 가정환경으로 인해 Still은 만물의 완벽한 창조주로서 하나님에 대한 강한 신앙심을 키워왔고, 그리하여 그의 믿음은 인체를 포함한 모든 창조물은 완벽하다는 것이었으며, 완벽한 신체는 스스로를 치유할 수 있고, 그것의 안에는 그렇게 자가치유할 수 있는 수단이 갖추어져 있다는 것을 선언하기에 이르렀다.

어린 소년시절에 Still은 심한 두통으로 고통을 받고 있었다. 두통을 앓던 어느 날 그의 아버지가 그를 위해 나뭇가지에 매달아 놓았던 그네를 타러 갔었는데, 두통이 심하게 되자 그네에서 판자를 떼고 바닥에 누워 그의 목 뒷부분을 로프에 걸쳐놓은 담요에 기대고 있다가 통증이 완화되어 잠이 들었고, 그가 깨어났을 때는 두통이 사라진 경험을 했다. 그 후 두통이 날 때마다 그는 자주 이렇게 하였으며, 매번 같은 성과를 나타난다는 것을 알게 되었다. 이러한 관찰은 후에 신체역학에서 신경계의 병발과 연관된 개념에 공헌하여 결국 정골요법의 발생에 기여하게 되었다.

변경지역에 거주한 대부분의 남자들이 사냥꾼으로 생활하였듯이 Andrew Still도 그가 잡은 동물의 가죽을 벗기게 되면서 그것들의 근육과 뼈, 관절에 빠져들게 되었다. 그의 해부학에 대한 연구는 중단된 적이 없었으며, 항상 제자들에게 해부학에 대한 완벽한 지식배경이 진단과 치료를 위한 기초로 아주 중요하다고 교육하였다.

아버지가 훨씬 더 멀리 서부지역으로 이주를 결정했기 때문에 그는 주로 소학교와 가정(small school-house)에서 교육을 받게 되었다. 그가 받는 비정규적인 교육은 끊임없이 독서를 하고 의사이면서 목사인 그의 아버지가 시골주변에 산재한 소공동체와 농장을 순회하는 것을 따라다니면서 배우는 정보로 이루어졌다. Still은 그가 Kansas시에서 일부 정규 교육을 받았다고 주장하지만, 의학에 대한 그의 교육은 주로 도

제형식으로 받고, Missouri주에서 MD학위를 받은 것이다.

젊었을 때 Still은 여러 쟁점이 되는 사항에 강력한 의견을 피력하였는데, 이것들 중에 하나가 노예제도와 관련된 것이었다. 그와 그의 아버지는 아주 강력한 노예제도 폐지론자였다. 가족의 안전을 염려한 그의 아버지는 노예제도를 지지하는 Missouri주에서 Kansas 지역의 쇼니족 인디언 보호구역으로 이주하였으며, 여기에서 Andrew Taylor Still은 노예제도에 대한 그의 투쟁을 계속하면서 또한 인디언 무덤에 접근하여 시체를 발굴하고 해부해 보았다. 이렇게 하는 것이 오늘날의 문명시대에서는 아주 끔직한 일로 보일 수도 있지만, 그 당시에 의학을 연구하는 사람들에게 이러한 행위는 아주 보편화된 것이었다.

그는 남북전쟁동안 Kansas 민병대에 입대하여 대위에서 소령계급으로 진급하였으며, 민병대에 복무하고 있었던 기간에 도수치료에 대해 처음 배우게 되었다. 연합군과 함께 싸웠던 유럽용병들이 그에게 19세기 영국과 그외 유럽지역에 널리 알려져 있던 "정골사(bonesetter)"에 대해 얘기해 주었고, 그가 이러한 이야기로부터 어떤 영향을 받았다는 것은 1883년부터 1890년까지 Still이 배포한 명함에서 자신을 "전광석화와 같은 정골사"라고 칭했던 것으로 보아 틀림없는 사실로 믿어진다.

나중에 그는 Kansas주 의회 의원이 되어 Kansas가 주(州)가 되는데 일조하였으며, Kansas에서 그의 가족과 함께 살면서 Andrew와 그의 형제, 그리고 아버지는 Kansas, Baldwin에 소재한 Baker대학교 빌딩을 건축하는데 소요되는 땅과 기금을 기부하였다.

1850년대와 1860년대에 미국 개업의들은 충분히 교육받지 못하여 질병의 원인에 대한 이해가 아주 적은 경우가 허다했다. 아주 소수의 사람들만 의학교 교육의 혜택을 받았는데 그런 사람들조차도 오늘날의 기준에 비교하면 극히 원시적인 수준의 교육을 받았던 것이다. 치료법의 질은 떨어져 위험스러울 정도까지 되었으며, 그 당시에 이용된 일부 상용치료약에는 설사제, 하제, 사혈(때때로 혼수상태까지), 감홍(수은화합물), 마약, 주성분이 알콜로 된 약 등이 포함되어 있었다. 그 결과로 탈수증, 약물중독, 알코올중독, 수은 중독 등이 발생되어 질병보다 치료법이 더 위험한 경우가 종종 있었다. 이러한 시기는 "특효약시대"로 알려진 연대동안 발생되었는데 그 시기에 만들어 낸 것은 의학적 특효약이 아니라, 환자에게 어렵고 힘든 치료법을 가하는 것이었다.

다른 감염성질환과 함께 전염성 장티푸스, 결핵, 유행성 감기, 황열병, "습지열"(말라리아), 풍진, 수막염 등이 변경지역에 만연하는 경우가 종종 있었다. 유행성 수막염으로 Andrew의 아이들 3명이 목숨을 잃었는데 정통의학으로 그들을 구할 수가 없었다. 그의 자서전에서 Still은 이 사건에 대해 다음과 같이 회고하였다. "질병에 있어서 신은 인간을 추측의 세계에 두셨습니까? 문제가 무엇이라고 생각합니까? 무엇이 그 해답을 주고 추측하게 합니까?" Still은 이 난해한 질문에 대한 답을 찾고 계통적인 치료방법을 개발하기 시작했는데 그것은 추측하는 작업을 배제하고, 그 시기에 통용된 치료법의 비참한 결과를 가져오지 않으면서 건강을 가져다주는 치료방식이었다. 그는 근골격계에 대해 상당히 연구하여 혈관과 림프계의 중요성을 인지하였으며, 선천적 면역성, 즉 인체는 스스로 자가-치유시키는 그 자신의 "약국"을 가지고 있다는 것을 믿고, 신체가 계속 원활한 순환과 신경지배에 적응되고 유지되는 것을 돕게 하는 도수교정치료법을 개발하였다.

Still은 정통의학이라고 불리는 대증요법을 중단하고 1874년 6월 22일에 "정골요법의 기치를 바람에 휘날리며 순회의사로서 Kansas와 Missouri를 옮겨 다니면서 추종하는 환자를 얻게 되어 마침내 Missouri의 Kirksville에 정착하였다. 나중에 그는 Missouri주민인 동료 Samuel Clemens에 의해 서식과 고증으로 지지를 받았다(Mark Twain)."

초기에는 많은 어려움이 있었다. 치료될 가능성이 있는 환자들은 의심을 했고, 그 외에 다른 개업의들은 적대적이었으며, "안수(laying on of hands)"에 의한 치유를 시도하려고 비난하는 교회에 의해 추방 당했고, 많은 사람들이 그를 "돌팔이"로 취급하였다. 그의 형제조차 처음에는 그가 제 정신이 아니라고 믿었다.

그는 외딴 농장에서 사람들을 치료하는 것으로 시작해서 마침내는 도시거주자들도 그가 성취한 외관상 기적적인 결과를 인식하게 되었다 그의 성공이 늘어갈수록 그의 명성은 높아졌고 많은 군중이 그의 새로운 치료를 받기위해 몰려들었다. 작은 읍은 곧 너무 군중이 몰려들어 혼잡해지게 되었고, 기차역 옆에 호텔이 건축되어 방문하는 환자의 숙박시설로 이용되게 되었으며, 마침내는 요양소를 건축하여 환자 치료와 교육에 이용하게 되었다.

그의 새로운 치료법을 가르쳐 달라고 Still에게 많은 요청이 들어오게 되었다. 1차 시도로 환자의 아들들을 인턴지도의사과정으로 가르치려고 했지만 그 때는 그들이 그의 개념을 이해할 수 없었기에 실패했다. 이로 인하여 그는 정골요법을 오직 자신만 할 수 있는 것이라고 믿게 되었지만, 후에 자신의 아들에게는 성공적으로 전수하였다. 그 다음으로 그는 대학의 설립에 그와 그의 형제들이 상당한 땅과 재정지원을 기부했던 Kansas주 Baldwin에 있는 Baker 대학교에서 과정을 개설하려고 하였으나 뜻을 이루지 못했다. 정골요법을 엉터리 치료로 생각했기 때문이었다.

1892년에 Still은 Missouri주 Kirsville에서 작은 교실 2개가 있는 건물을 구입해서 미국정골요법학교(ASO)를 시작하였다. 1893년에 22명의 첫 졸업생을 배출했는데 역사상 이 시기에 보기 드문 5명의 여자 졸업생이 포함되어 있었다. Still은 곧 1년 과정으로는 부족하다는 것을 깨닫고 교육과정을 2년, 그리고 그 다음에는 3년으로 늘렸으며, 첫해에는 오로지 해부학과 정골도수요법만을 가르쳤다.

유명한 Edinburgh 의과대학 졸업생인 William Smith 의사는 미국에서 수술의료기구를 교육시키고 판매하고 있었다. 그가 처음 Still에게 수의를 기울이게 된 것은 다른 의사들이 정골요법을 터무니없는 것이라고 폭로를 시도한 때였으나 그것에 동조하지 않고 오히려 학교에 미물면서 도수치료를 배우고 그 교환조건으로 최초의 해부학 교수가 되었다. 그가 떠난 후에 해부학 교수는 미국정골요법학교(ASO)의 최초 졸업생인 Jeanette(Nettie) Bolles이 되었다.

Still은 그의 형제들과 자녀, 일부 환자 그리고 그 외 다른 의사들을 그의 새로운 동업자로 훈련시켰다. 그는 자신의 학생들이 해부학을 매우 잘 알고 있으므로 그들 자신의 기법을 고안해서 해부학 지식에 기초된 그것들에 적응할 수 있을 것이라고 믿었기 때문에 특별히 치료기법에 관한 책을 쓰지 않았고, 자서전 한권과 개념에 대한 책 2권만 집필하였다.

Still은 1917년에 89세의 나이로 숨졌으며 6개월 후에 그에게 경의를 표하는 동상의 제막식이 Kirksville 법원 광장에서 거행되었고, 현재까지도 그곳에 있다. 그는 계속 노력해야 하는 정골요법의 전문직과 학교를 두고 떠났으며, 미국건강관리체계의 승인을 받으려는 정골요법의 앞날에는 많은 투쟁이 놓여 있었다.

미국정골요법학교는 번성하게 되어 곧 새로운 지역으로 옮겨야 했다. 1세기가 바뀌면서 700명 이상의 학생이 학교에 등록하였고, 직업적인 투쟁의 한 형태가 ASO의 교수단 사이에서 발생했다. 일부는 더 과학적 지식에 근거를 둔 교육과정을 개발하기를 원했으며, 또한 교수진 사이에서 정치적 이견이 발생했고, 한 때는 제2학교인 Andrew Taylor Still 정골요법학교가 Still의 사위인 George Laughlin에 의해 1922년 Kirksville에 설립되기도 하였으나 결국에는 협정이 맺어져 두 학교는 합병되었다. 많은 정골요법 대학이 전국에 걸쳐 우후죽순처럼 생겨났다. 일부 대학에서는 정골요법의 원리와 방법에 대한 적절한 교육이 제공되고 있었으나 그 반면에, 빈약하게 운영되는 곳도 있었고 일부는 단지 학위를 남발하는 곳이기도 했다. 대부분이 재정적 이유로 폐쇄되거나, 다른 정골요법 학교와 합병되었다.

또 다른 투쟁은 모든 의학교육기관이 교육의 질과 관련된 도전을 받고 있을 때 발생했다. 학교선생인 Abraham Flexner는 Rockefeller연구소의 위임을 받아 정골요법학교를 포함한 미국내 각 의학대학의 수련프로그램을 평가하게 되었는데 John Hopkins대학교 의과대학을 표본으로 선정해서 각 대학을 그것과 비교했다. 1910년에 Flexner 보고서가 발표되었는데 그것의 소견에서 심한 혹평을 하여 많은 학교가 심히 기준 미달로 나타났고, 일부 질이 낮은 정골요법학교를 포함한 많은 교육기관들이 강제로 패쇄되었다. 적법한 정골요법 대학들은 교육과정을 표준세트와 일치되도록 개선시키기로 했지만, 그러나 Still이 생존 시에 격렬하게 반대하였기 때문에 약리학은 1929년까지 포함시키지 않았다.

그 후 10년이 지나서 DO들은 개업할 장소 개발과 병원 봉직의 권리획득, 완전한 면허획득, 그리고 정골요법 대학과 병원의 인가를 위한 행정기구 개발에 관여하게 되었다. 비정골요법 병원에서 봉직의로 인정받지 못하고 있는 DO의 필요에 맞춰 많은 정골요법 병원이 여기저기 세워지면서 법률적으로 불리하다는 것을 깨닫게 되었고 의료법과 정부 의료프로그램의 많은 부분에 진입하기 위해 이면공작(lobby)은 필수적인 것이 되었다. 미국의학협회의 윤리적 규범에 의해서 MD들은 DO와의 어떠한 직업적인 교류도 금지되고 있었다.

1960년대에 이르러서 6개의 안정된 정골요법대학이 Kirksville과 Kansas시, Chicago, Philadelphia, Los Angels, Des Moines에 자리잡게 되었는데, 1962년에 미국의학협회(AMA)가 정골요법과 경쟁하는 정책을 바꿔서 California에 있는 DO들에게 결연할 것을 제안하고 California 의학협회에 가입할 것을 종용했을 때 전문직으로써의 정골요법은 큰 좌절을 겪게 되었다. 그들은 그 과정에서 California 정골요법협회의 협조를 받았으며, 2,000명이상의 DO들이 이 제안을 수용하였고, Los Angels에 있는 대학은 캘리포니아 DO들에게 MD 학위를 제공하는 MD인가교육기관으로 바뀌었는데(주전지역의 DO에게 $65의 경비가 부과되었다), 이 대학은 후에 Irvine에 소재한 California 대학교 조직의 일부가 되었다. 캘리포니아에서는 주정부로 하여금 DO들이 그 주에서 개업하는 것을 인가하지 못하게 하는 법률이 통과되었으므로 많은 DO, California 정골요법학회, 2,000명 이상의 정골요법의사(DO와 MD 소지자), 정골요법대학 하나와 그곳의 수련의 중에 약 60%가 정골요법 전문직을 상실하게 되었다.

AMA이 놀랍게도 일부 California DO들과 캘리포니아 이외 지역의 대부분 DO들은 의사(MD)로 되는 제안을 거절하고, 캘리포니아주에 면허교부청(licensing board)과 새로운 정골요법학회, Pomona에 대학(후에 웨스턴정골의학대학으로 명명된) 신설 등의 내용이 포함된 정골요법 재정립 투쟁을 시작했는데, DO들의 개업을 인가하지 못하게 한 법률은 1970년대 초 오랜 법정 투쟁 후에 뒤집어지게 되었다.

2004년 현재, 20개 정골의학대학이 있고, 금년 내로 2개 대학이 더 개교될 예정이며, 50개주 모두에서 DO에게 개업면허를 주고 있다; 완전한 개업권리를 면허한 것은 Vermont가 최초이었고(1896), 마지막으로 Mississippi가 하였다(1973). 많은 DO들이 "면허없이 개업한 의료"라는 이유로 감옥에 수감되면서 많은 법정투쟁을 통해 정골요법의사 개업권은 어렵게 획득되었다. 2001년도에는 모든 주의 면허교부청에서 정골의과대학면허시험(COMLEX) 국립정골의학시험관위원회(NBOME)가 국가면허시험 요구조건에 적합한 것으로 인정했다.

정골요법의사(MD소지자)들은 그들의 권리(주정부와 연방정부 양쪽 모두의 건강관리의안과 법률에 포함되는 것과 건강관리 보험계획에 참여, 병원 봉직의로 재직하는 것)를 찾기 위해 수년 동안 계속해서 투쟁을 지속하였다. 지금도 미국정골협회에서는 아직까지도 때때로 위협받고 있는 회원들의 권리를 보호하기 위해 경계를 늦추지 않고 있다.

반드시 찾아야 할 권리중의 하나는 군대에서 대증요법의사와 더불어 동등하게 치료할 수 있는 것이었다. 1917년 초에 Theodore Roosvelt는 DO들도 MD처럼 장교로 임관하여 군입대를 할 수 있어야 한다는 것을 요구하는 청원서를 국회에 보냈지만, 국회는 그의 청원을 의결하지 않았다. DO들은 오직 정규사병으로만 군대에 입대할 수 있으며 그들이 지원하면 진료보조자로 복무할 수 있을 뿐이었다.

2차 세계대전 동안에 MD들은 동원되었지만 DO들은 그렇치 않았다. 전쟁이 끝난 후 MD들이 귀향했을 때, 그들은 많은 환자들이 고향에 남아 있던 정골요법의사들에게 진료를 받고 있었었다는 것을 알게 되었다. 이 후로 미국의학협회(AMA)은 미국정골협회(AOA)의 협력자가 되어 DO들이 군입대시에 장교로 임관할 수 있도록 법안을 통과시키는 작업을 하였으며, 마침내 1966년에 육군은 정골요법의사들이 대증의사와 동등하게 입대하는 것을 승인하기에 이르렀고, 현재 육군에는 많은 정골요법의사가 복무하고 있다. Ronald Blanck가 최고위직에 올랐는데 그는 육군의무부대의 사령관과 Walter Reed 육군병원장까지 되었으며 최근 은퇴하여 의과대학에 재직하고 있다.

정골요법이 전문직으로 발전하게 되기까지에는 많은 사람들의 공헌이 있었다. 그들 모두를 일일이 나열하는 것은 불가능하지만, 몇몇 두드러진 공헌자는 주목할 필요가 있다.

MD이자 DO인 J. Martin Littlejohn은 스코틀랜드 학생으로 신학과 의학이 포함된 여러 전문직에 종사했다. 그는 의사인 그의 두형제와 함께 미국으로 이주해서 그들의 진로가

Kirksvill에 있다는 것을 발견하고 미국정골대학에 입학하여 졸업 후에 그곳의 교수가 되었으며, 생리학과 그 외 "더 과학적인" 과목의 가르치는데 주력했다. 그와 그의 형제는 Chicago로 이주하여 거기에서 Chicago 정골대학을 설립하였다. 후에 J. Martin Littlejohn는 London으로 이주하였고, 거기에서 유럽학교에서 가장 유명한 곳 중의 하나인 영국정골대학의 설립에 도움을 주었다. 정골요법이 유럽전역으로 퍼져나간 것은 바로 이곳으로부터 시작된 것이었다.

William Garner Sutherland는 Still의 또 다른 제자였다. 측두골 봉합에 있는 고랑이 그의 눈에 띄었을 때, 그는 두개골에 가동성이 있다는 믿음을 가지고, 그것들을 "물고기의 아가미"에 비유하였다. 그는 두개골 정골요법을 연구하기 시작해서 그것의 이론과 치료기법을 개발하는데 수년을 보낸 끝에 오늘날에는 정골요법의 특수한 형태로 이용되고 있다.

DO인 Harrison H. Fryette는 형광투시법으로 척주와 개개 추골의 움직임을 연구해서 추체 움직임의 생리학적 원리를 제창하였다. 이것은 척주가 어떻게 기능하는지에 대한 지식을 개선하였으며 오늘날 아직까지도 그 모델로 이용되고 있다.

Fred Mitchell경은 천골 움직임과 그것의 보행과의 연관성을 가지고 광범위한 연구를 수행했다. 그는 근에너지기법 개발의 리더로서 안과의사인 T. J. Ruddy가 개발한 기법의 일부 이론에 근거하여 근에너지기법을 개발했다. Ruddy의 기법은 저항유도(Resistive Duction)라고 불렀으며 눈질환의 치료하는데 이용되고 있었다. 정골요법대학의 교수진과 정골요법개업의사들에게 근에너지기법을 가르치기 위한 지도서를 개발했다.

생리학자로 PhD인 Irwin Korr은 Michigan주 Kirksville과 Texas에 있는 정골요법대학에서 수년간 강의하였다. 정골요법에 대한 그의 강한 책임감으로 인해 그는 체성기능부전 분야의 연구를 수행하게 되었으며 이 분야에서 뛰어난 저서 몇 권을 발간하였는데 거기에는 정골요법의 생리학적 기초라는 것도 포함된다. 그는 척수신경의 촉진 및 신경 축삭을 통한 물질의 축삭수송의 촉진과 관련된 많은 정보를 기고하였으며, 정골의학의 대변인이었다.

Lawrence Jones는 Oregon에서 개업한 DO로 심한 요근 경련이 있는 환자를 치료하고 있었을 때 운이 좋게도 그를 긴장/역긴장의 이론과 기법의 개발로 인도한 정보를 획득하게 되었다. 그는 처음 이 정보를 1996년 The DO에 발표하였고 나중에는 긴장/역긴장 책으로 발표하였다.

뉴욕정골의학대학의 명예학장인 Stanley Schiowitz는 자세촉진이완기법을 개발했는데 그것은 전문가들에게 소개된 가장 새로운 기법 중의 하나이다. 그는 또한 이 교재의 공동 편집자이기도 하며, 그의 일생을 바쳐 정골요법 전문직의 교육체계을 개선시키고, 정골요법 원리가 확실히 그 체계에 포함되도록 했다.

Richard Van Buskirk는 Still의 초기 제자 중에 하나인 Charles Hazzard의 책과 아울러 원본 일부를 연구함으로써 Still의 일부 기술을 부활시키고, 이 기법을 Still 기법이라고 명명했다.

Louisa Burns는 정골요법 전문직의 초기 구성원 중 하나로 가장 까다로운 연구원이기도 한 사람이다. California 대학 졸업생인 그녀는 Chicago 대학에서 연구를 수행하다가 나중에는

California로 옮겨 연구기관을 발전시키고 그곳에서 그녀의 연구 대부분을 수행했는데, 그녀의 연구는 체성기능부전의 발달과 치료의 이해를 돕는데 공헌하였다. J. Stedman Denslow는 정골요법 전문직의 문헌에 공헌한 또 다른 연구원으로 그의 연구는 많은 부분이 Kirksville정골요법대학에서 이루어졌다.

그 외에 많은 사람들이 정골요법 전문직의 발달과 성장에 중요하게 공헌하였다. 이 점에 있어 그들에게 감사를 드린다.

참고문헌

Booth ER. *History of Osteopathy and Twentieth Century Medical Practice*. Cincinnati: Press of Jennings & Graham, 1905.

DiGiovanna EL. *An Encyclopedia of Osteopathy*. Indianapolis: American Academy of Osteopathy, 2002.

Gevitz N. *The D.O.s, Osteopathic Medicine in America*. Baltimore: Johns Hopkins University Press, 1982.

Hildreth AG. *The Lengthening Shadow of Dr. Andrew Taylor Still*. Kirksville, MO: The Journal Printing Co, 1938.

Jones BE. *The Difference a D.O. Makes*, millennium ed. Oklahoma City: Oklahoma Educational Foundation for Osteopathic Education, 2001.

Schiowitz S. *An Osteopathic Approach to Diagnosis and Treatment*, 2nd ed.. Philadelphia: Lippincott-Raven, 1997.

Still CE Jr. *Frontier Doctor Medical Pioneer*. Kirksville, MO: Thomas Jefferson University Press, 1991.

Trowbridge C. *Andrew Taylor Still 1828–1917*. Kirksville, MO: Thomas Jefferson University Press, 1991.

3

정골의학의 철학 (The Philosophy of Osteopathic Medicine)

이번 단원에서 검토되는 계명은 관념적인 것이다. 정골요법에 대한 이러한 철학적 시각은 진료업무를 종사하고 있는 사람들에게 건강과 질병에 대한 보다 현실적인 관점을 갖게 할 것이다.

정골의학은 단순히 전통적인 서양의학과 정골도수기법을 혼합시켜 놓은 것이 아니다. 정골의학 원리과 철학은 도수치료기법 뿐만 아니라 개인의 완벽한 건강관리에도 적용되고 있으며, 이것에는 외과, 산과, 응급의학, 내과, 소아과, 노인의학, 그리고 그 외 기존의 서양의학과 전통적으로 연관된 어떠한 치료분야도 모두 포함된다. 실제로, 정골의학 원리와 철학은 건강유지 및 질병 예방과 치료의 전 분야에 고루 응용되고 있다.

*미국 헤리티지 사전*에는 철학을 "경험적 방법보다는 오히려 논리적 추론에 근거된 사물속성에 대한 연구"라고 정의되어 있고, 이와 대조적으로 원리는 "자연현상 또는 역학과정의 작용과 관련된 규칙이나 법칙"이라고 정의되어 있다. 철학과 달리, 이러한 규칙이나 법칙은 실험계획 또는 임상분석에 의해서 증명될 수 있는 것이다. 이러한 정의를 염두에 두면 개요적인 서술을 원리가 아니고 철학이라고 하는 것이 적절하다는 것은 명백하다. 철학은 대체로 실험계획보다는 오히려, 논리적 추론을 근거로 하고 있기 때문이다.

Missouri주, Kirksville에 소재한 Kirksville 정골의학대학의 정골요법 교수위원회에서 다음에 나열된 계명 중에 서두 4개를 1953년에 개발하였고, 나머지는 Sarah Sprafka, Robert C. Ward, 그리고 David Neff 등이 1981년 9월 미국정골의학협회지에 발표한 것이며, 그 외의 것들은 보편적으로 이용되는 것에 의해 추가된 것이다.

1. "신체는 단일체이다."

이것은 종종 "사람은 단일체이다"라고도 기술되는 것으로 인간의 몸은 독립된 각 부위의 수집체가 아니라, 통합체로서 기능을 한다는 것이다. 분명히 신체는 심장, 폐, 근골격계 등의 각 부위로 구성되어 있으며, 이것들 모두 유기체에 유익하도록 작용하고 있지만, 정골요법의사들은 통합체를 초월하여 어느 한 부위를 선택하는 것을 삼가하고 있으며, 신장전문의에게 주요한 병소가 되는 콩팥, 또는 심장전문의들이 특히 관심을 보이는 심장을 신체의 더 큰 관점에 공헌하는 구성요소로 고려하고 있다. 결합조직막(fascia)은 신체 각 부위들을 하나로 결합시키고 있다. 그것은 근육과 각 기관들을 감싸고 머리부터 발끝까지 신체 전체를 하나로 묶고 지지하는 기질(ground substances)로서 작용하는 심부섬유조직이며, 기능적으로 아주 중요한 일종의 유동체장치(fluid mechanism)이다. 신경계 또는 근골격계와 같은 기관계들은 교통(communication)과 이동(locomotion)에 기여하여 신체를 이롭게 하고 통합한다.

동맥은 각 구조물에 영양분을 수송하고, 신체의 여러 부위로 뻗쳐있는 도관인 정맥과 림프관은 신체에 영양을 공급하고, 노폐물을 제거하는 시스템으로 작용한다. 다른 기관 및 구조물들과 함께 신체도 일종의 기능적인 단위이다. 이러한 모든 것들은 중추신경계와 말초 신경계로부터 보내지는 지시, 감독, 수정이 없다면 전혀 기능적으로 될 수가 없다. 정골의학은 또한 사람을 마음(mind), 몸(body), 정신(spirit)으로 구성된 하나의 통합체와 연관짓는다. 마음의 건강상태가 신체기능에 미치는 효과, 그리고 신체기능이 마음의 건강상태에 미치는 효과 등에 연루된 것으로 본래 단일 연구 분야인 정신신체학에 해당되며, 개인의 정신적 면과 함께 이러한 것들이 환자의 생명을 좌우하는 하나의 통합체를 형성한다.

2. "구조와 기능은 서로 연관되어 있다."

신체는 어느 부분이든지 그것의 구조에 의해 지시된 기능을 수행한다. 그 예로 폐 구조는 혈액에 용해되어 그것에 의해 운반되는 가스를 폐동맥을 거쳐 폐포에 근접한 모세혈관을 통과하도록 지시해서 거기에서 가스 교환이 이루어지게 하는 것을 들 수 있다. 구조가 기능을 좌우하는 것처럼 비정상적인 구조는 기능장애를 초래한다. 폐섬유증 또는 간질성 폐렴과 같이 폐 구조가 비정상인 경우에는 폐포가스(avelolar gases)와 혈액가스(blood gases) 사이에서 경사도(gradient)가 증가하여 가스교환이 감소하게 된다. 또한 기능이 구조를 변형시키기도 하는데. 그 예로, 측두골의 유양돌기 같은 그러한 뼈 돌출은 신생아에서는 존재하지 않는 것이다. 어린 아이가 자라면, 흉쇄유돌근은 머리를 바로 선 자세로 유지시키고, 목을 회전시키고 측굴시키는 작용을 하는데, 이 근육의 만성적 사용으로 뼈 부착부의 비대와 연장(elongation)이 초래된다. 운동시킨 근육이 더 크게 된다는 것은 거의 직관적으로 이해되는 것이다. 비정상적인 기능이 연관된 구조물의 변형을 가져온다는 것도 마찬가지이며, 교감신경의 영향을 받는 혈관 수축은 이러한 혈관의 변화를 초래하는데, 이것은 심장, 신장, 안구(눈)와 같은 그러한 다른 구조물에서도 마찬가지이다. 이와 대조적으로, 비정상적인 구조는 기능부전을 초래한다. 심근병증에서 나타나는 그러한 것처럼 확장된 심장은 비능률적이며 건강에 부적합 것으로 생명에도 부적합할 것이다.

3. "신체에는 자가-조절장치가 내포되어 있다."

이 계명에 대한 실례로 많은 것을 들 수 있다. 첫째는, 신경반사장치(neuronal reflex mechanisms)가 끊임없이 신체기능을 모니터한다는 것이다. 그 예를 들면, 목에 있는 경동맥동과 압력 수용체는 혈압을 모니터하고, 혈압 변화에 반응하여 심장 박동수와 심근수축을 조절한다. 둘째는, 호르몬 경로가 자가-조절에 영향을 끼친다는 것이다. 시상하부에서 분비되는 호르몬은 뇌하수체에서 분비되는 자극 호르몬을 조절하고, 이번에는 자극 호르몬이 호르몬이나 스테로이드 같은 그러한 종말기관 생성물의 분비를 유발하며, 그 다음에는 이러한 분비물들이 되먹임기전을 제공하고, 시상하부-뇌하수 축(hypothalamic-pituitary axis)의 활동을 조절한다. 이러한 호르몬 경로는 신체의 자가 조절에 영향을 끼치는 복잡한 내분비 계통의 일부분이다. 셋째는, 심장이나 신장과 같은 그러한 많은 장기들이 혈류을 조절할 수 있다는 것이다. 이러한 혈관 자가-조절로 인해 장기는 혈관 상태 변화에 맞추어 적절한 혈류를 유지할 수 있다. 이러한 실례는 신체가 자신의 기능을 조절할 수 있는 많은 방법 중에서 극소수에 해당된다. 위장관계를 포함한 많은 신체 조직 계통들의 재생본능으로 구조물이 재건되고, 독성 성분이 교환되며, 노폐물이 제거될 수 있다.. 이러한 모든 것은 신체는 통합된 단일체라는 개념이 반영된 방식으로 의식적인 통제 없이 일어난다.

4. "신체는 자신을 방어하고 치유하는 선천적인 능력을 가지고 있다."

병원체와 자극성 및 독성 물질이 그득한 환경 속에 살고 있는데도 질병이 더 자주 발생하지 않는 것은 놀라운 일이다. 일반적으로 일차 방어선으로 흔히 인식되고 있는 것은 피부와 점막층이다. 일부 병원체와 자극성 물질은 호흡계 입구, 즉 코와 입을 통해 들어오며, 크기에 따라서 일부는 코털에 걸리고, 다른 일부는 점액 또는 타액에 용해되어 입안으로 삼켜진 다음에 위장의 저-산성 환경에 의해 성질이 변하게 되기도 한다. 일단 이러한 보호장치들이 침해당하면, 세포 및 체액 면역계의 구성요소들이 소환되어 신체를 침입균으로부터 보호한다. 신체는 매일 수 천 가지 미생물과 접촉하게 되므로 방어장치들은 신체를 보호하기 위해 끊임없이 일하고 있다. 때때로, 신체는 감염지역을 둘러싸서 감염원을 고립시키기도 하고, 또 다른 경우에서는 재빨리 반응하여 침입원을 변성시키거나 제거시키며, 중추신경계에 의해 조절되는 체온이 병원체 존재에 반응하여 급작스럽게 상승하게 된다. 과거 전통의학에서 치료 대상으로 간주되었던 증상인 열은 신체가 미생물의 더 많은 복제를 억제하기 위해 시도하는 것 중에 하나이다. 일정하게 상승된 체온을 유지하게 됨으로써 신체는 그 미생물 수를 계속 제한시키고, 다른 면역요소가 공격하기 더 쉽게 하면서 생존하게 되지만, 그러나 일정 온도이상 상승된 열(fever)은 환자의 생명을 위태롭게 한다.

또한, 신체에는 구조 또는 기능에 대한 손상과 상해에 적응하고 보상하는 능력이 있다. 피부는 그곳에 내재된 체모나 감각 기관을 통해 초기 경고체계 역할을 하면서 심부 기관과 구조를 보호한다. 혈관과 신경에 의해 체온조절과 일부 노폐물 제거, 정보교환이 이루어지며, 피부와 근육, 인대, 뼈, 그리고 그외 근골격 구조에 의해 활동과 외상으로부터의 영향력이 재분배된다. 신체의 자가-치유 능력은 열상 또는 골절의 치유를 관찰하는 것으로 쉽게 입증된다. 육아조직과 특정

조직의 재생 속성으로 치유가 일어나게 되므로, 자연은 최고의 치유자이다. 의사 또는 치료사가 그 과정을 촉진할 수는 있지만, 실제 치유를 일으키는 것은 신체 고유의 자가-치유 능력이며, 의사 또는 치료사들은 신체 수행의 장애물을 제거하는데 기여하는 것이다.

신체 어느 한 부위가 무능력 또는 심지어 파괴된 것을 알게 되는 경우도 있을 수 있다. 어떤 조직계통이 중복되면, 쌍을 이룬 장기 하나가 완전히 기능이 상실되어도 그 쌍의 나머지 다른 것에 의해 보상되어 정상 또는 거의 정상과 같이 기능한다. 질병 또는 외상에 의해 한 쪽 신장이 손상되면, 종종 다른 한 쪽 신장이 완전한 기능을 수행하게 되고, 수술하는 동안 나머지 부분으로 기능을 유지하면서 내장의 상당한 부분을 잘라낼 수도 있다. 좌측 폐의 제거로 우측 폐가 커지고, 효율성이 증가되는 결과가 종종 있으며, 심지어 장기가 하나만 있을 때도, 일부분이 손상되고 나머지 부분이 기능을 계속할 수도 있다. 간은 많은 독성의 제거를 책임지고 있는데 그것이 상당히 손상되었을 때에도 여전히 제대로 기능한다. 보상이 항상 이전의 기능과 같은 수준으로 되는 것은 아니다. 한 쪽 사지 또는 한 쪽 귀, 한 쪽 눈을 상실했다고 해서 반드시 반대측 구조의 능력이 보상적으로 증가되는 결과가 초래되는 것은 아니며, 발생한 장애로 정상 기능이 심히 손상될 것이다.

신체는 끊임없이 재생 과정을 거친다. 음식물과 비타민, 물은 에너지원으로 변환되고 구조물을 위한 블록을 건축한다. 혀의 표면 덮개와 위와 창자의 점막벽과 같은 그러한 일부 표면들은 빠른 재편성을 거치고, 그외 세포돌기들은 좀 더 긴 시간이 소요되어 복제와 변환을 거치며, 신경계 부분과 같은 그러한 일부분은 단지 초년에만 성장과 복제를 한다. 모든 것은 필연적으로 영양물과 그 외 물질을 교환하며, 분자와 원자 물질에서 재편성은 거의 항구적이다. 내장 기관을 포함한 특정 계통은 유지와 형성 과정의 일부분으로 인간의 활동을 더 확실하게 하는 것이다.

방어장치는 또한 천부적인 것으로 육안으로 볼 수 있는 수준의 환경과 상호반응한다. 다른 동물과 마찬가지로 인간은 교감신경계가 있어서 위험에 반응하고 대처할 수 있다. 동공이 확대되고, 청각이 더 예민해 지며, 혈액이 팔과 다리로 문합(shunt)되고, 발한이 증가되고, 타액과 소화관의 그 외 다른 액체의 분비가 줄어들고, 에너지 전환이 바뀌게 되고, 가동능력이 예상되는 공격을 대비하는데, 이러한 것들은 도피 또는 전투 반응에 대한 준비상황에 해당한다. 개개인은 위험에 맞서 싸워서 자기 자신과 자신의 보호아래 있는 것들을 방어하거나, 또는 똑같은 수단을 이용해서 도피를 시도할 수도 있는데, 이것들은 반사적인 반응들이다. 때때로 습관과 훈련이 실질적인 성과를 결정하게 되는데, 무기류 사용에 훈련된 군인이 위험에 처했을 때 스스로가 그것들을 최대로 사용하고 있는 것을 발견하게 되는 것이다. 다른 시각에서는 도피가 최상의 반응이 될 수도 있으며, 신체는 더 낮은 역치에서 인지된 위협에 반응하게 된다. 학생들은 전투 또는 도피와 같은 행동을 하지 않고도 동일한 생리적 반응의 어떤 것을 나타내고, 중요한 검사와 같은 위협에 직면했을 때 신체는 그 위험에 대처할 준비를 한다. 일부 가벼운 활동은 감각을 높여주기 때문에 유용하며, 상황에 비례하지 않은 지속적인 반응은 실제로 사색과정(thought process)을 혼란스럽게 하여, 결국에는 심지어 다른 체계와 충돌하게 되기도 한다.

5. "정상적인 적응성이 붕괴되었거나, 또는 환경적인 변화가 신체의 자가-유지 능력을 압도하였을 때, 질병이 뒤따르게 된다."

질병은 외적, 내적 환경에 대한 사람의 상호반응으로, 나쁜 환경요인이 신체 방어력을 압도한 결과로 또는 신체가 환경상황에 적응할 능력이 없을 때 발생한다. 다시 말해서, 신체가 발생된 그 무엇인 가를 감당할 수 없거나 감당할 준비가 되어 있지 못한 것일 수 있으며, 그 원인은 신체가 적응할 수 있는 능력이 없는 것으로 비정상 구조 또는 비정상 기능의 경우에 나타나는 것이다. 신체는 내부와 외부로부터의 변화에 영향받기 쉬운데, 이러한 것들은 사소한 결과 또는 엄청난 것으로 될 수도 있으며, 때때로 이전에 무해했던 사건이 심신에 더욱 해로웠던 것으로 판명되기도 한다. 박테리아와 그 외 다른 병원체가 우리를 둘러 싸고 있으며, 우리의 신체 체계는 전형적으로 소량을 아주 효과적으로 처리하므로 일정한 시간 또는 일정한 수의 병원체에 노출되고 나면 질병이 시작된다. 또 다른 경우에서는 방어장치가 결핍되어 질병이 발생할 수도 있으며, 이것은 또한 어떤한 질병이 다른 질병에 뒤이어 발생될 때 나타나는 것이기도 하다. 최초의 질환으로 숙주가 쇠약하게 되어 다음에 따르는 질환이 그 질병발생에 더욱 적합한 환경을 발견할 수 있게 된다. 다시 말해서, 타고난 고유의 적응적이고 복구적인 방어장치들이 모든 손상에 의해 비효과적으로 된 것이며, 이것은 특정 유행병의 경우이었다. 1917년에 스페니쉬 독감 광역유행성이 전 세계를 휩쓸었는데, 그것이 이전 버전보다는 더 치명적인 것이었다고 해도 수백만 명이 죽게 된 것에는 추가된 감염원이 있었던 것이 분명하다.

6. "합리적인 치료는 이전의 원리를 근거로 한 것이다."

정골요법 철학의 계명에는 정골요법적 수기조작치료에 대한 것이 언급되어 있지 않았다. 1874년, Still이 처음 자신의 철학을 발표했을 때, 그는 도수치료에 대해 말하지 않았으며, 약 5년 후에야 진단과 치료의 도구로서 도수치료를 이용하기 시작했다. 도수치료는 오직 정골요법 철학에서만 있는 유일한 견해도 아니었고, 또한 절대적으로 가장 중요한 것도 아니었지만, 질병의 체성요소(somatic component)에 대한 중요성이 인식되면서 도수치료의 가치를 그에 상응하게 더 좋게 인식하게 된 것이다.

1900년 초기의 전통적 정골요법에서는 약물요법과 같은 그러한 어떤 다른 치료법도 이용하지 않았지만, 오늘날에는 많은 현대 정골요법의사들이 약물요법을 이용하고 있는데, 이것은 원리를 반대하거나 포기한 것이 아니라, 오히려 이러한 원리를 보다 더 분석하고 보다 더 깊이 적용한 것으로 볼 수 있다. 예를 들어, 항생제와 같은 약물에는 살균 및 정균 성질이 있는데. 이러한 양상에서 작용되면 그것들은 개개인의 면역학적 기전이 회복되어 병원체를 적절히 방어하고 제거 할 수 있는 수준으로 될 때까지 박테리아의 절대적 양을 유지하거나 감소시키게 된다. 즉, 다시 말해서 그것들을 이용해서 환자의 잠재력을 극대화하여, 선천적 치유력으로 잔존한 병소를 처리하게 할 수 있다는 것이다. 정골요법적 수기조작치료도 동일한 목적을 지향하고 있는 것이다. 전반적으로 정골요법의사는 모든 환자를 치료하는데 있어서, 그리고 그들의 치료접근 설비에 있어서 "전인적(wholistic)"이다. 전형적으로 의사는 증상 또는 기능부전, 질병으로 진찰하고 그 원인 조사를 착수하게 되며, 오직 질병만 치료하는 의사는 단순히 나타난 결과를 치료하고 있는 것이므로 그 원인에는 전혀 영향을 주지 못한다. 정골요법의사는 구조와 기능(장기 또는 조직, 세포 수준에서)이 적절하게 회복되도록 도와줌으로써 그 원인이 바로잡히게 하여 자연치유 과정을 촉진한다. 일단 원인이 바로잡히게 되면, 신체는 자가-치유할 기회를 갖게 되어 선천적인 치유능력이 미치는 한도까지 건강을 회복시키게 된다.

정골요법 철학의 기본 원리이외에도 다음과 같은 또 다른 추론적 원리가 환자에 대한 정골요법의사의 치료접근법을 지도하고 제어하고 있다.

1. "체액의 이동은 건강 유지에 필수적이다."

동맥과 그외 도관 구조물들은 영양분을 그것의 목적지로 운반하고 노폐물을 빼내어 방출시키는 중대한 역할을 한다. 순환 장애가 생기면 급성 또는 만성 염증 또는 위축, 자극, 외상 등과 같은 병리 상태가 발생될 것이다. 이러한 부위로 가는 혈관이 내적 또는 외적으로 손상되면, 혈액 흐름이 불충분하게 될 것이고, 그러한 환경으로 인해 치유과정이 지체되거나 심지어는 정지될 수도 있다. 예를 들어, 손상당한 동맥이 관상동맥이라면 협심증이나 심근경색이 일어날 수도 있는 것이다.

정골요법의사는 병리과정에 의해 악영향을 받고 있는 부위의 순환에 영향을 미치는 기능부전 부위에 초점을 맞춘다. 그런 기능부전이 교정되면, 동맥에 의한 산소 배송이 증가되고, 정맥 울혈은 없어지며, 치유과정이 시작하게 될 것이다. 이러한 과정으로 신체는 건강회복에 필요한 치료를 자유롭게 하게 될 것이다.

2. "신경계는 신체조절에 중대한 역할을 한다."

신경계는 혈류조절에 중요한 인자이다. 경추 교감신경절을 통과하는 상부 흉추 척수의 자율신경조절이 손상되면, 이 신경에 의해 지배받는 체성피절에서 광범위하게 혈관변화가 나타날 수 있다. 그러한 기능부전이 발생할 때 나타날 수 있는 체성변화에는 국소적으로 체온상승, 습도, 압통과 부종 등의 증가가 포함된다. 촉진으로 인지할 수는 이러한 징후들은 비정상적인 자율신경지배에 대한 적응성 혈관반응이다.

일단 기능부전이 교정되면 자율신경의 정상적인 긴장도가 회복되고, 혈관반응과 건강수준이 보다 더 높게 나타나게 된다. 그러므로 정골요법적으로 사고하는데 요구되는 것은 해부학 지식과 병리적 발현 부위에서 자율신경 조절부위까지 추론할 능력, 그리고 그것들의 기능부전에 기여할 수 있는 루트라면 어떠한 조직이라도 무시하지 않는 것이다.

3. "질병의 체성요소는 질병의 징후뿐만아니라 질병 상태의 유지에 기여하는 요인들이다."

질병과정의 체성요소는 직접적인 신체손상(골격구조물 타박과 같은)에 의해 유발된 것이거나, 또는 내장의 병리반응을 나타낸 것일 수도 있다.

예를 들어, 급성 충수염이나 복막염과 같은 그러한 복부내장 병리상태에서 복근 경련이나 근보호반응이 관찰되고, 그 외 근골격계에 미친 영향이 분절적으로 관련된 척추부위(정골 체성기능부전이 생성된)에 발생하는 것이다. 이러한 내장질병의 체성요소는 진단에 주요한 단서가 되며, 이러한 체성반응의 기전은 아마도 분절적으로 통합된 내장-체성 반사일 것이다. 신경계는 내장계와 골격계를 연결시키고 통합하는 가장 중요한 시스템이다.

많은 경우에서 질병은 신경근육계와 내장계 사이의 불균형으로 나타나므로 이러한 불균형이 완화되어야 비로소 신체가 자가-치료를 할 수 있게 되는 것이다.

이러한 계명에서 말하는 "정골요법"은 무엇인가? Dr. Still의 목적은 그와 동시대의 기초과학 원리를 어지럽히거나 다시 쓰려는 것이 아니라, 그것들을 명료하게 하고 신체가 건강해지도록 스스로를 조절하여 적절한 환경과 충분한 영양을 공급하는 능력을 증진하는 것을 강조하는 치료시스템에 중심적으로 자리잡게 하는 것이다. 정골의학은 일반적으로 모든 질환에 적용할 수 있으며, 정골요법의사는 다른 장기를 희생시키면서 어느 한 장기시스템 또는 구조물을 치료하는 것이 아니라 오히려 사람을 하나의 통합단위로 고려하고 치료한다.

참고문헌

American Heritage Dictionary. W. Morris, ed. Boston: Houghton Mifflin, 1969.

Frymann VM. The philosophy of osteopathy. *Osteopath Ann* 1976;4:102–112.

Still AT. *Philosophy of Osteopathy*. Kirksville, MO: Published by author, 1899.

Still AT. *The Philosophy and Mechanical Principles of Osteopathy*. Kansas City, MO: Hudson Kimberly, 1920.

Sprafka S, Ward RC, Neff D. What characterizes an osteopathic principle? Selected responses to an open question. *J Am Osteopath Assoc* 1981;81:81–85.

4

체성 기능부전 (Somatic Dysfunction)

체성기능부전이라고 하는 용어는 정골요법 전문가에 의해 과거 명칭인 '정골요법 손상' 또는 '스틸 손상'의 대체어로 채택되었으며, 그것은 오직 정골요법 전문가에 의해 인식되는 근골격계 상태로 D.O인 Ira Rumney에 의해 맨 처음 정의되었다. 정골요법 용어집에 등재된 정의는 다음과 같다.

> 체성기능부전은 체성계(신체 뼈대)와 관련된 구조물 즉, 골격, 관절, 근막 등의 구조물과 그와 연관된 혈관, 림프계, 신경 요소 등의 기능이 손상되거나 변화된 것이다.

모든 체성손상이 반드시 체성기능부전이 되는 것은 아니다. 골절과 염좌, 퇴행성과정, 염증과정 등은 체성기능부전이 아니다. Fred Mitchell 경은 다음과 같은 유용한 견해를 밝혔다. "'체성기능부전'이라는 용어에 함축된 개념은 도수교정이 그것을 치료하는데 적당하고, 효과적이고, 충분한 방법이라는 것이다."

체성기능부전은 관절의 정상적인 기능이 변화된 것이며, 특수한 판단기준에 의해 진단된다. 이러한 진단기준은 T-A-R-T로 외우면 기억하는데 도움이 된다.

1. T는 조직질감 변화를 의미한다. 체성기능부전된 상태에 있는 관절 주위의 연부조직 또는 체성기능부전된 그룹과 국부적으로 관련된 연부조직에서는 촉진될 수 있는 변화가 일어난다. 이러한 변화는 피부 또는 근막, 근육에서 발생하고, 기능부전의 급성 또는 만성에 따라 다양하게 변한다.
2. A는 비대칭을 의미한다. 추골 또는 그 외 골격의 위치가 비대칭인 것이다. 편향 또는 위축, 비대가 비대칭 소견의 일부로 촉진으로 식별될 수 있으며, 이것은 정직, 위치적인 검사소견이다.
3. R은 생리학적 운동범위내에서의 운동제한을 의미한다. 기능부전된 관절은 운동범위가 완전하거나 자유롭지 못하며, 그 제한이 단면 또는 다면에서 일어난다. 어떤 관절이 주어지면 그 관절의 소운동(minor motion)이 가장 흔히 제한되며, 이러한 제한은 그 관절의 모든 면에서 실시된 가동검사로 알게 된다.
4. T는 압통을 의미한다. 객관적인 소견으로 되는 것은 아니지만, 체성기능부전이 없으면 발생되지 말아야 하는 곳에서도 조직을

촉진하는 동안에 압통이 발생할 수 있다.

DO인 Dennis Dowling는 진단기준의 기억을 돕는 두 번째 방법으로 S-T-A-R를 제안하였다. 이 기억법에서 S는 민감성을 나타낸다. 압통은 치료사의 촉진에 대한 환자의 반응이며, 이것은 촉진에 대해 정상적으로 민감하지 말아야 하는 조직에서 발생되기도 한다. 하지만, 민감도 변화는 환자에 의해 저림, 또는 이상감각, 무감각, 기타 주관적 감각으로 경험될 수도 있다. T는 TART에서와 마찬가지로 여전히 조직질감 변화를 나타내고, A는 비대칭, R은 운동제한을 의미한다. 학생 또는 치료사가 그렇게 하는 것이 더 도움이 된다고 생각되면, 이것을 이용해도 좋다.

■ 조직질감 변화 TISSUE TEXTURE CHANGES

조직질감 변화는 중요한 진단도구이다. 그것은 다음과 같은 것이 포함된 다양한 요인에 반응하여 발생되다.

A. 신경학적 요인
  1. 체성 징후
    a. 분절적으로 관련된 기능의 과반응
      (1) 근육 과긴장
      (2) 근방추의 과활동
    b. 발한활동(땀의 생성)이 증가 또는 감소된다.
    c. 신경학적으로 유도된 혈관운동으로 혈관이 수축되거나 팽창된다.
    d. 연부조직 압통 또는 그 외 민감성
  2. 반사 징후
    a. 국소부위이외 다른 곳으로 연관통(체성-체성 반사)
    b. 반사부위의 조직 경직
    c. 발한활동의 증가 또는 감소
    d. 맥박수 변화(증가 또는 감소)
    e. 피부온도 변화
B. 순환 요인
  1. 거시적 변화
    a. 체온변화
    b. 홍반 또는 창백 반응
    c. 부종(종창)
    d. 맥박수와 심박수의 변화
  2. 미시적 변화
    a. 연부조직의 충혈
    b. 울혈과 팽창
    c. 부종(종창)
    d. 미세출혈
    e. 섬유증
    f. 국소허혈
    g. 위축

■ 연부조직 평가기준 CRITERIA FOR EVALUATION OF SOFT TISSUES

조직질감 변화는 급성과 만성의 체성기능부전 사이에서 어느 정도 다양하다. 척추부위에서 그 변화는 추골관절, 횡돌기, 극돌기상에서 발생하는 경향이 있다(표 4-1).

비대칭 Asymmetry

체성기능부전에 병발된 관절을 촉진하면, 그 관절과 연루된 골격구조가 그것의 정상위치, 그리고 그것에 인접한 뼈의 위치와의 관점에서 비대칭적인 위치에 놓여 있음을 발견하게 될 것이다. 예를 들어, 체성기능부전으로 병발된 추골의 극돌기가 다른 추골들의 극돌기에 의해 형성된 정중선의 한쪽으로 치우쳐있거나 한쪽 횡돌기가 그것의 상부와 하부 추골의 횡돌기보

표 4-1 급성 및 만성 체성기능부전의 소견

	급성	만성
체온	증가	약간 증가 또는 감소(냉감)
조직질감	물컹한, 다소 거친	조밀하지 않은, 부드러운
습도	증가	건조한
긴장도	경직, 판자와 같은 느낌	약간 증가, 로프 같은, 끈 같은
압통	최대	존재하나 약하다
부종	유	무
혈관	정맥성 울혈	혈관신생
홍반검사	발적이 지속된다	발적이 곧 희미해지거나 창백해진다(발적반사)

이러한 용어들의 일부는 정골요법 용어집에서 다음과 같이 정의되어 있다.

물컹함(bogginess). 조직질감의 비정상이 해면질의 촉감으로 특징되는 것으로 체액양 증가로 야기된 울체의 결과로 일어난다고 본다. **로프 같은**(ropiness). 끈 또는 로프같은 감촉으로 특징되는 조직질감 변화.

실 같은(stringiness). 실같이 가는 근막구조물이 독특하게 촉진되는 비정상적인 조직질감.

다, 그리고 같은 추골의 반대쪽 횡돌기보다 더 후방으로 돌출되어 있으며, 한쪽 횡돌기가 그것의 하부 추골에 접근되어 있는 반면에 반대쪽 횡돌기는 그것의 하부 추골에서 너 떨어져 있고, 극돌기가 그것과 이웃한 극돌기와의 위치에서 기대된 것보다 더 근접되어 있거나 또는 떨어져 있는 것을 발견할 수 있다.

운동제한 Restriction of Motion

체성기능부전으로 병발된 관절은 운동범위가 제한되는데, 그것은 비정상적인 운동장벽에 마주친 것이다. 정상적으로 기능하는 관절에는 2개의 운동장벽이 있다(그림 4-1).

1. 생리학적 장벽은 주어진 관절이 어느 것이든 환자가 능동적으로 움직일 수 있는 한계점이며, 그것은 해부학적 가동범위 내에서의 기능적 제한을 나타낸 것이다. 해부학적 장벽을 향해 약간 더 수동운동을 가하면, 이 장벽을 통과할 수 있다(그림 4-2A).
2. 해부학적 장벽은 생리학적 장벽을 너머로 관절을 수동적으로 움직일 수 있는 한계점이다(그림 4-2B). 이 한계점에서 제한은 뼈 또는 인대, 건으로 인해 발생하며, 해부학적 장벽을 지나면, 조직(인대 또는 건, 관절낭, 뼈)파괴가 발생하게 된다(그림 4-2C).

병리학적 장벽은 질병 또는 외상의 결과로 발생한다. 실례로 관절염 관절에서 골증식체의 접합 또는 척추염으로 야기된 관절유합을 들 수 있다. 염증 또는 관절 삼출이 생기면, 정상 운동은 제한된다. 정골요법적인 제한장벽은 생리학적 가동범위 내에 있는 것이며, 관절이 생리학적 가동범위 내에서 대칭적으로 움직이지 못하게 하는 것이다(그림 4-3).

체성기능부전이 되면 관절은 한개 이상의 운동면에서 제한장벽과 마주쳐 운동제한이 있고, 반대방향으로 움직임은 정상이거나 상대적으로 자유로울 것이다. 예를 들면, 어떤 추골이

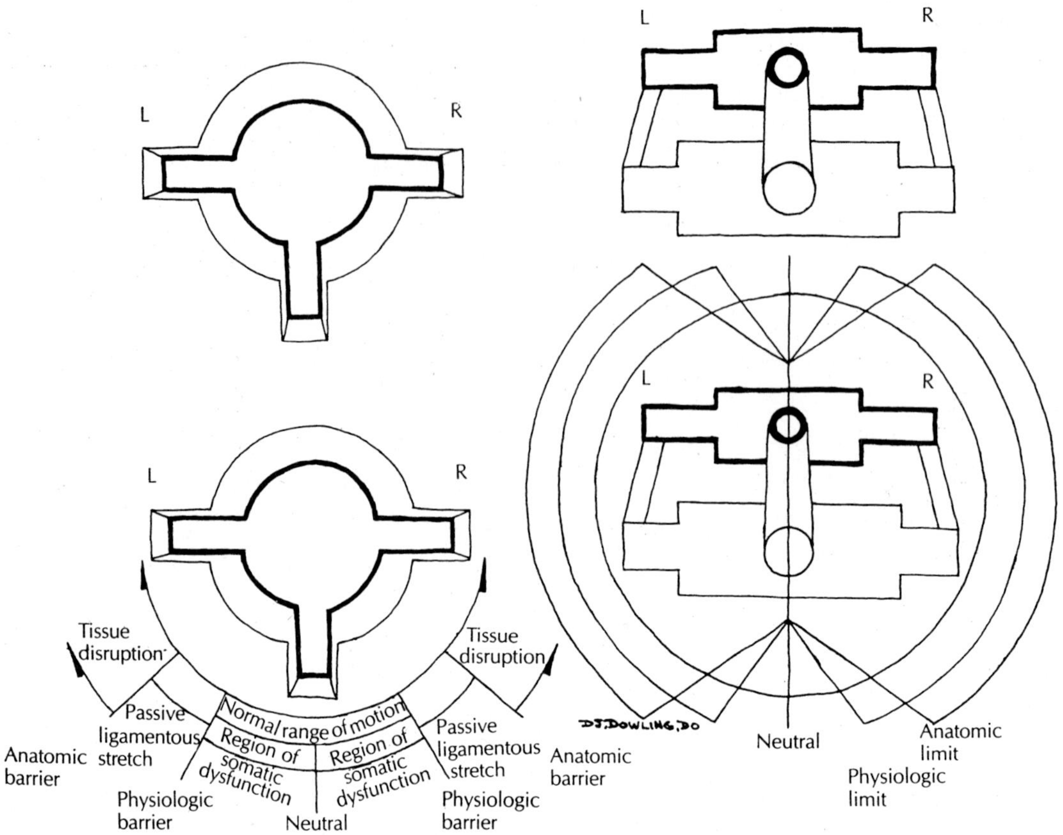

■ **그림 4-1** 운동장벽

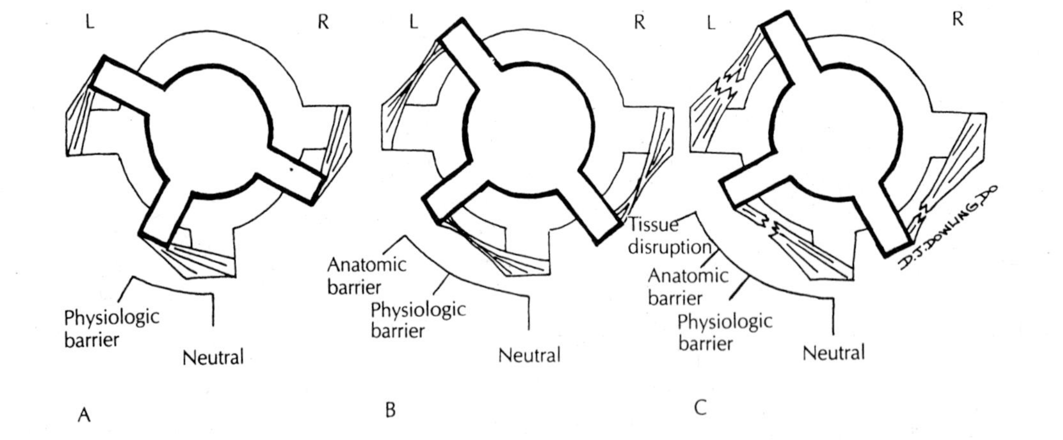

■ **그림 4-2** **(A)** 환자에 의해 능동적으로 맞닿은 생리학적 장벽. **(B)** 인대가 신장되면서 수동적으로 맞닿은 해부학적 장벽. **(C)** 해부학적 장벽을 넘어서 조직파열이 유발되었다.

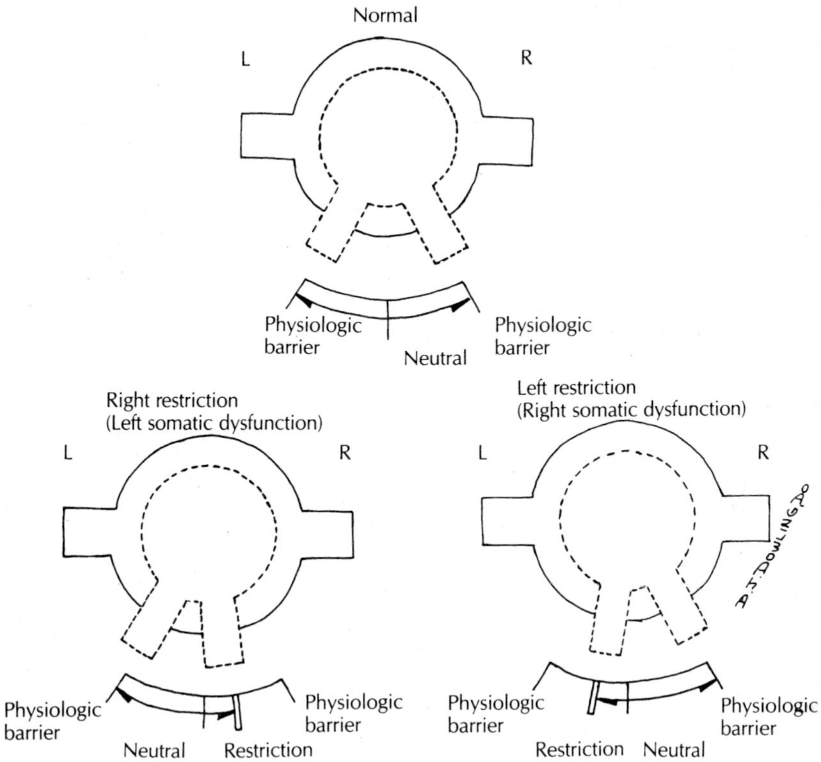

■ 그림 4-3 체성기능부전의 회전제한을 나타낸 도해

굴곡으로는 더 자유롭게 움직이지만, 신전의 생리학적 운동상력까시 내내 움직일 수 없는 것이다. 관절에서 한쪽 방향으로의 운동이 악영향을 받으면 그 관절은 그 외 기본적 방향에서의 움직임도 비슷하게 악영향을 받게 된다. 종종 추골운동의 3면 모두에서 외견상 제한이 명백하게 보이는데, 그 관절의 소운동(minor motion)에서의 제한이 가장 현저하다. 척추의 체성기능부전에서 과가동성(즉, 운동증가)이 인접한 추골에서 발견될 수 있는데, 이러한 외견상의 뚜렷한 운동증가는 지속적인 국소 제한의 결과 또는 보상인 것이다.

반드시 이해하고 있어야 하는 것은 운동제한이 어떤 장애물에 부딪쳐서 유발되는 것보다는 오히려 경직된 근육에 의해 "구속된" 결과로 나타난다는 것이며, 이러힌 경우는 종종 자주 나타나는 것 같다.

압통(민감성 변화) Tenderness(Senseitivity Alterations)

압통은 통증 또는 아픔에 대한 주관적인 감각이며, 치료사의 조직 촉진에 대한 반응으로 환자에 의해 보고되는 것이다. 압통은 가장 주관적인 소견인 것 같으며, 이러한 감각은 치료사가 단지 정상적으로 압박했을 때에도 체성기능부전주위의 조직에서 거의 항상 나타난다. 연부조직은 너무 강하게 누르면, 거의 항상 통증 또는 압통을 유발되므로 정상적으로는 통증을 유발하지 않는 압을 기능부전 관절주위의 연부조직에 적용해야 할 것이다.

인식하고 있어야 할 중요한 것은 압통은 주

관적 소견이기 때문에 반드시 모든 환자들이 체성기능부전 부위에서 그런 식으로 그것을 보고하는 것은 아니라는 것이다. 일부는 다른 주관적인 감각을 보고하거나, 전혀 아무 것도 보고하지 않을 수도 있다. 다른 진단기준이 있다면, 그 진단을 내리는데 그것들로 충분하다. 압통과 그 외 다른 주관적 소견들은 어떤 문제가 있음직하다는 것을 나타내는 것이지만, 그러나 원래 그것 자체로 진단이 되는 것은 아니다. 치료사는 체성기능부전을 진단할 때 이러한 소견들을 보다 큰 그림의 일부로서 이용해야 한다.

내장체성반사 기능부전 진단
Diagnosing Viscerosomatic Reflex Dysfunctions

정골의학의 신조는 체성내장반사가 체성기능부전의 중요한 원인이고, 진단적으로 아주 중요하다는 것이다. 이러한 반사에 의해 유발된 기능부전은 급성 또는 만성으로 나타날수가 있다.

급성 내장체성반사 기능부전은 급성 체성기능부전과 구별될 수 없겠지만, 그러나 만성 내장체표반사 기능부전에는 몇 가지 특성이 있어서 다른 원인에 의한 체성 기능부전과 구별될 수 있다.

1. 피부가 병발된 부위에서 더 위축되는 경향이 있다.
2. 급성 기능부전에서의 물컹함과는 반대로 조직이 단단하고, 건조한 해면질과 같아 보이며, 질감이 매우 딱딱하다.
3. 관절운동은 통상의 기능부전보다도 더욱 제한되고 더욱 고착된 것처럼 보인다. 병발된 관절에서 운동을 이끌어내려고 시도하면, 둔하고 경직된 움직임이 일어난다. 장벽에서의 끝느낌은 "고무같이 탄성적인" 경향이 더욱 있다.
4. 내장체성반사 기능부전은 교정되었더라도 반사의 원인이 교정되지 않으면, 24시간 내에 원상태로 되돌아가는 경향이 있다.

내장체성반사 기능부전이 진단 목적으로 이용될 수 있도록 흉추 및 상부 요추와 연관하여 교감신경 지배부위를 아는 것이 중요하다. 그 패턴은 자율신경 분포를 따르는 것 같다.

체성기능부전의 명명
Naming Somatic Dysfunctions

표준용어는 체성기능부전을 기록할 목적으로 고안되었다. 추골의 경우에는 전통적으로 척추의 기능적 단위로 언급되었는데 그것은 두 개의 척추와 그 사이에 낀 추간판으로 구성되며, 상부추골이 운동제한을 보이는 것이다. 체성기능부전의 명명은 항상 상대적으로 운동이 자유롭다고 진단된 방향 즉, 그 추골이 가장 쉽게 움직일 수 있는 방향으로 붙여진다. 예를 들어, C3추골의 신전, 우측굴, 우회전에서 운동제한이 있다면, C3는 C4위에서 굴곡되고, 좌측굴, 좌회전되어 있다고 말하며, 이것을 C3 FS_LR_L로 표기하는데, 이것을 또한 C3 FRS_L로 쓸 수도 있다.

용어에는 추골이 그것의 운동자유 위치를 취하고 있다는 사실이 반영되어 있다. T7 ER_RS_R은 7번 흉추가 8번 흉추상에서 신전되고, 우측굴, 우회전되어 있다는 것을 나타내는 것이며, 이 경우에 7번 흉추는 굴곡, 좌측굴, 좌회전이 제한된다.

척추 체성기능부전은 Type Ⅰ 또는 Type Ⅱ 기능부전으로 분류된다. Type Ⅰ 기능부전은 Fryette 생리적 운동의 제1법칙을 따르는데, 그것은 척추가 중립위에서 측굴되면 회전이 측굴과 반대

방향으로 일어나는 것을 말하며, 이러한 것은 흉추 또는 요추에서 1개 이상의 추골이 포함된 그룹곡선이며, 회전과 측굴이 병발될 때 회전은 측굴의 반대방향으로 나타난다. Type Ⅰ 기능부전이 그룹곡선이지만, 그것과 특발성 측만증은 별개이다. Type Ⅰ 체성기능부전이 습관적인 자세나 활동으로 발생되는 경향이 있지만, 그것들은 외상결과로 생길 수도 있는 것이다.

Type Ⅱ 기능부전은 Fryette의 생리학적 운동 제2법칙을 따르는데, 그것은 과굴곡 또는 과신전(비중립성)된 위치에서 측굴이 일어나면, 한 분절에서의 회전과 측굴은 같은 방향으로 나타나는 것을 말한다. 이러한 것은 단일 추골기능부전으로 사실상 병리적으로 자주 발생한다. 병발된 추골은 그것의 하부추골상에서 굴곡되어 있거나, 신전되어 있는 것으로 발견되며, 같은 방향으로 측굴되고 회전될 것이다. Type Ⅱ 기능부전의 발단은 외상에 의한 경우가 더욱 자주 있다.

Type Ⅰ과 Type Ⅱ 기능부전은 오직 흉추와 요추에서만의 체성기능부전으로 언급되는데, 그것은 Fryette법칙이 오로지 이 부위에서만 적용되기 때문이다. 전형적인 경추에서 체성기능부전은 통상적으로 종종 Type Ⅱ로 일컫어진다. 경추부위에서의 운동특성은 기능부전 또는 정상기능에 관계없이 같은 방향으로 측굴과 회전이 일어난다는 것이다. 차이가 있다면 기능부전된 단위에서 굴곡 또는 신전요소가 수반된다는 것이다.

사지와 같이 그러한 신체 다른 부위에서의 체성기능부전도 그것의 운동자유도로 명명된다. 예를 들어, 요골두는 전방 또는 후방으로 움직일 수 있는 것인데, 그것이 후방으로 자유롭게 움직이고 전방으로 움직임은 제한된다면, 그것은 "후방요골두"라고 명명된다. 마찬가지로 전방으로 자유롭게 움직이고 후방움직임이 제한되면, 그것은 "전방요골두"라고 명명된다.

표준화하는데는 약간의 어려운 점도 있기 때문에 일부 정골요법의사들은 아직도 운동자유에 장벽을 나타내는 용어를 사용하고 있다. 이러한 경우에는 명확하게 하기 위해 제한이라는 단어를 사용해야 한다.

소인성 요인 Predisposing Factors

체성기능부전이 발생되기 쉬운 상태로 되게 하는 요인이 근육과 관절면에 많다는 것은 의심할 여지가 없으며, 종국에는 척수 분절수준에서의 촉진(facilitation)으로 체성기능부전은 장기간 유지되게 된다.

체성기능부전이 발행되기 쉽게 만드는 요인에는 다음과 같은 것이 있다.

1. 자세
   a. 습관적
   b. 직업적
   c. 활동적(예로, 스포츠와 연관된)
2. 중력
   a. 신체 체형
      (1) 비만
      (2) 임신
   b. 체중부하
3. 이형(Anomalies)
   a. 비정상적인 크기 또는 모양의 추골
   b. 비정상적인 후관절
   c. 유합 또는 융합결핍.
      (1) 요추화
      (2) 천골화
      (3) 이분척추
4. 이행부위(특히, 체성기능부전이 발생하

기 쉬운 부위)

a. 환추후두관절(O-A)

b. 7번 경추 - 1번 흉추(C7-T1)

c. 12번 흉추 - 1번 요추(T12-L1)

d. 5번 요추 - 1번 천골(L5-S1)

5. 근육 자극과민성 항진
   a. 정서적 스트레스
   b. 감염
   c. 또 다른 체성 또는 내장부위에서 나온 반사
   d. 근육 스트레스
      (1) 과사용
      (2) 과신장
      (3) 준비부족(underpreparation)
      (4) 노폐물의 축적
6. 관절의 생리학적 잠김, "잠긴 위치 (close-pack position)"
7. 스트레스 요인에 적응 — 자동적으로 가역될 수 있는
8. 다른 구조적 결함에 대한 보상 — 안정성

Type I 체성기능부전은 다음의 어떤 것에 의해 유발될 수도 있다.

1. 근육불균형
2. 단족(short leg)
3. 직업
4. 외상
5. 내장 반사
6. 질병 또는 감염

원인론 Etiology

체성기능부전의 정확한 원인에 대해서는 종종 논쟁이 되고 있다. 일부에서는 실제 후관절 "잠김"을 느낀다고 하지만, 대부분 사람들은 근육 기능부전이 관절제한의 생성 그리고/또는 유지에 작용하는 주요인이라고 믿고 있다. 유해수용기 활동과 근방추 신장반응의 결과로 생긴다고 믿어지는 비정상적인 신경자극이 근방추를 통해 근육으로 전달되는 것이 관절 제한과 통증의 가장 중요한 원인일 것으로 추정되며, 외상(통증과 외력)이 아마도 비정상적인 신경자극을 유발시키는 주요인일 것이다.

후관절 잠김을 지지하는 것으로 간주되는 일부 다른 이론에는 다음과 같은 것이 포함되어 있다.

1. 반월판 포착(entrapment) — 척추 후관절에는 작은 반월판이 있어서 그 관절내에

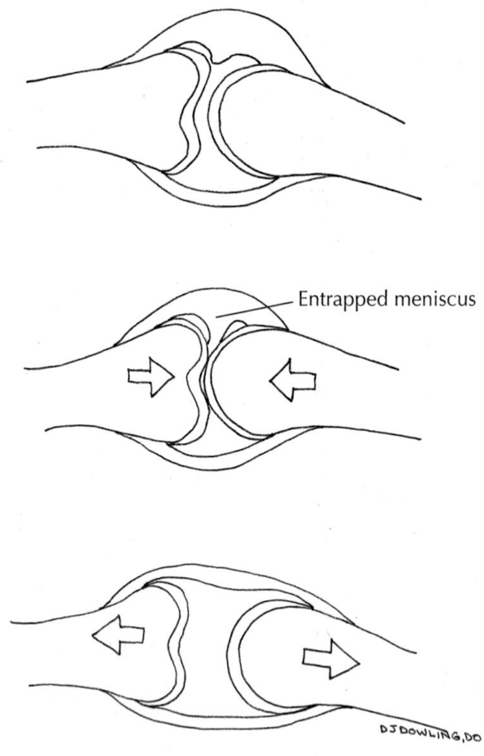

■ **그림 4-4** 반월판 포착 이론. 관절 움직임으로 반월판이 관절면사이에 포착되며, 반월판을 풀어주기 위해서 견인이 요구된다.

서 포착 된다는 이론을 근거로 한다.

2. 반월판 외포착(extrapment) — 반월판이 관절외부에서 포착될 수도 있다는 이론을 근거로 한다.
3. 관절낭 압박.

반월판 이론은 Kos와 Wolf(Bogdvk와 Jull)에 의해서 "요부급성잠김(acute locked back)"의 기전으로 제안되고, Bogdvk와 Jull에 의해서 한층 더 발전된 것이다. 이 이론은 요추 소관절에는 T쐐기 모양의 반월판이 있다는 전제를 근거로 하고, 쐐기의 첨부가 관절면 사이에서 포착되거나, 굴곡 시에는 관절강 외부에서 포착될 수 있다고 생각한 것이다(그림 4-4,5).

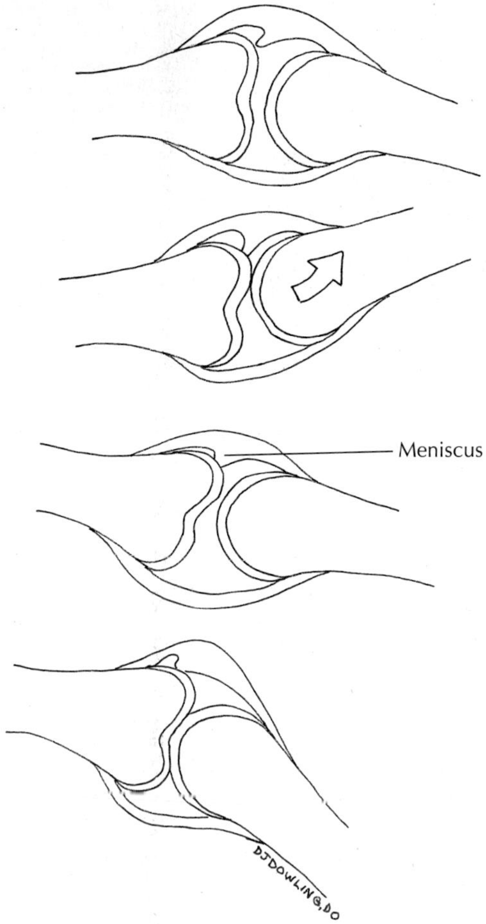

■ 그림 4-5 반월판 외포착 이론. 관절이 굴곡됨에 따라 반월판이 관절면 상부로 올라가서 그 관절의 신전이 시작되면서 거기에서 종종 포착되는 경우가 있다. 신전이 더 많이 일어나면서 반월판이 굽혀져서 통증이 유발된다.

참고문헌

Bogdvk N, Jull G. The theoretical pathology of acute locked back: A basis for manipulative therapy. *Manual Medicine* 1985;1:78–82.

Burns L. Viscero-somatic and somato-visceral spinal reflexes. *J Am Osteopath Assoc* 1907:60.

DiGiovanna EL. *An Encyclopedia of Osteopathy*. American Academy of Osteopathy. Columbus, OH: Greydon Press, 2002.

Educational Council on Osteopathic Principles. *Glossary of Osteo Terminology*. American Osteopathic Association Directory, 1995.

Fryette HH. *Principles of Osteopathic Technique*. Kirksville, MO: Journal Printing Co, 1954:9.

Greenman P. *Principles of Manual Medicine*. Baltimore: Williams & Wilkins, 1991.

Mitchell F, Jr. Towards a definition of "somatic dysfunction." *Osteopath Manual: Medicine*. 1979.

Rumney I. The relevance of somatic dysfunction. *Yearbook of the American Academy of Osteopathy*. Colorado Springs: American Academy of Osteopathy, 1976.

Schiowitz S. *An Osteopathic Approach to Diagnosis and Treatment*, 2nd ed. Philadelphia: Lippincott-Raven, 1997.

5

해부학에 대한 총괄적 고찰
(General Anatomic Considerations)

피부는 인체에서 가장 거대한 기관이다. 그것은 환경과 끊임없이 접촉하며, 그것의 중요한 기능 중에 많은 것이 환경적인 손상으로부터 신체를 보호하거나 외적 환경의 변화에 따라 내적 환경을 조절하는 것과 관계가 있다. 피부는 화학적, 역학적 자극으로부터 내부구조물을 보호하고, 체액을 밀봉하여 체액의 내적 환경을 유지한다. 염분과 노폐물은 피부를 통해 배출되며, 피부의 혈관확장과 축소, 그리고 피부표면으로부터 땀의 발산으로 체온조절을 도와준다. 피부는 감각기관으로도 작용하여 주변 환경에 대한 정보를 중추신경계로 중계한다.

피부는 3개의 층으로 구성되며, 밖에서 안으로 표피, 진피, 결합조직막의 순으로 이루어진다. 바깥쪽 표피층은 죽어 말라가는 각질화된 세포로 구성되며, 그것에는 맥관구조는 전혀 없고 신경종말도 아주 희박하다. 중간에 있는 진피층은 가장 중요한 것으로 밀도가 가장 작으며 약 5개의 세포층으로 구성되어 있고, 그것에는 모세혈관과, 작은 맥관, 그리고 대부분의 신경종말이 포함되어 있다. 모발과 손톱은 피부가 분화된 보호구조물로 진피조직에서 유래된 것이다. 피부심부의 결합조직막층은 피하조직과 연결되는데, 거기에는 혈관과 신경종말이 많이 있다.

피부의 순환요소에는 열을 전도하고 피부로 영양을 운반하는 2개 기능이 있다. 열전도는 정맥총과 동-정맥문합에 의해 수행되고, 영양분은 동맥과 모세혈관에 의해 운반된다. 피부에 있는 그외 구조물로 두 종류의 분비선이 있는데 땀을 분비하는 한선과 지방을 분비하는 피지선이 그것이다.

■ 신경지배와 감각
INNERVATION AND SENSATION

피부는 자율신경(교감신경)계와 말초신경(감각)계에 의해 지배된다. 교감신경지배는 피부의 혈관과 모낭근, 분비선에 영향을 미치고, 피부혈관에 대한 교감신경지배는 혈관의 수축과 확장에 관여한다. 혈관수축섬유의 종말에서 노르에피네프린(혈관수축제)가 분비되는 것은 분명하며, 혈관확장은 종말의 일부분에서 분비되는 아세틸콜린에 의해 초래된다고 믿어진다. 혈관이 확장되면 체온이 높아지고 피부는 발적되며, 혈관이 수축되면 피부 냉각이 초래되고 탈산소화된 혈액증가로 청색으로 보인다. 혈관수축이 격심하거나 오래 지속되면 혈관이 혈액을 쥐어짜서 피부가 창백하게 보인다. 또한 교감신경 자극에 의해 땀을 분비되는데, 교감신경 자극의 이러한 효과는 정골요법 진단에 기여한다. 체온의 증가나 감소, 발한 그리고 피부질감 변화는 병발된 부위에서의 체성기능부전과 연관이 있다

피부는 4가지 유형의 감각 즉, 접촉(압력), 열기, 한기, 통증에 반응하는데, 이러한 감각들은 피부에 있는 팽창된 신경종말(expanded nerve endings) 즉, 역학수용기에 의해 탐지된다. 또한 약간의 무수(또는 자유)신경종말도 존재하는데, 4가지 감각은 모두 오직 자유신경종말이 존재하는 피부에서만 유도되므로 자유신경종말이 모든 유형의 자극에 반응하는 것은 분명하다. 역학수용기, 또는 팽창된 신경종말(Merkel' s 종판, Ruffini 종말), 그리고 캡슐로 된 종말(Pacini 소체, Meissner 소체, Krause 종구)은 감각 특이성이 있는 것 같다(그림 5-1). Merkel 종판은 접촉(2점 구별)에, Meissner 소체는 접촉에, Pacini 소체는 진동과 심부 압박에 각각 민감하고, Ruffini 종판은 열에, Krause 종구는 냉기에 민감한 것으로 간주된다.

치료사의 피부 The Physician' s Skin

환자에 대한 정보는 치료사가 촉진에 이용하는 손의 피부에 있는 기계(역학)적 수용기와 그 외 신경적 요소들에 의해 전달된다. 손등은 손바닥보다 피부가 얇기 때문에 온도는 손등으로 촉진하는 것이 가장 좋으며, Merkel 종판은 대개 손바닥, 특히 손가락 지문부에 가장 많이 분포되어 있으므로 손가락 지문부는 접촉(touch)에 가장 민감하다. 못박힌 피부같이 피부가 두꺼워지면 민감도는 감소된다. 수용기는 피로해지므로 치료사가 촉진할 때는 손가락을 바꿔가면서 하거나, 휴식을 취하여 민감도가 최대로 되도록 하는 것이 필요하다.

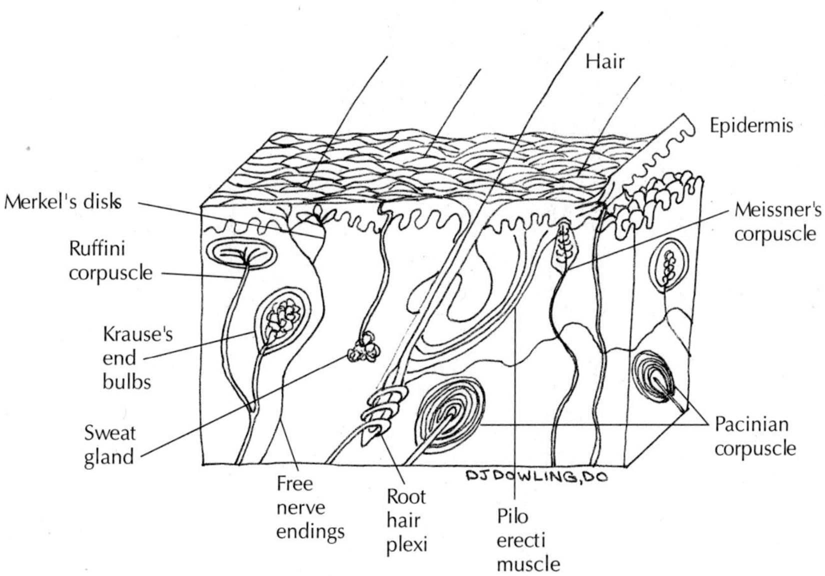

■ **그림 5-1** 피부의 역학수용기

■ 결합조직막
FASCIA

해부학자들은 결합조직막을 섬유-탄력성 결합조직으로부터 절개할 수 있는 덩어리로 정의하고, 정골요법의사는 지지(support)기능이 있는 신체의 모든 결합조직으로 정의하며, 그것에는 인대, 건, 경막, 체강내면(lining of body cavities)이 포함된다.

결합조직막은 매우 광범위하게 퍼져있으므로, 만약에 신체에서 다른 조직과 기관들을 모두 제거하고 결합조직막은 그대로 둔다고 해도 인간 해부의 복제물은 여전히 남게 될 것이다. 결합조직막은 모든 근육을 둘러싸고, 근육덩어리로 구획을 나누고 있으며, 얼굴과 목, 종격에서 장기들을 감싸고 구획으로 구분하고, 신경과 혈관을 둘러싸는 초(sheath)를 형성한다. 그것은 흉곽과 복부-골반 장기를 덮어싸고, 늑막과 심외막, 복막을 형성하고, 뼈와 뼈 그리고 근육과 뼈를 연결하며, 힘줄로 된 띠와 도르래를 형성한다.

결합조직막은 신체 전체에 걸쳐서 연속되어 있으며, 그것의 평면은 대부분 종축 방향으로 정렬된다. 과긴장 또는 근육 불균형된 부위에서는 신체 결합조직막 시트(sheets)의 자연스런 종축활주에 기능적 제한이 부과될 수 있고, 어느 한 부위의 제한으로 인해 인접부위와 원위부가 악영향을 받을 수 있다.

신체에는 기능적 횡격막이 여러 개 있는데, 이러한 횡격막의 기능이 제한되면 주변 구조물의 기능에 큰 변화가 일어난다. 호흡 횡격막으로는 대동맥과 식도, 대정맥, 기정맥, 흉관, 미주신경, 횡격막신경이 통과하고 있으며, 비뇨생식 횡격막은 골반장기를 지지하고 천미관절 가동성을 허용하며, 항문관과 요도, 질, 임파관, 신경혈관 다발이 그것을 통과한다. 두개기저부와 경막은 경정맥공을 통해 9번, 10번, 11번 뇌신경과 경정맥이 지나가게 한다. 이렇게 중요한 횡격막중에 어떠한 것이라도 기능이 제한되면 종축 결합조직막의 상하운동을 억제하여 그것이 둘러싼 구조물의 기능에 악영향이 미치게 된다.

기능 Functions

결합조직막에는 다양한 기능이 있다. 그것은 요배근막과 장경인대, 둔근막, 경추근막으로 작용하여 직립자세를 유지하고 안정시키며, 또한 근육군을 둘러싸서 보호하는 동시에 그것의 운동을 규정하고, 이러한 기능은 근육을 파열과 단열로부터 보호하면서 근에너지가 특수기능에 돌려지게 한다. 그러므로 결합조직막은 장기와 근육, 신경혈관 다발, 림프통로를 지지하고 근육과 근육군의 기능을 조정하여 더욱 부드럽게 협조하게 하며, 동작을 구속하고 억제한다.

결합조직막은 체액의 순환을 돕는다. 그것은 근수축동안 긴장되면서 정맥을 열고 확장된 상태로 있게 한다. 결합조직막은 타고난 수축성과 탄력성이 있다. 그것이 근육을 따라 수축하게 되면 그것내의 정맥을 압박하여 정맥환류(venous return)를 증가시킨다. 결합조직막이 수축되거나 긴장 또는 불균형되면, 이러한 동적 수축-탄력성 활동을 방해받거나 억제되어 정맥환류가 감소되고 울혈되는 결과가 초래된다.

신체의 여러 부위로 동맥혈의 분배하려면, 적절한 혈압과 폐색되지 않은 동맥통로가 필요하다. 심장은 결합조직막 또는 골성의 제한없이 흉곽내에서 자유롭게 수축할 수 있어야 하고, 심장의 신경지배가 그것의 분포에 따르는 역학적 자극으로부터 벗어나 있어야 하며, 정맥환류가 적절하게 이루어져야 한다. 신경혈관 다발을 수용하는 결합조직막초(fascial sheath)에서 또는 심지어 인접한 결합조직면(fascial planes)에서 조차 어떠한 제한이라도 있다면, 그 부위로의 혈액흐름이 감소될 수 있다.

림프관은 천부와 심부 세트로 정렬되어 있다. 두 가지 모두 결합조직막을 관통하고 정맥에 동반되고 있으므로 림프배액도 또한 결합조직막면의 제한에 의해 악영향 받을 수 있다.

생존하는 모든 세포가 당면한 외적 환경에 따라 결합조직막은 직접적이거나 간접적으로 이러한 세포들의 대사활동에 영향을 미친다. 비정상 압력이나 긴장으로 인해 영양소의 확산과 노폐물 제거가 변화되고, 그 결과로 세포기능의 변화가 초래된다. 세포가 적절하게 대사활동하려면 삼투압 및 주변의 간질액과 기질에 대한 조직 긴장도가 적절하게 유지되는 것이 필요하다.

세포 구성 Cellular Composition

결합조직막에서 가장 많은 세포성분은 섬유아세포이나. 섬유이세포는 내분비계의 통제를 받고, 콜라겐과 기질 생성을 담당하는데, 그것의 생화학적 변화에 대한 반응이 중요하다. 섬유아세포는 압력이 가해지면, 힘의 방향과 동일한 스트레스 선상을 따라 배열된 콜라겐을 생성한다. 그러므로 결합조직막은 콜라겐의 교차연결에 의해 외적 스트레스에 적응할 수 있다. 이렇게 강도가 증가되면, 또한 결합조직막의 유연성은 감소되며 혈관과 신경에 대한 제한의 잠재적 압박이 있게 된다.

순환 효과 Circulatory Effects

결합조직막은 근골격계와 조화됨으로써, 체액순환에 협조함으로써, 그리고 신경통로가 충분히 확보되게 함으로써 신체 건강에 직,간접적으로 영향을 미치게 되며, 결합조직막면의 장애(derangement)로 인해 정맥성 울혈, 비정상적 반사, 가동범위 감소가 초래될 수 있다. 중요한 것은 정골요법의사는 결합조직막을 구조적 진단의 한 부분으로 평가하고, 그것의 긴장이나 제한이 어떠한 것이라도 발견되면, 치료해야 한다는 것이다.

■ 근육
MUSCLES

관심있게 주목해야 할 것은 신체에서 단축될 수 있는 조직은 오직 근육뿐이라는 사실이다. 근육의 이러한 수축특성으로 인해 그것들이 단축될 수 있고 그리하여 뼈가 관절에서 움직이게 되는 것이다.

관절에 대한 근육작용 Muscle Action on Joints

관절운동은 골격근의 작용에 의해 생성되며, 이러한 근육들의 수축에 의해 동작이 발생된다. 근육은 3가지 방법으로 수축한다:

1. 등장성 수축은 근육길이가 짧아지면서 수축되는 것이다
2. 등척성 수축은 근육길이가 동일하게 유지되면서 수축되는 것이다
3. 동종수축(isolytic contraction)은 근육길이가 길어지면서 수축하는 것이다.

근수축 정의 Muscle Contraction Definitions

1. **구심성 수축.** 작업수행에 수축 속성을 이용하는 것이며, 근육길이가 짧아진다.
2. **원심성 수축.** 작업수행에 신장성이 이용된 것이며 근육길이가 길어진다.

3. **정적 수축.** 근육길이의 변화없이 근육이 부분적 또는 전체적으로 수축되는 것이며, 관절의 회전운동은 전혀 일어나지 않는다.

머리 전방굴곡의 실례
Example of Forward Bending of the Head

1. 직립자세에서는 전방굴곡 속도가 신근의 원심성수축(길어짐)으로 조절되므로 이 근육들이 훈련된다.
2. 앙와위 자세에서는 굴근의 구심성 수축(짧아짐)으로 머리가 바닥에서 들어올려지므로 이 근육들이 훈련된다.
3. 복와위에서는 환자가 전방굴곡하려고 하지만, 바닥이 그 동작을 막고 있으므로 굴근이 정적 수축되면서 이 근육이 훈련된다.

분류 Classification

근육이 구성된 방식에 따라 그것이 얼마나 짧아질 수 있는 지가 결정되는데, 그것은 근육의 강도와 관계가 있으며, 근섬유의 배열에 따라 분류된다. 방추상근(fusiform muscle)에서는 근섬유가 근육과 건의 종축을 따라 서로 평행하게 배열되어 있으며, 이러한 유형의 배열으로 근단축이 가장 크게 일어날 수 있다. 단익상근(unipennate)과 다익상근(multipennate)에서는 근섬유는 사선으로 뻗어 건으로 이어진다. 힘이 빠졌을 때 이 근섬유들은 최대로 수축하게 되지만, 그러나 그것들의 주행방향이 사선이기 때문에 근수축이 되어도 평행근육에서 나타나는 것과 같은 정도까지의 근단축은 일어나지 않는다.

힘의 능률 Moment of Force

근력(muscle power)은 관절을 지렛점으로 하여 골격계의 어느 한 부위을 또 다른 부위주변으로 이동시키는 사용되는 것으로 이것에 의해 염력 또는 힘의 능률이 생성된다. 어느 한 지렛점에서의 염력은 힘과 회전축에서 작용선까지의 거리(힘팔)를 곱한 것이다. 주관절을 90° 굴곡시킨 상태로 5파운드의 무게추가 손바닥에 올려졌고, 주관절에서 무게추까지 거리가 1피트이라면, 이 자세를 유지하는데는 굴근에 5피트-파운드의 힘이 요구될 것이다. 주관절이 45° 굴곡되었다면, 5파운드의 무게가 힘으로 작용된 것은 동일하지만, 힘팔은 짧아진 것이 되며, 이 자세를 유지하는데는 굴근에 5피트-파운드보다 적은 힘이 요구될 것이다.

지렛대 작용 Lever Action

관절을 지렛점으로 이용하는 것에는 지렛대에 대한 뉴턴 법칙이 이용된다.

1. 제1형 지렛대에서는 지렛점이 부하(저항)와 힘(노력)점사이에 위치한다.
2. 제2형 지렛대에서는 지렛점과 힘(노력)점사이에 부하(저항)가 위치한다.
3. 제3형 지렛대는 지렛점과 부하(저항)사이에 힘(노력)점이 있다.

3가지 유형의 지렛대 중에서는 제2형 지렛대가 효율성이 가장 높고, 최소의 노력으로 부하를 이동시킬 수 있으며, 외바퀴손수레가 이 지렛대의 예이다. 인간의 장근 대부분은 제3형 지렛대로 작용하며, 이 지렛대 작용의 예로는 상완이두근의 굴곡노력으로 전완이 움직이는 것을 들 수 있다. 전완을 신전시키는 상완삼두근의 작용은 제1형 지렛대의 예이며, 제1형 지렛대 작용에서는 항상 제3형 지렛대보다 더 적은 노력으로 동작시킬 수 있다.

상완근에 의한 굴곡은 지렛대 작용의 흥미로운 실연을 제공하고 있다. 단순한 전완굴곡은 제3형 지렛대작용으로 나타나지만, 그러나 손에 무게추를 들고 전완을 굴곡위치에서 신전으로 내리면, 상완근의 정지부는 저항으로 바뀌며 중력이 노력 즉, 힘점이 된다. 이것은 제2형 지렛대작용이다.

분출-분류 작용 Spurt-and-Shunt Action

MacConaill과 Basmajian은 근육의 분출-분류 작용을 다음과 같이 정의하였다. 근수축시에 관절에 대해 2개 벡터힘이 생성되는데, 하나는 축 주위를 회선하는 힘이고(분출작용), 두 번째는 축과 관련하여 관절을 가로지르는 이행관절운동(transarticular motion)이다(분류작용). 이러한 운동들은 둘다 동시에 나타나지만 모든 근육에서 그 비율에 차이가 있다. 분출/분류의 비율이 크면, 관절 안정성이 감소되면서 보다 큰 회선운동이 허용된다. 분류/분출 비율이 증가되면, 그 반대가 된다.

전완을 굴곡시키는 상완이두근은 주관절에서는 주로 분출작용이지만, 그러나 상완이두근 장두의 수축은 관절와-상완관절을 안정시키는 분류작용을 한다.

근수축으로 발생되는 세 번째 운동은 회전(spin)운동이다. 회전 정도는 근육의 기시부와 정지부의 평면 차이에 따라 좌우되며, 회전운동은 근운동학(myokinematics)의 제 2법칙의 일부분이 된다.

근운동학의 법칙 Laws of Myokinematics

근운동학의 제1법칙(1977년, MacConaill과 Basmajian) 즉, 접근법칙(law of approxi-mation)은 "근수축 시에 근부착부(기시와 정지)는 서로 가까워진다."라는 것이다. 대부분 활동에서 이 법칙의 효과는 다른 근육의 활동 또는 저항력을 이용하여 근육의 기시부 또는 정지부 둘 중 하나를 안정시킴으로써 수정되어 오직 근육의 한쪽 끝 부위에서만 움직임이 발생된다.

제2법칙 즉, 감념법칙(law of detorsion)은 "근수축 시에 그것의 정지선과 기시선은 하나로 되어 동일한 평면이 되는 경향이 있다"라는 것이다. 흉쇄유돌근의 작용이 그 단편적인 예로 편측 수축되면, 머리가 굴곡, 동측으로 측굴, 반대쪽으로 회전된다.

고관절 신전에서는 이러한 법칙의 적용이 일반적으로 덜 인식되고 있다. 순수한 대둔근만의 수축으로는 고관절이 팽팽해지고, 대퇴골이 전두면상에서 장골쪽으로 약간 들어올려진다. 고관절이 신전되려면 골반이 시상면에서 전방회전되어야 하는데, 이렇게 회전되면 근육 기시부와 정지부의 평면관계가 변화하게 되며, 감념법칙이 활성화되면, 근육정지부가 기시부의 평면과 대등하게 되려고 한다. 골반이 회전되면 될 수록 고관절은 너욱 더 신전될 것이다.

중력 Gravity

중력은 우주에서 각각의 질량입자가 다른 모든 질량입자를 끌어당기는 힘이며, 다음과 같은 세가지 특성이 있다:

1. 그것은 끊임없이 적용된다.
2. 그것은 오직 한 방향으로만 적용된다.
3. 그것은 신체 각각의 질량입자에도 작용한다.

이 힘은 근골격계의 모든 부위에 끊임없이 영향을 미치고 있지만, 그러나 그것의 효과는 신체자세에 의해 수정될 수 있다. 해부학적 직립자세에서 중력힘은 고관절과 슬관절, 족관절의 안정화에 기여하고, 그와 동시에 관절와-상완관절에서의 불안정성을 유발하며, 앙와위에서는 중력힘이 이러한 관절들에 미치는 영향은 확연하게 다르므로 치료자가 운동을 치료로 이용할 때는 중력작용을 깨닫고 있어야 한다. 직립자세에서 목을 전방으로 구부릴 때는 경추 굴근이 동원되지 않고, 중력이 일차적인 힘으로 작용되며, 전방굴곡의 속도를 조절할 필요가 있으면, 신근이 그 역할을 하게 된다. 앙와위에서 전방굴곡하거나 또는 턱을 가슴에 갖다 대는 것에는 경추 굴근의 사용을 필요로 한다.

■ 관 절
THE JOINTS

운동자유가 있는 모든 뼈들은 상대적으로 그것들의 각각의 관절에서 다른 뼈를 상대로 움직임일 것이다. 몇몇 요인들이 이러한 움직임에 영향을 미치는 있으므로 관절운동이 왜, 언제, 어떻게 유도되는가에 대한 지식은 기능해부학의 이해 및 정골요법 체성기능부전의 진단과 치료에 반드시 필요하다.

분 류 Classifications

관절은 구성성분에 의해 대개 섬유성, 연골성, 활액성의 세가지 관절로 분류된다. *섬유성관절(부동관절)*은 치밀한 섬유조직으로 결합되고, 그것들의 운동은 심히 제한되며, 두개골에서 흔히 발견된다. 두개관절면은 불규칙하지만 특이한 봉합형태로 조화되어 맞물려있으며, 그것들은 매우 견고한 섬유성조직이 실용적으로 관절공간을 채우는 것에 의해 서로 결합된다. 이러한 유형의 관절은 유아기에는 보다 큰 운동이 허용되지만, 나이가 들어가면서 점차 가동성이 감소된다.

*연골성관절(반관절)*의 특징은 양접촉면 사이에 섬유연골성 디스크가 존재하는 것이다. 아주 견고하고 강한 인대가 디스크에 접촉하여 그 관절이 서로 결합되고, 소량의 흔들림(rocking)과 활주운동이 허용되며, 추간판과 치골결합이 그 좋은 예이다.

*활액성관절(가동관절)*은 신체에서 가장 흔히 발견되는 것이며, 치료사가 가장 잘 알고 있는 관절이다. 이러한 관절들 모두에는 다음과 같은 특성이 공유되어 있다. 그것들의 관절면은 초자연골로 덮여있고, 그 관절은 관절낭에 의해 밀봉된 폐쇄관절로 그것의 안에는 초자연골을 윤활시키는 활액이 포함되어 있다. 슬관절과 같은 그러한 일부 관절에는 관절내 디스크 또는 반월판이 들어 있으며, 이러한 반월판이 뼈의 관절면을 분리시키고 관절면이 보다 더 조화되게 만들어준다.

관절을 관절면의 구조에 의해 더 세분화하면 *평면, 구상, 과상, 타원, 차축, 안장, 경첩* 등의 관절로 분류할 수 있다.

*평면관절*은 양쪽이 거의 편평한 관절면이며 대개 활주운동으로 제한된다. 이러한 유형의 관절면 예로는 삼각골-두상골 관절을 들 수 있다.

구상관절(볼과 소켓)은 볼록한 관절두가 오목한 관절면과 관절을 이루고, 3개 평면 모두에서 운동자유가 있으며 가동범위가 가장 크다. 이 유형의 예로는 고관절을 들 수 있다.

*과상관절*은 구상관절이 수정된 것으로 양쪽에 부분적으로 편평한 관절면이 있는 것이다. 이러한 편평함으로 인해 구상관절에 비하면 가동할 수 있는 운동이 제한되며, 이러한 것의 예로는 중수-지절관절을 들 수 있다.

*타원관절*은 구상관절이 수정된 것으로 관절두가 타원(미식축구공 모양)모양으로 된 것이며, 과상관절보다는 더 큰 운동성이 있지만, 구

상관절보다는 더 작다. 요골-수근관절이 그 예이다.

*차축관절*은 뼈와 인대로 구성된 고리에 의해 둘러싸인 공모양으로 이루어져 있다. 그것의 운동은 주로 회전이며, 환추와 축추사이의 관절이 그 예이다.

*안장관절*은 한쪽 관절면에 말안장 형태의 볼록한 면과 오목한 면이 있는 두 뼈로 구성되며, 모든 평면에서 보다 큰 운동성을 가지고 있으며, 대능형골-중수골(엄지)관절이 그 예이다.

*경첩관절*은 접번관절이다. 그것의 관절면은 특히 단일 평면에서의 운동자유가 크게 허용되는 그러한 방식으로 서로 꼭 맞게 되어 있어서 경첩과 비슷한 작용을 한다. 상완-척골관절이 그 예이다.

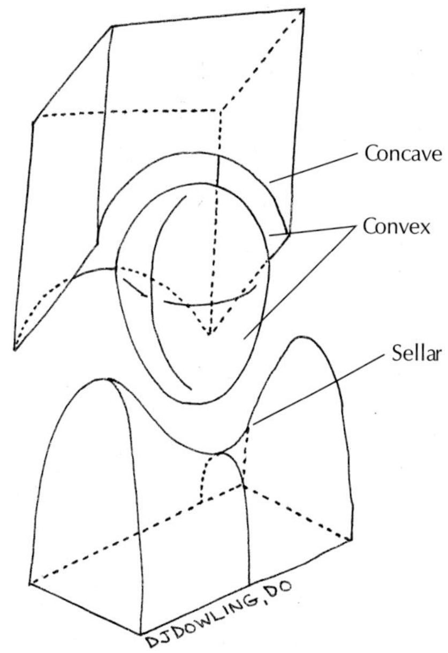

■ **그림 5-2** 골 형태. 이 관절에서는 난형골이 말안장형태 골위에 놓여있으며, 볼록과 오목한 관절면이 나타나 있다.

관절운동의 생체역학 Biomechanics of Joint Motion

인체의 관절에서 그 관절면이 완전하게 평편한 것은 전혀 없으며, 그것들은 난형 또는 안장모양이고(그림 5-2), 안장 대 안장 및 볼록한 난형 대 오목한 난형의 형태로 진화되었다. 그렇게 형성된 관절들은 완전하게 일치되지 않아서 관절에 더 큰 운동자유를 허용하고, 기하학적으로 짝운동과 부수운동이 생성되게 했다.

각각의 개별적인 관절운동은 회전(spin), 구르기(roll), 활주(slide)와 같은 용어로 묘사될 수 있다. 회전의 정의는 어느 한 뼈가 다른 뼈의 관절면에서 그것의 역학적 축을 중심으로 도는 것이고, 구르기는 관절을 이루는 두 뼈사이의 각도가 증가 또는 감소되는 결과를 초래하는 움직임으로 정의되며, 활주는 어느 한 뼈가 또 다른 뼈의 관절면을 미끄러지는 병진운동으로 정의된다(그림 5-3).

곡선모양의 관절면에서는 복합적인 운동패턴이 발생되며, 볼록-오목으로 부합된 관절에서 생성되는 짝운동은 다음과 같은 특수한 패턴을 따른다. 오목관절면이 볼록관절면상에서 움직일 때 구르기와 활주는 같은 방향으로 운동하지만, 그러나 볼록면이 오목면상에서 움직일 때는 구르기와 활주가 서로 반대방향으로 일어난다.

경골상에서의 대퇴골 신전은 이러한 운동패턴을 따른다. 보행에서 입각기에 다리가 신전됨에 따라 대퇴골은 고정된 경골상에서 후방활주되면서 전방으로 구르지만(그림 5-4), 그러나 유각기의 신전되고 있는 다리에서는 경골이 대퇴골 원위부에서 전방으로 구르고 활주한다(그림 5-5). 대퇴골의 완전한 신전은 대퇴골이 후방활주되면서 전방으로 구르는 것이며, 마지막 신전에서는 대퇴골의 내회전이 경골상에서

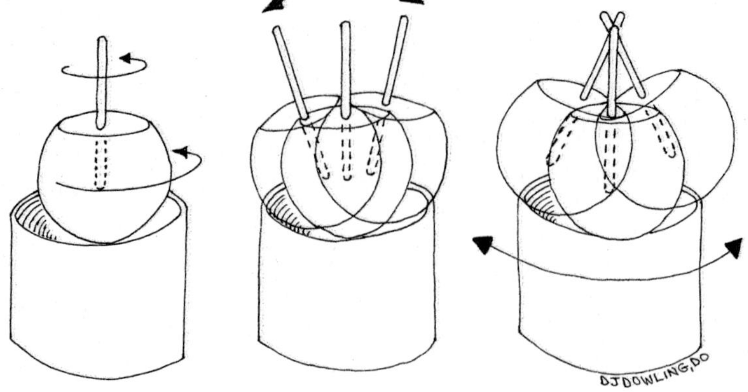

■ 그림 5-3 (A) 회전, (B) 구르기, (C) 활주

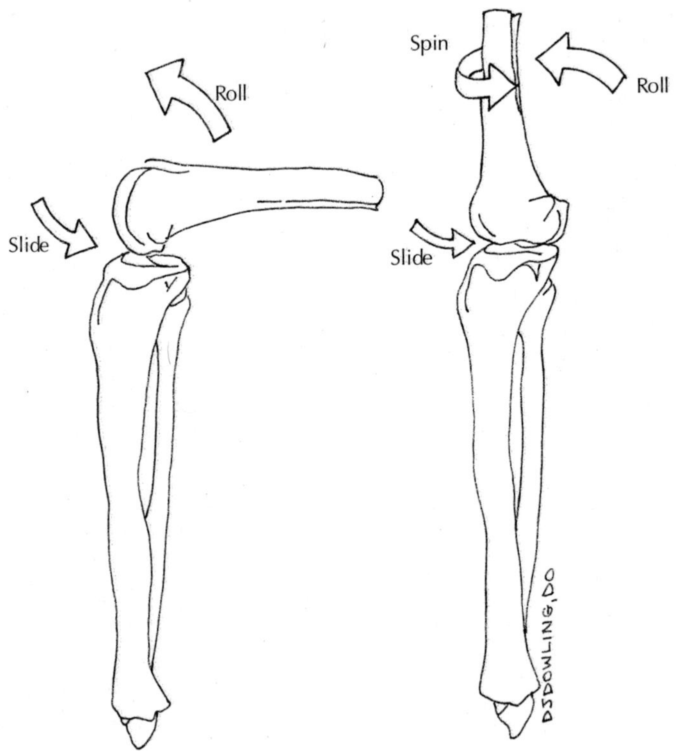

■ 그림 5-4 고정된 경골상에서의 대퇴골 신전. 구르기와 활주가 서로 반대방향으로 일어난다.

일어나는 것이 동반된다.

완전히 신전된 슬관절은 신전 마지막 단계에서 규정된 또 다른 운동을 하게 되는데, 이것은 관절면의 기하학에 의해서 생성되는 연합회전(conjunct rotation)이다(92장. 슬관절 해부학 고찰 참조).

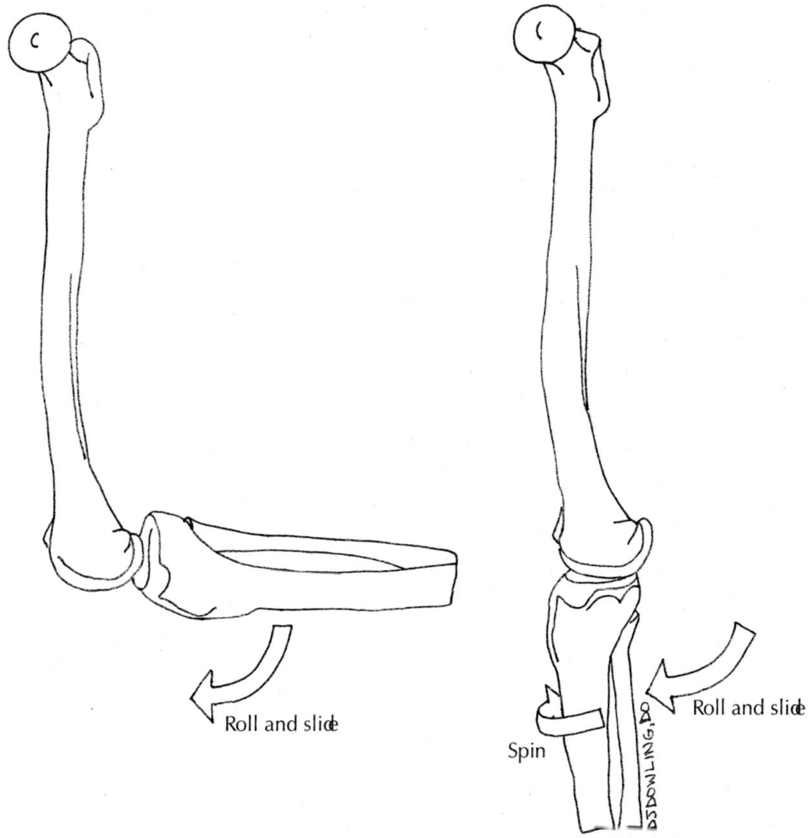

■ **그림 5-5** 대퇴골상에서의 경골 신전. 구르기와 활주가 같은 방향으로 나타난다.

관절 안정성은 인대와 근육의 관절부착, 관절낭의 강도, 대기압에 대한 관절압의 균형, 관절모양 등이 배합된 기능이다. 이러한 요소 중에 어느 하나라도 변화되면, 체성기능부전에 걸릴 수 있다.

일반적으로 운동은 고정축을 중심으로 기본면에서 발생한 것을 묘사한다. 견관절 외전은 전-후방 축을 중심으로한 전두면상의 운동으로 서술되지만, 그러나 볼록면인 상완골두는 오목한 견관절와상에서 상방 구르기와 하방활주로 움직인다. 이것은 연속적인 짝운동이기 때문에 그것은 고정축을 중심으로 한 운동이 아니므로 이러한 유형의 운동은 순시회전축(instanta-neous axis of rotation)을 중심으로 한 것이라고 칭한다. 이 축은 동일한 평면에서 동시에 발생하는 복합운동 즉, 회전과 병진운동을 규정짓는다. 외전은 그것의 움직임에 따라 연속적으로 순시회전축이 확정되는 것을 필요로 하며, 이것이 관절운동의 실제 경로를 나타내는 것이고, 이 운동은 전형적으로 오직 단일평면에서만 있는 것이다.

대퇴골은 완전 신전에서 구르기, 활주, 회전을 하는데, 그것은 운동축이 한개 이상이고 다수 평면에서 일어나는 운동이며, 나선형 축(helical axis)을 중심으로 일어나는 것이라고 칭한다. 나선형 축으로 2개 고정체 사이에서의

3차원운동을 정의할 수 있다. 척추와 마찬가지로 사지관절에서도 능동적 기능운동은 항상 나선형 축을 중심으로 한 운동이다.

관절운동에 외력을 추가하면 부수운동(accessory motion)을 일으킬 수 있다. 부수운동은 수의적으로는 발생시킬 수가 없으며, 오직 외력에 의하거나 저항에 대항해서만 작동될 수 있다. 지골 관절에서의 장축견인이 그 예이다. 부수운동은 비록 작은 운동이지만 제한되면, 체성기능부전을 발생시키는 주요인이 되는데, 특히 사지관절에서 그러하다.

관절운동은 인대관계에 의해 영향을 받는다. 관절의 "잠긴(closed-packed)"위치는 인대가 트위스트되어 양쪽 뼈가 근접되고 양관절면이 최대로 일치된 것이다. 그 뼈들은 분리시키려면 반드시 인대를 먼저 느슨하게 해야 한다. 관절가동성이 소실되었으므로 이 관절을 통해 힘이 인접한 다른 뼈로 쉽게 전달된다. 접선힘(tangential force)에 의해서 염좌보다는 골절이 더 잘 유발되는 것 같다.

체중부하관절에서 "잠긴" 위치는 근육활동을 지지를 유지하기 위한 것으로 바꾸고, 척추에서는 운동이 잠긴 추체를 통해 가동성 척추소관절로 전달되어 체성기능부전이 초래될 수 있다.

추간관절운동의 생체역학
Biomechanics of Intervertebral Joint Motion

사지관절에서의 운동에 대한 일반적 원리는 척추 활액관절에서도 그대로 적용되지만, 그러나 척추관절들은 삼각배열(tripod attangement)로 되어 있어서 그것들의 운동을 더욱 복잡하게 한다. 이러한 삼각배열은 전방에서 추체와 추간판으로 된 섬유관절과 후방에서 한쌍으로 조화된 활액관절로 구성되며, 이러한 3관절은 모든 척추운동에 동시에 참여한다.

분절 가동성에 영향을 미치는 일반적 요인에는 후관절 각각의 디자인과 공간적 관계; 인대와 근육의 척추부착점과 그것들의 기능; 추간판의 크기와 그 건강상태; 척추골학(osteology); 환자의 나이와 성별, 건강상태 등이 포함되어 있다. 이에 더하여 예비하중(preload), 중력, 긴장도, 가해진 부하와 스트레스의 방향을 고려해야 한다.

■ 척 주
SPINAL COLUMN

척추 골학 Vertebral Osteology

추골의 다양한 형태와 구조도 그것들의 가동성에 영향을 미칠 수 있다. 경추 추체는 말안장형태로 되어 운동자유도(freedom of motion)가 조장되고, 루시카(Luschka) 관절은 경추 추체의 병진적 측방운동을 수정하며, 흉추 극돌기에 의해 생성된 지붕널판자(shingle)효과로 신전이 제한될 수 있다. 만약 요추 극돌기가 길어진다면 요추부에서도 유사한 제한이 나타날 수 있으며, 흉곽(ribcage)으로 인해 흉추관절의 측굴과 편측 회전이 제한된다.

요추 5번 추체는 다른 어떤 뼈보다도 많은 선천적 기형으로 되어 있기 쉬우며, 이러한 기형은 가동성에 악영향을 주고 기능부전이 되게 하는 경향이 있다. 이 부위에서 아주 흔히 나타나는 기형은 항상 방사선적 소견으로는 나타나지 않는 것으로 5번 요추와 천골저사이의 후관절 관계변화를 수반한다. 이 부위에서는 비전형적인 양측성 수평관절 또는 한쪽은 수평이고 다른 쪽은 수직으로 된 후관절 흔히 발견되며, 이로 인해 발생된 불균형으로 하부요추의 기능부전이 발생된다.

척주의 기능적 단위는 2개 부분으로 구성되며, 전방부는 이웃한 2개 추체가 추간판에 의해 분리되어 있고 후방부는 2개 신경궁과 추궁근, 추궁판, 상 · 하관절, 횡돌기, 극돌기로 구성되어 있다(그림 5-6).

전방부의 주요기능은 지지하고, 체중부하, 충격흡수하는 것이고, 후방부와 연계하여 척수를 보호하는 것이다. 후방분절의 주된 효과는 관절운동의 방향유도이며, 직립자세에서 그것은 거의 체중부하를 받지 않고 있다.

후관절 Facets

경추3번부터 경추7번까지 전형적 경추의 후관절은 편평하고 타원형이다. 그것들의 평균 공간방위(spatial orientation)는 횡단면과 전두면 사이에서 45° 이며, 상부 후관절면은 후방과 상방으로 향하고 있으므로(그림 5-7) 모든 공간평면에서 큰 운동자유를 가진다. 45° 공간평면 관계때문에 회전과 측굴의 짝운동은 항상 같은 방향으로 발생한다.

흉추관절 후관절면은 편평하고, 상부 후관절면이 후방, 상방, 측방으로 향하고, 공간 방위는 횡단면에서 전두면으로 60° 이고, 전두면에서 시상면으로 20° 내측 회전되어 있다(그림 5-8). 늑골이 없었다면 측굴과 회전 짝운동이 아주 원활하게 일어났을 것이다. 후관절면이 전두면을 향해 60° 로 되어 있어서 굴곡은 크게 감소되며, 측굴과 회전의 짝운동은 같은 방향으로 일어날 수도 있고 반대방향으로 일어 날 수도 있다.

요추관절의 후관절면은 곡선으로 상부 후관절면이 오목하고 후방과 내측을 향하고, 하부 후관절면은 볼록하고, 전방과 외측을 향해서 상-하관절면이 서로 일치된다. 오목-볼록 법칙은 관절운동으로 뚜렷해진다. 측굴은 구르기와 활주운동의 결합이며, 이것으로 약간의 회전운동이 발생된다. 흉추부위에서 그러했듯이 측굴과 회전은 같은 방향 또는 반대방향으로 발생할 수 있다.

요추 후관절의 평균 공간방위는 전두면에서 시상면으로 45° 이고, 외측방을 향하고 있다(그림 5-9). 가장 큰 운동은 굴곡-신전에서 나타나고 약간의 측굴이 미세한 회전과 함께 나타난다. 다른 요인이 개입된다면, 앞서 기술된 전형적 운동패턴은 분절적으로 다양하게 될 것이다.

이행부의 추간분절 레벨에서 나타나는 움직임은 예측할 수가 없으며, 곡선 방향의 변화에 의해 발생된 스트레스의 추가와 골형태 변형으

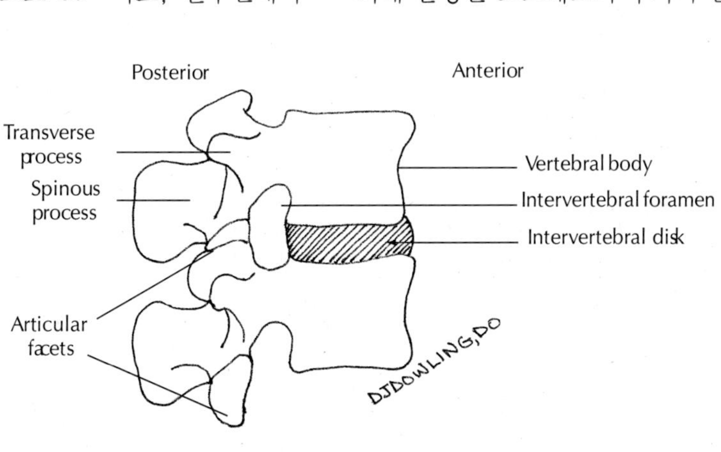

■ **그림 5-6** 척주의 기능적 단위

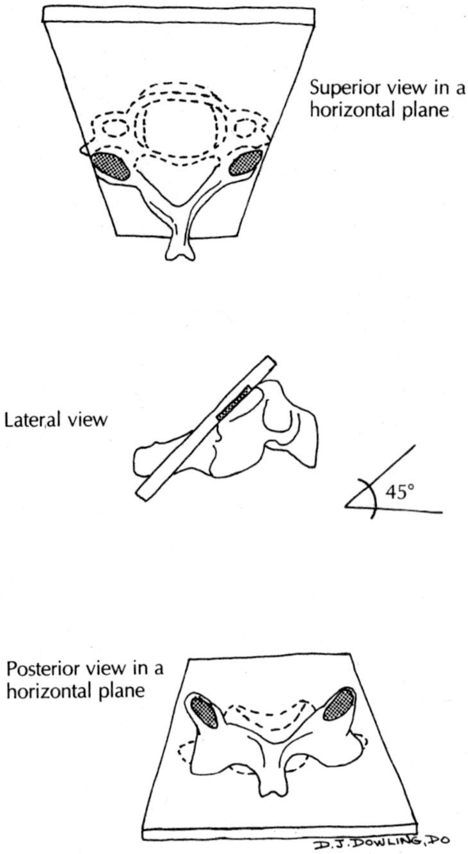

■ **그림 5-7** C4레벨에서 경추 후관절 방위

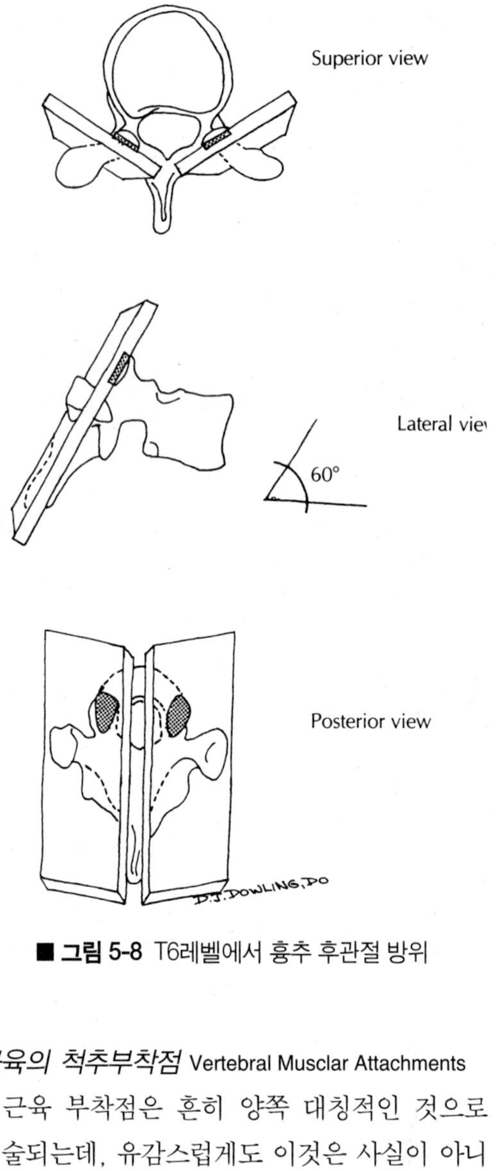

■ **그림 5-8** T6레벨에서 흉추 후관절 방위

로 체성기능부전이 발생될 수 있는 상황이 만들어진다.

척추 인대 Vertebral Ligaments

전 · 후종인대는 각각 신전과 굴곡을 제한한다. 후방에서 그것들은 극간인대와 극상인대, 황인대와 결합되며, 집단적으로 그것들은 강하게 결합되어 모든 추골을 서로 연결해서 이것에 의해 과도한 운동이 지지되고 제한된다. 퇴행성 디스크로 인해 지지역할을 하는 인대가 느슨해졌을 때 기능부전이 발생될 수 있고 후방 또는 전방 척추전위증이 생기게 된다.

근육의 척추부착점 Vertebral Musclar Attachments

근육 부착점은 흔히 양쪽 대칭적인 것으로 서술되는데, 유감스럽게도 이것은 사실이 아니다. 모든 사람들은 비대칭적으로 발달되며, 이것으로 인해 근육이 저긴장 또는 과긴장으로 불안정하게 발달될 수 있다. 아주 단순한 척추 움직임조차도 협동근 또는 다른 근육군의 안정화 보조가 없다면, 불균형하게 될 것이며, 이런 요인들로 인해 모든 운동이 기능부전되기가 쉽다. 불균형이 크면 클수록 체성 기능부전의 발생 경향도 더 커지게 된다.

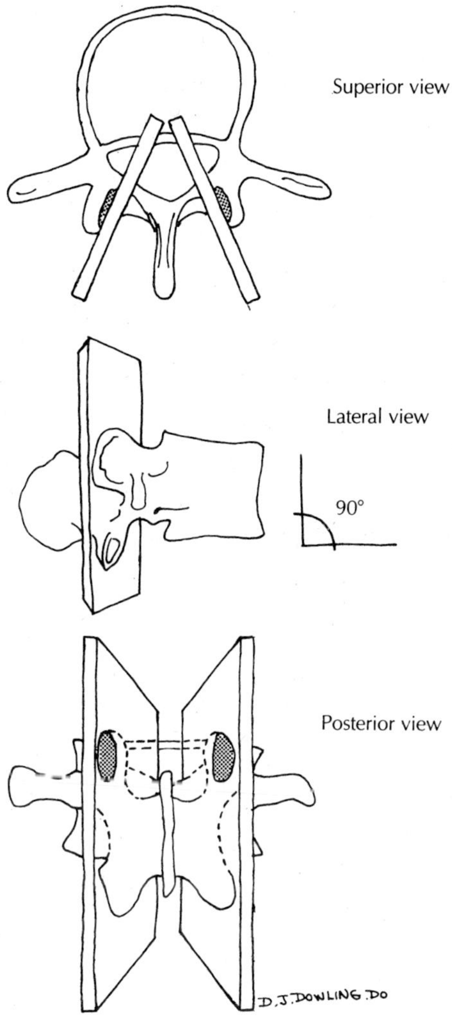

■ **그림 5-9** L3레벨에서 요추 후관절 방위

근육기능을 평가하거나 근수축 힘을 치료적으로 사용할 때, 치료사는 표층의 강한 근육과 심층의 보다 약한 근육사이에서의 근력과 작용의 차이를 인지하고 있어야 한다. 심부근육은 그것들의 척추 부착으로 국소화된 추간운동이 균형을 이루게 하므로 치료사는 근에너지기법에서 심부근육의 국소적이며 약한 근력을 이용한다.

추간판 Intervertebral Disks

추간판은 다양한 방식으로 척추관절운동에 영향을 미친다. 섬유륜을 구성하는 탄력섬유층은 상부와 하부의 추체종판에 부착되며, 이러한 섬유들이 사선패턴으로 짜여있어 어느 한 추골이 또 다른 추체상위에서 구르기, 회전, 병진운동을 할 수 있게 된다. 추체와 그것에 부착된 추간판의 상대적 크기 비율과 허용된 운동범위는 비례한다.

추간판 퇴행은 그것의 높이가 줄어들게 하여 후관절 관계의 불균형을 발생시킨다. 일어날 수 있는 인대효과는 앞서 논의되었다.

전부하와 중력 Preload and Gravity

정상적으로 직립자세에서 전부하(중력, 체중, 근육긴장도)의 효과는 경추 5번보다는 요추 5번에서 더 크지만, 그러나 지속적인 스트레스를 받으며 생활하고 있는 환자의 경추 근육은 만성적으로 수축되어 긴장도가 현저하게 증가될 수 있으며, 추간판은 끊임없이 증가되는 전부하를 받게 되고, 적은 힘으로도 큰 기능부전이 발생될 수 있게 된다. 어느 레벨에서라도 측만증이 생기면, 그 영향으로 근긴장도의 불균형이 생기고, 추간판의 한 측면으로 전부하가 증가하게 된다. 한쪽 근육의 과발달은 대부분 인간에서 일반적으로 발생할 수 있는 것이며, 이러한 방식으로 기능부전을 유발한다.

정상적인 중력 힘은 척추의 기능적 단위에 직접적으로 영향을 미치며, 신체 중력중심점을 향하지 않은 중력 힘은 2차적으로 회전힘 벡터를 발생시킨다. 척추 기능적 단위는 어떠한 것도 지구와 완전하게 수평을 이루는 것은 전혀 없다. 정상적 또는 비정상적인 생리적 척추 측만과 다양한 보상성 측만패턴이 있으며, 그리

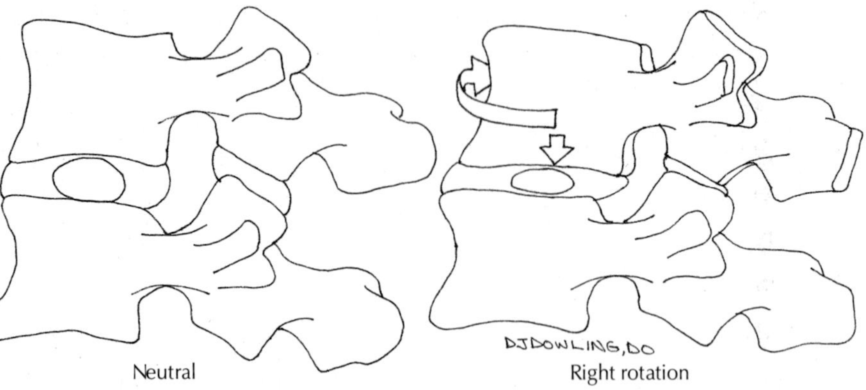

■ **그림 5-10** 횡단면에서 회전과 병진의 짝운동

하여 척주근육은 계속적으로 과긴장된 상태로 있으면서 중력 회전력에 대해 직립자세를 유지하려고 한다. 이러한 모든 요인들이 관절 가동성과 기능에 영향을 미친다.

척추 기능적 단위에서 추골 움직임
Vertebral Motion at the Functional Spinal Unit

정상적으로 짝운동은 척추 기능적 단위에서 나타난다. **굴곡**은 전방추체가 근접하는 회전움직임으로 복측 병진활주와 짝을 이루어 나타나고, **신전**은 전방추체가 벌어지는 회전 움직임으로 배측 병진활주와 짝을 이룬다.

우회전은 추체의 전면부가 우측을 향해 도는 것으로 추간판 높이감소와 짝을 이루는데 추간판 높이감소는 수직 병진압박으로 설명되기도 한다(그림 5-10).

좌회전은 추체의 전면부가 좌측을 향해 도는 것이며, 앞서 서술된 수직 병진압박과 짝운동을 이룬다. 추체가 우회전 또는 좌회전에서 중앙을 향해 되돌아오면, 추간판의 원래 높이가 회복된다.

우측굴 또는 좌측굴은 회전움직임으로 상부추체의 우측 또는 좌측 한쪽이 그것의 하부 추체로 접근되면서 반대쪽으로 병진 활주가 동반되는 것이다(그림 5-11)

이렇게 기술된 짝운동은 각각 순시회전축을 중심으로 단일평면에서 발생된다. 만약 이러한 짝운동 두가지(즉, 회전을 동반한 측굴)가 동시에 일어난다면, 그때는 복합평면에서 나선회전축을 중심으로 복합운동이 발생한다.

체성기능부전 진단, T4 ES_RR_R은 흉추 5번상에서 흉추 4번의 가동성이 신전, 우측굴, 우회전 방향에서 더 크다는 것을 암시하며, 이러한

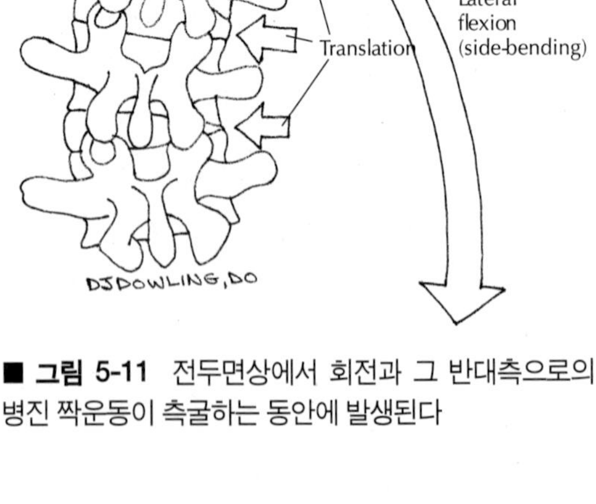

■ **그림 5-11** 전두면상에서 회전과 그 반대측으로의 병진 짝운동이 측굴하는 동안에 발생된다

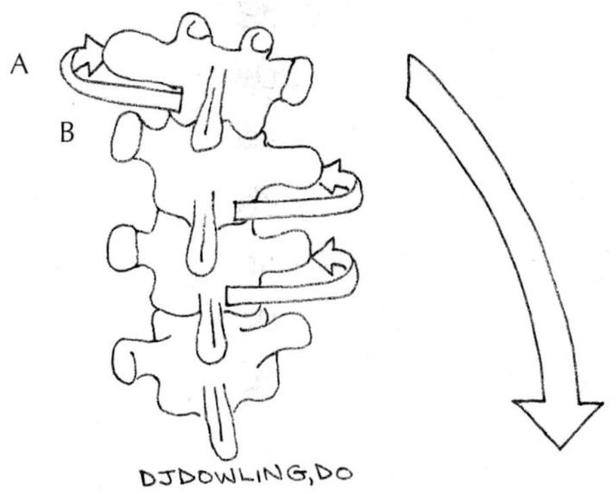

■ **그림 5-12** **(A)** Type II는 측굴과 회전이 같은 방향이다. **(B)** Type I 은 측굴과 회전이 반대 방향이다.

3가지 짝운동은 나선회전축을 중심으로 3면에서 동시에 발생한다(그림 5-12). 이러한 운동자유에 대한 장벽은 모두 반대방향이지만, 나선회전축은 유사하다.

많은 정골요법적 진단과 치료접근법은 생리적 운동법칙, 추체 생체역학, 선운동에 대한 저항효과의 운동학 원리(kinetic principle)을 결합함으로써 설명될 수 있으며, 선운동에 대한 저항효과에 대한 설명은 다음과 같다. 선운동을 하고 있는 물체가 어떤 장해물이나 저항에 직면하게 된다면, 그것이 방해요인과 접촉되는 지점주위를 돌게 될 것이다.

예를 들어, 흉추4번 횡돌기를 촉진했을 때 우측이 후방으로 더 돌출되어 있다면, 그것이 나선회전축을 중심으로 하는 6가지 운동과 3면이 포함된 체성기능부전 복합체의 일부분인가? 추체를 굴곡위치로 놓으면, 우측 횡돌기가 후방으로 더 돌출되는데, 이것은 굴곡운동에 존재하는 장벽이 있고, 추체가 선운동에 대한 저항효과의 법칙에 따라 반응하고 있기 때문에 나타나는 것으로 여겨진다. 즉, 굴곡장벽을 만나자 마자, 추체는 장벽과 반대쪽(운동자유가 허용되는 쪽)으로 즉, 우회전한다.

진단의 두부분, 즉 신전(굴곡장벽)과 우회전에서 운동자유를 이제는 이용할 수 있게 되었다. 생리적 운동법칙에 따라 만약 가동성 진단에서 굴곡 또는 신전이 도입되면, 측굴은 회전과 같은 방향으로 나타날 것이므로 그 진단은 T4 ESRRR로 나선회전축을 중심으로 움직이는 것이다.

참고문헌

Basmajian JV. *Muscles Alive*, 4th ed. Baltimore: Williams & Wilkins, 1978.

Becker FR. The meaning of fascia and continuity. *Osteopath Ann* 1975;3:8–32.

DiGiovanna E, Schiowitz S. *An Osteopathic Approach to Diagnosis and Treatment,* 2nd ed. Philadelphia: Lippincott-Raven, 1997.

Ealton WJ. *Textbook of Osteopathic Diagnosis and Technique Procedures*, 2nd ed. Colorado Springs, CO: American Academy of Osteopathy, 1970.

Educational Council on Osteopathic Principles. *Glossary of Osteopathic Terminology*. Chicago: American Osteopathic Association, 1995.

Fujiwara M, Basmajian JV. Electromyographic study of two joint muscles. *Am J Phys Med* 1975;54:234–242.

Hoag JM, Kosok M, Moser JR. Kinematic analysis and classification of vertebral motion. *J Am Osteopath Assoc* 1960; 54:899–908, 982–986.

Kapandji IA. *The Physiology of the Joints*, 2nd ed. Edinburgh: Churchill Livingstone, 1974.

MacConaill MA. The movements of bones and joints. *J Bone Joint Surg [Am]* 1949;(31B)1:100–104.

Basmajian JV. *Muscles and Movements*. Huntington, New York: Robert E. Krieger Publishing, 1977.

Moore KL. *Clinically Oriented Anatomy*. Baltimore: Williams & Wilkins, 1980.

Pratt NE. *Clinical Musculoskeletal Anatomy*. Philadelphia: J.B. Lippincott Company

Rasch PJ, Burke RK. *Kinesiology and Applied Anatomy*, 6th ed. Philadelphia: Lea & Febiger, 1978.

Sauer GC. *Manual of Skin Diseases*, 4th ed. Philadelphia: J.B. Lippincott, 1980.

Warwick R, Williams P. *Gray's Anatomy*, 35th British ed. Philadelphia: W.B. Saunders, 1973.

Wells KF, Luttgens K. *Kinesiology*, 6th ed. Philadelphia: W.B. Saunders, 1976.

White AA, Panjabi MM. *Clinical Biomechanics of the Spine*. Philadelphia: J.B. Lippincott, 1978.

6

생리학에 대한 총괄적 고찰 (General Physiologic Considerations)

정골요법은 본질적으로 그 기초를 구조와 기능의 개념에 두고 있다. 가장 단순하게 풀이하자면 구조는 해부학이고, 기능은 생리학이다. 특히 신경생리학에 대한 이해는 체성기능부전의 기전과 정골요법적 수기치료의 논리적 적용을 이해하는데 필수적이므로 일부 기본적인 용어를 명백하게 해야 되겠다.

구심성 신경. 자극을 중추신경계(CNS)로 전달하는 신경.

원심성 신경. 중추신경계로부터 자극을 운반하는 신경.

전각. 척수 회색질의 전방부위로 원심성 운동신경원이 척수로부터 나가는 곳.

후각. 척수 회색질의 후방부위로 구심성 감각신경이 척수로 들어가는 곳.

수축. 근육이 그것의 평상시 안정길이(resting length)로 부터 생리학적으로 단축된 것

구축. 근육길이의 단축이 비정상적으로 고착된 것.

주동근. 어떤 동작(굴곡)을 수행할 때 일차적으로 관여하는 근육이나 근육그룹

길항근. 주동근의 동작에 맞서서 반대쪽으로의 움직임(신전)을 일으키는 근육이나 근육그룹

감각신경은 감각기관으로부터 척수 또는 뇌로 자극을 전달한다. 척수로 전달되는 자극들은 후각을 통해 들어가서 척수 회백질에 종지하고 그곳에서 흥분, 촉진, 반사작용과 같은 그러한 국소분절반응(local segmental response)을 일으키며, 그것들은 중간매개인 사이신경세포를 통해 운동 또는 교감신경 등등에 직접적으로 영향을 미친다.. 이러한 사이신경세포들은 흥분성 또는 억제성일 것이다. 원위 종지부 또는 다른 중개자가 있는 자극들은 척수보다 상위에 있는 뇌간 혹은 대뇌피질과 같은 고차원적 통합부위로 이동된다.

신체를 인위적으로 분류하면 기관, 선, 인대, 근육, 신경조직, 혈관, 뼈 그리고 피부로 구별되는 구조군으로 나눌 수 있는데, 이러한 구분은 해부학적으로는 옳지만 기능적으로는 혼동을 가져온다. 체성(somatic)과 장기(viscral)요소는 협력적으로 작용하여 신체의 요구와 기능을 충족시키지만, 그러나 이러한 상호작용은 종종 어떤 엄격한 기전과정으로 구체화되며, 그 과정에서는 신체 한 부위가 자동적이든 의지적이든 작동을 시작하게 되고, 나머지 신체

부위는 단순히 지시를 실행한다. 이와 대조적으로 정골의학에서는 신체 각 부위가 다른 부위에 대해 어떤 식으로 책임을 지거나 반응을 나타낸다고 생각한다.

척수는 뇌로부터 다른 영역으로 처리되는 정보를 편성하는 곳이며, 이 부위로부터 뇌로 가는 되먹임기전의 도움으로 정상적인 기능이 유지되고 있다. 신체 여러 부위들이 뇌의 중재없이도 서로 직접 의사소통이 된다는 것은 납득하기 어려운 개념이다. 이러한 의사소통에서 신경계는 완전한 대화식의 전화시스템(뇌가 조작자로 활동하는)보다는 큰 아파트의 송수신을 위한 내부통화시스템과 약간 비슷한 것 같다. 일반적인 예로 슬개건반사(knee-jerk reflex)가 있으며, 그 반사는 뇌로부터의 직접적인 중재없이도 자동적으로 적절한 자극에 반응하여 발생되는 것이며, 뇌에서 중추적으로 또는 간혹 다른 요인에 의해 수정(modication)이 이루어질 수도 있다. 슬개건을 망치로 두드리는 것에 대해 의식적으로 주의를 하면, 슬관절 신전 반사효과가 둔하게 되거나 제거될 수도 있고, 종종 한쪽 눈감기, 혀내밀기, 또는 손으로 등척성 운동하기와 같이 그렇게 주의를 산만하게 하는 기법의 사용이 필요하기도 하다. 카페인, 갑상선약, 흥분제, 알콜의 사용 및 스트레스와 불안의 결과 등으로도 반사가 수정될 수 있다.

일부 반사는 영아기 때의 생존에 확실히 기여하다가 유아기 때 빠르게 사라진다. 바빈스키 반사는 의미심장하게 변화하는 것 같다. 초기에는 스트로킹자극(stroking stimulus)을 가하면, 발가락들을 오그리던 것이 나중에는 발가락들을 말아올리고 발을 뒤로 뺀다. 모로반사는 갑작스레 뒤로 떨어지는 것에 반응하여 팔이 외전되고 목이 굴곡되는 것이다. 비대칭 긴장반사는 펜싱선수반사 또는 궁사반사라고도 하고, 목과 머리가 회전된 쪽의 상완 이두근의 이완과 함께 상완 삼두근, 요근, 슬괵근의 수축으로 초래되며, 반대측(회전 반대쪽)은 이와 정반대로 되는 것이며, 시종 길항근은 이완되면서 주동근은 수축된다. 이러한 반사들은 각각 생존중재자(survival mediator)로 있다가 협동운동을 대비하여 완전히 사라지는 것으로 생각하지만, 실제로는 중추적으로 억제효과가 있어서 이러한 반사들이 일생 동안 대부분 억제되고 있는 것이며, 불행히도 중추신경계가 손상당하면 그에 반응하여 다시 나타나게 된다.

■ 자율신경계
THE AUTONOMIC NERVOUS SYSTEM

자율신경계는 불수의적 관리자(의식적인 노력없이도 수정보완을 일으키는)로 생각될 수 있는 것으로 교감신경계와 부교감신경계로 구분된다. 자율신경계는 장기의 매순간 활동을 조절하고 있으며, 그것의 구성요소들은 종종 길항적인 것으로 묘사되지만, 보다 실제적으로는협동적 또는 보완적인 것으로 이해되고 있다.

체성 요소는 근골격계를 책임지는 완전히 독립적이고 수의적 시스템로 종종 논의되고 있으므로 관습적으로 자율신경계과는 상호작용하지 않는 것으로 생각하고 있지만, 그러나 체성요소는 자율신경계에 대해 부정할 수 없는 영향을 미치고 있으며, 그 반대 경우도 마찬가지이다.

■ 교감신경계
THE SYMPATHETIC NERVOUS SYSTEM

교감신경절 사슬은 1번 흉추분절에서 2번 요추분절 레벨까지 양측에서 두-미측 방향으로 향하고 있다. 교감신경섬유는 전근(ventral root)으로 추간공을 통해 체성 운동축삭을 따라 척수를 떠나며, 이러한 절전섬유들은 신경근을 출발해서 백교통지를 따라 신경절로 들어가고 교감신경절 사슬의 여러 레벨에서 절후신경과 연접하며, 절후축삭은 회색교통지를 통해 척수신경으로 복귀된다. 교감신경은 그것들의 행로 대부분에서 체성 축삭과 친밀하게 주행한다(그림 6-1).

교감신경절 사슬의 또 다른 중요한 해부학적 특징은 늑골과의 연관성이다. 교감신경절은 늑골두와 늑골경사이의 접합부 전방, 하지만 흉막보다는 후방에 위치하며, 그것의 영향 범위는 교감신경총만큼 멀리 상부로 더욱 더 확장되어 경교감신경절에 의해 머리와 상지까지 그리고 요추-내장신경에 의해 하지까지 미치고 있다.

교감신경계는 외부환경의 스트레스와 요구

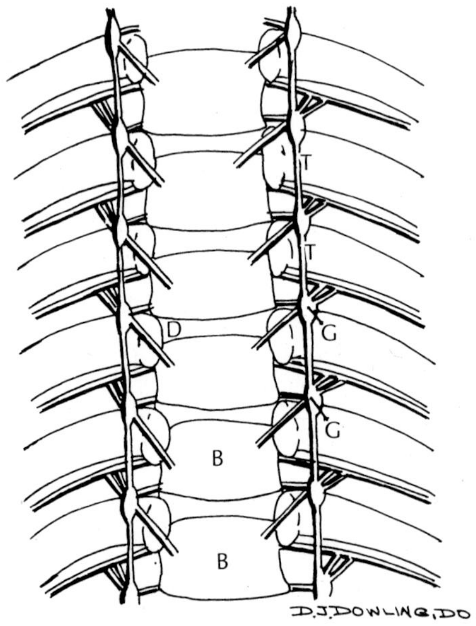

■ **그림 6-1** 교감신경절 사슬. B, 추체; G, 교감신경간절; T, 교감신경간; D, 추간판.

를 신체가 처리하도록 도와주며, 그것 때문에 "도피반응"이 나타난다. 반응은 보다 더 높은 중추에 의해서 수용된 정보에 답하여 끊임없이 수정되고 조절되며, 내장기능(visceral function)이 미세조정되고, 순환과 대사, 내장근 긴장도, 내장 자동력(intestinal motility), 심장기능, 호흡반응 등이 통제된다.

■ 부교감신경계 THE PARASYMPATHETIC SYSTEM

부교감신경계는 또한 절전신경섬유의 기시부 때문에 자율신경계의 두개천골부이라고 불리고 있으며, 두개부의 부교감신경절은 제3, 7, 9, 10뇌신경으로 구성되고, 천골부는 S2, S3, S4 척수분절로 되어 있다.

부교감신경절은 신경지배받는 기관에 근접해 있다. 동안신경과 안면신경, 설인신경에서 나오는 신경섬유로 구성된 신경절은 머리에 있는 기관을 지배하고, 그 외 내장기관(visceral organ)은 미주신경과 천골부로부터 신경지배를 받는다. 미주신경은 단독으로 심장, 폐, 기관지, 간, 담낭, 식도, 위, 췌장, 비장, 신장, 소장, 상행 및 횡행결장을 지배하고, 골반신경(pelvic nerve)을 구성하는 골반내장신경(nervi erigentes)은 성기관(sex organ), 외부생식기, 방광과 그것의 괄약근으로 신경지배한다. 사지는 부교감신경지배가 없다.

부교감신경섬유가 다양한 여러 기관을 신경지배하고 있는 사실에도 불구하고 그 신경섬유의 50% 이상이 사실상으로는 실제로 감각신경인 신체부위가 있다. 내장기관은 교감신경계와 부교감신경계의 이원적 조절을 받고 있으며, 그 과정은 활성화(activation)가 항상 호혜적으로 발생함으로 길항적이라기 보다는 오히려 협력적인 것이다. 부교감신경계의 일차적 기능은 내적 정비(internal maintenance)로 소화와 배출이 포함되며, 그 외 다른 기능 중에서 두개부는 동공수축과 심박수 감소를 담당하고, 부교감신경은 회복과 휴식기간 동안에 가장 효과적으로 작용한다.

■ 골격근육계 SKELETAL MUSCLE SYSTEM

골격 즉, 체성신경계는 비록 일부 어떤 과정은 자율적으로 수행되는 것이 있기는 하지만, 수의적인 조절되고 있다. 척추관 내부에서 전근과 후근이 만나서 전형적인 척수신경을 형성하고, 감각신경섬유가 그것의 세포체를 후근신경절에 두고 척수후각에서 연접되며, 전근에는 운동신경원이 포함되어 있다. 31쌍 척수신경의 가지(rami)는 전지와 후지로 분리되고, 이어서 다시 다른 가지(branches)로 세분된다. 그 구조는 아주 일관성이 있으며, 흉추신경이 그것의 가장 좋은 표본이다. 모든 골격근 신경은 척수의 공통기시부에서 기시하여 추간공을 통해 나간다. 교감신경로가 그림 6-2에 나타나 있다.

신경근 반사 Neuromusclar Reflexes

복측 운동신경원은 전각에서 나와 골격근을 신경지배하는 알파운동신경원과 감마운동신경원, 2유형의 신경의 근원이다. 알파운동신경원은 큰 골격근을 지배하는 신경섬유를 통해 자극을 전달하며, 1개 알파운동신경원이 운동단위(motor unit)라고 하는 수개에서 수백개 골격근섬유를 흥분시키고, 감마운동신경원은 방추내 근섬유라고 불리는 작은 골격근을 지배하는

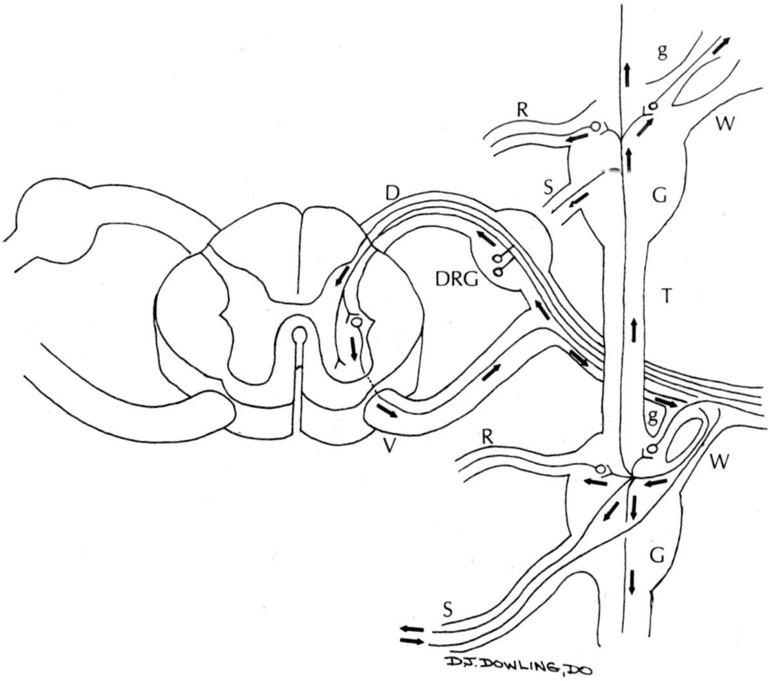

■ **그림 6-2** 교감신경로(D, 후근; V, 전근; DRG, 후근신경절; S, 내장교감신경; R, 경막회귀; g, 회색교통지; W, 백색교통지; G, 교감신경간절; T, 교감신경간.)

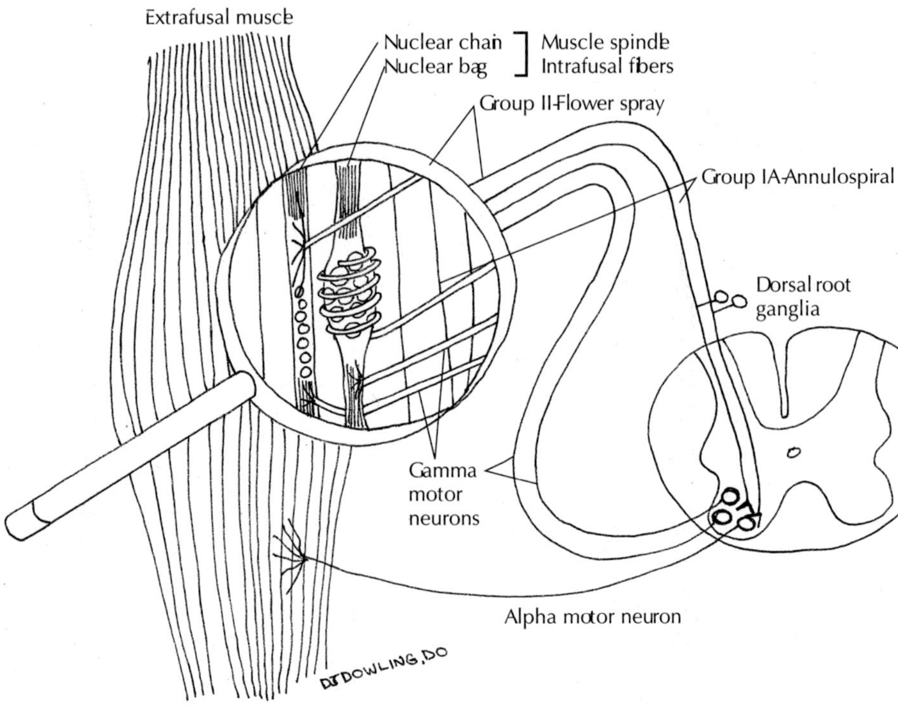

■ **그림 6-3** 근방추와 세부 구성요소

신경섬유를 통해 자극을 전달한다. 이러한 섬유들이 근방추장치(muscle spindle apparatus)에 기여한다(그림 6-3).

두가지로 분리된 일차적인 근육반사체계는 각각 그것 자신의 장치와, 기능, 반응을 가지고 근육활동을 조정하고 안정시키는데 중요한 역할을 한다. 근방추 반사는 근육길이 또는 근길이 변화율에 대한 정보를 신경계로 보내고, 골지건 반사는 근긴장 또는 긴장도 변화율에 관한 정보를 신경계로 보낸다. 두가지 모두 근육안정화를 위한 보호장치로 생각될 수 있다. 중앙부위가 과신장되면, 근방추 활동을 초래하여 반사성 긴장과 단축을 일으켜서 부목수단으로 이용된다. 골지건의 활성화는 근육부착부를 보호하며, 근긴장이 증가되면 그 결과로 반사적인 근육관계가 일어난다.

■ 근방추 반사
MUSCLE SPINDLE REFLEX

근방추는 근복의 골격근섬유에 널리 분포된 방추내 역학수용기이다. 그것은 훨씬 더 큰 방추외 골격근섬유와 평행하게 존재하며, 근방추를 둘러싼 결합조직은 다른 근섬유를 둘러싼 결합조직과 연결되어 있다. 근방추는 가해진 부하에 대한 근육반응을 중재하는데 이것을 부하반사(load reflex)이라고 한다. 근방추에는 완충기능도 있어서 신체에서 일부 진동(oscillation) 또는 경련(jerkiness)같은 유형의 움직임을 방지한다. 특히 과도한 불안 또는 흥분된 시간동안에 실제로 나타나는 진전(tremors)은 이 반응을 부드럽게 완충하는데 실패한 것을 의미한다. 잠재의식수준에서 작용하는 것 외에 근방추 반사는 수의적인 근육활동에서도 자극된다.

근방추는 핵낭섬유와 핵사슬섬유, 두가지 유형의 방추내 근섬유로 구성된다. 핵낭섬유는 세포 중앙에 다발을 만드는 것 같은 핵을 가지고 있고, 핵사슬섬유는 연결된 것처럼 중앙에 일렬로 배치된 핵을 가지고 있다. 전형적인 근방추에는 2~5개 핵낭섬유와 6~10개 핵사슬 섬유가 있으며, 어느 유형의 섬유이든지 중앙부는 수축력이 매우 약한 반면에, 부착된 양끝부위는 수축력이 크다. 방추내 근방추의 구성요소가 그림 6-3에 도해되어 있다.

근방추의 구심성 감각섬유는 그룹Ⅰa 섬유(일차종말)와 그룹Ⅱ섬유(이차종말)로 구성되는데 그룹Ⅰa는 근방추내 모든 방추내 섬유에 신경가지를 뻗고 있으며, 그룹Ⅱ(이차종말)는 오직 핵사슬섬유만을 신경지배한다. 보다 큰 일차종말(Ⅰa)은 코일처럼 근방추의 중앙부를 감고 있는 반면에 보다 작은 이차종말(Ⅱ)은 가지같은 모양으로 일차종말의 어느 한 측면에 종지하며, Ⅰa섬유는 고리나선신경종말이라고 불리고, Ⅱ섬유는 꽃술신경종말로 일컬어진다. 비록 두 섬유는 모두 길이변화에 반응하지만, 핵낭섬유/고리나선신경종말 복합체는 주로 변화율(rate of change)에 반응하고, 핵사슬섬유/꽃술신경종말 복합체는 절대적 길이변화에 더 반응하며, 둘 다 그것들은 두가지 상황에 어느 정도 약간씩은 반응한다.

근방추에 대한 자극은 근육 전체의 연장 또는 방추내 섬유의 양끝지점 수축으로 중간지점이 신장되고 수용기가 흥분됨으로써 발생된다. 근방추가 신장되면 흥분발포율(rate of fireing)이 증가되는 반면에, 근방추의 단축은 흥분발포율을 감소시킨다. 흥분발포의 기준선배경(baseline background)은 소위 중립자세라는 위치에서 발생하지만(그림 6-4A), 이론상으로는 과단축된 위치에서 흥분발포 중지가 일어날 수도 있으므로 근골격계는 척수로 양성신호 또는 무신호를 보내서 근육상태를 알려줄 수 있다.

Ⅰa 혹은 Ⅱ로부터 유래된 신경섬유는 후각을 지나 척수의 전방영역으로 들어가서 알파운동신경원을 자극하고, 이 신경섬유의 자극으로 보다 큰 방추외 근육이 활성화되고 수축되어 근육 전체가 단축되게 된다. 그 다음에 보다 작은 근방추가 단축되어 그 결과로 감각섬유의 흥분발포가 감소되거나 소실된다.

근방추 반사의 단편적인 예는 슬개건 반사이다. 슬관절이 90° 굴곡되면, 대퇴사두근은 상대적으로 신장된 위치에 있게 된다. 슬개건을 망치로 갑자기 때리면 그 결과로 근방추의 동적신장이 일어나서 Ⅰa(그리고 어쩌면 Ⅱ도)의 흥분발포가 초래된다; 그러면 알파운동신경원이 자극되고 이어서 차례로 대퇴사두근의 수축과 무릎의 신전이 일어난다(그림 6-4B).

근방추 수용기 부분의 길이를 천천히 신장시키면 정적 신장반사가 일어난다. 일차 및 이차종말로부터 발송되는 사극의 수는 신장된 양에 비례하여 증가되고 신호(signals)는 근육이 신장된 만큼 길게 전달된다. 정적신장반사는 핵사슬섬유에 의해 일차적으로 중재된다고 여겨지는데 왜냐하면 이것들은 오직 일차 및 이차종말 두개에 의해서만 신경지배되기 때문이다. 정적 감마섬유는 주로 핵사슬 섬유를 자극시키는데 그것은 정적 반사는 증강시키지만, 동적반사에는 거의 약간 관여하지 않는다.

근방추의 원심성 운동섬유는 정적 및 동적 감마섬유로 구성되는데 그것들은 근방추에 의해 중재되는 신장반사에 특이하게 기여한다. 정적 감마섬유는 주로 핵사슬섬유를 신경지배하

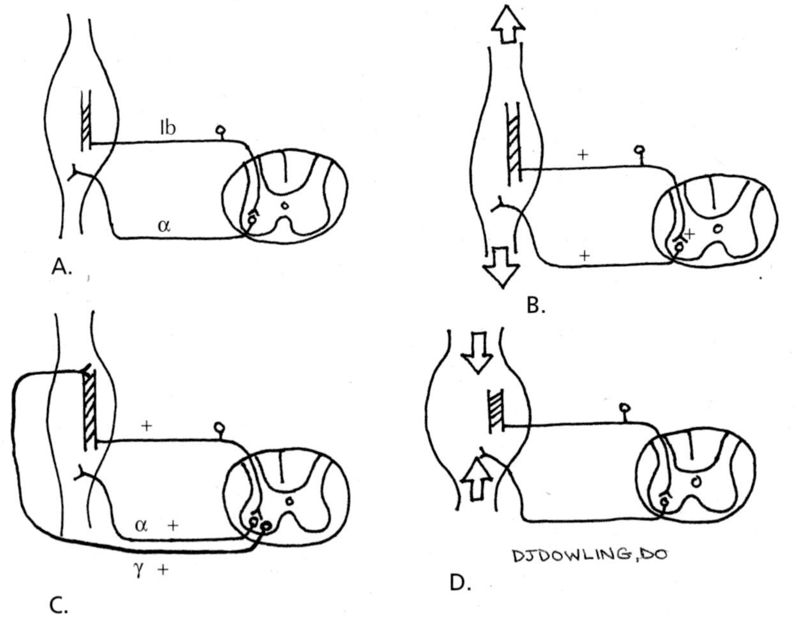

■ **그림 6-4** **(A)** 중립위치. **(B)** 방추외 근섬유의 신장과 반사적으로 자극된 방추내 알파운동신경원으로 방추외 근수축이 시작된다. **(C)** 근방추에 대한 감마운동신경원 지배. 양끝의 수축으로 근방추가 신장되고, Ib섬유가 활성화되었다. Ib감각섬유는 알파운동신경원을 활성화하여 방추외 근섬유를 수축시킨다. **(D)** 근육 전체가 압박되거나 방추외 근수축의 결과로 근방추가 단축되고 감각신경섬유의 흥분발포가 비활성화된다.

며 Ⅰa구심성 섬유에서 긴장성 활동(tonic activity)을 일으키고, 동적 감마섬유는 주로 핵낭섬유를 신경지배하며 Ⅰa구심성 섬유에서 위상성 활동(phasic activity)을 발생시킨다. 종합적으로 감마운동신경원은 두가지 기능을 한다: (1) 방추내 섬유를 수축시키고 그것에 의해 근방추의 중앙부가 신장되어 감각신경종말의 활동을 유발한다(이것이 자세성 긴장유지의 기전에 대한 이론이다). (2) 근방추가 역치(threshold)로 신장되도록 방추내 섬유를 충분히 수축시켜서 그것에 의해 근방추장치의 민감성이 증가되게 한다(그림 6-4C).

감마운동신경원은 그 수가 매우 많아 어떤 부위에서는 실제로 척수를 떠나는 운동신경원의 70%를 구성하기도 한다. 근방추의 안정상태(steady state)를 유지 또는 확립하는 효과는 또한 그 시스템이 과통제를 받기 쉽게 하며, 근방추 양끝부분의 수축 합성으로 더욱 더 신장에 대한 감수성이 커지는 결과가 초래된다(그림 6-4D). 너무 지속적이거나 빠르거나 빈번하게 흥분발포되거나 요구된 시간이 경과되도록 흥분발포가 유지되면, 그 결과로 고획득세트(high gain set)가 일어난다. 감마자극의 공존이 준비되지 않은 근육조직을 갑자기 신장하면 한층 더 강력한 반응이 그 결과로 일어나고, 감마운동신경원 자극이 부적절하게 유지되면, 그 근육이 실제로는 중립위치에 있거나 상대적으로 단축된 위치에 있는데도 불구하고 그 결과로 신장반사가 일어날 수도 있다.

그 외 다른 신경근골격 연부조직에 있는 신

장수용기는 긴장력(tensile ability)이 없다는 것 외에는 근방추와 유사하다. 파치니 소체는 근막 및 인대조직에 존재하며 척수 "신호표시(signaling)"에 의해 갑작스럽거나 압도적인 신장에 반응한다. 비록 인대에는 순수한 내재적 수축능력이 전혀 없지만, 구심성 신호는 분절적 수준에서 근방추 요소와 상호작용할 수도 있고, 원심성 신호는 실제로 인접한 부위의 외재근으로 주행하여 신장과 근수축의 단계적인 반응을 시작하기도 한다. 이것으로 인대와 근막 그 자체보다는 다른 구조물 즉, 근육 사용에 의한 보호기능이 일어나서 국소수축 및 국소관절 가동범위 제한이 초래된다.

근방추반사의 신경적 회로
Neuronal Circuitry of Muscle Spindle Reflexes

감각(입력)신경섬유가 직접 운동(출력)신경섬유와 연접하는 단일연접로는 동적 신장반사를 중재하는 일차종말(Ⅰa)을 지배한다. Ⅱ심유는 가끔 단일연접으로 종지하지만, 대부분은 척수의 회색질에서 복합 사이신경원에 종지한다. Ⅱ섬유는 전(운동)각으로 보다 더 지체된 신호를 전달한다.

■ 골지건 반사
GOLGI TENDON REFLEX

때때로 건방추라고도 불리는 골지건 기관은 캡슐로 둘러싸인 역학적 감각수용기로 근육과 건 정지부사이에 있는 포유류 건(mammalian tendon)에 위치하며, 3개에서 25개의 근섬유마다 건기관 한 개가 있다. 건은 그것들의 더 많은 섬유성과 보다 적은 수축성때문에, 근복이 수축하는 동안 신장되는 결과가 나타나기 쉽다. 골지건기관은 골격근 긴장도의 정도를 탐지하고, 이 정보를 중추신경계로 보낸다. 골지건 기관은 방추의 근섬유와 연속되어 있으므로 근육이 수축할 때마다 신장된다.

골지건 기계수용체로부터의 구심성 신경원은 보다 큰 그룹Ib의 수초신경원이다. 척수의 회색질로 들어오자 마자, Ib 구심성신경원은 억제성 사이신경원과 연접하고, 또한 고차원의 중추신경계 수준으로 올라가는 다른 사이신경원과도 연접한다. 억제성 사이신경원은 척수의 전(회색)각에 있는 보다 큰 알파운동신경원과 연접되고, 그것과 동일한 근육으로 가는 알파운동신경원이 억제되는데 Ib 구심성섬유는 그 근육에서 기원된 것이다(그림 6-5). 이러한 결과로 근육의 반사성 이완이 일어난다.

골격근에서 긴장이 증가되면, 골지건 기관이 비틀려서 활동전위를 일으키는 발전전위(generator potential)가 생성되고, 활동전위는 Ib 신경원을 통해 척수로 전달되며, 구심성 활동전위는 사이신경원(골격근으로 가는 알파운동신경원을 억제하는)을 자극한다. 근긴장이 증가되면 반사가 시작되는데, 그것은 골격근 수축 또는 수동적으로 근육을 현저하게 신장시킨 결과로 나타날 수 있다.

명칭에서 의미하듯이 사이신경원은 서로 다른 두신경원을 연결하는 양극성 신경원이며, 그것들은 전각을 제외한 척수의 전 영역에 분포되어 있다. 사이신경원은 작고, 고흥분성이며, 종종 자발적으로 작동하고, 초당 1500회 만큼이나 빠르게 흥분을 발포할 수 있다.

운동신경원과 관계가 밀접한 전각에 위치된 특정한 사이신경원들로 란쇼우 억제체계(Renshaw inhibitory system)은 구성되는데, 그것에 의해 운동신경원을 둘러싸고 있는 신경원의 억제가 주어진 흥분성 자극을 전달하게 되며, 이러한 현상을 회귀억제(recurrent inhibition)라

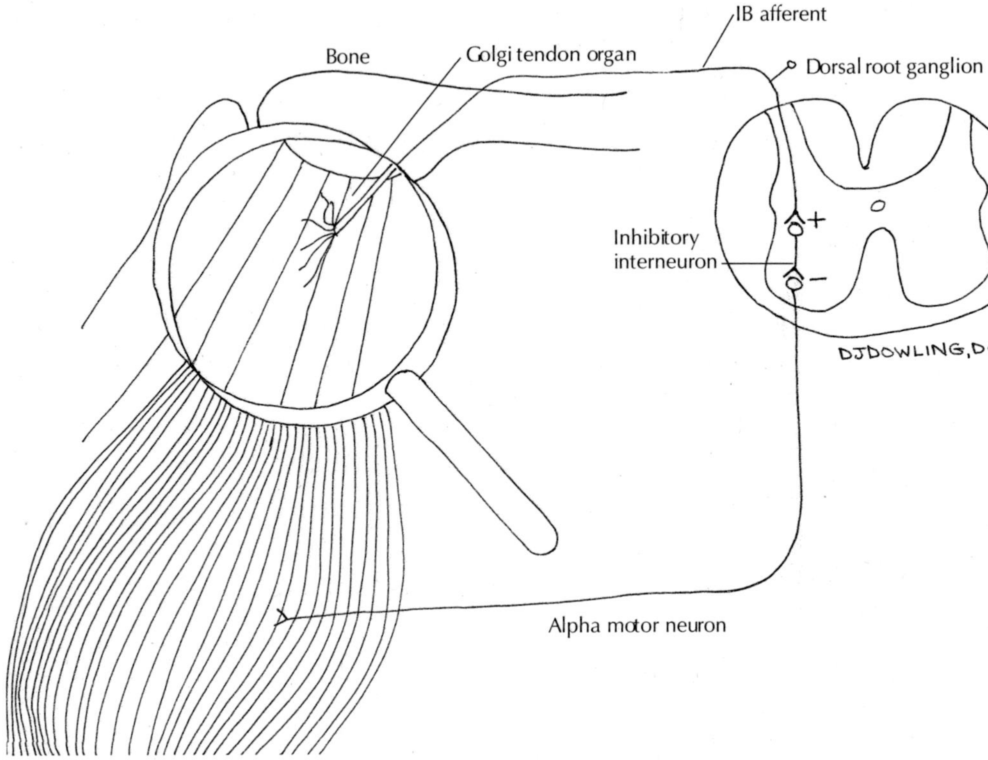

■ **그림 6-5** 피부의 역학수용기

고 한다. 란쇼우 억제체계의 기능은 운동단위의 신호(signal)를 뚜렷하게 하는 것이며, 그것에 의해 신호가 인접한 신경섬유로 확산되는 것이 방지되어 신호가 약하지는 않게 된다.

기본적인 골지건 반사의 결과로 근방추에 의해 생성된 신장반사와 반대되는 효과 즉, 근육의 반사성 억제가 나타나는데, 그것을 종종 역신장반사(inverse stretch reflex)라고도 하지만, 이러한 자동억제는 일반적으로 연장반응(lengthening reaction) 또는 접칼반사(clasp-knife reflex)로 더 알려져 있다. 주머니칼이 그러하듯이 근긴장이 증가된 결과로 급격한 이완이 나타나는 것이며, 팔씨름 대회에서 진 사람에게 나타나는 주관절의 갑작스런 신전이 그 예이다.

근방추 및 골지건 기관 반사는 둘 다 동일한 기본목적(조직파열을 방지하는 것)을 위해 작동한다. 근방추의 경우에 그것은 근복이 단열되거나 과신장되는 것을 역동적으로 보호하고, 골지장치는 건의 부착부위가 뼈로부터 단열 또는 적출(avulsion)되는 것을 막아준다. 그러나, 두기관이 부적절하게 조정되거나 활성화될 때는 근육기능이 비정상으로 되거나 지속된다.

■ 굴근반사 FLEXOR REFLEXES

교차신전반사 Crossed Extensor Reflex

교차신전반사는 주어진 근육을(예를 들면, 오른팔의 상완이두근이 굴곡을 유발하게) 자극함으로써 신체 반대 측의 역기능 근육에서 유발되는 반응(왼팔의 상완삼두근의 수축으로 일어난 신전)이다. 교차신전반사는 척수에서 많은 감각 및 운동 사이신경원을 거쳐 중재되며, 일부는 반대측 주동근을 억제하고 반대측 길항근을 자극하도록 작용한다. 반사는 항상 통증 자극 후 지속적인 자극(200~500 msec)에 반응하여 일어나고 유발자극이 철회된 후에도 오래동안 계속된다(그림 6-6). 이러한 반사효과는 보행, 기기, 기어오르기, 달리기와 같이 그러한 통합된 균형활동에 필수적인 것이며, 한쪽 팔이 신전됨에 따라 반대쪽 팔은 굴곡되는 것이다.

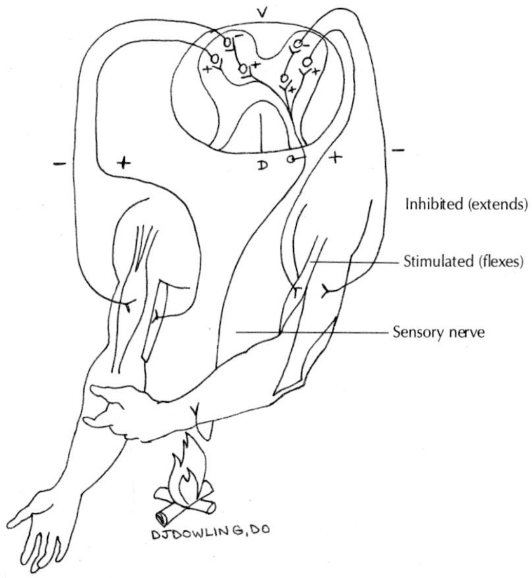

■ 그림 6-6 상호신경지배를 포함한 교차신전반사

■ 상호신경지배
RECIPROCAL INNERVATION

상호신경지배는 주어진 근육의 신장이 근방추를 거쳐 그 근육의 수축을 자극하는 것이며, 길항근은 억제된다.

분절화 Segmentalization

피부신경지배를 나타내는 피절지도작성은 병리적 질환의 진행을 특정분절에 국한시키는 방법으로 인정된 것이다. 비록 어떤 개인에서는 변동이 있더라도 그 전반적인 패턴은 상당히 일치한다. 다른 유형의 분절화는 이와 마찬가지로 잘 알려져 있지 않다: 교감신경계는 내장기관에 관하여 분절적 차등을 보이고 있는데, Gray 해부학에 따르면, 교감신경계의 절전 및 절후섬유에 동반하는 구심성섬유는 분절적 배열에서 나오고, 내장에 대한 통증자극은 교감신경계를 통해 척수로 전달된다고 되어 있다(그림 6-7). 모든 단서들이 결합되었을 때, 이러한 분절화에 대한 지식은 내장장애를 진단하는데 도움을 받을 수 있다. 그 예를 들면, 심장에서 나온 통증섬유는 주로 중 · 하부 심장신경을 통해서 T1-5 흉추분절의 척수로 들어가고, 심장근육의 허혈은 종종 흉골하 통증을 일으켜서 흉곽, 어깨, 목, 턱, 배쪽으로 방사된다는 것이다.

충수염에 속발되는 통증은 일반적으로 처음에는 배꼽부위에 있는 것으로 느끼게 되는데, 해부학적으로 충수는 복부의 이 지역내에 있지 않지만, 그러나 충수에 대한 신경지배는 그 부위가 배꼽주변이기는 하지만, 10번 흉추분절에서 유래된 것이다. 이러한 분절관계는 해부학적으로 서로 다른 영역이 한데 뒤얽혀 있는 것으로 증명되었다. 복부의 우측하부 사분면에서 통증이 전형적으로 진행되는 것은 오직 그 부위에서 염증이 생긴 충수가 민감한 복막과 접촉되었을 때만 나타나는 결과이며, 이것은 신경학적 양상이라기 보다는 오히려 직접적인 것으로 역학적이고 염증적인 충돌을 나타낸다.

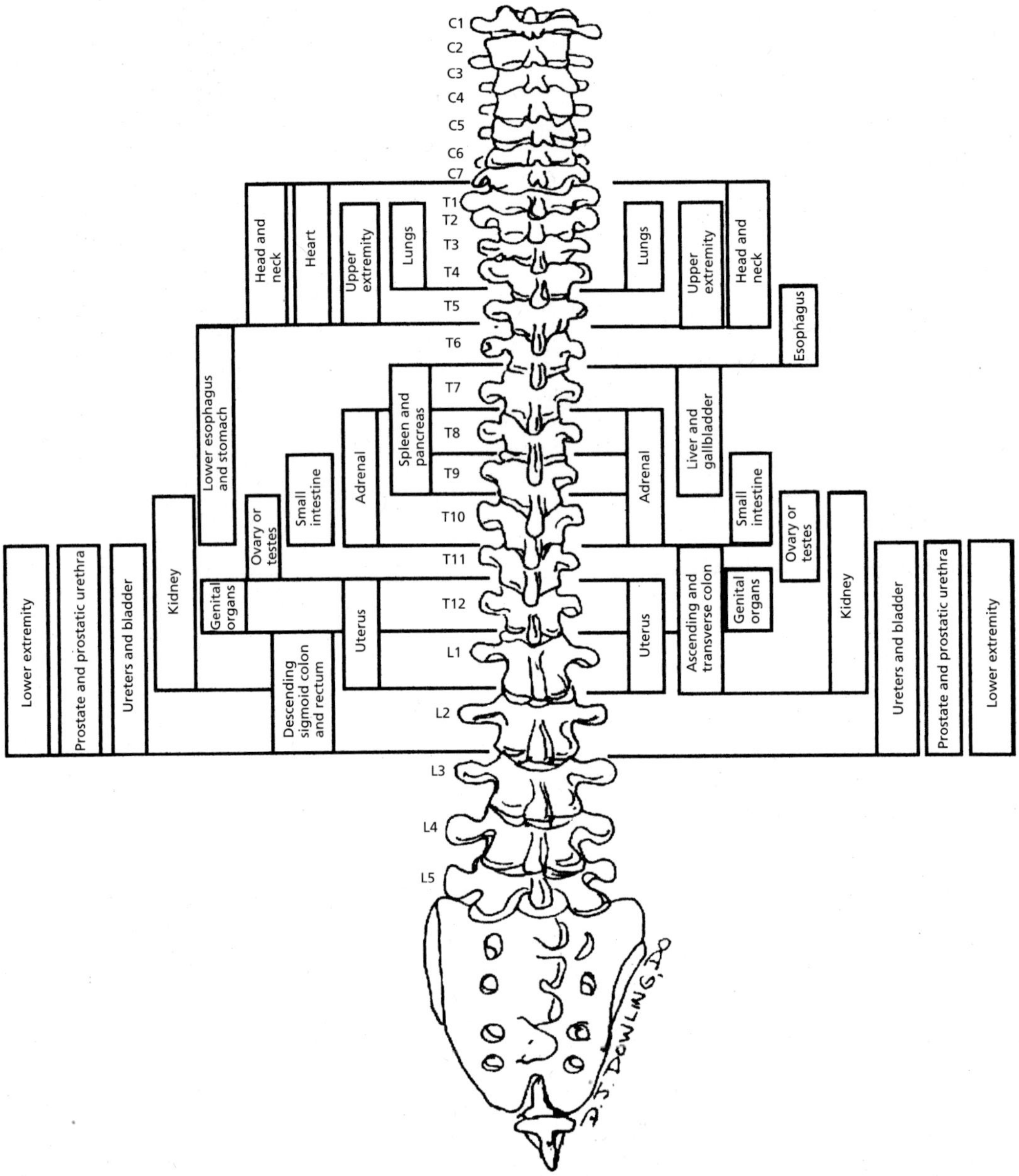

■ **그림 6-7** 교감신경계의 분절화

내장체성 반사 Viscerosomation Reflexes

내장체성 반사는 내장기관 또는 조직의 질환이나 파괴, 자극의 결과로 이것과 분절적으로 관련된 근골격부위에 반사성 기능부전이 초래되는 것이다. 1907년에 Louisa Burns는 비록 동물실험이었지만, 내장체성 및 체성내장 반사에서 발생하는 생리학적 과정을 증명하기 위한 시도를 하고, 여러 내장기관을 자극함으로써 그것과 분절적으로 연관된 근육의 수축을 이끌어냈다. 심막과 심장근육의 자극에 의해 2~6

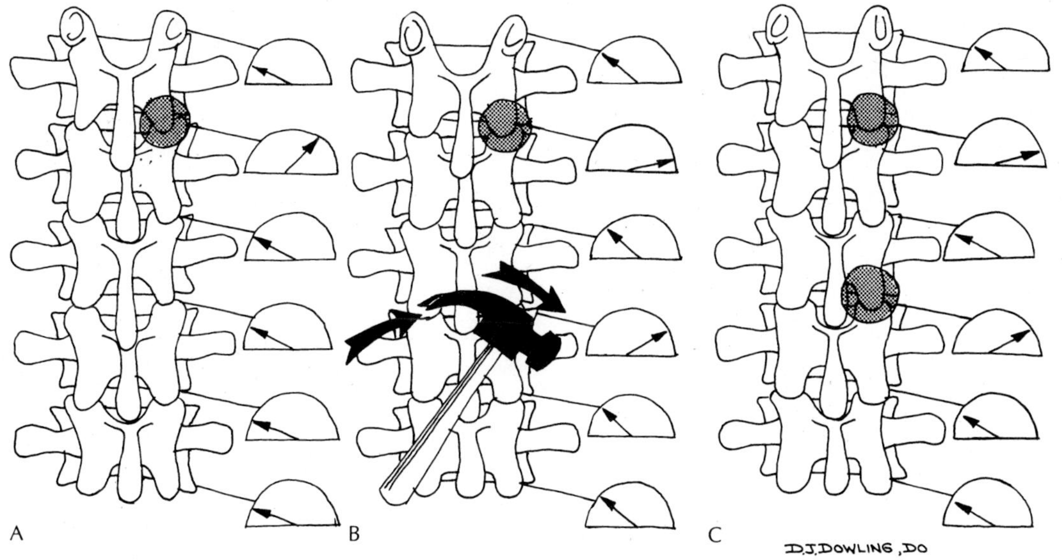

■ **그림 6-8** 촉진된 척추분절. **(A)** 촉진된 분절(음영부위)에서는 활동이 증가된 것이 나타난다. **(B)** 촉진된 분절에서 약간 멀리 떨어진 부위에 힘 또는 스트레스를 가하면 모든 레벨에서 활동증가가 나타나지만, 특히 촉진된 분절과 스트레스가 가해진 분절에서 더욱 증가된다. **(C)** 스트레스를 받은 분절과 촉진된 분절 양쪽 모두에서 과반응이 나타나 있다.

번째 늑간근과 척추근의 수축을 유발시킨 것을 시작으로 복부장기의 자극으로도 유사한 결과가 나타났다(1966과 1967년 Korr, Wilkinson과 Chornock; 1970년 Korr와 Appeltauer). 이러한 소견들의 중요성은 벌써 결정되었어야 했지만, 압박으로 인한 붕괴가 이러한 영향으로 얻는 효과를 제한하거나, 제거하리라는 것은 명백하다. 축삭이 완전하게 분리되면 왈러변성(Wallerian degeneration)이 나타나고 신경지배된 섬유는 소실된다. Dr. Still은 정상기능의 유지에 중요한 것으로 "신경영양(nerve of nourishment)"에 대한 글을 썼으며, 그의 저서에 대한 깊이 있는 조사는 이러한 관찰에 관하여 절대 혈관구조를 신경으로 혼동하지 않았다는 것을 시사한다.

촉진 Facillitation

촉진이라는 것은 다른 구조물이 자극될 때 손상 또는 제한이 있는 부위에서는 자극 및 기능부전에 대한 역치가 더 낮게 된다는 것을 말한다. 체성-체성 또는 내장-체성 둘 중 어느 유형의 반사라도 그것을 활성화할 것이며, 이러한 저역치 분절들은 상응한 극돌기에 부과한 압력에 반응하여, 멀리 있는 고역치 분절의 극돌기에 부과한 압력에 반응하여, 자세와 연관된 고유수용기로부터의 자극에 반응하여, 원위부 피부로부터의 자극에 반응하여, 그리고 고위중추로부터의 자극에 반응하여 반사적 과흥분성(reflex hyperexcitability)을 나타낼 것이다(Denslow 등, 1947)(그림6-8). 촉진된 분절(facilitated segment)들은 만성적으로 과흥분성이고 과반응성이다. 그 부위에 있는 근육들은 과긴장된 상태로 유지되며, 그것으로 인해 가능한 척추가동성이 제한된다. 모든 지지 구조물와 그것들의 신경지배는 촉진의 구심성 근원으로 될 수 있다. 신경조절이 고위수준 활동을 이

치에 맞게 조절할 것으로 예상되는데 이것은 일부 경우에 나타난다. 어느 이론에 의하면 감마신경원조절(gamma neuron control)을 통해 근육길이를 모니터하는 근방추가 부적절하게 배치되므로 자극에 부적절하게 반응하고, 정상적으로 반응하는 인접한 신경조직으로부터 보내진 메시지와 비교해서 부적절하게 반응하는 조직으로부터 보내짐 메시지는 혼동된 채로 척수와 고위중추로 보내진다고 한다. 또 다른 이론에서는 척수 스스로가 마치 그것이 "신경학적 렌즈(neurologic lens)"인 것처럼 고위활동에 적응하고, 자극방향을 병발부위로 돌릴 수 있다고 여긴다(Korr, 1986).

유해수용기 Nociception

국소레벨에서, 특히 피부에서 통증은 과밀집된 여러 감각종말에 의해 인식될 수 있다. P물질, 칼시토닌 유전자-관련 펩티드(CGRP), 히스타민, 인터루킨 등과 같은 그러한 국소 생화학적 신경펩티드는 염증변화를 중재하고 또한 국소 신경과 조직의 민감도를 증가시킨다. 결합조직막과 근육성 혈관의 외막에는 그룹Ⅳ 무수초섬유가 많이 있고, 그룹Ⅲ 수초섬유는 적게 있는데, 압력, 신장, 수축지속, 온도변화, 화학적 변화 그리고 허혈 등에 의해 이러한 섬유들은 흥분 또는 감작될 수 있다. 척수의 층판 Ⅰ, Ⅱ, Ⅳ, Ⅹ에는 유해수용-감각신경원(nociceptive-sensitive neurons)들이 과밀집되어 있으며, 이것들 중에 일부는 국소반응을 중재하고 그 외 다른 것은 척수시상로, 척수그물로, 척수시상하부를 거쳐 중추신경계로 투영된다. 시상하부, 청색반점, 뇌하수체와 같은 고위중추의 침습은 피질반응(contex response)과 마찬가지로 신경-내분비-면역(neuro-endocrine-immune)의 침습의 원인으로 되고, 가동-수축-조직화학적 변화-기능부전과 같은 통증-염증-제한의 순환적 속성은 익히 잘 알려져 있으며, 이러한 재발성 주기의 지속은 많은 요인에 의해 좌우되는 것이며, 적어도 상태 기간에 의해서는 좌우되지 않는다.

근육 통증의 원인 Causes of Muscle Pain

근육 경련은 그 원인이 다양하며 그것으로 인해 통증이 유발될 수 있다. 근수축이 오래 지속되면 부목성 근육과 그것과 연관된 인대 및 건이 자극되어 더 심한 경련이 일어나고, 통증주기(pain cycle)가 시작되며, 통증의 격렬함과 수축이 지속된 기간은 비례한다.

특정한 국소부위의 혈액차단에 의해 야기된 허혈 또는 국소빈혈은 근육통, 긴장성 후두통, 간헐적 파행의 원인으로 익히 알려진 것이다. 자극적인 대사산물와 노폐물의 정체도 또한 근육통을 유발하는데, 이러한 물질을 제거하려면 이 부위로 혈액흐름을 증가시켜야 하며, 방해가 지속되면 산소, 포도당 그리고 다른 영양물질은 적절하게 운송될 수없다.

외상 또는 자극(예로, 골증식체)에 의한 통증은 근긴장을 감소시키고, 국소조직 순환을 증진시키는 치료법을 이용하면 통증 또는 경련으로부터도 주관적, 객관적으로 완화될 수 있다.

일부 통증은 염증 치유반응의 필수적인 요소로 묘사되는 인터루킨 물질의 존재와 상관관계에 있다. 특히 만성 근막통증후군이 있는 사람에서 P물질은 상승된 수준으로 발견되는데 캡사이신과 같은 약물은 P물질의 생성을 막아 통증의 진통조절에 기여한다고 여겨진다. 근형질세망에서의 칼슘축적의 실패, 근원섬유인 액틴과 미오신 사이의 상호작용 비정상, 불안 등으로도 근육통이 유발될 수 있다.

수기조작 Manipulation

수기조작의 목적은 전신의 기능을 최대로 회복시키는 것이며, 모든 경우에 고정적으로 적용되어야 하는 표준화된 방식은 전혀 없을 뿐만 아니라, 오히려 환자에게 개별적으로 맞추어서 적용해야 하는 것이다. 체성기능부전의 발견은 그 부위가 치료되어야 한다는 것을 말한다. 촉진된 분절의 경우, 치료사가 감마증진(gamma gain)을 다시 고치는 것을 생각하든지 또는 인접한 신경소통(neural communication)을 복구하는 것을 생각하든지 간에, 최종목적은 정상적이고 편안한 동작을 하게 하는 것이다.

체성내장반사는 내장기관에 무한한 변화를 가져온다. 교감신경자극으로 질환진행이 촉진되거나 유지될 수도 있는데, 이러한 근원의 경감이 조기에 충분히 실행된다면, 증상과 질병 진행이 완화될 것이다. 내장체성반사는 치료에 덜 순응한다. 병발된 체성부위에 수기조작하면 당연히 증상을 감소시키는 이로운 효과가 있지만, 그러나 내장 구성요소에 미치는 총체적인 효과는 현재 확정할 수 없다. 전체과정을 촉진시키는 "환상테이프(tape loop)"를 가정한다면, 그 주기를 끊는 것은 어떠한 것이라도 중요하다.

정골요법적 수기조작치료에 의해 생긴 변화는 국소레벨에서 중재되지만, 그러나 그 잠재성은 멀리까지 미치고 상호작용하게 된다. 근육기능에 대한 올바른 조절은 근육상태에 대한 뇌로부터의 지속적인 되먹임 정보와 함께 국소적 흥분(local excitation)에 의해 좌우된다.

■ 정골요법적 수기조작치료에서 신경생리학의 임상적용 PRACTICAL APPLICATIONS OF NEUROPHYSLOGY IN OSTEOPATHIC MANIPULATIVE TREATMENT

근막/근육 기법 Myofascial/Muscle Techniques

1. **신장반사**. 근육을 빠르게 신장시키면, 근방추가 자극되어 반사성 수축이 유발된다. 이러한 반사를 예방하려면, 단축되거나 구축된 근육을 치료할 때에 근막치료기법이 천천히 시행되어야 하며, 치료 목적이 근육긴장도를 자극시키는 것이라면 그 때는 빠른 신장을 이용해야 한다.
2. **습열**은 근육에 적용되면, 신장에 대한 근육의 **탄성적** 반응을 항상 증가시키고, 또한 순환증진에도 도움을 주지만, 건열은 습열만큼 효과적이지도 않고, 깊숙이 침투하지도 못한다. **얼음**(ice)적용에는 역설적인 효과가 있는 것 같은데, 특히 열적용으로 국소조직의 이완과 신장이 증가된다고 생각될 때 그러하다. 냉(cold)적용의 효과는 여러 가지 복합적인 것으로 진통효과도 있고, 신체 어느 한 부위에 적용될 때는 심지어 국소순환을 증가시키기도 한다. 이러한 치료양식(modalities)중에 어느 하나를 적용하는데 있어서 시간은 그 반응에 상당하게 영향을 미친다. 초기 염증반응 단계에서 온열적용은 실제로 국소부종의 증가시킬 수도 있으며, 냉적용으로는 근수축을 유발되거나 증가될 수도 있다. 동등한 잠복기를 가지면서 15~20분간 적용하는 것이 지속적으로 사용하는 것보다 더 효과적일 수도 있고, 심지어 일부 환자는 열과 냉의 교차적용에서조차 반응하기도 한다.

3. **중등도 긴장**을 결합조직에 지속적으로 가하면 그것이 가소성 연장(plastic elongation)하게 된다.
4. **근방추반사의 자동-보조(servo-assist) 기능**. 방추외 섬유가 방추내 섬유보다 덜 수축된다면, 그 때는 근방추가 신장반사를 유지해서 방추외 섬유가 더 흥분하게 촉진시킬 것이다. 이러한 기법은 능동저항 근막치료기법에서 사용된다.
5. **골지건기관 반사**. 건에 미치는 긴장도가 극심하게 되었을 때는 골지건 기관으로부터의 억제효과가 아주 커져서 근육 전체를 갑자기 이완시키게 된다. 이러한 기법은 능동저항 근막기법에서 사용된다.
6. **상호억제**. 신장반사로 어느 한 근육이 흥분되면, 그것과 동시에 길항근은 억제된다. 상호억제는 저항성 또는 무저항성의 능동 간접 근막치료기법에서 사용된다.
7. **교차신전반사**. 신장반사로 어느 한 근육이 흥분되면, 그것과 동시에 반대측 길항근이 흥분이 유발되고, 그것에 의해 생성된 동작은 X자 패턴으로 척추의 한쪽 측면에서 반대쪽 측면으로 교차되어 나타난다. 교차신전반사는 항상 등장성 저항을 사용한 능동근막치료기법에서 이용하다.

■ 역긴장 및 자세이완촉진치료법
COUNTERSTRAIN AND FACILITATED POSITIONAL RELEASE TREATMENTS

역긴장 및 자세이완촉진치료법에 대한 이론은 다음 장에서 상세하게 다루어진다.

근육단축이 오래 지속되면, 방추내(근방추) 및 방추외 근섬유의 단축도 일어나게 된다. 그러면 감마운동신경원이 그것들의 흥분발포를 증가시켜서 근육의 긴장도를 유지한 결과로 단축된 근육에서의 근방추섬유가 과민감하게 된다. 이제 만약에 단축되고 과민해진 근육을 빠르게 늘리면(근방추는 길이와 길이변화율에 반응한다), 알파운동신경원의 반사적 과잉자극이 발생되고 뒤이어 근경련이 나타날 것이다. 또한 감각 신호는 중추신경계의 고위중추로 전달되는데 고위중추가 그 신호들을 올바르게 해석할 수 없으므로 과도한 감마운동자극으로 반응하고 그것으로 인해 근경련은 지속된다.

근육을 재단축시키면, 근방추도 단축되고 흥분발포도 정상으로 회복된다. 이제는 중추신경계도 신호를 올바르게 해석할 수 있게 되므로 그것의 감마운동신경원도 재설정된다. 이것을 달성하는데 약 90초가 소요된다.

수동적 배치로 근육을 단축시킨 것에 더하여 척추축을 따라 촉진력(facilitating force)을 추가하면 근방추가 압박되고, 고리나선 및 꽃술 신경종말의 흥분발포가 감소되거나 소실되며, 감마운동신경원 영향력이 더욱 직접적인 양상으로 재설정된다.

■ 근에너지 기법
MUSCLE ENERGY TECHNIQUES

근에너지치료법에는 골지건반사, 상호신경지배, 탄력성 신장 등의 제요소가 배합되어 있다 것이다. 골지건반사를 이용한 근에너지기법은 극도의 긴장을 이용해서 억제효과를 발생시켜 불시에 이완이 일어나게 한다는 점에서는 능동근막기법과 아주 유사하다.

치료사가 그 기전을 이끌어내려면, 근육군이나 관절을 그것의 생리학적 장벽으로 위치시킨 후에 환자의 노력을 등척성 힘으로 저항해야 하고, 환자는 아주 최소한의 힘으로 3~5초간 국소근육을 수축하여 그것을 활성화시키면, 골지기관이 알파운동신경원을 억제함으로써 근육의 반사적 이완이 시작된다. 잠시 후에 치료사는 병발된 근육을 천천히 신장시켜서 새로운 장벽으로 이끌어간다.

근육이 직접 당겨지면 탄성적 신장이 유발되는데 그러한 것은 능동수축사이의 이완기동안 및 근에너지치료의 마지막에서 시행되는 수동신장에서 일어난다.

상호신경지배에서는 신장으로 어느 한 근육이 흥분되면, 동시에 그것으로 인해 길항근은 억제된다.

■ 고속저폭 추력기법
HIGH-VELOVITY LOW-AMPLITUDE THRUST

고속추력기법(HVLA)을 반드시 연부조직기법으로 생각하라는 것은 아니지만, 그것의 결과로 근육조직에서 국소적 변화가 일어날 수도 있다. 이 기법은 항상 주위 연부조직을 이완시키고 난 후에 사용되어야 한다. 고속저폭추력이 신장반사를 일으키지만 않는다면, 그것에 의해 관절로부터 나오는 국소 고유수용기 및 유해수용기의 충격자극이 감소되는 효과가 나타날 수 있다. 정상 움직임의 갑작스런 회복은 통증–염증–가동범위제한–수축–조직화학적 변화–기능부전의 주기를 중단시키는데 기여하며, 그 전반적인 기전은 잘 알려지지 않고 있다.

■ 근막이완기법
FASCIAL RELEASE(MYOFASCIAL RELEASE)

결합조직막은 모든 조직을 밀접하게 감싸는 조직이며, 경련의 결과로 일어나는 긴장을 근막과 근육의 조합과 분리해서 생각할 수 없다. 일종의 초(sheath)와 콜로이드같이 작용하는 물질이므로, 결합조직막은 외상 또는 지속적인 스트레스를 받은 후에 조직화학적 변화를 나타내기 시작한다. 체성기능부전의 치료에는 그러한 긴장을 바꾸어 놓는 것도 포함되어야 한다.

■ 억제/자극
INHIBITION/STIMULATION

억제과정과 관련된 이론들은 상세하게 증명되지 않고 있다. 가장 오래된 수기조작기법 중에 하나인 그것의 적용방법은 지압(accupressure)과 아주 유사하며, 아마 전혀 다른 점이 없을 것이다. 시술자는 한개 또는 두 손가락으로 국소부위를 잡거나 미는데 어떤 시술자는 팔꿈치 또는 전완이나 손바닥과 같이 넓은 체표면을 사용하기도 하며, 견고하고 지속적인 압력을 적용한다. 시술한 후에는 조직이 부드러워지고, 환자는 통증이나 민감도가 감소되었다고 말한다.

이 기법을 내장신경지배와 관계있는 흉추부위나 그 외 다른 척추 부위에 적용하면, 객관적으로 나타나는 효과는 교감신경이든 부교감신경이든 기관 또는 계통으로 가는 자극이 감소되는 것이다. 일부 이론에서는 그 효과가 단순히 근육적인 것으로 국소허혈에 의해서 유발될 수 있다고 하고, 다른 것에서는 통증자극이나 근수축이 적응되었기 때문에 감소된다고 한다. 하루 동안에도 적응은 여러 번 발생한다. 안경을 쓰는 사람은 콧등위에 놓인 안경테의 자극을 느끼지 못하게 되고, 사람들은 그날 종일 내내 걸친 옷을 별로 의식하지 않고 있지만, 그러나 간헐적으로 자극하는 칼라 또는 허리띠는 지속적으로 자극하는 타이트 한 것보다 더 의식하게 된다.

또한 수천년동안 이용되어왔던 자극기법은 근육 또는 그 하부 구조물을 향해 가해진 것이다. 이완성 근육은 압박이나 안마에 의해 활동성이 자극될 수 있다. 이것으로 인해 근방추 장치와 같은 그러한 신장수용기의 일부가 활성화되고 근복이 수축된다. 내장문제를 치료하기 위해 사용될 때, 그 효과는 내장을 지배하고 있는 부교감 또는 교감신경을 자극하는 것에 있을 수도 있다. 후두하부 또는 천골에 가하는 자극은 부교감신경을 자극하는 것이고, 그 반면에 흉요추부의 자극은 교감신경을 자극하는 것일 수가 있다.

시술자는 이러한 기법 중에 어느 하나를 사용해서 어떤 확실한 목적을 이루려고 하지만, 그러나 중요한 것은 환자의 반응이다. 건강의 변화는 단순한 "마디 전환(knob turning)"접근법으로는 그다지 많이 일어나지 않는다. 척추교정전문치료사로서 우리가 해야 할 것은 환자 개개인의 능력을 촉진시켜서 그의 상태를 더욱 정상적이고 기능적인 상태로 다시 재설정시키는 것이다.

참고문헌

Barry G. *Lecture, Physiology*. Old Westbury, NY: New York College of Osteopathic Medicine; 1984.

Becker FR. The meaning of fascia and continuity. *Osteopath Ann* 1975;3:8–32.

Bullock J, Boyle J III, Wang MB, et al. The National Medical Series for Independent Study: Physiology. New York: John Wiley, 1984.

Cathie AG. *Manual of Osteopathic Principles and Practice—Second year, article C-17*. Philadelphia: Philadelphia College of Osteopathy, 1966.

Denslow JS, Korr IM, Krems AD. Quantitative studies of chronic facilitation in human motoneuron pools. *Am J Physiol* 1949;150:229–238.

Ettlinger H. Myofascial Release. *Osteopathic Principles and Practice*. Old Westbury, NY: NYCOM, 1987.

Ganong WF. *Review of Medical Physiology*. Palo Alto, CA: Lange Medical Publications, 1981.

Guyton AC. *Textbook of Medical Physiology*, 7th ed. Philadelphia: W.B. Saunders, 1986.

Hollinshead HW. *Textbook of Anatomy*, 3rd ed. Hagerstown, MD: Harper & Row, 1974.

Kandel E, Schwartz JH. *Principles of Neural Science*. New York: Science Publishing, 1985.

Korr IM. Somatic dysfunction, osteopathic manipulative treatment and the nervous system: A few facts, some theories, many questions. *J Am Osteopath Assoc* 1986; 86(2):109–114.

Appeltauer GSL. Continued studies on axonal transport of nerve proteins to muscle. *J Am Osteopath Assoc* 1970;69: 76–78.

Chornock FW, Cole WV, Wilkinson PN. Studies in trophic mechanisms: Does changing its nerve change a muscle? *J Am Osteopath Assoc 1967;66:79–80.*

Wilkinson PN, Chornock FW. Studies in neurotrophic mechanisms (abstr). *J Am Osteopath Assoc* 1966;65: 990–991.

Wilkinson PN, Chornock FW. Axonal delivery of neuroplasmic components to muscle cells. *J Am Osteopath Assoc* 1967;66:1057–1061.

Langley LL, Telford IR, Christenson JB. *Dynamic Anatomy and Physiology*. New York: McGraw-Hill, 1980.

Moritan T, Moramatsu S, Neuo M. Activity of the motor unit during concentric and eccentric contractions. *Am J Physiol* 1987;66:338–350.

Nicholas AS. Palpation in osteopathic medicine. *Osteopath Ann* 1978;67:36–42.

Patterson MM, Howell JN, eds. *The Central Connection: Somatovisceral/Viscerosomatic Interaction: 1989 International Symposium*. Athens, OH: University Classics, Ltd, 1992.

Sauer GC. *Manual of Skin Diseases*, 4th ed. Philadelphia: J.B. Lippincott, 1980.

Schiowitz S, DiGiovanna E, Ausman P. *An Osteopathic Approach to Diagnosis and Treatment*. Westbury, NY: NYCOM, 1981.

Smith PE, Copenhaver WM, eds. *Bailey's Textbook of Histology*. Baltimore: Williams & Wilkins, 1984.

Taber W. *Taber's Cyclopedic Medical Dictionary, 2nd ed.* Philadelphia: F.A. Davis, 1970.

Upledger JE, Vredevoogd JD. *Craniosacral Therapy*, chap. 5. Seattle: Eastland Press, 1983.

Willard FH, Patterson MM, eds. *Nociception and the Neuroendocrine-Immune Connection: 1992 International Symposium*. Athens, OH: University Classics, Ltd, 1994.

Williams PL, Warwick R, eds. *Gray's Anatomy*, 36th ed. Philadelphia: W.B. Saunders, 1980.

7

구조적 검사와 기록
(Structural Examination and Documentation)

■ 정적 대칭성
STATIC SYMMETRY

환자에 대한 관찰은 어느 것이나 기능의 정상과 비정상을 구별하는데 이용될 수 있고, 진단 감별을 결정하는데도 유용한 가치가 있는 것이며, 피부색 변화, 또는 보행, 국소가동범위 제한 등이 일상적으로 이 목적에 이용되고 있다. 이 장에서는 부동 직립환자의 이상적인 자세와 변형자세를 시상면과 전면, 후면에서 보여진 대로 기술하고, 비정상적 소견의 일반적 원인과 구조검사법은 다음에 설명할 것이다.

시상면 대칭 Sagittal Plane Symmetry

연추수직선을 천정에서 신체 정중선을 따라 내려뜨리면, 이상적인 직립자세에서는 다음과 같은 지점을 통과하게 될 것이다.

1. 관상봉합 정점에서 약간 뒷쪽
2. 외이도 통과
3. 대부분 경추의 추체 통과
4. 견관절 통과
5. 요추의 추체 통과
6. 고관절 축에서 약간 뒷쪽
7. 슬관절 축에서 약간 앞쪽
8. 족외과에서 약간 앞쪽

이러한 관계에서 편향된 것이 어느 것이라도 있으면, 정상적인 변형이거나 비정상적인 자세 관계로 생각한다.

■ 시상면에서 생리학적 만곡
PHYSIOLOGIC CURVES IN THE SAGITTAL PLAN

성인은 다음과 같은 4개의 정상적인 시상만곡이 있다.

1. C1에서 C7까지 경추부위에서는 전만, 전방으로 볼록
2. T1에서 T12까지 흉추부위에서는 후만, 전방으로 오목
3. L1에서 L5까지 요추부위에서 전만, 전방으로 볼록
4. 융합된 천골부위에서는 전방으로 오목

이러한 만곡들은 생리학적이고 생체역학적인 것이며, 신체의 기능적 발달에 의해서 생성되는 것이다. 출생시에 경추와 흉추, 요추는 하나의 연속된 후만(전방으로 오목)으로 되어 있다가 경추 신전근이 발달함에 따라 머리를 들어올려 유지할 수 있게 되면서 경추전만(전방

으로 볼록)이 발달되고, 아이가 일어서서 걷기 시작하게 되면서 허리근육이 강화되고, 요추전만(전방으로 볼록)이 이루어진다. 이러한 과정은 약 3세쯤에 시작되어 10세에 완전하게 발달된다. 흉추는 그것의 후만자세를 그대로 유지하지만, 만곡의 각도는 대개 감소된다.

■ 이행부 관절
TRANSITIONAL ARTICULATIONS

척추의 정상적인 시상만곡은 특정부위 관절, 즉, C7-T1, T12-L1, L5-S1에서 전방볼록에서 전방오목으로 그리고 그 역으로도 바뀐다. 이러한 관절들은 특수한 골성구조로 되어서 균형을 유지하고 국소적인 역학적 스트레스를 감소시키는 것을 보조하지만, 그러나 그 외 어떤 다른 관절에서 만곡변화가 있게 되면, 어느 것이나 국소 좌와 기능부전을 유발한다.

척추의 시상만곡은 기능적으로 상호연관되어 있어서 요추전만이 증가되면, 그 결과로 흉추 후만과 경추전만이 증가될 것이다. 게다가 그 만곡으로 인해 척추의 유연성과 강도가 증진되고 척추가 스트레스를 견딜 수 있게 되며, 척추가 부하를 받고 있을 때, 탄성적 속성을 갖게되어 인대와 근육의 지지기능을 도와준다. 일직선으로 된 척추는 힘벡터를 추체를 통해 전달하게 되므로 골절의 원인이 된다.

■ 천골저 관계
SACRAL BASE RELATIONSHIP

요추와 천골 사이의 각도(시상면에서)는 25~35°가 정상이며, 이것보다 더 크거나 적은 각도는 요추만곡에 악영향을 주고 더 상위의 척주만곡에 보상성 변화를 유발할 것이다. 시상면에서 천골의 굴곡은 요추전만(전방 볼록)을 증가시키고, 이것으로 인해 흉추후만과 경추전만에서도 비슷한 증가가 동반될 것이며, 천골의 신전은 요추가 전방으로 볼록되는 것을 줄여서 요추전만을 감소시키고, 흉추와 경추만곡에서도 유사한 편평함이 나타날 것이다.

■ 시상면 자세에서 일반적 변형
COMMON VARIATIONS IN SAGITTAL POSTURES

후-전만 자세(kypholordotic posture)(그림 7-1A)

1. 전방 머리
2. 경추 전만
3. 흉추 후만
4. 견갑골 외전
5. 요추 전만
6. 골반 전방경사
7. 고관절 약간 굴곡
8. 슬관절 신전
9. 다리의 각도와 연관되어 족관절의 저측굴곡
10. 복부의 전방돌출

척주만곡자세(swayback posture)(그림 7-1B)

1. 전방머리
2. 경추전만, 흉추후만
3. 요추전만 감소
4. 골반 후방경사
5. 고관절, 슬관절 과신전

편평등자세(flat back posture)(그림 7-1C)

1. 전방머리
2. 경추전만 약간 증가
3. 상부흉추에서는 약간 후만이고, 하부에서는 편평
4. 요추전만 편평
5. 고관절, 슬관절 신전

군인-태도(military-bearing) 자세(그림 7-1D)

1. "가슴을 내밀고 배를 집어넣는" 훈련에 의해 생성된 자세
2. 머리 약간 후방경사
3. 경추와 흉추 만곡 정상
4. 흉곽 거상으로 연직선에서 경추는 전방편향, 흉추는 후방편향
5. 요추전만 증가
6. 골반전방경사
7. 슬관절 신전
8. 족관절 저굴

전방편향자세(anterior postural deviation)(그림 7-1E)

1. 신체 전체가 전방으로 기울어져서 연추수직선 전방으로 편향되어 있다.
2. 환자의 체중은 중족골에 의해 지지된다.

후방편향자세(posterior postural deviation)(그림 7-1F)

1. 신체 전체가 후방으로 기울져서 연추수직선 후방으로 편향되어 있다.
2. 골반과 고관절의 전방돌진에 의해 균형이

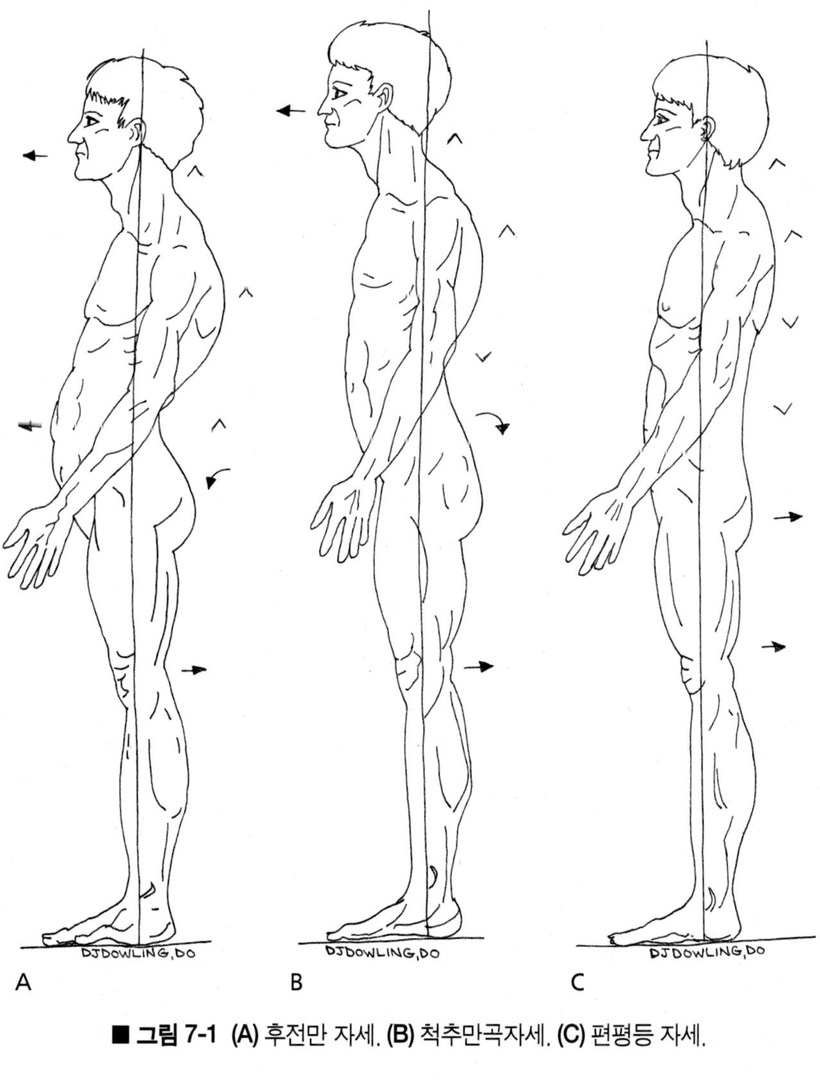

■ **그림 7-1** **(A)** 후전만 자세. **(B)** 척추만곡자세. **(C)** 편평등 자세.

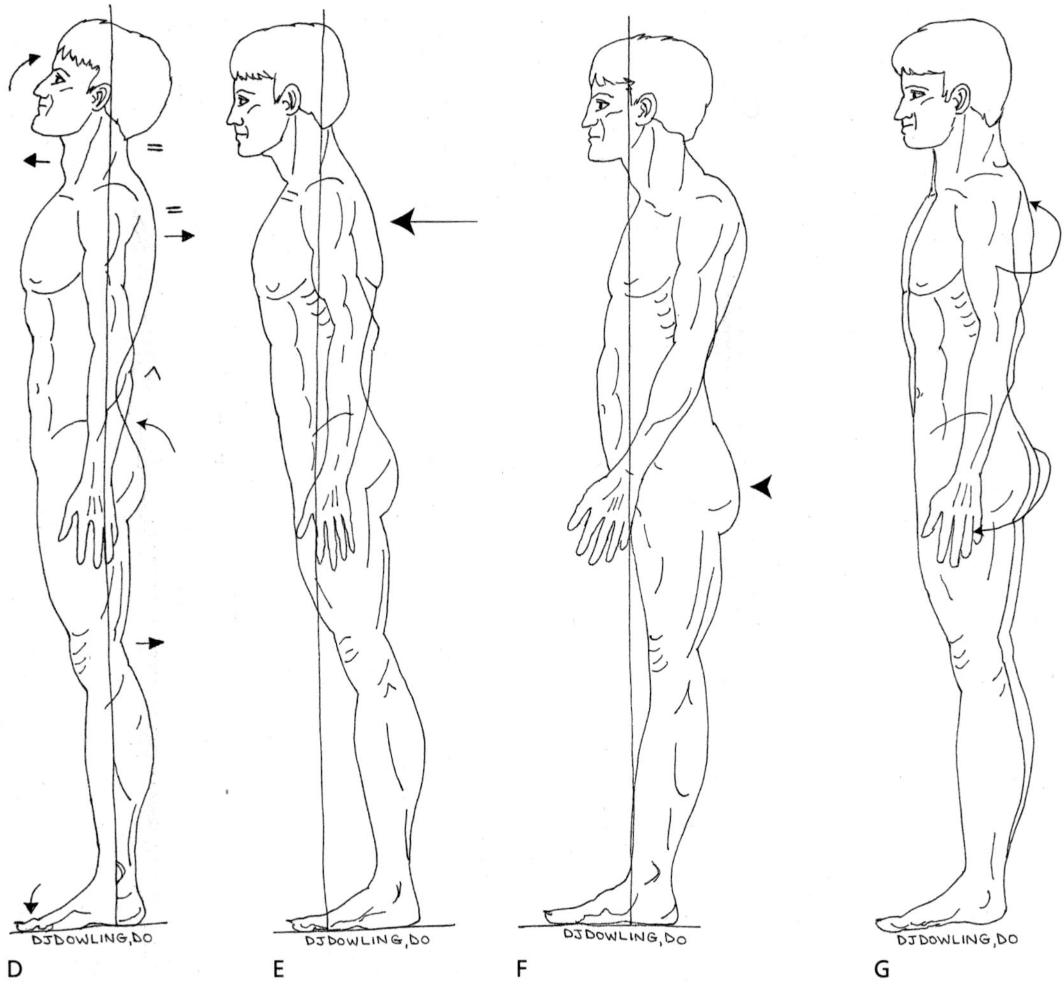

■ 그림 7-1 (D) 군인차려 자세. (E) 전방편향 자세. (F) 후방편향 자세. (G) 회선자세.

유지된다.

3. 흉추 중부로부터 아래로 현저한 전만

회선자세(rotary posture)(그림 7-1G)

1. 신체가 오른쪽 또는 왼쪽으로 회선됨
2. 신체 전체가 족관절에서 시작되어 상부로 진행되는 회전으로 영향을 받을 수 있다.
3. 우측과 좌측에서 봤을 때, 측만자세, 주로 흉부회전, 측만볼록방향에서 측방정렬이 완전히 다르게 보인다.

요추전만

1. 많은 변형이 요추만곡과 만곡높이의 증가로 묘사된다.
2. 단순전만(simple lordosis) : 전만곡선의 증가가 요추부 영역내에 포함된다.
3. 고도전만(high lordosis) : 요추전만 곡선이 흉추부까지 옮겨가서 흉추 1/2에서 2/3가 전방볼록에 포함되며, 만곡 정점이 요추 1번쪽으로 상방 이동된다.
4. 이렇게 서술된 자세변형은 일반적으로 골

반, 고관절, 슬관절의 각도변화에 의하거나 근육 저긴장과 과긴장의 복합적인 결합에 의해서 나타난다.

국소적인 흉추편평 Localized Thoracic Flattening

검사자는 인접한 추골 3개 이하가 포함된 흉추 국소부가 통상의 후만패턴에서 심히 편평함을 나타내는 것을 발견하게 되는데, 이러한 관계는 우측 볼록이 좌측 볼록으로 되는 것같은 그러한 측만곡선의 방향전환부위에서 발생할 수 있다. 양방향으로 심하게 회전되었다면, 병발된 추골의 극돌기가 정중선에서 벗어나게 회전되어 있을 것이다. 이렇게 극돌기들이 직접 후방으로 향하게 되지 못한 것이 편평하게 보이는 원인이 된다.

국소적인 흉추편평은 또한 인접한 추골 2개에서의 만성 체성기능부전에 의해서도 유발될 수 있나. 검사자는 분절적으로 연관된 내장-체성 반사양상을 근원적인 원인으로 찾아야 하며, 만성 내장병변이 이러한 상태를 일으킬 수 있다.

■ 후면대칭 POSTERIOR PLANE SYMMERY

연추수직선을 천정에서 바닥으로 내려뜨리면 완전하게 대칭된 자세에서는(그림 7-2) 다음과 같은 지점을 통과하게 될 것이다.

1. 외후두융기정점
2. 추골 정중성
3. 천골 정중선
4. 미골 정중선
5. 양쪽 족내과사이 중간지점

측만 Scoliosis

척주는 근육과 인대에 인해 양쪽으로 균형을 이루고, 견갑대는 제2 근육군에 의해 척추와 관련된 위치와 정렬이 유지되고 있으며, 척주 양측에 있는 근육과 인대사이의 기능에 차이가 있게 되면, 척주가 당겨져서 정렬에서 벗어나게 될 것이다. 척주는 경직된 것이 아니고, 다수의 추골사슬로 이루어져 조종될 수 있는 것이며, 비대칭적인 당김에 반응하여 한개 또는 그 이상의 추골이 대칭적인 위치에서 이동되고, 이러한 척추 움직임은 시상면(굴곡, 신전),

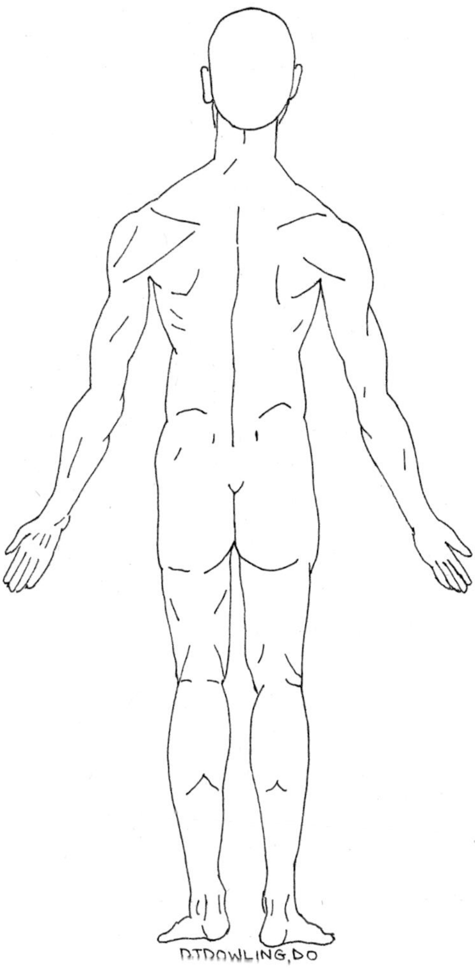

■ 그림 7-2 신체 후면도. 이상적인 연추수직선 정렬이 나타나 있다.

횡단면(회전), 전두면(측굴) 3평면에서 발생될 수 있으며, 항상 복합평면상의 운동조합으로 나타난다.

측만이란 후면에서 보여지는 것으로 일련의 추골그룹이 정상적인 척추 수직선에서 뚜렷하게 편향된 것이라고 정의된다. 측만은 구조적(기관적) 또는 기능적인 것일 수가 있다. 구조적 측만은 고착된 것으로 환자가 만곡의 볼록쪽으로 측굴할 때 곡선이 일직선으로 되지 않고, 기능적 측만패턴은 측굴을 하면 똑바르게 된다. 급성 근육구축으로 측만형상이 유발되고 있다면, 그 환자를 복와위로 두면, 그 만곡이 일직선으로 똑바르게 될 것이다. 기능적인 측만곡선이 장기간동안 교정되지 않은 채로 방치되게 되면, 근골격계 변화를 유발시키고 고착된 구조적 측만으로 될 수 있다.

정골기법의 원리에서 Harrison Fryette는 짝운동의 특수한 패턴을 논의하였다. 여기에서는 척추를 안정상태로 두고 한쪽방향으로 측굴을 정상적으로 시키면, 그 추체가 반대방향으로 회전된다는 것이다(이 법칙은 오직 흉추와 요추부위에만 적용된다). 일련의 추골그룹이 우측굴된다면, 그 추체는 좌회전될 것이고, 만약에 이러한 추골위치가 고착된다면 그 환자에게는 측만곡선이 나타나게 될 것이며, 그 측만은 좌측 볼록이라고 불린다. 극돌기는 정중선 우측으로 편향되고, 좌측 횡돌기는 후방으로 회전되며, 흉추부에서 병발되었다면, 흉곽이 흉추와 더불어 회전되고 측굴될 것이다. 좌측 늑골이 더 후방으로 나오고 벌어질 것이며. 견갑대가 흉곽을 따라 변위되며, 편측성 저긴장 또는 과긴장을 보이는 근육불균형으로 측만패턴이 생성될 것이다. 검사자는 병발된 근육의 힘선(line of force)을 알아야 하고, 어느 한 부위에서 다양한 근육작용의 복합성을 알아야 한다. 자세변화의 원인 또는 효과에 대한 연구과제에는 기능해부학에 대한 철저한 이해가 요구된다.

천골저가 수평이 아닐 때 척주에서는 무슨 일이 일어날까? 척주가 유연하다면, 전두면에서 천골저의 비수평으로 인한 요추측만의 볼록양상이 천골저가 하방인 쪽으로 나타나게 되고, 그 볼록이 흉추부를 통해 계속 상부로 올라가서 C-모양의 흉-요추부 측만곡선 1개로 나타나게 된다(그림 7-3). 신체는 C-곡선에 의해 나타난 불균형을 보상하려는 시도로 1차 요추만곡의 상부에 보상성의 제2차 곡선을 생성하게 되며, 이차만곡의 볼록은 일차만곡과 반대쪽으로 나타나서 S자형 곡선을 이루고(그림 7-4), 추가적인 보상성 측만곡선이 보다 상부척추인 경추부로 올라가 생성되면서 볼록함은 반대쪽으로 다시 교차된다. 신체는 항상 양쪽 눈을 수평면상으로 유지하려고 하기 때문에 머리측굴은 최종적인 보상수단으로 된다. 신체의 허리주름선은 항상 측만패턴의 비대칭이 가장 큰 것을 따르고, 허리주름은 측굴의 오목곡선이 가장 큰 쪽과 그 부위에서 가장 큰 예각으로 나타날 것이다.

측만에 영향을 미치거나 측만을 유발하는 일반적 요인
Factors That Commonly Influence or Cause Scoliosis

(45장 참조)

1. 구조적이거나 기관적인 측만
2. 선천성 또는 외상, 질병상태에 의해 유발된 뼈기형
3. 저긴장성 또는 과긴장성, 비대, 위축에 의해 야기된 근육 긴장도 변화

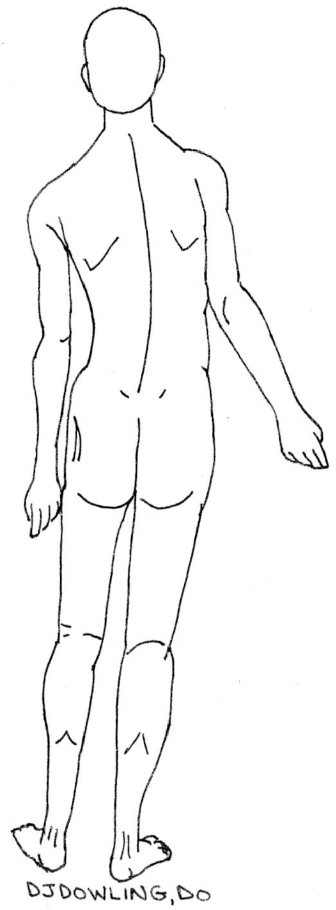

■ 그림 7-3 천골저의 높이차이로 유발된 C자형 측만, 후면도.

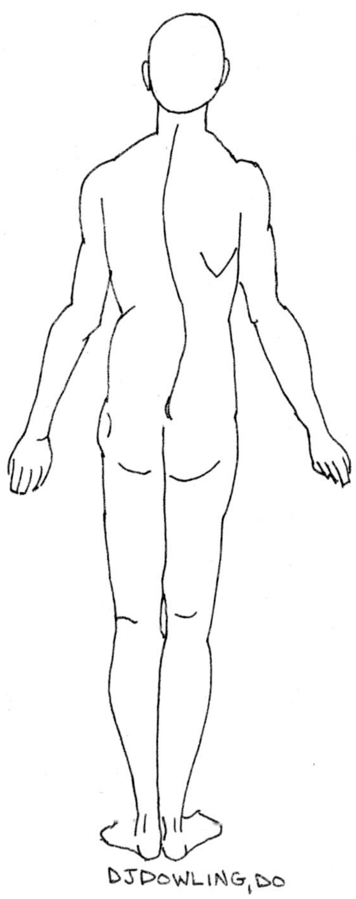

■ 그림 7-4 흉-요추 측만을 보상한 S자형 측만, 후면도

4. 습관 또는 직업에 의해 생겨난 자세 변화
5. 일측성 구조변화: 짧은 다리 또는 일측성 편평족 또는 회내; 경골염전, 무릎 기형 또는 고관절 기형; 천골염전 또는 골반염전
6. 체성 기능부전
7. 보상성 및 비보상성 근막양상

■ 전두면 자세의 일반적 변형 COMMON VARIATIONS OF FRONTAL POSTURES

1. 오른손잡이
   a. 상부흉추 측만, 우측 오목
   b. 우측어깨가 좌측보다 낮다
   c. 우측 둔부가 정중선 밖으로 편향된다
2. 왼손잡이
   a. 상부흉추 측만, 좌측 오목
   b. 좌측 어깨가 우측보다 낮다
   c. 좌측 둔부가 정중선 밖으로 편향된다
3. S자형으로 보상된 구조적 측만
   a. 요추와 흉추에서의 측만 볼록이 서로 반대방향이다.
   b. 흉곽은 흉추 볼록으로 인해 후방으로 회전될 것이다.

c. 양어깨는 수평을 이룰 것이다.
d. 장골릉의 높이는 수평을 이룰 것이다.
e. 양쪽 둔부가 정중선을 벗어나 편향되지 않는다.

4. C자형으로 보상된 구조적 측만
a. 흉추와 요추에서의 측만 볼록이 같은 방향으로 하나의 연속된 곡선을 이룬다.
b. 흉곽은 흉추 볼록으로 인해 후방으로 회전된다.
c. 양쪽 둔부는 정중선을 벗어나 편향되지 않는다.
d. 장골릉의 높이는 수평을 이룰 것이다.

5. 우측이 높은 골반측방경사로 된 C자형 기능적 측만
a. 흉추와 요추의 만곡이 연속적이며 좌측 볼록이다.
b. 견갑골은 우측이 낮다.
c. 좌측 흉곽이 후방으로 회전된다.
d. 우측 허리주름선이 더 예각이다.
e. 목은 왼쪽으로 측방경사된다.

6. 우측이 높은 골반측방경사로 된 S자형 기능적 측만
a. 보상성이라면 장골릉 높이가 오른쪽이 더 높은 것을 제외하고는 3번에서 설명한 내용과 같이 작용될 것이다.

7. 일측성 척추기립근 과긴장
a. 과긴장된 근육쪽으로 척주 측굴
b. 반대쪽으로 척추볼록.
c. 과긴장된 쪽의 장골릉 거상.
d. 환자를 복와위로 두면 상기한 소견이 바뀐다.

8. 일측성 상부 승모근 과긴장
a. 과긴장된 근육쪽으로 머리 경사
b. 과긴장된 쪽의 견갑대가 거상된다.
c. 과긴장 근육쪽의 견갑골이 상방회전되고 약간 내전된다.

이 장에서 서술된 비대칭 양상에 모든 것이 포함되는 것은 아니다. 신체는 근골격계에 영향을 주는 모든 요인에 대한 생체역학적 반응을 다양하게 나타낸다.

■ 정적 대칭검사법 TECHNIQUE OF STATIC SYMMETRY EXAMINATION

자세검사는 환자와 검사자를 고정된, 재현가능한 자세로 두고 시작해야 관찰된 것이 추후 검사에 의한 관찰과 상호연관될 수 있다. 환자는 신발을 벗고 수평면에 서서 모든 사지를 완전히 신전된 상태로 있어야 한다. 양발은 동일한 전두면에서 양뒤꿈치를 6~8인치 벌리고, 양발가락은 약 15° 정도 외전시킨다. 치료사는 환자를 평가하려는 면(전면, 후면 또는 측면)과 마주보고, 신체면 전체를 볼 수 있을 만큼 충분한 거리를 두고 선다. 검사과정에서 검사자는 관심있는 국소 부위를 관찰하려면 더 가까이 다가가야 할 것이다. 검사자의 양눈은 시진을 하려는 부위와 수평을 이루어야 하므로 신체 하부의 평가동안 웅크리거나 무릎을 구부리고 시행할 수도 있다. 또한 가벼운 촉진이 사용될 수도 있다. 그림 7-5에 관찰해야 할 것이 두드러지게 나타나 있다.

후면도 Posterior View

후면을 시진할 때는 다음과 같은 순서로 환자를 관찰하는 것이 좋은 방법이다.

원거리 평가, 후면도 Distant Evaluation, Posterior View

1. 신체 전체의 대칭과 비대칭에 대한 전반

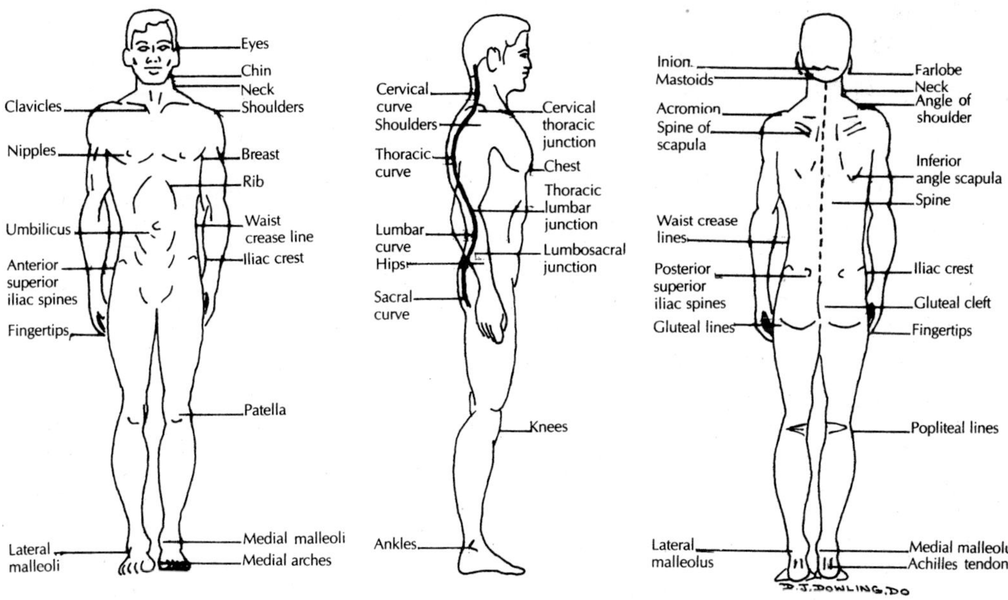

■ **그림 7-5** 정적 대칭검사에서의 중요부위. **(A)** 전면도. **(B)** 측면도. **(C)** 후면도.

적인 관찰

2. 아킬레스 건
3. 족내과
4. 슬와선
5. 둔부주름
6. 대퇴골 대전자
7. 후상장골극
8. 장골릉 높이
9. 흉요추 척추의 편향(정중선 대칭으로부터) 또는 편평함
10. 허리주름
11. 견갑골 하각의 높이비교, 외전-내전
12. 흉곽회전 또는 견갑골 회전
13. 어깨높이비교
14. 손가락끝 높이비교
15. 경추와 두개골의 편향(정중선으로 부터).
16. 귓불높이비교

다음 요인을 주시하라

a. 머리
b. 귓불
c. 목
d. 어깨
e. 견갑대
f. 척주
g. 흉곽
h. 허리주름선
i. 장골릉
j. 둔부주름
k. 손가락끝
l. 슬와주름
m. 아킬레스건
n. 발뒤꿈치

총체적인 인상을 취합한 후에 검사자는 환자의 팔길이 이내로 접근하고 촉진을 추가하여 시각검사를 확인하며, 관찰순서대로 반복한다.

근거리 촉진검사—후면도
Close Evaluation With Palpation —Posterior View

1. 머리가 똑바른가? 외후두융기 정점을 촉진하라. 그것이 정중선에 있는가?
2. 한 손가락은 외후두융기 정점에 대고, 다른 손의 손가락은 둔부 갈라진 틈새에 놓는다. 그것들이 서로 수직적으로 일직선을 이루는가?
3. 귓불에 대고 유양골의 끝에 대고 그것의 높이를 측정한다. 그것들이 수평을 이루는가?
4. 목과 머리가 기울었는가?
5. 양손의 한 손가락을 각각 우측과 좌측의 승모근(목이 체간과 만나는 곳)에 댄다. 그것들의 높이가 같은가?
6. 양손의 손가락을 각각 외측으로 활주시켜 양측 견봉돌기 정점에 댄다. 그것들이 수평을 이루고 있는가?
7. 대략 흉추 7번과 같은 높이에 있는 양쪽 견갑골 하각에 각각 손가락을 댄다. 그것들의 높이가 같은가?
8. 양 손가락을 견갑골의 척추연을 따라 위로 이동시켜서 견갑극 내측에 댄다. 그것들의 높이는 같은가?
9. 양 견갑골의 후면에 손바닥을 대고, 손가락은 견갑골 상연에 댄다. 견갑골이 회전되어 있는가? 그것들의 높이는 같은가?
10. 환자를 전방굴곡 시켜놓고. 손바닥을 이동시켜 늑골각에 댄다. 측만 볼록을 암시하는 과장된 늑골 혹(exaggerated rib hump)이 있는가?
11. 흉추 1번 극돌기에 한 손가락을 대고. 한 번에 추골 하나씩 척주 아래로 천골까지 미끄러져 내려온다. 3면 모두에서 극돌기들이 서로에 관해서 대칭을 이루는가?
    a. 전두면 — 정중선으로부터의 편향을 감지한다.
    b. 시상면 — 함몰 또는 돌출을 감지한다.
    c. 횡단면 — 극돌기 끝 사이의 공간을 감지한다. 그것들이 대등한가?
    d. 척추부위가 편평한 것 같은가?
12. 양쪽 허리주름선을 따라간다. 각도가 같은가? 더 큰 예각이 척주 측만의 오목과 일치하는가?
13. 양측 후상장골극을 측정하라. 하부요추에서 양측 보조개에 각각 엄지 또는 검지를 대고, 가장 돌출된(후방) 뼈 지점을 확인한다. 무릎을 구부려서 양눈을 손높이와 수평을 이루게 하고, 다음 사항에 유의하라:
    a. 그것들의 높이는 같은가?
    b. 그것들이 같은 깊이에 있는가?
14. 양손가락을 각각 양측 장골릉 위로 옮겨서 장골 최상부에 댄다. 양쪽 장골릉의 높이가 수평인가?
15. 양 손의 손가락을 각각 둔부 주름선에 댄다. 주름선이 같은 높이에 있는가?
16. 더 아래로 내려가서 슬와선 높이를 측정한다. 그것들의 높이가 같은가?
17. 바닥과 손가락 끝사이의 거리를 측정한다.
18. 양측 아킬레스건을 각각 그것의 정지부까지 추적하여 확인한다. 그것들이 휘었는가 아니면 똑바른가?

전면도 Anterior View

전면에 대한 관찰순서는 다음과 같다.

원거리 평가, 전면도 Distant Evaluation, Anterior View

1. 신체 전체의 대칭과 비대칭에 대한 전반

적인 관찰
2. 내측 종족궁
3. 족내과
4. 슬개골
5. 대전자
6. 전상장골극
7. 장골릉 높이
8. 허리 주름선
9. 흉곽 각도
10. 흉곽 회전
11. 유두 높이 비교 — 남성 또는 어린이 경우에만
12. 어깨 높이 비교
13. 손가락 높이 비교
14. 정중선으로부터의 경추와 두개골 편향
15. 귓불 높이 비교
16 눈높이 비교

다음 요인을 주의하라

a. 머리
b. 눈
c. 목
d. 턱
e. 어깨
f. 쇄골
g. 흉벽
h. 늑골각
i. 유두
j. 배꼽
k. 장골릉
l. 슬개골
m. 손가락끝
n. 족내과
o. 내측 족궁

전반적인 평가를 완료한 후에 검사자는 전방으로 다가가서 촉진을 추가로 실시하여 시각관찰결과를 확인한다.

근거리 촉진검사 – 전면도
Close Evaluation With Palpation —Anterior View

1. 머리가 똑바른가? 귓불의 높이를 촉진한다.
2. 양눈높이가 수평인가?
3. 턱이 정중선으로부터 편향되었는가?
4. 견봉돌기 정점을 촉진하고, 양어깨 높이를 측정한다. 그것들의 높이가 같은가?
5. 쇄골을 촉진하고 높이를 측정한다. 높이가 같은가?
6. 흉벽의 대칭과 비대칭을 주시한다. 비대칭이라면 그것이 후면관찰소견과 대등한가?
7. 유두높이를 비교한다(오직 남성과 어린이들만).
8. 흉곽 각도(ribcage angle)와 주관절에서의 팔각도를 측정한다.
9. 배꼽이 정중선에 있는가? 복부에 반흔이 있는가?
10. 허리주름선을 촉진하고, 그것의 길이와 각도를 주시한다.
11. 전상장골극을 촉진하고, 그것의 높이와 전-후방위를 주시한다(검사자 눈높이를 그것과 같게 한다).
12. 장골릉의 최고점에 대고 그 높이를 측정한다(검사자 눈을 그것과 같은 높이로 하고). 높이가 같은가?
13. 양쪽 슬개골 상면을 촉진하고, 그것들의 높이를 측정한다(그 부위에 검사자 시선을 두고). 높이가 같은가? 그것들이 전방, 내측 또는 외측을 향하는가?
14. 바닥으로부터 손가락 끝까지의 높이를 측정한다. 높이가 같은가? 손이 내회전

되었는가?

15. 바닥으로부터 족내과 최하면까지의 높이를 측정한다. 높이가 같은가?
16. 내측 족궁 높이를 각각 측정한다. 높이가 같은가?

시상면도: 원거리 평가, 시상도
Sagittal Plane View: Distant Evaluation, Sagittal View

1. 머리
2. 경추곡만
3. 경-흉추 연접부
4. 흉추곡만
5. 흉요추 연접부
6. 요추곡만
7. 요천추 연접부
8. 천골 곡만
9. 어깨
10. 고관절
11. 슬관절
12. 족관절
13. 가슴에서 복부까지 전면윤곽

이러한 관찰을 명심하고, 검사자는 전방으로 다가가서 촉진을 추가로 실시하여 시각관찰결과를 확인하는데 평가순서를 그대로 반복한다.

근거리 촉진검사 – 시상면도
Close Evaluation With Palpation - Sagittal Plane View

1. 머리가 전방으로 변위되었는가?
2. 경추의 전-후방 만곡이 심한가 아니면 편평한가?
3. 경추전만으로부터 흉추후만으로 이행부가 매끈한 최소곡선인가?
4. 상부흉추의 후방볼록이 증가되었는가?
5. 흉추의 후방볼록이 매끈한 곡선인가? 그것의 후만이 과대한가? 분절들이 편평한 것 같은가?
6. 흉-요추 연접부가 T12-L1 관절에 있는가? 이행부 곡선은 매끈한가?
7. 요추의 전-후방 만곡은 매끈한가? 그것이 과대한가 아니면 편평한가?
8. 요천추 연접부의 이행만곡은 매끈한가? 요천각은 정상으로 보이는가?
9. 천골의 후방 각형성이 현저한가?
10. 어깨를 가장 가까이에서 직접 관찰하라. 그것이 전방으로, 하강, 회전되었는가? 검사자의 머리를 이동시키지 않고도 반대쪽 어깨를 볼 수 있는가?
11. 견갑골과 흉곽에도 같은 검사를 반복한다. 그것들이 회전되었는가?
12. 신체가 회전되었는가?
13. 허리를 숙여 고관절을 관찰하라. 그것들이 회전되었는가? 완전히 신전되었는가?
14. 슬관절을 관찰한다. 그것들이 회전되었는가? 완전히 신전되었는가? 과신전되었는가?
15. 족관절을 관찰한다. 그것들이 회전되었는가?
16. 전면 윤곽을 관찰한다. 가슴의 모양과 위치는 어떠한가? 위치와 크기에서 가슴과 복부의 관계는 무엇인가?
17. 신체가 정중선으로부터 전방 혹은 후방으로 변위된 것 같은가?

■ 시상만곡에 영향을 주는 일반적 요인
FACTORS THAT COMMONLY INFLUENCE THE SAGITTAL CURVES

골성–근육 요인 Osseous-Muscular Factors

1. 뼈 기형(다음과 같은 것으로부터 가장 일

반적으로 나타난다)
   a. 추체의 선천적 기형
   b. 골절이나 탈구를 일으키는 외상
   c. 종양, 감염 그리고 골감소증/골다공증 과 같은 질환
2. 복측 또는 배측 근육 긴장도 변화(흔히 다음과 같은 것에 의해서 유발된다)
   a. 신경학적 질환, 고정 또는 노화에 따른 이차적인 근불용 혹은 위축
   b. 복부근의 신장을 유발하는 비만 또는 임신
   c. 충돌, 과다발달, 손상 또는 내장체성 반사로 인한 근육의 구축

구조적-역학적 요인 Structural-Mechanical Factors

1. 시상곡만의 이행부 위치변화(흔히 다음과 같은 것에 의해 유발된다)
   a. 선전석인 추골형성
   b. 시상면과 전두면에서의 천골저 불균형
   c. 국소화된 부위의 측만패턴
   d. 기관성 후-측만증(organic kyphoscoliosis)
   e. 하이힐 구두 착용
   f. 습관 또는 직업
2. 내배엽성 특성(항상 전만 곡선이 증가된다)
3. 유전적 특성(전만 곡선이 증가된다)
4. 회내 혹은 외반족과 같은 그러한 족결함(요추 전만이 증가)
5. 외반슬 혹은 내반슬(요추 곡만에 영향을 준다)
6. 대퇴골 전굴/후굴 혹은 대퇴골 외반/내반과 같은 그러한 고관절 변화(요추 곡만에 영향)
7. 국소 체성기능부전(평편한 흉추후만)

■ 일반 고려사항
GENERAL CONSIDERATIONS

모든 근접 검사에서 검사자는 촉진이 시각적 관찰결과를 확인하는데 도움이 될 때는 언제든지 그것을 사용해야 한다. 근접검사를 하는 동안에 양눈은 관찰되어야 하는 신체부위와 같은 높이에 있어야 한다. 위로 올려 보거나 아래로 내려보게 되면 소견이 왜곡되게 된다. 무릎을 구부리거나 또는 편안한 의자에 앉는 것에 의해서 검사자는 아래로 구부려 숙어야 한다.

최초 관찰은 원거리로부터 시행되어야 한다. 검사자는 먼저 신체 대칭성에 대한 감각을 개발하고 나서 그 다음에 근접관찰과 촉진을 이용하여 첫인상 결과를 확진하거나 배제한다.

■ 문서화
DOCUMENTATION

의학 기록보관에 다른 기재사항이 그러하듯이 환자 상태와 연관되는 긍정적 또는 부정적 요소로써 구조적 소견에 대한 것은 상세하게 기록되어야 한다. 환자 기록지의 문서화는 기록 과정이나 시간흐름에 따른 변화를 목적으로 이용되고 다른 정골요법의사와 그외 건강관리자와의 의사소통 수단으로 사용된다. 정상으로부터 편향된 것, 비대칭소견측면, 일반적인 참고사항에 대한 것들이 포함되어야 하며, 때로는 그림과 같은 표현은 길게 쓴 묘사보다 결과를 더 쉽게 요약할 수도 있다.

환자 기록지를 문서화할 때는 일반적인 명칭과 약어를 사용하여야 한다. 예를 들어, "R"은 "우측"을 표현하고, "L"은 "좌측"을 표현하여 기록지를 읽는 사람들은 누구든지 쉽게 이해할 수 있지만 "과긴장 근육"을 "HM"으로 사용하는 것은 적절하지 못하다. 체성기능부전에 사

용되는 일반적인 약어에 대한 것은 4장을 참조하라.

참고문헌

Basmajian JV. *Muscles Alive*. 4th ed. Baltimore: Williams & Wilkins, 1978.

Calliet R. *Scoliosis*. Philadelphia: F.A. Davis, 1975.

Fryette HH. *Principles of Osteopathic Technique*, Carmel, CA: Academy of Applied Osteopathy, 1954.

Heilig D. Some basic considerations of spinal curves. *Osteopath Ana* 1978;311:318.

Kapandji IA. *Physiology of the Joints*, 2nd ed, vol 3. Edinburgh: Churchill Livingstone, 1974.

Kendall FP, McCreary EK. *Muscles: Testing and Function, 3rd ed*. Baltimore: Williams & Wilkins, 1983.

MacConaill MA, Basmajian JV. *Muscles and Movements, 2nd ed*. Huntington, NY: Robert E. Krieger, 1969.

Northup GW. Osteopathic lesions. *J Am Osteopathic Assoc* 1972;71:854–864.

Schiowitz S. Static symmetry and asymmetry. *Osteopath Ann* 1980;8:9.

8

촉 진
(Palpation)

촉진은 정보를 밝혀내는데 특히 중요한 수단이다. 촉진으로 신체 연부조직, 즉, 피부, 근막, 근육, 인대, 건 등의 조직질감에서 미세한 변화를 찾아낼 수 있다. 교감신경지배의 효과에 대한 반응으로 생겨난 조직변화는 피부 온도 또는 습도의 증가 혹은 감소로 나타난다. 하부 연부조직의 부종은 물컹한 느낌(bogginess)으로 촉진될 것이며, 관절가동의 질적 변화를 느끼고 나서야 그것들이 유발한 증상이 나타날 것이다. 심부촉진을 이용하면 조직 덩어리를 찾고, 기관의 크기와 밀도의 윤곽을 알 수 있으며 근긴장도를 검사하고 심장박동을 느낄 수 있다.

촉진하는 동안 검사자는 손가락과 손을 통해 받는 감각에 집중해야 한다. 감각수용기관의 분포와 깊이에 의해 특정검사에서 가장 유용한 손의 부위가 어느 곳인지 결정된다. 열 감지 수용체는 깊숙이 있기 때문에 온도변화를 점검할 때는 손의 요골측이나 척골측(그곳의 피부는 손바닥보다 더 얇다)을 사용해야 한다. 머켈 종판과 마이스너 소체와 같은 그러한 촉각 수용체는 대부분 손가락 지문두에 많이 분포하므로 이 부위가 가장 예민하게 되어 있다.

관찰은 촉진을 하는데 중요한 보조수단이다. 검사할 부위의 색깔변화(창백) 또는 홍반(발적) 유무가 시진되어야 하고, 홍반의 증가는 감염이나 염증을 알려주며, 흔히 급성체성기능부전으로 발생되고, 창백은 만성체성 기능부전으로 나타난다. 과다색소 침착부위는 중대한 의미가 있을 수도 있다. 검사자는 또한 반흔, 타박상, 열상, 찰과상, 종창과와 같은 그러한 외상 징후도 찾아야 하고, 피부표면의 상처나 종괴에 주목해야 한다.

■ 피부와 연부조직의 촉진
PALPATION OF THE SKIN AND SOFT TISSUES

다음은 촉진 기술을 개발하기 위해 계획된 접근법이다. 소견에 만족스럽게 느껴질 때까지 각 방법을 연습하라.

온도변화 Temperature Changes

1. 가볍게 촉진해라. 압력이나 마찰은 혈관 확장을 일으켜서 온도변화가 유발된다.
2. 손의 어느 부위(손등 혹은 손의 측면, 손가락 끝, 손목)가 가장 온도에 민감한지

찾아라.(피부가 얇은 부위일수록 더욱 민감해진다)

3. 배부의 여러 부위를 촉진해서 온도차이를 구별해본다. 흉추부위에는 그 하부에 심장과 큰 혈관들이 있어서 대개 더 따뜻하다. 몇몇 사람의 다양한 신체부위에서 피부온도를 비교해 보라.

피부끌기 평가 Evaluation of Skin Drag

1. 손가락 끝으로 피부표면을 가로질러 가볍게 활주시켜서 손가락 끝에 느껴지는 끌림(drag)이 어떠한지 본다.
2. 끌림의 증가는 습기의 미세한 막에 의해 나타난다.
3. 끌림의 감소는 습기의 과다, 기름진 피부, 혹은 비정상적 위축 피부에 의해 나타난다.

피부 질감의 평가 Evaluation of Skin Texture

1. 촉진해서 거칠거칠한지 또는 매끄러운지 보고, 각 개인별 피부 차이를 비교한다.
2. 지방분비기능(유질)을 감지한다.
3. 옷을 입힌 상태에서 촉진해서 감각수용에 대한 옷의 효과를 손으로 감지할 수 있도록 노력해라.

조직내 체액 촉진 Palpation of Fluid in Tissues

1. 조직 내의 과도한 체액을 부종이라고 하고, 조직에 부종이 있으면 스폰지 또는 물컹한 느낌이 난다. 상당한 비율의 부종이 천골상면 또는 하지와 발목의 전면에 축적될 수도 있으며, 그것은 또한 두드러기나 구타부위에서도 나타난다.
2. 급성체성기능부전이 병발된 연부조직에서도 약간의 부종을 나타낼 것이다. 조직을 촉진해서 물컹함을 느껴보도록 노력하라.

피부긴장감(피부 탄력성 반발)
Turgor(Elastic Rebound of the Skin)

1. 피부를 집어 올렸다가 그것을 다시 풀어준다.
2. 피부가 이전의 긴장으로 어떻게 되돌아가는지 관찰한다. 피부가 즉시 원상태로 되돌아간다면, 정상적인 피부긴장감이 있는 것이다. 피부가 텐트 모양으로 남는다면, 피부긴장감이 빈약한 것이다.
3. 피부긴장감의 결여는 탈수, 노화, 그리고 특정 대사성 질환에서 나타난다.

홍반평가(발적반사) Evaluation of Erythema(Red Reflex)

1. 손가락으로 피부를 견고하게 문질러 마찰시키고, 희게 되는지(창백), 혹은 홍반(발적)되는지를 관찰한다. 피부색이 정상으로 되돌아오는데 걸리는 소요시간에 주목한다.

주의: 양쪽이 균등하게 빨개지는가? 발적이 대등하게 사라지는가? 어느 한쪽의 발적이 다른 쪽에 비해 오래 지속되는가? 급성체성기능부전 부위에서는 발적이 오래 유지되는 경향이 있고, 체성기능부전이 만성으로 되면, 피부창백이 나타나서 한동안 지속되는 경향이 있다.

압통 Tenderness

압통은 객관적 소견이라 보다는 오히려 주관적인 것이다. 특정 부위를 촉진한 것이 환자에게 통증감각을 일으킬 수가 있는데, 이것을 압통이라고 한다. 그것은 주관적인 것이기 때문에 이러한 소견은 치료사의 객관적 소견만큼 신뢰할 수 없다.

층별 촉진 Layer-By-Layer Palpation

촉진하는 동안에 촉진의 깊이를 마음속으로

떠올리는 것은 유용하다. 손가락 끝의 압력을 점진적으로 증가시키면, 신체에서 보다 더 심부구조의 감각과 질감을 느낄 수 있다. 어느 한 부위를 촉진하면서 해부학도감을 참고하면 신체의 다양한 구조에 대한 감각을 익히는데 도움이 된다.

피하조직 Subcutaneous Tissues

표피 바로 밑에 놓인 피하조직은 다양한 결합조직, 근막, 지방으로 구성된다. 이들 조직은 정상적으로는 약간 스폰지같은 느낌을 갖지만, 부종액은 이 부위에 모이게 되고, "반죽같은" 느낌을 나타낸다. 때때로 이들 조직에 압력을 가하면 "우묵한 자리"가 생기고, 그것이 한동안 남게 되는데, 거의 항상 부종을 암시하는 것이다. 우묵하게 패인 자리는 부종이 있는 족관절이나 천골에 압력을 가할 때도 관찰될 수 있다.

일부 표재혈관은 피하조직에 존재한다. 손등 또는 전주와(antecubital fossa)에 있는 정맥을 촉진해 보라. 지혈대로 혈관을 패색시키면, 정맥혈관이 더 두드러진다. 탄력성 느낌에 주목하고, 요골동맥과 척골동맥을 촉진해 보라. 그것들이 패색되지 않은 정맥혈관 보다 훨씬 더 단단하다는 것에 주목한다. 피하조직의 비정상적인 긴장이 있는지 배부를 촉진해보라. 이렇게 하면 근막의 구축 또는 섬유성 변화를 알 수도 있다.

근육 Muscle

근육조직은 평행한 양상으로 배열된 근섬유다발로 구성된다.

1. 더 탄탄한 근조직에 접촉될 때까지 조직을 더욱 깊숙이 압박한다.
2. 큰 근육(승모근, 상완이두근, 흉쇄유돌근, 삼각근) 여러 개를 선택해서 그 섬유방향을 따라 근부착점까지 촉진한다.
3. 부척주근을 촉진하고 다음과 같은 것을 감지하라.
   a. **긴장도**: 안정시 근육의 정상적인 느낌(촉진을 너무 거칠게 하면, 긴장도가 변할 수도 있다):
      (1) 과긴장 — 정상 긴장도의 증가
      (2) 저긴장 — 정상 긴장도의 감소
      (3) 무긴장 — 긴장도가 전혀 없다. 무기력한 이완성 근육
   b. **수축**: 근육이 짧아지면서 정상적인 긴장이 증강된다.
   c. **구축**: 근육이 조직의 섬유성 변화로 단축되어 비정상적으로 고착된 것
   d. **경련**: 수축이 생리학적 요구를 초과하여 비정상적으로 유지된 것
   e. **물컹함**(bogginess): 과긴장 근육에서의 체액증가로 젖은 스폰지처럼 느껴지는 것
   f. **로프느낌**(ropiness): 만성적으로 수축되어 있는 근육에서 감지되는 것으로 줄 또는 로프같은 느낌
   g. **실느낌**(stringiness): 로프 느낌의 미세화 — 근육이 마치 탱탱한 실로 만들어진 것처럼 느껴진다

건 Tendons

건은 근육을 뼈에 부착시키는 것으로 섬유탄력성 결합조직으로 꼬아진 줄이다.

1. 발뒤꿈치에서 아킬레스건을 그리고 주관절에서 상완이두근건을 촉진한다.

이들 조직을 근육과 비교하면서 그것이 더 견고하게 느껴지는 것에 주목하라.

인대 Ligaments

인대는 강한 섬유성 띠로 뼈와 뼈를 연결시킨다. 그것은 아주 깊숙이 있기 때문에 촉진하는 것이 어렵다. 일부 인대는 촉진할 수 없는 것도 있다.

1. 슬관절의 외측측부인대를 촉진하려면, 환자로 하여금 다리를 꼬아서 한쪽 발목이 다른 쪽 다리의 무릎위에 놓게 해서 무릎은 굴곡되고 대퇴는 외회전 되게 해야 한다. 인대는 외측과 약간 후방으로 관절공간을 가로지르면 촉진할 수 있다.

참고문헌

DiGiovanna E. *Encyclopedia of Osteopathy*. Indianapolis, IN: American Academy of Osteopaths: Indianapolis, IN, 2002.

DiGiovanna E, Schiowitz S. *An Osteopathic Approach to Diagnosis and Treatment, 2nd ed.* Philadelphia: Lippincott-Raven, 1997.

Educational Council on Osteopathic Principles. *Glossary of Osteopathic Terminology*. Chicago: American Osteopathic Association, 2001.

Nicholas AS. 1978. Palpation in osteopathic medicine. *Osteopath Ann* 1995;67:36–42.

9

정골요법적 관리에서 운동역할
(The Role of Exercise in Osteopathic Management)

보통 의사들은 특수 약물을 처방하기 전에 이미 진단을 내리고 치료계획을 세웠을 것이며, 의사들이 기대하는 것은 적절한 약물 투여량, 그것의 부작용, 다른 약물과의 융화성, 그리고 환자가 겪었던 다른 임상 실체에 대한 그것의 효과를 알는 것이다.

의사들의 능력에 요구되는 이러한 최소한의 것들이 운동을 치료적 수단으로 처방하는데도 동등하게 요구된다는 것이 사실이다. 모든 의사들은 자의적으로 어떤 형식의 운동을 추구하고 있거나, 운동프로그램을 처방받아야 하는 환자들과 조우하게 된다. 이 장에서 접근하는 것은 의사들이 이용하는 근골격 기능부전에 대한 초기관리법과 그것에 대한 운동치료법 처방에 대한 것이다.

이 책을 읽는 독자들에게 추천하고 싶은 것은 1부, 제5장 해부학에 대한 총괄적 고찰에 서술된 대로 근육의 기능해부학에 대한 논의를 재고하라는 것이다.

운동 분류 Classification of Exercise

1. **등장성.** 일정한 부하를 가지고 하는 동적 운동. 저항은 부하와 저항팔(모멘트 팔)의 산물이므로 일정하지 않다.
2. **등속성.** 운동속도가 가변저항에 의해 조절되는 동적 운동.
3. **등척성.** 근수축에 의한 근육길이 단축이 거의 없거나 전혀 없는 정적운동(정적수축)

주의: 손바닥에 무게추를 들고 상완이두근의 수축에 의해 주관절이 굴곡된 예는 다음과 같이 설명될 수 있다:

1. 90° 위치로 부터 굴곡이 증가되면 모멘트 팔이 짧아지게 되므로 저항은 감소된다. 상완이두근의 수축력이 계속 유지된다면, 굴곡 속도는 그에 상응하게 증가될 것이다. 이것은 등장성 운동의 예이다.
2. 모멘트 팔이 줄어들면서 손에 든 무게추는 그에 상응하게 증가된다면, 그 때는 저항은 굴곡과 더불어 계속 증가될 것이고, 굴곡 속도는 일정하게 유지될 것이다. 이것은 등속성 운동의 한 예이고, 오직 이런 목적을 위해 고안된 기계를 사용할 때만 운동을 실행할 수 있다.
3. 손에 든 무게추가 너무 무거워서 움직일 수 없다면, 상완이두근이 수축해도 굴곡이

일어나지 않을 것이며, 근길이의 변화도 없고, 모멘트 팔과 저항은 일정할 것이다. 이것은 등척성 운동의 예이다.

등속성 운동은 등척성 또는 등장성 운동 어느 것보다도 근육이 더 빠르게 할 수 있는 일을 증가시키므로 더 능률적이다. 등척성운동은 관절가동이 금기이거나 통증을 유발할 때 사용되어야 한다. 기교 숙련이 목적이라면, 가장 좋은 운동양식은 그 기술을 수행하는데 요구되는 동작을 등장성으로 반복하는 것이다.

운동치료 적응증 Indications for Exercise Therapy

1. 올바른 자세정렬에 대한 감각개발
2. 단축되거나 수축된 근육의 이완 또는 연장
3. 정상가동범위 내에서의 관절운동 유연성을 달성
4. 올바른 기능을 획득하거나 유지하는데 요구되는 근력 증가

이 책의 다른 장에서 이러한 적응증이 존재하는지를 결정하기 위한 방법(정적 대칭성 스캔, 국소가동검사, 관절가동검사, 촉진, 분절간 가동성검사)을 서술하였다. 기능부전검사에서 서술되지 않은 유일한 것은 근력검사에 이용되는 것이다.

근육기능검사(근력-수축성) Testing for Muscle Function(Strength-Contractility)

근력검사를 위한 전반적인 과정은 환자에게 검사할 근육을 구심성 수축시키도록 지시하고 나서 그 결과를 양적으로 측정하고 그 소견을 분류하는 것이다.

1. 근력검사과정
   a. 분절을 중력영향이 최소로 되고 완전히 이완된 위치로 놓는다.
   b. 검사할 동작이 일어날 수 있도록 병발된 신체 분절을 위치시킨다.
   c. 환자에게 병발된 근육을 수축시키게 하여 구심성 수축과 관절운동을 일어나게 한다.
   d. 결과를 평가한다.
2. 분류
   a. 전혀 수축하지 않음 - 0점.
   b. 검사자 손가락에서 수축은 느껴지지만 움직임이 전혀 없다 - 1점.
   c. 수축으로 동작은 일어나지만, 중력을 받으면 동작이 일어나지 못한다 - 빈약 - 2점.
   d. 중력을 받은 상태에서는 수축으로 동작이 일어나지만, 저항을 받으면 동작이 일어나지 못한다 - 양호 - 3점.
   e. 중력을 받은 상태에서는 수축으로 동작이 일어나지만, 저항을 받으면 완전한 동작이 일어나지 못한다 - 양호 - 4점.
   f. 중력과 저항을 동시에 받고도 완전히 수축한다 - 우수 - 5점.

무활동과 저운동성 질환 Inactivity and hypokinetic disease

Kraus와 그의 동료는 아이의 체간 및 하지 근육의 세기와 유연성을 측정하기 위해 수행된 연구를 보고하였다. 유럽 아이들은 단지 8.7%만 이 검사에 불합격되었는데 그 반면에 미국 아이은 57.9%가 불합격되었다. 미국인이 저조한 성적으로 나타난 것은 고도수준의 기계화를 이용할 수 있기 때문인 것으로 설명될 수 있다.

기계화에 덧붙여 문명은 "도피반응"을 억제

하였고, 도시화된 사람들은 거의 지속적으로 경계반응 상태로 살고 있다. 인간의 삶에서 이러한 불균형 즉, 해소되지 않은 과도한 자극 이 운동부족과 결합되어 사람들로 하여금 계속 잠재적인 발병성 환경(pathogenic environment) 속에서 살아가게 한다.

긴장성 목, 긴장성 두통, 긴장성 요통이라는 용어는 일차진료의사에게 흔한 것이지만, 이러한 증후군을 진단하는 것은 어렵고, 치료하는 것은 더욱 어렵다. 행동수정을 이완과 신장운동과 통합한 다인성 접근법이 적당하며, 포괄적인 이완과 신장운동, 스트레스 수정기법 등에 의한 예방을 유년시기부터 시작하여 일생동안 계속해야 된다.

Kraus-Weber 검사(수정된 것)
Kraus-Weber Test(Modified)

수정된 Kraus-Weber 검사는 신체의 특정동작을 수행하는데 함께 작용하는 근육그룹의 평가에 이용되는 스캐닝과정이며, 검사 1부터 5를 통해서 주로 근력을 평가하고, 일차적인 주동근이 수축함에 따라 길항근은 신장되어야 하는데 길항근이 구축되어 있으면 이것을 주동근 약화로 잘못 해석할 수도 있다. 검사 6과 7로는 주로 근단축에 대한 검사방법이다(신장성 소실).

근골격 기능부전을 치료하는 치료사는 일부 선별검사(screening)형식을 이용해서 효과적인 운동치료를 처방하는데 도움을 받아야 하며, 여기에 기술된 것 이외에도 많은 다른 검사들을 사용할 수도 있다.

검사 1로 상복부-요근 근력을 검사한다(그림 9-1):

1. **환자 자세** : 앙와위에서 양손은 흉부를 가로질러 팔짱끼고, 다리는 완전히 신전한다.
2. **치료사 자세**: 테이블의 발쪽에서 환자의 발을 하방으로 잡아 유지한다.
3. 환자에게 머리를 말아 구부리고 체간을 테이블에서 들어올리라고 지시한다. 등이 30° 이상 테이블에서 들어올려졌다면 상복부 근육의 기능은 적절한 것이고, 60° 이상 완전 직립자세까지 등이 거상되었다면, 요근 근력이 사용되어 검사되는 것이다.

검사 2로는 요근을 작용시키지 않고 복근 근력을 검사한다(그림 9-2):

1. **환사 자세**: 앙와위에서 양손을 흉부를 가로질러 팔짱끼고, 고관절과 슬관절은 굴곡하고 발바닥은 테이블에 붙인다.
2. **치료사 자세**: 환자 양발을 테이블 위에 붙

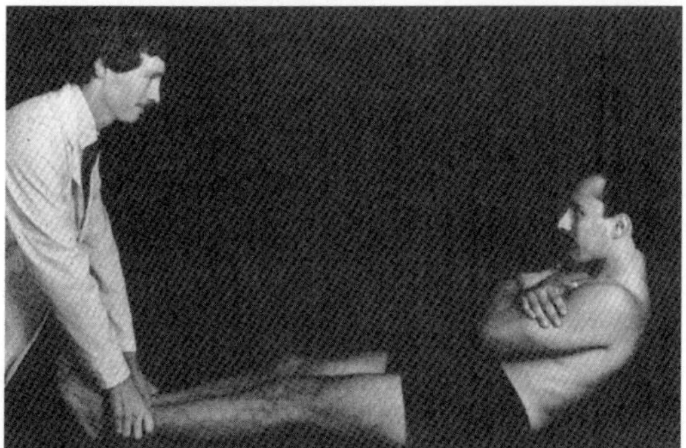

■ **그림 9-1** 상복부, 요근 근력검사

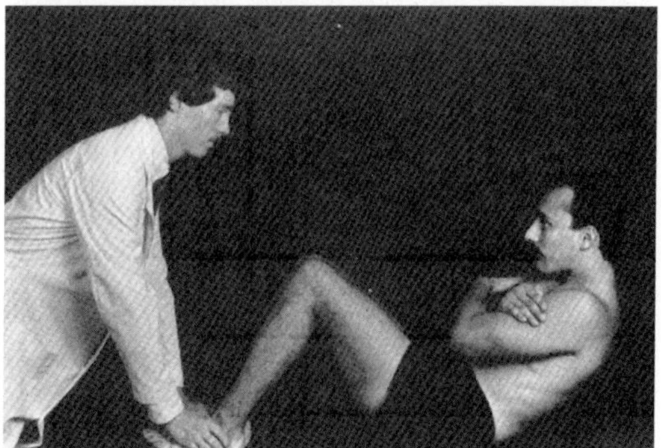

■ **그림 9-2** 요근을 제외하고 상복부근 근력검사

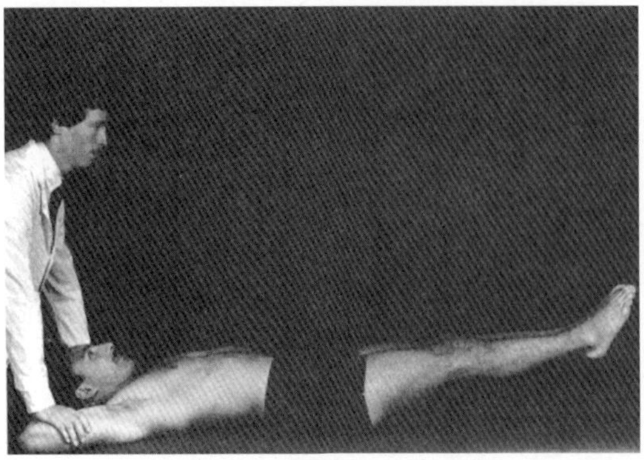

■ **그림 9-3** 하복부근 근력검사

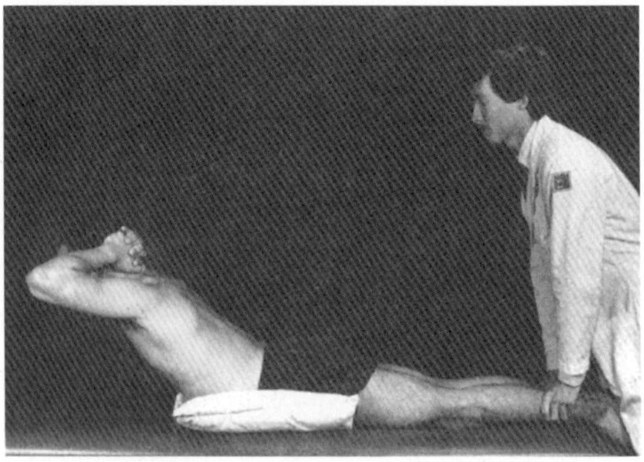

■ **그림 9-4** 상배부근 근력검사

여서 고정한다.

3. 환자에게 이전과 같이 상체를 말아 구부려서 앉은 자세까지 들어올리라고 지시한다.
4. 순응도(compliance)를 측정한다.

검사 3로 하복근 근력을 검사한다(그림 9-3):

1. **환자 자세** : 앙와위에서 양손은 머리 뒤로 하고 양다리는 신전한다.
2. **치료사 자세** : 테이블 머리쪽에서 환자의 어깨를 테이블 쪽으로 잡아누른다.
3. 환자에세 양다리를 곧게 펴고, 테이블에서 10인치 높이까지 들어올리게 하고, 이 자세로 10초간 유지한다.
4. 순응도를 측정한다.

검사 4로 상배부 근력을 검사한다(그림 9-4):

1. **환자 자세**: 복와위에서 베개를 복부밑에 대고, 양다리는 완전히 신전하고, 양손은 목뒤에서 깍지를 낀다.
2. **치료사 자세**: 테이블의 발쪽에서 환자의 고관절과 다리를 테이블 쪽으로 누른다.
3. 환자에게 가슴과 복부를 테이블에서 들어올리고, 그 위치에서 10초간 유지하라고 지시한다.
4. 순응도를 측정한다.

검사 5로 하배부 근력을 검사한다(그림 9-5):

1. **환자 자세**: 복와위에서 베개를 복부밑에 대고 양다리는 완전히 신전하고, 양손은 목뒤에서 깍지를 낀다.
2. **치료사 자세**: 테이블 머리쪽에서 환자의 양어깨를 아래로 누른다.
3. 환자에게 슬관절 굴곡없이 양다리를 테이블에서 들어올려서 10초간 유지하라고 지시한다.
4. 순응도를 측정한다.

검사 6로 슬괵근 신장성을 검사한다(그림 9-6):

1. **환자 자세**: 완전직립자세에서 양발을 붙이

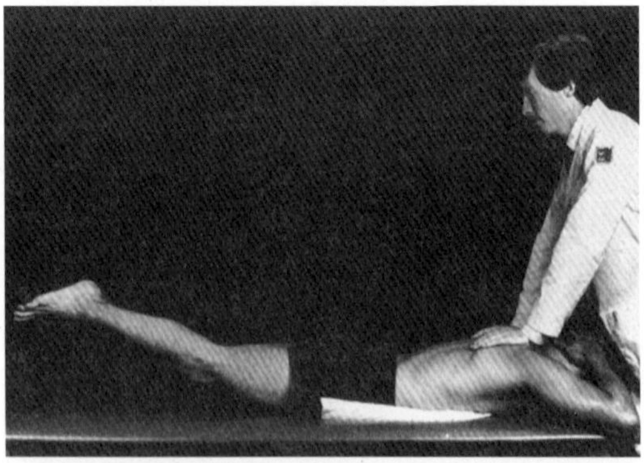

■ **그림 9-5** 하배부근 근력검사

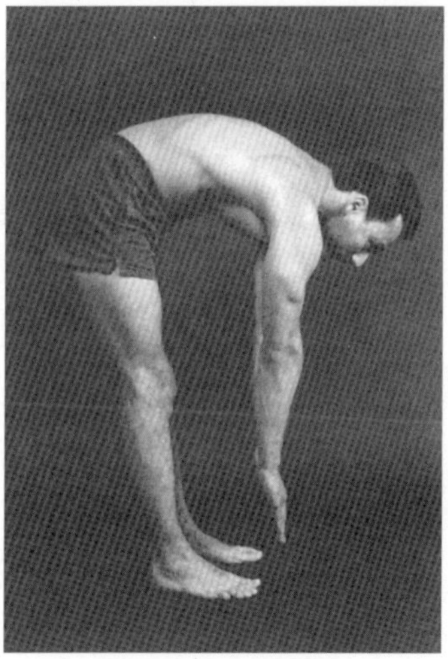

■ **그림 9-6** 기립자세에서 슬괵근 신장성 검사

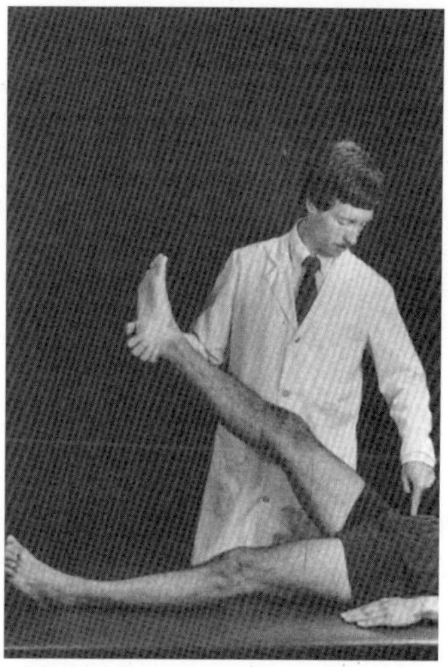

■ **그림 9-7** 앙와위에서 슬괵근 신장성 검사

고 양손을 신체측면에 둔다.

2. 환자에게 슬관절 굴곡없이 전방굴곡하여 바닥에 양손 끝이 닿도록 노력하라고 지시한다.
3. 검사자는 손가락 끝에서 바닥까지의 거리를 측정하여 순응도를 결정한다.

검사 7로 슬괵근 신장성을 검사한다(그림 9-7):

1. **환자 자세**: 앙와위에서 양다리를 완전히 신전한다.
2. **치료사 자세**: 검사하려는 슬괵근 쪽에 선다.
3. 검사자는 한손으로 환자의 발뒤꿈치를 잡고 다른 손은 동측 전상장골극에 댄다.
4. 검사자는 완전 신전된 다리를 전상장골극에서 회전 움직임이 느껴질 때까지 테이블에서 수동적으로 들어올린다.
5. 고관절 굴곡 정도를 측정한다. 굴곡이 60° 이하이면, 슬괵근 신장성 소실로 고려된다.
6. 80~90° 정도 굴곡은 대둔근의 신장성이 양호하다는 것을 나타내고, 90° 이상으로 굴곡되면 척추기립근의 신장성이 양호하다는 것을 나타낸다.

주의: 이러한 검사의 해석은 척추신경근염이나 고관절 제한이 존재하면, 무효화 될 수 있다.

운동프로그램 계획–일반적 원리

Planning an Exercise Program-General Principles

1. 운동이 통증을 유발한다면, 시행하지 마라.
2. 중력힘과 환자의 자세를 평가한다.
3. 두관절 양쪽에 작용하는 2관절근(two joint muscles)의 영향을 평가하라.
4. 이완(자세)운동으로 시작한 다음에 중등도 교정운동을 추가하고, 점차 격렬한 교정운동을 환자 내성까지 특별히 계획하여 증가시킨다.
5. 운동은 준비운동과 마무리 운동 단계에서 신장과 이완 운동을 점진적으로 이용하면서 시작하고 끝내야 한다.
6. 환자에게 각각의 개별적인 운동사이에서는 휴식하라고 지도한다.
7. 환자의 자세를 바꾸어서 운동을 다양하게 한다.

8. 동일한 움직임의 여러 번 반복하는 것은 피해야 한다. 일회에 같은 운동은 오직 2~3번만 시행한다.
9. 모든 운동은 느리고 부드럽게 실시한다.
10. 피로하지 않게 한다.
11. 규칙적으로 섭생(regimen)을 한다.

일반적 지침 General Precautions

운동처방을 작성할 때에는 이러한 지침들을 고려해야 한다.

1. 다른 부위를 운동하는 동안에 신체 어느 한 분절이 염좌받지 않도록 보호한다.
2. 노년기 환자의 요구, 기대, 한계를 알고 있어야 한다.
3. 쇠약한 환자의 요구, 기대, 한계를 알고 있어야 한다.
4. 환자가 능동운동으로 악화될 수 있는 질환을 가지고 있을 수도 있다.
5. 항상 특정한 치료법을 특정한 목적으로 처방한다.
6. 운동치료를 과다하게 하지 않도록 한다.
7. 움직임으로 통증이 유발되지 않게 한다.
8. 적응증이 된다면 보조약제를 처방한다.
9. 추적치료(follow-up treatment)를 처방한다.
10. 약물치료법을 처방하는 것처럼 가정치료와 운동을 처방한다.

이완 운동 Relaxing Exercises

이완 운동에는 많은 양식과 변종이 있는데, 여기에서 설명하는 것은 근육의 정적 수축을 이용하는 것이다.

1. **환자 자세** : 앙와위에서 양다리를 신전하고, 양팔은 측면에 두게 하고, 환자에게 다음과 같이 지시한다:
2. 발목과 발가락을 완전히 배측굴곡시킨 다음, 이제부터는 그것들을 더 많이 배측굴곡시키도록 노력하면서 4초간 유지한 다음에 이완한다.
3. 정적으로 종아리 근육을 수축시키고, 4초간 유지한 후 이완한다.
4. 정적으로 둔근을 수축시키고, 4초간 유지한 후 이완한다.
5. 고관절과 슬관절을 굴곡시켜서 양발바닥을 치료대에 대고, 요부를 가능한 한 견고하게 밀어서 치료대에 붙이고, 4초간 유지한 후 이완한다.
6. 양발과 척추상부, 양어깨로 지지하면서 허리를 테이블에서 들어올리고, 척추상부와 양어깨를 아래로 밀어 누르고, 4초간 유지한 후 이완한다.
7. 양손의 근육을 수축시켜 주먹을 꽉 쥐고, 4초간 유지한 후 이완한다.
8. 전완의 근육을 정적으로 수축시키고, 4초간 유지한 후 이완한다.
9. 상완이두근을 정적으로 수축시키고, 4초간 유지한 후 이완한다.
10. 양어깨를 으쓱하니 가능한 한 많이 귀 쪽으로 올리고, 4초간 유지한 후 이완한다.
11. 양어깨를 전방으로 내밀어 정중선에서 마주치도록 노력하면서, 4초간 유지한 후 이완한다.
12. 턱을 끌어당긴 다음에 목을 후방으로 바닥 쪽을 향해 견고하게 밀고, 4초간 유지한 후 이완한다.

운동처방 작성 Writing an Exercise Prescription

운동처방은 다음과 같이 작성해야 한다:

1. 근골격 기능부전에 맞게 구체적으로 한다.
2. 환자의 육체적, 정신적 상태를 고려한다.
3. 환자의 근육기능을 고려한다.
   a. 짧아지는 능력 — 수축성
   b. 길어지는 능력 — 신장성
   c. 정상 크기로 되돌아오는 능력 — 탄력성

운동처방의 예가 아래에 있다.

환자 이름: _____ **날짜:** _____ **목적:** _____

추적과정: ________

1. 환자 자세: 다음과 같은 이완운동을 시행해라.
   a. _____ 회 _____
   b. _____ 회 _____
   c. _____ 회 _____
   d. _____ 회 _____
2. 휴식; 자세변화; 다음과 같은 중등도 운동을 시행해라(목적에 맞게 구체적으로):
   a. _____ 회 _____
   b. _____ 회 _____
   c. _____ 회 _____
3. 휴식; 자세변화; 다음과 같이 더 어려운 운동을 통증없이 시행해라(목적에 맞게 구체적으로):
   a. _____ 회 _____
   b. _____ 회 _____
   c. _____ 회 _____
4. 휴식, 2번 내용 반복.
5. 휴식, 1번 내용 반복.

당신은 한 세트운동을 끝냈으며, 그것을 완료하는 데는 _____분이 소요되어야 했다.

이러한 운동을 하루에 _____회 반복해라.

다음 약속일인 _____(일)까지 이 운동을 계속해야 해라.

경고: *통증이 나타난다면, 처방된 운동 어떤 것이라도 하지 않아야 하며, 이 운동프로그램을 계속하기 전에 문의전화를 하여야 한다.*

참고문헌

Ashmore EF. *Osteopathic Mechanics.* London: Tamor Pierston, 1981.

Bove AA, Lowenthal DT. *Exercise Medicine.* New York: Academic Press, 1983.

Cailliet R. *Soft Tissue Pain and Disability.* Philadelphia: F.A. Davis, 1977.

Carew TJ. The control of reflex action. In: Kandel ER, Schwartz JH, eds. *Principles of Neural Science, 2nd ed.* New York: Elsevier, 1985:464.

Daniels L, Worthingham C. *Muscle Testing, 3rd ed.* Philadelphia: W.B. Saunders, 1972.

Daniels L, Worthingham C. *Therapeutic Exercise, 2nd ed.* Philadelphia: W.B. Saunders, 1977.

De Lateur B, Lehmann J, Stonebridge J. Isotonic versus isometric exercise. *Arch Phys Med Rehabil* 1972;53: 212–217.

DiGiovanna EL, Schiowitz S. *An Osteopathic Approach to Diagnosis and Treatment, 2nd ed.* Philadelphia: Lippincott-Raven, 1997.

Gowitzke BA, Milner M. *Understanding the Scientific Basis of Human Movement.* Baltimore: Williams & Wilkins, 1980.

Kendall FP, McCreary EB. *Muscles: Testing and Function, 3rd ed.* Baltimore: Williams & Wilkins, 1983.

Kraus H. *Clinical Treatment of Back and Neck Pain.* New York: McGraw-Hill Book Co.

Kraus H, Hirschland RP. Minimum muscular fitness tests in school children. *Res Q* 1954;25(2):178–188.

Kraus H, Prudden B, Hirschorn K. Role of inactivity in production of disease: A hypokinetic disease. *J Am Geriatr Soc* 1956;4(5):463-471.

Moffroid M, Whipple R, Hofkosh J, et al. A study of isokinetic exercise. *Phys Med Ther* 1969;49:735–746.

Thiistle, HG, Hislop HJ, Moffroid M. 1967. Isokinetic contraction: A new concept of resistive exercise. *Arch Phys Med Rehabil* 1967;48:279–282.

II부

정골요법적 수기조작
(Osteopathic Manipulation)

10

도수치료의 역사
(History of Manual Medicine)

도수치료 역사는 고대에 시작된 의학역사와 섞여있다. 의학에서 치료에 손을 최초로 이용한 것은 아마도 탈구와 골절을 치료하는데 손을 사용하게 된 것이 그것들 중에 하나이었을 것이다. 이와 마찬가지로 마사지도 고대에서부터 시행되어 현대까지 이어져서 연부조직의 다양한 통증치료에 이용되고 있으며, 그리스와 로마시대에는 마사지가 번성하여 그리스 의사인 Aietaeus는 그것을 이용하여 두통, 현기증, 간질을 치료했다. 상형문자로 된 문서에는 고대 이집트인들이 양손을 이용해서 상처와 질환을 치료했다고 기록되어 있고, 현대의학의 아버지인, 히포크라테스는 그의 필사본 일부에서 그가 탈구와 척추변형을 치료하는데 자주 이용했던 도수치료기법을 설명했으며, 갈렌과 같은 그러한 역사적으로 유명한 다른 의사들의 저서에서도 환자들을 치료하는데 손을 이용한 다양한 절차가 기술되었다.

동양에서는 일본과 중국에서 손을 이용하여 어깨, 턱의 탈구와 그 외 다른 손상 환자들을 치료했다. 중국 마사지를 지칭하는 쿵푸에는 마사지를 의학적 치료법으로 가장 처음 언급된 것이 포함되어 있다고 생각된다. 환자의 복부에 수기적인 롤러를 직접 시행하여 변비를 치료하는데 이용했다. Greenman은 그의 저서인 '도수치료의 원리' 에서 태국에는 4000년 이전부터 도수치료을 사용했다는 것을 암시하는 조각상이 있다고 했다.

많은 종교에서 그리고 많은 무당, 치료사들 사이에서 손을 얹는 의식은 흔히 있으며, 치유력 즉, 어떤 형태의 에너지가 치료자로부터 환자로 들어가서 치료효과가 나타난다고 믿고 있다.

중세시대의 의사와 로마시대 의사들은 정형외과 치료를 보조하기 위해 다양한 기구들을 사용했다. 척추 스트레칭을 위한 신장기가 고안되었는데, 일부 경우에는 환자 상부를 아래로 하여 거꾸로 매달기도 하는 것으로 그 테이블에는 활차와 로프가 부착되어 탈구된 관절을 견인하여 정복하게 되어 있다.

19세기 영국과 유럽 전역에서는 정골사(bonesetter)라고 알려진 수기조작자들이 나타났는데. 이러한 시술자들은 가족을 통해 세습되어온 수기조작 "비법"을 철저하게 지켰다. 그들은 그 당시의 의사들에게 진찰을 받을 여유가 없었던 평민들에게 의료적 관리를 제공하는 중요한 자원으로 기여했으며, 왕족들도 왕실의사들의 치료에 만족하지 못하거나 비효과적일 때는 정골사들을 고용했다. 런던에서 있었던 유명한 정골사 중에 한사람으로 때로는 Mapp로도 불렸던 Mabb여사는 왕실정골사가 되었으며, 백마가 끄는 마차를 타고 런던을 순회할 정도로 성공했다.

1860년대에 정골사들은 당시 유명했던 일부 의사들의 관심을 끌었다. James Paget경은 정골사들이 전통적인 의료적 관리에는 반응하지 않았던 일부 관절문제를 효과적으로 치료할 수 있다는 것에 주목하고, 그는 그의 동료의사들에게 정골사들이 중요한 경쟁자로 될 것 같으니 그들이 무엇을 하고 있는지에 관심을 가져야 한다고 훈계하였다. 수년 후에 Wharton Hood박사는 그가 정골사의 도제로서 경험했던 것을 기술한 책을 썼다.

미국의 영국 식민지시대에 정골사들은 미국으로 이주했는데, 그들 중에서 가장 주목할 만한 인물은 Sweet가족으로 그들은 Rhode Island와 Connecticut에서 거의 200년 동안 시술했었다. Andrew Taylor Still은 아마도 Hood의 저서를 통해서나 또는 유럽과 동유럽제국으로부터 온 용병들과 접촉했던 때인 그의 군복무시기에 정골사의 치료기법을 배웠던 것 같다. 대략 1883년부터 1890년까지 Still은 그 자신을 "전광석화같은 정골사"로 칭했던 명함을 배포했었는데, 그는 그의 지식을 그가 받았던 그 어떤 교육으로부터 출처된 것이 아니라고 했다.

미국에서 의학은 19세기에 격동의 시대를 거쳐 왔다. Samuel Thompson(1769-1843)은 전통적 의학시술에 도전한 최초의 사람 중에 하나이었는데, 그는 모든 통상적인 치료방법을 거부하고, 치료법으로서 약은 사용되지 말아야 한다고 믿었다. Franz Mesmer이 개발한 동물자기술(animal magnetism)은 잠시 유행했었던 것이지만, Still이 한때 그 자신을 자기치료사(magnetic healer)로 광고했던 것으로 보아 이것이 그에게 영향을 미쳤다는 것은 확실하다. Samuel Hahnemann은 동종요법이라고 알려진 치료법을 개발했는데 그 당시에 아주 유행한 치료법이었고, 오늘날에도 수정된 방식으로 계속 시술되고 있다. 이러한 대체요법들이 Still의 믿음 즉, 환자를 치료하는데 약은 해로운 것이며, 수기조작을 이용하는 것이 보다 안전한 선택이라는 것에 영향을 미쳤다는 것은 의심할 바가 없다.

미국에서의 수기조작의 이용에는 2개 주요한 추세로 구분된다. Andrew Taylor Still은 정골요법을 개발했는데 20세기에 그것은 결국 수기조작을 전통적 의학과 결합시키는 길을 따라 움직였다. Chiropractic은 오늘날에도 계속 주로 척추"조정(adjustment)"을 목적으로 하는 치료로 시술되고 있다

카이로프락틱은 Daniel David Palmar(1845-1913)가 개발했는데, 그는 아이오와주 Daveport에서 식품점 상인이었고, 자기치료사로 전직했던 사람이었다. Palmar와 Still은 1893년 초에 만났던 것으로 믿어진다. 그는 Strothers라는 이름을 가진 정골요법 제1기학생과 함께 미조리주 Kirksville에 도착했다고 하며, Arthur Hildreth에 의하면, Blanche Still이 그에게 Palmar가 Still집에 저녁식사 손님으로 초대되었었다고 말했다고 했다. 약 1주일 후에 그는 아이오와주로 돌아갔으며 거기에서 1986년에 첫 번째 카이로프틱 칼리지를 개교했다. 그는 그의 아들의 차에 치이는 자동차 사고로 사망했으며, 카이로프락틱은 그의 아들 Benjamin J.

Palmar이 이어받아 동업자들을 능동적으로 장려하기 사작하면서 탄력을 받고 발전하기 시작했다.

정골요법과 카이로프락틱이 미국에서 수기조작의 주요 근원이기는 하지만, 다른 전문가들도 도수치료에 대한 관심이 커져갔다. 수기조작을 그들의 치료법에 통합시킨 물리치료사들이 많아졌으며, 일부 의사, 특히 정형외과의사와 자연요법전문의사들도 수기조작기법을 이용하기 시작했다. 영국에서는 James Mennell과 Edgar Cyriax, 두 의사가 전통적 의료계에 수기조작을 깨닫게 했으며, Cyriax는 그의 정형외과시술의 일부로 수기조작을 장려하는데 적극적이었지만, 정골요법적 수기조작의 가치를 훼손시켰으며, 정골요법의사들은 돌팔이라는 생각을 그대로 유지했다. 하지만 유럽에서 많은 의사들이 자극을 받고 수기조작을 그들의 시술행위의 일부로 이용하게 되었다.

수기조작을 이용하는 의사들의 단체가 조직되었는데, 유럽, 카나다, 미국의 의사들이 그 회원으로 되어 있으며, 국제도수의학연맹(FIMM)으로 알려졌다가 지금은 또한 IFMMM(International Federation of Manual/Manipulative Medicine)으로도 불리고 있다. 이 단체들은 매년 유럽, 미국, 그 외 다른 나라로부터 온 발표자들로 과학세미나를 주최하고 있다.

참고문헌

DiGiovanna E. *Encyclopedia of Osteopathy*. Indianapolis, IN: American Academy of Osteopathy, 2000.

Gevitz, N. *The D.O.s, Osteopathic Medicine in America*. Baltimore: Johns Hopkins Univeristy Press, 1982.

Greenman PE. Models and mechanisms of osteopathic manipulative medicine. *Osteopath Med News* 1987;IV: 11–14, 20.

Greenman PE. *Principles of Manual Medicine, 2nd ed*. Baltimore: Williams & Wilkins, 1996.

Hildreth AG. *The Lengthening Shadow of Dr. Andrew Taylor Still*. Macon, MO: A.G. Hildreth, 1938.

Northup GW. *Osteopathic Medicine: An American Reformation*. Chicago: AOA, 1966.

Trowbridge C. *Andrew Taylor Still, 1828–1917*. Kirksville, MO: Thomas Jefferson University Press, 1990.

11

정골요법적 수기조작의 목표, 분류, 방식

(Goals, Classifications, and Models of Ossteopathic Manipulation)

정골요법적 수기조작 치료법(OMT)에는 정골요법의사가 환자를 진단하고 치료하는데 손을 이용하는 다양한 기법이 포함되어 있으며, 그것은 많은 유형의 손상과 질병과정에 대한 전반적인 치료계획의 일부분이다. 이러한 계획에는 약물제제, 운동, 영양지도, 치료기구, 수술, 생활방식지도 등이 포함될 수도 있다. OMT는 특히 체성기능부전을 치료하는데 이용되는 것이며, 체성기능부전에는 관절, 근육, 근막, 건, 인대, 그리고 이러한 구조들과 연루된 혈관과 신경 등의 신체 구성체제가 관련되어 있다.

촉진은 체성기능부전을 진단하는데 중요한 역할을 한다. 정골요법의사들은 손을 이용해서 근골격계의 다른 병리적인 문제와 마찬가지로 체성기능부전도 진단하며, 관찰, 동작검사, 근력검사, 다양한 특수검사 등이 통합되어 환자를 진단적으로 평가하게 된다.

OMT를 제대로 잘 시행할 수 있으려면, 환자 조직으로부터 시술자의 손으로 가는 지속적인 되먹임이 필요하다. 치료하는 동안 시술자는 문제가 어디에 있는지, 시행하고 있는 치료에 조직이 어떻게 반응하고 있는지 등을 알려주는 촉진감각에 신경을 쓰고 있어야 하며, 보상적 기전은 식별하고, 근본적인 원인을 분리해야 한다.

OMT의 목표에는 다음과 같은 것이 포함된다.

A. 통증완화 및 그 외 증상의 감소
B. 기능증진
C. 운동기능 증가
D. 병발된 부위의 혈액공급 및 영양 개선
E. 림프 및 정맥시스템을 경유하는 체액복귀 흐름의 충족
F. 정상적인 신경전도에 대한 장애제거

각 개인에게 부과된 목표는 현실적이어야 하며, 적당한 시간구성 내에서 이루어져야 한다. 환자와 치료사는 각각 치료법이 모든 케이스에 효과가 있는 것은 아니라는 것을 깨달아야 한다. 일반적으로 환자가 어떤 질환을 앓고 있는

기간이 길었으면 길었을수록 그것을 해결하는 데는 더욱 많은 시간이 걸린다. 건강들 완전하게 회복한다는 것이 비현실적인 목표가 될 수도 있다. 그러나 이해하고 있어야 하는 것은 문제를 완전하게 해결할 수는 없을지라도 통증감소, 일부 동작의 정상에 가까운 개선, 그외 삶의 질 개선 등과 같은 그러한 일부 유익한 효과가 나타날 수도 있다는 것을 기대하는 것이다.

목표는 매 방문마다 재평가되고 수정해서 환자 상태의 진정한 속성을 반영할 필요가 있다 때때로 최종적인 목표를 치료개시에 정할 수 없는 경우도 있다. 최초의 목표는 단지 단기간의 것으로 정하고, 시술자가 치료에 대한 환자 신체의 반응을 잘 알게 된 다음에 장기간 목표를 설정하는 것이 가장 좋은 것 일 수도 있다

수기조작의 분류 Classifications of Manipulation

수기조작을 분류하는 방식에는 직접과 간접으로 구분하는 것이 있다.

1. **직접**: 직접기법은 운동제한된 방향으로 시도되는 것이다. 치료를 시작할 때, 제한된 관절 또는 조직을 운동장벽으로 가져간 다음에 시술자의 힘으로 그 관절 또는 조직을 움직여서 제한장벽을 통과하게 하는 방식도 있고, 치료하는 동안에 운동이 점진적으로 일어나게 하는 방식도 있다.
2. **간접**: 관절 또는 조직을 운동장벽과 반대방향 즉, 상대적으로 운동이 자유로운 방향으로 가져가서 신경기전(neural mechanism) 또는 근막긴장(fascial tension)의 변화가 일어나게함으로써 관절 또는 조직의 운동이 개선되게 하는 것이다.
3. **혼합**: 일부 기법에서는 간접기법에 직접기법이 추가되거나, 이와 반대로 직접기법으로 시작한 다음에 간접기법이 추가되기도 하는데 대개는 직접에 간접기법이 추가되는 것이 보편적이다.

수기조작기법을 분류하는 다른 방식으로는 수동과 능동으로 구분하는 것이 있다.

1. **수동**: 수동기법은 환자의 능동적인 참여는 일체없이 오로지 시술자에 의해서만 시행되는 것이다.
2. **능동**: 능동기법은 시술자의 지도를 받으면서 환자가 상당히 참여하는 것이다. 능동적 참여를 하는 예로는 수의적 근수축과 호흡적 노력, 두 가지를 들 수 있다.

수기조작 방식 Models of Manipulation

수기조작 방식체계는 목표설정뿐만아니라 사용할 기법유형을 선택에도 도움이 된다.

A. 지세적 또는 구조적, 생체역학적 방식;
이것은 아마 가장 흔히 이용되는 수기조작 방식일 것이다. 통증완화와 운동증진을 목적으로 근골격계의 치료에 처방된다. 병발된 부위의 구조와 기능을 평가하고, 기능부전을 가능한 거의 정상에 가까운 상태로 회복시키기 위해 정골요법치료를 하고, 구조와 기능은 서로 밀접한 상관성이 있다는 것을 깨닫게 된다.

B. 신경학적 방식;
이 방식은 감각이나 운동 또는 자율신경계에 영향을 주거나 그것들과 연관된 반사에 영향을 미치는 것에 의해 치료를 하고자 할 때 선택되는 것이다. 이러한 것들은 흉추와 상부요추 또는 경신경절, 신경이 근육을 관통하는 국소부 등과 같은 그러한 다양한 부위에 영향을 미칠 수도 있

다. 일부 정골요법은 특별히 신경계를 목표로 처방된다.

C. 호흡/순환적 방식
이 방식은 림프 또는 혈액과 같은 그러한 체액의 이동에 영향을 주기 위해, 또는 호흡능력(respiratory capacity)을 개선시키기 위해, 또는 호흡노력(work of breathing)을 감소시키기 위해 선택되며, 심장과 호흡 문제의 치료 또는 부종액의 제거에 유용하다.

D. 생체에너지 방식
이 방식에서는 인체 고유의 타고난 에너지에 초점을 맞추고 있다. 여러 유형의 기법이 이 방식을 전체적으로 또는 부분적으로 이용하고 있으며, 두개부에서의 정골요법을 통해 두개-천골운동을 개선하는 것과 같은 그러한 다양한 에너지에 중점을 두어 다루고, 체액파동(fluid fluctuation)에 중점을 두어 다룰 수도 있다. 체온진단(thermal diagnosis)은 내장수기조작 기법의 한 분야이다.

E. 심리-행동적 방식
이 방식의 목표는 통증, 질병, 장애에 대한 인식에 영향을 미치는 것이다. 일부 정신/감정상태, 특히 걱정과 스트레스는 직접 손으로 만지는 치료에 잘 반응하며, 종종 정골요법으로 치료하는 동안에 웃거나 우는 등과 같은 그러한 감정적 해방(release)이 있을 수도 있다. 일정기간 통증으로 고생한 환자라면, 누구나 종국에는 정서적으로 영향을 받게 되고, 이것이 체성(soma)과 상호작용되어 통증-걱정-통증의 악순환을 생성하며 자주 화를 내거나 공포감을 갖게 된다.

어떤 환자를 치료하는데 있어서 치료방식을 배합하는 것이 적절할 수도 있다. 항상 절대적으로 필요한 것은 환자조직으로부터의 피드백에 귀를 기울여서 언제 그리고 어디에서 특정한 기법을 사용할 것인가를 결정하는 것이다. 기법의 선택은 치료를 받을 환자에게 무엇이 가장 잘 작용하는 가에 따라 좌우되며, 마찬가지로 치료하는 시술자의 숙련정도에 의해서도 달라진다.

참고문헌

DiGiovanna EL. *An Encyclopedia of Osteopathy*. Indianapolis, IN: American Academy of Osteopathy, 2002.

DiGiovanna EL, Schiowtiz S. *An Osteopathic Approach to Diagnosis and Treatment, 2nd ed.* Philadelphia: Lippincott-Raven, 1997.

Greenman PE. *Principles of Manual Medicine, 2nd ed.* Baltimore: Williams & Wilkins, 1996.

12

근막(연부조직)기법
[Myofascial (Soft Tissue) Techniques]

근막기법은 인체의 연부조직, 특히 근육과 근막에 시행되는 특수한 조작기법이며, 이러한 이유로 연부조직기법으로 불리기도 한다. 이것들은 1차적인 치료방식으로 또는 다른 방법을 위한 준비과정으로 배합하여 이용할 수 있디.

근막 이라는 용어는 근육을 의미하는 myo라는 어원과 fascia에서 유래된 것이며, 대개 근육과 근막이 이 기법에 의해서 치료되는 조직으로 흔히 생각하고 있으나 피부, 건, 인대, 연골, 혀액, 림프와 마찬가지로 모든 섬유-탄력성의 결합조직도 영향을 받을 수 있다.

근막기법의 이용을 통해 달성될 수 있는 여러 가지 목표가 있는데, 그러한 여러 가지 가운다음과 같은 것이 포함되어있다.

1. 수축된 근육의 이완, 이렇게 되면 근육의 산소요구량이 감소되고, 통증이 완화되며, 관절가동범위가 정상화된다.
2. 허혈부위로의 순환증가, 따라서 혈액이 공급되어 조직으로 산소와 영양분이 운반되고 해로운 대사성 축적산물이 제거된다.
3. 정맥성 및 림프성 배출의 증가, 이것에 의해 국소종창과 부종이 감소된다.
4. 저긴장 근육에서 신장반사에 대한 자극효과.

그림 12-1의 도해는 가동성과 기능을 손상시키고 통증을 야기하는 조직변화와 다양한 단계에서 인체에 나타나고 감지되는 연부조직변화를 설명하고 있는데, 이러한 변화를 시작하는 손상 또는 외상은 사소한 것이거나 아주 극적인 것일 수가 있다. Calliet는 외상을 외적 또는 내적으로 적용된 힘에 연루되어 조직반응을 유발하는 상처라고 정의했다. 통증은 그러한 것들이 합성된 결과로 그것은 여러 전달수단과 함께 다양한 강도로 나타나고, 효과적으로 표출된다.

초기 외상은 연부조직을 자극시키는 것일 수가 있는데, 그 자극은 대부분 흔히 통증으로 인식되며, 통증에 대한 인체의 통상적인 반응으로 근육긴장을 증가시키고, 그 결과로 다음과 같은 악순환이 잇달아 일어난다. 통증에 의해 보고된 양성 되먹임 기전으로 근육긴장 증가가 유발되고, 그것에 의해 통증증가가 유도되는 현상 등이 일어나고, 근육긴장의 증가는 조직허혈에 치명적인 역할을 하며, 악순환이 계속되어 조직허혈로 조직에 영양소 공급이 방해받

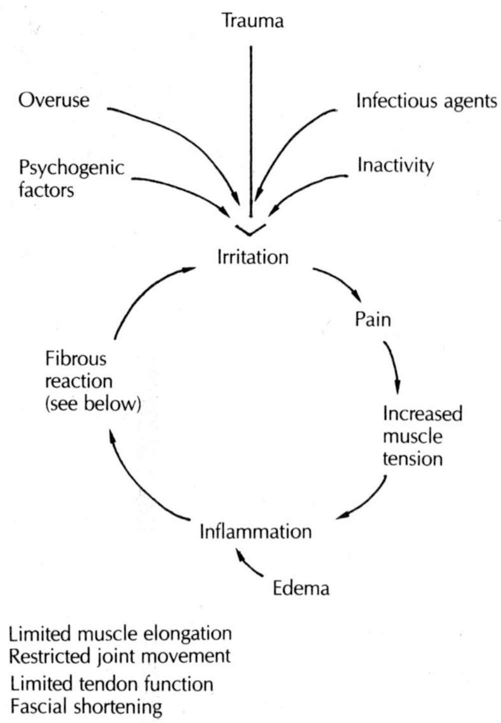

■ **그림 12-1** 외상성 손상 후에 연부조직변화/통증/연부조직변화의 순환주기

고 대사산물 축적이 증가된다. 이러한 대사산물은 유해한 자극으로 작용하여 더 많은 조직자극과 통증, 염증을 일으킨다.

이 시점까지의 진행과정은 급성으로 생각될 수 있으며, 만약 그 과정이 계속되면 만성적인 것으로 되는데, 그 다음 단계는 섬유조직반응(fibrous tissue reaction)이다. 만약 이것이 발생되면, 연부조직 손상이 거의 회복될 수 없게 되어 영구적인 것으로 된다고 믿어진다. 섬유성 반응의 영향으로 근육연장 또는 신장이 제한되며, 근육단축이 일어나고, 그것에 의해 관절움직임이 제한된다. 그 외 다른 영향으로는 건(tendon) 기능의 제한과 근막단축이 있다. 이러한 모든 것에 의해 신체 일부 또는 전체의 기능능력이 감소되게 된다.

근막기법은 통증-근긴장-통증의 악순환을 차단시키는데 유용하다. 조직에서의 순환과 배출을 증가시키는 것은 염증반응을 줄이는데 도움이 될 수 있다.

근막기법에 적용되는 생리학적 원리의 일부에 다음과 같은 것이 포함된다.

1. **결합조직의 유연성.** 결합조직에 부드러운 긴장을 장시간 적용하면, 가소성 연장이 나타난다.
2. **신장반사.** 근육을 신장시키면 근방추 기전이 흥분하게 되고, 그 결과로 그 근육에서 반사성 수축이 일어나게 된다. 그러므로 수동적 근막기법을 수축 또는 구축된 근육에 적용할 때는 그러한 것이 발생되지 않도록 해야 하는데, 천천히 균등하게 힘을 적용하고, 그 힘을 천천히 균일하게 풀어주면 방지할 수 있다. 그러나, 저긴장 근육의 근긴장도를 자극할 목적으로 능동적 근막기법을 시행할 때는 신장반사를 이용해야 한다.
3. **온열.** 근육에 열이 적용되면, 항상 그 결과로 신장에 대한 근육의 탄력성 반응이 증가하게 된다.
4. **근방추반사.** 이것은 능동-저항 근막기법에서 이용된다. 만약 방추외 섬유가 방추내 섬유보다 덜 수축하면, 근방추의 신장반사가 그대로 유지되어 방추외섬유는 더욱 흥분하게 된다.
5. **골기건기관 반사.** 이것은 능동근막기법에서 이용된다. 건에 가해지는 긴장이 극도로 되면, 골기건기관으로부터의 억제성 효과로 인해 그 근육은 갑자기 이완되게 된다.
6. **상호억제.** 이것은 저항성 또는 무저항성의

능동근막기법에서 이용된다. 어떤 근육이 신장반사로 자극되면, 그것에 의해 길항근은 동시에 억제된다; 즉, 상완이두근이 신장반사에 의해 흥분되면, 상호억제에 의해 삼두근은 억제된다.

7. **신전근 교차반사.** 이것은 저항성 능동근막기법에서 이용된다. 어떤 근육이 신장반사에 의해 흥분되면, 그것에 의해 반대측의 주동근은 동시에 억제된다. 척추의 한쪽 측면으로부터 다른 쪽 측면에 X자 패턴으로 교차되는 동작이 일어나게 된다; 즉, 우측 이두근이 신장반사에 의해 흥분되면, 신전근 교차반사에 의해 좌측 이두근은 이완된다.

수동 및 능동 기법 Passive and Active Techniques

시술자는 환자를 이완된 상태로 놓고 수동근막기법을 사용한다. 수동기법에는 다음 4방향 중의 어느 하나에 수기적 견인력을 적용하는 것이 포함된다.

1. 근육 양쪽 말단 중의 어느 한쪽에서 직선형 당김(linear pull).
2. 근육 양쪽 말단에서 동시에 직선형 당김.
3. 근섬유 장축의 수직방향으로 근육을 밀어서 신장시키기
4. 근섬유 장축의 수직방향으로 근육을 당겨서 신장시키기

능동기법에서 환자는 시술자의 지도를 받으면서 특정 근육을 능동수축시킨다. 능동근막기법에는 2가지 유형이 있다. **능동직접기법**에서는 환자에게 병발된 근육을 수축하도록 요청하고, 골기건기관 반사를 이용해서 그 결과로 병발된 근육이 이완되게 하는 것이며, 이 기법에서 시술자는 수축에 등척성 저항을 가한다(등척성 저항: 시술자는 환자의 수축에 저항을 가해서 근육단축이 거의 전혀 일어나지 않지만, 근육긴장은 크게 증가되는 결과가 나타나게 한다).

능동간접기법에서는 환자에게 동측의 길항근 또는 반대측의 같은 근육을 수축하도록 요청하며, 상호억제 또는 신전근 교차반사 둘중 어느 하나를 이용해서 치료받는 근육을 이완시킨다. 이 방법에서 시술자는 환자의 수축에 등속성 저항을 가한다(등속성 저항; 시술자는 근육길이가 점진적으로 줄어들면서 근수축은 아주 조금씩 증가되도록 그러한 저항력을 가한다; 즉, 관절 움직임을 허용하면서 저항을 점진적으로 증가시킨다).

전반적인 고려사항 General Considerations

근막기법을 적용할 때 따라야 하는 몇 가지 일반적인 규칙이 있다.

1. 환자를 안락하고 이완된 자세로 있게 해야 한다.
2. 시술자는 안락하고 용이한 자세로 있어야 한다.
3. 시술자는 상지근력대신에 가능하면 언제나 체중을 이용해서 에너지소비를 최소로 해야 한다.
4. 힘은 저강도로 천천히 적용해서 3-4초간 유지하고 천천히 풀어야 한다.
5. 적용된 힘에 의해 통증 또는 그 외 다른 불편감이 일어나지 않아야 한다.
6. 항상 뼈로부터 떨어지는 방향으로 근육을 당기거나 또는 밀어야 한다. 왜냐하면 연부조직을 뼈 쪽으로 누르면, 아프기 때문이다.
7. 시술자의 손가락 또는 손의 마찰에 의해서 환자의 피부가 문질러지거나 자극되

지 않게 해라.

8. 가능하면 언제나 지렛대원리를 이용해라.
9. 근막기법으로 근육을 치료할 때는 시술자의 지문두와 무지구, 소지구를 이용해서 압력을 가한다.
10. 수평력(당기기 또는 밀기)을 근복을 가로질러 적용할 때는 역힘을 이용해서 환자 자세를 유지시킨다.
11. 신장력은 근육길이를 따라서 또는 근육에 수직적으로 적용할 수 있다.
12. 근육이 여러 층으로 되어 있는 부위에는 압박력을 이용해서 심부조직에 힘이 도달하게 할 수도 있다.

13

근에너지기법 (Muscle Energy)

의사로서는 정골요법의사인 Fred Mitchell 경은 근에너지기법을 최초로 명확하게 계통을 세웠고, 후에 정골요법의사인 Neil Pruzzo와 Peter Moran과 공조하여 대학교육프로그램을 개발했으며, 1979년에 An Evaluation and Treatment Manual of Osteopathic Muscle Energy Procedures 라는 도서명으로 묘사적인 기법의 모음집을 발간했다. 미첼박사의 업적은 또 다른 정골요법의사인 T.J.Ruddy의 연구에 기초된 것으로 되어 있는데, 그는 머리와 목주위를 치료하는데 맥박성 시간으로 작동되는 기법(pulse-timed procedures)을 이용했다.

많은 정골요법 개업의들이 수 십년에 걸쳐 유사한 기법을 이용해 왔지만, 그러나 최초로 조정되고 통합된 것은 미첼, 모란, 프루쪼에 의한 저서였다. 그 이후로 정골요법의사인 Kenneth Graham에 의한 또 다른 저서, Outline of Muscle Energy Techniques가 발간되었으며, 미첼박사의 아들인 정골요법의사 Fred Mitchell, Jr.도 최근에 일련의 책을 발간했는데 그것에는 근에너지의 이론과 실제가 포괄적인 양상으로 포함되어 있다.

근에너지치료기법의 기본주의는 근육이 체성기능부전을 유발하고 유지한다는 것이다. 유형Ⅱ 체성기능부전에서는 단회전근(rotator brevis) 또는 횡간근과 같은 분출-문합형 소근육이 과긴장된 상태로 있는 것이며, 이것으로 인해 일부 국소운동은 가능하지만, 추골간의 단일운동은 제한된다.

유형Ⅱ 체성기능부전은 또한 이론상으로는 병발된 후관절의 잠김에 의해 발생되는 것으로 되어 있는데, 이러한 경우에는 추골의 위치가 작은 근육에 스트레스를 가하여 그 반응으로 근수축이 일어나게 된다. 고속저폭과 같은 그러한 기법으로 치료한 후에 그 관절이 더 가동될 수도 있지만, 그러나 이러한 소근육의 긴장도를 감소시킬 수는 없으므로 부적절한 근수축이 지속되면, 그 추골 또는 다른 관절을 기능부전된 위치로 되돌아가게 한다. 이러한 패턴은 오직 관절기법만을 적용했을 때, 환자를 1주일에 수회씩 치료해야 되는 필요성을 설명해준다. 그러므로 근에너지기법을 이용하면 기능부전을 유지하는 반사를 해소시킬 수가 있으며, 또한 고속저폭기법과 같은 그러한 다른 기법을 시행하기 전에 앞서 이 기법을 이용하거나, 배합해서 사용할 수도 있는 것이다.

근에너지기법이 제한된 방향으로 직접 이용될 때는 골기건반사가 이용되는 것으로 간주된다. 시술자는 관절을 그것의 운동면에서 제한장벽으로 가져감으로써 그 관절주위 및 그것을 가로질러 작용하는 근육들을 국소화시킨 다음에, 환자에게 그의 신체를 상대적으로 관절이 자유롭다고 진단된 쪽으로 움직이라고 지시하고, 등척성 역힘으로 저항하는 것을 3-5초간 유지한다. 환자가 완전히 이완한 후에 시술자는 그 관절을 새로운 장벽으로 이동시키고 생리학적 제한이 회복될 때까지 필요한 만큼 자주 앞서 기술한 전체 과정을 반복하는데 일반적으로 3~5회 반복이 필요하다. 마지막으로 반복한 후에는 정상적인 운동이 적절하게 회복되도록 그 관절을 시작위치로 수동적 복귀시켜야 한다.

근에너지기법을 완료한 후에는 그 부위를 재평가한다. 골기건반사는 신경생리학적 반사에 의해 저항된 근수축과 근이완으로 활성화된다. 또 다른 이론에 의하면, 일시적인 근피로가 발생되어 부적절하게 수축된 근육에서의 반사성 수축이 일어나지 않고, 단순한 수축-이완으로 더 신장되는 것이 허용된다고 한다.

진단을 하려면 목표관절에 국한하여 검사하는 것이 필요하다. 운동제한이 일차적 기준이지만, 그러나 비대칭, 연부조직 긴장변화, 과민압통 등을 이용하면 진단을 더 국한시키고 확증할 수 있다. 근에너지법에는 신체 각 부위에 따라 그에 적합한 특정한 기법이 있지만, 그러나 모든 부위에 적용되어야 하는 몇 가지 기본원칙이 있다. 일단 시술자가 근육의 기시, 정지, 작용, 그리고 관절, 상대적인 운동자유도, 운동제한 등을 알게 되면, 치료는 공식화될 수 있다.

Graham박사는 그의 저서에 일부 원칙을 요약했는데, 그가 필수적인 8단계로 제시한 것을 다음과 같이 바꿔 썼다.

1. 정확한 구조적 진단이 내려져야 한다. 각 추골의 위치는 그것의 체성기능부전 진단에 의해 정의될 수 있다. 예를 들면, $C4ES_RR_R$ 또는 $C4ESR_R$은 굴곡, 좌측굴, 좌회전이 맞물려져야 하는 제한장벽이라는 것을 알려준다.
2. 운동면 3개 모두에서 제한장벽이 맞물려져야 한다. 척추운동의 제한에는 굴곡-신전, 측굴, 회전이 포함되며, 사지관절에서의 운동제한에 자주 포함되는 것에는 신전-굴곡, 회내-회외(외-내회전), 외전-내전 등이 있다. 장벽에 맞물릴 때에는 환자에게 통증이 유발되지 않게 해야 되며, 비록 궁극적인 효과는 관절에서의 가동범위 증진에 있지만, 시술자는 연부조직에서 근육에 의한 제한장벽도 의식해야 한다. 일부 시술자들은 이것을 "깃털테두리(feather edge)" 장벽배치라고 기술하고 있다.
3. 등척성 저항과 같은 유형에서의 굴복되지 않는 역힘(시술자 힘=환자 힘)이 골기건반사를 활성화시키는데 필요하다. 부정확하게 하면, 의도와 반대된 힘이 유도될 수 있다.
4. 환자의 적절한 근육 노력:
   a. 정확한 양의 힘, 그것에는 경도에서 중등도까지의 노력이 있다(몇 온스에서 몇 파운드까지)
   b. 정확한 방향의 노력(제한장벽과 반대쪽)
   c. 정확한 기간의 노력(3~5초)
5. 근육노력 후의 완전한 이완. 일반적으로 신장수용기를 전혀 활성화시키지 않도록 근육이완을 충분하게 하는데 수 초간의 시

간이 필요하다.

6. 모든 운동면에서의 새로운 제한장벽에 재배치; 시술자는 촉진으로 운동을 감지하고, 대부분의 경우에 전체 치료과정 내내 한손으로 모니터하는 것을 계속 유지하며, 각 방향으로 약간의 움직임으로 재배치한다.
7. 단계 3에서 6까지를 3~5회 또는 정상범위에 도달할 때까지 반복한다.
8. 재검사한다(구조적 진단이 반복된다).

Graham박사는 또한 시술자들이 근에너지기법을 처음 배우고나서 시술할 때, 가장 흔히 범하는 실수 몇 가지도 지적했다.

1. 시술자가 병발된 관절을 촉진으로 정확하게 모니터하지 못한다.
2. 환자가 너무 강하게 근육을 수축한다. 이렇게 되면 다른 근육과 관절이 동원되기 때문에 치료가 국소화되지 못하고, 근육이 크면 클수록 더욱 더 작은 근육의 노력의 위로 퍼져서 효과가 감소된다. 이와 반대로 너무 노력을 거의 하지 않으면, 표적근육을 충분하게 활성화시킬 수가 없다.
3. 근육을 수축하는 시간이 너무 짧다. 이런 경우에는 골기건기관이 활성화되지 못한다. 만약 단일 수축-이완 기전을 가정한다면, 이것으로는 신장이 허용될 정도로 근피로가 충분하게 되지 못할 것이다.
4. 환자가 완전하게 이완되도록 하지도 않고 새로운 제한장벽으로 재배치한다. 이렇게 되면, 국소화가 비효율적으로 되거나 새로운 장벽에 전혀 도달하지 않게 된다.
5. 검사자가 기능부전을 재평가하는 것을 망각한다. 이렇게 되면 어떤 개선이 있었는지, 더 치료가 필요한지 어떤지를 알 수 없게 된다.

근에너지기법은 매우 효과적이고, 여러 많은 상태에서 그리고 많은 연령층의 환자에게도 잘 적응된다. 일차적인 것이든 또는 이차적인 것이든 근경축이 감소되면, 거의 항상 통증을 어느 정도 완화가 동반된다.

근에너지기법은 또한 보다 더 넓은 부위에 걸쳐서 특히, 유형 I 그룹기능부전으로 척추측만이 형성된 곳에서도 이용된다. 이 경우에서는 측굴과 회전에서의 장벽이 적용되며 그 부위는 시상면에서의 중립위치를 벗어나 있지 않는다(즉, 굴곡 또는 신전이 없다). 앞서 설명된 것과 같은 동일한 원칙이 적용되며, 분절적으로 또는 부위적으로 이용되든 간에 이러한 유형의 근에너지법은 직접적인 방식(장벽으로 접근한다는 점에서)이며, 환자가 일부 활동을 수행한다는 점에서 능동적인 방식이다.

다른 유형의 근에너기법도 마찬가지로 똑같이 적용될 수 있다. 근에너지의 능동간접기법에서는 신전교차반사가 이용하고, 길항근 수축의 결과로 목표한 주동근 이완이 일어나게 하는 것이다. 전형적으로 표적근육(target muscle)은 부위적으로 큰 근육이므로 일단 먼저 그 부위를 상대적으로 자유로운 상태로 있게 해서 표적근육을 단축시킨 다음에, 환자에게 제한장벽 쪽으로 밀라고 지시하고, 시술자는 제한장벽 쪽으로 움직임이 허용될 정도의 등속성역힘을 적용한다. 다시 말해서 환자에게 저항을 이겨내도록 밀어서 처방된 방향으로 천천히 움직이게 하는 것이다. 통증없이 가능한 멀리 밀게 한 다음에 환자에게 이완하라고 지시하고 시술자는 제한장벽 속으로 약간 더 부드럽게 밀어 넣는다. 그 다음에 그 부위를 다시 상대적으로 자유롭게 재배치하는 과정을 적어도 2번 반복한다. 각각 이어지는 과정에서 매번마다 환자는 더 노력하고 시술자는 그에 비례한 저항을 가한다. 교차신전 또는 상호억제의 결과로 억제성 사이신경원의 반사성 활성화가 일어나고, 그것에 의해 운동신경원이 근육을 활성화시키지 못하게 되거나 제한된다.

동종용해기법(isolytic procedures)은 환자가 능동적으로 병발된 근육을 수축하는 동안에 그 근육이 길어지게 되는 것이다. 이론적으로 유착과 섬유성변화가 파괴되어서 근육의 역할이 보다 더 생리적인 양상에서 수행되게 된다.

등장성 수축기법은 구심성 또는 원심성으로 할 수 있으며, 일반적으로 부위적으로 큰 근육군에 적용되고, 이러한 유형의 근에너지법은 근력강화, 체력, 근비대, 근육윤곽선명 등을 목적으로 처방되며, 많은 유명한 운동기구들은 이러한 원리를 이용한 것이다. 구심성 활동은 환자가 근육을 단축시키면서 근육 긴장도를 일정하게 지속함으로써 부하를 이겨낼 때, 일어난다. 원심성 등장성 수축의 경우에서는 근육이 상대적으로 동일한 긴장도를 유지하면서 신장된다. 체간을 허리에서 전방굴곡하는 동안에 배부근육은 활성화되어서 중력과 굴곡근이 동작을 촉진하는 동안에 동작의 유동성이 유지되고, 균형을 이루게 돕는다. 환자가 주동근군과 길항근군 양자 모두의 긴장을 유지하면서 운동을 매끄러운 범위로 할 때는 기계장치로 보조된 운동이 더 효율적으로 이용된다.

참고문헌

Graham K. *Outline of Muscle Energy Techniques*. Tulsa, OK: Oklahoma College of Osteopathic Medicine, 1985.

Greenman PE. Models and mechanisms of osteopathic manipulative medicine. *Osteopath Med News* 1987;IV: 11–14,20.

Guyton AC. *Textbook of Medical Physiology*. Philadelphia: W.B. Saunders, 1986.

Hutton RS, Nelson DL. Stretch sensitivity of Golgi tendon organs in fatigued gastrocnemius muscle. *Med Sci Sports Med* 1986;18(1):69–74.

Mitchell FL Jr, Moran PS, Pruzzo NA. *An Evaluation and Treatment Manual of Osteopathic Muscle Energy Procedures*. Valley Park, MO: Mitchell, Moran, and Pruzzo Association, 1979.

Stauffer EK, et al. Responses of Golgi tendon organs to concurrently active motor units. *Brain Res* 1986;375: 157–162.

Thistle HG, Hislop HJ, Moffroid M. Isokinetic contraction: A new concept of resistive exercise. *Arch Phys Med Rehabil* 1967;48:279–282.

14

역스트레인기법
(Counterstrain)

역스트레인기법은 오레곤주에서 정골요법 개업의를 하고 있는 Lawrence Jones가 개발했는데, 1955년에 그가 카이로프락틱 또는 정골요법적 수기조작에 반응하지 않았던 요근경축 환자를 치료하는 동안에 그것을 발견할 기회를 갖게 되었다. 그가 환자를 치료대에 평안한 자세로 위치시기고 나서 잠시 그대로 두었을 뿐이었는데 그 환자가 통증이 없어진 상태로 일어났던 것이다. 존스박사는 수년에 걸쳐 그 기법을 안성한 후에 그것을 전문의들에게 소개했다.

그의 저서, *스트레인과 역스트레인*에서 존스박사는 기법의 정의를 2가지 제시했다.

1. 척추 또는 그 외 다른 관절을 그것이 최대로 안락한 위치로 수동적으로 가져다 놓으면, 그 관절의 통증이 완화된다.
2. 고유감각수용기의 활동이 부적절하게 계속되는 것을 감소시키거나 차단시키면, 통증이 완화된다. 이것은 기능부전된 근방추가 들어있는 근육을 현저하게 단축되도록 그것의 길항근에 경도의 스트레인이 적용되게 함으로서 달성된다.

역스트레인의 생리학적 기본원리는 체성기능부전에는 신경-근육적 기본원리가 있다는 가정에 근거하고 있다(그림 14-1)(제6장 참조). 외상 또는 저항부하의 급작스런 변화에 대항한 근육노력, 또는 중력효과에 저항함으로써 초래한 근육스트레인(예로, 체간 굽혔다 펼 때) 등을 받게 되면, 한쪽 근육은 스트레인되고 그것의 길항근은 과단축된다. 단축된 근육이 갑자기 신장되면, 그 근육에 있는 근방추의 고리나선형 수용기(annulospiral receptor)가 자극받고 이미 단축된 근육에서 반사성 수축이 유발된다. 그러면 마치 단축된 근육이 스트레치되고 있는 것처럼 단축근육에 있는 고유감각수용기가 충격자극을 발화한다. 이렇게 부적절한 고유감각수용기 반응은 무기한적으로 유지될 수 있기 때문에 체성기능부전이 생성되는 것이다. 이렇게 단축된 근육으로 인해 관절은 완전가동범위로 움직이지 못하고 그것의 생리학적 가동범위 이내로 제한된다. 그러므로 그것은 스트레인과 연관된 그러한 정적 손상(static injury)이라기보다는 오히려 능동적 과정인 것이다(그림 14-2).

역스트레인에서 진단은 반사성 "과민압통점"을 찾는 것에 의해서 이루어진다. 병발된 인

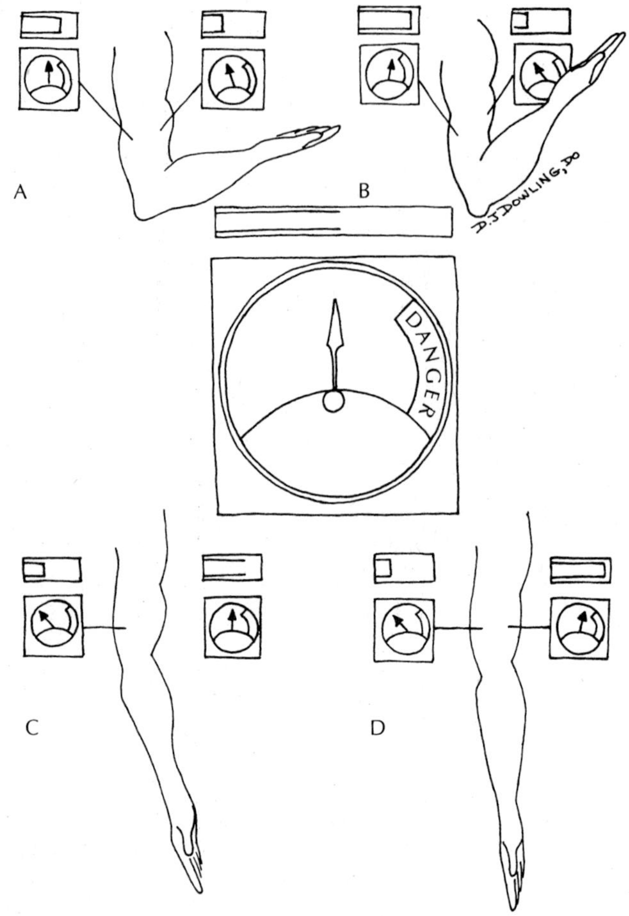

■ **그림 14-1** 근육활동. 막대계량기는 근섬유가 신장된 정도를 나타내고 원형계량기는 근육의 신장수용기로부터 발생된 충격자극을 가리킨다. **(A)** 굴곡된 팔. **(B)** 과굴곡된 팔. **(C)** 신전된 팔. **(D)** 과신전된 팔.

대 또는 관절, 근육에는 각각 관절체성기능부전에 따라 좌우되는 그것들 특유의 과민압통점이 전방 또는 후방에 있으며, 그러한 압통점은 단축된 근육 또는 그것이 반사적으로 관련된 곳으로 보다 더 원위부에 있고, 그것의 조직질감변화를 촉지할 수 있으며, 대략 10센트짜리 은전 크기의 팽팽한 섬유성 부위로 되어있으며, 정상적으로는 통증을 유발할 수 없는 정도의 압박으로도 과민해진다. 그 압통점은 통증유발점(Travell점) 및 경혈점과도 연관성이 아주 밀접하다; 그것들의 분포도 아주 비슷하다.

치료기법이 위치관계에 따라 좌우되므로 존스박사는 처음에 그의 기법을 "자세에 의한 자발적인 이완"이라고 불렀다. 그에 의하면, 병발된 근육이 단축되는 자세로 그 관절을 위치시키면 통증과 기능부전이 해소된다고 했다. 그러므로 과민압통점에 가한 압박으로 더 이상 압통이 유발되지 않는 그러한 방식으로 관절을 위치시키면, 대부분 종종 조직연화(softening of tissue)를 촉지할 수 있게 된다. 촉진기술을 처

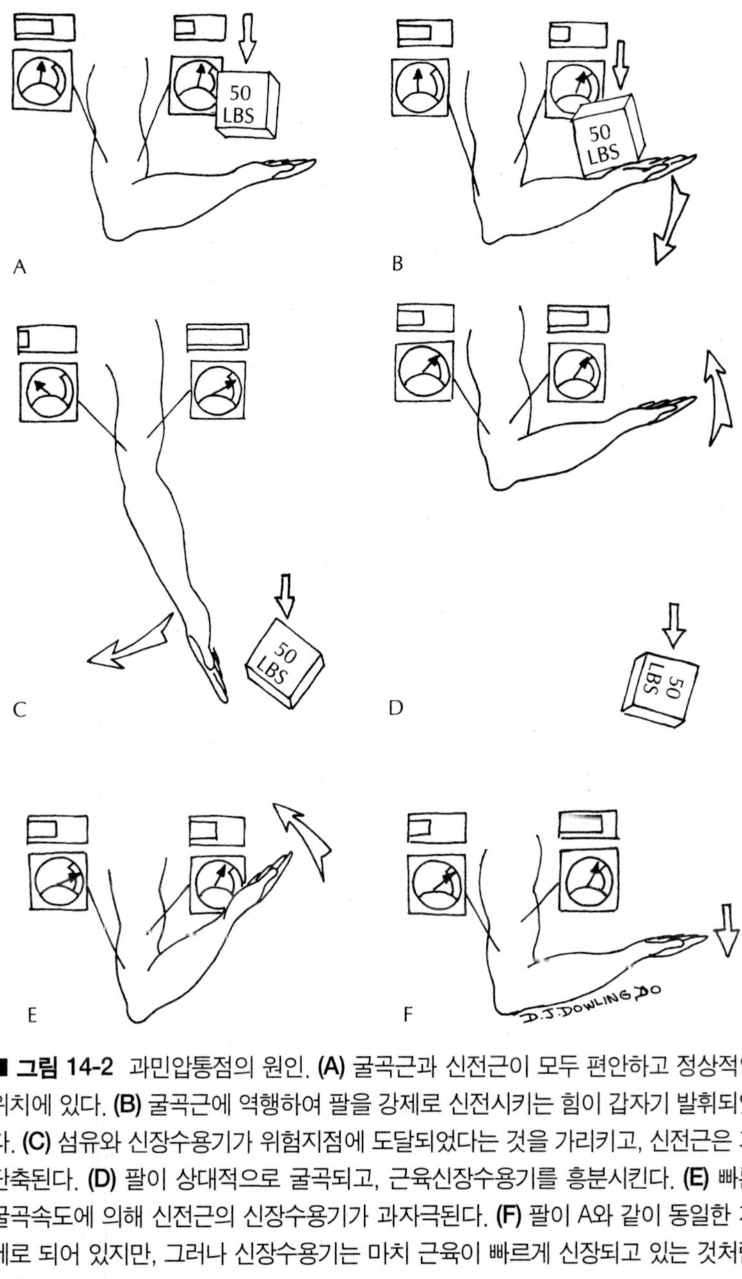

■ **그림 14-2** 과민압통점의 원인. **(A)** 굴곡근과 신전근이 모두 편안하고 정상적인 위치에 있다. **(B)** 굴곡근에 역행하여 팔을 강제로 신전시키는 힘이 갑자기 발휘되었다. **(C)** 섬유와 신장수용기가 위험지점에 도달되었다는 것을 가리키고, 신전근은 과단축된다. **(D)** 팔이 상대적으로 굴곡되고, 근육신장수용기를 흥분시킨다. **(E)** 빠른 굴곡속도에 의해 신전근의 신장수용기가 과자극된다. **(F)** 팔이 A와 같이 동일한 자세로 되어 있지만, 그러나 신장수용기는 마치 근육이 빠르게 신장되고 있는 것처럼 계속해서 반응하고 있다.

음 배운 학생들은 적절한 자세에 도달되었을 때 압통이 감소되는 것을 환자가 피드백하는 것에 의존할 수 도 있지만, 촉진기술이 향상됨에 따라 단지 발생된 조직변화에만 의존해도 가능하게 된다.

이것은 환자에게 치료받고 있는 근육을 완전히 이완시킬 것을 요구한다는 점에서 수동적인 기법이고, 관절을 가동이 용이한 쪽(제한장벽과 반대쪽)으로 위치시키기 때문에 간접적인 것이다.

관절을 위치시키기 위해서 시술자는 먼저 안락한 위치쪽으로 총체적인 조정을 한 다음에 미세조정을 한다. 예를 들면, 통증정도를 감소시키는데 관절을 굴곡키는 것이 요구될 수도 있으며, 그 다음에 압통이 잔류된 것을 제거하는데 약간 회전 또는 측굴을 시키는 것이 필요할 수 있다. 존스는 마지막 자세를 "이동성 지점"이라고 부른다. 그 자세를 90초간 유지해야 하는데, 그 기간은 고유감각수용기의 흥분발화가 그것의 빈도와 진폭을 감소하는데 그리고 역학수용기가 그것의 근수축 자극을 감소하는데 요구되는 시간이다.

중요한 것은 다음 단계이다. 관절은 천천히 그것의 중립위치로 복귀되어야 한다. 천천히 움직이면 부적절한 고유감각수용기의 흥분발화가 다시 시동되는 것을 막아준다. 근육에서 발생하는 변화를 촉지하는 것이 가능하기 때문에 치료하는 동안 내내 자세를 모니터해야하며, 그에 따라서 치료에 90초 이하가 필요하게 될 수도 있다. 조직에 잔류한 압통정도를 재평가해야한다.

환자에게 약간의 근육통이 초래될 수도 있다는 것을 경고해야한다. 그러나 이것은 체성기능부전이 아니기 때문에 곧 그 근육이 정상으로 회복될 것이다. 이 기법사용의 금기증에 압통점 국소부위에서의 염증진행이 포함되는데 그것은 다른 문제가 출현된 것을 암시하는 것을 수도 있다.

역스트레인치료법은 아주 효과적이고 비외상적인 기법이며, 그것은 특히 부드러운 접근이 요구되는 노년기 또는 입원한 환자에게 유효하고, 급성 스트레인으로 고통을 받고 있는 환자에게 아주 잘 반응한다. 일부 환자에게는 특정 자세가 불편하거거나 바람직하지 않을 수도 있으므로 시술자는 치료기법을 선택할 때 잘 판단해야 한다.

참고문헌

Jones LH. *Strain and Counterstrain.* Indianapolis, IN: American Academy of Osteopathy, 1981.

Jones LH, Kusunose R, Goering E. *Jones Strain-Counterstrain.* Boise, ID: Jones Strain-CounterStrain, Inc, 1995.

Yates HA, Glover JC. *Counterstrain Handbook of Osteopathic Technique.* Tulsa, OK: Y Knot Publishers, 1995.

15

자세이완촉진기법 (Facilitated Positional Release)

자세이완촉진기법은 이 장의 저자에 의해 개발되었다. 1990년에 그는 이것을 최초로 미국정골요법협회지에 "자세이완촉진"이라는 기사로 동업자들에게 발표했다.

이 기법에 이용되는 것은 간접기법인 근막이완법을 수정한 것이며, 문제부위를 중립위로 놓고 압박 또는 염전과 같은 촉진력을 추가함으로써 근막이완이 향상되게 한다. 이 기법의 장점은 그것의 적용이 용이하고 그에 대한 반응이 빠르게 나타난다는 것이며, 거기에 더하여 원했던 결과가 즉시 발생되지 않으면, 그것을 반복하거나 다른 치료방식을 추가할 수도 있다.

이 기법은 천층이든 심층이든 과긴장된 근육의 정상화를 목적으로 처방된다. 체성기능부전으로 진단된 대부분의 척추관절운동제한은 심부의 작은 추골간 근육들의 과긴장에 의해서 유발되고 또는 유지되며, 과긴장된 이러한 근육들은 자세이완촉진기법에 아주 잘 반응해서 즉시 관절기능이 정상으로 회복된다.

척추후방부위에서의 기능부전을 치료할 때, 치료받을 부위 또는 분절에서 척추 전-후방 만곡의 평편함을 생성시키기 위해 시상면 자세(sagittal posture)를 수정해야 된다. 그래서 경추와 요추의 정상적인 전만 또는 흉추후만을 국소적으로 약간 감소시키게 되며, Fryette에 의해 정의된 것처럼 척추의 중립위로 접근하려는 시도가 있게 된다. 즉, 후관절면이 굴곡도입과 신전도입사이의 위치에 있어서 서로 맞물리지 않도록 척추의 어느 일부분을 위치시키는 것을 말한다.

그 다음에 촉진력을 추가하는데 그것은 압박 또는 염전, 또는 그것들 모두로 이루어지며, 경우에 따라서는 압박보다는 견인력을 이용하는 것이 필요할 수도 있다.

치료받을 근육을 그것들 특유의 운동자유(freedom of motion)로 위치시킨다. 예를 들면 단축시키는 것이며, 두가지 유형의 근육 즉, 쉽게 촉지할 수 있는 천층의 보다 큰 근육과 심부의 보다 작은 근육이 포함되는데, 후방의 천층근육은 신전시키고 동측으로 측굴시키고, 전방근육이 과긴장되었다면, 항상 전방굴곡시켜야 한다. 일부 근육에는 반대측으로 측굴시키거나 또는 회전시키는 기능이 있는데 이러한 근육들은 그것들 각각의 단축된 위치로 놓여져야 한다. 과긴장 부위에 전방과 후방굴곡, 측굴, 회전, 촉진과 같은 구성요소 운동을 주의깊게 국소화시키면 보다 더 정확한 결과가 발생하게 될 것이다. 심부근육은 치료받아야 하는 분절간 체성기능부전이 명명된 방향으로 위치시켜야 한다.

이 치료법의 유효성은 부하증가가 갑자기 감소될 때, 근방추감마고리의 작용과 관련시켜서 그럴듯하게 설명된다. Carew에 따르면, 부하가 갑자기 감소되면 근방추가 비부하되고, 근방추로부터 Ⅰa섬유 방출이 중단되며, 방추외 근육을 조절하는 운동신경원이 더 이상 흥분되지 않게 된다. 그렇게 되면 근육이 이완되기 시작되어 길어지게 된다. 이러한 생리학적 변화는 촉진력이 이 기법에 이용되었을 때 느껴지는 즉각적인 효과를 잘 설명하고 있다.

기본적인 3단계가 수반된다:

1. 시술자는 치료할 부위에서의 환자 시상면 자세를 수정한다.
2. 촉진력을 적용한다.
3. 큰 근육이 단축되게 하거나 또는 체성기능부전을 그것의 운동자유로 위치시킨다.

척추에서의 천층근육 과긴장에 대한 기법
Tecjnique for Superficial Muscle Hypertonicity in the Spine

1. 환자가 이완된 자세를 취하게 한다.
2. 시술자는 치료받을 부위의 척추 전-후방만곡을 평편하게 한다.
3. 시술자는 근육을 그것의 운동용이(즉, 단축된)쪽으로 놓이게 한다.
4. 시술자는 촉진력(압박, 염전, 또는 두 가지 혼합된 것)을 적용한다.
5. 단계 3과 4는 특정한 기법에 따라서 역순으로 적용될 수도 있다.
6. 그 자세를 3~4초간 유지한다.
7. 자세를 풀고 재평가한다.

심부근육 과긴장에 대한 기법
Tecjnique for Hypertonicity of Deep Intervertebral Muscles

단계3을 제외하고는 천층근육 과긴장을 치료하는 기법과 치료단계가 동일하다. 시술자는 추골을 그것들의 운동자유 평면으로 위치시킨다. 예를 들면, C5 FS_RR_R로 진단된 체성기능부전의 경우에는 제5경추를 제6경추와의 관계에서 굴곡, 우측굴, 우회전되도록 위치시킴으로써 치료된다. 관절기능부전을 완전히 해소시키기 위해서 반동(springing)을 추가할 수도 있는데, 그것에 의해 운동자유를 과대하게 된다.

사지근육 과긴장에 대한 기법
Technique for Hyppertonic Muscles in the Extremities

환자를 앙와위 또는 복와위로 있게하고, 시술자는 병발된 관절을 그것의 정상위치 즉, 자유롭게 움직일 수 있는 위치로 놓아서 인대가 이완되게 한다.

1. 시술자는 관절쪽으로 압박을 가한다. 이렇게 하면, 병발된 근육이 단축된다.
2. 치료받는 근육의 작용방향에서 필요로 하는 외전/내전을 추가한다.
3. 외전이 추가되었으면, 그 관절을 과긴장 근육부위까지 외회전되게 한다. 내전이 추가되었으면, 그 관절을 과긴장 근육부위까지 내회전되게 한다.
4. 그 자세를 3~4초간 유지하게 한다.
5. 자세를 풀고 재평가한다.

참고문헌

Carew TJ. The control of reflex action. In: Kandel ER, Schwartz JH, eds. *Principles of Neural Science,* 2nd ed. New York:, Elsevier, 1985.

DiGiovanna EL, Schiowitz S. *An Osteopathic Approach to Diagnosis and Treatment, 2nd ed.* Philadelphia: Lippincott-Raven, 1997.

Schiowitz S. Facilitated positional release. *J Am Osteopath Assoc* 1990;901:145–155.

16

스틸기법
(Still Technique)

정골요법에서 전승되는 일화에서는 Andrew Taylor Still박사가 그의 치료기법을 기술한 책을 썼던 적은 결코 없었다는 것이 일반적인 진술이지만, 그것보다 사실적인 것은 그가 그의 학생들에게 구조와 기능을 이해시킨 다음에 가장 적절한 치료법을 적용하도록 지도한 것은 그의 책을 저술할 목적에서 시도했나는 것이다. 그는 학생들이 그가 했던 것을 그대로 해야 된다는 사고방식에 반대했고, 모방하는 정골요법의사보다는 생각하는 정골요법의사를 갈망했다.

첫 번째 학교설립을 반대한 원안의 일부분에는 "늙은 의사"에 의해 제공된 치료법이 그에게 준 독특한 인상이었다. 계속된 그의 성공은 환자들과 학생들을 그에게 끌어당기는 자석이 되었으며, 당연히 환자와 학생들은 그를 흉내내려고 했다. 일단 학교가 설립되자 그는 그의 초기 학생들중의 일부에게 실망하게 되었고, 그는 그들을 "엔진 와이퍼"라고 불렀다. 왜냐하면 그들은 인간이라는 기계의 내면에서 작동하는 것에 대한 정확한 이해도 없이 표면상의 문제를 깨끗하게 닦을 수 있기 때문이었다. 스틸박사에게 중요한 것은 정골의학을 시술하는 사람들이 각 개인에게 적합한 치료법을 개발하는 것이었다. 하지만 사실을 말하자면, 그가 치료기법을 전혀 보이지 않았다거나 기술하지 않았다는 것은 정확한 것은 아니다. 그는 더 중요한 요소라고 간주했던 그의 설명 즉, 그의 새로운 과학에 대한 철학과 원리를 숨겼을 뿐이고, 일부 기법은 정골요법: 연구와 실제 그리고 정골요법의 역학적 원리 라는 책에 소개되었으며, 또한 그의 학생들이 그가 사용했던 방법 일부를 관찰하는 것을 막을 수 없었다. 특히 그가 그들에게 반복하는 것을 볼 때 그러했으며, 심지어는 스틸박사가 커크빌에 있는 그의 집 현관에서 어깨 또는 늑골에 대한 치료를 시범보이는 것을 수초 간 아주 짧은 촬영한 장면도 있다. 그는 자주 관절이 수기조작에 대한 반응으로 만들어 내는 날카로운 소리에 대해 때때로 언급했으며, 그러한 소리가 관절기법에 의해 유발된 것이든 아니든 간에 목표는 기능을 회복시키는 것이어야 한다고 했다. 그는 또한 그의 학생들에게 환자의 건강을 진단하고 발견하라고 충고했다.

그가 자신의 기법이 묘사되는 것을 망설이고 있는데도 불구하고, 스틸박사의 일부 학생들은 그 자신이 관찰한 것을 책과 기사로 썼다. 이들 중에 하나인 Charles Hazzard는 19세기 말에 미국정골요법학교를 졸업한 정골요법의사였는데, 그의 저서를 발간하고 모든 공적을 스틸박사에게 돌렸다. 그의 관찰은 스틸박사 자신이 설명한 것의 연장이었으며, 그 접근법에는 그것을 독특한 치료수단으로 분리하게 하는 일관성이 있었다. 일부 적용기법이 부모로부터 자식에게, 정골요법의사 또는 지도자로부터 수습생에게 수십년을 거쳐 전해져 내려오면서 해저드 저서이외에서도 존속되었지만, 그러나 그것들은 조직화된 계통적 접근법이 아닌 국소화된 특정치료기법으로 존재했다.

1996년에 정골요법의사인 Rhichard Van Buskirk박사가 논문기사를 발간하고 나서야 비로소 스틸박사에 의해서 독특하게 개발되고 적용되었던 기법에 대한 진정한 인식이 제공되었다. Van Buskirk는 서버지니아 정골의학교의 교직원으로 있는 동안에 그리고 그 다음에는 학생으로서 그 가능성에 의해 처음 호기심이 자극되었고, 이것으로 인해 그는 스틸박사와 그의 학생들이 집필한 것을 더욱 조사하게 되었으며, 때때로 이것들을 다른 개업의들에 의해 시범된 것과 서로 간의 상관관계를 입증할 수 있었고, 보다 더 완벽한 편찬물을 1999년에 스틸기법이라는 출판물로 보였다.

과정절차의 관점에서 보면, 스틸기법은 정골요법의사 Stanley Schiowitz에 의해서 개발된 자세이완촉진기법(FPR)과 대부분 유사하다. 이 방법을 교육받은 사람들은 일반적으로 원조의 이름"스틸"을 붙인 기법을 배우는데 거의 전혀 어려움이 없다. Van Buskirk박사는 FPR의 대부분이 스틸기법의 간접기법과 비슷하지만, 스틸기법의 마지막 부분인 관절기법은 포함되어 있지 않다고 말했다. 이러한 진술은 만약 어떤 사람이 오직 Schiowitz박사와 그 외 다른 사람이 집필한 책으로 부터 FPR을 배웠다면 사실이지만, 그러나 FPR의 실제 적용에서는 그것을 완료할 때에 자주 장벽쪽으로 도전하는 것이 포함되어 있다. 이것은 제1늑골기능부전에 대한 FPR치료에서 대부분 감지될 수 있는데, 그 기법의 과정은 스틸기법과 다르지 않고 오직 시술자의 위치에서만 차이가 있다. 스틸기법은 또한 체성기능부전의 정확한 분절적 진단에 의존한다. 이러한 정보를 이용하면, 스틸기법의 적용은 상대적으로 간단하고 동시에 과학적으로 정밀하다. 그 단계는 다음과 같다.

1. 환자는 모든 과정에서 내내 수동적이다.
2. 주위 조직이 최소로 긴장되는 위치와 관절에 대한 진단을 결정한다.
3. 모든 운동평면에서 관절과 조직을 평안한 방향으로 움직인다.
4. 자세(위치)를 약간 과대하게 해서 병발된 근막요소의 이완이 증가하게 한다.
5. 지렛대로 이용되고 있는 신체부위(즉, 머리와 목, 팔, 다리, 체간)와 평행한 방향으로 향한 힘을 병발된 조직을 더욱 이완시키는 지점에 적용한다. 가장 보편적인 힘은 견인 또는 압박으로 수 초동안 적용된다.
6. 벡터힘을 유지하면서 신체부위와 기능부전을 장벽방향쪽으로 가져간 다음에 제한을 통해서 되돌린다.
7. 일반적으로 힘과 운동의 적용을 통해서 펑 또는 날카로운 다른 소리로 반영되는 그러한 급작스런 해제가 있게 되는 지점까지 관절을 가동시키고, 조직을 이완시키게 될 것이다.

8. 힘을 풀고 신체부위를 중립위로 복귀시킨 다음에 기능부전을 재평가한다.

스틸기법은 수동적인 기법이다. 그것이 능동적인 것과 반대되는 그러한 수동적 방법이라는 사실은 오직 구별을 위한 단편적인 면이다. 자세가 운동자유쪽으로 이루어지는 도입부는 간접적인 요소이고, 그 다음에 제한방향으로 움직임으로써 그것은 직접기법으로 전환되며, 그것으로 체성기능부전의 관절과 연부조직요소에 접근된다.

결론적으로 말하면, 지절간관절에 적용되든, 아니면 견관절에 적용되든 간에 적용되는 원리는 변함없이 그대로이다. 특정한 부위의 치료에 대한 기술에서 지침으로 삼아야 되는 일부 모범적인 설명이 있지만, 그러나 진정한 적용기술은 검사하고, 적응하는 능력, 그리고 개별적으로 그 방법을 적용하는 능력에 있다.

참고문헌

Hazzard C. *The Practice and Applied Therapeutics of Osteopathy, 3rd revised ed.* Kirksville, MO: Journal Printing, Co., 1905.

Schiowitz S. Facilitated positional release. *J Am Osteopath Assoc* 1990;90:145–155.

Still AT. *Osteopathy: Research and Practice.* Kirksville, MO: Journal Printing Co., 1910 (Reprint: Seattle, WA: Eastland Press, 1992).

Still AT. *The Philosophy and Mechanical Principles of Osteopathy.* Kansas City, MO: Hudson Kimberly Publishing Co., 1902 (Reprint: Kirksville, MO: Osteopathic Enterprise).

Van Buskirk RL. A manipulative technique of Andrew Taylor Still. *J Am Osteopath Assoc* 1996;96:597–602.

Van Buskirk RL. *The Still Technique Manual.* Indianapolis, IN: American Academy of Osteopathy, 1999.

17

관절추력기법
(Articulatory and Thrusting Techniques)

관절기법은 직접, 수동적 기법으로 추력이 전혀 사용되지 않는 것이다. 그것은 저속저폭(low-velocity, low-amplitude)기법으로 간주될 수 있으며, 일반적으로 주어진 관절의 생리적 가동범위 이내에서 시행되어 그 관절의 모든 운동평면에서 운동이 자유롭게 일어나도록 반복되는 것이다.

추력기법은 대부분 직접기법으로 기능부전된 단위를 적어도 그것의 운동제한장벽 어느 하나에 위치시키고 시술자가 그 장벽을 통과하도록 추력을 가하는 것이다. 이것은 수동적 기법으로 간주되는데, 그 이유는 환자가 수동적인 상태에서 시술자에 의해 치료하는 힘이 제공되기 때문이다.

고속저폭기법
High-Velocity, Low-Amplitude Techniques

모든 수기조작기법 중에서 가장 유명한 것은 고속저폭의 추력기법이다. 이 기법에서 시술자는 운동제한된 관절을 그것의 운동제한장벽에 놓이도록 환자를 위치시킨 다음에, 그 관절에 경-중도의 힘을 빠르게 가해서 그것을 움직여 장벽을 통과하게 하고, 그 결과 관절운동이 아주 빠르게 개선되도록 하여야 한다.

가능한 한 불편감은 거의 없게 하면서 최선의 결과를 이루기 위해서는 주위 연부조직을 이완시켜놓고 추력을 가해야 하며, 근막(연부조직)기법 또는 그 외 비추력기법을 이러한 목적으로 사용한다. 근육과 연부조직이 이완되면, 관절을 움직이는데 필요한 힘이 더 적게 되고, 치료도 덜 불편하게 될 것이다.

고속저폭기법은 수기의학의 최초 유형으로 카이로프락터 및 정골요법의사, 그리고 척추교정치료사 등의 그 외 수기의학전문가들이 가장 보편적으로 이용하는 치료수단이다.

저속고폭기법
Low-Velocity, High-Amplitude Techniques

일부 추력기법에서는 관절을 움직여서 운동장벽을 통과할 목적으로 보다 큰 힘을 서서히 적용시키기도 하는데, 관절 또는 연부조직이 손상되지 않도록 주의해야 한다. 이러한 기법은 능숙하게 적용시키게 되면 아주 유용한 것이지만, 그러나 힘의 조절을 아주 주의깊게 해야 하며, 앞서와 마찬가지로 연부조직을 이완시키고 나서 힘을 적용하는 것이 그 과정을 더욱 안전하게 하고 불편감도 덜게 된다.

반동탄력기법 Springing Techniques

반동탄력기법은 고속저폭기법과 유사한데, 단지 최대한의 힘을 적용하지 않는 것이 다를 뿐이며, 관절을 앞서와 같이 위치시키고 나서 그 다음에 그것의 운동장벽에 대항하여 반동탄력을 여러 번 부드럽게 가하는 것이다. 이러한 조작에 의해 관절은 조금씩 부드럽게 밀려서 그것의 제한장벽 너머로 움직이게 된다. 반동탄력은 고속저폭기법에서 적용되는 힘보다 훨씬 더 작다.

제한장벽에 반동탄력적 추력을 반복적으로 가하는 것으로도 그 관절을 고속저폭 추력만큼 효과적으로 움직일 수 있는 반면에 역효과가 발생할 가능성은 더욱 적다. 반동탄력기법은 보다 통증이 심한 관절, 연로한 사람, 어린아이, 그리고 보다 강력한 힘의 적용이 금기증에 해당되는 경우 등에 유용하다.

추력기법의 일반원칙
General Principles of Thrusting Techniques

1. 연부조직을 이완시켜서 치료받을 관절이 연부조직에 의한 저항을 덜 받게 되어 보다 쉽게 움직이도록 준비한다.
2. 관절위치를 그것의 운동제한장벽으로 놓는다. 만약 오로지 한 장벽만 맞물려져야 한다면, 필연적으로 그 외 다른 관절운동은 모두 잠겨있어야 한다.
3. 일단 관절이 그것의 운동장벽으로 놓여 있으면 시술자는 이 자세를 단단하게 유지해서 "잠금(locking)"이 발생되게 하고 힘이 적용되면서 그것이 소실되지 않게 해야 한다.
4. 시술자는 힘을 조절해야 한다. 관절을 움직이게 하려는 마음으로 과도한 힘을 절대 가하지 말아야 하며, 오직 원하는 운동을 생성하는데 충분한 힘만을 이용해야 하고, 절대 힘으로 기술숙련을 대신하려고 해서는 안된다
5. 치료는 운동 제한된 관절에 국한되어 적용되어야 한다. 척추 전체 부위에 산탄총을 쏘는 것 같이 치료하는 접근방식은 부적절하고 해로운 것이다.

'뚝' 하는 관절음 Pops and Cracks

특히 고속저폭 추력기법을 시행하면 '뚝' 하는 관절음이 들릴 수가 있는데, 그것은 손가락 마디를 꺽을 때 나타나는 소리와 비슷하다. 일부 관찰자들은 그 소리가 관절에서 진공상태가 깨지면서 일어난 것이라고 믿고 있는가 하면, 다른 사람들은 질소기포가 터지면서 생기는 것이라고 믿기도 한다. 그것의 원인이 무엇이든지간에, 이러한 소리가 발생한 것이 반드시 기능부전을 교정하는데 필수적인 것은 아니며, 관절이 움직이는 것을 감지하는 것이 펑하는 소리를 듣는 것보다 더 중요하다.

이러한 소리를 들었을 때만이 치료가 성공적이라고 느끼고 있는 환자가 많이 있지만, 그 반면에 뼈가 골절될 것을 두려워하여 그 소리에 놀라는 환자들도 있다. 환자에게 그 소리가 불필요한 것도 아니며 또한 해로운 것도 아니라는 것을 확신시켜주어야 한다.

18

근막이완개념 (Myofascial Release Concepts)

막은 결합조직물질의 얇은 판 또는 섬유성 조직의 띠로 피부심부에 있으며, 신체의 모든 구조물을 둘러싸고 있다. 신경, 뼈, 근육, 장기 등 모든 것은 일종의 막으로 싸여 있다. 막(fascia)은 띠 또는 대를 뜻하는 라틴어로 그 용어는 널리 퍼져 존재하는 물질을 묘사한 것이다. 어쩐 일이든 간에 만약에 내장과 체성의 다른 모든 구조물이 용해되었더라도 막으로 형성된 유령같은 형상이 존속되어 인식할 수 있는 형태를 유지할 것이다.

기능 Function

어떤 저자(Kuchera & Kuchera)는 근막의 기능을 4 Ps 즉, 포장(packaging), 보호(protection), 자세(posture), 통로(passageways)로 묘사했다. 근막에는 많은 신경이 공급되어 있고, 모든 신경들은 근막을 관통하거나 또는 근막에 의해 둘러싸여 있으며, 내장근, 심장근, 골격근 등의 근육들은 근막에 의해 포장되어있다. 근육의 수축과 운동은 근막에 의해 안내되며, 그 구조물의 균형은 전체에 거쳐 분포된 스트레스에 의해 유지되고, 근막은 포장으로 그리고 닻줄로서 하부구조물을 보호한다. 이것은 항상 힘을 흡수하거나 재분포시킨다는 것을 의미하는 것이다. 그것의 힘에 대한 반응 때문에, 그것의 형태는 변하며, 근육과 같은 그러한 다른 구조물의 변화보다 먼저 일어난다. 혈관과 림프 양자의 순환과정은 근막의 영향을 통해 유지되고 통제된다. 근막구조에서 개조, 지향성, 조밀화의 변화가 발생되면, 모든 기능이 변화되거나 감소될 수 있다. 근막을 급격하게 신장시키면 막 구성요소의 작열통과 과민자극이 동반되어 나타날 수 있고 그 결과로 예리하게 찌르는 감각이 일어나게 되며, 이러한 자극에 반사적으로 국소 근육이 수축할 수도 있다.

조직체제 Organization

부위별로 그리고 국소적으로 명명된 근막의 많은 것은 인위적으로 분할되었다. 근막은 연속적으로 형성되어 있고 결합조직의형태이다. 세포의 구성요소에는 섬유아세포, 골아세포, 연골아세포, 골세포, 연골세포, 세망세포, 비만세포, 그리고 혈액을 형성하는 요소가 포함되어 있다.

일반적인 결합조직에는 치밀(dense)과 성긴(loose) 두가지 유형이 있으며, 치밀조직은 규칙적(regular)이거나 불규칙적(irregular)인 것일 수가 있다. 치밀규칙결합조직은 길거나 중복된 층으로 되어 있으며, 건과 인대는 치밀규칙결합조직으로 형성되어 있고, 진피와 골막, 연골막, 장기낭(organ capsules)은 치밀불규칙결합조직으로 형성되어 있다. 섬유는 그물망처럼 되어 명확한 패턴이 없으며, 여러 방향으로 향한다.

성긴 결합조직은 피하근막, 상피 바로 아래 고유판, 장간막에서 발견되는 것으로 전체에 걸쳐 섬유아세포, 비만세포, 대식세포와 같은 그러한 비섬유성 물질이 가지각색으로 풍부하게 포함되어 있고, 적혈구와 혈소판을 제외하고 혈액요소를 형성하는 것은 어떤 것이든지 이 조직에 존재한다.

구성요소 Components

섬유아세포는 교원질, 탄력소, 그 외 프로테오글라이칸을 분비하여 제공하는 것으로 조직을 수선하기위해 그것들의 필요가 증가하게 되면, 급격히 증식하여 증가된 요구에 적응하게 된다. 조직구로 알려진 결합조직에 분포된 대식세포와 함께 그것들은 재건에 필요한 요소를 구성한다. 대식세포는 조직파편을 잡아먹는 것으로 단세포로부터 발생된다.

교원질은 더 작은 많은 섬유로 구성되는 것으로 신체에 가장 풍부하고 광범위하게 분포되어 있다. 그것들은 전형적으로 폭신하고 유연하지만, 많은 구조물에서 고도의 장력을 제공한다. 4가지 종류가 있는데 위치와 형태에 의해 결정된다. Ⅰ은 진피, 건, 뼈에서 발견되는 것이고, Ⅱ는 연골을 형성하는 것이며, Ⅲ는 심혈관, 위장관, 표피에 있는 것이고, Ⅳ는 상피기저막에 있는 것이다.

탄력소 단백질은 탄력섬유의 주요한 구성요소이며, 그것들은 신장될 수 있으므로 영구적으로 변형되지 않고 그것들의 고유 배열이 회복된다. 그것들은 주기적으로 확장되고 이완되기 쉬운 부위에 풍부하므로 심장, 폐, 피부와 같은 구조물에 있으며, 흡연, 일광욕과 같은 그러한 스트레스 요인들에 의해 파괴된다.

모든 결합조직은 무정형 기질이라고 알려진 다양한 양의 물질로 채워진 공간을 가지고 있다. 기질은 프로테오글라이칸과 글리코프로테인이라고 알려진 고분자의 혼합물로 탄수화물과 단백질 성질을 갖고 있는 물질을 함유한다. 글리코스아미노글라이칸은 부위별에 따른 어떤 특이성을 가지고 다양한 형태로 되어있으며, 프로테오글라이칸과 함께 그것들은 아말감에 막대한 양의 음이온 대전을 주고, 많은 양의 수분과 결합할 수 있다. 이렇게 되면 전체에 걸쳐 더 작은 분자의 확산이 자유롭게 될 수 있으며, 또한 그것은 무정형 기질에게 겔과 같은 밀도를 준다.

영양소와 대사산물은 모두 액체물질을 통해 확산된다. 결합조직의 약 70%는 물로 구성되며, 기질이 일차적으로 책임을 지고 있다. 기질의 구성요소인 하이알루론산은 아주 친수성인 물질이며, 이러한 성질은 근막에 교질과 같은 능력을 준다. 간헐적이거나 낮은 힘의 충격은 분산된 다음에 방산되는 물결과 같은 액체역학을 생성한다. 항력(drag)은 동작에 대한 저항량으로 체내의 분자저항에 의해서 결정된다.

급작스런 집중력은 보다 더 단단한 반응을 일으킨다. 손상이나 항구적인 긴장은 수분요소를 감소시켜서 그 외 다른 구성요소를 더 건조하게 하고 상대적으로 더 경직된 상태로 되게 하여 교원질 섬유들 사이의 비정상적인 교차결합인 유착이 더 발생하기 쉽게 될 것이다. 의미심장하거나 지속적인 힘에 대해 상대적으로 늦게 적응하는 것은 섬유증의 변화와 물질의 방향성 발생이며, 이것들은 둘 다 결과적으로 물질의 더 단단해지고, 더 저항적인 변화를 초래한다.

결합조직으로 지방은 피하에 있으며, 일부 내장기관의 주변에서 발견되는 것으로 에너지 저장소인 그것은 또한 극도의 온도에 단열재로 역할하고, 일부 구조물에 대한 지지물로 공헌한다. 풍부한 혈액공급과 그물망을 볼 수 있으며, 개개인의 영양상태와 활동에 따라 세포 각각의 상대적인 크기가 다양하게 변한다.

유형 Types

근막은 또한 천근막, 심근막, 장간막으로 설명되기도 한다. 천근막의 연속적인 층은 피부 바로 아래 놓여서 진피층으로 이어져 있으며, 두 개 층이 존재하는데, 그 사이에는 액체축적을 수용할 수 있는 잠재적인 공간을 가지고 있다. 천근막은 골격근의 외부 요소를 싸고, 피부가 형상을 갖추게 돕는다. 개념적으로 신체를 외부환경으로부터 격리시키고 분리시키는 것은 바로 낭(sac)이다. 작은 근원섬유들이 피부로부터 보다 더 심부의 근막에 고정시키는 닻으로 작용한다. 촉진을 통해서 이렇게 잡아맨 밧줄에는 수직되지만, 심근막에는 수평적으로 적용된 힘으로 검사자는 움직임이 자유로운지(ease) 또는 저항감이 있는지(drag 또는 bind)를 감지할 수 있게 된다.

심근막은 구획을 나누어 칸을 막는 것으로 더 많은 역할을 하며, 더 팽팽하고 더 치밀한 양상으로 짜여졌기 때문에 근육과 내장기관을 둘러싸고 분리시킨다. 여러 가지로 다양하게 명명된 근막부위는 더 두꺼운 심근막의 위치에 해당되며, 그러한 형태의 일부로 섬유성 심외막, 벽측 흉막, 신경외막, 근주막 등이 있고, 근육의 격막도 또한 그것의 예가 되며, 이러한 피막들은 그것들이 둘러싸고 있는 구조물에 어떤 형태를 주고 안내를 한다. "정강이 부목(shin splints)"이나 그 외 다른 구획증후군(compartment syndrome)과 같은 그러한 질환은 근육이 한정된 공간 내에서 비대해졌기 때문에 야기된 빈혈로부터 초래된 결과이다.

장간막은 섬유탄력성의 성긴 결합조직으로 장측 흉막, 심장외막, 복막, 그 외 다른 내장기관을 덮고 있는 낭성 피막 등이 대표적인 예가 되며, 이 결합조직도 또한 복막염이나 흉막염과 같은 그러한 염증과 감염에 걸리기 쉽다. 심막염은 심장의 기능을 심하게 급성압박할 수 있다.

상호연결관계 Interconnection

여러 가지 근막은 고립된 양상으로 존재하기보다는 오히려 끊임없이 교통하는 관계를 보이고 있다. 심장과 그 외 다른 장기를 현수하는 인대들은 연속상태를 나타내고 있으며, 최근에 발견된 경막과 소후두직근 사이의 연결관계는 신체 구조물들의 연속성과 상호관련성의 예를 보이고, 서혜인대는 외복사근 건막의 하변이 안으로 말려진 것과 닮은 것이다.

신체의 혈액과 뼈 구조물과 같은 그러한 다른 요소들도 결합조직으로써 신체 여러 부위사이의 소통상태를 유지시키는 작용을 한다. 혈액은 신체 모든 부위로의 운반과 자양분 조달, 제거, 대체 능력을 갖고 있는 결합조직이다. 근골격계는 신체 여러 부위가 상호작용하게 하고 체액흐름의 과정을 보조한다. 칼슘이온과 같은 그러한 원소물질의 유지와 대체는 뼈에 있는 저장소에 따라 좌우되며, 조혈과정은 골수에서 일어난다.

뼈는 석재와 같은 것이라고 생각하기 보다는 오히려 프리스틱과 같은 것으로 생각되어야 한다. 그것들은 상당히 유연해서 감당할 수 있는 정도 이내에서 스트레스에 적응하고 그것을 분산시킬 수 있으며, 그러한 결과의 결정을 보조하는 것에는 힘의 방향과 벡터, 양, 간격, 충격량 그리고 뼈의 영양상태, 나이, 개별적인 구조 등이 있다. 외력이 급작스럽게 가해지면, 어린 아이들의 부전골절에서 나타나는 굽힘이나 또는 관련된 구조물과 구성요소의 파열이 일어나게 되며, 때때로 그 힘이 하부 또는 주변의 다른 형태 구조물로 전달되기도 한다. 뼈의 골절이 그 부위 구조물의 연부조직손상을 유발하지 않는 경우도 있을 것이라고 생각하는 것은 곤란하다. 머리에 외상을 받았을 때 두개골 골절을 피할 수는 있을 지도 모르지만, 그 결과로 혈관이 파열되거나 두개골 하부의 뇌막이 손상되거나 뇌좌상을 입게 된다. 상대적으로 작은 강도의 힘이 일정하게 지속하거나 간헐적으로 가해지면, 그것의 결과로 뼈가 변형되거나 재형성되게 된다.

Wolff 법칙의 원리는 근막조직에도 또한 적용된다. 스트레스를 받게 되면, 이전에 불명료했던 조직에는 방향성이 개발되게 되고, 더 탄력적인 상태로 복귀하는 능력이 방해를 받거나 없어지게 된다. 스트레스 힘이 오래 동안 지속되고, 그에 감응된 반응이 오래 동안 지속되면 될 수록 스스로를 재편성하는 조직은 더욱 더 적게 되는 것 같으며, 조직의 접근과 염증과정 양자로부터 섬유 유착이 일어나게 된다. 급성 과정으로 신체가 겪는 압박은 보호적인 것이며, 수축과 재편성으로 더 이상의 파괴에 저항하고 그것을 제한한다. 자극성의 사건이 제거되면 신체의 자가-치유기전은 조직의 능력이 회복되는 것을 보조하게 되지만, 그러나, 부절절한 반응이 유지되거나 손상을 계속 더 받게 되면 그 결과로 더 많은 만성적인 변화가 일어나게 되고 아마도 반흔조직까지도 생기게 될 것이다. 근막에는 조직개조를 통해 타격을 입혔던 외력에 대한 것이 기억되어 있다. 이러한 조직화학적 변화는 근막이 전단되고 있을 때 벡터힘과 평행하게 발생하거나, 집중된 충격이 있을 때 수직적으로 발생할 수도 있다. 섬유근통(fibromyalgia)과 같은 그러한 질환은 여러 부위에 만성적인 염증변화를 나타낼 수도 있다. 다시 말하면, 결합조직에는 구조-기능 상관관계가 쉽게 나타나며, 비정상적인 기능이 비정상적인 구조의 발생을 촉진한다는 당연한 결론은 명백하다.

재건 Reconstruction

결합조직의 형태와 양에 대한 수선과 증식에는 다수의 결정인자가 있나. 흡연, 일광욕, 나이 등은 탄력소를 생산하는 시설을 감소시키고, 압전기 전류는 자극 또는 손상 후에 이온전하로 인해 발생되며, 섬유아세포는 전기장을 따라 정렬되어 수선과 증식의 방향을 결정한다. 흉요근막, 소뇌천막, 대뇌겸 등과 같은 그러한 일정하게 분화된 근막에는 만성적인 정상 스트레스에 근거된 힘선(line of force)이 나타나 있다.

근막 스트레인의 패턴 Patterns of Fascial Strain

근막은 보상적인 조직기관으로 스트레스 힘을 흡수하고 분산시킨다. 환자의 체성기능부전을 검사할 때, 종종 어떤 소견패턴을 보게 되는데, 제한지역(areas of restriction)은 대부분 흔히 이행대(transitional zones)에서 발견되며, 한 부위에서 이웃의 연속된 부위로, 좌우 옆으로 변경을 우선적으로 선호하는 것(preference)이 분명하다. J. Gordon Zink는 이러한 것을 보상성 패턴이라고 불렀으며, 스스로 건강하다고 말했던 그가 검사한 사람의 80%가 이러한 패턴을 나타내는 것을 발견했다. 또한 건강하다고 말했던 사람들의 나머지도 대체적인 배열(alternating sequence)을 보였는데 완전히 정반대 방향이었다. 그는 이것들을 각각 일반적인 보상패턴과 비일반적인 보상패턴(common and uncommon compensatory pattern)이라고 불렀으며, 표 18-1에 패턴이 요약되어 있다.

일부 사람들에서는 어느 한 쪽 또는 다른 쪽으로의 편애(preference)가 나타나지 않고, 양측으로 동등하게 반응하는 조직을 가지고 있을 수도 있다. 이런 것들은 아주 건강한 것으로 적응성 조직이다.

보상패턴에 대한 이유로는 우성손(handedness), 우성눈(dominant eye), 우성발(foot preference)이 있을 수 있으며, 또한 다리길이 차이 및 눈높이 불균형과 같은 그러한 자세불균형도 역할을 할 수 있다. 어느 한 방향에서 이동하려는 경향은 결과적으로 평형상태를 달성하기 위해 중력중심을 유지하고, 모든 힘의 균형을 유지하려는 시도를 초래한다. 일부 저자들은 DNA처럼 아주 작은 나선형 패턴의 자연적인 형성에서 심지어 유전학적 근거를 제시하기도 했다.

이러한 보상패턴의 어느 것에도 적합하지 않은 사람은 비보상패턴(uncompensated pattern)을 갖고 있는 것으로 교체배열(alternation)이 전혀 없거나 불완전하다. Zink박사는 보상패턴이 보다 더 적응될 수 있으며, 이러한 사람들이 어떠한 스트레스 또는 질병에도 보다 더 순조롭게 반응한다고 추론했다. 손상은 이미 존재한 패턴을 악화시키는 경향이 있는 것 같다. 비보상패턴을 가지고 있는 사람들은 외상을 보다 더 쉽게 받는 것 같으며, 질병으로부터 회복이 더 느리고, 보다 더 만성적인 치료를 필요로 한다.

치료적 고려사항 Therapeutic Considerations

모든 도수교정치료중재는 환자의 체성요소와 함께 시술자의 신체적 상호작용에 따라 달라지며, 그 과정은 여러 가지 고려사항에 의해 좌우된다. 모든 연부조직은 그것들의 상태에 의거한 신장내성(tolerance for stretch)을 어떤 한계이내로 가지며, 근육과 같은 그러한 일부 구조물은 수의적인 조절을 받거나 반사적으로 수축할 수 있다. 손상 만성, 영양상태, 자세 등의 모든 것은 반응(responsiveness)에 악영향을 주고, 건과 인대의 기시부와 정지부가 가동범위를 결정한다. 근막은 나이가 들면서 탄력성

표 18-1 일반적인 보상성패턴과 비일반적인 보상성 패턴

		OCCIPITOATLANTOID	CERVICOTHORACIC	THORACOLUMBAR	LUMBOSACRAL
Common	(CCP)	L	R	L	R
Uncommon	(UCCP)	R	L	R	L

은 감소되고, 수축성은 상대적으로 감소되지 않으며, 주변 구조물의 속성, 국소적 힘과 긴장 요구, 영양상태가 신장 또는 수축 반응성을 더욱 변화시킨다. 뼈는 그것들의 기능에서 그리고 시술자가 치료적으로 사용할 때 지렛대로 작용한다.

결합조직을 이완시키는 치료양식(modality)은 역사적으로 근막이완기법이라고 불려왔지만, 사실 그것들은 "근-근막-건-인대-뼈-내-" 기법이다. 이러한 기법을 시술하는 개업의 대부분은 조직반응을 치료보조를 훨씬 더 도입하기 위한 안내자로 이용해왔다.

모든 치료방식은 환자가 어떤 부위를 움직이는데 전혀 의식적인 노력을 하지 않는 것이라는 점에서 사실상 수동적이다. 능동적인 참여가 요구될 때, 그것은 수축/이완 반응을 통하거나 상호억제를 통해 반사적으로 항상 이완을 촉진할 것이다.

치료방식은 직접적인 것 또는 간접적인 것 중에서 어느 하나로 기술될 수 있다. 직접기법은 조직을 이완시켜 생리적 한계(physiologic limits)쪽으로 신장시킬 목적으로 문제 부위를 상대적 운동장벽(relative barrier to motion)으로 가져가는 것이며, 크리프(creep)라고 불리는 반응을 이용해서 부드러운 힘의 적용으로 근막조직이 이완되고, 계속 이어지는 힘 적용에 저항이 감소되는 것이 설명되고 있다. 간접기법은 모두 문제부위를 운동이 자유로운 방향으로 위치시키는 것으로 일부는 그 위치를 유지한다는 점에서 정적(static)이라고 하고, 그 외 다른 것은 동적이라고 하는데, 어느 것이든 시술자에 의해서 감지되는 피드백에 응하거나 촉진력이나 동작의 적용에 반응하여 연속적인 동작을 이용하게 된다. 치료 후에는 재평가를 하거나 장벽으로 모빌리제이션을 시킨다. 이러한 치료방식의 일부와 특수기법도 또한 이 책의 다른 부분에서 설명될 것이다.

근막이완기법 Myofascial Release Techniques

역스트레인기법(counterstrain)은 본래 "자세에 의한 자동적인 이완"이라고 기술된 근막이완법이다. 과민압통점을 촉진으로 찾아내고, 단축된 근육을 목적으로 운동이 자유스런 방향으로 신체 일부 또는 전체를 위치시킨 다음에 그 자세가 전형적으로 90~120초 동안 또는 이동점 반응(mobile point reaction)이 나타날 때까지 유지되면, 이어서 조직연화와 압통점의 과민성 감소가 나타나게 된다.

자세이완촉진기법(facilitated positional release)은 해당 부위 또는 관절을 중립위로 위치시켜서 관절에 가해진 부하를 감소시키고, 촉진력(압박 또는 염전)을 가하며, 운동이 자유스런 삼차원 평면으로 동작을 추가하고, 이완을 모니터하는 것으로 구성된다. 시간간격은 수 초 동안이다.

기능기법(functional techniques)은 Still박사로부터 시작되었던 것 같다. 특정한 관절과 조직의 유연성의 촉진으로 3차원 평면에서의 위치와 두 평면(수평과 전방 또는 후방)에서의 평행이동, 그리고 압박 또는 견인을 결정한다. 추가 요소는 호흡(흡기 또는 호기)에 대한 반응이다.

염력풀기(torque unwinding)는 출판되지 않았으나 세미나에서 강의되고 있는 것으로 손상으로부터 유래된 힘의 벡터에 의해 제한 부위(region of restriction)가 신체 반대 표면에 초래된다는 신체 입방체의 이론적 구성을 가지고 있다. 치료기법에는 양쪽 말단을 정렬시키기,

최초 손상된 자세를 모방하기, 이완을 기다리고 양쪽 국소에 경도의 발진적인 염전력(oscillatory torsional forces)을 동시에 추가하기가 포함된다. 이러한 기법들은 최초의 손상벡터에 반대방향으로 제한된 힘을 추가함으로써 스트레스 부하가 균형을 이루도록 시도하는 것이다.

인대이완균형기법(balanced ligamentous release) 또는 인대관절이완기법(ligamentous articular release)에서는 촉진하고 있는 양손이 모니터와 지렛점으로 이용된다. 관절과 인대의 영역이 균형을 이루면 이완이 일어나고 벌어지게 된다. 조직이 더 이완되면서(release) 더욱 정상적인 동작이 일어나게 된다.

풀기(unwinding)는 동적 기법(dynamic technique)이다. 신체 어느 한 부위를 운동감(sensation of movement)에 응하여 움직이면서 환자는 검사자에게 지속적으로 일정한 피드백을 준다. 이 기법에서는 끌기(drag)와 늦추기(ease)의 추진력 이용을 보다 더 넓은 부위에 집중시킬 수 있으며, 목 또는 사지는 부위별로 치료되거나 체간을 수기조작하기 위해 지렛대로 이용될 수 있다. 시술자는 근육운동(muscular motion) 또는 근막 이완(fascial ease)을 따라가면서 중력과 같은 그러한 영향에 저항함으로써 치료과정을 촉진한다.

직접근막이완법(direct fascial release)은 이완(근막 크리프)을 기다리면서 염전력, 압박력, 견인력이 장벽까지 유지하는 것이다. 이것이 일어난 후에는 치료부위를 모든 평면으로 보다 더 쉽게 이동시킬 수 있다.

두개정골요법(cranial osteopathy)은 William Garner Sutherland에 의해 제안된 것으로 다섯 가지 구성요소의 힘이 균형을 이루도록 시도하는 일종의 근막이완기법이다.

내장수기조작기법(visceral manipulation)은 수기기법을 이용해서(체성계통에 대한 시술자의 접촉으로) 내장기관에 스트레스를 생성하는 여러 가지 힘들이 균형을 이루도록 하는 것이다.

*Still기법*은 Still박사가 이용했던 것으로 믿어지는 수기조작기법의 적용으로 최근에 "재발견"되었으며, 간접기법에 이어서 계속되는 빠른 관절조작이 결합된 것으로 자세이완촉진기법과 아주 유사한 것이다. 이 두 기법사이에 유일한 차이점은 환자와 시술자의 자세뿐이다.

신경근육구조물의 점진적 억제(progressive inhibition of neuromuscular structures)와 그 외 다른 유형의 억제기법은 억제력을 이용해서 근막제한(fascial restriction)을 치료하는 기법이다.

통증유발점띠기법(trigger band techniques)은 Stephen Typaldos에 의해 기술되었으며, 직접적인 유형으로 아주 깊은 압을 이용하는 것이다. 시술자는 병발된 조직을 따라 기구 또는 손가락을 이용해서 기본적으로는 직선형 방식으로 하여 상대적으로 기능부전된 부위로부터 더욱 심하게 병발된 영역을 향해 상당한 힘을 가하는 것이다.

생활기능학 기법(biodynamic method)은 James Jealous에 의해 기술되었으며, 다율동적인 동작사이클(polyrhythmic motion cycle)에서 발생하는 건강-회복의 선천적인 힘을 조정(monitoring)과 촉진(fascilitation)으로 이용하는 정골요법적인 진단과 치료의 시스템이다. 생체전기 근막이완법(Bioelectric Fascial Release)은 Judith O'Connell에 의해 기술되었으며, 이것도 또한 선척적인 힘을 이용하고 조작하는 일종의 근막이완기법이다.

신경근육골격이완통합기법(integrated neuromusculoskeletal release, INR)은 그것이 근막이완법, 기능기법, 등척-등장성 근수축으로 이용한다는 점에서 일종의 퓨전기법으로 생각될 수 있다. 이 기법은 Robert Ward에 의해서 개발된 것으로 기능부전된 부위에서 신장과 반사적 이완을 일으키는데 초점을 맞춘 기법이다.

비록 이러한 치료기법들이 분명하게 구별된 한 단위로서 언급되었지만, 그것들의 이용은 겹쳐질 수 있는 것이며, 시술자는 조직반응에 적응하기 위해 어느 한 기법에서 다른 기법으로 전환시킬 수도 있다.

■ 근막이완기법의 실례
EXAMPLES OF MYOFASCIAL TECHNIQUES

경추에 대한 기능기법
Cervical Spine Functional Technique

1. **환자자세**: 앙와위.
2. **치료사 자세**: 치료대 머리 쪽에 앉는다.
3. **기법**:
   a. 시술자는 이완될 추골의 횡돌기에 어느 한 쪽 손의 검지손가락을 댄다.
   b. 추골단위의 운동범위를 3차원 평면에서 평가한다. 굴곡-신전, 측굴, 회전.
   c. 관상면에서 측방으로 그리고 시상면을 따라 전/후방으로 평행이동에 대한 반응을 평가한다.
   d. 모니터하는 부위에서 압박 또는 견인에 대한 조직반응을 평가한다.
   e. 추골을 3차원 평면에서 운동이 자유스럽게 위치시킨다.
   f. 두 방향으로의 평행이동을 추가한다.
   g. 호흡을 조직이완을 결정하는데 이용한다. 만약 흡기동안에 조직이 더 이완된다고 느껴지면, 환자에게 숨을 깊게 들이마시고 유지하라고 지시한다. 만약에 호기가 더욱 자유스럽게 완화시키는 것이라면, 환자에게 숨을 들이마시고 최대로 호기하고 수 초 동안 그것을 유지하라고 지시한다.
   h. 시술자는 매번 이완할 때마다 추골이 이완되는 방향(direction of ease)을 따라가게 한다.
   i. 부위를 재평가한다.

흉추/상지 풀기
Thoracic Spine/Upper Extremity Unwinding

1. **환자 자세**: 앙와위.
2. **치료사 자세**: 치료해야 되는 쪽으로 치료대 측면에 앉거나 선다.
3. **기법**:
   a. 시술자는 양손으로 환자의 전완을 잡는다.
   b. 환자의 팔을 올려서 견관절이 약 90°로 굴곡되게 한다.
   c. 견인을 하여 약간의 긴장을 유도하고, 팔을 내회전시켰다가 외회전시켜서 팔 전체가 경도의 염전을 받게 한다.
   d. 긴장이 감소되면, 팔이 중력에 대항하여 지지되는 방향으로 노력하라고 지시한다.
   e. 모니터하는 부위에서 조직반응을 평가한다.
   f. 시술자는 그 팔이 어느 한 방향 또는 세 방향 모두에서 표류하게 허용한다. 사지가 장벽에 부딪치면, 근육이 팽팽하게 되는 경향이 있을 것이다. 시술자는 필요한 최소량의 상호작용을 이용하도록 시도해야 한다.
   g. 움직임이 더욱 능동적으로 됨에 따라

시술자는 지지력을 보다 적게 주어도 된다.

h. 움직임 패턴이 3번 이상 반복되면, 시술자는 그 팔을 그 움직임의 한 쪽 또는 다른 쪽 끝에서 유지시켜야 한다. 동일한 반복적인 동작을 유도하는 끌어당기는 어떠한 동작이라도 있으면 사지를 제자리에 유지시킴으로써 그것에 저항해야 한다.

i. 사지가 이전의 패턴과 일치하지 않는 방향으로 움직이기 시작할 때, 저항 제거가 일어나야 한다.

j. 팔이 환자의 복부를 가로질러서 또는 측면을 따라 놓이게 되었을 때 끝점(end-point)이 발생된다. 촉진된 운동자극(palpated impulses to movement)은 없어져야 한다.

k. 그 부위를 재평가한다.

l. 견관절의 큰 움직임은 흉추에 영향을 주지만, 그 반면에 보다 작은 원뿔형의 움직임은 오직 국소적인 사지 움직임을 지지한다.

견갑 이완 Scapular Release

1. **환자 자세**: 앙와위.
2. **치료사 자세**: 치료해야 되는 쪽으로 치료대 측면에 앉거나 선다.
3. **기법**:

a. 시술자는 환자의 팔을 외전시키고, 자신의 미측 팔(환자와의 관계에서)을 환자의 팔과 자신의 흉벽 사이에 놓는다.

b. 시술자는 자신의 미측 손으로는 환자의 견갑골 하각 내측 가장자리를 잡고, 자신의 두측 손으로는 상내각(superior medial angle)을 잡는다(그림 18-1).

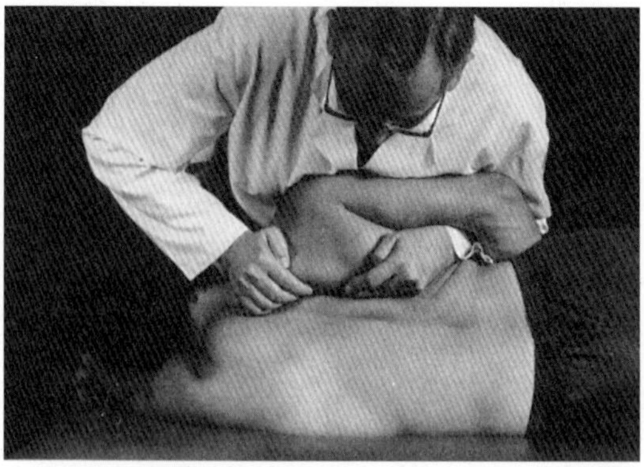

■ **그림 18-1** 견갑의 근막이완

c. 약간의 견인으로 견갑골을 다음과 같은 방향에서 검사한다.

(1) 두측(거상)과 미측(하강)

(2) 외측(신연)과 내측(퇴축)

(3) 시계방향과 반시계방향으로 회전

d. 견갑골을 삼차원 평면에서 연속적으로 운동자유방향에 위치시켜서 유지한다.

e. 시술자는 한개 이상의 운동자유방향으로 더 느슨해지기를(이완된 것을 의미한다) 기다린다.

f. 부위를 재평가한다.

천골 균형잡기 Sacral Balancing

1. **환자자세** : 앙와위.
2. **치료사 자세** : 환자의 한쪽 옆에서 환자의 머리를 보고 앉는다.
3. **기법**:

a. 환자의 편안함에 따라서 다음의 두 자세 중에서 하나를 이용할 수 있다:

(1) 양 무릎을 구부려서 양발바닥을 치료대에 대고 벌렸다가 내전시킨다.

(2) 양 다리를 신전시킨다.

b. 시술자는 환자와 더 근접된 팔의 손을

환자의 천골 밑에 댄 다음에, 시술자의 손가락 끝을 환자의 천골저(sacral base)로 뻗고, 시술자의 무지구와 소지구의 사이에 천골첨(apex of sacrum)이 놓이게 하여 손으로 천골의 윤곽을 그리고, 자신의 전완은 치료대에 놓아 안정시킨다.

c. 시술자는 자신의 다른 팔 전완을 환자의 골반 전상장골극을 가로질러서 놓는다. 환자의 머리에 근접되어 있는 시술자의 팔을 동측 전상장골극에 놓아 안정시키고, 손으로는 반대측 장골릉의 외측 가장자리를 잡는다.

d. 이 팔로 내측 힘(medial force)을 이러한 두 접촉점을 가로질러서 적용시킨다.

e. 시술자는 흡기와 호기동안에 천골의 움직임을 모니터한다. 천골저는 흡기에는 후방으로, 호기에는 전방으로 움직인다.

f. 시술자는 움직임의 대칭성과 질(quality)을 평가한다.

g. 시술자는 이완(ease)의 모든 방향에서 천골의 균형잡기를 시도한다.

h. 대칭이 이루어지면, 시술자는 치료의 유효성을 평가한다.

무릎 염력풀기 Knee Torque Unwinding

1. **환자 자세:** 앙와위.
2. **치료사 자세:** 환자의 한쪽 옆에서 환자의 머리를 향해 보고 앉거나 또는 선다.
3. **기법:**

a. 시술자는 무릎주위의 어떤 주어진 국소 부위에서 과민압통점이나 운동제한 또는 조직긴장을 찾는다.

b. 시술자는 무릎이 정육면체(cube)에 싸여 들어있다고 상상해야 한다.

c. 원점(original point)의 위치로부터 가로질러서 대각선으로 가상의 선을 긋고, 시술자는 이 점이 원점의 반영(reflection)이라는 것을 여실히 보여야 한다. 원점을 촉진하고 그것을 가볍게 두드려서 충격의 공명을 느끼는 것으로 제2점(second point)도 또한 찾을 수 있다. 만약 그 점이 정육면체의 상연(upper edge)에서 손가락 2개 넓이 아래에 있다면, 공명점(resonance point)은 그 정육면체의 반대측 면의 하연(lower edge)에서 손가락 2개 넓이 위에 있을 것이다. 정육면체의 외측연(lateral edge)과 관련된 점에 대해서도 동일한 관계가 유지된다.

d. 각 손의 1개 또는 2개 손가락으로 각각의 점을 덮는다.

e. 양 부위에서 회전운동(rotary motion)을 동시에 도입한다. 우선적인 방식은 한 쪽은 시계방향으로 회전시키고, 그 반면에 다른 쪽은 반시계 방향으로 움직인 다음에 반대 방향으로 역전시키는 것이다. 회전운동의 각도의 폭은 좁으며, 운동진폭(oscillation of motion)은 1초당 수 싸이클(a few cycle)로 1분까지 한다. 가상의 정육면체 반대면에서 발견된 대체 점(alternating points)들은 하지의 전체에 걸쳐서 찾아낼 수 있다.

g. 부위를 재평가한다.

참고문헌

Barral JP, Mercier P. *Visceral Manipulation.* Seattle: Eastland Press, 1988.

Bowles CH. Functional technique: a modern perspective. In: Beal MC, ed. *The Principles of Palpatory Diagnosis and*

Manipulative Technique. Newark, OH: American Academy of Osteopathy, 1992:174–178.

DiGiovanna E. *Encyclopedia of Osteopathy*. Indianapolis, IN: American Academy of Osteopathy, 2001.

Dowling DJ. Progressive inhibition of neuromuscular structures (PINS) technique. In: *Chaitow L, ed. Modern Neuromuscular Techniques*. New York: Churchill Livingstone, 2003:225–250.

Dowling DJ. Progressive inhibition of neuromuscular structures (PINS) technique. In: *Ward RC, ed. Foundations for Osteopathic Medicine, 2nd ed.* Philadelphia: Williams & Wilkins, 2003.

Greenman PE. *Principles of Manual Medicine*. Baltimore: Williams & Wilkins, 1989.

Jones LH. Spontaneous release by positioning. In: Beal MC, ed. *The Principles of Palpatory Diagnosis and Manipulative Technique*. Newark, OH: American Academy of Osteopathy, 1992:179–185.

Kuchera WA, Kuchera ML. *Osteopathic Principles in Practice, 2nd ed.* Columbus, OH: Greyden Press, 1994.

O'Connell J. *Bioelectric Fascial Release*. Indianapolis, IN: American Academy of Osteopathy, 2000.

Typaldos S. Introducing the fascial distortion model. *American Academy of Osteopathy Journal* 1994:4(2).

Van Buskirk RL. A manipulative technique of Andrew Taylor Still. *J Am Osteopath Assoc* 1996;96:597–602.

Van Buskirk RL. *The Still Technique Manual*. Indianapolis, IN: American Academy of Osteopathy, 1999.

Wallace EM. *Torque Unwinding*. Presented at the Convocation of the American Academy of Osteopathy, Nashville, 1995.

Ward RC. Integrated Neuromusculoskeletal Release. In: Ward RC, ed. *Foundations for Osteopathic Medicine, 2nd ed.* Philadelphia: Williams & Wilkins, 2003.

19

관절인대스트레인기법과 인대긴장균형기법 (Ligamentous Articular Strain Technique and Balanced Ligamentous Tension Technique)

관절인대스트레인기법(LAS)와 인대긴장균형기법(BLT)은 한 때 일반적 정골기법(general osteopathic techniques)이라고 불렀던 것으로부터 파생된 2가지 기법이다. 그것들은 두 가지 모두 근본적으로는 간접기법으로써 신체의 결합조직 즉, 근막, 인대, 건 그리고 간접적으로는 림프와 혈액 흐름에 영향을 주고 있고, 그것들의 명칭은 William Garner Sutherland의 표현, "관절인대스트레인은 인대긴장균형을 이용하면 치료된다" 구절로부터 나왔는데 이러한 두 명칭이 존속해온 이유는 그것들을 가르쳤던 많은 정골요법의사들이 자신들의 치료법을 두 가지 명칭 중에 어느 하나로 불렀기 때문이다.

인대긴장균형기법은 항상 아주 가볍게 접촉하고 호흡적 협력을 이용했지만, 관절인대스트레인기법은 항상 보다 더 많은 힘을 이용했고 호흡적 협력을 반드시 이용하지는 않았다. 개괄적인 말로, BLT에서 사용되는 힘의 양은 약 1-3lbs이지만, 그 반면에 LAS기법은 최고 40lbs까지 이용된다. 그것들은 둘 다 공통으로 다음과 같은 3요소를 가진다.

1. 해방/자유(DISENGAGEMENT)
2. 과장/강조(EXAGGERATION)
3. 균형(BALANCE)

■ 해방 DISENGAGEMENT

구속된 상태를 풀어주기 위해(해방시켜줌) 정골요법의사는 압박(compression) 또는 감압(decompression)을 이용해야 하는데, 일반적으로 관절 또는 조직을 밀어서 압박하거나 그것들을 당겨서 떨어지게 하면, 이것을 달성하게 되며 보다 더 흔히 이용되는 방식은 압박을 이용한 것이다. 일단 해방되어 자유롭게 되면, 관절 또는 조직이 움직이게 될 것이다. 정골요법의사는 촉진을 이용해서 조직을 중립점으로 가져간다.

■ 악화
EXAGGERATION

관절 또는 조직을 해방시켜 자유롭게 한 후에는 그것을 손상 방향으로 가져가게 되는데, 이렇게 하면 상대적인 운동자유도(relative freedom)의 진단위치가 바뀌어 정확도가 떨어진다. 조직 또는 관절이 손상에 의해서 그것의 생리적 장벽을 초과하여 기능부전된 상태로 되었기 때문에 그것의 생리적 위치로 회복시킬 수가 없다. 손상점으로 다가간 것(close to the point of injury)이 기능부전을 확인하는데 가장 적당한 위치일 것이다. 그것의 상대적 운동자유도 과장으로 기능부전을 접근함에 의해서 균형점(balance point)이 결정된다.

■ 균형점
BALANCE POINT

균형점이 성립되면 체성기능부전은 해결된다. 촉진과 진단에 의해서 제1점(the first points)이 결정되는데 이 지점에서 치료가 시작된다. 균형점은 자신의 손가락 끝으로 연필 또는 접시, 그 어떤 것을 균형잡는 것과 아주 똑같은 방식으로 이루어진다. 모든 당김요소(parameter of pull)는 균형상태로 가져간다. 균형은 조직을 탄력한계(elastic limit)너머로 가져가지 않도록 이루어져 있지만, 아직까지는 그것이 가벼운 접촉(light touch)은 아니다. 해방을 달성할 정도로 충분히 압박을 적용한 후에도 여전히 조직에는 그 생명유지에 필요한 탄력성이 존재한다. 모든 인대와 모든 스트레인, 그 외 모든 조직, 근막 등의 이렇게 정교한 균형이 성공적인 치료의 열쇠이다.

LAS와 BLT 기법은 H.A.Lippincott에 의해서 쓰여진 "Wm. G. Sutherland의 정골기법"이라는 제목으로 응용정골요법학회의 1949년도 교재에서 최초로 발간되었으며, 서더랜드박사는 이 기법의 출처를 Still박사라고 말했다.

Still에게 치료받았던 적이 있었으며, 미국정골요법학교 교수회 임원이었던 Carl Phillip McConnell은 그의 저서 "정골요법의 실제"에 다음과 같이 썼다:

> 관절을 잠겨진 지점에서 해방시켜 자유롭게 하고, 그 관절이 탈구된 경로를 재추적함에 의해서 탈구를 정복하라. 비록 탈구되었을 때 취해졌던 것과는 다른 궤도에 의해서 관절낭인대가 탈구된 뼈의 소켓으로 복귀를 즉시 방해하기는 하지만, 탈구된 볼&소켓 관절이 단지 탈구된 뼈의 궤도를 재추적함에 의해서 정복될 수 있다는 것을 쉽게 볼 수 있을 것이다. 이 방법은 다소간에 모든 탈구에 이용된다.

이것은 Still박사 이외에 다른 사람으로부터의 출처에서 발견된 것으로 Still박사의 기법을 논의한 최초의 기록문서이었다. Still박사로부터 치료에 대한 서술은 다음과 같이 진술되었다.

> 뼈를 정복시키려면, 얼마나 많이 그것을 당겨야 되는지를 질문하는데 나의 답변은 그것을 그것의 적절한 위치까지 당기고 그것을 거기에 있게 하라는 것이다.

또한 "뚝" 하는 소리가 나는 현상에 대해서도 역점을 두고 다루었다:

> 어떤 사람은 뼈를 당겨 빼서 그것들이 "뚝"하는 소리가 나도록 배치하라고 충고하지만, 그렇게 "뚝"하는 소리를 내는 것이 반드시 행해져야 하는 기준은 전혀 아니다. 뼈를 그것의 적절한 위치로 되돌아가게 했을 때, 그것에서 항상 "뚝" 하는 소리가 나는 것도 아니지만, 또한 "뚝"하는 소리가 났을 때 그것들이 적절하게 조정되었

다는 것을 의미하는 것도 아니다. 여러분의 손가락을 당기면, 급작스런 염발음을 듣게 될 것이다. 관절을 형성하고 있는 뼈들의 끝을 갑자기 세차게 분리시키면 진공이 생기게 되고, 진공을 채우기 위해 관절주변으로부터 공기가 들어가면 뚝하는 소리가 일어나게 된다.

Still박사는 다음과 같이 계속 말했다.

그것이 어느 것으로부터 나온 것인지 또는 뼈를 그것의 소켓으로부터 얼마나 멀게 당겼는지는 중요한 것이 아니다. 뼈가 그것의 적절한 관절상태를 벗어나게 되면, 주변의 근육과 인대가 자극을 받고 지속적인 구축이 유지된다는 것을 항상 명심해야 하면서 관절을 이루는 뼈의 끝에서, 그것의 부착에서 먼저 그것을 느슨하게 해야 한다.

그는 덧붙여서 다음과 같이 말했다.

더 이상 상세하게 덧붙이지 않고, 내가 말하고자 하는 것은 부분탈구이든 완전탈구이든지 간에 모든 탈구는 이 법칙에 의해서 정복될 수 있다는 것이다: 먼저 탈구된 뼈를 다른 조직으로부터 느슨하게 한 다음에 그것의 원위치로 그것을 부드럽게 복귀시킨다.

1915년에 Still박사의 제자, Edythe Ashmore는 그녀가 정골요법기법을 설명한 책 "정골요법적 역학"을 저술했다. "일반적인 법칙-관절면은 관절의 탈구에 수용된 궤도를 재추적해야 한다." 덧붙여서 그녀는 말하기를 "일반적으로 정골요법의사가 병변을 교정하는데 흔히 이용하는 두 가지 방법이 있는데, 보다 더 오래된 것은 견인기법이, 보다 최근의 것은 직접기법, 즉 추력기법이다"라고 했으며, 각주(footnote)에서는 "정골요법의사를 모방하는 사람들이 '추력' 이라는 용어에 못마땅하게 생각되는 거친 음소리를 내는 것이라는 의미를 부여하기 때문에 '직접' 이라는 용어를 오히려 좋아한다"고 했다.

그 다음에, 그녀는 "오래된 방법"-관절인대스트레인에 대한 것을 저술했다. 추력을 의미하게 되는 새로운 방법은 고속저폭(high velocity low amplitude:HVLA)이었다. "견인방식을 이용하는 사람들은 병변의 과장(exaggeration of the lesion)으로 불렸던 것에 의해서 관절주변조직의 이완을 확실하게 하는데, 그것은 마치 그것의 목적이 변형을 증가시키는데 있는 것처럼 병변이 발생시킨 강제적인 움직임 방향으로 운동시키는 방법이다."

C.P. McConnell은 "이렇게 하면 그 관절을 비정상 위치로 잡고 있는 조직이 해방되어 자유롭게 된다"고 말했다. 이것을 일으키는 움직임은 일종의 반작용이다. "과장(exaggeration)을 유지하고, 관절에 견인을 가하며, 정복이 시작되고, 그 다음에 그 힘의 역전에 의해서 완료된다.

Ashmore박사는 Still박사가 이용했던 방법을 계속해서 다음과 같이 설명했다.

기법: 모든 척추기법에서 나의 습관은 환자에게 나의 힘을 적용하지 않고, 환자 자신의 힘으로 운동하게 하는 것이다. 추력이나 급격한 움직임을 전혀 가하지 않는 것은 물론이고, 또한 해부학구조의 원위말단부 또는 그 외 부위를 지렛대로 이용하지도 않는다. 그 원리는 Still박사가 이용했고 가르쳤던 것인데, 다시 설명하자면 손상부위를 이완(release)될 정도까지 과장시키면, 이어서 인대는 관절을 정상적인 관계로 끌어당기게 된다는 것으로, 이것과 똑같은 방법이 천장관절기법에서 이용되었다.

여러분은 Sutherland 기법에 대한 Ashmore 박사와 Lippincott의 설명사이에 유사성을 쉽게 알아차릴 수 있을 것이다.

병변의 유지에 일차적으로 연루되고 있는 것은 바로 인대이기 때문에, 정복하는데 주요한 매개수단으로 이용되는 것은 근육적인 지렛작용이 아니고, 바로 인대의 지렛작용이다. 인대구조물의 약해진 부분의 장력(tension)이 스트레인을 받지 않은 부분의 장력과 동등하게 또는 약간 초과되게 되도록 병변이 위치한 방향으로 관절을 이동시킨다. 이 지점이 긴장균형점(point of balanced tension)이다. 관절을 병변방향의 반대쪽으로 가져가게 되면, 정상적인 인대를 스트레인시키게 되며 그것이 추력이나 급격한 움직임으로 시행되었다면, 인대섬유가 그것의 뼈 부착부에서 떨어질 가능성이 아주 많게 된다. 긴장력이 적절하게 균형을 이루게 되면, 환자의 호흡적 또는 근육적 협력을 이용해서 병변이완(release of the lesion) 에 대한 신체방어기전의 저항을 극복하게 된다.

■ 소원근에 대한 관절인대 스트레인기법
LIGAMENTOUS ARTICULAR STRAIN TECHNIQUE FOR THE TERES MINOR

1. **환자자세:** 병변쪽 견부를 위쪽으로 한 측와위
2. **시술자 자세:** 환자 뒤쪽에 선다
3. **기법:**
   a. 시술자는 자신의 미측 손(caudad hand) 엄지를 액와주름 후부에 댄다.
   b. 시술자는 다른 손의 엄지를 요방형근 부위의 장골 위에 댄다.
   c. 그 다음에 시술자는 장골을 고정시키면서 소원근을 압박한다(그림 19-1).
   d. 두측 손(upper hand)의 엄지는 근경축(spasm)이 최대인 부위에 대고 있어야 한다.
   e. 두측 손에 의해 가해진 압박은 확고하고 안정되게 유지되어야 하며, 항상 약 20~30 lbs 정도의 힘으로 한다.
   f. 근경축이 이완되면, 압박을 풀어주어도 된다.
   g. 병변부위를 재평가한다.

■ 흉추-측굴회전(예, T4 FS_LR_L)에 대한 인대긴장 균형기법
BALAMCED LIGAMENTOUS TENSION TECHNIQUE FOR THORACIC VERTEBRAE-SIDE-BENDING ROTATION(EXAMPLE T4 F S_L R_L)

1. **환자자세:** 치료대 위에 앉게 한다
2. **시술자 자세:** 환자 뒤쪽에 선다
3. **기법:**

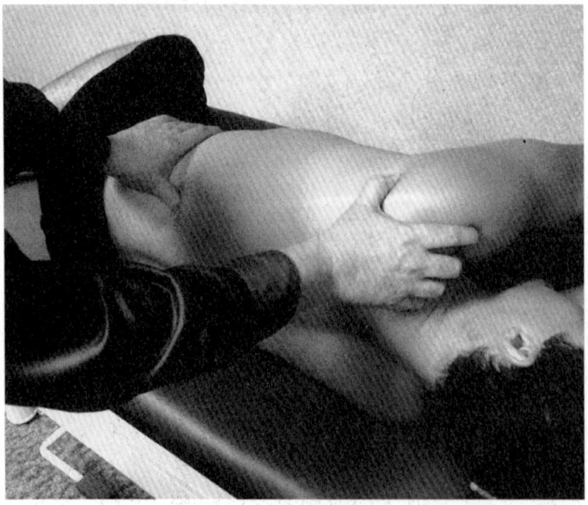

■ **그림 19-1** 소원근에 대한 관절인대 스트레인기법

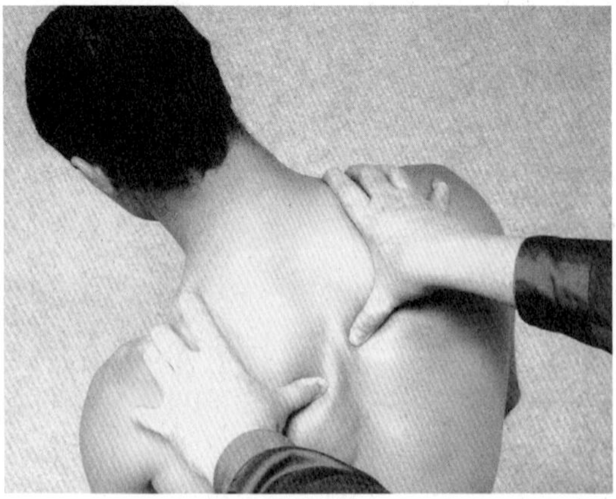

■ **그림 19-2** 흉추에 대한 인대긴장 균형기법

a. 시술자는 체성기능부전 회전쪽의 엄지를 바로 아래 추골의 동측 횡돌기(이 예에서는 왼손 엄지를 T5 좌측 횡돌기)에 댄다.

b. 시술자는 다른 손의 엄지를 체성기능부전 추골의 회전 반대쪽 횡돌기(오른손 엄지를 T4 우측 횡돌기)에 대고., 그 추골이 바로 아래 추골과 관계에서 상대적으로 굴곡되도록 약간 더 전방으로 댄다.

c. 환자에게 기능부전 측굴의 반대쪽 어깨(즉, 오른쪽 어깨)를 올리라고 지시한다. 이렇게 하면, 체성기능부전이 상대적으로 자유로운 쪽으로 측굴하게 된다(그림 19-2).

d. 긴장균형점에 위치하여 촉진하게 되면, 호흡적 협력을 흡기 또는 호기 어느 하나로 하는데-인대불균형이 주로 볼록쪽에 있다면 흡기로 하고, 오목쪽에 있다면 호기로 한다(Lippincott).

e. 환자를 중립위로 원위치시키고, 체성기능부전을 재평가한다.

참고문헌

Ashmore EF. *Osteopathic Mechanics: A Textbook.* Kirksville, MO: Journal Printing Co, 1915:72.

Lippincott HA. *The Osteopathic Technique of Wm. G. Sutherland, D.O. Yearbook of the Academy of Applied Osteopathy, reprint.* Indianapolis, IN: American Academy of Osteopathy, 1949.

McConnell CP. *Practice of Osteopathy,* 1899. Kirksville, MO: Journal Printing Co, 1906:58.

Still AT. *Osteopathy: Research and Practice.* Kirksville, MO: The Journal Printing Co, 1910:52.

20

기능기법
(Functional Techniques)

기능기법은 추골의 운동제한을 치료하기 위한 저력, 비추력기법(low force, non-thrusting techniques)으로 기능부전된 분절을 간접적으로 위치시켜서 제한성 긴장을 점진적으로 이완시키는 방법이다.

역사적으로 기능기법의 사용은 그 시기를 A. T. Still로 까지 거슬러 올라갈 수 있다. 주목할 것은 기능기법의 사용에 있어서 초기 개척자중에 한 사람인 Harold Hoover가 Still의 가르침으로부터 배운 기법을 사용하고 있었다는 것이다. 시간이 지나면서 이러한 기능기법은 추력기법의 덕택으로 인기를 상실했으며, 학교에서는 추력기법을 가르치는 것이 더 쉽다는 것을 인지하게 되었고, 대부분의 개업의들도 환자들이 이러한 기법을 더 쉽게 받아들이며, "뚝" 하는 소리를 듣고 싶어 한다는 것을 알게 되었다.

1950년대 초, 신경이 체성기능부전에 미치는 관계에 대한 Irvin M. Korr의 연구보고서와 함께 척추운동에 대한 Harrison Fryette의 소견은 이 기법의 채용을 부활시키는 분위기를 만들어 냈으며, 결과가 어떻게 그리고 왜 달성되었는지에 대한 이론의 과학적인 설명이 찾아졌다고 믿게 되었다. 1951년에 후버는 뉴잉글랜드로 초청되어 체성기능부전에 대한 그의 진단과 치료 접근법에 대한 프로그램을 소개하고, 그 방법을 분절 제한을 치료하는 기능적 접근법이라고 불렀다. 다음 해에 응용정골요법학회의 뉴잉글랜드지부가 결성되었고, 이러한 정골요법의사들은 이후 5년을 기능적 촉진진단과 기능적 치료기법의 적용을 연구하고 형식을 갖추는데 소비했다.

이 기법을 적절하게 이용하려면, 진단이 내려지고, 기능부전된 분절을 그것의 운동자유(freedoms of motion)영역으로 위치시켜서 간접기법이 일어나게 해야 한다. William Johnston은 간접기법을 "한쪽 뼈 또는 분절을 교정방향의 반대쪽으로 약간 이동시켜서 조직과 체액이 잡고 있는 저항을 부분적으로 극복하고 긴장이 양측으로 균형을 이루게 한 다음에 느슨해진 인대와 근육으로 하여금 그 부위가 정상쪽으로 당겨지는 것을 촉진하게 하는 방법이며, 호흡력이 포함된 신체의 다른 힘이 이용될 수도 있다" 고 정의했다."

기능기법은 척추분절을 수동적으로 그것은 3개 운동면으로 위치시키면서 이끌어 낸 촉진정보를 이용한다. 일반적인 방법은 한쪽 손을 기능부전된 분절에 갖다 대는 것으로 이 손은 마치 대화를 청취하듯이 세밀히 촉진하는 손(palpatory/listening hand)이 되고, 다른 손으로는 그 분절이 3개 운동면에서 움직이도록 환자를 수동적으로 이동시키는데 이용되며, 이것을 운동손(motive hand)이라고 부른다. 촉진 손으로는 움직임이 발생된 것을 평가해서 어떤 움직임의 제한이 존재하고 있는 지를 진단하고, 운동 손으로는 분절의 움직임이 용이한 방향으로 분절운동을 증가되도록 환자를 위치시키며, 환자에게 흡기와 호기를 천천히 하라고 지시한다. 촉진 손으로 제한이 해제되는 것을 느끼면서 운동이 자유로운 쪽으로 분절움직임이 증가될 수 있도록 환자의 위치를 수정하고, 이것을 운동자유도가 완전하게 회복될 때까지 반복한다.

기능기법을 적용하려면 치료사가 촉진절차에 아주 정통해야 된다는 것은 쉽게 납득할 수 있는 일이다. 치료사는 분절을 위치시키면서 그것의 주변 조직에 의해 생성된 움직임과 분절의 움직임의 감각을 분리할 수 있는 능력이 있어야 하지만, 그러나 결과를 달성하고 기능기법의 적용에 대해 환자가 편안함을 인식하게 되면, 이 기법이 숙달되게 될 것이다.

참고문헌

Bowles CH. *Functional Techniques: A modern perspective.* Colorado Springs: Academy of Applied Osteopathy, 1964.

American Academy of Osteopathy, 2001.

Fryette HH. *Principles of Osteopathic Techniques.* Colorado Springs: Academy of Applied Osteopathy, 1954.

Hoover HV. *Collected Papers.* Colorado Springs: Academy of Applied Osteopathy, 1969.

Johnston WL. Functional Technique. In: Ward RC, ed. *Foundations for Osteopathic Medicine. 2nd ed.* Philadelphia: Lippincott Williams & Wilkins, 2003.

Korr IM. The neural basis of the osteopathic lesion. *J Am Osteopath Assoc* 1947. Reprinted in The Collected Papers of Irvin M. Korr. Colorado Springs: American Academy of Osteopathy, 1979: 120–127.

21

두개부에서의 정골요법
(Osteopathy in the Cranial Field)

두개부에 대한 개념은 William Garner Sutherland에 의해서 최초로 착상되어 1899년부터 1954년 그가 죽을 때까지 개발되었으며, Sutherland의 가르침은 Andrew Taylor Still이 미국정골요법학교에서 가르쳤던 정골요법 원리가 그대로 연장된 것이다.

Sutherland박사의 연구는 분리해체된 두개골을 면밀히 조사한 후에 시작되었으며, 그는 봉합구조에서 움직임을 목적으로 예정된 구조적 설계를 최초로 확인했다. 기나긴 연구를 계속한 후에 그는 움직임이 불수의적 기전에 대한 반응임이 틀림없다는 결론을 내렸으며, 이 기전을 일차호흡기전(primary respiratory mechanism, PRM)이라고 명명했다.

이 장에서는 두개부 개념과 일차호흡기전에 대한 기본원리를 정골요법과학분야에서의 교수내용과 두개부에서의 정골요법에서 제시된 교육모델에 의거하여 소개할 것이므로 그 분야에 대한 심화학습의 발판으로 이용할 수 있을 것이다. 이론적인 학습에 더하여 이 분야의 정골요법에 대한 학습에 필수적인 것으로 개별적인 지각훈련을 해야 한다.

일차호흡기전 The Primary Respiratory Mechanism

일차호흡기전은 두개골과 신체 전역에서 감지할 수 있으며, 그것의 작용은 생존한 인체에서 일어나는 정상적인 생리학 기전의 일부분으로 그것에는 흡기와 호기 단계로 언급되는 두 개의 교체기가 있다. 일차호흡기전은 머리로부터 발까지 이동하여 전해지는 파동은 아니다.

일차호흡기전으로 함께 기능하는 것에는 다음과 같은 다섯 가지 현상이 있다.

1. 뇌척수액(CSF)의 파동과 조수(흐름증감)의 잠재력
2. 두개내막과 척추내막의 가동성 및 상호 긴장막(reciprocal tension membrane)의 기능
3. 중추신경계의 고유가동성
4. 두개골의 관절가동성
5. 장골사이에서 천골의 불수의적 가동성

이러한 다섯 가지 현상은 모두 중추신경계와 그것을 담고 있는 컨테이너사이에 존재할 뿐만 아니라, 생존한 인체 전체에 걸쳐 존재하는 구조-기능 관계를 나타낸다.

일차호흡기전의 단계
Phases of the Primary Respiratory Mechanism

일차호흡기전의 흡기와 호기 단계는 다섯 가지 현상동안 내내 신체전체에 걸쳐 동시에 감지될 수 있다. 흡기단계동안에 정중선에 있는 골들은 굴곡되고, 양측면에 쌍을 이루고 있는 뼈들은 외회전되며, 기저두개골은 상방으로 움직이게 되어 결과적으로 두개골의 횡경은 증가되고 그것과 동시에 전-후경과 수직경은 감소된다(그림 21-1). 대후두공은 상대적으로 상방으로 움직여서 천골기저부를 제2천골분절에 접지된 경막에 의해 후방으로 끌어당기게 된다. 뇌척수액 자체와 그것을 담고 있는 공간모양은 일차호흡기전의 교체기에 의해 영향을 받으며, 경막은 매달려 있어 자동적으로 이동되는 체내 지지기관 주위를 둘러싸며 모양을 변화시켜서 일차호흡기전 동안에 균형과 일정한 긴장이 유지되게 한다. 일차호흡기선 동안에 뇌와 척수는 율동적으로 감겼다 풀렸다 하고, 호기단계에서 이러한 동작은 역전된다. 일차호흡기전에 대한 학습은 그것의 다섯 가지 현상을 각각 검사하는 것으로 시작한다.

뇌척수액의 파동과 조수(흐름증감)의 잠재력
The Fluctuation of the Cerebrospinal Fluid and the Potency of the Tide

뇌척수액의 파동은 일차호흡기전의 제1원리로 간주되고 있으며, CSF안에는 파동운동으로 나타나는 힘 또는 잠재력이 있다. Sutherland박사는 이 힘을 "생명의 호흡"으로 언급했다.

> 뇌척수액 안에는 눈에 보이지 않는 요소가 있는데 이것을 뇌척수액 안에 있는 액체로서 섞이지 않는 어떤 것, 그것을 움직이게 하는 것으로 잠재력을 가진 어떤 것, 생명의 호흡으로 언급했다. 그 액체를 움직이게 하는 것이 무엇인지를 아는 것이 실제로 필수적인 것인가?
> (정골요법과학의 교육, W.G.Sutherland, p14)

비록 Sutherland박사는 생명의 호흡과 그것이 야기하는 파동의 기원에 대한 이론을 세우지는 못했지만, 그는 그것을 동맥박동과 호흡에 의해 생성된 작용과 명백하게 구별했다(그림 21-2)

두개내막과 척추내막의 가동성 및 상호긴장막의 기능 The Mobility of the Intracranial and Intraspinal Membranes and the Function of the Reciprocal Tension Mombrane

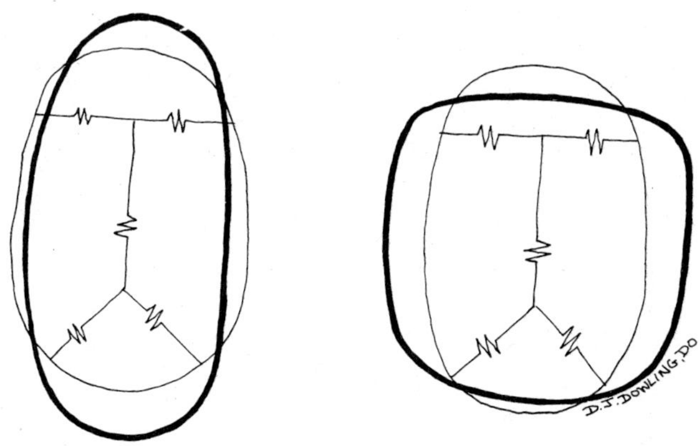

■ 그림 21-1 일차호흡기전의 호기와 흡기 단계

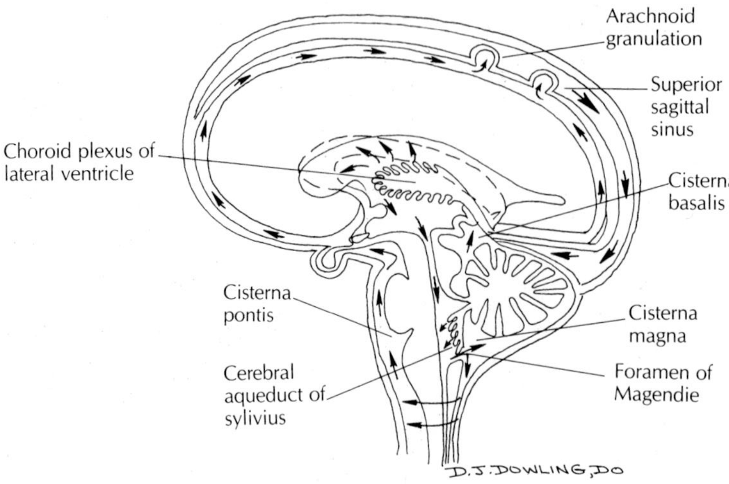

■ **그림 21-2** 뇌척수액의 순환

상호긴장막(RTM)은 두개내막과 척추내막 측, 연막, 거미막, 경막의 기능과 관련이 있으며, 그 막의 해부학과 발생에 대한 것을 이해하는 것이 그것들의 기능을 밝히는데 도움이 된다(10부, 102장을 참조). 두개내막은 신체 다른 부위 전체에 걸쳐 있는 근막과 밀접한 관계에 있다.

경막 내층은 뇌를 둘러싸고 함께 합쳐져서 두개 층으로 되어 대뇌겸, 소뇌천막, 소뇌겸을 형성한다.

상호긴장막은 구조와 기능의 단일 단위이다. 모든 막(membranes)은 일차호흡기전의 단계동안에 모양을 바꾸어서 긴장을 일정한 레벨로 유지하고 균형을 이루게 한다.

중추신경계의 고유가동성

The Ingerent Motility of the Central Nervous System

일차호흡기전의 단계동안에 뇌와 척수는 율동적으로 확장되고 수축되며, 이러한 모양변화는 일차호흡기전의 단계동안에 막, 골, 뇌척수액의 움직임과 동시에 일어난다. 신경계의 이러한 감김과 풀림은 원시 신경관의 최전방 지점인 원시종판(lamina terminalis)에 위치한 체내지지기관주위에서 일어난다.

신체의 모든 세포는 일차호흡기전의 단계에 의해서 영향을 받기 때문에 말초신경계 안에도 유사한 효과가 있는데 왜냐하면, 말초신경과 그것과 관련된 구조가 흡기와 호기 단계에 반응하기 때문이다.

두개골의 관절가동성

The Articular Mobility of the Cranial Bones

사체 골표본을 연구하면 해부학자는 골의 형태와 관련된 광범위한 정보를 얻게 되지만, 그것의 기능과 관련된 정보는 부정확한 것이 되게 된다, Gray해부학에 따르면, 보존된 사체의 뼈에서는 잘못된 수치가 산출되게 되는데, 특히 가소성 변형에 관련해서 그러하고, 또한 탄력성, 경도, 그리고 압축성과 신장성에서도 그러하다.

생체 뼈의 약 60%는 수분이며, 그것의 속성은 사체연구에서 믿게 되는 그러한 것과는 성질이 다른 결합조직에 더 가깝다. 봉합에 의해서 허용되는 제한된 가동성으로 인해 뼈의 가소성은 두개골 운동에서 상당히 중요한 근원이 되는데, 두개골의 얇고 평평한 뼈들은 가소성 변형에 아주 적합한 것이다.

두개골의 봉합구조는 인접한 뼈사이에서 다양한 유형의 운동을 혀용한다. 봉합의 속성에 대한 것은 두개골의 다양한 뼈들에 대한 운동특성과 함께 10부 102장에서 더욱 자세하게 논의될 것이다.

장골 사이에서 천골의 불수의적 가동성 Involuntary Mobility of the Sacrum Between the Ilia

천골의 운동축은 서로 다른 다양한 기준점 이용을 고려할 수 있다. 그것은 그것의 수의적 자세운동을 고려했는지, 또는 호흡에 반응한 그것의 운동을 고려했는지, 또는 일차호흡기전에 반응한 그것의 불수의적 운동을 고려했는지에 따라 다르게 된다.

천골은 천골강 후방으로 천골 제2분절 관절지주를 통과하는 횡축을 중심으로 앞뒤로 흔들거리는 운동을 하는데, 이 운동과 골반횡격막(pelvic diaphragm)수축과 척추운동에 의해 일어나는 천골의 호흡성 운동은 서로 구별되어야 한다. 천골의 불수의적 운동축은 천골강 전방에서 L자형 천골관절의 장/단팔(long/short arms)접합부에 위치한 S2추체를 통과한다

방법론 Mothodology

두개부에 대한 정골요법은 양손을 두개골의 정확한 부위에 위치시켜 놓고 시행한다. 기능부전을 진단한 후에 양손으로 두개골을 보다 더 정상적인 운동패턴으로 부드럽게 인도하거나 운동제한을 풀어준다.

두개골 운동과 천골기능의 긴밀성 때문에 천골은 또한 두개부 정골요법에 기꺼이 따르는 기능부전의 진단과 치료를 위한 착수점으로 이용될 수도 있다

두개부 정골요법의 적응증 Indications for Use of Osteopathy in the Cranial Field

일차호흡기전은 살아있는 인체 전체에 걸쳐서 감지되므로 다양한 위치배열에서 기능부전과 비정상적이 병리에 도달할 수 있다 두개부 정골요법을 이용하면, 신체의 많은 기관과 계통에 영향을 줄 수 있다. 실제 적용한 것의 일부 실례는 세10부 106장을 참조하시기 바랍니다.

참고문헌

Gray's Anatomy. London: Churchill Livingstone, 1995.

Magoun HI. *Osteopathy in the Cranial Field, 3rd ed.* Kirksville, MO: Journal Printing Co, 1976.

Sutherland WG. *Teachings in the Science of Osteopathy*. Cambridge, MA; Rudra Press, 1990.

22

채프맨 반사점
(Chapman's Reflex Points)

■ 소개
INTRODUCTION

채프맨 반사점은 20세기 초반에 Frank Chapman에 의해 발견된 내장체표반사이다. 이러한 반사 즉, 결절형 수축(gangliform contraction) 또는 과도한 조직울혈은 내장기능부전을 반영한 것으로 자율신경계의 교감신경에 의해서 중재된다. 자극되거나 스트레스받거나 병든 장기로부터의 교감신경 감수성(tone)이 과도해지면, 근막성 마디(nodules)로 표출되는 림프정체가 일어나게 되는데, 그것의 촉감은 물컹하고, 밧줄같고, 총알같고, 올이 촘촘하고 두껍게 느껴지며, 이러한 반사점들은 거의 항상 촉진하면 과민압통을 나타낸다. 채프맨 반사점은 정골요법의사에게 훌륭한 진단도구이며, 또한 체표내장반사통로를 통해 양성피드백사이클을 차단시켜서 건강을 회복하는데도 이용될 수 있는 것이다.

■ 역사
HISTORY

Andrew Taylor Still의 제자, Frank Chapman은 1897년에 미국 정골요법학교를 졸업했으며, 채프맨의 착상과 방법은 당시에는 나타나지 않았다. Still의 제자이었으므로 그는 건강과 질병에 있어서 결합조직막의 역할과 림프의 중요성을 배웠다. Sill은 다음과 같이 충고했다. "결합조직막은 질병의 원인을 찾을 수 있는 장소에 있다..." 그리고 "모든 신경은 거대한 결합조직막 계통으로 가서 종지한다." 또한 그는 말하기를 "눈에 있는 것보다 더 미세하고 정교한 신경이 림프에 있으며, 림프계는 광범위한 세척계통이다"라고 했다.

채프맨은 생존에 그의 업적이 완성된 것을 보지 못하고 죽었으며, 그의 아내, Ada Chapman과 그의 처남, Charles owen이 W.F.Link와 함께 1930년경에 그의 저서를 발간했고, Fred Mitchell Sr.박사와 Fred Mitchell Jr.박사는 owen의 논문 "채프맨 반사의 내분비적 해석(An Endocrine Interpretation of Chapman' s Reflex)"이 연이어 발간되는 동안에 채프맨의 업적의 명백성을 추가했으며, 채프맨의 업적은 William Garner Sutherland, Beryl Arbuckle, Harold Magoun Sr., Fred Mitchell Sr.와 Fred Mitchell Jr., Robert Fulford, William Kuchera, Michael Kuchera 등을 포함하여 많은 정골요법

대가들에게 영향을 주었다.

■ 진단
DIAGNOSIS

채프맨 반사에는 눈에서 전립선에 이르기까지 약 50개의 독특한 반사점이 있는데, 이러한 반사점들은 신체의 앞부분과 뒷부분에 양측으로 있으며, 약 20개로 분리된 신경림프반사(neurolymphatic reflex)로 간주된다. 신경(neuro)이란 단어가 의미하는 것은 자율신경계가 이러한 반사들을 중재한다는 것이고, 림프(lymphatic)라는 단어는 림프관을 포함하여 모든 맥관구조물은 교감신경이 조절하고 있기 때문에 사용되었다.

학생들은 각각의 특유한 반사점을 기억하는 것보다는 오히려 무리를 이룬 반사를 숙지해야 한다. 신체전면에서 이러한 결절형 수축 또는 과도한 조직울혈(부종같거나 밧줄같은 것으로 표출되는)은 대개 늑간의 공간(전방늑간막의 전면층과 후면층사이)에 위치하며, 이러한 늑골분절은 병발된 내장에 상응한 교감신경지배와 관련이 있다. 예를 들어, 정맥동으로 가는 교감신경섬유는 제1-4 흉추분절의 세포체에서 기시되므로 정맥동염 또는 귀, 코, 인후 등의 병변은 쇄골과 제1, 2늑골을 끼고 있는 조직질감의 변화로 나타난다.

채프맨 반사의 원리는 해부학과 병리학에 근거를 두고 있다. 이러한 결절형 수축의 촉감은 단단하게 물컹하며 압통과민하고, 그 크기는 BB탄환 또는 완두콩이 절반으로 갈라진 정도의 것으로 이러한 조직질감변화는 늑골 또는 쇄골의 골막에서 감지될 수도 있다. 급성 반사점의 감촉은 더 물컹하거나 부종같은 것으로 느껴질 것이고, 보다 더 만성적인 결절성 수축은 밧줄같거나 또는 힘줄같이 느껴질 것이다. 채프맨 반사는 통증유발점(trigger point)같이 통증을 방사하지 않으며, Jones의 대항력스트레인 압통점이 그러하듯이 반드시 동떨어진 곳의 체성기능부전과 관련이 있는 것은 아니다. 이러한 신경학적 반사는 촉진하면 통증을 나타내지만, *과민압통점이 채프맨 반사점에 대한 유일한 진단기준은 아니며, 오히려 림프 울혈과 근막질감 변화가 진단기준이 된다.*

신체후면에서 채프맨 반사점은 바로 위쪽 추골의 극돌기와 그것 바로 아래 추골의 횡돌기 사이 연부조직에 위치하고 있다. 예를 들어, 심장에 대한 후방 채프맨 반사점은 제2흉추 극돌기와 제3흉추 횡돌기 사이에 위치하며, 후방 반사점은 내장체표반사의 전통적인 감촉으로 느껴진다; 즉, 시술자가 촉진하면 고무같이 탄력있는 마디처럼 느껴질 것이다. 치료사가 추골체성기능부전의 교합을 시도하여 척추가 적용한 힘의 반대쪽으로 튀게 된다면, 내장체표반사의 가능성을 고려해야 한다.

또한, 체프맨 반사는 사지를 따라 위치하는데, 이것은 상지와 하지가 각각 T2-8과 T11-12에 의해 신경지배되고 있기 때문이다. 팔과 다리는 내장과 교감시경섬유를 공유하고 있다. 예를 들어, 결장과 대퇴는 T11-12의 교감신경세포체에 의해서 신경지배되고 있으므로 만약 환자가 대장염을 앓고 있다면, 그 결과로 나타나는 채프맨 반사는 대퇴부 외측을 따라 1/2 또는 1/4 달러 동전 크기의 탄환판(shotty plaque)로 표출될 것이고, 눈에 장애가 생기면 상완의 전-상면을 따라 조직질감 변화가 나타날 것이다.

일반적으로 흔히 있는 잘못된 생각은 신체전면의 채프맨 반사점(그림 22-1)을 진단으로 이용하고, 후면의 반사점(그림 22-2)은 치료에

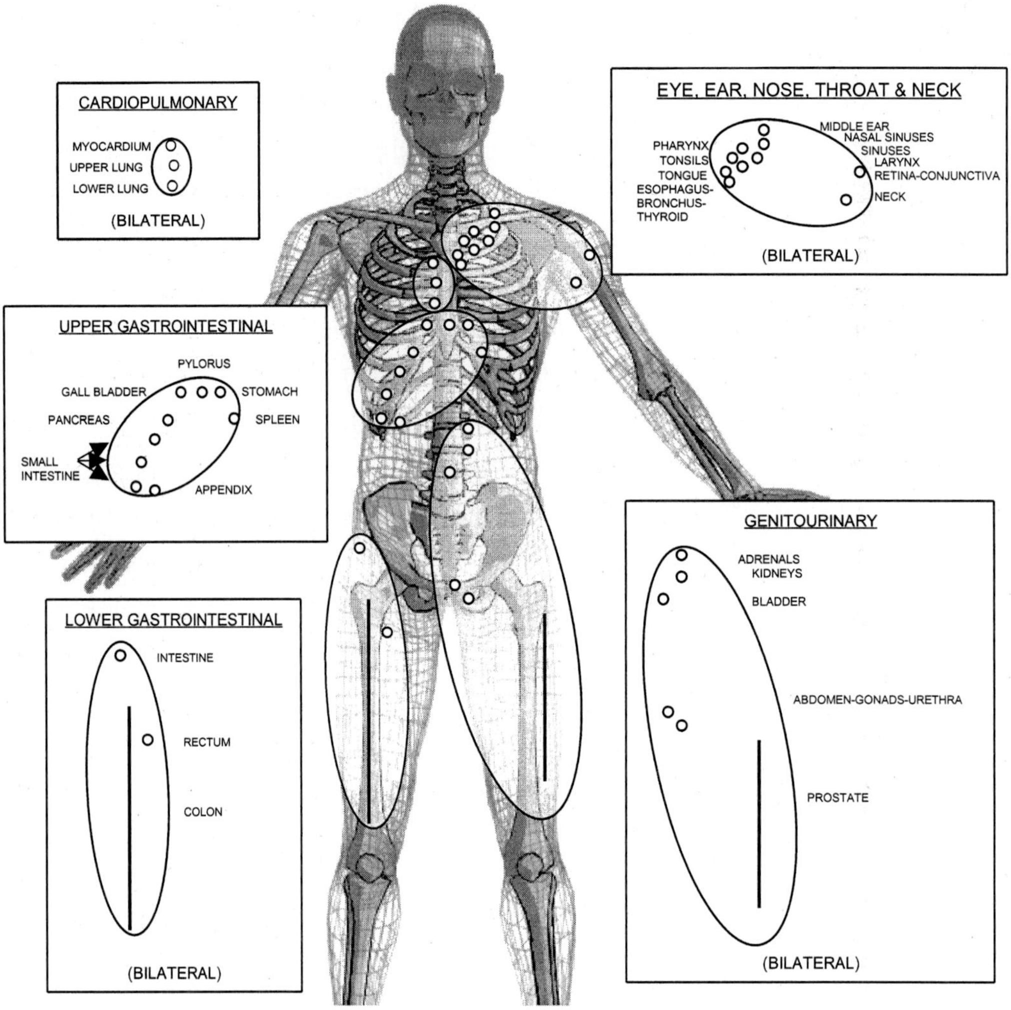

■ **그림 22-1** 신체전면의 채프맨 반사점

사용한다는 것이다. 반사점은 어느 것이든지 필요한대로 진단 또는 치료에 이용할 수 있다.

Fred Mitchell박사는 채프맨의 업적에 대한 그의 분석에서 말하기를 "이러한 반사점들은 아주 압통에 과민하고, 촉진감각은 가볍게 접촉하면 더욱 좋게 되므로 반드시 가볍게 접촉해야 한다"고 했다.

외과적 진단에서 흥미있는 신체전면 반사점의 하나는 충수염에 대한 반사인데, 이것은 우측 제12늑골의 끝을 따라 위치한다. 이러한 반사점은 응급실에서 근무하는 정골요법의사가 충수염과 다른 외과적 문제 즉, 난소낭 파열, 장간막선염, 요관결석증 등과 같은 것들과 감별하는데 도움을 준다. 하지만, 척수분절 하나가 장기를 1개 이상 신경지배하기 때문에, 채프맨 반사는 특정 질병의 표시기보다도 훨씬 더 예민한 것으로 간주된다.

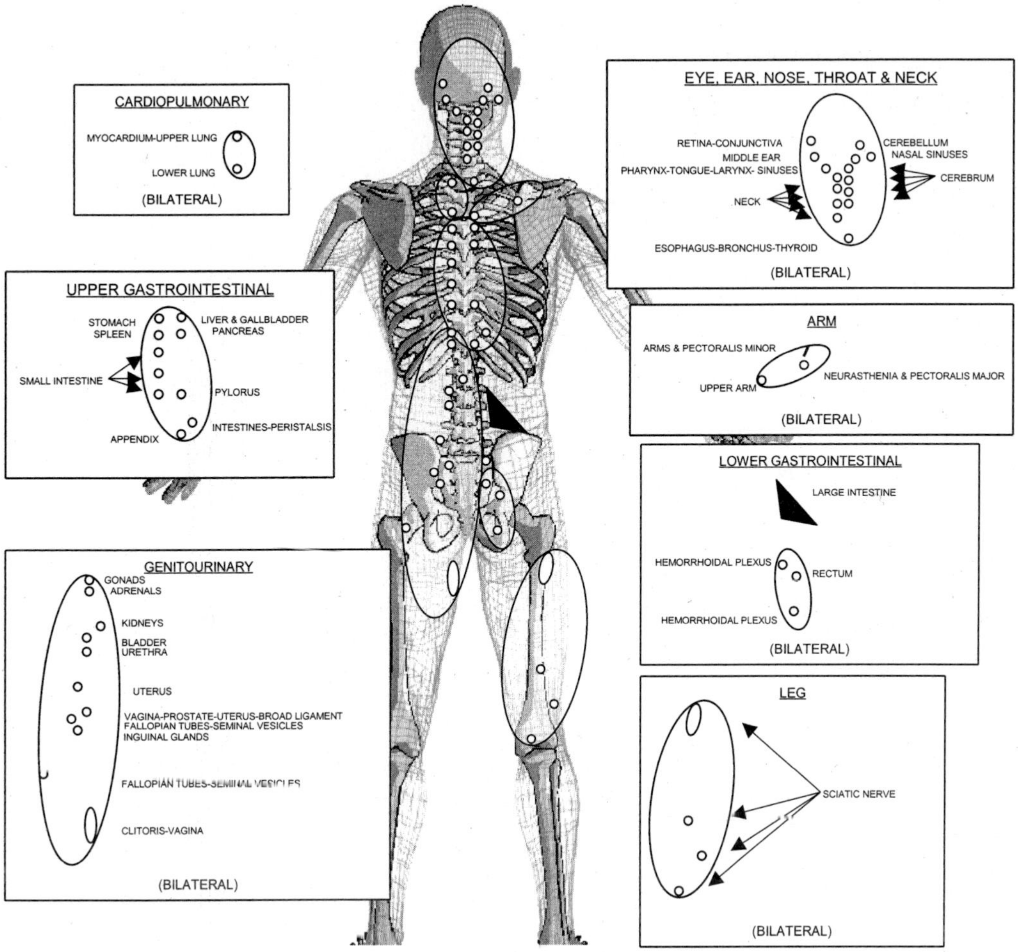

■ **그림 22-2** 신체후면의 채프맨 반사점

■ 치료
TREATMENT

"채프맨 반사의 내분비적 해석"이라는 저서에서 Owen은 골반을 우선적으로 치료하는 것의 중요성을 강조했고, Beryl Arbuckle박사는 후에 골반에는 교감신경계의 가장 원위 모양인 면인 신경절(쌍이 아니고 단독으로 한개임)이 수용되어 있을 뿐만 아니라 난소와 정소도 들어있다고 했으며, Owen은 신체 전체의 항상성에 대한 호르몬의 역할을 강조했다. 원본에 따르면, 무명골 기능부전의 진단은 서혜인대(Poupart인대)의 비후여부를 평가함으로서 이루어지며, 척추 기초의 이러한 기능부전을 후에 Mitchell, Moran, Pruzzo에 의해서 병발된 무명골의 역회전 장벽을 직접 포용하는 것으로 기술된 것과 유사한 방식으로 치료하였다.

시술자가 채프맨의 특정한 반사점을 치료할 준비가 되면, 각각의 반사점에 손가락 지문두를 대고 회전움직임이 부드럽게 일어나게 한다. 이것은 약 15초 동안 시행되면 되지만, 몇 초 동안하거나 또는 2분 동안 지속될 수도 있으며, 견실하게 압박해야 하지만, 환자가 계속 얼굴을 찡그릴 정도까지는 되지 않아야 한다. 치료사의 생각하고, 지각하며, 느끼고, 감지하는 손가락에 의해서 반사점을 치료한 종국에는 부종이 용해되고, 근막조직의 긴장이 감소될 것이다. 통증감소는 치료의 목적이라기보다는 오히려 결과에 해당된다.

■ 신경내분비-면역 연결 NEUROENDOCRINE-IMMUNE CONNECTION

채프맨은 "신경내분비-면역" 계통의 상관성을 "골반-갑상선" 증후군을 도입하여 설명한 최초의 사람 중에 하나이고, Arbuckle은 수년 후에 부신이라는 단어를 포함해서 "골반-갑상선-부신" 증후군(PTAS)이라는 용어를 탄생시켰다. 채프맨과 오웬에게 있어서 갑상선은 면역에 대한 분비선의 우두머리였다. 앞에서 언급한 것처럼, 교감신경절이 미골에 근접해 있기 때문에 골반치료는 가장 중요하다. 더욱이, 난소와 정소는 섹스 스테로이드 호르몬, 특히 에스트로겐, 프로게스테론, 테스토스테론을 생성하는데, 이러한 호르몬은 면역세포뿐만 아니라 부신 및 갑상선하고도 상호작용을 한다. 성호르몬은 갑상선에 수용기를 가지고, 갑상선자극호르몬(TSH)에 영향을 주며, 흉선세포 증식을 증가시키기도 한다. 또한 갑상선은 생식기능을 증강시키고, 갑상선호르몬은 신체에 있는 모든 세포에 보급될 뿐만 아니라, 신경의 마이에린(myelin) 생성에도 중요하다, 갑상선의 적절한 기능은 면역세포 증식에도 필수적이며, 더욱이 갑상선호르몬은 교감신경 자극효과도 있다.

아드레날린 작동성의 과도한 긴장상태는 장기의 혈관수축을 가져올 수도 있다. Still의 충고 "동맥법칙(rule of artery)은 절대적이고, 광범위한 것이므로 차단되지 말아야 하다. 그렇치 않으면 그 결과로 질병이 생기게 된다."를 상기하는 것이 좋다. 부신에서 분비되는 코티솔은 TSH분비를 억제함으로써 갑상선에 영향을 끼칠 수 있다. 면역세포수준에서 림프세포가 내분비물의 초소형 생성기라는 사실은 그것들이 프로게스테론, 부신피질자극방출호르몬(corticotrophin-releasing hormone; CRH), 부신피질자극호르몬(ACTH), 그리고 그에 더하여 TSH를 분비한다는 것에 의해 입증된다. 신경내분비 3인조의 각각은 대사성 스틸포인트(metabolic stillpoint)에 작용해서 항상성 균형을 촉진시킨다. 예를 들어, 코티솔의 과도하게 생성되면 면역이 억제된다.

생식선에 대한 채프맨 반사는 치골결합 바로 외측, 치골상단을 따라 신체전면에 위치하고, 생식선에 대한 신체후면 반사는 T8극돌기와 T10횡돌기 사이에, 그리고 T10극돌기와 T11횡돌기 사이에서 각각 발견된다. 부신 분비선에 대한 신체전면 반사는 배꼽으로부터 2.5cm 상부에서 1인치 외측에서 찾을 수 있으며, 갑상선 반사는 제2늑골 사이공간에서 흉골 하단을 따라 존재한다. 부신에 대한 신체후면 반사점은 T11극돌기와 T12횡돌기 사이에 위치하고, 갑상선에 대한 신체후면 채프맨 반사는 T12 횡돌기를 따라 발견된다.

채프맨 반사치료는 집행하기가 쉬우며 빠르고 안전하게 전달된다. 가장 중요한 것은 채프맨 반사가 정골요법의사들이 일반적인 시술에서 직면하게 되는 많은 기관계 장애에 효과적이라는 것이다.

참고문헌

Arbuckle BE. *Reflexes, The Selected Writings of Beryl E. Arbuckle,* D.O., F.A.C.O.P. Indianapolis, IN: American Academy of Osteopathy, 1994 (revised edition).

Beal MC. Viscerosomatic reflexes: A review. *J Am Osteo Assoc* 1985.

Brown EA. Clinical Aspects of the Chapman's Reflexes. In: Northup TL, ed. *Academy of Applied Osteopathy Yearbook,* Ann Arbor, MI: Edwards Brothers, Inc, 1949.

DiGiovanna EL and Schiowitz S. *An Osteopathic Approach to Diagnosis and Treatment, 2nd ed.* Philadelphia: Lippincott-Raven, 1997.

Kuchera, ML, Kuchera WA. *Osteopathic Considerations in Systemic Dysfunction*, revised 2nd ed. Columbus, OH: Greyden Press, 1994.

Magoun HI. *Practical Osteopathic Procedures.* Kirksville, MO: The Journal Printing Company, 1978.

Mitchell Jr. FL. The Influence of Chapman's Reflexes and the Immune Reactions. In: Stark EH, ed. *Clinical Review Series in Osteopathic Medicine.* Acton, MA: Publishing Sciences Group, Inc, 1975.

Mitchell Jr. FL, Moran PS, Pruzzo NA. *An Evaluation and Treatment Manual of Osteopathic Muscle Energy Procedures.* Valley Park, MO: Mitchell, Moran, and Pruzzo, 1979.

Owens C. *An Endocrine Interpretation of Chapman's Reflexes* (1937). Carmel, CA: Academy of Applied Osteopathy, 1969 (reprint).

Patriquin DA. Chapman's Reflexes. In: Ward RC, ed. *Foundations for Osteopathic Medicine.* Baltimore: Williams and Wilkins, 1997.

Pottenger FM. *Symptoms of Visceral Disease,* seventh ed, St. Louis, MO: CV Mosby Co, 1953.

Sherwood L. *Human Physiology.* Belmont, CA: Wadsworth Publishing Company, 1997.

Soden CH. Lecture Notes on Chapman's Reflexes. In: Northup TL, ed. *Academy of Applied Osteopathy Yearbook.* Ann Arbor, MI: Edwards Brothers Inc, 1949

Still AT. *Autobiography of Andrew T. Still (1908).* Kirksville, MO: American Academy of Osteopathy, 2000 (reprint).

Thorpe RG. *Osteopathic Manipulative Therapy for Infections.* Osteopathic Annals. InsightPublishing Co, Inc, 1980.

Thorpe RG. *Psychodynamics of Stress and Relationships with the Musculoskeletal System, Osteopathic Annals.* Insight Publishing Co, Inc, 1973.

Truhlar RE. Doctor A.T. *Still in the Living.* Cleveland, OH: privately printed, 1950:54–55, 80–83.

Willard FH, Mokler DJ, Morgane PJ. Neuroendocrine-Immune System and Homeostasis. In: Ward RC, ed. *Foundations for Osteopathic Medicine.* Baltimore: Williams and Wilkins, 1997.

23

신경근골격구조물의 억제와 점진적 억제기법(PINS)

[Inhibition and Progressive Inhibition of Neuromusculoskeletal Structures (PINS) Techniques]

■ 억제
INHIBITION

정골요법용어사전에서 정의한 바에 따르면, 억제란 "연부조직에 가하는 확고하고 안정된 압으로 이완효과와 반사활동을 정상화시키는 작용이 있는 것을 기술한 용어" 라고 되어있다. 연부조직에 이렇게 확고하고 안정된 압을 사용한 것은 아마도 수기치료의 가장 초기 기법 중에 하나일 것이다. 다른 명칭도 사용되었을 것이지만, 그러나 임상적으로 그 방법은 똑같은 것이다. 억제방식으로 가장 흔히 시행되었던 것은 손가락 또는 그 외 다른 신체부분으로 환자의 신체의 과긴장된 근육 또는 근경축 부위를 경도에서 중등도의 지속적이고 일정한 힘으로 압박하는 것이었으며, 일부 사람들은 손을 보호하려고 하거나 자가-적용할 목적으로 심지어는 나무, 프라스틱, 고무, 석재, 금속, 그 외 다른 물질을 이용하기도 했다.

환자가 처음에는 통증, 근경축, 또는 기능소실을 호소할 수도 있다. 그러나 치료목적의 하나는 근긴장을 완화시키는 것이고, 환자의 증상은 근육긴장도의 증가량과 직접적으로 관련이 있는 것 같으며, 특히 과긴장되어 있으면 근육이 더 크고 더 표층일수록 더 쉽게 식별할 수 있다. 환자를 어떠한 자세로도 있게 할 수는 있지만, 앙와위 또는 복와위로 있게 하면 그 과정은 더욱 촉진될 것이다. 승모근과 같은 그러한 근육은 경추부, 견부, 흉추상부에서 쉽게 촉진될 수 있는데, 어깨와 목의 사이에 있는 승모근은 움켜쥘 수 있으며, 그 외 다른 부위 승모근은 압박하거나 꼬집을 수도 있다. 근경축되어 있으면 일반적으로 정상적인 근조직보다 더 단단하게 느껴지고, 환자가 민감도 또는 과민압통의 증가를 호소할 수도 있다. 그러나, 지속적이고 일정한 압력의 힘이 몇 초에서 몇 분간 유지된다면, 민감도가 점차 감소되고 근육은 이완될 것이다.

또한, 억제가 신체의 다른 구조물과 기능에도 영향을 미친다는 이론도 있다. 근골격 구조물과 내장과의 사이에는 척수로부터 그것들의 공통적인 신경지배를 통해 어떤 관련성이 있다.

근긴장부위의 피부 및 피하조직에서는 그 변화가 급성인 것이면, 예리하고 욱씬거리며 쑤시는 통증이 나타나고, 밀도가 물렁해지게 되며, 어느 정도 시간이 지난 후에는 근섬유증 및 피부가 더 창백해지고 더 얇아지며 더 차가워지는 것과 같은 그러한 만성적인 변화가 나타나게 된다. 통증범위는 무감각(감각소실)에서부터 민감도변화(이상감각), 감각과민으로까지 이르게 된다. 시술자가 억제성 압박을 가하면 처음에는 근경축 또는 감각의 일시적으로 증가되었다가 이어서 이것들의 일부 또는 전부가 감소되는 결과가 나타나게 된다. 내장의 비정상이 영속되고 있다면, 체성레벨에서 나타나는 억제결과의 지속기간은 짧을 것이고, 발단원인이 근골격계 손상에 있다면, 체성내장반사가 발생하게 되어 근골격계 구조물에 대한 억제성 치료는 그 결과가 보다 더 오래 동안 지속하게 된다.

후두하부와 천골부위에 억제를 적용하면, 부교감신경계 활동이 재설정되게 된다. 부교감신경계는 자율신경계 1/2로 그것의 활동이 개선되면 위장의 자동운동성(gastrointestinal motility) 증가와 괄약근 폐쇄의 감소, 심박수 감소, 동공수축, 그 외 다른 반응사이에서 졸음(sleepiness) 등의 결과가 나타나게 된다. 구역질, 구토, 설사, 월경불순, 소화불량 등과 같은 지속적인 질환은 사실상 부교감신경계에 해당된다. 상부경추와 후두부, 천골부위의 기능부전은 부교감신경이 부적절하게 활동하는 결과를 초래하며, 억제성 치료를 하면 그 결과로 보다 더 표층의 근골격계 긴장도 및 울혈의 감소 및 보다 더 내부적인 기전의 조절이 일어나게 된다.

Andrew Taylor Still은 어릴 때 만성두통으로 고생했는데, 그네 밧줄로 스스로를 치료했다. 그는 밧줄을 몇 인치 내려서 땅바닥 바로 위에 있게 하고, 담요를 그것에 걸친 다음에 두개골 기저부가 담요 바로 위에 놓이도록 자신의 목을 위치시켜서 이내 잠들게 되었는데, 깨어났을 때 시원하게 통증이 없어진 것을 느끼게 되었다. 이 방법은 자세 중재방식의 억제에 상당한다. Still박사는 그가 초기에 집필한 것의 일부에서 억제와 자극 두 가지 방식에 대한 설명을 일부 기술했다.

■ 신경근육계 구조물에 대한 점진적 억제 PROGRESSIVE INHIBITION OF NEUROMUSCULAR STRUCTURES

신경근육계 구조물에 대한 점진적 억제(PINS)는 "억제"의 변법이다. 시술자는 기법을 진행하는 내내 모니터함으로써 기능부전에 의해 야기된 연부조직의 변화에 주목해야 한다. 정골요법 시술자가 여러 기법으로 기능부전을 치료했지만, 그 문제가 해결되지 않고 계속 지속되는 경우가 있다. 어느 한 부위가 보다 더 증상을 나타내기 때문에 환자와 시술자 두 사람 모두에게 더 이목을 끌 수 있지만, 그것에 반하여 다른 부위, 즉 그 중요성이 덜한 요소가 그 기능부전을 시작한 것이거나 유지시키는 것일 수가 있는데, 이것들이 치료 또는 재설정에 저항하도록 작용하는 요인들이며, 그 패턴을 유지시키는 어떤 연계가 존재하는 것으로 이것은 구어체 또는 고어체로 전문가들 사이에서는 "키병변(key lesion)"이라고 알려져 있다. 이론상으로 이것을 치료하면, 기능부전의 패턴이 풀어지게 된다. PINS는 기능부전을 단단히 묶어두는 것을 찾아내고, 치료하기 위해 억제를 이용하는 체계적인 접근법이다. 그것은 보다 더 집중된 접근법으로써 이전에는 기능부전의 패턴을 결정하는데 이용되었었다. 이론상으로 이러한 기능부전들은 단순히 국소적인 것이 아니라 연속적으로 존속하는 요소들이다.

PINS체계는 시술자가 치료를 결정하는데 해부학적 임상학적 지식을 이용하는 능력에 기초한 융통성을 발휘할 수 있게 한다. 민감점은 기능부전 부위에 위치하는 것으로 근원점(primary point)은 적용된 압박량에 의해 기대되는 것과는 다른 민감도를 나타내는 것이며, 관련점(related point)은 그것의 하부에 있는 구조물에서 찾을 수 있는 것이다. 기능해부학을 응용하면 이웃점(next sensitive point)을 탐색하는 경로를 결정할 수 있다. 신경과 근막띠, 근육, 그 외 다른 구조물의 전형적인 경로와 변형적인 경로에 대한 시술자의 지식을 효율성과 정밀성을 숙련시키는 임상적 결정으로 보강하며, 시술자는 어느 한 민감점에서 다른 민감점으로 경도의 압력을 점진적으로 적용한다.

환자는 그들의 민감도에 대한 반응을 설명함으로써 PINS치료에 동참하게 된다.

진행절차 Procedure

PINS를 이용하는 진단과 치료에 적절하고 특정한 프로토콜의 개발에는 다음과 같은 것이 요구된다.

1. 모든 경우에서 검사를 치료보다 앞서 시행한다.
2. 체성 기능부전을 구성하는 요소들을 결정해야 한다. 기억을 돕는 연상기호 "S-T-A-R"를 이용해서 서로 다른 여러 가지 측면을 추적할 수 있다.

   〔S〕민감도 변화
   〔T〕조직질감 변화
   〔A〕비대칭
   〔R〕운동제한
3. "근원점(primary sensitive point)"은 환자의 증상을 검사함으로써 위치를 정한다. 시술자가 의미가 있는 민감점이 찾을 수 없다면, 인접한 부위로 넓혀서 탐색한다.
4. "끝점(endpoint)"이라고 명명된, 또 다른 민감점은 근원점의 원위부 또는 근위부에 위치되어 있다. 근원점이 근육의 기시부에 있다면, 끝점은 정지부에 있을 수도 있으며, 또한 그것의 반대로 있을 수도 있다. 때때로 근원점이 근복(belly of muscle)에 위치하기도 하는데, 그런 경우에는 뼈에 부착되는 양 끝에 끝점이 위치할 수도 있다. 인대에서는 민감점이 서로 아주 인접하게 있으며, 근막에서는 한 민감점과 다른 민감점의 사이의 궤도가 다른 구조물을 가로질러 있는 것처럼 있을 수도 있다. 근막을 더욱 상세하게 국한하면 할수록 민감점은 더욱 더 촉진할 수 있으며 힘줄같이 느껴질 것이다.
5. 민감점의 궤도 일부는 천부와 심부의 신경경로를 따르고 있다. 어느 한 부위를 한개 이상의 신경이 지배한다면, 근원점이 어느 한 신경의 기시부에서 발견될 수 있고, 다른 신경의 기시부에서 끝점이 발견될 수도 있다. 항상 선택된 근원점이 대부분 환자의 증상부위에 더 근접해 있는 것 같다. 끝점도 또한 증상을 이끌어낼 수도 있지만, 다소 그

정도가 약하다. 동일한 문제 근육의 양끝에서 두 민감점과 그 사이에 끼어있는 민감점을 모두 다루어야 한다.

논리적인 방식으로 진행할 목적으로 보다 더 민감한 점을 "근원점(primary point)"으로 명명하고, 그 외 다른 사지에서 발견된 민감점은 "끝점(endpoint)"으로 간주한다.

6. 시술자는 근원점과 끝점사이에서 근육경로, 근막경로, 신경학적 경로를 설정하는데, 그 경로를 이은 선은 곡선이거나 직선, 또는 톱니모양으로 될 수 있다. 치료방향은 원위부에서 근위부로 하거나 근위부에서 원위부로 한다.
7. 두 민감점사이를 연결하면 줄이 그어진다. 특히 다음과 같은 해부학적 지식을 이용하면 그러하다
   a. 신경지배
   b. 근육의 기시부와 정지부
   c. 근막
   d. 인대 부착부
   e. 뼈(뼈는 근골격계 구조물중에서 가장 심부에 위치한 것이지만, 그것과 그것의 구성요소들도 또한 결합조직으로 간주해야 한다.
   f. 혈관과 림프
8. 양손 각각의 손가락 지문두로 몇 온스의 압력을 이용하여 근원점과 끝점 두 가지를 동시에 누른다. 시술자는 근원점을 환자에 대한 "제1점(first point for patient)"으로 판정할 수 있다. 압은 환자의 증상을 이끌어낼 수 있을 정도로 충분하고, 동일한 양으로 가해져야 한다. 초기에 환자는 민감도가 경도에서 중등도로 증가되는 것을 느끼게 되지만, 아주 빠르게 이것은 감소된다. 또한, 시술자도 연부조직의 압에 대한 반응을 결정해야 한다.
   a. 급성 기능부전이 만성적인 것보다 더욱 민감할 수 있다. 과긴장된 근육은 항상 반대쪽의 동일한 근육보다 압박에 더욱 민감하다.
   b. 근육의 과긴장이 오래된 것이면 오래된 것일수록 그 근육은 반대쪽 동일한 근육과 비교하면 더욱 더 클 것이다.
   c. 근육이 더 크다고 해서 반드시 기능부전을 암시하는 것은 아니지만, 그러나 크기는 근육이 사용되고 있다는 것을 나타낸다.
   d. 장시간 과긴장된 상태로 있었던 근육은 압박에 그렇게 아주 민감하지 않을 수도 있으며, 더 민감하지만, 그러나 덜 과긴장된 근육은 어떤 문제가 있다는 것을 암시한 것이다. 양측의 근육이 모두 기능부전될 수도 있으므로, 시술자는 처음에 더 기능부전된 조직을 치료하고, 재검사한 다음에, 덜 기능부전된 쪽의 근육을 마찬가지로 치료한다.
   e. 환자는 편안한 자세로 있게 해야 한다.
9. 근원점과 끝점 양측에 가해진 압박은 동일해야 한다. 비대칭의 이유가 명백한 기능부전인지 또는 환자는 비대칭된 근육조직의 과활동에 의한 것인지를 환자에게 물어서 재확인해야 한다.
10. 시술자는 치료하는 동안 내내 끝점에 가한 압을 일정하게 지속해서 유지해야 한다.
    a. 또 다른 손가락을 이용해서 "종속점(secondary point)"에 위치시킨다. 검

지손가락을 근원점에 대고 있다면, 중지손가락을 이용해서 제2점을 촉진할 수 있다.

b. 종속점은 일반적으로 근원점에서 끝점 방향으로 약 2~3 cm되는 곳에서 찾을 수 있다. 시술자는 종속점을 환자에 대한 제2점(second point for patient)으로 판정할 수 있다. 이것은 전형적으로 해부학적 구조물의 경로를 따라가므로 예상할 수 있을 것이다(지배하고 있는 신경, 근섬유의 방향을 따라, 또는 근막면을 따라).

11. 끝점에 압박을 유지하면서 근원점과 종속점 두 가지 모두에 압박을 동일하게 가해야 한다.

12. 환자의 협조는 시술자에게 두 민감점(근원점 대 종속점, 또는 "제1점 대 제2점") 중에서 어느 것이 더 민감한 지에 대한 정보를 알려주는 것이다. 시술자는 "내가 지금 인접해 있는 두 점을 누르고 있는데, 두 점 즉, 제1점 또는 제2점 중에서 어느 것이 더 민감한지를 알려 주십시오"라고 한다.

13. 제2점이 제1점과 비교했을 때 더 민감 또는 동일하게 민감하다면:

a. 제1점(근원점)에 대한 압박을 완화시키면서 압을 제거한다.

b. 제2점(종속점)에 대한 일정한 압박을 20~30초 동안 지속적으로 유지한다.

c. 어떤 민감점이든 민감도가 완전히 사라진 후에야 비로소 이웃점(next point)으로 이동해야 한다. 중요한 것은 이웃점은 더 민감하다는 것이다.

d. 새로운 종속점에 대한 초기 압박의 반응으로 항상 긴장도와 민감도의 증가가 일어나고, 대개 몇 초 후에 기준치로 복귀될 것이며, 시간의 양은 연부조직반응에 따라 달라진다.

근원점이 인접한 두 점 중에서 더 민감한 것으로 계속 지속되는지 아닌 지에는 몇 가지 고려할 점이 있다.

e. 근원점의 위치에 압박을 유지한다.

f. 시술자는 종속점을 압박하고 있는 손가락을 보다 더 외측 또는 내측으로 이동한다. 표적된 끝점에 나란히 세운 선을 약간 벗어나서 탐색하면, 근원점의 민감도보다 더 민감하거나 동일한 점을 찾을 수 있을 것이다(이러한 개인에서는 억제되고 있는 해부학적 구조물이 특정한 경로에서 약간 변경되어 있기도 한다).

g. 일단 민감도가 더 심하거나 동등한 종속점의 위치를 정하고 나면, 근원점에 대한 압박을 해제하고 앞서 설명했던 것처럼 새로운 종속점에 대한 압박은 유지한다.

h. 그러면 종속점이 끝점을 향해 계속되는 연속적인 치료에서 새로운 "제1점"이 된다.

14. 치료에 연속되는 점은 어떠한 것이든지 탐색하거나 억제하기 전에, 시술자는 약 20~30초를 기다려야 한다.

15. 근원점으로부터 2 cm 반경이내에서 탐색함에도 불구하고 종속점의 위치를 전혀 찾을 수 없다면, 근원점(또는 새로운 근원점)에 대한 압박을 30초간 더 유지한다. 때때로 어떤 점은 더 많은 억제를 하고나서 다음으로 진행할 것을 요구하기

도 한다. 그렇게 한 후에, 새로운 종속점을 이전에 민감도가 덜한 곳에서 찾을 수 있을 것이다.

16. 끝점은 치료하는 동안 내내 그리고 치료를 종료할 때까지 억제를 받게 되며, 환자는 끝점이 억제를 받고 있다는 것과 그것이 모든 민감도를 소실하게 될 수도 있다는 것을 종종 잊게 된다.
17. 치료과정은 제2점이 최종적으로 끝점으로부터 2 cm지점에 있게 될 때까지 연속적으로 계속된다.
18. 일단 최종적으로 두 점이 억제되고 있게 되면, 시술자는 끝점과 최종 종속점의 위치에서 존속되고 있는 기능부전의 양을 결정해야 된다. 그것은 감소되었거나 완전히 사라졌을 것이다.
19. 기능부전이 존속되어 있다면(끝점을 포함해서), 시술자는 또 다른 방식을 선택해서 기능부전을 치료할 수도 있다. PINS기법은 체성 기능부전의 치료에 어떠한 정골도수교정치료방식과도 함께 시용될 수 있는 유일한 치료법이다. 이것을 결정하는 것은 다음과 같은 경우이다.
    a. 치료 후에 기능부전 또는 그것과 관련된 구성요소가 존속하고 있을 때.
    b. 시술자가 다른 치료방식을 시행할 수 있을 때.
    c. 환자가 추가치료를 받을 수 있거나 그럴 필요가 있을 때.
20. 충분히 치료했는데도 불구하고, 다른 증상이나 약간의 쑤시는 통증이 존속될 수도 있다. 시술자는 환자 개개인의 소견을 근거로 하여 치료종결을 결정해야 하지만, 그것이 환자의 주관적 증상을 근거로 해서는 안된다. 과잉치료도 치료를 부족하게 한 것과 마찬가지로 많은 문제점을 야기할 수 있다.
21. 항상 체성 기능부전을 재평가해야한다.
22. 치료를 받으면 상대적으로 편안하게 되지만, 그럼에도 불구하고 치료 후 반응(post-treatment reaction)이 일어날 수도 있다는 것을 환자에게 충고해주어야 한다. 이러한 반응은 상대적으로 사소한, 일시적인, 자체적으로 제한이 있는 것이며, 일반적으로 쑤시거나 아프거나 피로한 것으로 구성된다. 환자가 멍들기 쉬운 사람이거나 어떤 다른 소인이 있을 때(즉, 약물), 반상출혈이 생길 수도 있는데, 이것은 또한 압박이 과도하게 가해졌을 때에도 생길 수 있다. 대체로 이러한 측면의 모든 효과는 24~48시간 이내에 해소된다.

이 책에 제시된 패턴은 단지 예를 든 것에 불과하다. 최적의 치료접근법은 특정한 패턴을 기억하는 것보다는 오히려 정골요법 시술자가 여기에 제시된 원칙을 이용해서 그것을 환자에게 적용한 것이다. 하지만, 일부패턴은 시종 일관되게 적용되기도 하는데, 이것은 환자군 전체에서 동일하거나 비슷한 소견과 결과를 초래하는 전형적인 활동습관에 의해서 일어날 수도 있다.

참고문헌

Dowling DJ, Scariati PD. Neurophysiology relevant to osteopathic principles and practice. In: DiGiovanna, Schiowitz, eds. *An Osteopathic Approach to Diagnosis and Treatment,* 2nd ed. Philadelphia: Lippincott-Raven, 1997:33.

Dowling DJ, S.T.A.R.: a more viable alternative descriptor system of somatic dysfunction, *The AAO Journal* 1998; 8(2):34–37.

Dowling DJ. Progressive inhibition of neuromuscular structures (PINS) technique. *J Am Osteopath Assoc* 2000;100: 285–286, 289–298.

Dowling DJ. Progressive inhibition of neuromuscular structures (PINS) technique. In: Chaitow L. *Modern Neuromuscular Techniques*. Edinburgh: Churchill Livingstone, 2003:225–250.

Dowling DJ. Progressive inhibition of neuromuscular structures (PINS) technique. In Ward RC, ed. *Foundations for Osteopathic Medicine*, 2nd ed. Philadelphia: Lippincott Williams & Wilkins, 2003.

Educational Council on Osteopathis Principles. *Glossary of Osteopathic Terminology*. Chicago: AOA Yearbook and Directory of Osteopathic Physicians, 1998.

Ehrenfeuchter WC. Soft tissue techniques. In: Ward RC, ed. *Foundations for Osteopathic Medicine*. Baltimore: Williams & Wilkins, 1997:781–794.

Still AT. *The Philosophy and Mechanical Principles of Osteopathy*. Kansas City, MO: Hudson-Kimberly Pub. Co, 1902: 101.

Still AT. *Autobiography of A. T. Still, revised ed.* Kirksville, MO: Published by the author, 1908:32.

III 부

경 추
(Cervical Spine)

24

경추 해부학적 고찰
(Cervical Anatomic Considerations)

경추의 두측 말단은 두개골과 관절을 이루어 후두환추관절을 형성하고, 미측 말단은 제1흉추와 관절을 이루고 있다. 경추는 전체적으로 상당히 가동성이 크며, 경추의 중간부분은 관절이 거의 아탈구될 정도로 움직인다. 그것은 7개 추골로 구성되고, 기능적으로는 후두골과 환추, 축추가 이루는 관절 및 제3경추에서 제7경추까지의 추골사이에서 이루는 관절 2영역으로 구분된다.

■ 후두환추관절 OCCIPITOATLANTAL JOINT

후두환추관절은 환추 상관절과 후두과 2개로 이루어진다. 환추 상관절면의 방향은 후방-상방-내측을 향하고, 전-후경과 횡경 양쪽 모두에서 오목하게 되어 있다. 후두과의 관절면은 환추 관절면과 짝을 이루고 있으며, 그 관절은 둥근 공(후두골)이 환추 관절면을 활주하고 있는 것으로 보면 가장 적절하다(그림 24-1). 자유롭게 움직일 수 있는 후두골의 가동성이 근육과 인대의 부착으로 제한됨으로써 머리가 소폭으로 끄덕이게 되는 굴곡-신전이 그것의 일차적인 동작이다. 환추 위에서 후두골을 굴곡하면 후두골은 후방으로 병진활주(translatory slide)되고, 신전하면 전방으로 병진활주를 한다.

환추후두관절에서는 측굴과 회전이 환추후두측부인대의 위치 때문에 항상 반대방향으로 일어난다. 후두골이 환추상에서 좌회전하면 환추후두측부인대가 후두골을 좌측으로 활주시키게 되므로 그 결과로 우측굴하게 된다(그림 24-2). 환추후두관절의 체성 기능부전에서 가장 흔히 병발되는 것은 소폭의 측방굴곡과 그 반대방향의 회전운동이다.

■ 환축추 관절 ATLANTOAXIAL JOINT

환축추관절은 거의 완전한 회전이 일어나는데 적합하게 되어 있으며, 회전 이외의 움직임은 환추 하관절면과 축추 상관절면, 그리고 전방에 위치한 축추 치돌기에 의해서 제한된다. 치돌기는 환추 횡인대에 의해 환추 전궁에 단단하게 밀착되어 있기 때문에 축추상에서는 오직 약간의 환추굴곡만이 허용된다.

환축추관절에서는 실제 측방굴곡이 전혀 일어나지 않고 단지 축추 상관절면과 환추 하관절면에 의해서 생성되는 흔들거림이 있을 뿐이

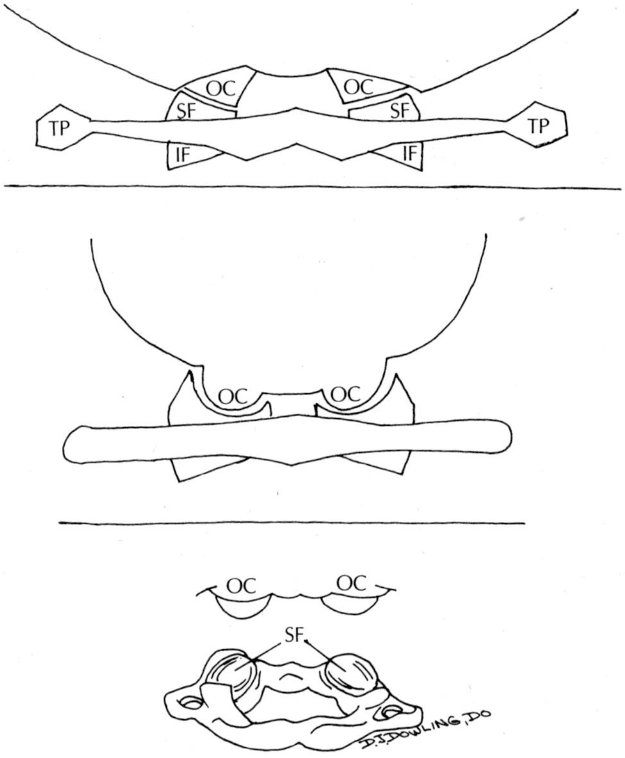

■ **그림 24-1** 후두환추관절의 골 해부학, 후-상면도. OC, 후두과; SF, 상관절; IF, 하관절; TP, 횡돌기

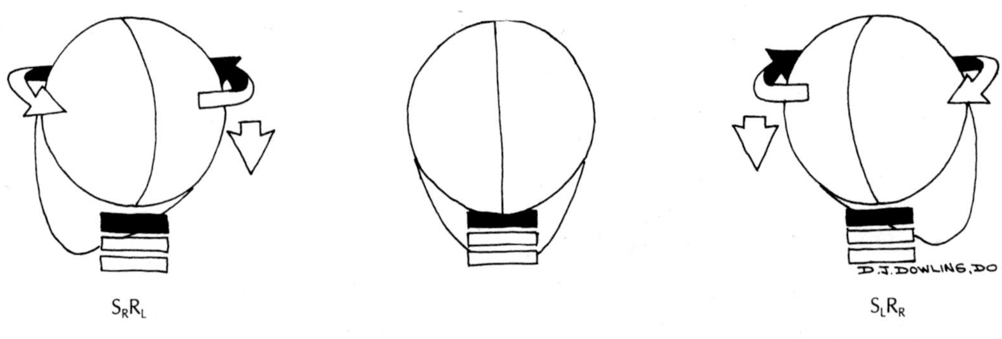

■ **그림 24-2** 후두환추관절: 측방굴곡과 회전이 반대방향으로 일어난다.

다. 대부분의 척추관절과는 다르게 이 4개 관절면은 모두 볼록해서(그림 24-3) 축추상에서 환추가 우회전하는 동안에 환추의 좌측 관절면은 축추의 좌측 관절면상에서 오르막 고개로 활주하고, 그 반면에 환추의 우측 관절면은 축추의 우측 관절면상에서 내리막으로 활주하게 되는 것이다. 그러므로, 이러한 흔들거리는 운동은 실제 측굴되는 것이 아니다.

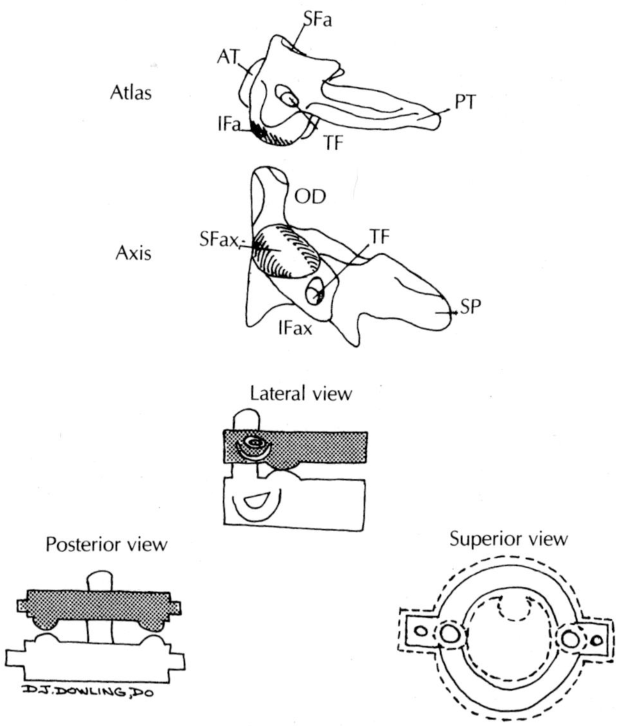

■ **그림 24-3** 환축관절. AT, 전방결절; PT, 후방결절; TF, 횡돌기공; SP, 극돌기; Ifa, 축추하관절, Sfa, 환추상관절; Sfax, 축추상관절

환축추관절의 체성 기능부전은 회전에서 발생한다.

환추후두관절에 환축추관절이 추가된 복합체를 후두하관절이라고 하며, 그것은 그것의 운동범위에 의해서 회전고리(universal joint)처럼 기능하게 된다. 많은 사람들은 후두하관절을 척추에서 최종적으로 보상작용하는 것(최종보상기)으로 생각하며, 그것에 의해서 신체가 그 하부에서 발생하는 어떠한 기능부전에도 적응하는 것이라고 본다. 이러한 보상적인 적응은 2차원 평면에서 눈을 수평으로 유지하고, 두 눈의 시력을 증진하는데도 필요하다.

제2경추와 제3경추사이의 관절은 위로 최종보상기와 아래로는 그 외 척추사이에 존재하는 그것의 위치 때문에 상당한 스트레스를 견디고 있으므로 만성 체성기능부전이 흔히 발생하는 곳이다. 신체하부에서 발생하는 구조적 불균형에 항상 보상적으로 작용하는 것이므로 C2-C3 체성 기능부전을 해결하려면, 이러한 구조적 불균형이 반드시 교정되어야 한다.

제3–제7경추(C3–C7)

Third to Seventh Cervical Vertebrae(C3-C7)

경추의 이 부분은 그것에 부과된 가동성과 안정성의 요구에 부응하기 위해 특별하게 적응하면서 상당한 양의 운동이 허용되는 곳이다. 경추 추간판은 비교적으로 가장 두꺼운 척추 추간판이다. 척주의 이 부분에서 추간판과 추골의 높이 비율은 2:5이다. 추간판은 쐐기모양으로 후방보다 전방이 더 두껍다(그림 24-4).

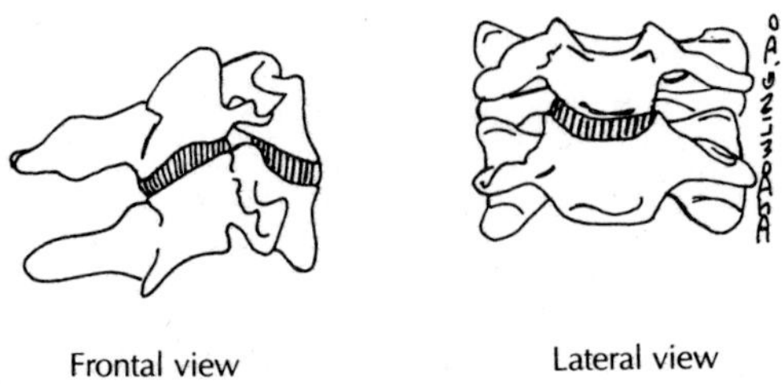

■ **그림 24-4** C3와 C4 사이의 경추 추간판

추골종판의 전-후방 볼록면과 더불어 이러한 쐐기모양으로 인해 유연성 있는 경추전만이 유지되는 것이다.

이 부위의 후관절은 후-외측에 위치한다. 관절을 이루는 2개의 후관절(하나는 상방, 다른 하나는 하방)은 관절지주를 형성하여 촉진할 수 있다. 상관절면은 후-상방을 향하며, 정상적인 전만상태에서 후관절면은 수평면과 관상면의 중간에 놓여있다(그림 24-5). 이러한 방향성으로 인해 회전과 측굴이 짝운동(coupled motion)으로 일어나며, 정상적으로는 같은 방향으로 발생한다. 경추가 좀 더 후방굴곡된 위치로 있으면, 후관절면도 좀더 관상면으로 향하게 되며, 그 위치에서는 측방굴곡이 일차적인 운동이 된다. 목을 전방굴곡된 위치로 가져가면 후관절면은 좀더 수평면에 위치하게 되며, 그 위치에서는 회전이 대운동(major motion)이 된다.

경추의 C3에서 C7은 굴곡-신전에서 가장 적게 움직이며, 굴곡에서 상부추골의 하관절면은 45° 경사져 있는 하부추골의 상관절면을 활주하며 올라가야 한다. 이 부위가 정상적으로 전만된 상태라면, 경추는 부분신전(partial extension)된다. 경추는 절대로 중립위치(neutral position)를 가지지 않는다.

중부-경추에서는 상당한 양의 운동이 가능함

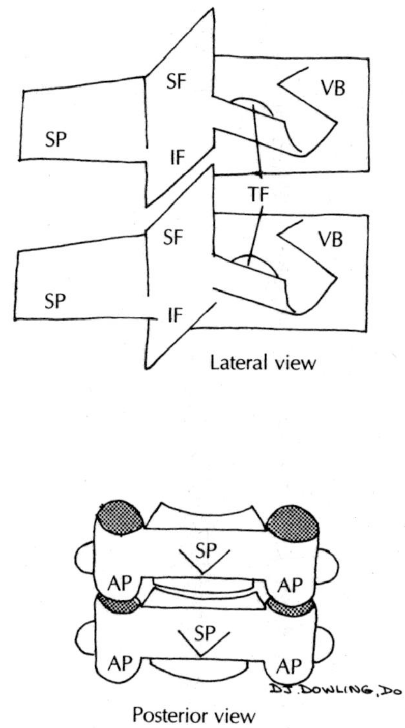

■ **그림 24-5** C3와 C4추골의 관절면의 방향. SP, 극돌기: SF, 상관절면; IF, 하관절면; VB, 추체, AP, 관절지주; TF, 횡돌기공

에도 불구하고 안정성을 유지하기 위해 인간의 직립자세에 적응하면서 한 쌍의 활액관절이 특수하게 발생되었다. 이 관절은 구상관절(unciform joint) 또는 루쉬카 관절로 불리며, 그것은 경추의 추체 외측가장자리에 있다(그림 24-6). 인접한 2개 추골의 외측순(lateral lips)이 관절을 이루며, 작은 활액낭 안에 들어있다. 이 관절들은 8살에서 10살 사이에 발달한다.

구상관절(루쉬카관절)은 굴곡-신전운동을 위한 가이드 레일로서 작용하고, 측방병진운동(측면활주)을 제한하는데 그 운동은 측굴과 회전 짝운동과 동시에 일어나는 것이다. 어느 한 추골이 다른 추골위에서 측굴하면서 회전하면 그 추골은 그 반대방향으로 측방병진을 할 것

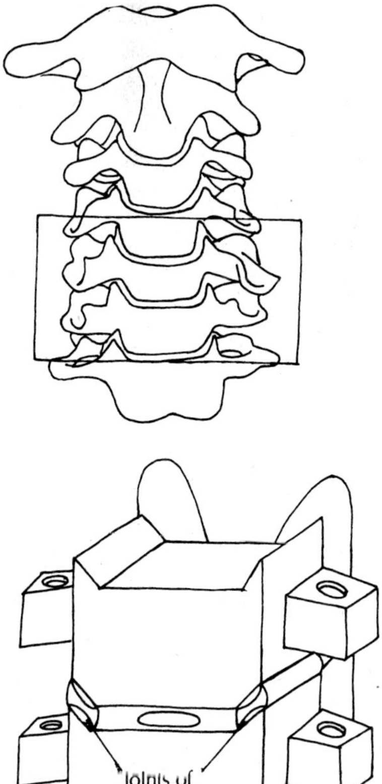

■ **그림 24-6** 루쉬카 관절(구상관절)의 위치, 전면도

이다. 경추에 구상관절이 없었다면 이러한 측방병진운동은 아탈구가 될 정도로 과도하게 일어날 것이다.

C3-C7에서 발생하는 체성기능부전은 측굴과 회전이 동반된 로터리 운동과 측방병진운동에서 일어나며, 로터리 기능부전을 동반하는 병진운동기능부전은 복잡한 기능부전 즉, 측면활주(side slip)를 일으킨다.

제7경추–제1흉추(C7–T1)

Seventh Cervical-First Thoracic Joint(C7-T1)

제7경추는 이행부위에 있는 것이므로 그것의 해부학적 구조는 위로 경추와 비슷하고, 밑으로는 흉추와 비슷하다(그림 24-7). 정상이라면 경추전만은 경흉접합부(C7-T1)에서 끝나고, 흉추후만이 시작된다. 그러한 결과로 이 부위에 부과되는 힘은 상부 또는 하부척추에서 받고 있는 힘과는 속성도 다르고 매우 복잡하다. 경흉접합부의 체성기능부전은 아주 흔히 발생되는 것이지만 치료가 어려우며, 이들 관절에서 발생되는 기능부전은 종종 제1늑골에도 영향을 미친다.

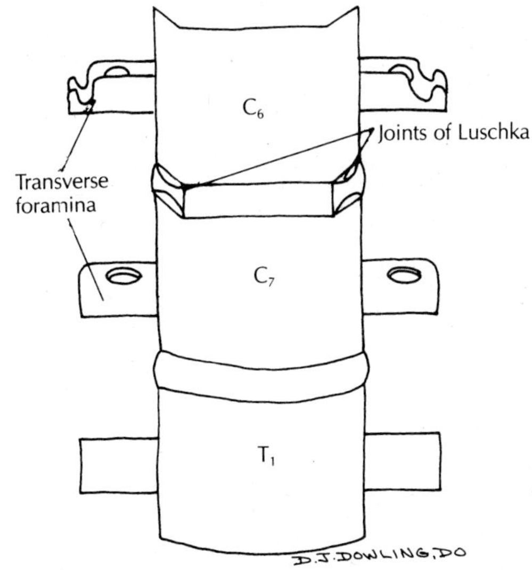

■ **그림 24-7** 제7경추. 위로는 제6경추, 그리고 아래로는 제1흉추와의 해부학적 유사성에 주목하라.

참고문헌

Fryette H. *Principles of Osteopathic Techniques*. Carmel, CA: Academy of Applied Osteopathy, 1954.

Kapandjii IA. *The Physiology of the Joints, Vol 3. The Trunk and Vertebral Column*. Edinburgh: Churchill Livingston, 1973.

Schiowitz S, DiGiovanna E. *An Osteopathic Approach to Diagnosis and Treatment*. Philadelphia: Lippencott-Raven, 1997.

Warwick RW. *Grays Anatomy. 35th British Ed.* Philadelphia: W.B. Saunders, 1973.

White A, Panjabi MM. *Biomechanics of the Spine*. Philadelphia: J.B. Lipincott, 1978.

25

경추평가
(Evaluation of the Cervical Spine)

경추평가는 환자증상의 병력과 환자에 대한 철저한 검사로 시작된다. 경부의 외상 병력이 특히 중요하며, 경추와 관련된 가장 일반적인 주호소는 통증과 운동범위 감소이다.

■ 관찰 OBSERVATION

검사자는 자세를 관찰하여 환자의 머리가 어깨보다 전방에 위치하는지 또는 후방에 위치하는지, 한쪽으로 기울었는지 또는 턱이 신체중간선에서 벗어나 외측으로 회전되었는지 등을 보고, 전만곡선을 시진해서 전만이 증가 또는 감소되었는지도 관찰해야 한다.

타박상, 찰과상 또는 열상과 같은 외상의 흔적이 있는지, 과거에 경부에 수술 또는 손상을 받았음을 암시하는 반흔조직이 있는지를 살펴보아야 한다

검사자는 경추 부위와 관련된 증상이 있을 때는 그 부위에 특히 주의하면서 환자가 일반적으로 움직이는 태도를 살펴보아야 한다.

■ 총체적 운동검사 GROSS MOTION TESTING

경추에 대한 총체적 운동검사는 환자를 좌위자세로 놓고, 검사자는 환자 뒤 또는 옆에 서서 한다. 경흉접합부(C7과 T1 사이) 또는 원위 견부에서 촉진하면서 각 방향의 운동을 검사한다.

전방굴곡(굴곡) Forward Bending(Flexion)

1. 검사자는 한 손으로 환자 머리에 잡고, 다른 손으로는 경흉접합부를 촉진한다(그림 25-1).
2. 촉진하는 손가락에서 운동이 느껴질 때까지 또는 환자의 턱이 흉골병에 닿을 때까지 환자의 머리를 천천히 부드럽게 전방으로 민다.
3. 순수한 경부운동은 경흉접합부에서 상방운동이 느껴질 때가 끝이다.
4. 직립자세로부터의 변위각을 기록한다. 정상적으로 이 각도는 80~90°가 되어야 한다.

후방굴곡(신전) Backward Bending(Extension)

1. 검사자는 한 손으로 환자 이마를 잡고 다른 손으로는 경흉접합부를 촉진한다(그림 25-2).
2. 촉진하는 손가락에서 운동이 느껴질 때까지 환자의 머리를 천천히 부드럽게 후방

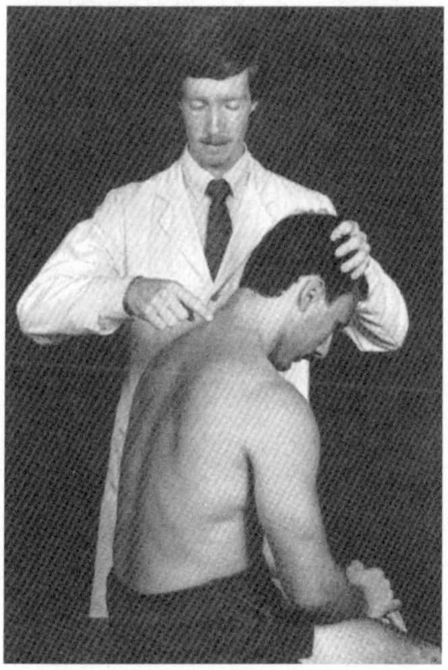

■ **그림 25-1** 경추 전방굴곡에 대한 총체적 운동검사

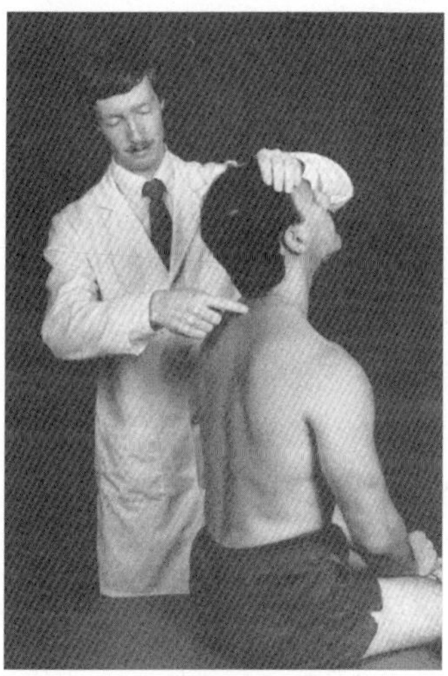

■ **그림 25-2** 경추후방굴곡에 대한 총체적 운동검사

으로 민다.

3. 순수한 경부운동은 경흉접합부에서 하방운동이 느껴질 때가 끝이다.
4. 직립자세로부터의 변위각을 기록한다. 정상적으로 이것은 대개 45° 이다.

측방굴곡 Side-Bending

1. 검사자는 한 손으로 환자 머리 측면을 잡고, 다른 손으로는 경흉접합부 또는 외측견부에서 촉진한다(그림 25-3).
2. 머리를 한쪽 측면으로 부드럽게 당기고 직립자세로부터의 변위각을 기록한다. 순수한 경부운동은 반대쪽 견부에서 상방운동이 느껴질 때가 끝이다. 양손을 반대로 해서 머리를 반대쪽으로 움직이고, 그 변위각을 기록한다. 정상적으로 이 각도는 40~45° 이다. 두 각도를 비교해서 어느 한 방향 또는 양방향 모두에서 제한이 있는지를 보아야 한다.

회전 Rotation

1. 검사자는 한 손으로 환자 좌측이마를 잡고 다른 손으로는 경흉접합부에서 촉진한다(그림 25-4).
2. 머리를 우회전시키고, 회전각도를 기록한다
3. 순수한 경부운동은 반대측 견부에 전방운동이 느껴질 때가 끝이다.
4. 양손을 바꿔서 한 손으로 우측이마를 잡

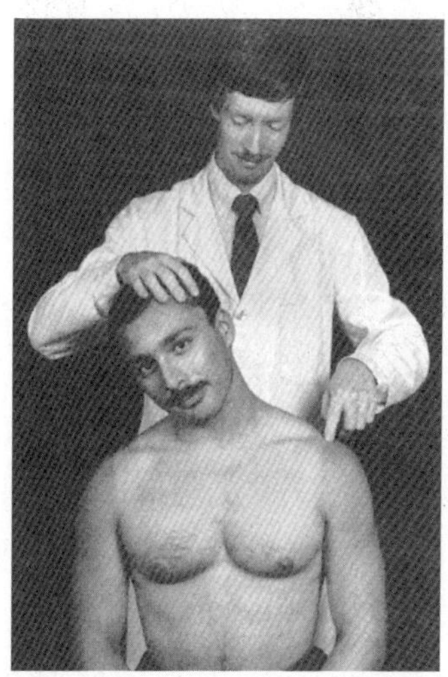

■ **그림 25-3** 경추측방굴곡에 대한 총체적 운동검사

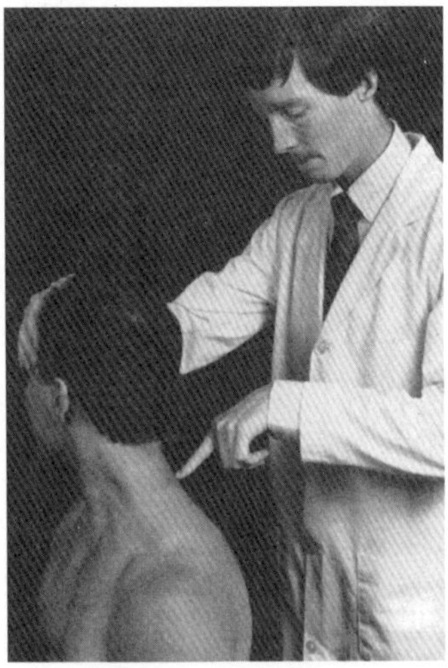

■ **그림 25-4** 경추회전에 대한 총체적 운동검사

고 다른 손으로는 경흉접합부에서 촉진한다.

5. 머리를 좌회전시키고 회전각도를 기록한다. 정상적으로 이 각도는 40~60°이다.
6. 두 각도를 비교해서 어느 한 방향 또는 양방향 모두에서 제한이 있는지를 보아야 한다.

■ 촉진
PALPATION

촉진은 환자를 좌위로 해서 시행할 수도 있지만, 가장 좋은 것은 앙와위로 두고 하는 것이다. 이 자세로 하면 경부의 자세근육이 이완되므로 더 깊게 촉진하는 것이 보다 더 쉽게 된다. 이 자세에서 촉진할 경우에 검사자는 테이블 머리 쪽에 앉는다.

검사자는 먼저 표면을 촉진하고, 그 다음에 좀 더 깊은 조직을 촉진해서 조직의 질감이 수렁같이 물컹한지, 로프같이 단단한지 또는 근육긴장도에 변화가 있는지를 평가한다. 비록 체성기능부전의 존재여부에 대한 징조에 대해서는 경부 후방조직을 평가하는 것이지만, 전방조직도 마찬가지로 평가해야 한다. 사각근과 흉쇄유돌근이 경부통증과 운동제한과 관련된 중요한 실마리를 제공할 수도 있는 것이다.

또한 검사자는 척추 관절지주의 위치 비대칭 여부도 기록해야 한다. 경추에서 횡돌기는 관절지주보다는 작고 깊이 있어서 진단표식점으로 가치가 적다. 그러므로 진단목적을 위해서는 관절지주를 촉진한다.

때때로 심각한 관절변화가 후관절 주위에서 촉진될 수도 있다. 또한 검사자는 낭종 또는 지방종과 같은 어떤 덩어리가 촉진되는지도 기록한다.

■ 분절간 운동범위 검사
INTERSEGMENTAL RANGE OF MOTION TESTING

경추체성기능부전에 대한 평가에서 추골사이의 분절간 운동은 매우 중요하다. 경추 개개의 추골운동을 검사하는 방법에는 여러 가지가 있는데 이러한 모든 방법에서 검사자는 환자를 앙와위로 두고 테이블 머리 쪽에 앉는다.

분절간 운동검사 Intersegmental Motion Testing

I. 환추후두관절(O-A)

1. 검사자는 양손을 찻잔(cup)모양으로 만들어 후두골을 받치고, 양손의 손가락을 활주하여 신체중간선 외측에 있는 외측후두구에 댄다(그림 25-5).
2. 검사자는 양측 후두구의 깊이를 평가한다. 반대쪽과 비교해서 얕은 구는 그 쪽으로 후두골이 측방굴곡된 것을 가리킨다.
3. 다음에는 머리를 전방굴곡시키고 후두구의 깊이를 비교한다.
4. 다음은 머리를 후방굴곡시키고 후두구의

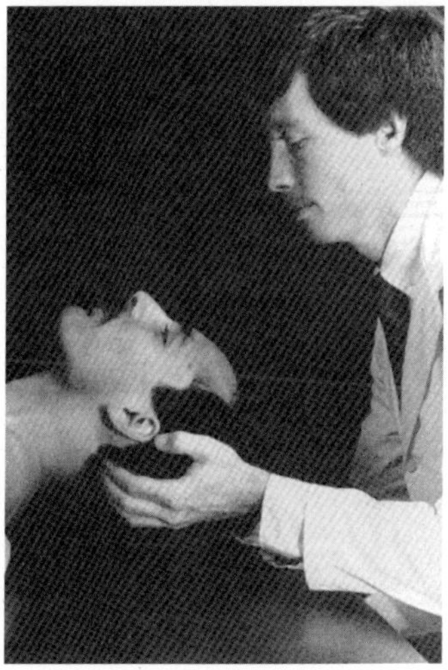

■ **그림 25-5** 후두환추관절에서의 분절간 운동검사

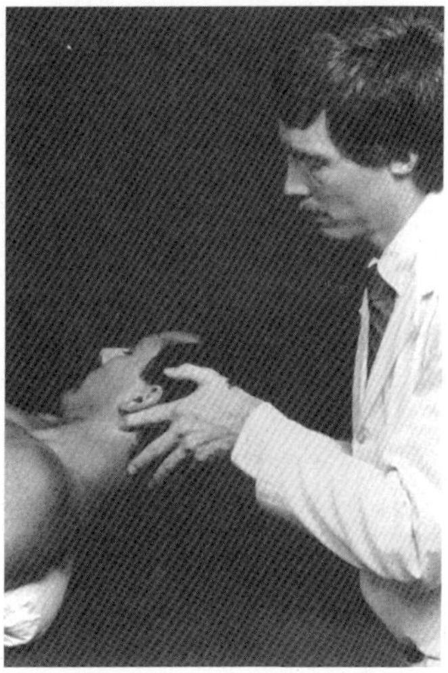

■ **그림 25-6** 환축추관절에서의 분절간 운동검사

깊이를 비교한다.

5. 후두골의 굴곡과 신전에서 후두구의 깊이 변화를 비교한다. 후두구가 가장 대칭되는 위치가 운동자유(freedom of motion)이고, 후두구가 가장 비대칭되는 위치는 운동제한이다.

예; 우측구가 좌측보다 더 깊고, 그것의 깊이가 굴곡 시에 증가되고, 신전 시에 양 후두구의 깊이가 가장 대칭으로 된다면, 진단은 O-A E S_LR_R이다. 반대로 우측구가 좌측보다 더 깊고 신전 시에 증가하고 양 후두구의 깊이가 굴곡 시에 가장 대칭으로 된다면, 진단은 O-A F S_LR_R이다.

II. 환축추 관절(A-A)

1. 검사자는 양손을 찻잔모양으로 만들어 양 손바닥으로 환자 머리를 받치고, 양손의 손가락을 외측으로 후두구를 따라 활주하여 양측 유양돌기 끝을 촉진하여 조직질감의 변화를 기록한다. 그 다음에 양손의 손가락을 유양돌기 하외방으로 이동시켜서 환추 횡돌기 끝에 댄다. 그것은 유양돌기 끝과 하악각의 사이에 있다(그림 25-6).
2. 환자에게 머리를 전방으로 끄덕이라고 지시해서 O-A관절을 잠근다.
3. 다음에 검사자는 환자 머리를 우측과 좌측으로 회전시켜서 A-A관절의 회전자유(freedom of rotation)를 평가하고, 양측의 회전운동범위를 비교해서 대칭성을 알아본다. 다른 쪽과 비교하여 한쪽의 회전범위가 감소되면, A-A관절의 회전제한을 의미하는 것이다.

예; 머리가 좌측보다 우측으로 좀더 자유롭게 회전한다면, 진단은 A-A RR이다. 머리가 좌측으로 좀 더 자유롭게 회전한다면, 진단은 A-A RL이다.

III. C2 - C7

1. 검사자는 양손을 찻잔모양으로 만들어 양 손바닥으로 환자 머리를 받치고, 양손의 손가락을 각각 평가할 추골의 양측 관절

지주에 놓고 촉진한다.

2. C2-C3는 후두구에서 약 1 cm 아래에 있다.
3. 환자에게 머리를 양방향으로 각각 측방굴곡하라고 지시하면, 촉진하는 손가락으로 활주운동(sliding motion)을 분간할 수 있을 것이다. 한쪽 관절지주가 다른 쪽보다 더 후방에 위치하는 것과 같은 그러한 비대칭이 있다면, 그것은 그쪽 방향으로 회전된 것을 의미한다.
4. 측방굴곡 운동검사(그림 25-7)
관절지주와 손가락의 접촉을 유지하면서 손가락 끝에서 움직임이 느껴질때까지 측방굴곡을 유도한다.
   a. 신체 중간선으로부터 머리의 변위정도를 비교한다.
   b. 어느 한쪽이 다른 쪽보다 더 크게 움직인 것은 운동이 감소 쪽의 측굴 제한을 의미한다, 유동성(fluidity)과 운동량을 주목하라.
5. 굴곡/신전(그림 25-8)
   a. 관절지주와 손가락의 접촉을 유지하면서 검사되고 있는 분절에서 움직임이 감지될 때까지 목을 굴곡시킨다.
   b. 목을 중립위치로 복귀시킨 다음에 병발된 분절에서 촉진하는 손가락으로 움직임이 감지될 때까지 목을 신전시킨다.
   c. 분절에서 운동비대칭이 있는지를 기록한다. 만약 굴곡에서 운동제한이 있다면 그것은 신전기능부전이고, 만약 운동이 신전에서 제한된다면 그것은 굴곡기능부전이다.

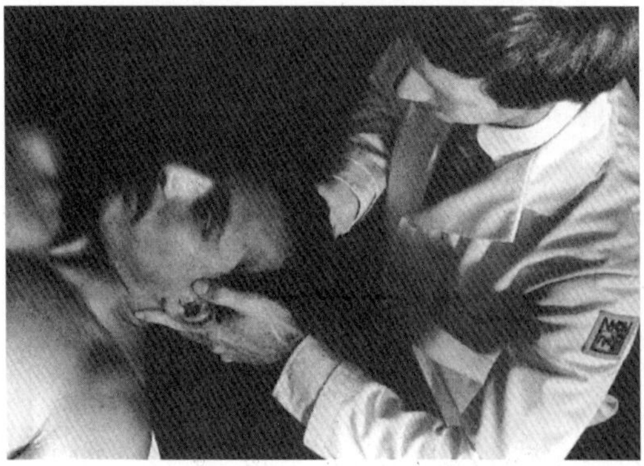

■ 그림 25-7 C2-C7에서의 측방굴곡에 대한 분절간 운동검사

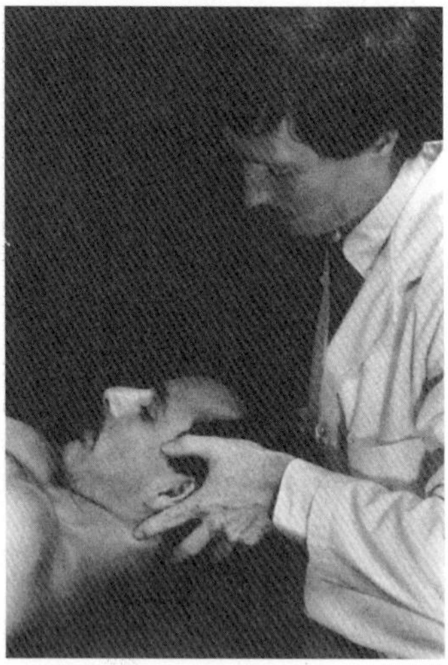

■ 그림 25-8 C2 - C7에서 굴곡-신전에 대한 분절간 운동검사

회선측만 운동검사 Rotoscoliosis Motion Testing

경추는 측방굴곡하게 되면 또한 같은 방향으로 회전되므로 속성상 대개 외상성으로 발생되는 예외적인 상황을 제외하고는 경추에서의 체성기능부전은 측방굴곡과 같은 방향에서의 회전의 제한으로 나타날 것이며, 그것은 굴곡 또는 신전에서도 마찬가지이다. 회선측만은 진단 목적을 위해 이러한 원리가 이용된 운동검사 방법이다. 이 방법을 사용하려면, 검사자는 환자를 앙와위로 눕히고 테이블 머리 쪽에 편안

하게 앉는다.

1. C2 - C7
   a. 검사자는 양손을 찻잔모양으로 만들어서 양손바닥으로 환자 머리를 받치고 양손 각각 한 손가락을 병발된 관절지주에 댄다.
   b. 검사자는 촉진하고 있는 손가락에서 움직임이 감지될 때까지 환자의 머리와 목을 굴곡시킨다.
   c. 후방으로 회전된 관절지주가 더 후방으로 된다면, 그 추골은 굴곡에서 운동제한이 있는 것이다. 이것으로 또한 회전자유도 확인한다.
   d. 그 다음에는 촉진하고 있는 손가락에서 움직임이 느껴질 때까지 환자의 머리와 목을 신전시킨다. 관절지주가 더 대칭적으로 된다면, 이것은 굴곡이 제한되고 신전에서는 운동이 자유롭나는 것을 확고히 하는 것이다.
   e. 예; C4의 후방으로 회전된 관절지주가 우측에서 촉진되고 그 회전이 굴곡시키면, 더 심해지고 신전 시에는 보다 대칭이 된다면, 진단은 C4 E S_RR_R이다.
2. 환축추 운동검사
   환축추관절은 절대로 중립위치를 벗어나지 못하는데 그것은 골성대립(bony apposition)에 의해서 신전이 제한되고 굴곡은 치돌기인대에 의해서 제한되기 때문이다. 그러므로 이 관절의 주요 운동은 회전이다.
   a. 검사자는 양손을 찻잔모양으로 만들어서 양손바닥으로 환자의 후두골을 받친다.
   b. 환자의 목을 완전히 굴곡시켜 모든 경추를 잠금위치로 하고, 환축추관절이하 척추에서 운동이 일어나지 못하게 한다.

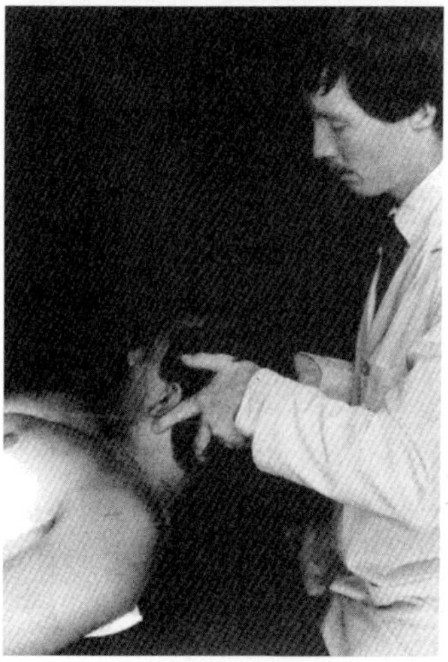

■ 그림 25-9 환축추관절에서의 회선측만 운동검사

   c. 완전굴곡을 유지하면서 머리를 우측 그리고 좌측으로 회전시키고, 유동성과 운동량을 비교하여 기록한다(그림 25-9).
   d. 예; 우회전이 좌회전보다 더 크면, 진단은 AAR_R이다.

병진운동검사 Translatory Motion Testing

회선측만 운동검사는 추골의 회전을 평가하는 것이고, 병진운동검사는 측굴운동을 평가하는 것이다. 추골을 측방병진시키면, 반대방향으로 측굴이 동반되므로 C4를 우측으로 병진운동시키면 C4의 좌측굴이 동반되어 일어난다. 대부분의 경추에서는 측굴과 회전이 동반되어 같은 방향으로 일어나는데 이러한 원리를 이용하면 경추의 가동성을 평가할 수 있다. 이 때 흔히 하는 실수는 병진을 유도하는 손가락에서 증가된 조직긴장을 관찰하고, 그것을 장벽(barrier)으로 해석하는 것이다. 후방관절지주 쪽은 측굴과 회전된 쪽이기 때문에 종종 그것 위로 증가된 조직반응이 나타나게 된다. 병진시키는 손가락으로 직접 가한 압박도 조직긴장의 증가를 야기할 수 있는데 미숙한 검사자는 그것을 장벽에 도달한 것으로 잘못 받아들일 수도 있다. 더 심부에 있는 관절반응에 초점을 맞추어야 하며, 경부에서 병진운동을 수행할 때 결정해야 하는 것은 운동의 양과 비대칭이다. 병진운동검사의 시행은 환자를 앙와위로 하고, 검사자는 테이블 머리끝에 편안히 앉아서 한다.

1. C2 - C7
   a. 검사자는 양손을 찻잔모양으로 만들어서 양손바닥으로 환자 후두골을 받치고 양손을 각각 촉진하는 손가락을 검사할 분절의 관절지주 양측에 갖다 댄다.
   b. 검사자는 우측 촉진 손가락으로 추골을 밀어서 좌측으로 측방병진을 시키고, 그 다음에는 그 추골을 밀어서 우측으로 측방병진시킨다. 이렇게 병진운동을 시키면, 그 추골은 반대방향으로 측굴을 일으킨다(그림 25-10).
   c. 예; C4를 우측으로 병진시키면, 그것은 좌측굴과 좌회전될 것이다.
   d. 검사자는 병진운동의 용이성과 양에 주목하고, 양 측면을 비교한다.
   e. 다음에 검사자는 촉진하는 손가락에서 움직임이 느껴질 때까지 환자의 목을 굴곡시키고, 각각의 측면으로 밀어서 병진을 반복하고 양 측면을 비교한다.
   f. 그 다음에 검사자는 촉진하는 손가락에서 움직임이 감지될 때까지 환자 목을 신전시키고, 각각의 측면으로 밀어서 병진을 반복하고 양 측면을 비교한다.
   g. 예; 목이 굴곡된 상태에서는 C4 병진운동이 양 측면에서 동일했지만, 신전된 상태에서 우측으로 밀었을 때는 제한이 느껴졌다면, 진단은 C4 F S_LR_R이다. 체성기능부전의 방향에서는 운동이 대칭으로 일어나고, 그 반대방향에서 제한이 느껴진다는 것을 기억하라.

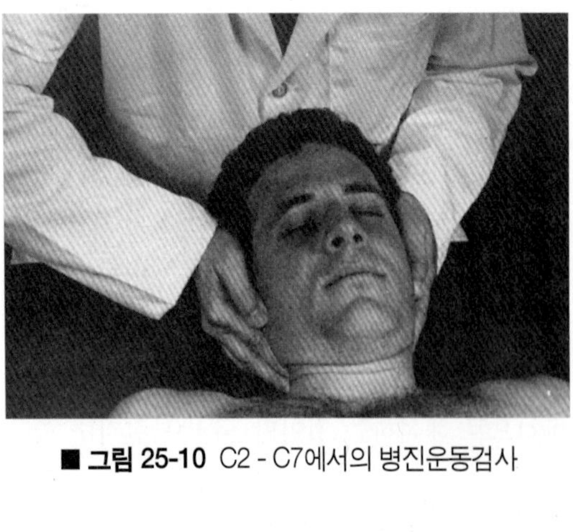

■ **그림 25-10** C2 - C7에서의 병진운동검사

2. 환추후두관절
   a. 검사자는 양손을 찻잔모양으로 만들어서 양손바닥으로 환자 후두골을 받치고 양손 각각 촉진하는 손가락을 양측 후두구에 갖다 댄다.
   b. 촉진하는 손가락에서 움직임이 감지될 때까지 목을 약간 굴곡시킨다.
   c. 머리를 좌측과 우측 양측으로 움직인다. 우측으로 병진시키면, 좌측굴이 동반되어 일어난다(그림 25-11).
   d. 후두골의 좌측굴은 우회전을 동반한다.
   e. 해석: 환추후두관절에서 회전은 측굴과 반대방향으로 일어나기 때문에 4가지 체성기능부전 명칭이 나타날 수 있다. OA F S_RR_L OA F S_LR_R. OA E S_RR_L OA E S_LR_R.
   f. 예; 굴곡상태에서 우측으로 병진운동은 정상이고 신전상태에서 좌측으로 병진

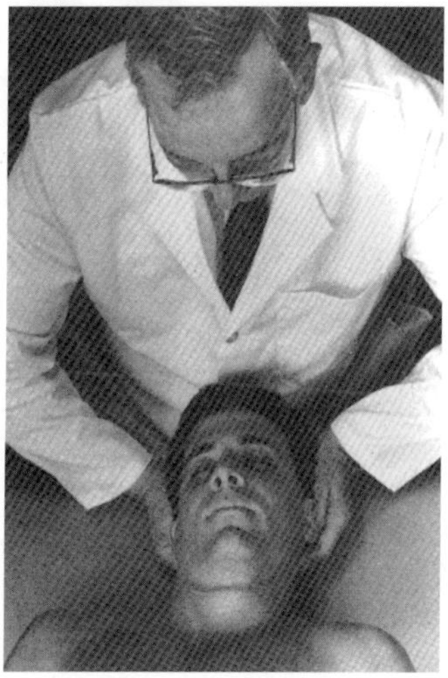

■ 그림 25-11 환추후두관절에서의 병진운동검사

운동이 감소된다면, 그 체성기능부전 명칭은 OA F $S_L R_R$이다. 후두골이 신전된 위치에 있는 동안에 그 후두골은 우측굴과 좌회전이 제한된다.

신경학적 검사 Neurologic Testing

경신경근의 포착은 종종 상지의 저림 또는 이상감각을 야기한다. 신경근 병발이 의심되면 신경학적 검사는 필수적이다. 오직 C5에서 C8까지만 팔을 지배하기 때문에 신경학적 검사될 신경근은 그것들뿐이다. 경부내재근의 근력약화는 경추에서 운동신경의 포착을 식별하는데 보조한다. 상지근육의 근력검사도 또한 신경학적 평가에 유용하다. 다음과 같은 상지부위에 대한 감각검사가 수행될 수도 있다.

1. C5 — 외측 상완
2. C6 — 외측전완, 무지, 인지 그리고 중지 외측 절반
3. C7 — 중지
4. C8 — 내측 전완, 네 번째 다섯 번째 수지

상지 심부건반사는 경신경근의 일부분에 대한 완전성을 나타낸다.

1. C5 — 상완이두근 반사는 주관절 상완이두근건에서 검사한다(또한 C6 구성요소의 약간있다).
2. C6 — 상완요골근 반사는 수근관절 바로 근위에 있는 전완에서 상완요골근건에 대한 검사로 된다.
3. C7 — 상완삼두근 반사는 후방주두돌기에서 상완삼두근건에 대한 검사로 된다.

참고문헌

DiGiovanna EL. Schiowitz S. *An Osteopathic Approach to Diagnosis and Treatment*. Philadelphia: Lippincott-Raven, 1997.

Fryette H. *Principles of Osteopathic Technique*. Colorado, CO. American Academy of Osteopathy, 1954.

Hoppenfeld S. *Physical Examination of the Spine and Extremities*. Norwalk, CT: Appleton-Lange, 1976.

Kapandji IA. *The Physiology of the Joints , Vol 3. The Trunk and the Vertebral Column,* Edinburgh: Churchill-Livingstone, 1974.

26

경추 근막기법
(Myofascial Techniques)

이 장에서는 경부에서의 근육 또는 근막긴장과 마찬가지로 경부의 체성 기능부전을 치료하는데 이용하는 *수동, 직접능동 그리고 간접능동 근막기법*을 기술할 것이다. 이들 기법은 후두하근과 부척추근을 이완시키기 위해 경부근육에 대한 선형 또는 수직형의 수동적 신장이나 신경근기법과 같은 능동적 사용을 필요로 할 수도 있다.

■ 수동기법
PASSIVE TECHNIQUES

*수동기법*은 환자를 이완된 상태로 두고 치료사에 의해 시행되는 것이며, 이러한 수동기법의 목적은 경부 후방의 신전근을 신장시키는 것이다. 신장은 천천히 적용하고, 천천히 해제하여 골기건반사가 활성화되지 않게 해야 하며, 이런 방식으로 시행될 때 신장된 근육은 이완되고, 근육의 긴장도가 보다 더 정상으로 회복되게 된다.

후두하근에 대한 선형견인의 적용
Linear Traction Applied to Suboccipital Muscles

1. **환자 자세**: 앙와위
2. **치료사 자세**: 치료대 머리 쪽에 서거나 앉는다.
3. **기법**:
   a. 치료사는 양손을 찻잔모양으로 만들어서 양손바닥으로 환자 후두골을 받친다.
   b. 치료사는 양손 손가락들을 각각 양측 후두구에 댄다.
   c. 최선의 결과를 얻으려면, 환자의 목을 똑바로 펴게 하거나 약간 전방굴곡시켜야 한다.
   d. 치료사는 주관절을 완전 또는 거의 완전하게 신전시켜서 양팔이 장지렛대로 사용될 수 있게 해야 한다. 상지근력에 의존하는 것보다는 오히려 치료사가 이렇게 자세를 취하게 되면, 자신의 양발을 중심으로 또는 자신의 둔부를 중심으로 자신의 체중을 후방으로 흔들어서 그것을 견인력으로 이용할 수 있다(그림 26-1).
   e. 견인은 천천히 그리고 균등하게 적용하여 수초 간 유지했다가 천천히 풀어주어야 한다.

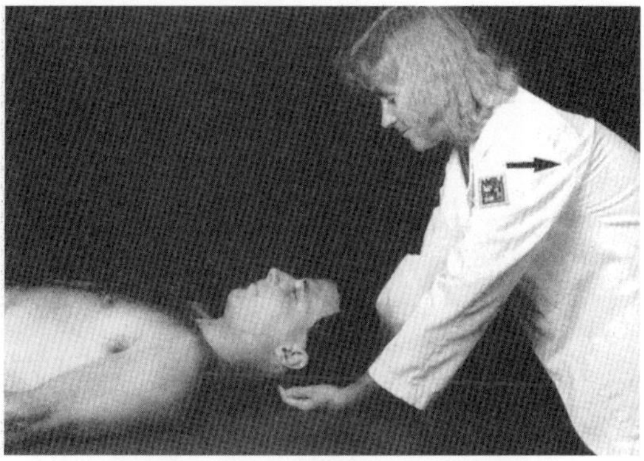

■ 그림 26-1 치료사 입위자세에서의 선형신장

f. 치료사의 손가락을 재위치하지 않고도 이 기법을 반복할 수도 있다.

4. 기법 수행에 대한 조언
   a. 치료사의 양발을 치료대로부터 충분히 떨어뜨려서 몸을 후방으로 흔들 수 있게 해야 발의 위치를 바꾸지 않고도 견인을 적용할 수 있다. 좌위에서 시행한다면, 치료대로부터 의자를 뒤로 충분하게 빼서 몸이 움직일 수 있게 해야 한다.
   b. 치료사는 수시가 환자 피부위에서 미끄러짐으로써 마찰이 생기지 않도록 해야 한다. 이것이 발생하게 되면 환자가 불편하게 된다.
   c. 환자가 편안하게 이완되어 있는지 보라.
   d. 이 기법은 치료사가 좌위에서도 마찬가지로 시행할 수 있다(그림 26-2).

후두하 기법 Suboccipital Technique

유사한 기법을 후두하 부위에서 사용할 수 있다. 이 기법에서는 치료사는 양손가락으로 직선견인을 적용하여 후두구 조직을 외측으로 신장한다.

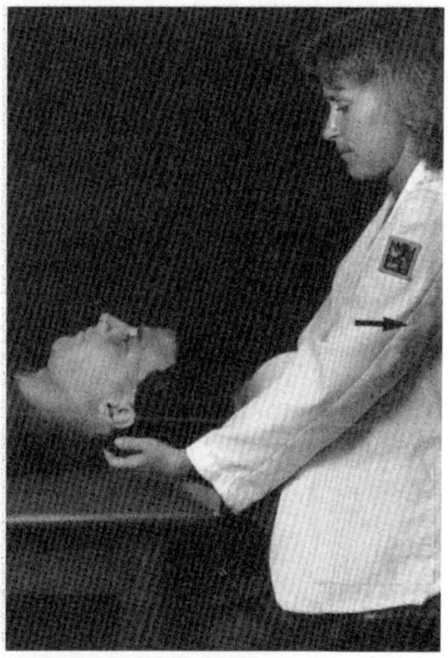

■ 그림 26-2 치료사 좌위자세에서의 선형신장

1. **환자 자세:** 앙와위
2. **치료사 자세:** 치료대 머리 쪽에 앉는다.
3. **기법:**
   a. 치료사는 인지와 중지를 양측 후두구에 갖다 대는데 양손 중지가 신체중간선에서 만날 수 있도록 내측으로 댄다.
   b. 치료사는 양손을 찻잔모양으로 만들어서 양손바닥으로 후두골을 받친다.
   c. 환자의 목을 일직선 또는 약간 전방굴곡된 상태로 유지시킨다.
   d. 치료사는 둔부를 축으로 상체를 후방으로 굴림으로써 서서히 선형견인을 느리게 적용한다.
   e. 선형견인을 유지하면서 치료사는 자신의 손가락을 중간선으로부터 외측방으로 굴린다. 전완의 종축을 회전축으로 하면서 양손가락은 후두구에 그대로 두지만 그러나 점차 외측으로 굴린다.
   f. 치료사는 팔목, 전완, 손 그리고 수지를 일직선상으로 유지해서 하나의 단위로 작용되게 한다.

g. 이 기법은 필요할 때마다 반복할 수도 있다.

하경부근에 대한 선형견인 적용
Linear Traction Applied to Lower Cervical Muscles

1. **환자 자세:** 앙와위
2. **치료사 자세:** 치료대 머리 쪽에 서거나 앉는다.
3. **기법:**
   a. 치료사는 양손의 수지를 경추의 어느 레벨이 되었든지 그 양측의 경부 후방 근육에 대고 확고하게 접촉한다.
   b. 치료사는 그의 발 또는 둔부를 축으로 상체를 후방으로 굴림으로써 경부 후방 근육에 선형견인력을 천천히 그리고 균등하게 적용한다.
   c. 견인이 적용되면서 환자의 목은 일직선 또는 약간 전방굴곡된 상태로 유지된다.
   d. 상체를 전방으로 굴림으로써 견인을 서서히 풀어준다.
   e. 견인하고 있는 동안에 양손가락을 전방으로 밀면, 약간의 수직성 신장이 추가될 수도 있다.

후경부근에 대한 선형신장
Linear Stretch to Posterior Cervical Muscles

1. **환자 자세:** 앙와위
2. **치료사 자세:** 치료대 머리쪽에 서거나 앉는다.
3. **기법:**
   a. 치료사의 한 손으로는 환자 후두골을 받쳐서 잡고, 다른 손은 찻잔모양을 만들어서 환자의 턱을 감아 잡는다(그림 26-3).

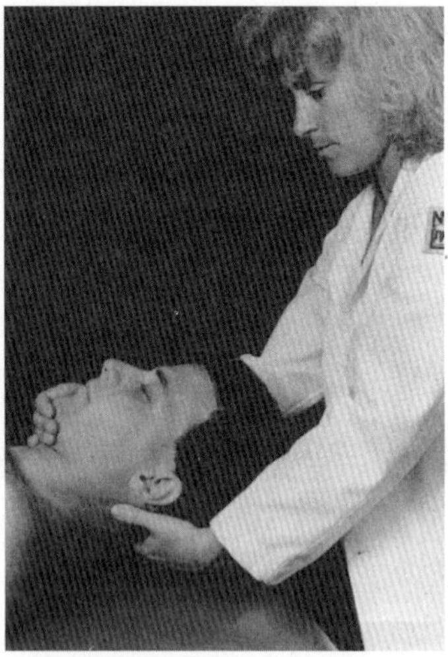

■ 그림 26-3 턱을 찻잔모양으로 받친 상태로 경부 후방신전근에 대한 선형신장

   b. 치료사는 후두골을 잡은 손으로 경추종축을 따라 선형견인력을 적용하고, 턱을 감아 잡은 손은 주로 목을 고정하여 약간 전방굴곡되도록 유지하는데 이용한다. 견인력은 주로 후두골에 적용되는 것이다.
   c. 이러한 견인을 근육이 풀려서 부드럽게 될 때까지 필요하면 계속 반복한다.

근육에 대한 수직성 신장
Perpendicular Strech of Muscles

1. **환자 자세:** 앙와위
2. **치료사 자세:** 환자가 치료되어야 하는 쪽과 반대되는 측에 선다.
3. **기법:**
   a. 치료사의 한 손을 환자 이마에 대어서 치료하고 있는 손에 대해 안정화시키는 역힘으로써 작용하게 한다.
   b. 치료사는 다른 손으로 환자의 몸을 가로질러서 반대쪽 후경부근을 잡는다(그림 26-4).

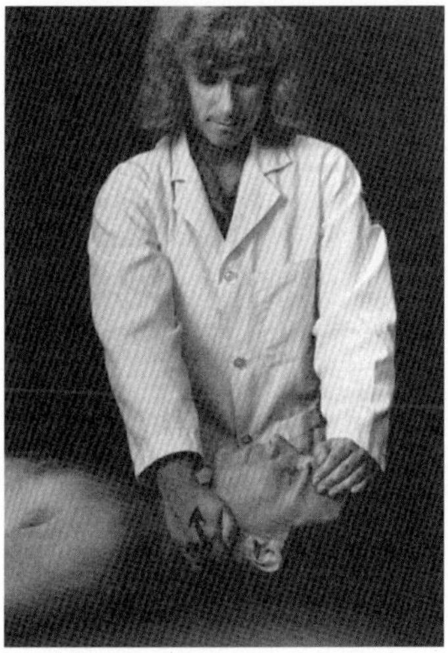

■ 그림 26-4 편측 수직신장

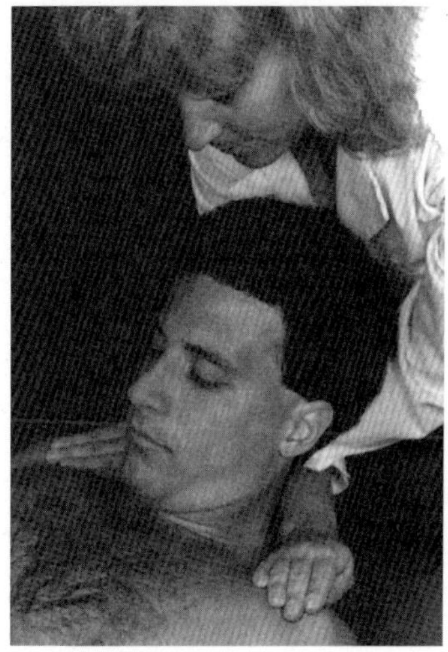

■ 그림 26-5 양팔교차기법

c. 근육을 극돌기로부터 외측 그리고 전방으로 잡아 담김으로써 근육에 대한 신장을 부드럽게 적용한다.

d. 신장을 몇 초간 유지한 다음에 서서히 풀어준다. 이러한 과정은 필요한 만큼 반복할 수도 있으며, 근육을 신장하는 손을 경추 위, 아래로 이동시켜서 적용할 수도 있다.

e. 근육을 잡아 당기면서 환자 머리를 반대쪽으로 회전시키면, 추가적인 신장이 적용될 수도 있다.

근육 양끝에 적용되는 양측성 선형신장
Bilateral Linear Stretch Applied to Both Ends of Muscle

1. **환자 자세:** 앙와위
2. **치료사 자세:** 테이블 머리측에 선다.
3. **기법:**
   a. 치료사는 자신의 전완을 교차시켜 환자의 후두골과 목 밑에 대어서 전완으로 환자 머리를 받쳐 완전히 지지하고, 양손을 각각 환자의 반대쪽 어깨에 대고 아래로 누른다(그림 26-5).
   b. 치료사는 천천히 양팔을 부드럽게 들어올림으로써 지렛대-받침점 효과가 생성되어 근육 양끝에 선형견인이 가해지게 한다. 환자의 목의 전방굴곡되어 안락하게 최대 신장되는 위치로 있게 해야 한다.
   c. 이 자세를 몇 초 동안 유지하고 천천히 중립으로 되돌아온다.
   d. 치료사가 이 기법을 반복할 때는 선행된 것보다 약간 더 목이 전방굴곡되게 해야 하며, 매번 반복할 때마다 운동범위를 증가해야 한다.
4. **변법 - 능동직접기법**
   a. 치료사가 환자 머리를 최대 신장상태로 완전히 받쳐 지지하고 있는 동안 환자에게 치료사의 양팔을 뒤로 밀라고 지시한다.
   b. 치료사는 등척성 역힘으로 이러한 동작에 저항한다.
   c. 환자에게 3초 동안 밀고, 이완하라고

지시한다.

d. 치료사는 환자를 3~6초 동안 이완시킨 다음에 새로운 최대 신장지점까지 환자 목을 전방굴곡시킨다.

근육 양끝에 적용하는 편측성 선형신장
Unilateral Linear Stretch Applied to Both Ends of Muscles

1. **환자 자세:** 앙와위
2. **치료사 자세:** 치료대 머리 쪽에 선다.
3. **기법:**
   a. 치료사는 한쪽 전완을 환자 머리 밑에서 치료해야 하는 목의 측면에 대고, 그 손은 환자의 반대쪽 어깨에 갖다 대어서 환자 머리를 완전하게 받쳐 지지해야 한다.
   b. 치료사의 다른 손은 치료해야 하는 쪽의 환자 머리에 댄다.
   c. 치료사는 천천히 그리고 부드럽게 환자 머리를 들어올려서 환자 목을 전방굴곡시킨다(그림 26-6). 환자 머리를 치료사와 반대쪽으로 회전시키면 회전과 반대되는 측에 있는 근육이 신장된다.

후두하근 치료 Suboccipital Muscle Treatment

1. **환자 자세:** 앙와위
2. **치료사 자세:** 치료대 측면에 앉거나 서서 환자와 얼굴을 마주보는 위치에 있는다.
3. **기법:**
   a. 치료사는 한쪽 전완을 환자 경부아래 후두하구에 놓아서 환자의 목이 전완 요측 가장자리에 위치되게 한다.
   b. 다른 손으로는 환자 이마에 대고 치료대쪽으로 부드럽게 압박하고, 전완을 환자 머리방향으로 돌리면, 후두하근에

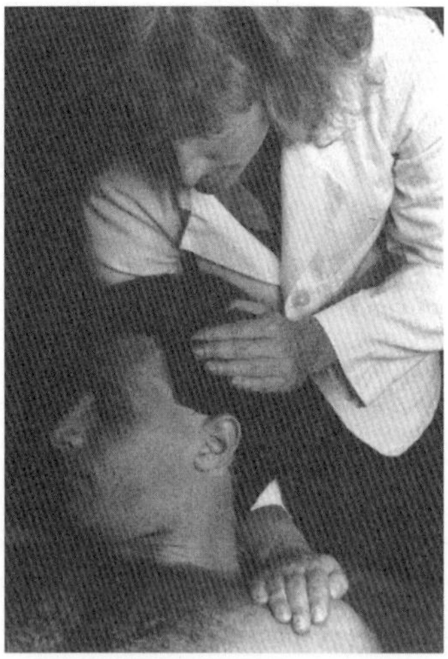

■ **그림 26-6** 편측 선형신장

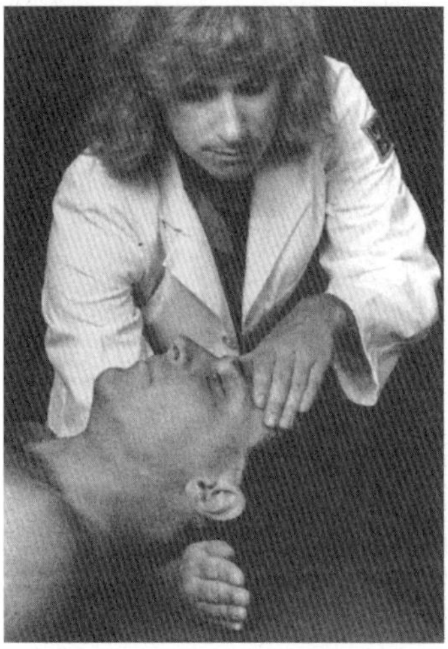

■ **그림 26-7** 후두하근에 대한 선형신장

신장이 추가로 적용된다(그림 26-7).

■ 능동직접기법
ACTIVE DIRECT TECHNIQUES

*능동직접기법*은 골기건반사를 이용해서 치료받아야 하는 근육이 이완되게 하는 것이다. 이러한 기법들로 후두하근 부위에 대한 것과 편

측 후두근에 대한 것 그리고 편측 부척추근에 대한 것을 기술하겠다.

후두하부 Suboccipital Muscle Region

1. **환자 자세:** 앙와위
2. **치료사 자세:** 치료대 머리 쪽에 앉아서 전완을 테이블 위에 놓고, 손바닥이 위를 향하게 한다.
3. **기법:**
   a. 치료사는 환자 후두골을 자신의 양손 손바닥 위에 올려놓고, 양손 손가락끝을 환자 후두구에 갖다 댄다.
   b. 환자는 자신의 머리로 치료사의 양손바닥을 부드럽게 밀고, 치료사는 자신의 양손가락을 받침점으로 이용하면서 환자 목이 신전되지 않게 한다.
   c. 환자가 치료사의 손바닥을 밀게 되면 치료사는 등척성 역힘으로 이 동작에 저항한다(그림 26-8).

이 기법에 관련된 근육에는 대후두직근, 소후두직근, 하두사근 그리고 상두사근 등의 양측 후두하근이 포함되어 있다.

4. **변법:**
   a. 같은 기법이 경추의 하부신전근에도 적용될 수 있는데, 치료사가 손가락을 좀 더 미측에 갖다 대어야 한다.
   b. 목 아래 하부의 근육일수록 그 근육이 더 커지기 때문에 환자는 약간 더 강하게 자신을 머리를 치료사 손바닥으로 밀어야 한다.

편측 후두근 능동기법
Unilateral Occipital Muscle Active Technique

1. **환자 자세:** 앙와위

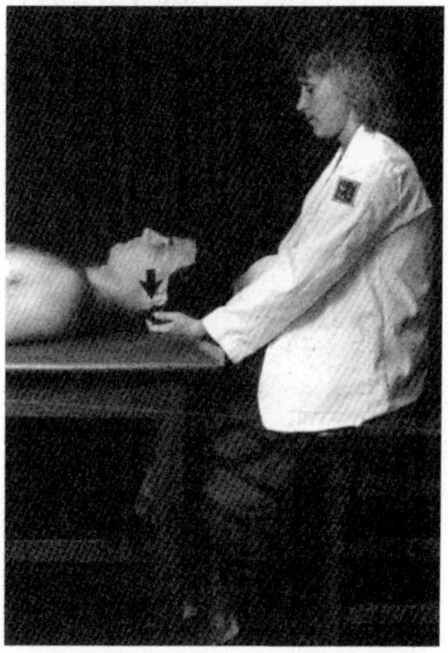

■ **그림 26-8** 등척성저항을 이용한 후두하근부위 능동직접근막기법

2. **치료사 자세:** 치료대 머리 쪽에 앉아서 전완을 테이블 위에 놓고 손바닥이 위를 향하게 한다.
3. **기법:**
   a. 치료사는 자신의 손가락 끝을 치료받아야 하는 쪽의 후두구에 댄다.
   b. 치료사의는 다른 손으로는 자신의 손가락을 받침점으로 하여 환자 머리가 측굴되도록 안내한다.
   c. 환자는 자신의 머리가 가능한 한 최대로 측굴되게 한다(기능부전측 방향으로).
   d. 치료사는 자신의 손바닥으로 등척성 역힘을 주어서 이 동작에 저항한다.
   e. 치료사는 관련된 근육이 수축되는 것을 느낄 수 있어야 한다.
4. **변법:**

치료사는 환자에게 그의 머리를 테이블을 향해 후방으로 부드럽게 밀라고 지시할 수도 있다. 이렇게 하는 동작도 등척성 역힘으로 저항하는 것과 비슷하다.

편측성 단일 부척추근 치료-측방굴곡과 회전
Unilateral Single Paravertebral Muscle Treatment-Side-bending and Rotation

1. **환자 자세:** 앙와위
2. **치료사 자세:** 테이블 머리 측에 앉는다.
3. **기법:**
   a. 치료사는 자신의 인지 또는 중지를 해당근육에 대고 촉진한다.
   b. 치료사의 다른 손으로는 후두골아래에서 환자의 머리를 잡고, 그것을 후방굴곡, 동측 측방굴곡 그리고 동측 회전시키는데 촉진하는 손가락으로 해당 근육에서 움직임이 느껴질 때까지 한다.
   c. 환자는 자신의 머리가 좀 더 후방굴곡 그리고 동측으로 측굴과 회전되도록 밀어준다.
   d. 치료사는 2초 동안만 등척성 역힘으로 이 동작에 저항한다.

■ 능동간접기법
ACTIVE INDIRECT TECHNIQUES

능동간접기법은 상반교차억제 또는 교차신근반사를 이용한 것으로 부척추근에 대한 것을 기술하겠다.

1. **환자 자세:** 앙와위로 하여 환자 머리가 테이블 끝 밖에 있게 한다.
2. **치료사 자세:** 치료대 머리 쪽에 앉아서 환자 머리를 완전히 받쳐서 지지한다.
3. **기법:**
   a. 치료사는 한쪽 손바닥을 환자의 동측 두정-후두 부위에 대고 환자 머리를 완전히 지지한다.
   b. 다른 쪽 손바닥은 환자의 머리 반대 측에 댄다. 환자 귀에 압이 전혀 가해지지 않도록 해야 한다.
   c. 치료사는 환자 머리를 후방굴곡시킨 위치에서 후두골에 대고 있는 손 쪽으로 측굴과 회전시킨다(그림 26-9A). (환자가 조금이라도 현기증이 있다고 하면

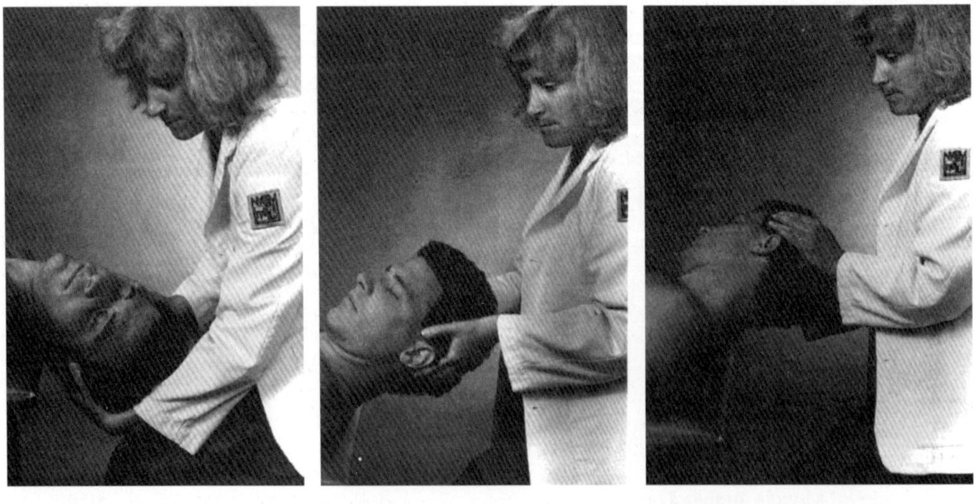

■ **그림 26-9** 교차신전반사를 이용한 부척추근 능동간접신장. **(A)** 시작자세. **(B)** 기법의 중간, 치료사가 등속성저항을 적용함에 따라 환자는 자신의 턱을 우측 어깨로 가져간다. **(C)** 수동신장으로 기법이 끝난다.

멈춘다).

d. 환자에게 자신의 턱을 반대 쪽 어깨를 향해 밀면서 동시에 목을 굴곡시키라고 지시한다(그림 26-9B).

e. 치료사는 측두-두정부위에 대고 있는 손으로 이 동작에 등속성 저항을 준다.

f. 움직임 제한 또는 통증이 있으면 치료사는 환자의 노력을 중단시킨다.

g. 치료사는 도수로 환자의 목을 부드럽게 수동신장시키면서 요구되는 만큼 증가시켜 근육을 신장한다(그림 26-9C)

h. 환자가 이완하면, 치료사는 시작자세로 복귀하고 다시 과정을 반복한다.

27

경추 근에너지기법 (Muscle Energy Techniques)

이 장에서는 근에너지기법을 이용해서 환추후두관절의 기능부전, 환축관절의 회전기능부전 그리고 전형적인 경추관절의 단일 기능부전을 치료하는 것을 설명할 것이다. 생리학적 장벽까지 운동을 회복하는데 필요한 만큼 여러 번 치료과정을 반복해서 시행해야 하겠지만 대개 매번 반복할 때마다 도달하는 운동장벽으로 이 기법을 최소한 3번 반복하는 것이 일반적이다.

■ 환추후두관절 기능부전 OCCIPITOATLANTAL DYSFUNCTION

굴곡기능부전 Dysfunction in Flexion

예: OA F $S_R R_L$

1. **환자 자세:** 앙와위
2. **치료사 자세:** 테이블 머리 측에 앉는다.
3. **손 위치:** 치료사는 촉진하는 손으로 환자의 후두골을 감싸서 받치고, 촉진하는 손의 2개 손가락을 환자의 후두구(유양돌기의 내측, 하방)에 댄다. 치료사의 다른 손은 환자의 턱 하면에 갖다 댄다.
4. **기법:**
   a. 치료사는 움직임이 환추후두관절에서 감지될 때까지 촉진하는 손 위에서 환자 머리를 후방으로 신전시킨다(그림 27-1).
   b. 치료사는 촉진하는 손으로 움직임이 환추후두관절에서 느껴질 때까지 후두골을 좌측굴시키고 우회전시킨다.
   c. 환자에게 치료사의 등척성 저항에 대항해서 대략 3~5초 동안 턱을 가슴쪽으로 밀라고 지시한다(운동이 자유로운 방향으로). 원하는 결과를 달성하기 위해 약간의 힘을 사용한다.
   d. 환자를 3~5초 동안 이완시킨다.
   e. 치료사는 각각의 시도마다 운동장벽으로 다시 가져가서(re-engages) 단계 d까지의 과정을 최소한 두 번 이상 반복한다.
   f. 환자의 머리를 중립으로 되돌리고, 기능부전을 재평가하여 변화가 있는지 알아본다.

신전기능부전 Dysfunction in Extension

예: OA E $S_R R_L$

1. **환자 자세:** 앙와위

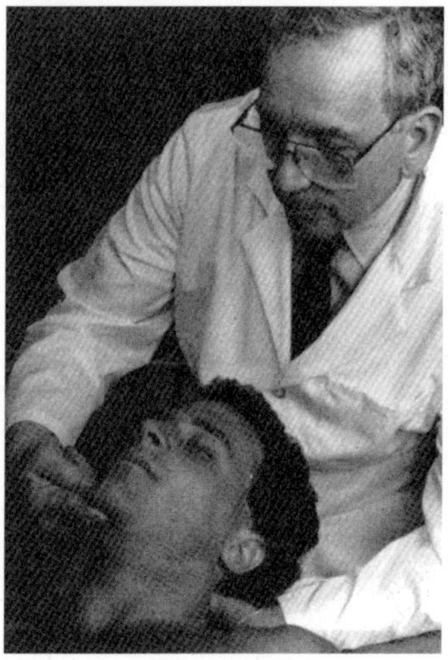

■ **그림 27-1** 환추후두관절 굴곡기능부전에 대한 근에너지 기법

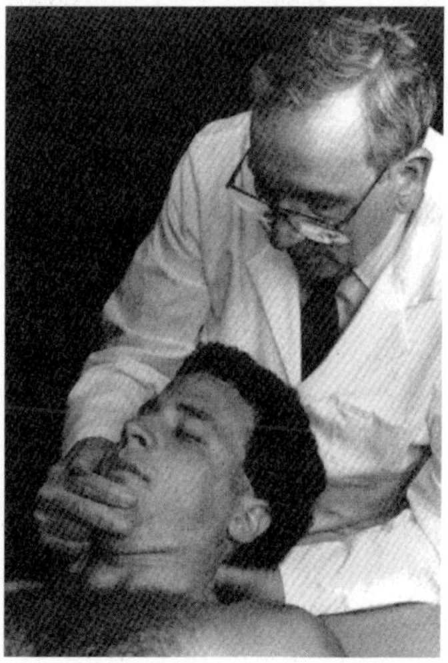

■ **그림 27-2** 환추후두관절 신전기능부전에 대한 근에너지 기법

2. **치료사 자세:** 테이블 머리 측에 앉는다.
3. **손 위치:** 치료사는 촉진하는 손으로 환자의 후두골을 감싸서 받치고, 촉진하는 손의 2개 손가락을 환자의 후두구에 댄다. 치료사의 다른 손은 환자의 턱 전면에 갖다 댄다.
4. **기법:**
   a. 치료사는 촉진하는 손에서 움직임이 느껴질 때까지 환자 머리를 전방굴곡시킨다(그림 27-2).
   b. 환추후두관절에서 움직임이 느껴질 때까지 촉진하는 손으로 환자의 목을 좌측굴시키고 우회전시킨다.
   c. 환자에게 치료사의 등척성 저항에 대항해서 대략 3~5초 동안 가슴방향으로 턱을 밀라고 지시한다(운동이 자유로운 방향으로). 원하는 결과를 위해서 약간의 힘을 사용한다.
   d. 환자는 3~5초 동안 이완한다.
   e. 치료사는 각각의 시도마다 운동장벽으로 다시 가져가서(re-engages) 단계 d까지의 과정을 최소한 2번 이상 반복한다.
   f. 환자두부를 중립으로 되돌리고, 기능부전을 재평가해서 변화가 있는지 알아본다.

■ 환축관절 기능부전
ATLANTOAXIAL DYSFUNCTION

예: AA R_R

1. **환자 자세:** 앙와위
2. **치료사 자세:** 테이블 머리측에 앉는다.
3. **기법:**
   a. 환축관절은 회전이 주요운동이기 때문에 치료사에게 요구되는 것은 오직 회전운동장벽을을 목표로 접근하는 것이다.
   b. 치료사의 양손바닥으로 환자 후두부를 받쳐서 지지하고, 양손 각각 인지 끝을 환추에 대면, AA운동을 촉진할 수 있다. 양손의 손가락 패드는 하악골 하행

지와 유양돌기 사이에 가볍게 댄다.

c. 치료사는 환자의 목과 머리를 완전히 전방굴곡시켜서 A-A관절 이하가 잠금 상태로 되게 한다.

d. 치료사는 환자의 목을 전방굴곡상태로 유지하면서 회전이 제한된 쪽(좌측)으로 환자 머리를 회전시켜서 운동장벽에 도달하게 한다.

e. 그 다음 치료사의 손바닥을 제한된 반대 측 빰과 관자놀이에 댄다(그림 27-3).

f. 환자에게 치료사가 빰에 댄 손으로 제공한 등척성 저항에 대항해서 순수한 회전력으로 머리를 돌리라고 지시한다.

g. 3~5초 후에 환자에게 이완되게끔 지시하고, 그와 동시에 치료사도 역힘을 적용하는 것을 멈춘다.

h. 일단 환자가 최소한 3~5초 동안 완전히 이완하고 나면, 치료사는 환자의 목과 머리를 더 회전시켜서 새로운 운동장벽에 도달하게 한다.

i. f-h 단계까지의 과정을 최소한 3번 반복하고, 환축관절에서의 운동대칭성을 다시 검사한다.

j. 환자의 머리를 중립위치로 복귀시키고 기능부전을 재평가하여 변화가 있는지 알아본다.

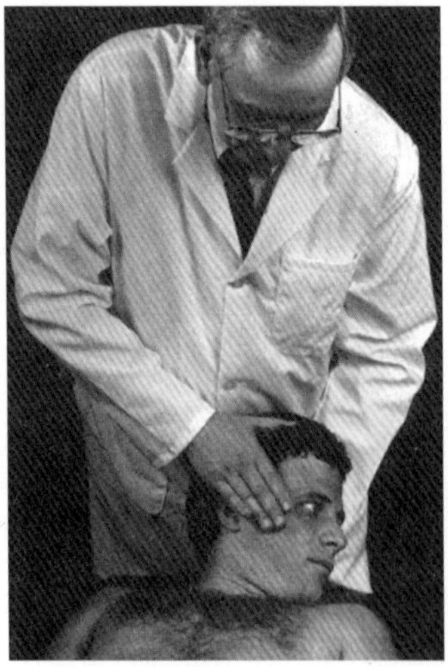

■ **그림 27-3** 환축관절 회전제한에 대한 근에너지 기법

■ 전형적인 경추기능부전(C2-C7) TYPICAL CERVICAL VERTEBRAL DYSFUNCTIONS (C2-C7)

예: C4 E S_RR_R

1. **환자 자세:** 앙와위
2. **치료사 자세:** 테이블 머리 측에 앉는다.
3. **기법:**
   a. 치료사는 촉진하는 손의 인지 끝을 해당분절의 관절지주 후-외측(좌측)에 댄다(그림 27-4A).
   b. 신전기능부전을 치료하려면 환자 목을 굴곡시키고, 굴곡기능부전을 치료하려면 신전시킨다. 운동장벽에 도달할 때까지 촉진함으로써 치료되어야 하는 특정한 분절에 그 운동이 국소화되게 한다.
   c. 제한된 분절의 측면에 내측으로 병진시키는 힘을 가함으로써 측굴을 유도하고, 그 결과로 측굴장벽에 도달하게 한다.
   d. 촉진되고 있는 분절에서 움직임이 감지될 때까지 환자의 머리와 목을 운동제한된 쪽(좌측)으로 돌려서 회전을 유도한다. 이렇게 되면, 세 장벽 모두에 도달한 것이다(그림 27-4B).
   e. 환자에게 운동이 자유로운 방향으로 움직이라고 지시하고 귀를 어깨 쪽으로 가져가라고 하면, 장벽과 반대쪽으로 측굴을 하게 된다(치료사는 또한 운동이 자유로운 방향으로 머리를 돌리라고

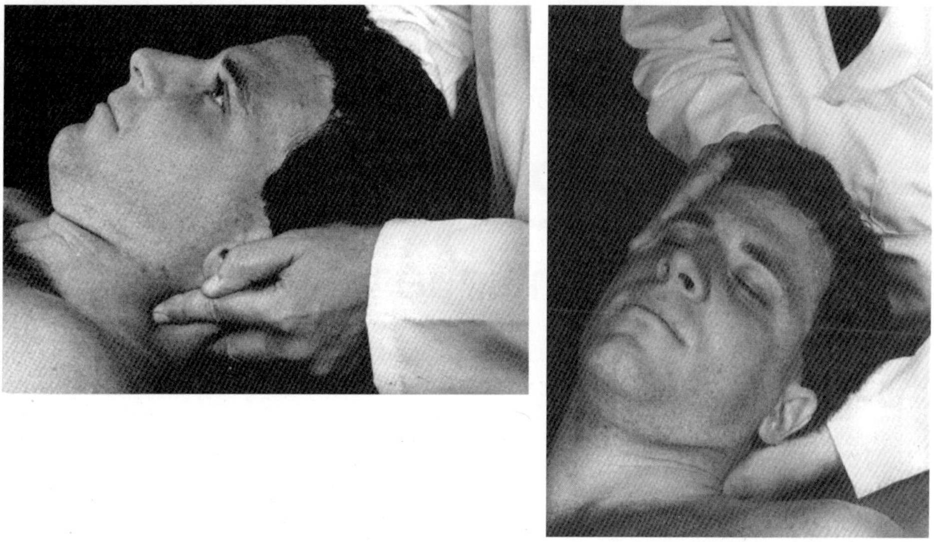

■ **그림 27-4** 전형적인 경추관절 신전기능부전에 대한 근에너지 기법. **(A)** 촉진하는 손가락 위치를 주목하라. **(B)** 회전이 전형적인 경추의 운동장벽으로 유도된다.

지시할 수도 있다). 치료사가 환자 뺨에 댄 손으로 제공하는 등척성 저항에 대항하여 이 동작을 3~5초 동안 시행한다.

f. 환자를 이완시키고, 그와 동시에 치료사도 3~5초 동안 역힘을 가하는 것을 중단한다.

g. 치료사는 제한장벽방향으로 측굴, 회전 그리고 굴곡(또는 신전)을 증가시킴으로써 3평면 모두 새로운 장벽에 도달하게 한다.

h. e-g 단계까지의 과정을 필요한 만큼 반복하여 생리학적 장벽까지 운동이 회복되게 한다. 일반적으로 최소한 3번은 반복이 필요하다.

i. 환자 머리를 중립위치로 복귀시키고, 기능부전을 재평가하여 변화가 있는지 알아본다.

28

경추 역스트레인기법 (Counterstrain Techniques)

존스가 주창한 역스트레인기법에 의해서 과민압통점을 치료하려면, 환자를 완전히 이완시켜야 한다. 이 기법의 목적은 병발된 근육이 단축된 자세가 되게 하고, 이렇게 단축된 위치로 그 근육을 90초 동안 유지시킨 다음에 환자를 중립위치로 되돌리는 것이다.

각 환자 개개인은 특성이 다르므로 대다수 환자에게 유용했던 자세를 기억하라. 만일 여기에 기술된 자세에 의해서 과민압통이 완화되지 않으면, 그 환자에게는 수정하여 적용하는 것이 필요하다.

■ 전방 과민압통점 ANTERIOR TENDER POINT

전방 과민압통점은 그림 28-1에 표시해 놓았다. 전형적인 경추의 과민압통점은 경추관절지주의 전-외측 끝 또는 외측 근육덩어리에 위치해 있다. C1 과민압통점은 비전형적인 것으로 하악골 상행지 후방 가장자리에 높게 위치하고, C1 횡돌기 끝에 가깝게 있다. C7 과민압통점은 쇄골내측단에서 대략 1인치 외측되는 곳의 상면에 위치하고 있는데 흉쇄유돌근 부착과 관련된 것 같으며, 아주 흔히 나타난다. C8 과민압통점은 흉골절흔에서 쇄골내측단에 위치하는데 드물게 나타난다. 제 8경추가 없는 것은 분명하지만, 그러나 제 8경 경추신경의 지배를 받는 곳은 있다.

다음의 2가지 기억법을 이용하면 학생들이 치료할 추골관절을 위치시키는 것을 기억하는 데 도움이 될 것이다.

STAR = 과민압통점방향으로 측굴하고, 반대쪽으로 회전한다.

SARA = 과민압통점과 반대쪽으로 측굴과 회전한다.

1. **환자 자세:** 앙와위
2. **치료사 자세:** 테이블 머리 측에 앉는다.
3. **기법:**
   a. C1: 머리를 과민압통점과 반대쪽으로 회전시키고(그림 28-2), 절대로 굴곡, 신전, 측굴은 시키지 않는다.
   b. C2와 C3: 약간 굴곡시키고 과민압통점과 반대쪽으로 회전 그리고 측굴시킨다(SARA).
   c. C4: C4까지 굴곡시킨 다음에 과민압통점과 반대쪽으로 측굴과 회전시킨다(그림 28-3)(SARA). 이 과민압통점은 특

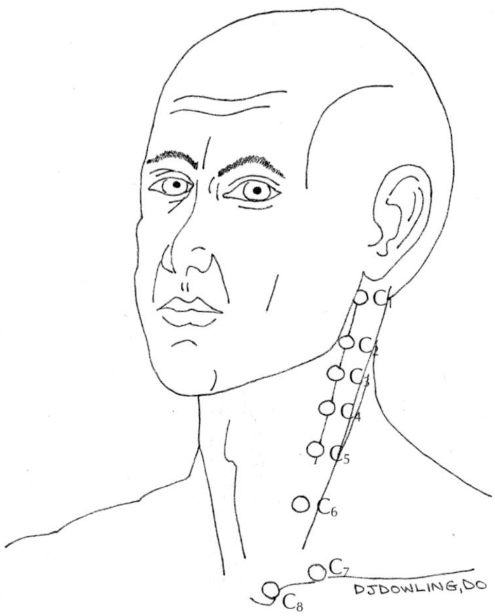

■ **그림 28-1** 경추전방 과민압통점

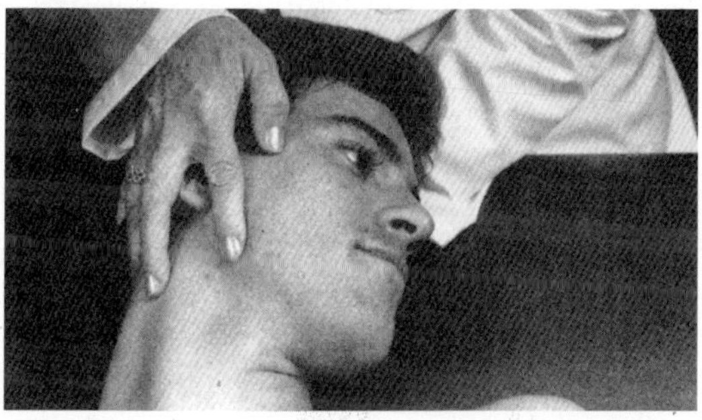

■ **그림 28-2** C1 우측 과민압통점 치료. 머리를 과민압통점과 반대쪽으로 회전시킨다.

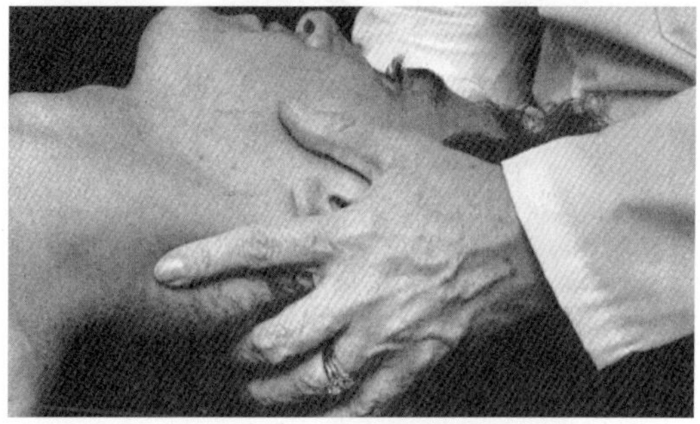

■ **그림 28-3** C4 좌측 과민압통점 치료. 과민압통점과 반대쪽으로 측굴과 회전시킨다. 신전시킨 상태이다.

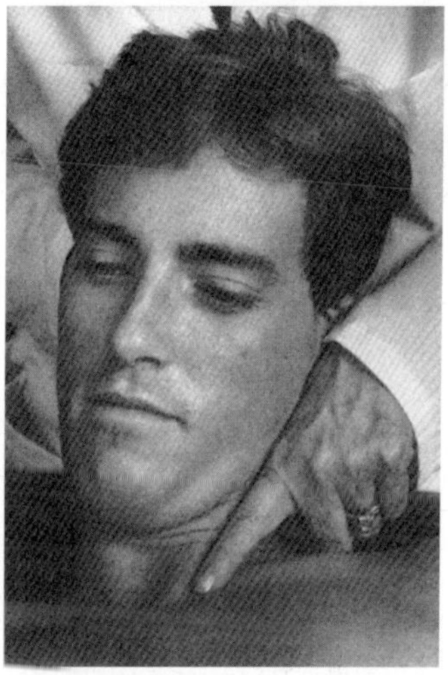

■ **그림 28-4** C7 좌-전방 과민압통점 치료. 굴곡시킨 다음 과민압통점과 반대쪽으로 약간 회전시키고, 과민압통점쪽으로 측굴시킨 것을 주목하라.

이하게도 굴곡보다는 신전을 자주 필요로 한다는 점에서 이례적이다.

d. C5와 C6: 굴곡을 시킨 다음에 압통점과 반대쪽으로 측방굴곡과 회전시킨다(그림 28-4)(SARA).

e. C7: C7까지 목이 굴곡되도록 굴곡시킨 다음(힘을 머리에 적용하지 않는다), 과민압통점과 반대쪽으로 약간 회전시키고, 과민압통점방향으로 약간 측방굴곡시킨다(그림 28-5)(STAR).

f. C8: 목을 굴곡시킨 다음 과민압통점과 반대쪽으로 측굴과 회전시킨다(SARA).

대부분의 전방경추 과민압통점을 치료하는데 SARA(압통점과 반대쪽으로 측굴과 회전)를 이용하게 되지만, 어떤 변화, 특히 측굴요소에 대한 변화를 요구하는 환자 개개인에 대한 조절도 필요할 수 있다는 것을 명심하는 것도 중요하다.

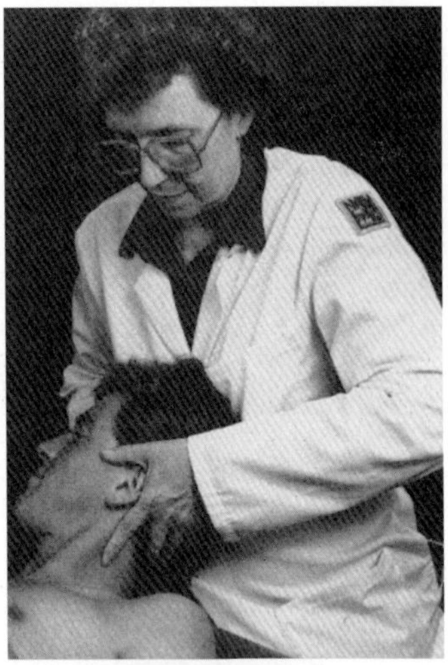

■ **그림 28-5** C8 전방 과민압통점 치료. 현저하게 굴곡시킨 다음에 반대쪽으로 측굴과 회전시킨 것을 주목하라.

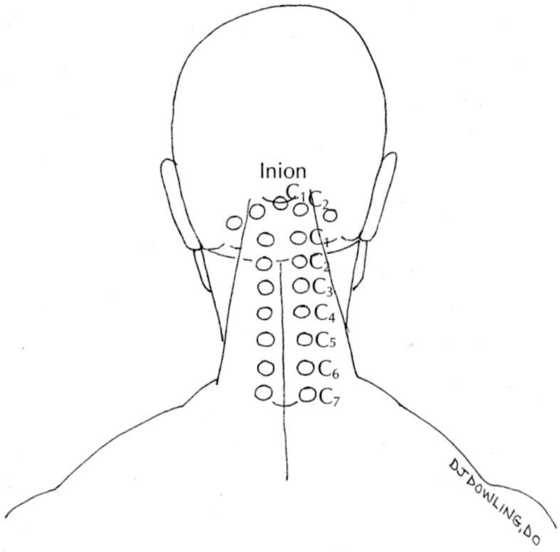

■ **그림 28-6** 경부후방 과민압통점 위치

■ 후방 과민압통점
POSTERIOR TENDER POINTS

경부후방의 과민압통점을 그림 28-6에 나타내었다. 그것들은 일반적으로 극돌기사이의 극간인대 또는 극돌기의 내측이나 외측 또는 보다 더 외측으로 관절지주에 자리잡고 있고, C1과민압통점은 외후두융기 정점 바로 아래와 항선(nuchal line)외측의 근육덩어리에 있다.

1. **환자 자세:** 앙와위
2. **치료사 자세:** 테이블 머리 측에 앉는다.
3. **기법:**

   치료사는 과민압통점에 손가락 하나를 대고 주의깊게 촉진하면서 언급된 바와 같이 환자의 목을 위치시키고, 그 압통점에서 더 이상 과민한 통증이 나타나지 않을 때까지 이 자세를 90초 동안 유지시킨 다음 천천히 중립위치로 되돌리고 재평가한다.

   a. C1: 목 정중선(외후두융기 정점)의 과민압통점은 굴곡을 현저하게 시킨 상태에서 치료하되 후두골 바로 아래에서 굴곡이 최대로 일어나도록 뒷머리뿐만 아니라, 이마에도 전방 압력을 가해야 한다. 외측 과민압통점은 약간 신전시킨 다음 압통점과 반대쪽으로 회전과 측굴시켜서 치료한다.

   b. C2: 치료할 분절까지 목을 신전시킨 다음, 과민압통점과 반대쪽으로 약간 측굴시키고 회전시켜서 한다(SARA).

   c. **관절지주 압통점**

      1) C4–C7: 신전시킨 다음 과민압통점과 반대쪽으로 회전과 측굴시킨다(SARA).

      2) C3: 굴곡시킨 다음 과민압통점과 반대쪽으로 회전시키고, 과민압통점쪽으로 측굴시킨다(STAR). 경우에 따라서 C3에서 신전이 요구되기도 하며, 이 과민압통점은 굴곡 또는 신전된 체성 기능부전 어느 것과도 존재할 수 있지만, 대부분 굴곡이 일반적

으로 이용된다.

3) C8: 굴곡을 현저하게 시키고 나서 과민압통점과 반대쪽으로 측굴과 회전시킨다.

일부 환자에서는 측굴, 회전 또는 굴곡-신전 요소에서 약간의 조절이 필요할 수 도 있다. 기술된 처방대로 따르는 것보다는 오히려 편안한 자세를 취하게 하는 것이 절대적으로 필요하다.

29

자세이완촉진
(Facilitated Positional Release)

경부기능부전을 치료하는데 이용되는 모든 자세이완촉진기법은 경추전만을 약간 편평하게 한 상태로 시작된다.

■ C4 추골부위에서 후방 우측 천층 근육의 과긴장
SUPERFICIAL MUSCLE HYPERTONICITY, POSTERIOR RIGHT SIDE, IN REGION OF C4 VERTEBRA

1. **환자 자세:** 앙와위
2. **치료사 자세:** 테이블 머리 측에 앉는다.
3. **기법:**
   a. 환자를 치료대 상방으로 이동시켜서 머리와 목이 테이블 밖으로 나오게 하고 치료사가 받쳐서 지지한다(치료사가 무릎 위의 베개로 머리를 지지할 수도 있다.)
   b. 치료사는 왼손의 무지, 손바닥, 중지로 환자 목을 감싸서 받친다. 중지는 치료할 조직에 대고, 손의 그외 부분으로는 환자 목을 지지하게 한다.
   c. 치료사의 오른손바닥으로 환자 머리를 견고하게 지지한다. 머리를 지지한 오른 손바닥은 이후 이어지는 조작기법에서 사용될 것이다.
   d. 치료사는 머리와 목을 부드럽게 전방굴곡시켜서 경추전만이 편평하게 만든다.
   e. 이렇게 한 시작자세에서 치료사는 환자 후두골에 축성압박을 부드럽게 적용하는데 그 힘의 벡터는 환자의 발쪽으로 향해서 그의 머리를 통과하는 방향으로 한다(그림 29-1). 1파운드 이하의 힘이면 충분하다 — 치료사의 왼손 인지에서

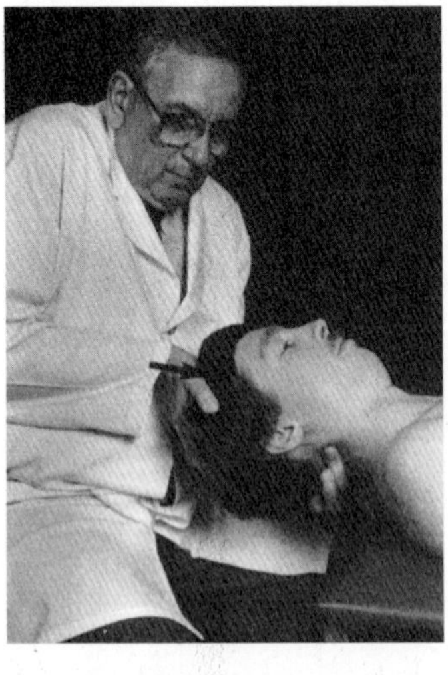

■ **그림 29-1** 경부 천층근육 과긴장에 대한 자세이완촉진치료; 축성압박 적용

감지될 정도이다.

f. 치료사는 축성압박을 유지하면서 환자 목을 후방굴곡시킨 다음, 치료사의 왼손 인지 위로 측굴시킨다(그림 29-2). 이렇게 조작하면, 치료할 근육이 단축되고 이완되게 된다.

g. 이 자세를 3초 동안 유지한 다음에 풀고, 극돌기 사이 기능부전 부위를 재평가한다.

체성 기능부전 – C4 ES_RR_R
Somatic Dysfunction C4 ES_RR_R

1. **환자 자세:** 앙와위, 전술한 기법에서 설명한 바와 같다.
2. **치료사 자세:** 테이블 머리측에 앉아서 전술한 기법에서 설명한 바와 같이 양손을 위치시킨다.
3. **기법:**
   a. 치료사는 C5 위의 C4 후관절에 그의 손가락을 댄다.
   b. 환자의 경추전만을 편평하게 만들고 압박력을 추가한 후에, 치료사는 환자 목을 신전시키고 우회전시킨다.
   c. 다음에 치료사는 C5 위에서 C4를 우측굴시킨다.
   d. 관절의 즉각적인 해제가 느껴져야 한다.
   e. 이 자세를 3초 동안 유지하고 시작자세로 복귀시킨 다음에 재평가한다.

체성 기능부전 – C4 FS_RR_R
Somatic Dysfunction C4 FS_RR_R

1. **환자 자세:** 첫 번째 기법에서 설명한 것처럼 앙와위로 눕는다.
2. **치료사 자세:** 테이블 머리측에 앉아서 전술한 기법과 같이 양손을 위치시킨다.
3. **기법:**
   a. 치료사는 환자 목을 부드럽게 전방굴곡시켜서 시상면상의 곡선을 편평하게 만든다.
   b. 이렇게 만든 시작자세에서 치료사는 압박을 적용한다.

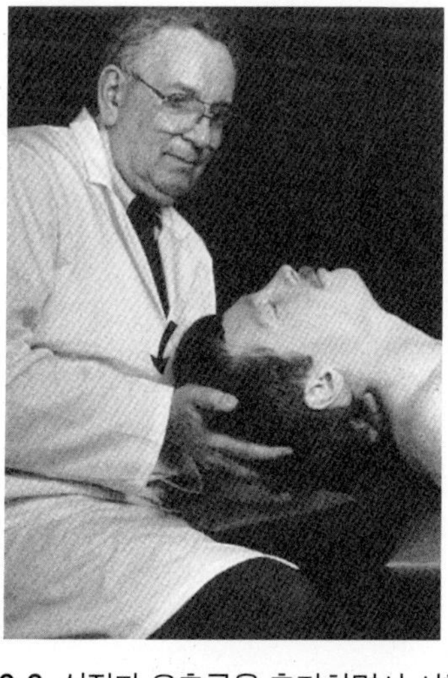

■ **그림 29-2** 신전과 우측굴을 추가하면서 시행한 경부천층근육 과긴장에 대한 자세이완촉진치료

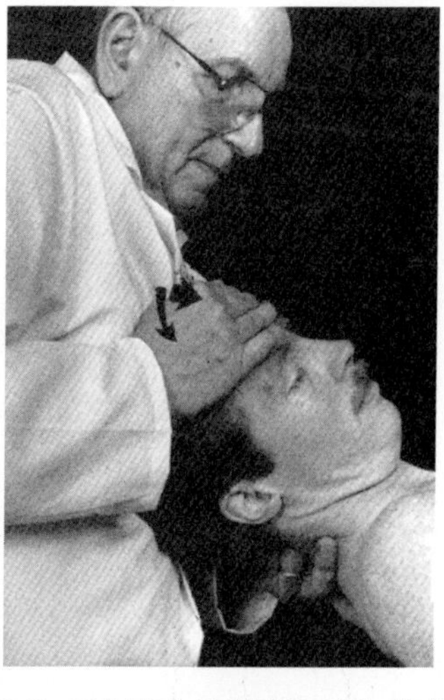

■ **그림 29-3** 우측굴과 우회전을 시킨 상태로 시행한 C4 굴곡기능부전에 대한 자세이완촉진치료

c. 압박을 유지하면서 치료사는 촉진하는 손가락으로 C5위에서 C4가 굴곡되는 것이 느껴질 때까지 부드럽게 전방굴곡을 증가시킨다(압박을 유지하면, 목의 전방굴곡을 상당히 적게 시켜도 추골을 굴곡시킬 수 있다).

d. 치료사는 촉진하는 손가락까지 우회전과 우측굴을 추가로 시킨다(그림 29-3).

e. 관절이 해제되는 것을 느낀 후에, 치료사는 그 자세를 3초 동안 유지한 다음, 그 자세를 풀고 기능부전을 재평가한다.

30

경추 스틸기법
(Still Techniques)

이 장에서는 경추 체성 기능부전—비전형적(OA&AA)과 전형적 경추(C2-C7)—를 치료하는데 이용되는 스틸기법을 설명할 것이다. 환자는 좌위 또는 앙와위 어느 자세에서도 치료될 수 있으며, 두 가지 자세 모두에서 압박기법이 사용되지만, 견인기법은 환자를 앙와위로 했을 때만 이용할 수 있다. 경우에 따라서 때때로 장벽을 향한 움직임을 수반하는 치료 부분의 결과로 관절성 '뚝' 소리가 날 수도 있다.

■ OA 체성 기능부전(OA S_R R_L)—좌위
OA SOMATIC DYSFUNCTION (OA S_R R_L)—SEATED

1. **환자 자세:** 좌위
2. **치료사 자세:** 환자를 마주보고 선다.
3. **기법:**
   a. 치료사는 촉진하는 손의 인지 또는 중지지문두를 후두구와 같은 높이에 있는 후두골기저돌기에서 측굴시키려는 쪽에 댄다(이 예에서는 왼손가락이 환자의 우측 후두구에 접촉되어 있다). 그 손의 손바닥으로는 환자 머리 측면모양을 따라 감싸서 지지한다.
   b. 치료사의 다른 손바닥은 환자의 두정부에 대고, 그 손가락으로는 환자 머리모양을 따라 감싼다.
   c. 치료사는 후두골 기저돌기에서 촉진하는 손가락쪽으로 환자 머리를 측굴시킨다. OA관절에서 일어나는 동반운동 때문에 후두구와 반대쪽으로 약간 회전될 것이다. 만일 필요하다면, 치료사가 이것을 더 증가시켜도 된다. 기능부선진단에 의거해서 굴곡 또는 신전이 약간 더 추가되면서 체성 기능부전이 상대적으로 자유로운 위치를 최종자세로 한다(그림 30-1).
   d. 치료사는 환자 머리 두정부에 대고 있는 손으로 촉진하는 손가락을 향해 대략 5파운드 정도의 하방 압을 가한다.
   e. 압박을 유지하면서 환자의 머리를 시상면상의 중립위를 지나서 굴곡 또는 신전장벽 쪽으로 부드럽게 이동시킨 다음에 다시 중립위를 지나서 장벽방향(이 사례에서는 좌측굴과 우회전)으로 머리

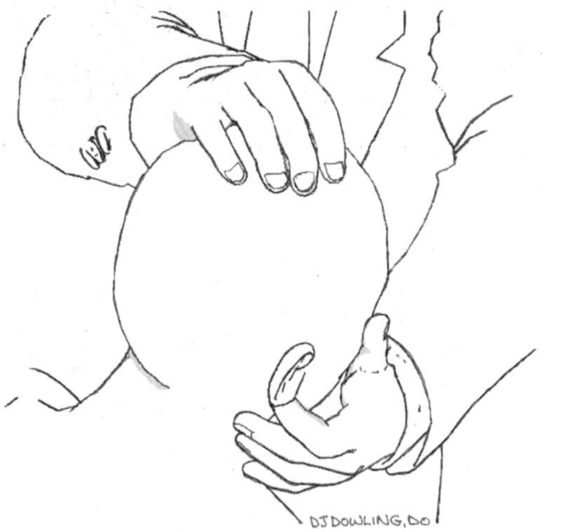

■ **그림 30-1** 스틸기법, OA 체성기능부전(OA S_R R_L), 좌위

를 부드럽게 가져간다.

f. 환자 머리와 목을 중립위치로 되돌리고 OA관절을 재평가한다.

■ OA 체성 기능부전(OA S_R R_L)—앙와위/압박

OA SOMATIC DYSFUNCTION(OA S_R R_L)—SUPINE/COMPRESSION

1. **환자 자세:** 앙와위
2. **치료사 자세:** 테이블 머리 측에 앉는다.
3. **기법:**
   a. 치료사는 후두구와 같은 높이에 있는 후두골기저돌기에서 측굴시키려는 쪽에 촉진하는 손의 인지 또는 중지지문두를 댄다(이 예에서는 오른손가락을 환자 우측 후두구에 접촉했다). 그 손의 손바닥으로는 환자 머리 측면모양을 따라 감싸서 지지하고, 그 외 손가락으로 환자 후두골 아래에 대고 머리를 지지한다.
   b. 치료사의 다른 손바닥은 환자의 두정부에 대고, 그 손가락으로는 환자 머리모양을 따라 감싼다.
   c. 치료사는 후두골기저돌기에서 촉진하는 손가락쪽으로 환자 머리를 측굴시킨다. OA관절에서 일어나는 동반운동 으로 인해 후두구와 반대쪽으로 약간 회전될 것이다. 만일 필요하다면, 치료사가 이것을 더 증가시켜도 된다.
   d. 기능부전진단에 의거해서 굴곡 또는 신전이 약간 더 추가되면서 체성기능부전이 상대적으로 자유로운 위치를 최종자세로 한다(그림 30-2).
   e. 치료사는 환자 머리 두정부에 대고 있는 손으로 환자의 양발을 향해 대략 5파운드 정도의 하방 압을 가한다.
   f. 압박을 유지하면서 환자의 머리를 시상면상의 중립위를 지나서 굴곡 또는 신전장벽 쪽으로 부드럽게 이동시킨 다음에 다시 중립위를 지나서 장벽방향(이 사례에서는 좌측굴과 우회전)으로 머리를 부드럽게 가져간다.
   g. 환자 머리와 목을 중립위치로 되돌리고 OA관절을 재평가한다.

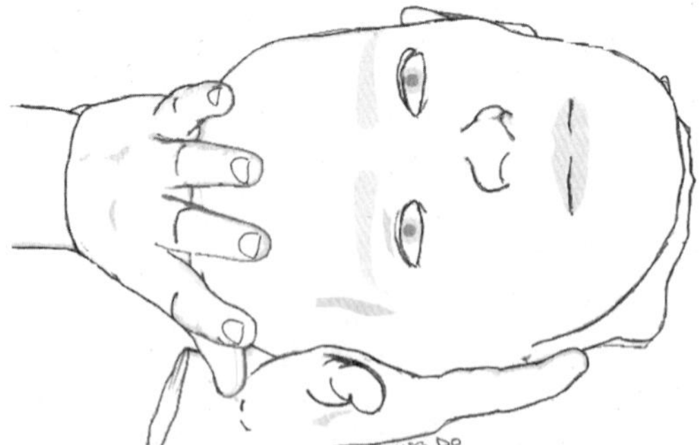

■ **그림 30-2** 스틸기법, OA 체성기능부전(OA S_R R_L), 앙와위/압박

■ OA 체성기능부전($OA\ S_R\ R_L$) — 앙와위/견인
OA SOMATIC DYSFUNCTION($OA\ S_R\ R_L$)— SUPINE/TRACTION

1. **환자 자세:** 앙와위
2. **치료사 자세:** 테이블 머리 측에 앉는다.
3. **기법:**
   a. 치료사는 후두구와 같은 높이에 있는 후두골기저돌기에서 측굴시키려는 쪽에 촉진하는 손의 인지 또는 중지지문두를 댄다(이 예에서는 오른손가락을 환자 우측 후두구에 접촉했다). 그 손의 손바닥으로는 환자 머리 측면모양을 따라 감싸서 지지한다.
   b. 치료사의 다른 손바닥은 환자 머리 반대쪽에 마주보게 대고, 환자 턱 아래에 손가락 한-두개를 놓는다.
   c. 치료사는 후두골기저돌기에서 촉진하는 손가락쪽으로 환자 머리를 측굴시킨다. OA관절에서 일어나는 동반운동 때문에 후두구와 반대쪽으로 약간 회전될 것이다. 필요하다면, 치료사가 이것을 더 증가시켜도 된다.
   d. 기능부전진단에 의거해서 굴곡 또는 신전이 약간 더 추가되면서 체성 기능부전이 상대적으로 자유로운 위치를 최종자세로 한다(그림 30-3).
   e. 치료사는 마주보고 있는 양손바닥의 접촉으로 대략 5파운드 정도 견인력을 가하여 환자머리를 테이블과 평행하게 치료사쪽으로 당긴다.
   f. 견인을 유지하면서 환자의 머리를 시상면상의 중립위를 지나서 굴곡 또는 신전장벽 쪽으로 부드럽게 이동시킨 다음에 다시 중립위를 지나서 장벽방향(이 사례에서는 좌측굴과 우회전)으로 머리를 부드럽게 가져간다.
   g. 환자머리와 목를 중립위로 되돌리고 OA관절을 재평가한다.

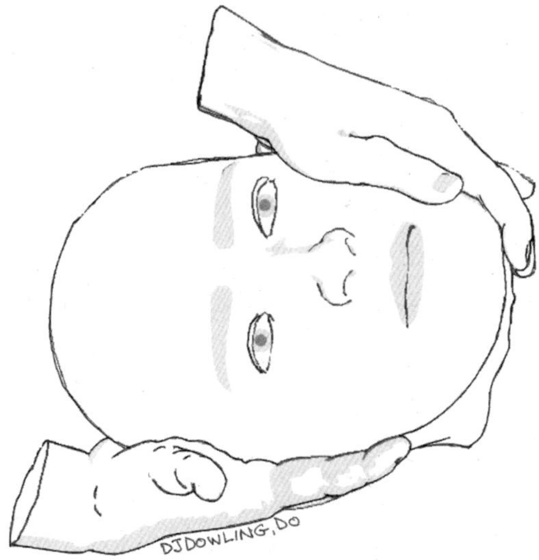

■ **그림 30-3** 스틸기법, OA체성기능부전($OA\ S_R\ R_L$), 앙와위/견인

■ AA 체성기능부전($AA\ R_R$) — 좌위
AA SOMATIC DYSFUNCTION($AA\ R_R$)— SEATED

1. **환자 자세:** 좌위
2. **치료사 자세:** 환자를 마주보고 선다.
3. **기법:**
   a. 치료사는 유양돌기와 하악지사이에 위치한 환추횡돌기에 촉진하는 손의 인지 또는 중지지문두를 댄다(이 예에서는 왼손가락을 환자 환추 우측횡돌기에 접촉했다). 그 손의 손바닥으로는 환자 머리 측면모양을 따라 감싸서 지지하고 그 외 손가락으로는 환자의 나머지 목 부분을 감싼다.

b. 치료사의 다른 손바닥은 환자의 두정부에 대고, 그 손가락으로는 환자 머리모양을 따라 감싼다.

c. 치료사는 조직이완이 감지될 때까지 촉진하는 손가락 쪽으로 환자 머리를 회전시킨다.

d. 치료사는 환자 머리 두정부에 대고 있는 손으로 촉진하는 손가락을 향해 대략 5파운드 정도의 하방 압을 가한다(그림 3-4).

e. 압박을 유지하면서 환자의 머리를 중립위를 지나서 장벽방향(이 사례에서는 좌회전)으로 머리를 부드럽게 가져간다.

f. 환자 머리와 목을 중립위로 되돌리고 AA관절을 재평가한다.

■ AA 체성기능부전(AA R_R) — 앙와위

AA SOMATIC DYSFUNCTION(AA R_R)— SUPINE

1. **환자 자세:** 앙와위
2. **치료사 자세:** 테이블 머리 측에 앉는다.

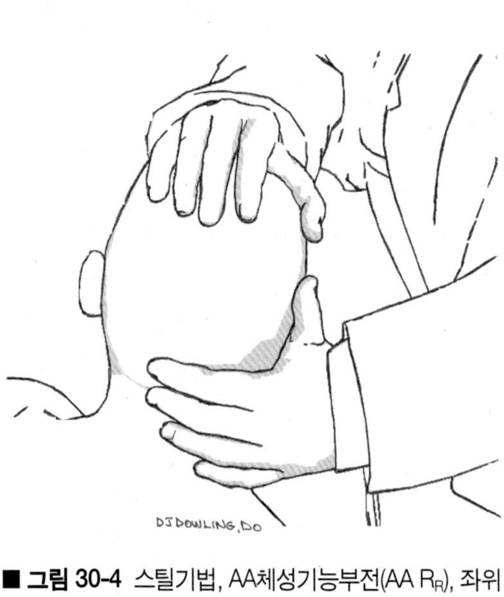

■ **그림 30-4** 스틸기법, AA체성기능부전(AA R_R), 좌위

3. **기법:**

a. 치료사는 유양돌기와 하악지사이에 위치한 환추횡돌기에 촉진하는 손의 인지 또는 중지지문두를 댄다(이 예에서는 오른손가락을 환자 환추 우측횡돌기에 접촉했다). 그 손의 손바닥으로는 환자 머리 측면모양을 따라 감싸서 지지하고, 그 외 손가락으로는 환자의 후두골 아래에 대고 머리를 지지한다.

b. 치료사의 다른 손바닥은 환자의 두정부에 대고, 그 손가락으로는 환자 머리모양을 따라 감싼다.

c. 치료사는 조직이완이 느껴질때까지 촉진하는 손가락쪽으로 환자 머리를 회전시킨다.

d. 치료사는 환자 머리 두정부에 대고 있는 손으로 촉진하는 손가락을 향해 대략 5파운드 정도의 하방 압을 가한다.

e. 압박을 유지하면서 환자의 머리를 중립위를 지나서 장벽방향(이 사례에서는 좌회전)으로 머리를 부드럽게 가져간다(그림 3-5).

f. 환자 머리와 목을 중립위로 되돌리고 AA관절을 재평가한다.

■ 전형적 경추 체성기능부전(C5 S_R R_R) — 좌위

TYPICAL CERVICAL SOMATIC DYSFUNCTION(C5 S_R R_R)— SEATED

1. **환자 자세:** 좌위
2. **치료사 자세:** 환자를 마주보고 선다.
3. **기법:**

a. 치료사는 촉진하는 손의 인지 또는 중지지문두를 체성기능부전 레벨의 관절지주 후방에 댄다(이 예에서는 왼손가

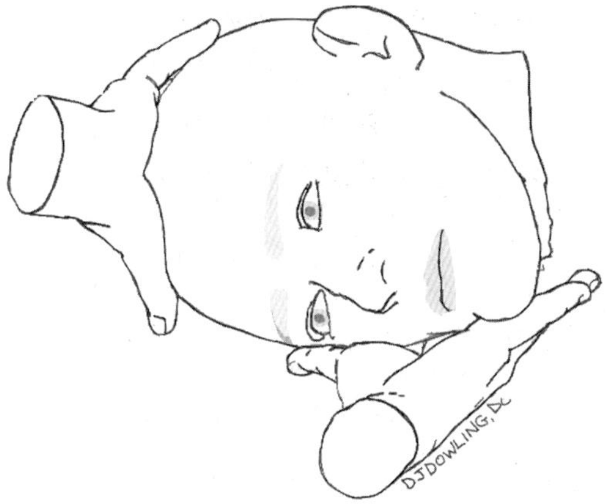

■ **그림 30-5** 스틸기법, AA체성기능부전(AA R_R), 앙와위

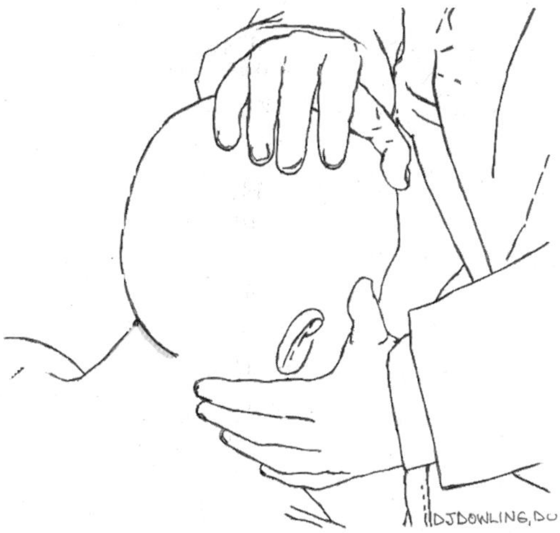

■ **그림 30-6** 스틸기법, 전형적 경추 체성기능부전(C5 S_R R_R), 좌위

락을 환자의 C5 관절지주 후방에 접촉했다). 그 손의 손바닥으로는 환자 머리 측면모양을 따라 감싸서 지지하고 그 외 손가락으로는 환자 목을 둘러 감싼다.

b. 치료사의 다른 손바닥은 환자의 두정부에 대고, 그 손가락으로는 환자 머리모양을 따라 감싼다.

c. 치료사는 촉진하는 손가락 쪽으로 그리고 그 레벨까지 환자 머리를 측굴하고 회전시킨다.

d. 기능부전진단에 의거해서 굴곡 또는 신전이 약간 더 추가되면서 체성기능부전이 상대적으로 자유로운 위치를 최종자세로 한다.

e. 치료사는 환자 머리 두정부에 대고 있는 손으로 촉진하는 손가락을 향해 대략 5파운드 정도의 하방 압을 가한다(그림 30-6).

f. 압박을 유지하면서 환자의 머리를 시상면상의 중립위를 지나서 굴곡 또는 신전장벽 쪽으로 부드럽게 이동시킨 다음에 다시 중립위를 지나서 장벽방향(이 사례에서는 좌측굴과 좌회전)으로 머리를 부드럽게 가져간다.

g. 환자 머리와 목을 중립위치로 되돌리고 경추 체성기능부선 레벨을 재평가한다.

■ 전형적 경추 체성 기능부전(C5 S_R R_R)—앙와위/압박

TYPICAL CERVICAL SOMATIC DYSFUNCTION(C5 S_R R_R)—SUPINE/COMPRESSION

1. **환자 자세:** 앙와위
2. **치료사 자세:** 테이블 머리 측에 앉는다.
3. **기법:**
   a. 치료사는 촉진하는 손의 인지 또는 중지지문두를 체성기능부전 레벨의 관절지주 후방에 댄다(이 예에서는 오른손가락을 환자의 C5 관절지주 후방에 접촉했다). 그 손의 손바닥으로는 환자 머리 측면모양을 따라 감싸서 지지하고 그 외 손가락으로는 환자 머리와 목을

지지한다.

b. 치료사의 다른 손바닥은 환자의 두정부에 대고, 그 손가락으로는 환자 머리모양을 따라 감싼다.

c. 치료사는 촉진하는 손가락 쪽으로 그리고 그 레벨까지 환자 머리를 측굴하고 회전시킨다.

d. 기능부전진단에 의거해서 굴곡 또는 신전이 약간 더 추가되면서 체성기능부전이 상대적으로 자유로운 위치를 최종자세로 한다.

e. 치료사는 환자 머리 두정부에 대고 있는 손으로 촉진하는 손가락을 향해 대략 5파운드 정도의 하방 압을 가한다(그림 30-7).

f. 압박을 유지하면서 환자의 머리를 시상면상의 중립위를 지나서 굴곡 또는 신전장벽 쪽으로 부드럽게 이동시킨 다음에 다시 중립위를 지나서 장벽방향(이 사례에서는 좌측굴과 좌회전)으로 머리를 부드럽게 가져간다.

g. 환자 머리와 목을 중립위치로 되돌리고 경추 체성기능부전 레벨을 재평가한다.

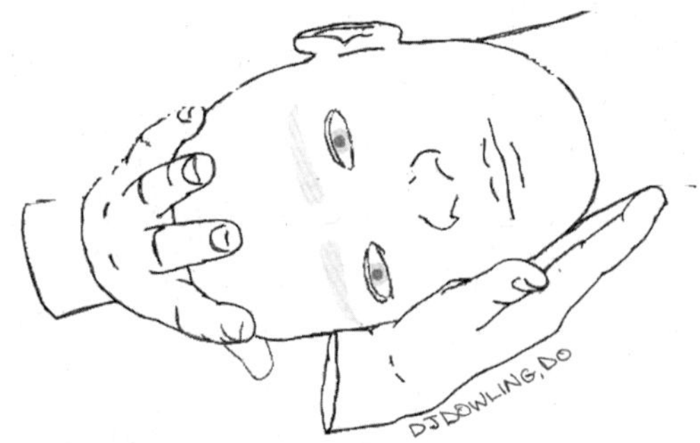

■ **그림 30-7** 스틸기법, 전형적 경추체성기능부전(C5 S_R R_R), 앙와위/압박

■ 전형적 경추 체성기능부전(C5 S_R R_R) — 앙와위/견인

TYPICAL CERVICAL SOMATIC DYSFUNCTION(C5 S_R R_R)—SUPINE/TRACTION

1. **환자 자세:** 앙와위
2. **치료사 자세:** 테이블 머리측에 앉는다.
3. **기법:**

a. 치료사는 촉진하는 손의 인지 또는 중지지문두를 체성 기능부전 레벨의 관절지주 후방에 댄다(이 예에서는 오른손가락을 환자의 C5 우측 관절지주에 접촉했다). 그 손의 손바닥으로는 환자 머리 측면모양을 따라 감싸서 지지한다.

b. 치료사는 다른 손의 인지 또는 중지지문두를 체성기능부전과 같은 레벨의 반대측 관절지주에 대고(이 사례에서는 왼손가락을 환자의 C5 좌측 관절지주에 접촉했다). 그 손의 손바닥으로는 환자 머리 측면모양을 따라 감싸서 지지한다.

c. 치료사는 관절지주 후방에 대고 촉진하는 손가락쪽으로 환자 머리를 측굴과 회전시킨다.

d. 기능부전진단에 의거해서 굴곡 또는 신전이 약간 더 추가되면서 체성기능부전이 상대적으로 자유로운 위치를 최종자세로 한다.

e. 치료사는 마주보고 있는 양손바닥의 접촉으로 대략 5파운드 정도 견인력을 가하여 환자머리를 테이블과 평행하게 치료사쪽으로 당긴다(그림 30-8).

f. 견인을 유지하면서 환자의 머리를 시상면상의 중립위를 지나서 굴곡 또는 신

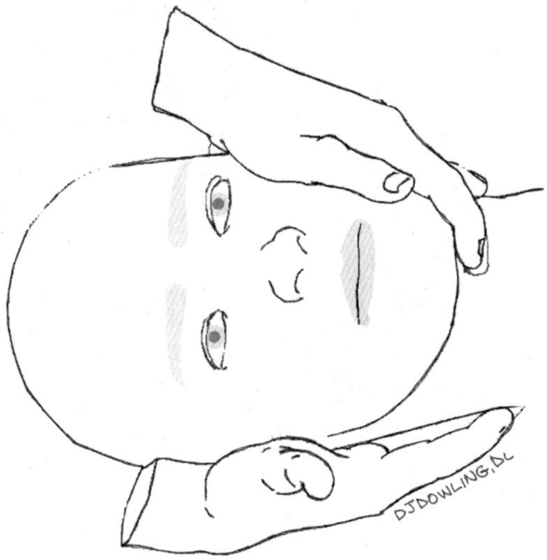

■ **그림 30-8** 스틸기법, 전형적 경추 체성기능부전(C5 S_R R_R), 앙와위/견인

전장벽 쪽으로 부드럽게 이동시킨 다음에 다시 중립위를 지나서 장벽방향(이 사례에서는 좌측굴과 좌회전)으로 머리를 부드럽게 가져간다.

g. 환자머리와 목를 중립위로 되돌리고, 경추 체성기능부전 레벨을 재평가한다.

참고문헌

Van Buskirk RL. A manipulative technique of Andrew Taylor Still. *J Am Osteopath Assoc* 1996;96:597–602.

Van Buskirk RL. *The Still Technique Manual*. Indianapolis, IN: American Academy of Osteopathy, Indianapolis, 1999.

Van Buskirk RL. Treatment of somatic dysfunction with an osteopathic manipulative method of Dr. Andrew Taylor Still. In Ward RC, ed. *Foundations for Osteopathic Medicine*. Philadelphia: Lippincott Williams & Wilkins, 2003: 1094–1114.

31

경추 PINS기법
(PINS Techniques for the Cervical Spine)

이 장에서는 경부 체성기능부전을 치료하는데 이용되는 PINS기법을 설명할 것이다. 제시한 예(그림 31-1과 31-2)들만 가능한 것이 아니고, 그것들은 아주 흔하며 경우에 따라서 경부에서의 패턴은 인접부위로 이어지거나 인접부위로부터 계속될 수도 있다. 환자는 일반적으로 앙아위에서 치료되지만 좌위 또는 복와위에서도 치료할 수 있다. 치료사는 치료부위와 편안하게 마주하는 위치에 있거나 테이블 머리 쪽에 위치해야 한다. PINS의 원리와 방법은 다음과 같이 적용될 수 있다.

1. 증상부위에 과민점을 찾아낸다.
2. 과민점의 심부에 있는 구조물을 분석한다.
3. 이어지는 구조물(예, 근육, 인대, 신경 등 등)의 다른 끝에서 또 다른 과민점을 찾아낸다. 보다 과민한 점이 일차적 과민점(primary point)이고, 보다 덜 과민한 점이 종점(endpoint)이다.
4. 30초 이상 2개 과민점에 억제성 압력을 적용한다. 전형적으로 보다 더 과민한 점에 있는 연부조직의 긴장이 감소할 것이다.
5. 2개 과민점 중에서 더 과민한 점에서 시작해서 덜 과민한 점 쪽으로 약 2~3 cm 되는 곳에서 또 다른 과민점을 찾는다.
6. 종점 쪽을 향해 점진적으로 같은 과정을 반복한다.
7. 기능부전 상태를 재평가하고, 추가치료 또는 다른 치료방법을 적용하는 것이 필요한지를 결정한다.

■ 전두근–후두근/삼차신경(안지)–대후두신경
FRONTALIS-OCCIPITALIS/TRIGEMINAL(OPHTHALMIC DIVISION) — GREATER OCCIPITAL NERVE

1. 기법:
   a. 치료사는 인지 또는 중지 패드를 활차절흔 근처의 상안와능에 대고, 다른 손의 수지로는 후두하 삼각에서 과민점을 찾는다. 과민점은 머리의 동측 또는 반대 측에 있을 수 있다.
   b. 사이에 끼어있는 과민점의 패턴은 일직선 또는 곡선(근육패턴) 또는 지그재그(신경패턴)가 될 수도 있다.
2. 임상적 상호관계
   a. 안통

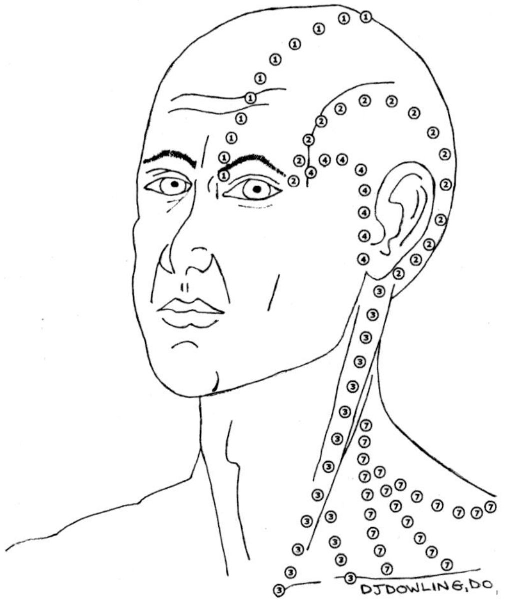

■ **그림 31-1** PINS 경부점 패턴, 전방, 1. 전두근-후두근/삼차(안지), 대후두신경; 2. 접형골-측두; 3. 흉쇄유돌근; 4. 접형골-측두하악관절; 7. 사각근

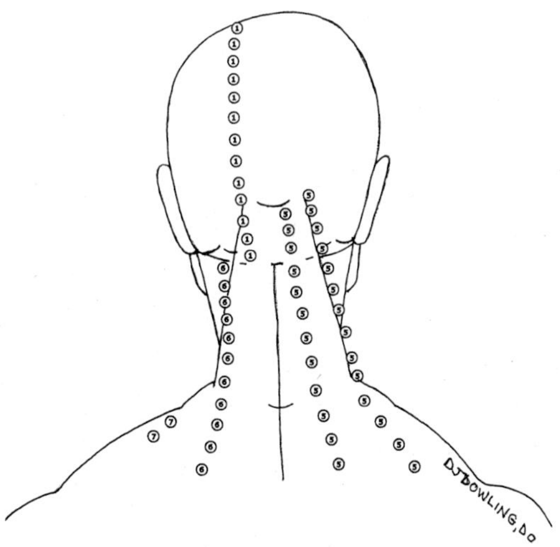

■ **그림 31-2** PINS 경부점 패턴, 후방, 2, 접형골-측두; 5, 승모근; 6, 견갑거근; 7, 사각근(후사각근은 승모근 전방 과민점 위치에 가깝다)

b. 두통
(1) 긴장성 두통
(2) 편두통
a. 시각 증상(안통, 시야가 흐려짐, 낙루 증가)
b. 편측성 두통
c. 동염(sinusitis)

■ 접형골 — 측두
SPHENOID — TEMPORAL

1. 기법:
   a. 치료사는 인지 또는 중지 패드를 접형골 대익 위치에서 눈썹외측에 대고, 다른 손의 손가락으로는 후두-유양봉합 또는 측두골의 유양돌기에서 과민점을 찾는다. 과민점은 환추 외측궁과 같은 높이에 있을 수도 있다.
   b. 사이에 끼어있는 과민점의 패턴은 일반적으로 곡선(근육패딘) 또는 지그제그(신경패턴)이다. 과민점이 더 하부에 있으면, 그 패턴은 측두골과 두정골의 인상봉합을 따를 수도 있고, 더 상부패턴은 측두근 가장자리를 따를 수도 있다.
   c. 경우에 따라서, 사이에 끼어있는 과민점의 일부는 측두근 근복에 위치하고 그 다음에 하악골의 관상돌기를 향할 수도 있지만 그러나 후두-유양봉합에는 없다.
2. 임상적 상호관계
   a. 안통
   b. 두통
   (1) 긴장성 두통
   (2) 편두통
   a. 시각 증상(안통, 시야가 흐려짐, 낙루의

증가)
b. 편측성 두통
c. 외이염 또는 내이염
d. 하악통증 - TMJ 기능부전

■ 흉쇄유돌근(SCM)
STERNOCLEIDOMASTOID(SCM)

1. 기법:
   a. 치료사는 유양돌기에 인지 또는 중지 패드를 댄다. 다른 손의 수지로는 흉골 경절흔에서 과민점을 찾는다. 과민점은 SCM의 심부가 부착하는 쇄골 내측 1/3 지점에서 찾을 수도 있다.
   b. 사이에 끼어있는 과민점의 패턴은 일반적으로 일직선으로 흉쇄유돌근을 따르고 있다.
2. 임상적 상호관계
   a. 하악통증 - TMJ 기능부전
   b. 긴장성 두통
   c. 외이염 또는 내이염
   d. 연하시 통증

■ 접형골 — 측두하악관절
SPHENOID — TEMPEROMANDIBULAR JOINT

1. 기법:
   a. 치료사는 인지 또는 중지 패드를 접형골 대익 위치에서 눈썹외측에 대고, 다른 손의 수지로는 측두하악관절에서 과민점을 찾는다.
   b. 사이에 끼어있는 과민점의 패턴은 일반적으로 접형골, 협골 그리고 측두골 봉합을 따른다.
2. 임상적 상호관계
   a. 하악통증 - TMJ 기능부전
   b. 알치증(Bruxism)
   c. 외이염 또는 내이염
   d. 치통

■ 승모근
TRAPEZIUS

1. 기법:
   a. 치료사는 인지 또는 중지 패드를 외후두정점이나 또는 그 외측에 대고, 다른 손의 수지로는 흉추부, 견갑골에서 또는 쇄골부 후방외측을 향해서 과민점을 찾는다.
   b. 사이에 끼어있는 과민점의 패턴은 일반적으로 일직선이나 곡선경로(근육) 또는 지그재그(척추 부신경)를 따른다.
2. 임상적 상호관계
   a. 두통
   b. 경부 통증
   c. 상배부 통증

■ 견갑거근
LEVATOR SCAPULA

1. 기법:
   a. 치료사는 인지 또는 중지 패드를 상부경추 외측과 후방에 대고, 다른 손의 수지로는 견갑골 상부 내측면에서 과민점을 찾는다.
   b. 사이에 끼어있는 과민점의 패턴은 일반적으로 근육주행을 따르는 일직선 경로이다.
2. 임상적 상호관계
   a. 두통
   b. 특히 목회전 시에 후두골로 방사통과 함께 나타나는 경부통
   c. 상배부 통증

d. 견부통증

■ 사각근
SCALENES

1. 기법:
   a. 치료사는 인지 또는 중지 패드를 경추 외측과 중앙에 대고, 다른 손의 수지로는 경추 하부와 외측에서 과민점을 찾는다. 전사각근 과민점은 내측쇄골 후방에 있고, 중사각근은 외측으로 거의 쇄골중앙에 있으며, 후사각근은 보다 더 외측과 후방에 있지만, 승모근 전방에 있다.
   b. 사이에 끼어있는 과민점의 패턴은 일반적으로 각 근육의 주행을 따르는 일직선 경로이다.
2. 임상적 상호관계
   a. 두통
   b. 경부통증
   c. 견부 통증
   d. 상지 방사통(전사각근과 중사각근에 의한 완신경총의 압박으로 인한)
   e. 호흡적 연관성(상부 2개의 늑골의 흡기성기능부전)

참고문헌

Dowling DJ. Progressive inhibition of neuromuscular structures (PINS) technique. *J Am Osteopath Assoc* 2000;100: 285–286, 289–298.

32

경추 추력기법
(Thrusting Techniques)

이 장에서는 경추 체성기능부전을 교정하는데 이용되는 고속저폭 추력기법을 설명할 것이다. 추골은 그것의 한 운동장벽에 놓여지거나 모든 운동장벽에 놓여질 수도 있지만, 이 기법을 이용할 때는 거의 단 하나의 운동평면에 초점을 맞추며, 한 평면의 운동제한이 교정되면, 다른 평면의 제한도 마찬가지로 반응하는 것이다. 치료사는 추골을 그것의 제한장벽으로 위치시킨 후에 빠르고 부드러운 힘을 거리가 아주 짧게 적용해서 제한장벽을 통과한다.

특히 경추에서는 치료할 관절을 정확하게 국소화시키고, 해당관절이 필요한 만큼만 움직이도록 조절된 힘을 사용하는 것이 절대로 필요하다. 결코 힘으로 기술숙련을 대용하지 말아야 한다

경부에서 고속, 저폭기법은 제한장벽에서 끝느낌이 단단한 상태의 관절에 가장 효과적으로 수행되며, 탄력적인 끝느낌 경우에는 경추에서 이용되어야 하는 최소 힘에 잘 반응하지 않는다.

항상 머리와 목은 정중선에서 유지되어야 하며 결코 과신전되지 말아야 하고, 어떤 신전을 이용하더라도 치료할 분절에서만 이용되어야 한다.

■ 환추후두관절 기능부전
OCCIPITOATLANTAL JOINT DYSFUNCTION

1. **환자 자세:** 앙와위
2. **치료사 자세:** 치료대 머리에서 회전이 자유로운 측을 향해 선다.
3. **기법:**
   a. 환자 머리를 고정수(non-thrusting hand) 또는 고정수의 전완으로 받쳐 들고 목을 약간 굴곡시킨다.
   b. 주동수(thrusting hand)의 중수지절관절을 후두구 바로 위에서 후두골에 댄다.
   c. 후두골을 후방으로 끄덕여서 주동수 손가락 바로 위에서 신전되게 한다. 신전은 오직 병발된 관절에서만 일어나게 해야 하며, 경부 전체에서 일어나게 해서는 안된다.
   d. 후두골을 그것의 장벽으로 회전시키고 측굴시켜서 연부조직에서 느슨함이 제거되게 한다. 이러한 동작은 동시에 해서 회전이 최소가 되게 해야 한다.
   e. 추력은 측굴과 회전이 동반된 힘으로

안구 쪽을 향해서 가해지게 한다(그림 32-1).

목은 항상 정중선에서 유지되어야 하고, 절대로 머리가 외측으로 움직이게 하지 말아야 한다. 머리와 목을 회전시켰을 때, 현기증, 경미한 상기 또는 통증이 야기된다면, 이 기법을 시행하지 말아야 한다.

■ 환축관절 기능부전
ATLANTOAXIAL JOINT DYSFUNCTION

1. **환자 자세:** 앙와위
2. **치료사 자세:** 테이블 머리에서 병발된 측면을 향해 선다.
3. **기법:**
   a. 치료사는 보조수를 찻잔모양으로 만들어서 환자 턱 외측면을 감싸고, 오직 지지할 목적으로 이용한다.
   b. 치료사는 주동수 손가락을 후방회전된 관절지주 뒤에 위치시킨다.
   c. 치료사는 머리를 정중선에 유지하면서 운동장벽으로 회전시킨다. 신전은 절대 허용하지 말아야 한다.
   d. 치료사는 회전 제한장벽을 통과하는 빠른 회전추력을 가한다(그림 32-2). 그 힘으로 오직 병발된 관절만 움직이게 해야 하며, 경부 전체가 움직이지 않게 해야 한다.

머리와 목을 회전시켰을 때 현기증, 경미한 상기 또는 통증이 야기된다면, 이 기법을 시행하지 말아야 한다.

■ C3 – C7 체성기능부전
C3 TO C7 SOMATIC DYSFUNCTION

1. **환자 자세:** 앙와위
2. **치료사 자세:** 테이블 머리에 선다.
3. **기법:**
   a. 치료사는 치료할 추골레벨까지 환자 목을 굴곡시킨다.
   b. 치료사는 인지의 중수지절관절을 후방회전된 관절지주 뒤에 댄다.
   c. 치료할 추골이 주동수 손가락 위에서 신전되게 하고, 머리와 목은 잘 지지해서

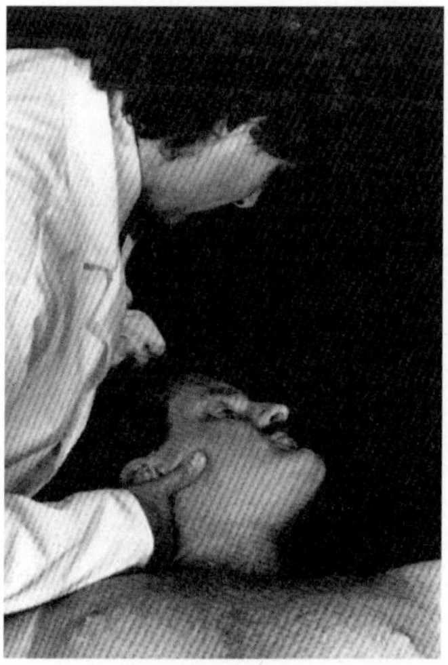

■ **그림 32-1** 환추후두관절 체성기능부전에 대한 고속저폭 추력기법

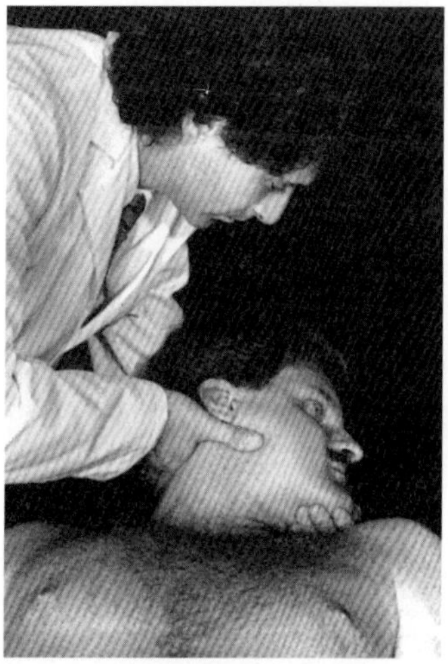

■ **그림 32-2** 환축관절 체성기능부전에 대한 고속저폭 추력기법

경부 전체가 신전되지 않게 해야 한다.

d. 목을 장벽 쪽으로 회전과 동시에 병발된 관절이 측굴되어 테이블 위쪽으로 들려올라오게 하고, 연부조직에서 모든 느슨함을 제거한다. 측굴시키면, 그 관절은 과회전되지 않게 된다.

e. 치료사는 빠르고 짧게 회전추력을 가한다(그림 32-3).

중요한 것은 이 기법을 시행하는 동안 내내 환자 머리가 정중선에서 유지되게 하는 것이다. 기법을 수정해서 3개 운동장벽 모두에 도달하고 나서 추력을 가할 수도 있다. 머리와 목을 회전시켰을 때, 현기증, 경미한 상기 또는 통증이 야기된다면, 이 기법을 시행하지 말아야 하며, 결코 힘으로 기술숙련을 대용하려고 하지 말아야 한다.

추력방향은 치료할 추골레벨에 따라 변한다. 상부 경추에서 추력방향은 안구 쪽이고, 중부 경추에서 추력은 목을 가로지르는 일직선 방향이며, 하부경추에서는 가슴 쪽을 향하는 하방추력이다.

■ 경추관절 체성기능부전, 대체기법 CERVICAL SOMATIC DYSFUNCTION, ALTERNATIVE TECHNIQUE

1. **환자 자세**: 앙와위
2. **치료사 자세**: 테이블 머리에 선다.
3. **기법**:
   a. 치료사는 주동수의 인지 중수지절관절의 외측면을 후방회전된 관절지주 반대측에 댄다.
   b. 다른 손은 환자머리 반대측면을 따라 댄다(턱을 감싼 손은 회전을 유지하는데만 이용하고, 결코 턱을 통해 추력을 가하는데 이용하지 말아야 한다).
   c. 신전-굴곡, 회전 그리고 측굴 장벽으로 끌어들인다.
   d. 치료사는 병발된 추골을 통과해서 측굴시키는 추력을 빠르게 가한다(그림 32-4).

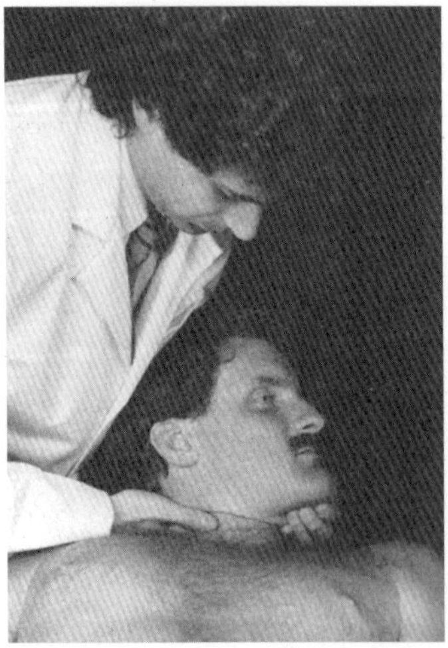

■ **그림 32-3** C3-C7 체성기능부전에 대한 고속저폭 추력기법

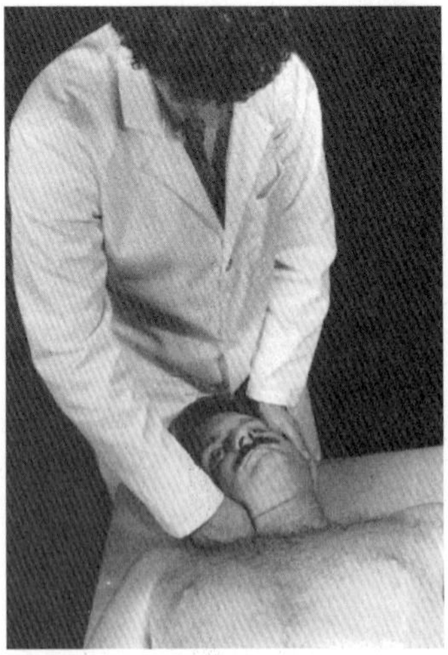

■ **그림 32-4** 고속저폭추력에 측굴을 이용한 대체기법

33

경추 운동치료
(Exercise Therapy)

이 장에 기술된 운동(exercise)을 이용하면 부위별 경부운동(motion)을 증가시킬 수도 있고(근신장, 신장력), 또는 부위별 근력을 증가시킬 수도 있으며(근수축력), 또는 구조적 대칭성을 회복할 수도 있다. 많은 경부근육의 기능과 구조적 변화는 흉추부위를 침범하므로 치료사가 운동처방을 할 때는 9장 운동치료와 44장 흉추에 대한 운동치료를 재고하라고 권하는 바이다.

■ 부위별 신장
REGIONAL STRETCH

전방굴곡 Forward Bending

1. **환자 자세:** 등을 똑바로 세운 상태로 앉거나 선다.
2. **지시:**
   a. 머리를 전방으로 떨어뜨려서 그것의 무게(중력)가 머리를 하방으로 끌어당기게 한다.
   b. 턱이 가슴에 닿도록 전방굴곡근을 수축시킨다.
   c. 양손을 머리 뒤에 대고 수동적으로 머리를 끌어당겨 턱이 가슴에 닿게 한다(그림 33-1). 통증이 유발되지 않게 해라.
   d. 이 자세를 5~15초 동안 유지하고, 이완, 휴식, 그리고 반복한다.

후방굴곡 Backward Bending

1. **환자 자세:** 등을 똑바로 세운 상태로 앉거나 선다.
2. **지시:**
   a. 머리를 후방으로 떨어뜨려서 그것의 무게(중력)가 머리를 후방으로 끌어당기게 한다.
   b. 후방굴곡이 증가되도록 후방신전근을 수축시킨다
   c. 양손을 이마에 대고 수동적으로 머리를 후방으로 민다(그림 33-2). 통증이 유발되지 않게 해라.
   d. 이 자세를 5~15초 동안 유지하고, 이완, 휴식, 그리고 반복한다.

측방굴곡 Side-Bending

1. **환자 자세:** 등을 똑바로 세운 상태로 앉거나 선다.
2. **지시:**

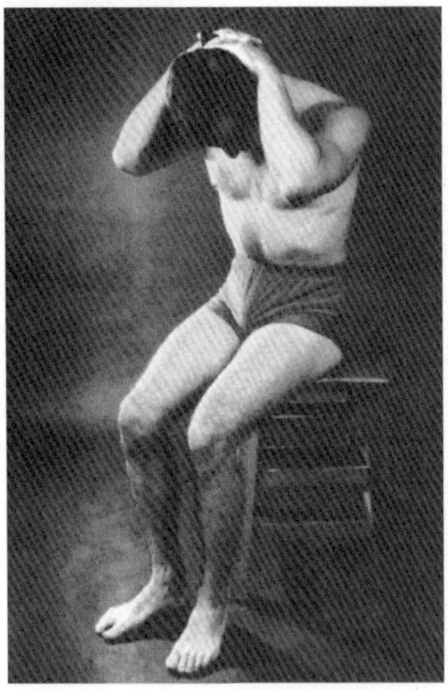

■ **그림 33-1** 경추에 대한 운동치료; 전방굴곡

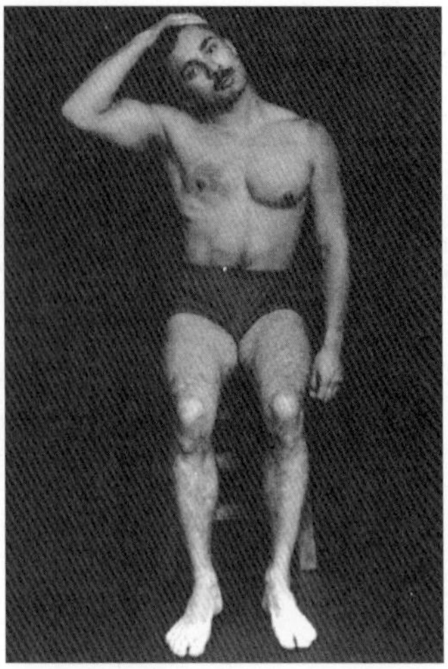

■ **그림 33-3** 경추에 대한 운동치료; 측방굴곡

a. 양어깨를 움직이지 말고 머리를 우측으로 떨어뜨려서 그것의 무게(중력)가 우측 귀를 우측 어깨 쪽으로 끌어당기게 한다 .

b. 측굴이 증가되도록 우측면의 근육을 수축한다.

c. 오른손을 머리위에 해서 그 손바닥이 머리 좌측면에 놓이게 하고, 머리를 우측 하방으로 끌어당긴다(그림 33-3). 회전동작이 일어나지 않도록 하고 통증이 유발되지 않게 한다.

d. 이 자세를 5~15초 동안 유지하고, 이완, 휴식, 그리고 반복한다. 좌측굴하려면, 지시를 반대로 한다.

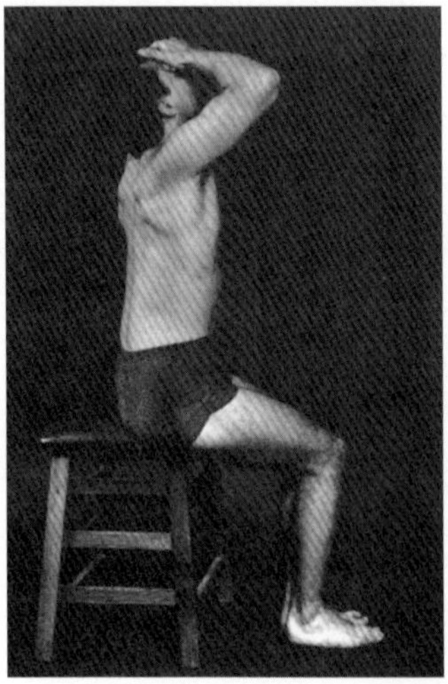

■ **그림 33-2** 경추에 대한 운동치료; 후방굴곡

회전 Rotation

1. **환자 자세**: 등을 똑바로 세운 상태로 앉거나 선다.
2. **지시**:
   a. 우회전근을 수축하여 양어깨는 움직이지 않게 하고, 가능한 멀리 머리를 우측으로 돌린다.
   b. 오른손을 이마 전면에 대고 그 손바닥이 머리 좌측에 놓이게 하여 머리를 가능한 멀리 우측으로 끌어당긴다(그림 33-4). 통증이 유발되지 않게 한다.

주의: a와 b단계에서는 턱을 수평면에 있도록 유지하고, 측굴동작이 부가되지 않도록 한다.

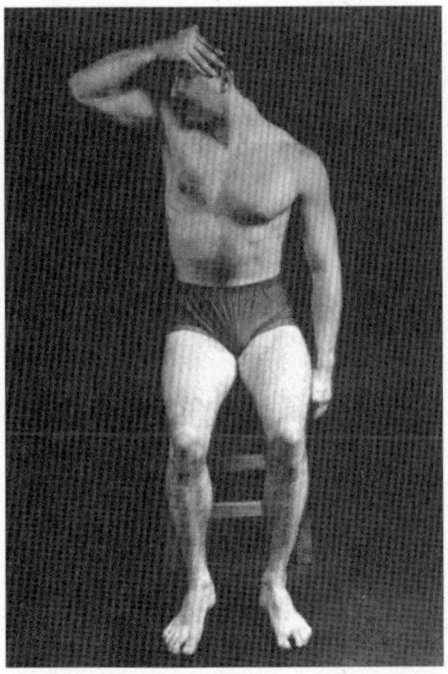

■ 그림 33-4 경추에 대한 운동치료; 회전

c. 이 자세를 5~15초 동안 유지하고, 이완, 휴식, 그리고 반복한다. 좌회전시키려면 지시를 반대로 한다.

■ 부위별 강화 REGIONAL STRENGTH

정적 수축을 이용해서 경부근력을 강화시키는 운동을 굴곡근, 신전근, 측굴근 그리고 회전근에 대한 운동으로 기술할 것이다.

굴곡근 Flexor Muscles

1. **환자 자세:** 등을 똑바로 세운 상태로 앉거나 선다.
2. **지시:**
   a. 양손 손바닥을 이마에 댄다.
   b. 머리로 양손바닥을 전방으로 밀고, 전방으로 미는 것을 양손바닥으로 저항해서 머리가 전혀 움직이지 않게 한다(그림 33-5).
   c. 4초 동안 유지한 다음에 이완한다.
   d. 수축력과 손 저항의 강도를 점진적으로 증가시키면서 운동을 반복한다. 통증이 유발되지 않게 하고, 정적수축은 5초 이상 유지하지 않는다.

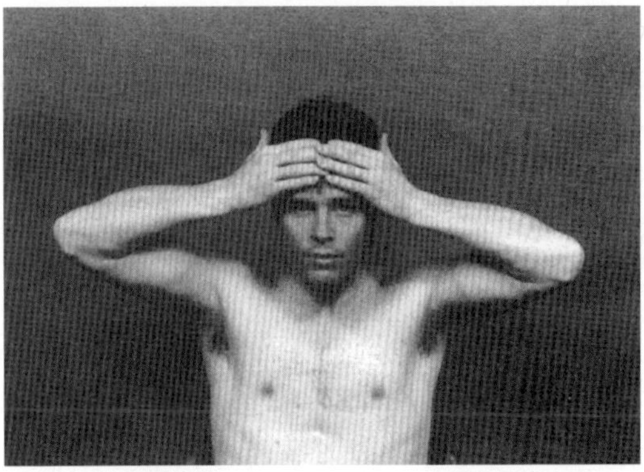

■ 그림 33-5 경부강화운동; 굴곡근

신전근 Extensor Muscles

1. **환자 자세:** 등을 똑바로 세운 상태로 앉거나 선다.
2. **지시:**
   a. 양손을 머리 뒤에 댄다.
   b. 양손 저항에 대항해서 머리를 후방으로 밀고(그림 33-6), 머리는 전혀 움직이지 않게 한다.
   c. 4초 동안 유지한 다음에 이완한다.
   d. 수축력과 손 저항의 강도를 점진적으로

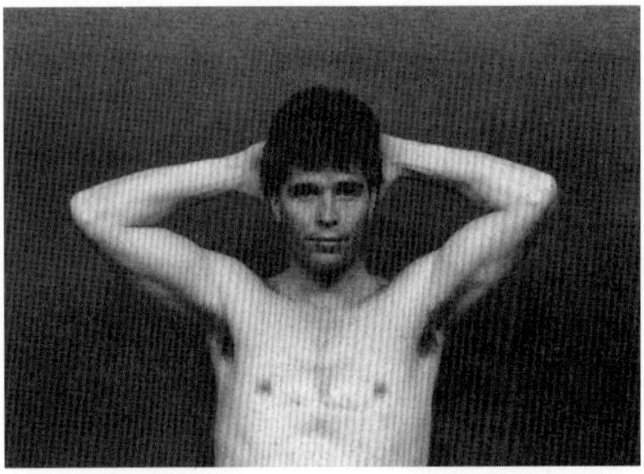

■ 그림 33-6 경부강화운동; 신전근

증가시키면서 운동을 반복한다. 통증이 유발되지 않게 하고, 정적수축은 5초 이상 유지하지 않는다.

측방굴곡근 Side-Bending Muscles

1. **환자 자세:** 등을 똑바로 세운 상태로 앉거나 선다.
2. **지시:**
   a. 오른손을 머리 우측면, 귀 바로 위에 댄다.
   b. 오른손 저항에 대항해서 머리를 우측으로 밀고(그림 33-7), 머리는 전혀 움직이지 않게 한다.
   c. 4초 동안 유지한 다음에 이완한다.
   d. 수축력과 손 저항의 강도를 점진적으로 증가시키면서 운동을 반복한다. 좌측굴은 지시를 반대로 하며, 통증이 유발되지 않게 하고, 정적수축은 5초 이상 유지하지 않는다.

회전근 Rotator Muscles

1. **환자 자세:** 등을 똑바로 세운 상태로 앉거나 선다.
2. **지시:**

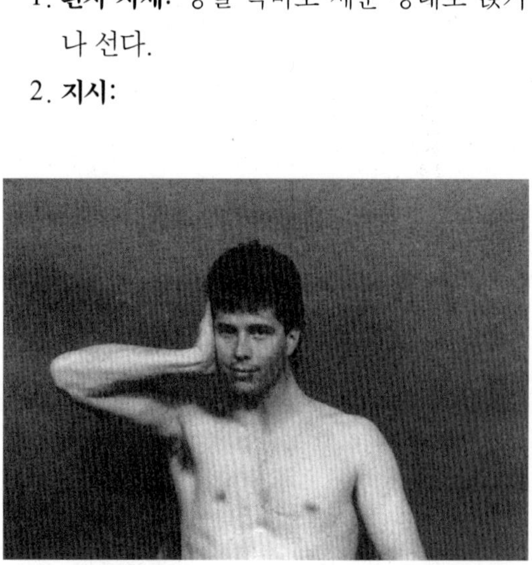

■ **그림 33-7** 경부강화운동; 측방굴곡근

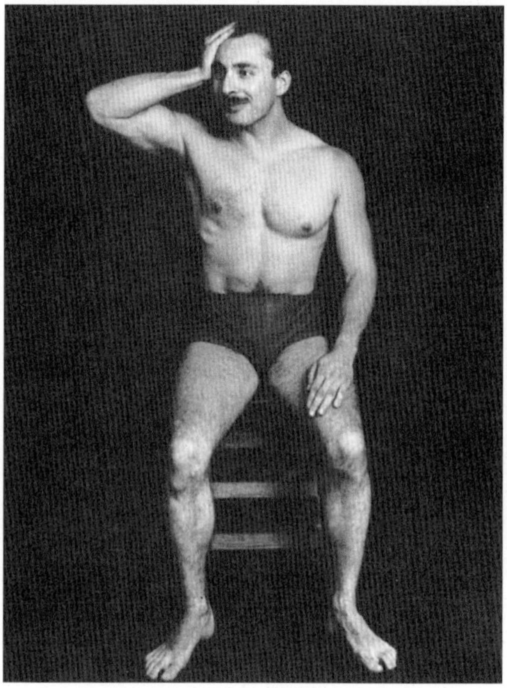

■ **그림 33-8** 경부강화운동; 회전근

   a. 오른손을 이마 우측면에 댄다.
   b. 오른손 저항에 대항해서 머리를 우측으로 돌리고(그림 33-8), 머리는 전혀 움직이지 않게 한다.
   c. 4초 동안 유지한 다음에 이완한다.
   d. 수축력과 손 저항의 강도를 점진적으로 증가시키면서 운동을 반복한다. 좌회전은 지시를 반대로 하며, 통증이 유발되지 않게 하고, 정적수축은 5초 이상 유지하지 않는다.

■ 경-흉부 비대칭 CERVICOTHORACIC ASYMMETRY

경-흉부 비대칭에 대한 운동은 과도한 경추전만과 상부흉추후만(중년귀부인의 혹)을 감소시키기 위해 고안된 것이다.

운동 1

1. **환자 자세**: 표면이 단단하고 편평한 곳에 앙와위로 눕는다.
2. **지시**:
   a. 턱을 움츠려서 당겨 넣는다(tuck in your chin).
   b. 목을 하방으로 밀어서 목이 표면과 마주하여 편평하게 되게 한다(그림 33-9).
   c. 4초 동안 유지하고, 이완, 반복한다.

운동 2

1. **환자 자세**: 배부를 의자 등받이에 단단하게 압박하여 기대고 의자에 앉는다. 필요하면 베개를 사용해서 요부전만을 유지시켜도 된다.
2. **지시**:
   a. 턱을 움츠려서 당겨 넣는다.
   b. 한손으로 턱을 목 뒤쪽으로 밀어서 목이 평평하게 되게 하고, 턱은 수평면을 유지하게 해야 한다(그림 33-10).
   c. 4초 동안 유지하고, 이완, 반복한다.

운동 3

1. **환자 자세**: 입위
2. **지시**:

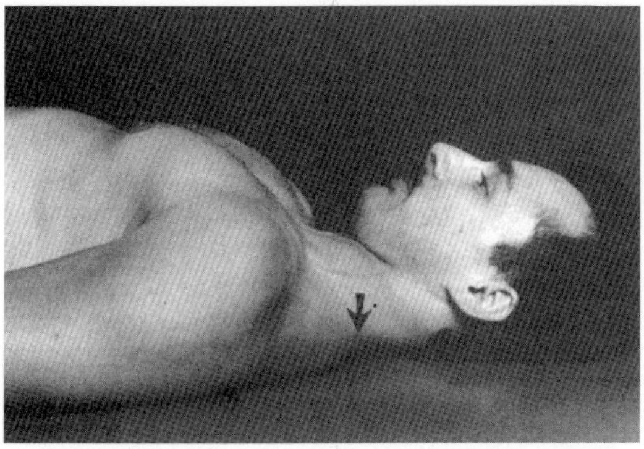

■ **그림 33-9** 경-흉부비대칭에 대한 첫 번째 운동

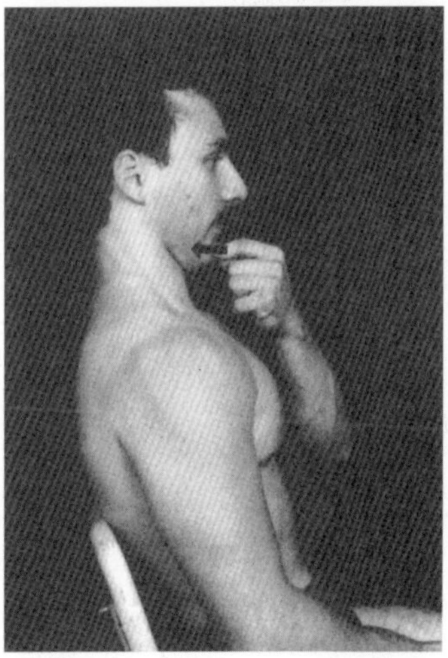

■ **그림 33-10** 경-흉부비대칭에 대한 두 번째 운동

   a. 가능한 한 키가 크게 배부와 경부가 신장되도록 해서 똑바로 선다.

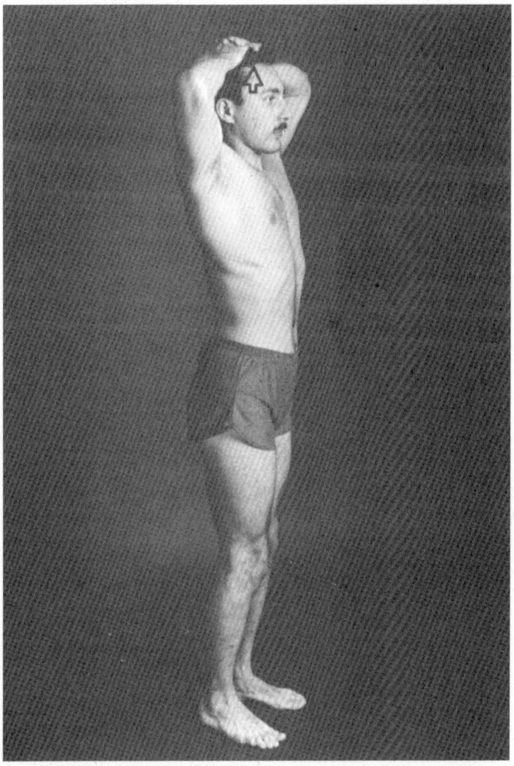

■ **그림 33-11** 경-흉부비대칭에 대한 세 번째 운동

b. 턱을 움츠려서 당겨 넣는다.
c. 양손을 두정부에 댄다.
d. 머리를 양손 쪽을 향해 위로 밀어서 목을 길게 늘이고, 턱은 수평면을 유지하게 한다(그림 33-11).
e. 4초 동안 유지하고, 이완, 반복한다.

주의: 요부전만이 증가되지 않게 한다. 일단 이 과정에 숙달하게 되면, 양손을 내리고 목과 턱을 이러한 자세로 하면서 서고 걷는 것을 가능한 자주 연습한다.

34

경추에 대한 임상적용과 증례병력
(Practical Applications and Case Histories)

■ 외상
TRAUMA

경추는 무거운 머리가 작은 추골 위에 얹혀있으면서 목의 유연성으로 야기되는 외상을 자주 받게 된다. 운송수단의 빠른 운행으로 경부의 가속/감속 손상이 아주 흔히 일어난다. 목이 전방과 후방으로 휘둘리면서 긴 근육은 그것의 섬유가 찢어지고, 그 근육에서 출혈되는 경향이 있다. 그렇지만 중요한 것은 비정상적인 힘이 신체 전체에 가해지기 때문에 채찍손상은 경추자체만의 문제가 아니라는 점을 기억하는 것이다. 정골요법의 수기교정은 채찍손상환자를 치료하는데 주요한 부문이다.

■ 자세
POSTURE

자세는 경추의 어떠한 문제에서도 중요하다. 머리가 전방 또는 후방으로 너무 멀리 이동되면, 비정상적인 스트레스가 경추를 지지하는 근육에 가해지게 된다. 상배부와 양어깨가 전방으로 이동된 꾸부정한 자세는 경부전만을 증가시켜서 근육좌상을 받게 한다. 길고 가늘며 지지근육이 약한 목을 가진 여성은 손상과 체성 기능부전이 발생할 가능성이 크다. 특히 스트레스가 심한 상태에서 머리와 목을 전방굴곡한 상태로 일하면, 일반적으로 통증과 체성 기능부전의 발생과 더불어 비정상적인 근긴장이 일어나게 된다.

■ 스트레스
STERSS

경부근육은 일반적으로 스트레스와 연관된 반응에 연루된다. 스트레스가 가해지는 동안에 각 개인은 경부와 상배부 근육을 긴장시키고 양어깨를 거상하는 경향이 있으며, 그 결과로 경부와 상배부에 통증과 뻣뻣함이 발생하게 한다. 일부 환자들은 자신의 양어깨 위에 세상의 근심을 짊어지고 있는 경향이 있어서 승모근이 긴장하고, 이 근육에 과민압통점과 방아쇠점이 종종 발생하며, 승모근 방아쇠점은 대개 머리로 통증을 방사한다. 스트레스와 연관된 체성

기능부전치료에서는 환자에게 스트레스에 대처하는 기법을 가르치는 것이 중요하다.

■ 두통
HEADACHE

긴장성 두통은 경부와 두부의 근육에서 시작된다. 이들 근육은 스트레스를 받거나 불량한 자세를 하고 있는 동안 긴장되며, 그 뒤를 이어 근경축과 체성기능부전이 나타나게 되고, 근경축은 병발된 근육의 허혈을 일으키고, 대사산물을 증가시킨다. 그 다음에 두통으로 설명되는 통증이 발생된다.

편두통을 포함한 다른 유형의 두통도 종종 근긴장과 체성 기능부전의 요인이 있으며, 상부경추 체성 기능부전은 눈 뒤 통증을 야기하고, 편두통은 종종 측두골의 비정상적인 운동이나 운동제한과 관련이 있다. 두통이 있는 환자는 누구라도 기본적인 치료와 함께 두개와 경추의 체성 기능부전에 대한 평가를 해야 한다.

■ 측두하악관절 기능부전
TEMPOROMANDIBULAR JOINT DYSFUNCTION

측두하악관절(TMJ) 기능부전은 경추기능부전으로 인해 발생하거나, 경추기능부전을 야기할 수도 있다. TMJ에 통증과 운동제한이 있는 경우에는 항상 경부를 평가해야 한다. 흉쇄유돌근도 종종 저작근과 함께 이 기능부전에 연루된다.

■ 부비동염
SINUSITIS

부비동염은 거의 항상 상부경추 체성기능부전과 관련되어 있으며, 부비동 부위에 대한 교감신경지배는 상부경추부위로부터 나온다. 환추후두 체성 기능부전이 가장 흔하다. 경추 체성기능부전을 치료하고 동배액기법을 시행하는 것으로 동배액을 보조함과 동시에 통증완화에 도움을 받을 수 있다.

■ 견갑거근 기능부전
LEVATOR SCAPULAE DYSFUNCTION

견갑거근은 종종 경부와 견부후방의 통증과 연루된다. 이 근육의 근경축은 대개 컴퓨터 또는 타자기를 과다사용하기 때문에 발생하므로 각 개인의 올바른 자세와 인체공학적 작업환경에 대한 것을 평가할 필요가 있다. 경부근을 신장하고 이완하는 시간을 가지는 것이 이런 일반적인 문제를 방지하는데 도움이 되며, 치료받지 않으면 이 근육에 방아쇠점을 생성해서 통증과 무력이 증가하게 된다.

■ 사경
TORTICOLLIS(WRYNECK)

사경은 경부 한쪽 측면의 근육의 단축이며 대개 흉쇄유돌근이 단축된 것이므로 머리가 병발된 쪽으로 당겨져서 그 반대방향으로 회전된다. 이것은 종종 선천적인 요소를 가지고 유아나 어린아이들에게서 나타나며, 신경근 문제에 의해서 사경이 야기될 수도 있다. 많은 경우 특히 성인에서는 특이한 원인을 전혀 발견할 수 없었다.

사경치료에 보툴리누스독소 주사가 필요할 수도 있는데 그것으로 구축된 근육이 마비되어 머리가 정상위치로 복귀될 수 있게 된다. 정골요법 수기교정도 이러한 사례의 대다수를 완화시킬 수 있다.

■ 사례 1: 경추 편타성 외상
CASE 1: WHIPLASH INJURY TO THE CERVICAL SPINE

메어리 케이는 교통사고 후에 경부 통증과 뻣

뻣함이 발생한 30세 여성이다. 그녀가 적색 신호를 보고 정지해 있었을 때, 자신의 것보다 더 큰 차가 후방에서 그녀의 차를 들이박았는데 안전벨트를 착용한 관계로 사건당시에는 주목할 만한 손상은 전혀 없었지만, 수 시간이 경과한 후에 경부 통증이 나타나기 시작하면서 머리를 전방굴곡하거나 측방굴곡하는 것이 어려워졌다고 했다.

처음 내원했을 때 그녀는 경부 통증과 뻣뻣함, 그리고 경미한 두통과 현기증을 호소하면서 사고가 발생하기 전까지는 건강했으며 정기적으로 약을 복용한 적도 전혀 없었고, 두통을 경험한 적도 거의 없었으며 근골격계 문제 또는 손상에 대한 과거병력도 없었다고 했다. 그녀에 대한 이학적 검사에서는 경부손상과 연관된 소견이외에는 어떤 다른 주목할 만한 문제는 없었다. 경추 후방근육이 긴장되어 있었고, 촉진 시 과민압통이 있었으며, 굴곡 그리고 좌우 양측으로 측굴과 회전이 총체적으로 제한되었다. T4 레벨의 상배부에 약간의 근긴장과 과민압통이 있었고, 신경학적 검사는 정상이었으며, 두개골 리듬(cranial rhythm)은 완만(sluggish)하였고, 기저-후두골의 우측굴 기능부전으로 되는 경향이 있었다.

경추 방사선영상은 경추전만이 감소하여 편평한 것을 제외하고는 정상이었다.

메리는 먼저 두개골 교정법으로 두개골 리듬성 임펄스의 리듬이 감소된 것을 치료받았고, 연성칼라를 착용했으며, 48시간동안 얼음으로 문지르며 휴식하라고 지시받았다. 그녀는 통증완화에 필요하면, 비스테로이드 항염제를 복용하도록 되어 있었으며, 48시간 후에 다시 내원하여 추적평가를 받기로 되어 있었다.

2차 내원했을 때 그녀는 여전히 경미한 두통을 호소했지만, 근육의 긴장과 과민압통은 줄어들었으며, 체성 기능부전은 C3 E S_RR_R과 C7 S_LR_L로 진단되었다. 역스트레인법과 근에너지기법으로 치료받았고, 칼라착용은 중단하고 등척성 근력강화운동을 부드럽게 시작하라고 지시받았다. 3차 내원에서 그녀는 상당히 호전되었음을 느끼고 있었다. C3 기능부전이 재발되었지만 근육은 보다 더 이완되어 있었으므로 이 기능부전을 근육에 잔존한 긴장에 이용되는 자세이완촉진기법과 근에너지기법으로 치료했다. 3차 내원 후에 그녀는 통증이 완전히 없어져서 치료가 종결되었다.

논의 Discussion

경추의 급성 과신전-과굴곡으로 유발된 연부조직손상을 설명하는데 흔히 "채찍"이라는 어휘가 이용되고 있는데 이러한 손상은 *채찍성(가속성)손상*과 *경추 좌상/염좌*으로 확인되었으며, 대부분 자동차사고로 일어난다. 자동차가 후방에서 추돌하면, 지지되어 있지 않은 머리와 목은 과신전되었다가 이어서 곧바로 과굴곡되기 때문에 연부조직이 그 힘을 정면에서 맞게되고, 이완된 상태에서 대비되지 않았던 근육은 갑자기 늘어나게 되므로 정상상태에서 근육길이를 촉진하는 기능을 갖고 있는 근방추내 섬유가 신장되어 그 반사반응으로 병발된 근육에서 강한 수축이 발생하게 되면서 이것이 목의 반동을 일으키게 된다. 신장이 아주 심하게 일어났다면, 근섬유가 찢어져서 근조직속으로 일부 출혈이 있게 되고, 부종과 미세출혈로 인해 근육의 자극민감성이 유도되어 근경축이 일어나게 된다. 과굴곡되면 후방근육이 손상되는 반면에 과신전은 전방근육을 손상시키며, 방아쇠점이 병발된 근육에 발생할 수도 있고, 추골에서 약간의 압박이 발생될 수도 있으며 전방 또는 후방병진은 흔히 발생될 것이다.

두통, 오심, 현기증 또는 이상감각과 같은 다른 증상도 나타날 수가 있다. 신체 전체가 과굴곡과 과신전을 일으키는 힘에 의해 영향을 받으므로 척추 전체를 평가하는 것이 중요하다. 천골은 자주 체성 기능부전에 연루되는데, 그 천골기능부전을 치료하지 않으면, 그것이 장애를 유지하여 치료에 반응하지 않는 경우로 되는 경향이 있다. 두개골 기능부전도 가속/감속 손상이후에 흔히 나타나는데 후두골과 천골은 움직임에 동일한 제한을 나타내는 경향이 있다. 측두골은 특히 흉쇄유돌근을 통해서 전달되는 힘에 쉽게 손상될 수 있다.

그 필름의 대다수가 단지 경추전만이 편평한지 또는 실제 커브가 역전되었는지 중에 어느 하나를 나타내고 있을 뿐이라는 사실에도 불구하고, 방사성 영상을 검토하는 것은 잠재된 골절 또는 탈구를 가려내는데 필요할 수도 있다. 경추전만의 곡선이 상당히 역전된 것은 의심할 바도 없이 어느 정도의 구조적 손상이 있다는 것을 암시한다.

편타성 외상 초기단계의 특징은 근육 구축 및 두부와 경부의 운동제한이다. 연부조직은 따뜻하면서 물컹하다(boggy). 이러한 조직은 손상 후 18시간까지는 얼음문지르기로 미세출혈을 중지시키고, 24~48시간 동안은 안정으로 치유가 시작되게 하며, 이러한 조치이후에 가정에서 습열을 적용할 수도 있다. 연성칼라를 초기 24~48시간 동안 착용하게 하여 의도하지 않은 경부운동이 일어나는 것을 방지시켜야 하지만, 그 시간이 경과하고 나면 착용을 제거해서 경부근의 근력이 소실되지 않게 해야 한다. 가장 심하게 손상된 곳과 인접한 부위는 정골수기요법으로 치료해야 되는데 특히, 두개골과 천골의 경우에 그러하다. 만약 적합하다면 비스테로이드 항염제를 복용하도록 하여 통증을 완화시킬 수도 있다.

일단 급성염증이 진정되고 나면, 어느 정도의 조직긴장은 그대로 남아있게 되므로 운동범위가 증가되었지만, 여전히 제한되어 있을 것이다. 이제 그 환자의 손상부위 또는 기능부전이 어디에서 발견되든지 간에 적합한 정골수기요법으로 치료할 수가 있다. 근에너지법과 역스트레인법, 림프배액기법, 두개골기법 그리고 자세이완촉진기법은 적절하게 판단하여 사용할 수도 있지만, 추력기법은 연부조직이 더 이상 따뜻하고 물컹(boggy)하지 않을 때까지는 사용하지 말아야 한다. 그러나 만일 필요하다면, 관절운동에 견고한 장벽이 있는 체성 기능부전을 교정하기 위해서는 추력기법을 사용할 수도 있다.

통증유발점(trigger point)치료를 포함하여 필요하다면 보조치료기법을 사용할 수도 있다. 환자를 격려하여 경추 및 병별된 곳이라면 어느 부위라도 운동하게 하여 근이완과 근력강화를 증진시켜야 한다. 환자가 운동프로그램을 수행하는 것을 돕는데 물리치료가 필요할 수도 있다.

■ 사례 2: 사경
CASE 2: TORTICOLLIS

'엘리사' 라고 불리는 4살된 여자아이를 그녀의 어머니와 아버지가 진료소로 데려왔다. 엘리사의 목은 경직(stiffness)되어 있었고, 머리는 우측으로 기울어져 있었는데 그녀의 부모는 손상병력은 없었다고 했다. 아이가 통증을 호소한 적은 없었지만, 그녀가 놀고 있었을 때 그녀가 머리를 기울인 채 앉아있는 것을 엄마가 목격하고, 계속 관찰한 결과 잘 때를 제외하고는 항상 이 자세를 유지하고 있었으며, 엄마가 아이의 목을 좌측굴 시키려고 하면, 아프다고 하면서 울기 시작했다고 했다. 소아신경학자에게 평가를 받아본 적이 있었는데 그는 아이의 부모에게 그 시점에서 검사결과는 음성이었지만, 일종의 근이영양에 걸린 것 같다고 하면서 6개월 이내에 재평가받을 것을 권유했다고 했다.

엄마는 아이가 태아시절에 정상적인 발달과 활동을 하면서 정상적인 자연분만으로 태어났다고 했다. 엘리사는 무남독녀지만 유치원에서 많은 친구들과 어울리고 있었으며, 일부 친구들은 그녀의 집에 와서 놀기도 한다고 했다.

엘리사는 명랑하고 협동적인 아이였다. 그녀에게 머리를 좌측굴하라고 시키면, 일단 시도하고 나서 그렇게 하면 아퍼서 할 수 없다고 말했다. 전방과 후방 굴곡 및 우측굴은 정상이었지만, 좌측굴 및 우측과 좌측 회전은 모두 제한되어 있었다. 경부근, 특히 우측은 긴장되어 밧줄같이 팽팽했으며, 신경학적 검사는 정상이었고, 그 외 이학적 검사도 마찬가지였으며, 두개골검사도 정상이었고, 그 외 근골격계 검사도 정상으로 측만증 증상도 전혀 없었다.

아이의 엄마가 이전에 찍었던 경추방사선 영상을 가져왔는데 그것들도 정상이었다.

처음 내원했을 때, 엘리사에게 연부조직기법과 근에너지법을 부드럽게 적용하여 치료하였고, C3좌측에서 발견된 과민압통점에 대해서는 역스트레인법을 시행했다. 엄마에게 아이의 목을 부드럽게 신장시켜서 좌측굴되게 하는 방법을 보여주고, 하루에 이것을 여러 번 시행하라고 지시했다. 매번 다시 내원할 때마다 엘리사는 점차 진전을 보였으며, 영구적인 장애로 이끌어 질 수 있는 근육 구축의 증거는 전혀 없었다.

어느 날 또 다시 내원했을 때 문진하는 동안에 아이의 엄마는 자기와 그녀 남편이 약간 큰 소리로 언쟁을 했던 적이 있었다는 사실을 인정하였으며, 엘리사가 그것을 들었다고 생각하지는 않지만 확신할 수는 없다고 했다. 아이가 부모의 언쟁을 어쩌다 귓결에 들었다면, 이것이 엘리사에게는 스트레스를 많이 주는 상황으로 되었을 수도 있다.

논의 Discussion

사경은 종종 신경학적 질환에 의해서 유발되기도 하므로 수기 치료를 하기 전에 이러한 가능성이 항상 배제되어야 한다. 이 사례에서는 신경학적 질한은 전혀 진단되지 않았었다. 유아에서는 자궁에서의 자세 결과로 사경이 나타날 수도 있지만, 엘리사는 너무 나이가 들어서 그렇게 생갈할 수가 없었다. 정골요법은 신경학적 문제로 인한 사례에서 조차도 도움이 되므로 치료에 사용될 수도 있다.

아이를 치료하는 동안에 주위를 다른 곳으로 돌리게 하는 것이 필요할 수도 있는데, 좋아하는 장남감을 갖고 있게 하거나 부모가 그들 앞에서 장난감을 갖고 있게 하는 것이 도움을 줄 수 있다. 근육은 부드럽게 신장되어야 한다. 아이가 지시를 따르기에 충분할 정도의 나이라면, 근에너지 기법이 특히 유용하다. 사경이 있는 아이에게 추력을 사용해서는 안된다.

이 사례에서는 스트레스가 주요한 원인이라고 할 수 있다. 엄마가 집에서 정기적으로 신장운동을 시행하는 것이 아이에게 신체적으로도 그리고 감정적으로도 도움이 된다. 감정과 근골격계 문제는 아주 많이 상호의존적이어서 각각은 서로에게 영향을 미치고 있다.

참고문헌

Bailey RW, Sherk HH, Dunn EJ. *The Cervical Spine*. Philadelphia: JB Lippincott, 1983.

DiGiovanna E, Schiowitz S. *An Osteopathic Approach to Diagnosis and Treatment*. Philadelphia: Lippincott-Raven, 1997.

Esses SI. *Textbook of Spinal Disorders*. Philadelphia: JB Lippincott, 1995.

Foreman SM, Croft AC. *Whiplash Injuries, The Cervical Acceleration/Deceleration Syndrome*, 2nd ed. Baltimore: Williams & Wilkins, 1995.

IV부

흉 추

(Thoracic Spine)

35

흉추 해부학적 고찰 (Thoracic Spine Anatomic Considerations)

흉추는 경추 또는 요추와 비교하면 상대적으로 가동성이 제한되어 있으며, 이러한 것은 다음과 같은 두 가지 해부학적인 원인에 의한 것이다. 첫째는 흉곽 즉, 늑골과 흉골이 늑추관절을 통해 흉추와 밀접하게 연결되어 상당한 안정성이 제공된다는 것이고, 둘째는 추간판 높이의 추체 높이에 대한 비가 작아서(1:5) 그것에 의해 분절간 운동이 크게 감소된다는 것이다. 이와 대조적으로 경추와 요추에서의 추간판과 추체의 높이 비는 각각 2:5(운동이 가장 크게 일어난다)과 1:3이다.

흉추는 정상적으로 완만한 후만 즉, C모양의 후방으로 볼록한 만곡을 나타내는데 이것은 주로 추체의 전방가장자리보다 후방가장자리가 약간 더 높은 쐐기 모양에 의한 것이다. 후만의 정도는 골다공증 같은 병리적 상태와 더불어 나이, 자세적 습관에 의해 다양하게 나타날 수 있다.

비록 흉추가 경추 및 요추와 구별되는 특징적인 모양을 가지고 있다고 하지만, 그것은 주로 경추와 요추사이의 이행부이며, 추체 높이가 T1에서 T12로 점차 증가되는 것에 의해 입증된다. 게다가 T12의 하관절면은 요추 관절면과 일치되어 L1과 관절운동이 적절하게 일어나게 되어 있다. 서로 다른 관절모양은 흉추에서의 다양한 생리학적 운동폭에 중요한 역할을 한다.

■ 골해부학 OSTEOLOGY

추체 Vertebral Body

추체의 횡단면 직경은 전 · 후방 직경과 거의 같다. 추체는 전방 가장자리보다 후방 가장자리가 약간 높으며, 이것으로 인해 정상적인 후만이 형성되고 있다. 추체의 측방과 전방 가장자리는 움푹 들어가 있다.

상부와 하부의 추골판(vertebral plateau) 후-외측 모서리에는 늑골 관절면이 있다. 이 관절면은 타원형으로 추체에 사각(oblique angle)으로 놓여 있으며, 연골로 싸여있고, 늑골두와 관절을 이루고 있다. 흉추에서는 오직 T12의 늑골관절면만 상판(superior plateau)에 있다.

관절면 Articular Facets

상관절면은 후방, 상방, 외측을 향하고 있으며, 수평면상에서 대략 60°, 전두면에서 약 20°

정도 회전되어 있고, 횡단면은 볼록하게 되어 있다.

하관절면은 전방, 하방, 내측을 향하고 있으며, 횡단면이 볼록하다. T12의 하관절면은 측방과 전방을 향하고 횡단면이 볼록하다는 점에서 요추의 관절면과 비슷하게 닮았다.

횡돌기 Transverse Processes

흉추의 횡돌기는 측방, 그리고 약간 후방을 향하고 있으며, 쉽게 촉진할 수 있다. 횡돌기의 구모양 첨단 전면에는 늑골관절면을 형성되어 있으며, 그것과 상응한 늑골의 늑골결절과 관절을 이룬다.

극돌기 The Spinous Process

극돌기는 후-하방을 향하고 있으며, 흉추부위에 따라 그것의 하방 각도는 다양하게 변한다. "3개 법칙"을 이용하여 흉추 횡돌기와 관계된 극돌기의 위치를 정한다.

3개 법칙 Rule of 3s

1. 상부 3개 흉추(T1, T2, T3)의 극돌기는 직후방으로 돌출되므로 극돌기의 끝이 그 추골의 횡돌기와 동일한 평면에 있게 된다.
2. 다음 3개 추골(T4, T5, T6)의 극돌기는 약간 하방으로 돌출되므로 극돌기의 끝이 그것과 그것 아래 추골의 횡돌기 사이에 중간되는 평면에 있게 된다.
3. 다음 3개 추골(T7. T8, T9)의 극돌기는 상당히 하방으로 돌출되므로 극돌기의 끝이 그것 아래 추골의 횡돌기와 같은 평면에 있게 된다.
4. 마지막 3개 흉추 추골(T10, T11, T12)의 극돌기는 T9과 유사한 위치에서 돌출되고, 급격하게 역행되면서 T12 극돌기의 방향이 T1의 극돌기와 비슷하게 된다. 즉, T10의 극돌기는 그것 아래 추골의 횡돌기와 거의 같은 평면에 있고, T11의 극돌기는 그것과 그것 아래 추골의 횡돌기 사이 중간되는 평면에 있으며, T12의 극돌기는 직후방으로 돌출되어 그것의 횡돌기와 같은 평면에 있다.

■ 늑골관절 RIB ARTICULATIONS

늑추관절 Costovertebral Articulations

추체의 관절면은 사실 반관절(즉, 불완전한 관절면)이다. 관절면은 어느 한 추골의 상면에 있는 반관절과 그것 위 추골의 하면에 있는 반관절이 모여서 완전하게 이루게 된다.

2번째에서 12번째까지의 늑골두는 각각 그에 상응한 추체, 그에 상응하는 추간판, 그것보다 하나 더 위쪽의 추체와 관절을 이루고 있지만, 제1늑골은 오직 T1 추체의 상면하고만 관절을 이룬다. 늑추관절은 활액관절이며, 관절낭은 방사인대(radiate ligament)에 의해 보강된다(늑추인대 참조).

늑횡관절 Costotransverse Articulations

늑횡관절은 늑골결절이 그에 상응한 추골의 횡돌기와 관절을 이룬 것이다. 이 관절은 약한 관절낭으로 둘려 싸여 있고, 관절낭은 늑횡인대에 의해 상당히 보강된다.

전방관절 Anterior Articulations

늑골의 전방 끝은 늑연골관절(costochondral joint)에 의해 늑골연골과 접합된다. 늑연골은 서로 다른 다양한 형태로 전방에서 다수의 흉연골관절(stenochondral joint)과 관절을 이룬다.

1. 제1늑골은 연골관절에 의해 흉골병과 접합된다.
2. 제2늑골의 연골은 활액관절에 의해 흉골병 및 흉골체 2가지 모두와 관절을 이룬다.
3. 3번째에서 7번째까지 늑골의 연골은 흉골체와 작은 활액관절을 이룬다.
4. 8번째에서 10번째까지의 늑연골은 흉골과 직접 접합되지 않고, 제7늑골의 늑연골과 연결된다.
5. 11번째와 12번째 늑연골은 접합되지 않으므로 부유늑골이라고 한다.

■ 인대부착
LIGAMENTOUS ATTACHMENTS

흉추에서 인접한 추골을 연결시키는 인대는 7개가 있다.

1. 전종인대는 모든 추체의 전면에 부착된다.
2. 후종인대는 모든 추체의 후면에 부착된다.
3. 횡간인대는 흉추의 횡돌기 사이를 지나간다.
4. 관절낭인대는 인접한 관절돌기 가장자리 바로 지난 곳에 부착된다.
5. 황색인대(아취모양의 황색 또는 노란색 인대)는 바로 위 추궁의 전-하방 가장자리에서 바로 아래 추궁의 후-상방 가장자리로 뻗는다.
6. 극간인대는 인접한 극돌기를 연결한다. 그것들은 각 극돌기의 뿌리에서 첨부로 뻗는다.
7. 극상인대는 항인대에서 기원되어 극돌기 첨부를 따라 이어진다.

늑추인대 Costovertebral Ligaments

늑추인대는 두 가지 종류로 골간인대와 방사인대가 있으며, 방사인대는 3개의 띠로 구성된다. 골간인대는 반관절 2개 사이에서 늑골두와 극에 상응한 추간판에 부착된다. 방사인대에서 그 조직의 상부 띠는 늑골두에서 바로 위 추체위로 주행되고, 하부 띠는 늑골두에서 그에 상응한 추체로 주행되며, 중간 띠는 늑골두에서 그에 상응한 추간판으로 주행한다.

늑횡인대 Costotransverse Ligaments

늑횡인대에는 3가지(골간, 후방, 그리고 상방) 종류가 있으며, 그것들은 늑골과 추골에 관련된 해부학적 위치로 결정된다. 골간늑횡인대는 횡돌기에서 그에 상응한 늑골경의 후면으로 주행하고, 후방늑횡인대는 횡돌기 끝에서 그에 상응한 늑골결절의 외측연으로 주행되며, 상방늑횡인대는 횡돌기의 하연에서 그 아래 늑골경의 상연으로 주행한다.

■ 흉추운동
THORACIC SPINAL MOTION

추간운동, 늑골제외
Intervertebral Motion, Excluding Ribs

신전(최소 운동) Extension(Least Motion)

신전에서 추골의 후방은 가까워지며, 상부 추골의 하관절돌기가 하부 추골상에서 후-하방으로 활주되고, 관절돌기와 극돌기가 접근되면서 운동이 제한된다. 이러한 구조물(관절돌기와 극돌기)들은 후-하방으로 급격하게 기울어지므로 정상적인 해부학적 관계에서 거의 대부분 만져진다. 전종인대는 신장되고, 후종인대와 황색인대, 극간인대는 이완된다.

굴곡(두 번째로 작은 운동)
Flexion(Second Least Motion)

굴곡에서 추골 사이의 공간은 후방에서 벌어지고, 상부추골의 하관절돌기가 전-상방으로 활주된다. 척추의 굴곡운동은 극간인대, 황색인대, 후종인대에서 발생된 긴장에 의해 제한된다.

측굴(두 번째로 큰 운동)
Lateral Flexion(Second Greatest Motion)

측굴에서 추골의 각 관절면은 서로 반대방향으로 활주된다. 반대측의 관절면은 굴곡 때와 같이 상방으로 활주되고, 동측의 관절면은 신전 때와 같이 하방으로 미끄러진다. 한쪽으로 측굴되면 반대쪽으로 축회전이 동반되어 나타나는데, 여기에는 3가지의 이유가 있다: (1) 한쪽 관절면이 전방으로 미끄러지는 동안에 다른 쪽의 관절면은 후방으로 활주된다. (2) 운동단위의 전면, 추간판에서 발생된 압력으로 인해 추체는 측굴과 반대 방향으로 움직인다. (3) 측굴은 운동단위의 후면에 위치한 반대편 인대들을 신장시키게 되므로 이러한 인대들은 후방에서 정중선 쪽으로 이동해서 그것들의 길이가 늘어나는 것을 최소로 되게 한다.

흉추가 측굴되면 동측에서는 관절돌기들이 충돌되고, 반대쪽에서는 황색인대와 횡돌간인대에서 발생된 긴장에 의해 운동이 제한된다.

회전(최대 운동) Rotation(Greatest Motion)

회전에서 흉추의 관절면은 그것의 방향으로 인해 추체중심 근처에 있는 회전축을 중심으로 서로 각각에 대해 활주하게 되므로 추골이 축을 중심으로 회전하게 되고, 흉추 추간판이 뒤틀어지게 된다. 이와는 대조적으로 요추 관절면은 그것의 회전축이 극돌기에 있도록 정렬되어 있다. 회전이 일어나면, 추체는 그것과 인접한 추골과 관련하여 외측으로 미끄러져야 하므로 그 결과 추간판에 전단력이 발생하게 된다. T12-L1의 관절은 요추 관절과 일치하여 회전의 정도가 크게 감소한다. 흉추에서 회전 운동은 여러 개의 인대들의 긴장에 의해 제한된다.

■ 흉곽에 의한 안정성
STABILITY AFFORDED BY THE COSTAL CAGE

늑골에 의한 흉추의 안정성 증가(그리고 운동 감소)에는 2가지 기전이 있다. 제1기전은 늑골두가 추체 및 횡돌기와 관절을 이루는 것이고, 제2기전은 척추 구조물의 수평 및 전-후 면적의 증가에 의해 척추의 관성모멘트(moment of inertia)를 증가시키는 것이다. 이러한 것에 의해 모든 방향에서 운동에 대한 저항이 증가되는 결과가 초래된다.

비록 지금껏 늑추관절이 손상된 것과 손상되지 않은 것의 흉추운동을 비교한 연구는 전혀 없었지만, White와 Panjabi 등은 흉추가 굴곡/신전하는 중에 늑추관절이 흉추를 안정시키는데 중대한 역할을 한다고 했다.

흉곽의 개별적인 구성요소(늑골, 흉골, 그것들의 관절)들의 유연성에도 불구하고, 전체적으로 흉곽은 척추의 경직성을 증가시킨다. 흉추와 요추, 흉곽의 수학적 양식을 이용하여 Andriacchi 등은 컴퓨터 시뮬레이션을 수행해서 굴곡, 신전, 측굴, 축성회전하는 동안에 흉곽이 정상적인 척추의 경직에 미치는 영향을 측정했으며, 또한 그들은 흉곽에서 늑골을 한 개 또는 두 개 또는 흉골 전체를 제거했을 때의 결과에 대해서도 연구했다. 척추의 경직성이 4가지 동작을 하는 동안에 모두 크게 증가되었으며 특히, 신전시에 그러한 것으로 나타났다. 손상되지 않은 흉곽을 가진 척추의 경직성은 단순히 척추와 인대만 있는 경우와 비교하면 굴곡동안 27%, 신전동안 132%, 측굴동안 45%, 축성회전동안에는 31% 각각 증가하였다. 흉골을 제거하면 사실상 흉곽이 척추경직에 미치는 효과는 전혀 없게 되며, 늑골을 1-2개 제거된 경우는 그것이 미치는 영향은 극히 미미하다.

그러므로, 개별적인 구성요소 또는 관절보다는 오히려 흉곽이 흉추의 안정성을 증가시키는데 크게 기여한다.

■ 흉추의 전반적인 운동 OVERALL MOTION OF THE THORACIC SPINE

흉추는 가동성이 상대적으로 더 많은 경추와 요추사이의 이행부에 있으며, 단단하게 경직되어 생명에 중요한 구조물들을 지지하게 되어있다 4가지 생리학적 운동 각각의 범위는 부위에 따라 흉곽이 미치는 효과가 다양하고, 경추와 비슷한 흉추모양에서 요추와 비슷한 흉추모양으로 바꾸기 때문에 다르게 된다.

굴곡과 신전 Flexion and extension. 굴곡과 신전은 흉추에서 운동범위가 가장 작은 것으로 특히 상부흉추에서 제일 작게 일어나고, 하부흉추로 갈수록 점진적으로 운동폭이 증가된다. 이러한 이행부는 거의 상부 흉추에서 흉곽의 경직효과에 의해 야기되며, 그것은 신전시에 가장 명백하게 된다. R1-7까지 7개 늑골은 흉골에 직접 붙어있어서 안정성을 가장 크게 제공하고, 다음 R8-10까지 3개 늑골은 단지 늑연골에 의해 간접적으로 부착되며, R11-12 마지막 2개 늑골은 모두 전방에 부착되어 있지 않아서 절개된 원통 모양과 비슷하며 그러한 결과로 안정성이 상부쪽 늑골보다 상당히 떨어지게 된다.

흉추에서의 굴곡 및 신전 운동은 늑추관절에 의해 보다 더 제한된다. 이러한 안정성은 T11-T12와 T12-L1에서는 상실하게 되는데, 그것은 R11과 R12 늑골이 단지 같은 번호의 추체하고만 관절을 이루게 되므로 인접한 2개 추골과 관절을 이루는 늑골에서 나타나는 지지력이 상실되기 때문이다.

측방굴곡 Lateral Bending

측굴은 흉추에서 두 번째로 큰 운동이다. 운동폭은 흉추부 전체에 걸쳐 거의 일정하게 나타나지만, 관절충돌, 인대부착(늑추인대와 늑횡인대 포함), 그리고 흉곽에 의한 저항에 의해서 제한된다.

회전 Rotation

회전은 흉추 대부분(T1-T10)에서 가장 크게 일어나는 운동이다. 회전운동 폭은 하부흉추 부위에서 현저하게 감소된다. 흉추는 그것의 관절면 방향으로 인해 회전중심이 추체 중앙에 있게 된다. 그러나 하부흉추의 관절면 방향은 요추와 유사하여 회전중심점이 극돌기 근처에 있다. 회전은 추간판의 전단력에 의해 크게 제한되며, 회전의 정도는 흉곽에 의한 저항에 의해 더욱 감소하게 된다.

36

흉추평가
(Evaluation of the Thoracic Spine)

■ 관찰
OBSERVATION

흉추관찰은 후방과 좌-우 측방 각각에서 시행하여 척주에 어떤 비정상적인 만곡이 있는지를 관찰하고, 후만증(척추의 전-후방 만곡이 정상보다 증가된 것) 또는 측만증(비정상적인 측만곡)이 있는 지를 찾아야 한다. 후만증은 때때로 상부흉추에 드러나는데 골다공증 환자, 특히 나이든 여자에서 아주 흔히 나타나는 귀족미망인 혹(dowager's hump)의 형태로 나타나며, 근경련 또는 체성 기능부전이 존재할 때는 평편한 흉추가 나타날 수도 있다. 이러한 자세변화와 그것들의 의미에 관한 자세한 논의는 48장, 58장, 78장을 참조하기 바란다.

피부를 시진하여 어떤 외상 징후 또는 외과적 반흔조직이 있는 지를 보고, 피부병변을 기록해야 하며, 홍반검사와 피부말기검사(skin drag test)를 시행해서 체성 기능부전의 여부에 대한 판단지침으로 이용할 수도 있다.

■ 촉진
PALPATION

흉추부위의 연부조직을 촉진해서 조직(피부, 근막, 피하조직, 근육)질감의 변화를 판단하고, 대근육의 과긴장 또는 국소부위의 근긴장에 주목하며, 과민압통부위 또는 Jones 압통점, 통증유발점 등을 기록해야 한다.

특히 극돌기와 횡돌기의 위치비대칭을 파악하려면 골이정표(bony landmark)를 촉진해야 하는데, 비대칭 위치를 식별하려고 할 때 중요한 것은 '3개 법칙' 즉, 횡돌기가 항상 추체 및 극돌기와 같은 레벨에 있지 않다는 것을 상기하는 것이다. 견갑골의 골이정표는 근 부착부와 추골 레벨을 평가하는데 유용하다. 견갑골 하외각은 T7레벨에 있고 견갑극은 T3에 있다. 12번째 늑골은 T12를 확인할 때 사용되고, 추골 융기(C7)를 이용해서 그것 아래에 있는 T1 위치를 알 수 있는데, T1의 극돌기도 또한 돌출되어 있다.

조직질감변화와 대칭성
Tissue Texture Changes and Symmetry

1. **환자 자세:** 편안하게 앉아서 양손을 허벅지에 올려놓고, 경추를 중립위로 한다.
2. **치료자 자세:** 환자 뒤에 선다.
3. **기법:**

a. 검사자는 한 손가락을 T1 극돌기에 대고, T12까지 극돌기를 따라 활주하여 내려가며 아래와 같은 것에 주목한다.
   (1) 정중선으로부터 벗어남
   (2) 극돌기 사이공간의 크기변화
   (3) 시상면상에서 극돌기의 전위
   (4) 극돌기를 따라 존재하는 과민압통점

b. T1극돌기 양쪽에 있는 횡돌기 각각에 인지와 중지 지문두를 대고, T1에서 T12까지 활주하여 내려가며 아래와 같은 것에 주목한다.
   (1) 조직질감의 변화(단단함, 물컹함)
   (2) 횡돌기의 후방돌출
   (3) 횡돌기 사이공간의 크기변화
   (4) 극돌기가 정중선으로부터 벗어남

■ 총체적 운동검사
GROSS MOTION TESTING

흉추에 국소적인 운동제한이 있는지를 평가해야 한다. 이 부위는 추골 12개의 길이 때문에 상부흉추(T1-T4), 중부흉추(T5-T8), 하부흉추(T9-T12)의 3개 분절로 나누어서 검사하는 것이 유리하다.

측방굴곡 T1-T12 Side-Bending T1-T12

1. **환자 자세:** 좌위
2. **치료자 자세:** 환자 뒤에 선다.
3. **기법:**
   a. 검사자는 양손을 환자의 양어깨에 올려놓고, 엄지와 인지사이의 피막(web)을 견봉 위에 댄다. 엄지는 후방에 놓여 T12를 향하게 되고, 그 외 손가락은 전방에 놓이게 된다.
   b. 우측굴 평가
      (1) 검사자는 오른쪽 어깨에 좌측 병진력을 동반한 하방 압력을 가한다(그림 36-1A). 그 힘은 T12 추체를 지나 하방으로 전달되게 된다.
      (2) 흉추에 생성된 우측만곡의 매끈함과 측굴의 정도(정상=약 20°), 그리고 용이함을 기록한다.
   c. 좌측굴의 평가
      (1) 검사자는 왼쪽 어깨에 우측 병진력을 동반한 하방압력을 가한다. 그 힘은 T12 추체를 지나 하방으로 향하게 된다.
      (2) 흉추에 생성된 우측만곡의 매끈함과 측굴의 정도(정상=약 20°) 그리고 용이함을 기록한다.
   d. 각 방향의 측굴 정도를 비교한다.
   e. 이러한 검사법을 시행하는 동안에 환자에게 어떤 통증이 나타나는 지와 그 부위를 기록한다.

측방굴곡 T1-T8 Side-Bending T1-T8

1. **환자 자세:** 좌위
2. **치료자 자세:** 환자 뒤에 선다.
3. **기법:**
   a. 이 기법은 T1-T12 측굴에 대한 설명과 유사한 것으로 다음과 같이 수정되었다. 검사자는 양손의 엄지와 인지사이의 피막을 환자의 목기저부와 견봉돌기 사이의 중간에 대고, 엄지는 T8을 향하게 한다. T1-T8부위의 측굴을 유발하려면 보다 더 큰 힘이 요구되며, 검사자에 의해 가해진 힘이 T4의 추체를 지나 하방을 향하게 한다(그림 36-1B).
   b. 측굴(좌측 대 우측)의 정도를 비교하고, 차이가 있는 지를 기록한다(정상=

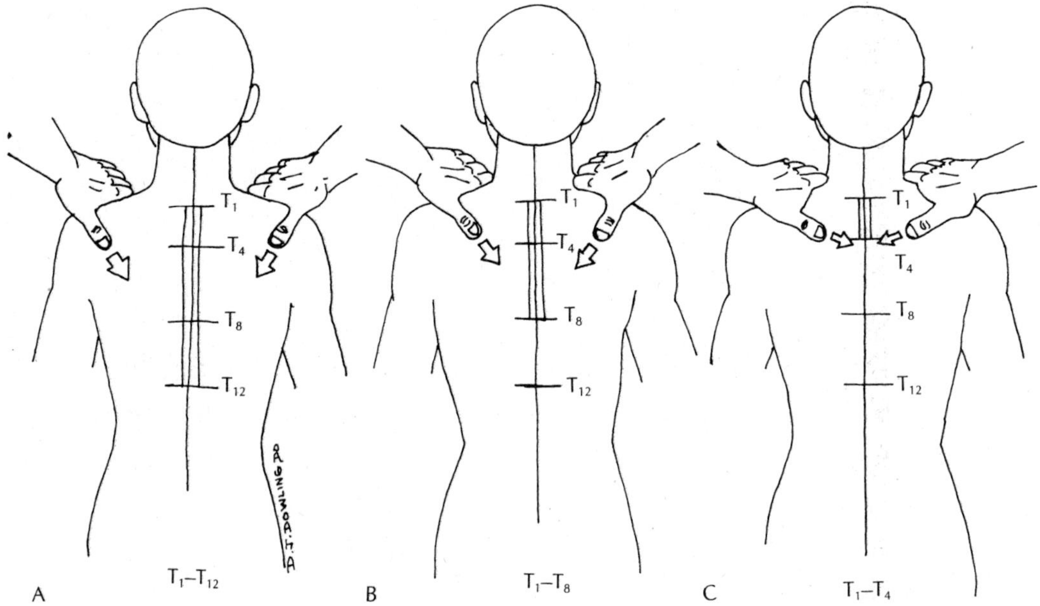

■ **그림 36-1 (A)** T1에서 T12까지 흉추 측굴을 유발하는 힘의 국소화. **(B)** T1에서 T8까지 **(C)** T1에서 T4까지

대략 10°).

c. 생성된 외측만곡이 매끈한 지를 관찰한다.

측방굴곡 T1-T4 Side-Bending T1-T4

1. **환자 자세:** 좌위
2. **치료자 자세:** 환자 뒤에 선다.
3. **기법:**
   a. 이 기법은 T1-T12 및 T1-T4의 측굴검사에 대한 설명과 유사하며, 다음과 같이 수정된 것이다. 검사자 양손의 엄지와 인지사이의 피막을 가능한 목 기저부에 가깝게 환자의 어깨에 올려놓고 엄지는 T4를 향하게 한다. 측굴을 시키려면, 앞의 두 검사보다 더 큰 힘이 요구되며 검사자에 의해 가해진 힘은 T4 추체를 지나 하방을 향하게 된다.
   b. 측굴(우측 대 좌측)의 정도를 비교하고, 차이가 있으면 기록한다(정상=대략 5°).
   c. 주의: 검사부위의 측굴(우측 대 좌측) 비대칭은 단일 기능부전(single dysfunction) 또는 그룹성 만곡, 근막긴장에 의해 나타날 수 있다.

흉추부위(T1-T12 또는 T1-T8, T1-T4)사이에서의 소견 불일치는 기능부전 부위를 나타내는 것일 수도 있으므로 검사자는 후에 기술된 회전측만검사 및 분절간 운동검사 기법으로 이 부위를 더욱 자세하게 검사해야 한다.

흉추 회전 Rotation of the Thoracic Spine

1. **환자 자세:** 테이블에 말을 타듯이 걸터앉아 그의 등이 테이블 끝 근처에 있게 한다.
2. **치료자 자세:** 환자 뒤에 선다.
3. **기법:**
   a. 검사자는 환자의 양쪽 견봉돌기 각각에

손을 올려놓는다.

b. 회전은 검사자가 한쪽 어깨를 자신을 향하여 끌어당기는 동시에 반대편 어깨를 미는 것에 의해 유도된다(그림 36-2).
   (1) 우회전: 검사자는 왼쪽 어깨를 밀면서 오른쪽 어깨를 끌어당긴다.
   (2) 좌회전: 검사자는 오른쪽 어깨를 밀면서 왼쪽 어깨를 끌어당긴다.

c. 기록:
   (1) 각 방향의 회전정도를 기록한다. 이것은 전두면에서 어깨선의 벗어난 정도를 기록하는 것이 가장 좋은 측정법이다. 정상적인 회전은 약 40°이다.
   (2) 우회전 대 좌회전의 비대칭을 기록한다.
   (3) 이 기법을 시행하는 동안 통증의 출현과 위치를 기록한다.

전방굴곡/후방굴곡
Forward Bending / Backward Bending

요추의 운동으로부터 흉추의 전방, 후방 굴곡운동을 분리하는 것은 상당히 어렵다. 따라서 이러한 운동은 흉-요추부위가 결합된 것으로 고려하며, 이러한 기법은 제5부, 47장에 기술되어 있다.

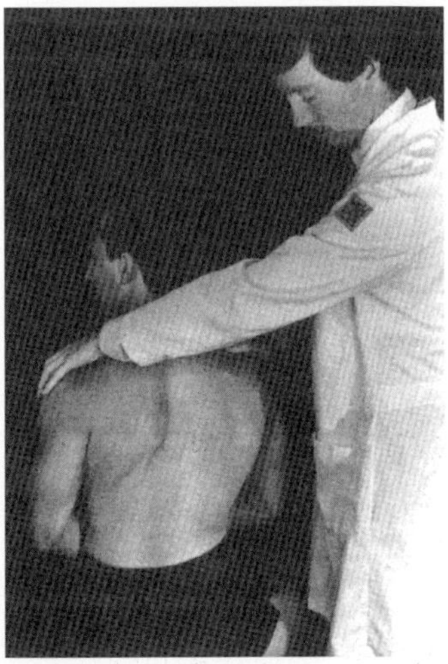

■ **그림 36-2** 흉추회전을 평가하는 자세

■ 분절검사
SEGMENTAL TESTING

회전측만검사와 분절간운동검사는 추골레벨에서 체성 기능부전을 평가하는데 이용되는 두 가지 진단수단이며, 그것들은 검사자의 선호도에 따라 독자적으로 또는 서로 연결하여 사용될 수 있다.

회전측만검사를 이용하면 횡돌기 위치로 추골의 회전위치를 평가할 수 있으며, 이러한 위치는 척추를 중립위, 굴곡위, 신전위로 하고 평가된다.

그룹성 만곡에 포함된 추골은 중립위에서 회전이 가장 크게 일어난 위치를 나타내고, Fryette 제1법칙에 따라 측굴과 회전은 반대방향으로 일어날 것이다. 단일 체성 기능부전은 굴곡위 또는 신전위, 둘 중 어느 한 위치에서 회전이 가장 크게 일어나 위치를 나타내고, Fryette 제2법칙에 따라 측굴과 회전은 같은 방향으로 일어날 것이다. 또한 단일 체성 기능부전에서 굴곡 또는 신전에서의 운동자유도(기능부전 진단명의 방향)는 회전이 과장된 위치와 반대방향으로 될 것이다.

다음 단락에 기술된 자세는 환자를 검사하는 위치이며, 검사소견과 그에 상응한 진단에 관련된 예들은 이 장의 끝에 기술될 것이다.

■ 우성 눈
THE DOMINANT EYE

우성 눈이란 그것을 통해서 바깥세상을 볼 때, 그것에 대한 정보를 가장 잘 전달받는 눈을 말한다. 모든 사람들에게서 우성 눈은 태어난 후 곧 발달되고 일생동안 변하지 않으며, 그것은 어느 팔을 더 잘 쓰는 것과는 전혀 관계가 없다. 검사자는 자신의 우성 눈이 어느 쪽인 가를 확인하고 있어야 그 눈을 시진해야 되는 레벨로 가져가서 정보를 가장 정확하게 파악할 수 있게 된다.

우성 눈을 결정하는 방법
Technique for Determining Dominant Eye

1. 양손의 엄지와 인지를 서로 마주보게 하여 둥글게 원을 만든다.
2. 팔은 앞으로 완전히 뻗는다.
3. 양쪽 눈을 뜬 상태에서, 적어도 10피트 이상 떨어진 물체가 검사자의 양손으로 만든 원안에 들어가게 위치를 잡는다.
4. 이 자세를 유지하고 그 물체가 원안에 그대로 보일 때까지 양쪽 눈을 번갈아 교대로 감는다.
5. 우성 눈으로는 그 물체를 원안에서 보게 될 것이고, 열성 눈으로는 원 밖에서 물체를 보게 될 것이다.

■ 회전측만검사
ROTOSCOLIOSIS TESTING

Type II 체성기능부전, T1-T3
Type II Somatic Dysfunction, T1-T3

1. **환자 자세:** 좌위
2. **치료자 자세:** 환자 뒤에 선다.
3. **기법:**
   a. 검사자는 **한쪽 손의 2번째와 3번째 손가락**을 사용하여 횡돌기의 끝을 촉진한다. 횡돌기는 그에 상응하는 극돌기와 같은 레벨에서 외측으로 0.5인치 떨어진 곳에 위치한다(그림 36-3).
   b. 통증유무와 근막긴장 증가 그리고 한쪽 횡돌기(우측 또는 좌측)가 반대쪽보다 더 후방에 있는지를 평가한다. 후자는 보다 더 후방인 횡돌기를 촉진하거나 후방 횡돌기쪽의 조직깊이가 감소된 것을 감지함으로써 알아낼 수 있다.
   c. 각 레벨에서 환자의 목이 완전히 굴곡된 상태로 시작한다. 환자에게 지시하여 중립위까지 그의 머리를 천천히 뒤로 가져오게 하고 나서 그 다음에는 완전히 신전되게 한다.
   d. 검사자는 자신이 촉진하는 손가락 아래에서의 변화를 관찰하고, 회전이 최대로 일어나는 위치(굴곡, 신전)와 회전된 위치(후방 횡돌기 쪽) 방향을 기록한다.
   e. T2와 T3에 대해서도 같은 방법을 반복한다.

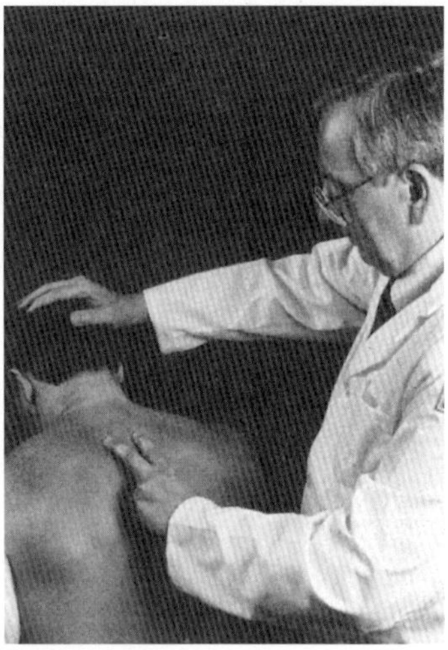

■ **그림 36-3** 상부흉추 typeII 기능부전을 평가하기 위한 회전측만검사

Type II 체성기능부전, T4-T12
Type II Somatic Dysfunction, T4-T12

T4-T12 부위에 대한 회전측만검사는 상부흉추의 검사와 동일하며, 단지 차이점은 생리학적 운동이 다르게 일어나도록 환자 자세를 다

르게 한다는 것이다.

신전 Extension

1. **환자 자세:** 복와위에서 양 팔꿈치로 받치고, 상부흉추 근조직이 이완되게 하여 완전히 신전되고 촉진을 용이하게 할 수 있게 한다(그림 36-4).
2. **치료자 자세:** 검사자의 우성 눈이 환자에게 더 가까이 되도록 환자 옆에 서서 환자 머리를 마주본다.
3. **기법:** 다음에 기술된 굴곡기법에 설명되어 있다.

굴곡 Flexion

1. **환자 자세:** 좌위에서 양발을 마루 또는 발판 위에 대어 지지하고, 양손을 목뒤에 깍지 끼게 한 다음에 환자에게 가능한 한 많이 전방으로 구부리라고 지시한다(그림 36-5).
2. **치료자 자세:** 환자 앞 또는 뒤에 선다.
3. **기법:** (모든 하부흉추의 회전측만을 진단하기 위한)

a. 검사자는 엄지 또는 인지를 사용하여 횡돌기 끝을 촉진한다. 횡돌기는 극돌기 외측 0.5~1인치 떨어진 지점에 위치한다.

b. 후방 돌출된 횡돌기를 평가한다. 이 부위에 증가된 근육으로 인해 횡돌기를 직접 촉진하는 것은 어려우므로 조직깊이의 감소로 후방회전된 것을 찾는 것이 가장 좋을 것이다.

c. 검사자는 척추와 평행하게 뻗은 환자 등의 정중선을 볼 수 있도록 자세를 잡고, 촉진하는 손가락의 상대적인 높이에 주목한다. 그것들의 높이가 같은가? 한쪽 손가락이 더 후방인가?

d. 하부흉추 전체를 중립위에서 검사하는 것으로 시작해서 검사소견을 기록하고, 그 다음에 환자에게 신전하라고 지시해서 그 자세에서의 검사소견을 기록한다. 마지막으로 굴곡하라고 지시하고 그 자세에서의 검사소견을 기록한다.

e. 세 가지 자세에서 하부흉추를 평가한

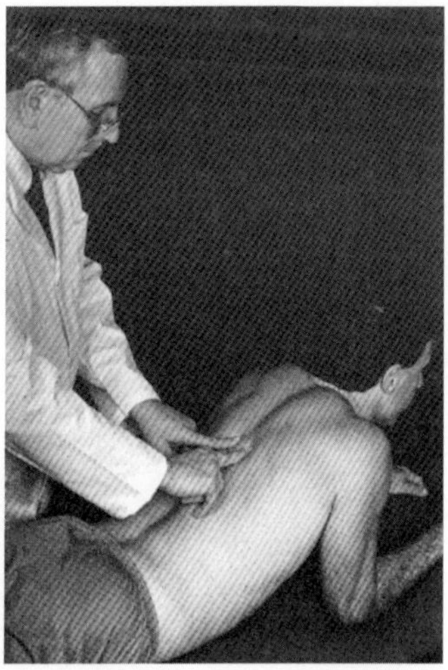

■ **그림 36-4** 환자를 복와위에서 신전시키고, 중부흉추에서 typeII기능부전에 대한 회전측만검사

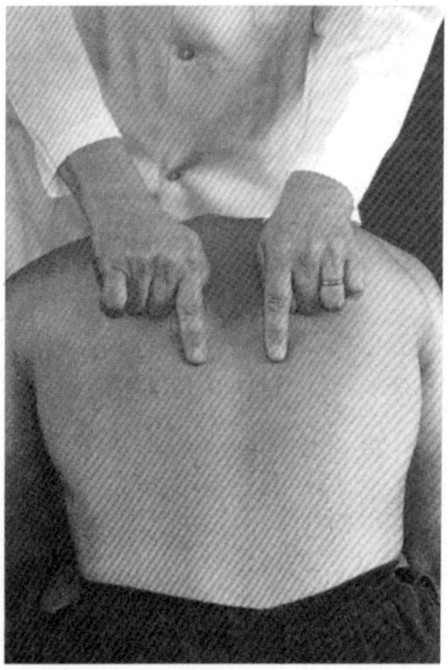

■ **그림 36-5** 환자를 좌위에서 굴곡시키고, 중부흉추에서 typeII기능부전에 대한 회전측만검사

후에, 각각의 추골 레벨에서의 회전이 어느 자세에서에서 가장 크게 일어났는가를 기록한다. 횡돌기가 가장 후방으로 되는 자세를 결정하기 위해 하나 이상의 레벨을 재평가해야 될 필요가 있을 수도 있다.

Type Ⅰ 체성기능부전 Type I Somatic Dysfunction

흉추를 평가해서 type Ⅰ 기능부전이 발견하려면 3가지 서로 다른 검사가 필요하다.

1. 정적 대칭. 환자를 뒤에서 관찰하여 추골 그룹의 측굴 또는 좌우 한 쌍 표시점(예를 들면, 어깨)의 높이 비대칭, 한 쌍 표시점(예를 들면, 견갑골)의 돌출 비대칭 등이 나타났는지를 살펴본다.
2. 국소운동검사. 검사자는 측굴 비대칭 여부를 관찰한다. 대개 볼록한 쪽으로의 운동이 제한된다.
3. 회전측만검사. Type Ⅰ 기능부전의 진단적 근거는 인접한 3개 이상의 추골이 중립위에서 회전위치가 최대로 된 것을 찾아내는 것이다. 흉추를 상부와 하부로 분리해서 검사해야 한다.

상부흉추(T1–T3) Upper thoracic region(T1-T3)

1. **환자 자세:** 좌위
2. **치료자 자세:** 환자 뒤에 선다.
3. **기법:**
   a. 환자에게 추골이 중립위치에 놓이도록 똑바로 앉으라고 지시한다.
   b. 엄지를 사용하여 검사자는 T1의 양측 횡돌기를 촉진한다.
   c. 어떤 횡돌기가 더 후방에 있는지 결정한다.
   d. T2와 T3에 대해서도 이와 같은 방법을 반복한다.

하부흉추부위(T4–T12) Lower Thoracic(T4-T12)

1. **환자 자세:** 복와위에서 머리를 턱으로 받치고 전방을 바라보게 하며, 양팔을 각각 옆에 두거나 테이블 아래로 늘어뜨리게 한다(그림 36–6).
2. **치료자 자세:** 검사자의 우성 눈이 환자에게 더 가까이 되도록 환자 옆에 서서 환자 머리를 마주본다.
3. **기법:** T4–T12 의 Type Ⅱ 기능부전에 대한 회전측만검사에서 설명했던 그대로 검사를 반복한다.

T4–T12의 회전측만검사의 대안방법 Alternative Methods of Rotoscoliosis Testing, T4-T12

여기에 기술된 방법은 전통적인 회전측만검사를 대체하는 것으로 진단을 쉽고 빠르게 할 수있다는 것이 이 기법의 장점이다. 검사자는 환자를 단일 자세로 놓고 세 가지 검사법을 모두 시행하며, 거기에 더하여 중립위, 굴곡위, 신전위에서의 소견을 즉시 비교할 수 있다. 단

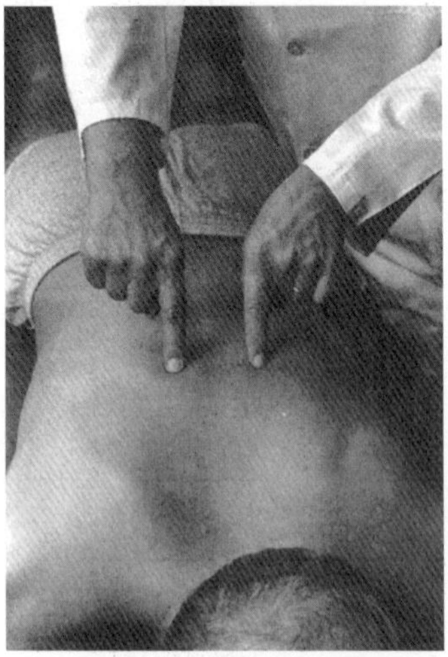

■ **그림 36-6** 중립자세에서 하부흉추에서의 type Ⅰ 기능부전에 대한 회전측만검사

지 이 기법에서는 보다 더 고도의 촉진 기술이 요구되므로 많은 경험으로 다른 검사소견을 비교한 후에야 비로소 이용할 수 있게 될 것이다.

대안기법 1 Alternate Technique 1

1. **환자 자세:** 둥근 의자에 앉아서 양발을 어깨넓이로 벌리고 바닥에 단단히 딛는다.
2. **치료자 자세:** 환자 뒤에 선다.
3. **기법:**
   a. 검사자의 엄지로 양쪽 횡돌기 끝을 촉진한다(그림 36-7).
   b. 환자를 중립위를 두고(직립으로 앉게 해서), 각 추골에서 평가를 시작한다. T4-T12에 대한 전통적인 회전측만검사에서 했듯이 통증, 조직변화, 추골회전 등이 있는지를 주목한다.
   c. 검사자의 엄지를 동일한 추골레벨에 대고, 환자에게 가능한 한 멀리 구부리라고 지시하며, 추골의 회전위치 변화에 주목한다.
   d. 검사자의 엄지는 같은 레벨 위에 올려놓고, 환자에게 다시 바르게 앉으라고 하고 신전 자세를 취하게 한다.
      (1) T4-T8을 평가하려면, 환자에게 그의 가슴을 가능한 한 멀리 내밀라고 한다.
      (2) T9-T12를 평가하려면, 환자에게 그의 배를 가능한 한 멀리 내밀라고 한다.
      (3) 추골의 회전위치 변화에 주목한다.
   e. 어떤 자세(중립, 굴곡, 또는 신전)에서 추골의 회전위치가 최대로 되었는지를 기록한다.
   f. T4-T12까지의 모든 레벨에서 이와 같은 방법을 반복한다.

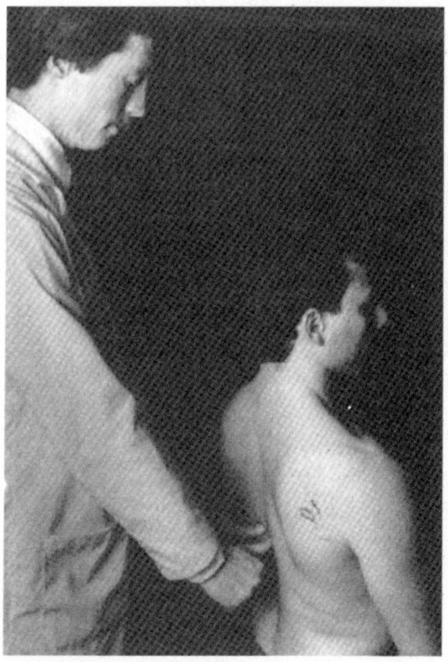

■ **그림 36-7** T4-T12의 회전측만검사, 손의 위치

대안기법 2 Alternate Technique 2

1. **환자 자세:** 복와위에서 머리를 턱으로 받치고 양팔은 옆에 둔다.
2. **치료자 자세:** 검사자의 우성 눈이 환자에게 더 가까이 되도록 환자 옆에 서서 환자 머리를 마주본다.
3. **기법:**
   a. 검사자는 엄지 또는 인지를 사용하여 양쪽 횡돌기 끝을 촉진한다.
   b. 각 레벨마다 검사자는 횡돌기에 일직선으로 압을 가하는 것으로 해서 중립자세에서 추골 촉진을 시작한다.
      (1) 전통적인 방법에서 기술하였듯이 조직긴장과 추골의 회전위치에 주목한다.
      (2) 전통적인 방법에서 기술하였듯이 엄지의 상대적인 높이를 주시한다.
   c. 같은 레벨에 엄지를 대고 굴곡자세에서 추골을 평가한다.
      (1) 엄지를 위쪽으로 굴려서 횡돌기의 상면에 압박을 가해 누르면, 그 추

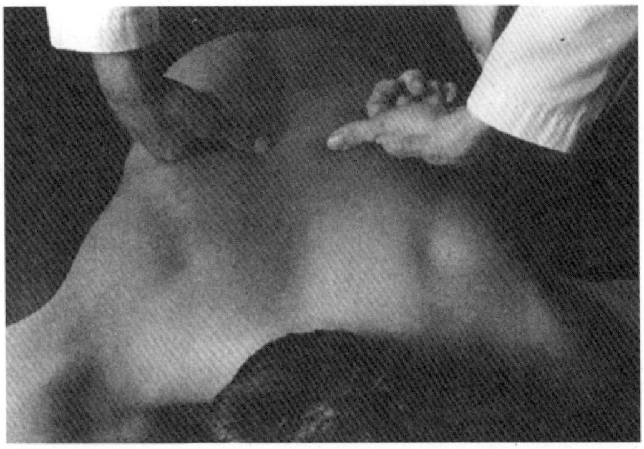

■ **그림 36-8** T4-T12의 회전측만검사 대체기법2, 굴곡검사

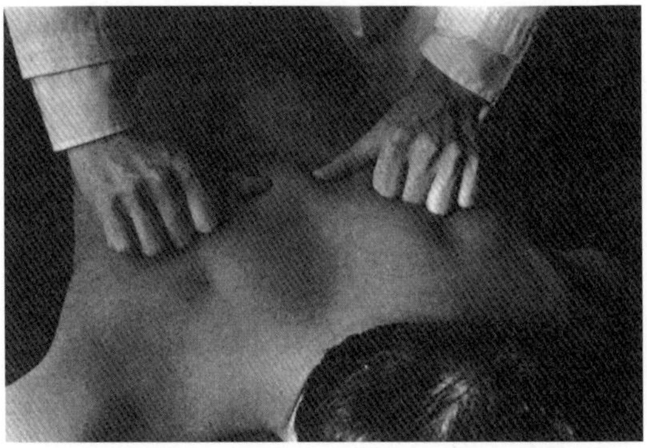

■ **그림 36-9** T4-T12의 회전측만검사 대체기법2, 신전검사

골이 굴곡상태로 된다(그림 36-8).

(2) 설명된 것처럼 평가한다.

d. 같은 레벨에 엄지를 두고 신전에서 추골을 평가한다.

(1) 엄지는 아래쪽으로 굴려서 횡돌기의 하면에 압박을 가해 누르면, 그 추골은 신전된다(그림 36-9).

(2) 설명된 것처럼 평가한다.

e. 어떤 자세(중립, 굴곡, 신전)에서 회전위치가 최대로 나타났는지를 결정한다.

f. T4-T12까지의 모든 레벨에서 이 방법으로 반복한다.

대안기법 3 Alternate Technique 3

1. **환자 자세**: 복와위에서 머리를 턱으로 받치고 양팔은 옆에 둔다.
2. **치료자 자세**: 환자 옆에 선다.
3. **기법**:

a. 검사자는 그의 손을 환자의 등에 대고, 그의 손가락들이 환자의 척추에 수직이 되게 하여 한 손가락은 평가할 추골의 바로 위쪽 극돌기 사이공간에 대고, 한 손가락은 바로 밑쪽 극돌기 사이공간에 댄다.

b. **주목할 사항**

(1) 평가할 추골의 바로 위쪽과 아래쪽 극돌기 사이공간의 대칭성

(2) 평가할 추골 극돌기의 편측 이탈

(3) 평가할 추골 극돌기의 전-후방 이탈

c. **해석**

(1) 굴곡(운동 자유도)기능부전

a. 극돌기 상부 사이공간이 더 좁다.

b. 극돌기 하부 사이공간이 더 넓다.

c. 극돌기가 더 돌출되어 있다.

(2) 신전기능부전

a. 극돌기 상부 사이공간이 더 넓다.

b. 극돌기 하부 사이공간이 더 좁다.

c. 극돌기가 덜 돌출되어 있다.

(3) 중립기능부전(그룹성 만곡)

a. 상부와 하부 극돌기 사이공간이 똑같다.

(4) 회전

a. 극돌기가 추골 회전과 반대쪽으로 이탈되어 있다.

예: T6의 극돌기가 더 돌출되고 좌회전되어 있으며; T5와 T6 극돌기 사이공간이 T6과 T7 극돌기 사이공간보다 더 좁다. 진단은 T6가 굴

곡, 우회전, 우측굴된 것이다.

d. T4-T12까지 각각의 레벨에서 이러한 단계적 방법을 반복한다.

■ 회전측만소견과 상응한 진단의 예
EXAMPLES OF ROTOSCOLIOSIS FINDINGS AND CORRESPONDING DIAGNOSES

예 1 Example 1

T8 우측 횡돌기가 후방돌출되어 있고, 굴곡위에서 가장 돌출되었다.

진단: T8 E $S_R R_R$

예 2 Example 2

T4-T10의 우측 횡돌기가 후방돌출되어 있고, 중립위에서 가장 돌출되었다.

진단: T4-T10 N $S_L R_R$

예 3 Example 3

예 2와 똑같은 소견이지만, 다른 점은 T7 좌측 횡돌기가 후방돌출되어 있으며, 신전위에서 더 돌출된다는 것이다.

진단: 볼록한 만곡의 첨부에 단일체성기능부전(T7 F $S_L R_L$)을 가진 그룹성 만곡(T4-T10 N $S_L R_R$)

주의: 단일체성기능부전이 그룹성 만곡 내에서 발생할 수 있는데, 그것들은 만곡의 첨부(중심)와 말단부에서 가장 흔히 나타난다.

■ 분절간 운동검사
INTERSEGMENTAL MOTION TESTING

분절간 운동검사는 어느 한 추골이 다른 추골위에서 움직이는 것으로 2개 추골사이의 운동을 결정하는 또 다른 방법으로 이것은 체성기능부전에 수반된 운동제한을 결정하는 것을 보조한다.

T1-T4 분절간 운동검사
Intersegmental Motion Testing, T1-T4

1. **환자 자세:** 양손을 허벅지 위에 올려놓고 편안히 앉아서 경추를 중립위로 한다.
2. **치료자 자세:** 환자 뒤의 한쪽 옆에 서서 환자로부터 더 떨어진 손(운동을 유발하는 손)은 환자머리 두정부에 대고, 또 다른 손(촉진하는 손)은 검사하려는 운동에 따라 다양하게 변화시켜야 하는데, 그 각각의 경우에 대한 것은 설명될 것이다.
3. **기법:**

a. **굴곡** — 신전을 평가할 때, 검사자는 그것의 손가락이 검사자 반대쪽을 수평으로 가리키도록 촉진수를 위치시키고, 셋째 손가락의 지문두를 검사하려는 레벨의 극돌기 사이공간에 놓는다(즉, T1을 검사하려면, T1과 T2 사이공간에 놓는다). 2번째와 4번째 손가락의 지문두는 각각 바로 위 레벨과 바로 아래 레벨에 둔다. 검사하려는 레벨에서 운동이 촉진될 때까지 환자의 머리를 수동적으로 전방과 후방으로 구부리지만, 그러나 바로 아래 레벨에서는 운동이 일어나지 않게 해야 한다(그림 36-10). 추골 레벨에서 굴곡 대 신전의 대칭성에 주목해야 한다.

해석: 기능부전의 명칭은 보다 더 큰 움직임을 탐지된 방향(굴곡 또는 신전)을 따서 붙인다.

b. **회전**평가를 할 때, 검사자는 극돌기 양옆, 검사하려는 추골의 횡돌기 각각에 손가락을 한 개 또는 두 개 대고, 검사하려는 레벨 아래까지 환자의 머리를 전방 또는 후방(굴곡-신전 검사에서 최소 움직임이 탐지된 방향)으로 구부린다. 그리고 나서 검

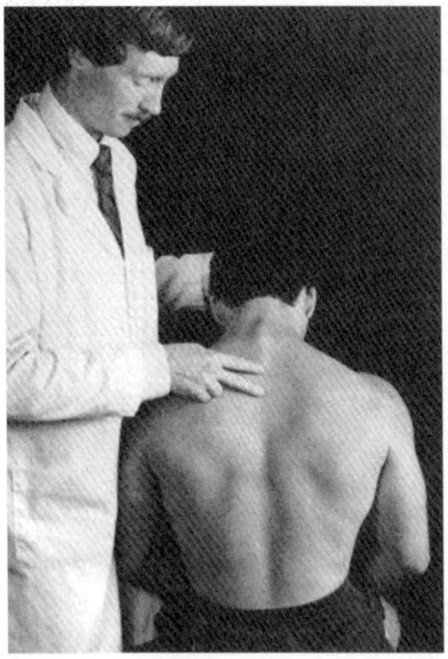

■ **그림 36-10** T1-T4에서 굴곡-신전에 대한 분절간 운동검사

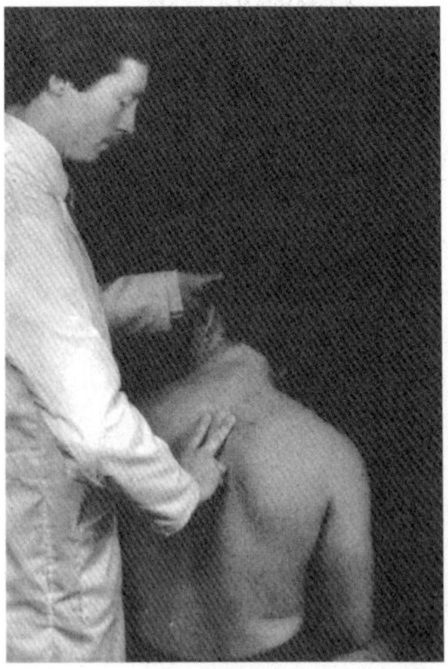

■ **그림 36-11** T1-T4에서 회전에 대한 분절간 운동검사

사하려는 횡돌기에서 최대 움직임이 촉진될 때까지 환자의 머리를 좌회전 시킨다(그림 36-11). 이러한 과정을 우회전으로도 반복하고, 좌회전 대 우회전의 대칭성에 주목한다.

해석: 기능부전은 회전이 더 크게 나타난 방향을 따서 명칭을 붙인다.

c. 측굴을 평가하려면, 검사자는 검사하려는 레벨과 그 바로 아래 레벨의 횡돌기 사이, 극돌기 양옆에 손가락을 대고, 검사하려는 레벨아래까지 환자의 머리를 전방 또는 후방(최소로 움직이는 방향)으로 구부리고 나서 양 측면으로 측굴시킨다(그림 36-12). 측방굴곡은 촉진하는 손가락 아래에서 횡돌기의 분리 또는 접근으로 탐지된다. 좌측굴 대 우측굴의 대칭성에 주목한다.

해석: 기능부전의 명칭은 측굴이 더 크게 나타난 방향을 따서 붙인다.

분절간 운동검사를 할 때 측굴은 늑골에 의해 크게 제한되므로 평가하는 것이 어려울 수도 있다. 정상적인 척추 또는 그룹성 만곡에서 측굴은 회전과 반대 방향으로 나타나고, type Ⅱ 단일분절 체성기능부전에서 측굴은 회전과 같은 방향으로 일어난다. 측굴 제한의 진단은 주로 굴곡-신전과 회전에서 운동 비대칭의 소견에 의거한다.

T5-T12 분절간 운동검사

Intersegmental Motion Testing, TS-T12

하부 흉추의 분절간 기능부전을 진단하는 방법은 상부흉추에 사용된 기법과 아주 유사하다. 환자 자세는 똑바로 앉아야 한다는 것을 제외하면 똑같은 자세이고, 촉진하는 손의 위치도 똑같다. 하지만 환자와 관련된 검사자의 자세는 다르며, 하부흉추에서 운동을 유도하기 위한 기법도 다른데, 오직 이러한 차이점만을 기술할 것이다.

1. **환자 자세:** 상부흉추의 분절간 운동검사와 같은 자세로 한다.

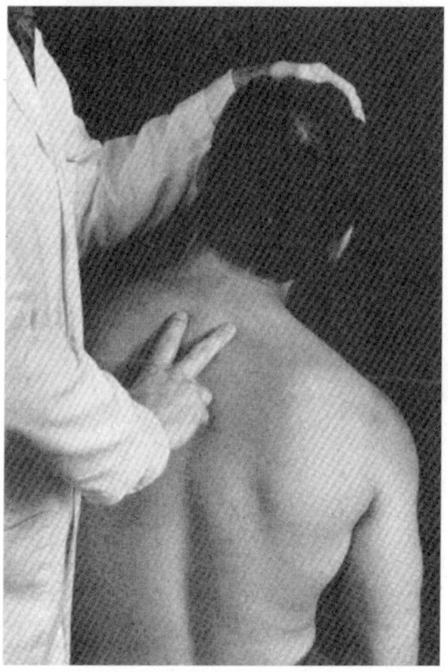

■ **그림 36-12** T1-T4에서 측굴에 대한 분절간 운동검사

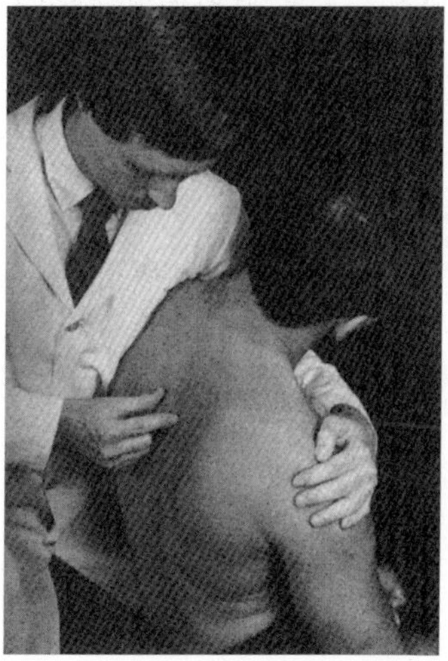

■ **그림 36-13** T5-T12에서 회전에 대한 분절간 운동검사

2. **치료자 자세:** 환자 뒤에서 한쪽 옆에 선다. 환자와 가깝게 있는 손을 촉진할 때 사용하고, 다른 팔의 액와는 가깝게 있는 환자 어깨위에 올려놓을 수 있게 하여 팔이 환자의 흉골을 가로질러 손으로 반대편 어깨를 잡을 수 있게 한다.
3. **기법**
   a. **굴곡**은 환자의 양어깨에 힘을 하방과 약간 전방으로 적용함으로써 유도되게 한다.
   b. **신전**은 환자의 양어깨에 힘을 꼬리 쪽과 약간 후방으로 적용함으로써 유도되게 한다.
   c. **회전**은 원하는 방향으로 어깨를 돌려서 유도되게 한다(그림 36-13).
   d. **측굴**은 한쪽 어깨에 힘을 하방으로(측굴되게 하고 싶은 편측으로) 가하면서 반대쪽으로 병진력을 동반시켜서 유도되게 한다.

촉진과 해석은 상부흉추의 분절간 운동검사에서 설명된 것과 동일하다.

참고문헌

DiGiovanna EL. Schiowitz S. *An Osteopathic Approach to Diagnosis and Treatment*, 2nd ed. Philadelphia: Lippincott-Raven, 1997.

Fryette H. *Principles of Osteopathic Technique*. Colorado Springs: Academy of Applied Osteopathy, 1954.

Kapandji IA. *The Physiology of the Joints, vol 3. The Trunk and the Vertebral Column*. Edinburgh: Churchill Livingstone, 1974.

Warwick R, Williams P. *Gray's Anatomy*, 35th British ed. Philadelphia: W.B. Saunders, 1973.

White A, Panjabi MM. *Biomechanics of the Spine*. Philadelphia: J.B. Lippincott, 1978.

37

흉추 근막기법 (Thoracic Myofascial Techniques)

이 장에서 설명하는 연부조직기법은 흉추와 견갑대 근육의 이완과 신장에 전반적으로 가장 좋은 기법이다. 그것들은 연부조직의 과긴장과 긴장을 치료하는 유일한 기법으로 또는 다른 유형의 정골교정기법을 적용하기 위해 조직을 준비시킬 때 사용된다.

■ 수동기법 PASSIVE TECHNIQUES

수직신장 Perpendicular Stretch

수직신장기법은 척추기립근과 그 세부근육을 포함하여 극돌기와 평행하게 주행하는 흉요추부의 근육이면, 어느 것이든지 그것을 치료하는데 이용될 수 있다.

1. **환자 자세:** 복와위에서 보다 더 편안한 쪽으로 머리를 돌린다.
2. **치료사 자세:** 치료하려는 반대쪽으로 테이블 옆에 선다.
3. **기법:**
   a. 치료사는 한쪽 손의 엄지와 무지구를 치료하려는 근육의 내측 가장자리와 극돌기 외측에 놓고, 엄지를 극돌기와 평행하게 한다(그림 37-1).
   b. 그리고 나서 처음 손의 엄지 위에 또 다른 손의 무지구를 올려놓는다(그림 37-2).
   c. 치료사는 하방(테이블을 향하여)과 외측으로 천천히 부드럽게 압박한다. 3초간 압박을 유지하면, 점차적으로 이완된다.

   주의: 힘의 방향은 테이블과 평행하게 외측으로 가한다. 이 기법을 사용할 때는 압박이 근복으로 가해지지 않게 해야 한다.

   d. 치료사는 양손을 척추 위 또는 아래로 이동시켜서 흉요추의 다른 부위를 치료한다.
   e. 이 기법을 여러 번 반복한다.

경추부에서부터 어깨로 견갑상부를 따라 주행하는 근육의 치료(예, 승모근) Treatment of Muscles Running Along Suprascapular Area from Cervical Region to Shoulder(e.g., Trapezius)

1. **환자 자세:** 복와위에서 머리를 치료사쪽으로 돌리게 한다.
2. **치료사 자세:** 치료하려는 반대편의 환자의 어깨높이 근처에서 테이블 옆에 선다.

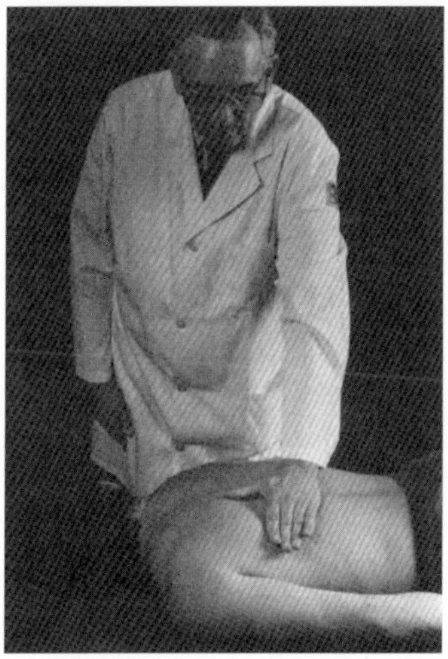

■ **그림 37-1** 근막수직신장, 엄지 위치. 삽화에서 손가락은 미는 방향을 가리키고, 항상 이완되어 있다.

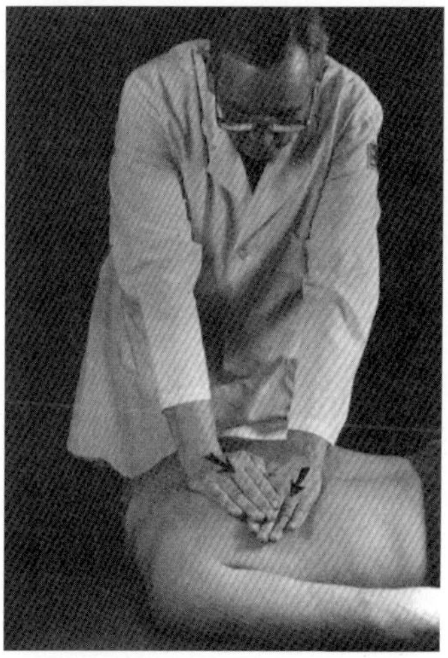

■ **그림 37-2** 근막수직신장, 양손의 위치

3. **기법:**
   a. 치료사는 한손의 엄지와 무지구를 치료하려는 섬유에 수직되게 하여 약간 꼬리쪽을 향하게 놓는다.
   b. 다른 손은 처음 손을 보강하거나 그것 옆에 놓아서 치료부위가 확장되게 한다.
   c. 치료사는 근섬유의 수직되고 하방을 향하게 부드러운 힘을 천천히 적용한다(그림 37-3). 이러한 힘을 3초간 유지하면, 점차적으로 이완된다.

주의: 항상 섬유의 수직방향으로 근육을 밀어야 한다. 손이 미끄러지지 않도록 해서 피부에 마찰력이 가해지지 않게 해야 한다.

   d. 이 기법을 여러 번 반복한다.

승모근 상연의 치료
Treatment of Superior Border of Trapezius

1. **환자 자세:** 복와위에서 머리를 가장 편안한 쪽으로 돌리게 한다.
2. **치료사 자세:** 치료하려는 반대편의 어깨 높이 근처에서 테이블 옆에 선다.
3. **기법:**
   a. 치료사는 환자 발쪽에 더 가까이 있는 손을 환자의 치료하려는 쪽의 어깨 위에 놓는다.
   b. 다른 손의 손가락으로 승모근의 상연을 감싸서 그 근육의 가장자리를 잡는다.

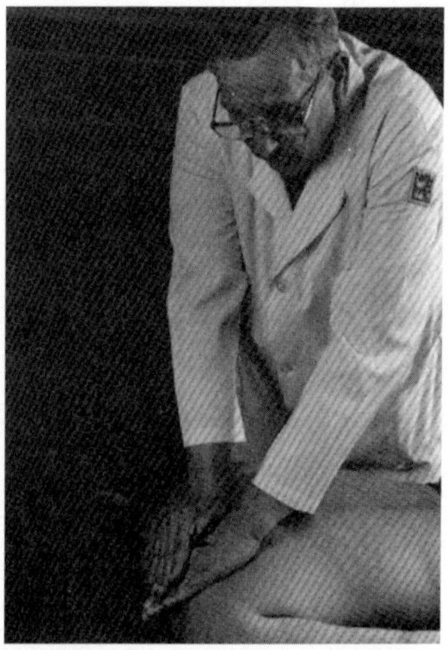

■ **그림 37-3** 승모근의 근막수직신장

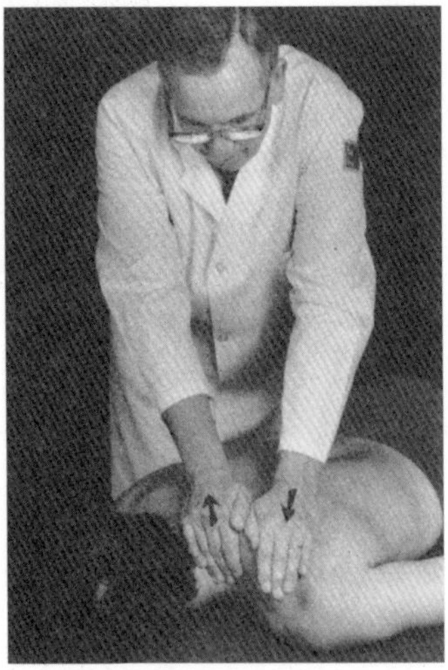

■ 그림 37-4 승모근의 근막신장, 환자 복와위

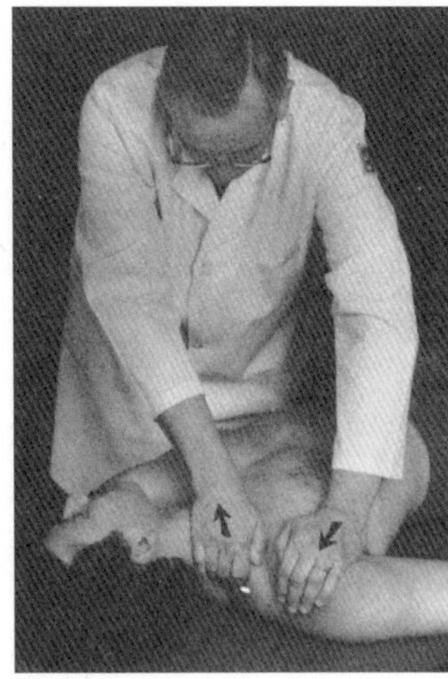

■ 그림 37-5 앙와위에서 승모근의 근막신장

c. 치료사는 어깨에 하방으로의 역압력을 가하면서 승모근을 부드럽게 견인한다(그림 37-4). 견인방향은 치료대로부터 상방이고, 근섬유에 수직되게 적용되어야 한다.
d. 견인력을 3초간 유지하면, 점차적으로 이완된다.
e. 치료사는 그의 치료하는 손을 환자의 목 또는 어깨쪽으로 더 가깝게 활주시켜서 승모근의 다른 부위를 치료할 수도 있다.
f. 이 기법을 여러 번 반복한다.

변법: 환자를 앙와위에 두고 이와 같은 기법을 수행할 수도 있다(그림 37-5).

견갑하부의 근육 치료(예, 전거근)
Treatment of Subscapular Muscles(e.g., Serratus Anterior)

1. **환자 자세:** 복와위에서 머리를 치료사 반대쪽으로 돌리게 한다.
2. **치료사 자세:** 치료하려는 쪽에서 견갑골보다 약간 상방에 선다.
3. **기법:**
   a. 환자는 치료받아야 하는 쪽의 손을 등뒤로 가져가서 견갑골이 흉곽으로부터 떨어져 외전되게 한다.
   b. 치료사는 그의 손가락으로 견갑골 내측연을 감싼다(그림 37-6).
   c. 상방과 외측으로 부드럽게 견인해서 견갑골을 잡아당겨 흉곽으로부터 떨어지

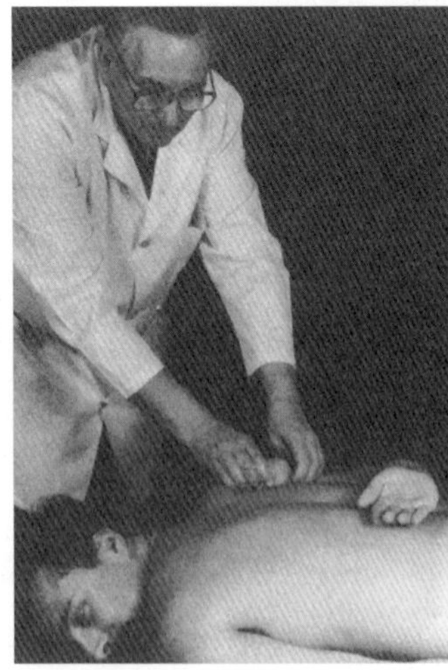

■ 그림 37-6 견갑하부 근육, 근막신장

게 하고, 이 힘을 3초간 유지하면, 점차 적으로 이완된다.

d. 이 기법을 여러 번 반복한다.

평행신장 Parallel Stretch

1. **환자 자세:** 복와위에서 머리를 가장 편안한 쪽으로 돌리게 한다.
2. **치료사 자세:** 치료하려는 반대쪽의 테이블 옆에 선다.
3. **기법:**
   a. 치료사는 그의 전완을 교차해서 그의 손꿈치를 근복에 대고, 양손의 손가락이 각각 서로 평행되게 한 다음, 한손은 두측을 향하게 하고, 다른 손은 미측을 향하게 한다(그림 37-7).
   b. 양손을 분리시키면서 압을 하방으로 가한다

주의: 피부의 과도한 신장을 피하려면, 피부에 느슨함이 생기도록 양손을 대략 1인치 정도 떨어지게 놓고 난 다음에 함께 움직인다. 이렇게 하면, 양손을 그림 37-7에서 나타난 위치로 가져가게 될 것이다.

흉추부위에 대한 수직견인
Perpendicular Traction for Thoracic Region

1. **환자 자세:** 치료받으려는 쪽이 위로 가도록 옆으로 눕고, 고관절과 슬관절를 90° 굴곡시킨다.
2. **치료사 자세:** 환자와 마주보며 테이블 옆에 선다.
3. **기법:**
   a. 치료사는 그의 손을 환자의 견갑골 주위에 놓고, 환자의 팔을 그의 팔위에 걸치도록 한다.
   b. 치료사는 그의 손가락 지문두를 사용하여 치료하려는 근육(척추기립근, 승모근)을 부드럽게 잡고, 그것을 척추로부터 분리시킨다.
   c. 치료사는 근육을 동시에 외측과 전방(환자와의 관계에서)으로 견인시키면서 그의 몸을 후방으로 굴린다(그림 37-8). 견인을 3초간 유지하면, 점차적으로 이완된다.

주의: 환자의 피부위에서 치료사의 양손이 미끄러지지 않도록 해야 한다. 왜냐하면 그렇게 되면 마찰과 자극이 유발되기 때문이다. 피로

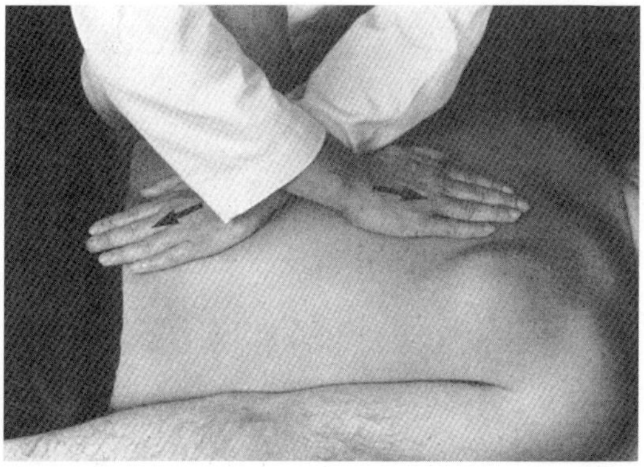

■ **그림 37-7** 긴 근육에 대한 평행신장

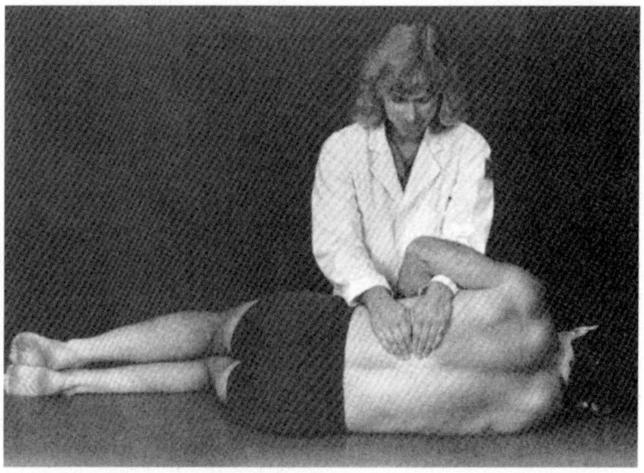

■ **그림 37-8** 옆으로 누운 자세에서의 수직신장

를 피하려면, 치료사는 그의 양팔로 견인력을 적용하기 보다는 오히려 그의 몸을 굴려서 지렛대로 이용해야 한다.

d. 치료사는 그의 양손(그리고 체간)을 두측과 미측으로 이동시켜서 다른 근육군을 치료할 수 있다.

흉-요추부에 대한 수직견인
Perpendicular Traction for the Thoracolumbar Area

1. **환자 자세:** 치료받으려는 쪽이 위로 가도록 옆으로 눕고, 슬관절과 고관절을 90° 굴곡시킨다.
2. **치료사 자세:** 환자와 마주보며 테이블 옆에 서서 치료사의 허벅지를 환자의 무릎에 마주보게 갖다댄다.
3. **기법:**
   a. 치료사는 치료하려는 부척추근을 감싸 잡는다.
      (1) 손가락들의 방향은 치료하려는 근섬유에 수직되게 한다.
      (2) 손가락 끝은 극돌기와 근육사이에 위치하게 한다.
   b. 치료사는 근육을 동시에 외측과 전방으로 견인시키면서 그의 몸을 후방으로 굴리고(그림 37-9), 환자의 무릎에 마주보게 갖다 댄 그의 허벅지로 반대력을 가한다.
   c. 견인을 3초간 유지하고 서서히 해제한다.
   d. 치료사는 그의 손을 위 또는 아래로 이동시켜서 부척추근의 다른 부분을 치료할 수도 있다.

흉-요추 기법의 변법
Modification of Thoracolumbar Technique

1. **환자 자세:** 설명 된 것과 같다.

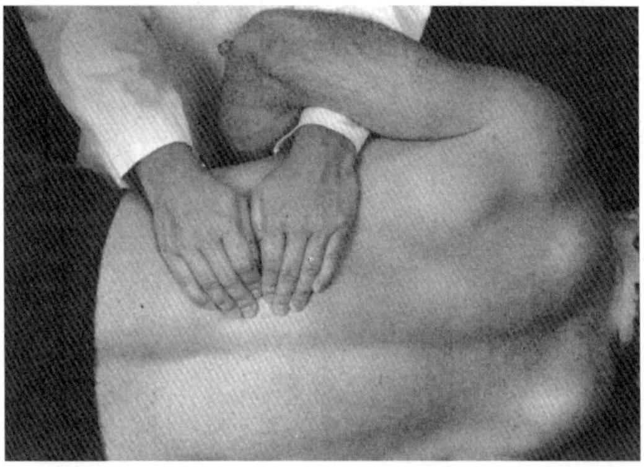

■ **그림 37-9** 환자가 옆으로 누운 자세에서 부척추근의 수직신장

2. **치료사 자세:** 설명 된 것과 같다. 다만, 치료사는 그의 허벅지를 환자의 무릎에 마주보게 갖다 댈 필요가 없다는 것이 다를 뿐이다.
3. **기법:**
   a. 설명된 것처럼, 치료사는 치료할 근육을 잡는다.
   b. 치료사는 환자의 액와에 자신의 두측(환자와의 관계에서)팔꿈치를 기대어 버티고, 다른 팔꿈치는 환자의 둔부에 기대어 버티게 한다. 팔꿈치가 환자의 체간을 파고들게 하지 말아야 한다.
   c. 치료사는 액와를 하방과 두측으로 누르는 동시에 둔부를 하방과 미측으로 눌러서 근육을 부드럽게 견인한다(그림 37-10). 이렇게 하면 근육에 평행신장과 수직견인이 동시에 적용될 것이다.

견갑골 내측부(견갑거근, 능형근, 상부 승모근)
Medial Scapular Area(Levator, Scapulae, Rhomboids, Superior Trapezius)

1. **환자 자세:** 치료받으려는 쪽이 위로 가도록 옆으로 눕는다.

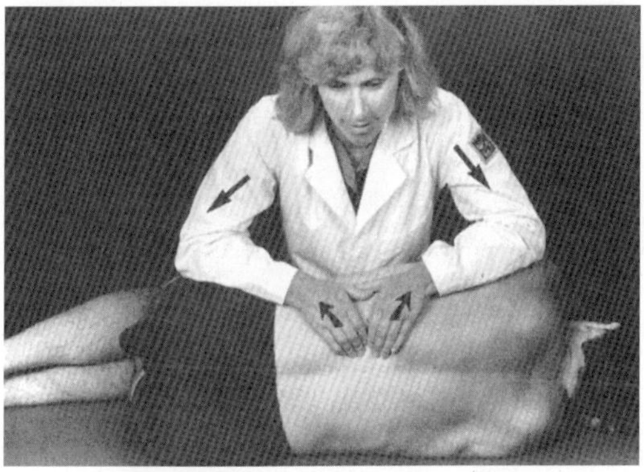

■ 그림 37-10 흉요추부의 양 방향 신장

2. **치료사 자세:** 환자와 마주보며 테이블 옆에 선다.
3. **기법:**
   a. 치료사는 그의 두측(환자와의 관계에서)손으로 견갑골 내측근육을 잡고, 환자의 팔을 그의 팔위에 걸쳐 올리게 하여 환자의 머리 쪽을 향하게 한다.
   b. 치료사는 다른 손을 견갑골 하부에 올려놓고 환자를 고정시키는데 이용한다.
   c. 근섬유에 수직 방향으로 견인을 부드럽게 가한다(그림 37-11).

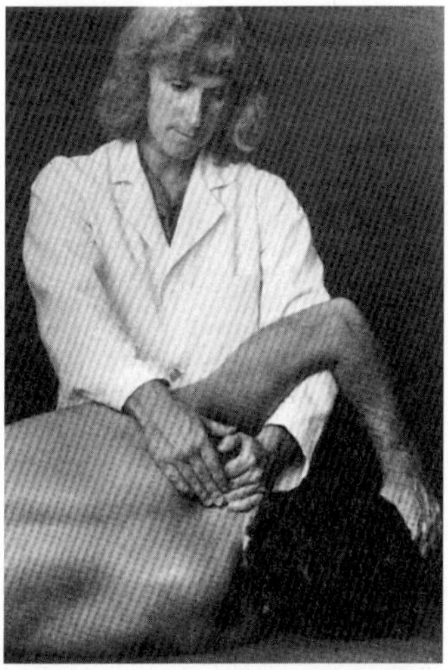

■ 그림 37-11 측와위에서 견갑골 내측 신장

   d. 견인을 3초간 유지하면, 점차적으로 이완된다.

견갑하부 Subscapular Area

1. **환자 자세:** 치료받으려는 쪽이 위로 가도록 옆으로 눕는다.
2. **치료사 자세:** 환자와 마주보며 테이블 옆에 선다.
3. **기법:**
   a. 치료사는 그의 두측(환자와의 관계에서)손을 환자의 견갑상부에 올려놓고, 그의 손가락으로 견갑골의 상부 내측연을 감싸 잡는다.
   b. 치료사는 다른 손을 환자의 팔 아래로 뻗어서 견갑골의 하극과 하연을 감싸 잡는다(그림 37-12).
   c. 치료사는 외측과 미측(환자와의 관계에서)으로 견인을 천천히 가하고 견갑골을 들어서 외전되게 하여 흉곽으로부터 떨어지게 한다.
      (1) 치료사는 또한 그의 손가락을 견갑골 아래로 끼어 넣고 견갑골을 잡아당겨서 흉곽으로부터 떨어지게 할 수도 있다(이전에 설명된 그림 37-

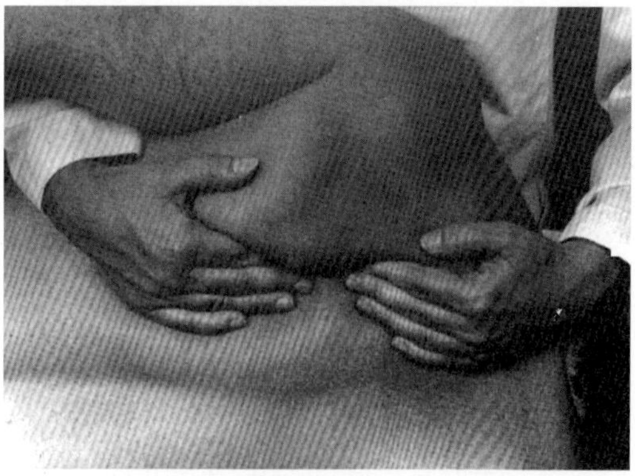

■ 그림 37-12 견갑골 하부 신장

6에 삽화된 것처럼).

(2) 이러한 기법은 부드럽게 시행되어서 환자에게 고통이 유발되지 않게 해야 한다.

d. 견인을 3초간 유지하면, 점차적으로 이완된다.

■ 능동직접기법 ACTIVE DIRECT TECHNIQUES

여기에 기술된 능동직접기법에서는 환자가 그의 손을 바닥 쪽으로 밀어야 하며, 처음 두 가지 기법은 부척추근, 능형근, 견갑거근, 승모근을 치료하는데 이용된다.

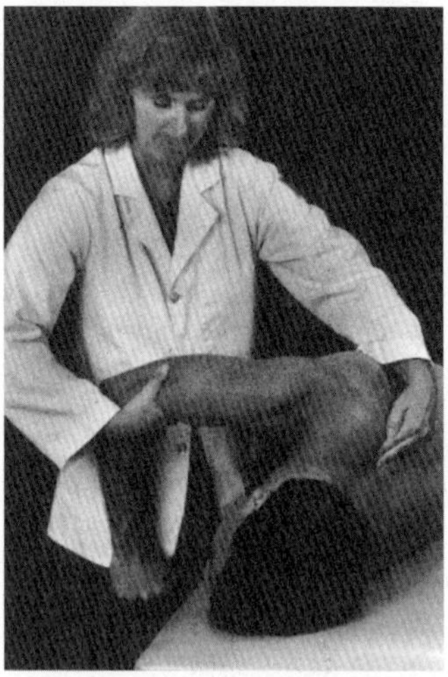

■ **그림 37-13** 흉-요추부 근육에 대한 능동직접 근막기법. 환자는 치료사가 등척성 저항을 가하는 동안에 팔을 바닥 쪽으로 민다.

기법 I Technique I

1. **환자 자세:** 치료받아야 하는 쪽이 위로 가도록 옆으로 눕는다.
2. **치료사 자세:** 환자와 마주보며 테이블 옆에 선다.
3. **기법:**
   a. 치료사는 미측 손은 치료하려는 근육을 촉진(모니터)한다.
   b. 다른 손으로는 환자의 팔이 완전히 지지되는 그러한 방식으로 환자의 상완을 팔꿈치에서 잡고, 환자의 팔이 주관절에서 굴곡되어 손가락이 바닥을 향하게 한다.
   c. 일단 치료하려고 하는 부위가 국소화되면(이후를 참조), 치료사는 환자에게 그의 손가락을 바닥 쪽으로 밀라고 지시한다(그림 37-13).
   d. 치료사는 두측 손으로 환자의 팔에 등척성 저항의 반대력을 준비한다.
   e. 치료사는 치료하려는 근섬유를 국소화하기 위해서 등척성 수축하는 동안 미측 손으로 근육을 촉진한다. 국소화는 등척성 수축하는 동안에 환자의 팔을 미측 또는 두측으로 위치시킴으로서 조정된다.
      (1) 치료사가 수축하는 동안 환자의 팔꿈치를 두측으로 더욱 멀리 가져가면 갈수록 더욱 더 두측에 있는 섬유들이 수축될 것이다(즉, 치료될 것이다).
      (2) 치료사가 팔꿈치를 미측으로 더욱 더 멀게 가져가면 갈수록 더욱 더 미측에 있는 섬유들이 치료될 것이다.
      (3) 미측 손으로는 근수축을 촉진하여 치료하고 있는 섬유에 국소화되게 한다.
   f. 등척성 수축을 3초간 유지하면, 이완된다.
   g. 이 기법을 동일한 국소에 반복하거나 팔꿈치를 재위치시켜서 다른 부위를 치료할 수도 있다.

기법 II Technique II

이 기법에서는 치료사가 등척성 반대력을 가하는 동안에 환자는 그의 팔꿈치를 천장쪽으로 밀라고 설명한다.

1. **환자 자세:** 치료받아야 하는 쪽이 위로 가도록 옆으로 눕는다.
2. **치료사 자세:** 환자와 마주보며 테이블 옆에 선다.
3. **기법:**
   a. 치료사는 미측 손으로 앞서 설명했던 기법에서 그러했듯이 치료하려는 근육을 촉진한다.
   b. 환자의 팔은 이전의 기법에서 했던 것처럼 자세를 취한다(팔꿈치를 구부리고 손가락은 바닥을 향하게 한다). 치료사는 환자의 팔꿈치 배측면을 천장과 가장 가까운 부위로 잡는다(그림 37-14, 15).
   c. 치료사는 두측 손(환자와의 관계에서)

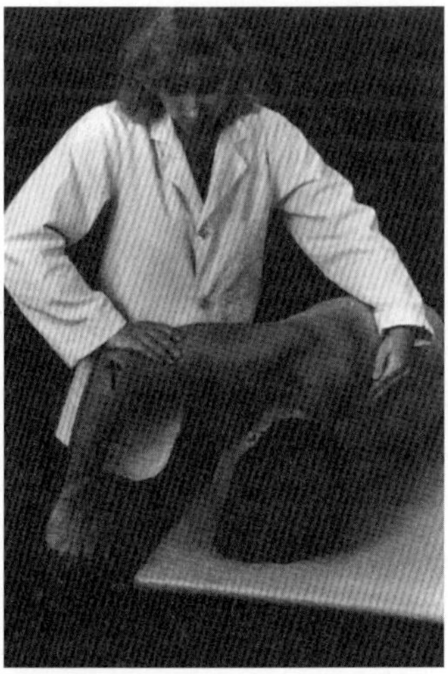

■ **그림 37-14** 흉-요추부 근육에 대한 능동직접 근막기법. 환자는 치료사가 등척성 저항을 가하는 동안에 천장을 향해 팔을 민다.

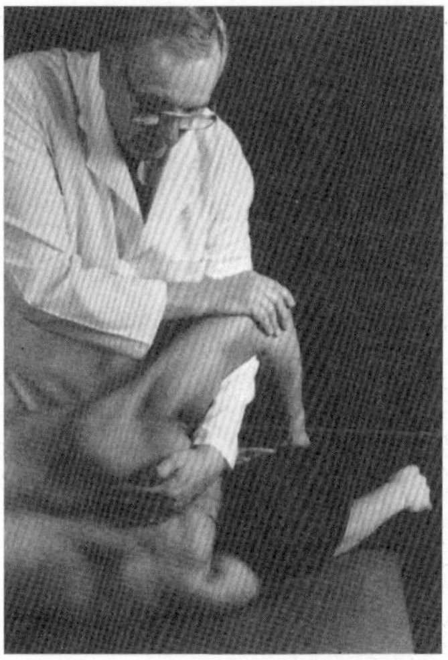

■ **그림 37-15** 팔이 지지된 상태로 능동직접기법

으로 등척성 저항력을 주는 동안에 환자의 팔꿈치를 천장으로 밀라고 지시한다.
   d. 이 기법에서는 치료받는 부위가 환자의 상완 장축과 직선상에 있게 된다(그림 37-16).
      (1) 환자의 팔꿈치가 더 두측에 놓이게 되면, 치료받게 되는 섬유들은 더 미측에 국소화하게 된다.
      (2) 환자의 팔꿈치가 더 미측에 놓이게 되면, 치료받게 되는 섬유들은 더 두측에 국소화하게 된다.
   e. 등척성 힘을 3초간 유지하면, 이완된다.
   f. 이 기법은 동일한 국소에 반복하거나 팔꿈치를 재위치시켜서 다른 부위를 치료할 수도 있다.

능동직접기법 III: 견갑골
Active Direct Technique III: Scapula

이 기법은 전체 견갑골부위의 이완을 전반적으로 촉진하는데 초기의 치료법으로 좋다.

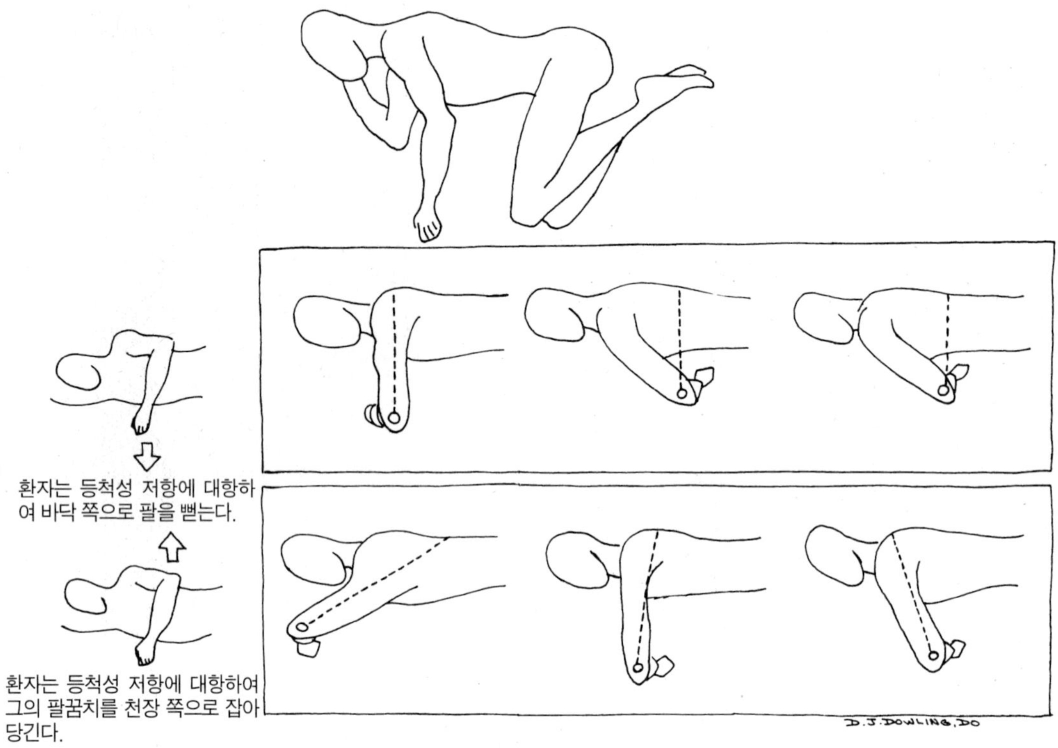

■ **그림 37-16** 흉추부위에 대한 능동근막치료의 국소화

1. **환자 자세**: 치료받아야 하는 쪽이 위로 가도록 옆으로 눕는다.
2. **치료사 자세**: 환자와 마주보며 테이블 옆에 선다.
3. **기법**:
   a. 치료사는 두측 손(환자와의 관계에서)으로 견갑골의 상연을 잡고, 다른 손으로는 하각을 잡고, 환자의 팔을 치료사의 미측 팔위에 놓이게 한다.
   b. 치료사는 자신의 흉골로 환자의 어깨를 누른다.
   c. 치료사는 환자의 어깨에 대고 있는 그의 상체 무게를 이용해서 견갑골을 내측 그리고 상방 또는 하방 어느 한쪽(움직임이 더 자유로운 쪽이면 어느 쪽이든지)으로 천천히 눌러준다.
   d. 환자는 치료사가 하방으로 등척성 저항력을 가하는 동안 그의 어깨로 치료사의 가슴을 바로 위쪽으로 밀어낸다.
   e. 이러한 수축을 3초간 유지하면, 이완된다.
   f. 치료사는 견갑골을 더 내측 그리고 상방 또는 하방 어느 한 쪽으로 이동시킨다.
   g. 이 기법을 3번 반복한다.

■ 능동간접기법
ACTIVE INDIRECT TECHNIQUE

여기에 기술된 능동간접기법은 상부와 중부 흉추영역에 있는 모든 근육에 적용되는 일반적인 기법이다.

1. **환자 자세:** 앙와위
2. **치료사 자세:** 치료하려는 반대편 테이블 옆에서 환자의 머리 근처에 선다.
3. **기법:**
   a. 환자에게 그의 다른 손으로 치료받아야 하는 쪽의 손목을 잡게 한 다음에 그의 하체는 테이블 위에서 평편하게 유지하면서 그의 상체를 치료사 반대쪽으로 회전하도록 지시한다.
   b. 치료사는 테이블을 가로 질러 손을 뻗어서 환자의 반대편 손목을 잡는다.
   c. 환자는 그의 몸을 가로질러 잡고 있는 팔(치료사 반대쪽의 팔)을 치료사쪽으로 잡아 당겨서 그의 체간을 치료사쪽으로 회전시킨다.
   d. 치료사는 이 동작에 등속성 반대력을 준다(그림 37-17).
   e. 환자의 상체가 치료사 쪽으로 완전히 회전되면, 환자의 능동운동이 끝난 것이다.

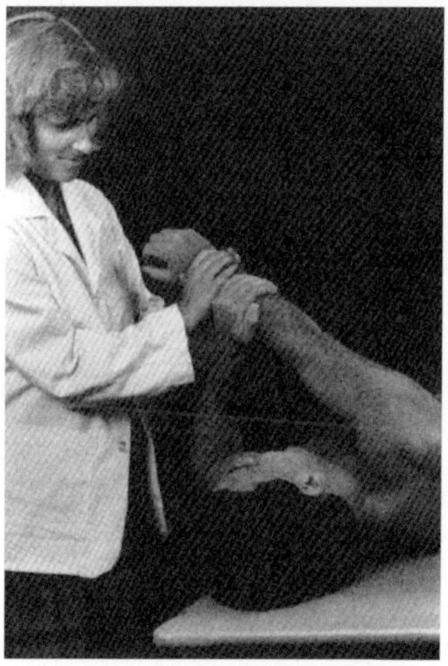

■ **그림 37-17** 흉추부위에 대한 능동직접 근막기법. 치료사는 환자가 왼쪽 팔을 당기는 것에 등척성 저항을 제공하고, 마지막에 수동신장을 추가한다.

   f. 환자에게 이완하라고 지시한다.
   g. 치료사는 하체를 반대편 전상장골극에서 고성시키면서 수동신장을 가해서 회전을 증가시킨다.
   h. 이 기법을 3번 반복하는데, 치료사는 매번 반대력을 점점 더 크게 제공한다.

38

흉추 근에너지기법
(Muscle Energy of the Thoracic Spine)

이 장에서는 흉추의 그룹성 만곡과 단일분절 체성 기능부전에 대한 기법적용이 설명될 것이다. 모든 기법에서 시작은 환자가 몸을 세워 똑바로 앉아서 그의 발을 바닥에 적절하게 지지한 자세로 한다.

■ Type I 그룹성 만곡(예, T1-T10 N S_R R_L)

TYPE I GROUP CURVE(EXAMPLE T1-T10 N S_R R_L)

1. **환자 자세:** 좌위에서 양발로 바닥을 지지한다.
2. **치료사 자세:** 환자 뒤에서 그룹성 만곡의 볼록한 쪽에 선다.
3. **기법:**
   a. 치료사는 볼록 쪽에 더 가까운 손으로 치료해야 되는 만곡 첨단부에서 촉진한다(즉, 치료사는 환자 좌측에서 오른손으로 T5를 촉진한다).
   b. 치료사는 다른 팔의 전완을 볼록한 측의 환자 어깨 위에 올려놓는다(즉, 치료사의 왼팔을 환자의 좌측 어깨 위에 올려놓는다). 치료사는 그의 전완 대신에 액와를 이용해도 된다.
   c. 환자의 어깨 위에 올려놓은 팔로 치료사는 촉진하고 있는 첨단부 아래까지 볼록한 쪽으로 측굴시키고, 볼록한 반대쪽으로 회전시킨다(즉, 환자를 좌측굴 그리고 우회전시킨다)(그림 38-1).
   d. 전술한 움직임이 환자의 균형을 깨뜨리면, 오목한 쪽으로 병진력을 적용해야 한다. 척추는 중립위를 유지하고 있어야 하는 것에 유의한다(즉, 전혀 굴곡, 신전되지 않아야 된다).
   e. 그리고 나서 환자에게 볼록한 쪽의 어깨를 들어올려서 오목한 쪽(운동이 자유로운 쪽)으로 측굴하고, 3~5초 동안 유지하라고 지시한다.
   f. 치료사는 등척성 저항력을 주어서 정적 수축이 일어나게 한다.
   g. 환자에게 이완하라고 지시한다. 이것은 일반적으로 3~5초간 유지하지만, 필요에 따라 약간 더 길게 할 수 있다.
   h. 치료사는 환자를 조금 더 측굴 및 회전시켜서 새로운 장벽에서 운동이 느껴지게 한다.

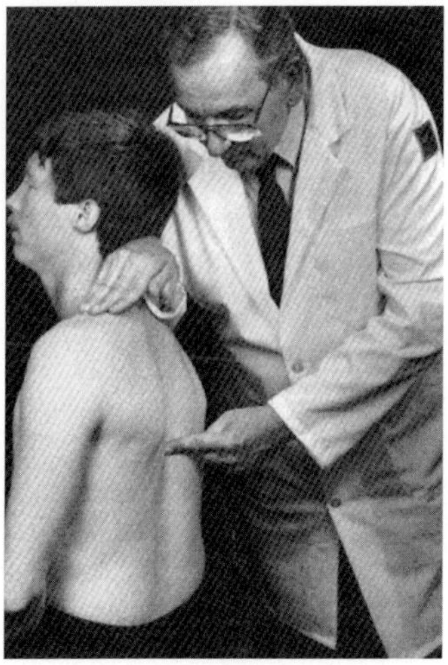

■ **그림 38-1** 우측으로 볼록한 type I 그룹성 만곡에 대한 근에너지기법

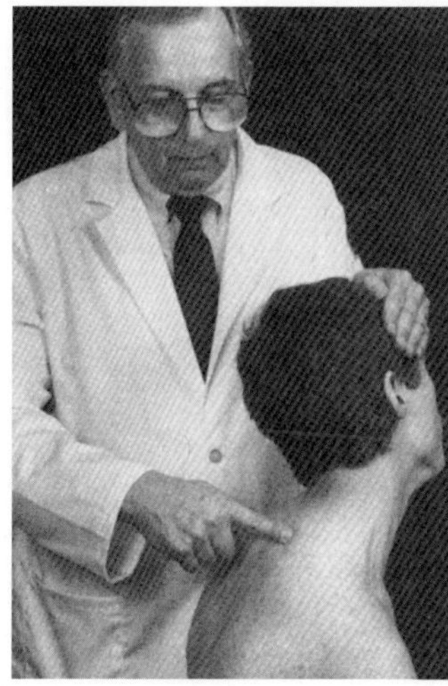

■ **그림 38-2** 상부흉추 type II 체성 기능부전에 대한 근에너지기법

i. 이러한 과정은 적어도 3번 이상 반복한다.

j. 수동신장은 마지막 반복한 후에 추가한다.

■ Type II 단일분절체성기능부전
TYPE II SINGLE-SEGMENT SOMATIC DYSFUNCTION

상부흉추(T1-T4)(예 T3 ES_RR_R or T4 FS_RR_R)
Upper Thoracic Region(T1-T4)(Examples T3 ES_RR_R or T3 FS_RR_R)

1. **환자 자세:** 좌위, 양발을 바닥에 붙인다.
2. **치료사 자세:** 환자 뒤에서 운동장벽 쪽에 선다(즉, 치료사는 좌측에 선다).
3. **기법:**
   a. 치료사는 환자의 척추에 가장 근접한 손으로 병발된 추골의 횡돌기에 대고 체성 기능부전을 촉진한다(즉, 치료사의 오른쪽 손은 T3의 좌측 횡돌기를 촉진한다).
   b. 치료사는 다른 손으로 환자의 머리를 잡거나 또는 팔로 환자의 머리를 터번-스타일(turban-style)로 감싸서 머리의 움직임을 조정하고 환자의 움직임에 저항을 준다.
   c. 치료사는 치료해야 할 추골을 촉진하면서 환자의 목을 그것의 운동장벽까지 굴곡 또는 신전시킨다.
   d. 그 다음에 환자의 머리를 운동장벽 쪽으로 측굴시키고 회전시켜서(좌측굴과 좌회전) 촉진되고 있는 체성 기능부전 분절에 국소화되게 한다(그림 38-2).
   e. 환자에게 그의 머리를 운동이 자유로운 방향으로 측굴 또는 회전시켜서 3~5초 동안 유지하라고 지시한다(그림 38-3).
   f. 치료사는 등척성 저항력을 주어 정적 수축이 일어나게 한다.
   g. 환자에서 이완하도록 지시한다. 이것은 일반적으로 3~5초간 유지하지만, 필요에 따라 약간 더 길게 할 수도 있다.
   h. 치료사는 새로운 장벽에서 운동이 느껴

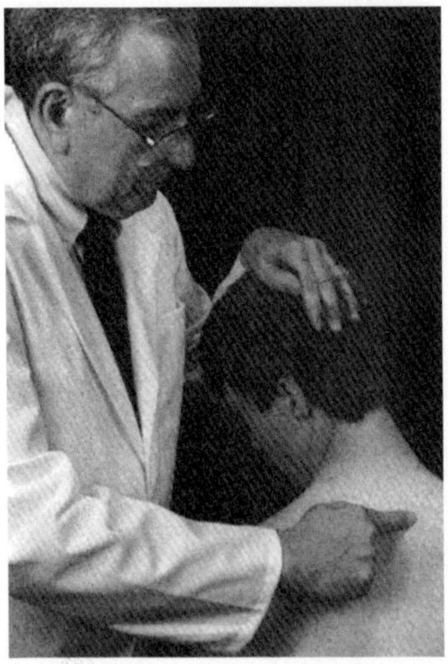

■ **그림 38-3** 상부흉추 typeⅡ 체성 기능부전에 대한 근에너지기법. 환자의 머리를 굴곡장벽까지 가져가서 좌측굴, 좌회전시킨다.

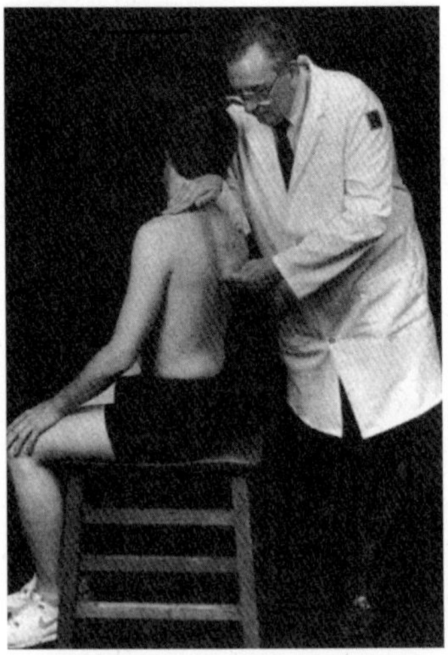

■ **그림 38-4** 중부와 하부 흉추의 굴곡 typeⅡ 체성 기능부전에 대한 근에너지 치료. 신전장벽에 도달되고, 환자를 우회전과 우측굴시킨다.

질 때까지 환자의 목을 장벽 방향으로 조금 더 측굴, 회전시킨다.

i. 최소한 3번은 반복해야 한다.

j. 수동신장은 마지막 반복 후에 추가한다.

중부와 하부 흉추(예 T7 F S_L R_L 또는 T7 E S_L R_L)

Middle and Lower Thoracic Region(Example T7 F S_L R_L or T7 E S_L R_L)

1. **환자 자세:** 좌위, 양발을 바닥에 붙인다.
2. **치료사 자세:** 환자 뒤에서 운동장벽 쪽에 선다(즉, 치료사는 우측에 선다).
3. **기법:**
   a. 치료사는 손가락을 병발된 추골의 횡돌기에 대고 체성 기능부전을 촉진한다(즉, 치료사는 왼손을 T7의 우측 횡돌기에 대고 촉진한다.)
   b. 치료사는 다른 팔의 전완을 장벽 쪽의 환자 어깨에 올려 놓는다(즉, 치료사의 오른팔을 환자의 우측 어깨에 올려놓는다). 전완을 대신에 액와를 이용해도 된다.
   c. 운동장벽까지 환자를 굴곡 또는 신전시킨다. 환자에게 몸을 세워 똑바로 앉으라고 하거나 그의 배를 내밀라고 지시해서 신전이 일어나게 하고(그림 38-4), 환자에게 전방으로 구부정한 자세를 취하라고 지시해서 굴곡이 일어나게 한다(그림 38-5). 운동은 기능부전된 분절에 국소화되게 해야 한다.
   d. 치료사는 환자의 어깨위에 올려놓은 액와 또는 팔로 기능부전된 분절에서 운동장벽 쪽으로 환자를 측굴과 회전시킨다(즉, 환자를 우측굴, 우회전시킨다).
   e. 기능부전된 분절이 너무 아래쪽에 있어서 측굴시키면, 환자가 균형을 잃게 된다면, 반대쪽으로의 병진력을 이용해서 환자가 치료대위에서 안정성을 유지하게 한다.

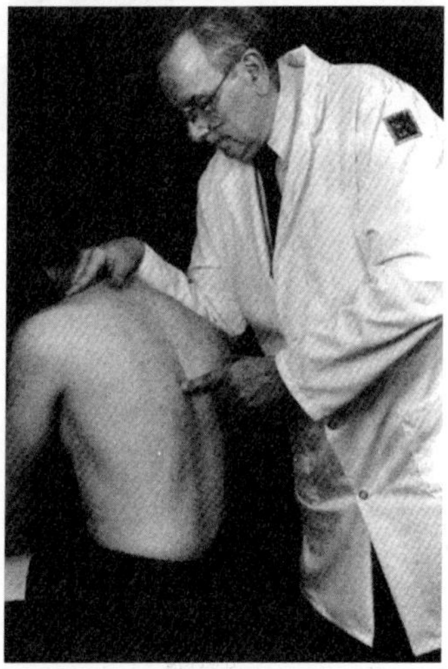

■ **그림 38-5** 중부와 하부 흉추의 신전 typeII 체성 기능부전을 위한 근에너지 치료. 굴곡장벽에 도달되고, 환자를 우회전과 우측굴시킨다.

f. 환자에게 운동이 자유로운 방향으로 그의 어깨를 측굴 또는 회전하라고 지시하고, 3~5초간 유지하게 한다.
g. 환자에게 이완하도록 지시한다. 일반적으로 3~5초간 유지하지만, 필요에 따라 약간 더 길게 할 수도 있다.
h. 치료사는 운동이 새로운 장벽에서 느껴질 때까지 환자의 체간을 장벽방향으로 약간 더 측굴, 회전시킨다.
i. 이 과정은 최소한 3번은 반복해야 한다.
j. 수동신장은 마지막 반복 후에 추가한다.

39

흉추 역스트레인기법
(Thoracic Counterstrain Techniques)

일부 카운터스트레인 과민압통점은 추골분절 기능부전과 일치한다. 신체의 다른 부위에서 그러했듯이, 흉추에 카운터스트레인 치료를 이용할 때도 자세가 90초 동안 유지되었다가 환자의 몸 어느 근육도 전혀 수축시키지 않고 환자를 천천히 중립위로 복귀시킨 다음에 과민압통점을 재평가해야 한다.

■ 전방과민압통점
ANTERIOR TENDER POINTS

그림 39-1에 흉추의 전방과민압통점 위치가 나타나 있다. 모든 전방과민압통점은 굴곡을 자세의 주 움직임으로 하여 치료되며, 측굴 또는 회전에 의해 자세를 미세조정한다.

■ 상부흉추(T1-T4)
UPPER THORACIC SPINE(T1-T4)

1. **환자 자세:** 앙와위, 머리와 상체를 치료사의 무릎위에 올려놓아서 원하던 레벨에서 상부흉추가 굴곡되게 한다.
2. **치료사 자세:** 테이블 머리 쪽에 서서 자신의 무릎을 테이블 위에 올려놓고, 한쪽 손으로는 과민압통점을 촉진한다.
3. **기법:** 항상 요구되는 모든 것은 순수하게 굴곡시키는 것이지만, 약간 측굴과 회전으로 수정하는 것이 국소화에 도움이 되고 그 점의 과민압통을 감소시키게 된다.

■ 중부흉추(T5-T8)
MID-THORACIC SPINE(T5-T8)

중부흉추 기능부전은 상체의 굴곡만으로는 충분하지 않을 정도로 현저한 굴곡을 필요로 할 수도 있는데, 환자가 양쪽 고관절을 구부려서 요추에서 하부흉추로까지 척추가 굴곡되게 한다면 훨씬 더 굴곡이 증가될 수도 있다.

1. **환자 자세:** 앙와위, 상체는 베개에 의해 지지되며, 고관절은 90°로 구부리고 치료사의 무릎 위에 하지를 올려놓는다.
2. **치료사 자세:** 테이블 옆에서, 무릎을 구부린 채 테이블 위에 한발을 올려놓고, 그의 허벅지 위에서 환자의 하지를 지지한다.
3. **기법:** 과민압통점을 촉진하는 동안 환자는 복부쪽으로 무릎을 가져가서 굴곡시키고, 압통점이 경감될 때까지 이 자세에서 90초간 유지한다.

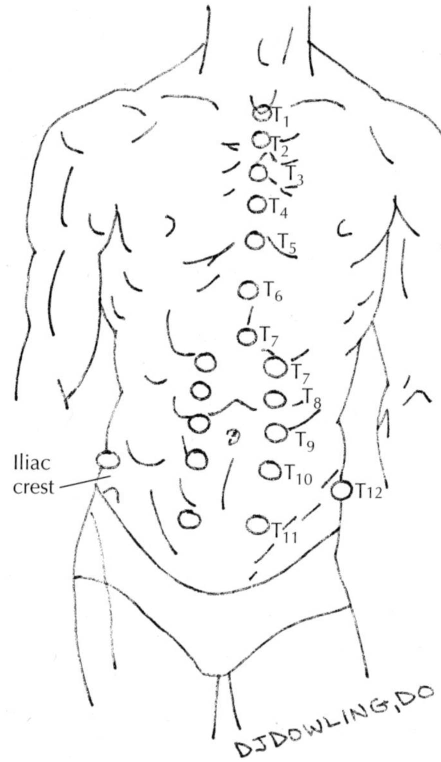

■ **그림 39-1** 흉추의 전방 과민압통점의 위치

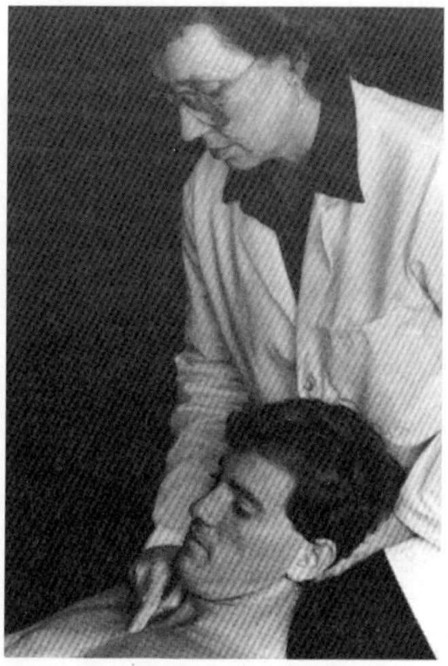

■ **그림 39-2** 상부흉추의 전방 과민압통점에 대한 카운터스트레인 기법

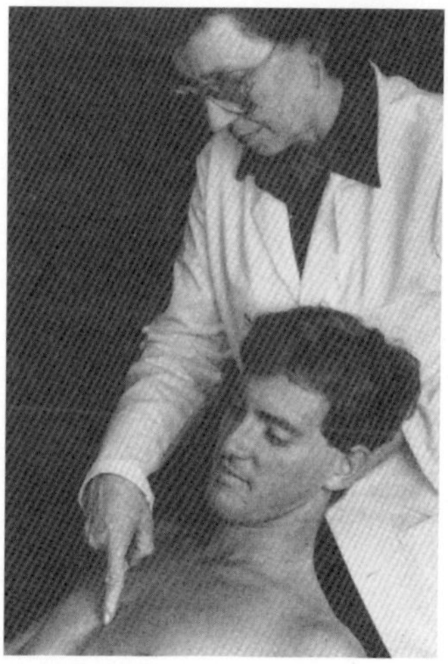

■ **그림 39-3** 중부흉추의 전방 과민압통점에 대한 카운터스트레인 기법

변법:

1. 이 기법은 환자를 측와위로 두고 그의 무릎과 고관절을 굴곡시킨 자세에서도 수행할 수 있다. 치료사는 과민압통점이 완화될 때까지 환자의 체간을 굴곡시킨다.
2. 또 다른 변법은 치료사 무릎으로 상배부를 지지하고 상부흉추에 대해 사용한 기법과 비슷하게 시행한다(그림 39-3).

■ 하부흉추(T9-L1)
LOWER THORACIC SPINE(T9-L1)

1. **환자 자세:** 앙와위에서 무릎과 고관절을 굴곡시키게 하고 치료사의 무릎으로 지지한다. 필요하다면 베개를 둔부와 상배부 아래에 놓아서 굴곡을 추가시킬 수도 있다.
2. **치료사 자세:** 과민압통점쪽에 이웃하게 테이블 옆에 서서, 한쪽 발을 테이블위에 올려놓고, 환자의 다리를 지지한다.
3. **기법:** 환자의 무릎과 고관절을 굴곡시켜서 치료사는 환자의 대퇴부를 그의 허벅지로 지지한다. 양무릎을 기능부전된 쪽으로

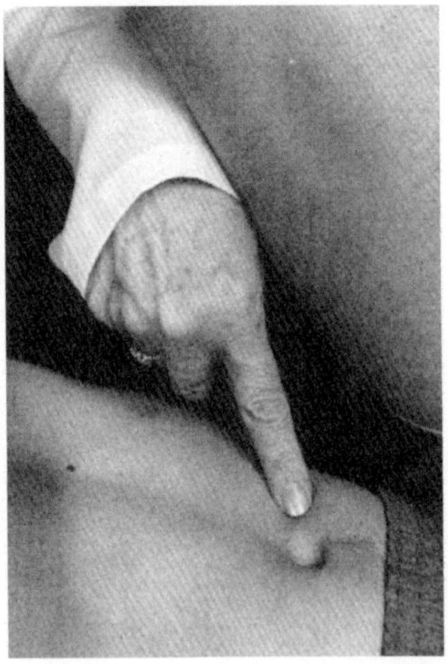

■ **그림 39-4** T10의 전방 과민압통점에 대한 카운터스트레인 기법. 양쪽 무릎을 과민압통점쪽으로 회전시킨다.

회전시키면서 두측으로 압박한다(그림 39-4).

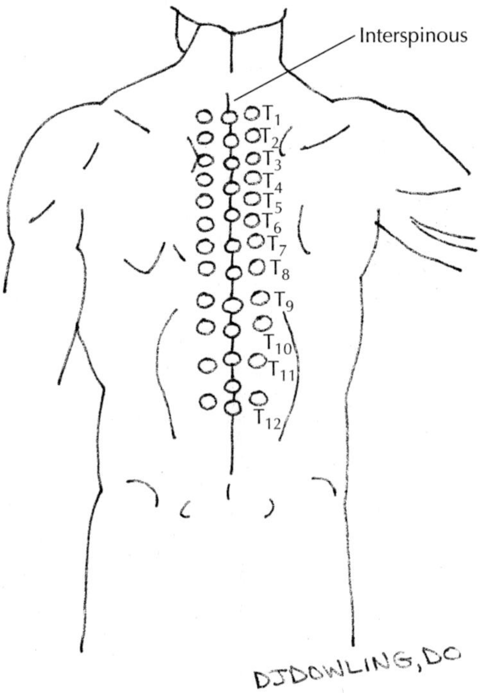

■ **그림 39-5** 흉추의 후방 과민압통점 위치

후방과민압통점 Posterior Tender Points

그림 39-5에는 후방과민압통점의 위치가 나타나 있다. 모든 후방과민압통점은 환자를 복와위로 두고 신전시킨 상태에서 치료하며, 환자의 자세는 오직 움직임을 주어진 압통점에 국소화되게 할 경우에만 변화시킨다.

■ 상부흉추(T1-T2) UPPER THORACIC SPINE(T1-T2)

1. **환자 자세**: 복와위에서 양팔을 각각 몸옆에 놓는다.
2. **치료사 자세**: 과민압통점의 반대편에서 환자 옆에 선다.
3. **기법**: 한손으로 환자의 턱을 지지하고, 다른 손으로는 극돌기 반대쪽에 있는 과민압통점을 촉진한다. 환자의 머리와 목를 병발된 분절까지 신전시키고(그림 39-6), 압통점 반대쪽으로 회전 및 측굴시킨다.

■ 중부흉추(T3-T5) MID-THORACIC SPINE(T3-T5)

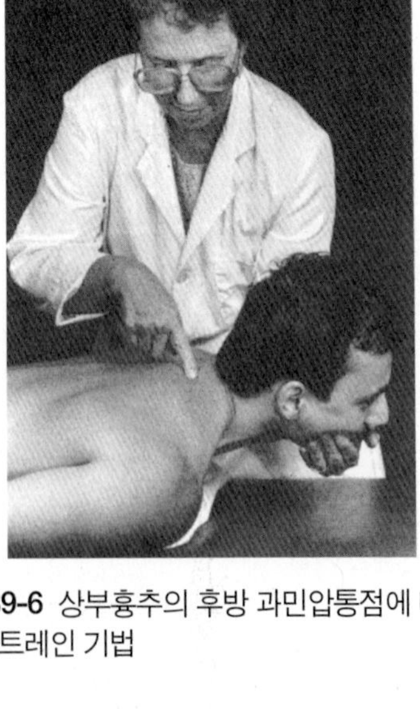

■ **그림 39-6** 상부흉추의 후방 과민압통점에 대한 카운터스트레인 기법

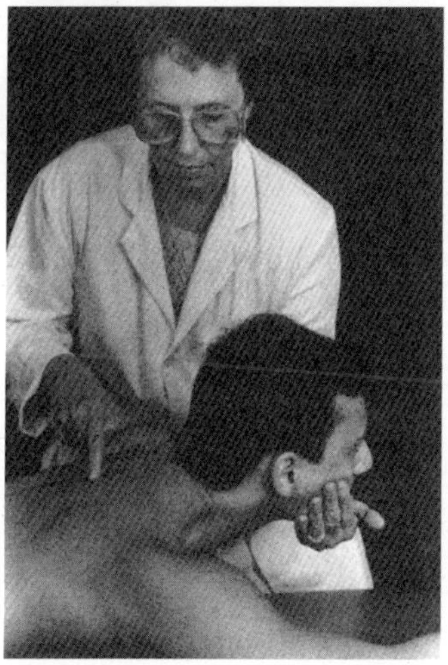

■ **그림 39-7** 중부흉추의 후방 과민압통점에 대한 카운터스트레인 기법. 과민압통점이 우측에 있으므로 약간 좌회전시킨다.

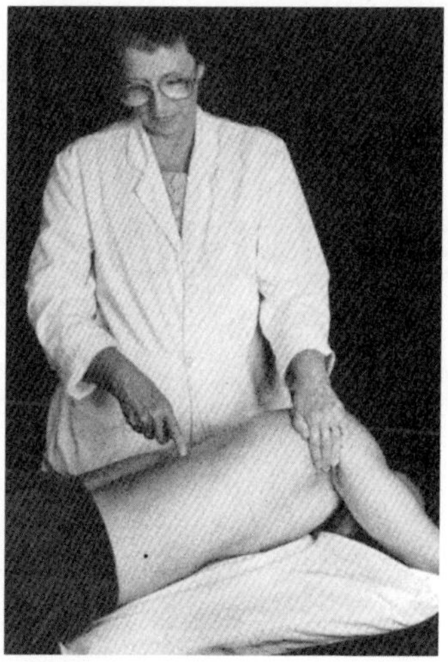

■ **그림 39-8** 하부흉추의 후방 과민압통점에 대한 카운터스트레인 기법

1. **환자 자세:** 환자의 양팔을 머리위로 신전시킨 것을 제외하고는 앞서 설명된 것과 같다.
2. **치료사 자세:** 과민압통점의 반대편에서 환자 옆에 선다.
3. **기법:** 약간 회선시키는 것 외에는 앞서 설명한 것과 같다(그림 39-7).

■ 하부흉추(T6-L2)

LOWER THORACIC SPINE(T6-L2)

1. **환자 자세:** 복와위에서 환자의 양팔을 머리너머로 신전시킨다.
2. **치료사 자세:** 과민압통점의 반대편에서 환자 옆에 서서 두측(환자와의 관계에서) 손으로 과민압통점쪽의 환자 액와를 지지한다.
3. **기법:** 피부와 다른 조직이 자극되지 않도록 주의하면서 액와를 반대쪽과 두측으로 당겨 회전 및 측굴을 유도한다. 환자의 가슴 아래에 베개를 두면, 신전이 용이하게 될 수도 있다(그림 39-8).

변법:

치료사는 골반을 이용해서 이미 회전되어 있는 극돌기를 더욱 회전시킬 수도 있다. 이렇게 하면 극돌기 바로 위에 있는 과민압통점이 완화된다.

40

흉추 자세이완촉진기법
(Facilitated Positional Release)

흉추에 대한 자세이완촉진기법은 환자를 좌위 또는 복와위로 두고 시행된다. 환자를 복와위에서 치료한다면, 베개의 사용이 필요하게 되며, 그 베개를 환자의 복부 또는 머리와 목 아래에 두면 흉추 후만을 평편하게 하는데 도움이 된다.

■ 천층근육의 과긴장(T7 추골의 좌-후방 부위)
SUPERFICIAL MUSCLE HYPERTONICITY(LEFT POSTERIOR REGION OF T7 VERTEBRA)

1. **환자 자세:** 좌위
2. **치료사 자세:** 병발된 근육 쪽(환자 좌측), 환자 뒤에 선다.
3. **기법:**
   a. 치료사는 그의 오른손 인지를 기능부전된 곳에 댄다.
   b. 치료사는 그의 팔꿈치가 환자의 어깨 외측면에 있도록 그의 왼팔을 환자의 왼쪽 어깨위에 올려놓아 환자의 움직임을 조절하고 방향을 잡을 수 있게 한다. 치료사의 전완은 환자의 목 뒤에 놓이게 된다.
   c. 환자에게 똑바로 앉으라고 지시해서 흉추후만이 약간 평평해지게 한다.
   d. 필요하면, 환자에게 그의 가슴을 내밀라고 지시해서 촉진하고 있는 손가락까지 후방굴곡이 유도되어 환자의 흉추가 더 평편하게 되게 한다.
   e. 치료사는 환자의 목 근처에 있는 그의 전완으로 압을 가한다. 그 힘의 벡터는 척추와 평행하게 직하방으로 내려가게 겨냥한다(그림 40-1).
   f. 치료사는 후방굴곡과 압박력을 유지하면서, 그의 왼팔로 하방압을 가해서 측굴이 촉진하는 손가락 아래에서 일어나게 한다(그림 40-2).
   g. 이 자세를 3초 동안 유지하면, 점차적으로 이완된다.
   h. 기능부전을 재평가한다.

■ 체성기능부전 — T7 ES_LR_L
SOMATIC DYSFUNCTION — T7 ES_LR_L

1. **환자 자세:** 좌위
2. **치료사 자세:** 기능부전된 쪽(환자 좌측), 환자 뒤에 선다.

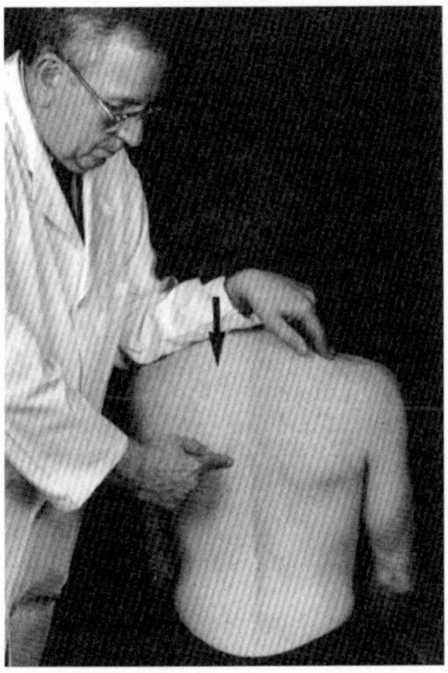

■ **그림 40-1** 흉추 천층 근육의 과긴장에 대한 자세이완 촉진치료. 좌측 경-흉추 부위에서 압박을 적용한다.

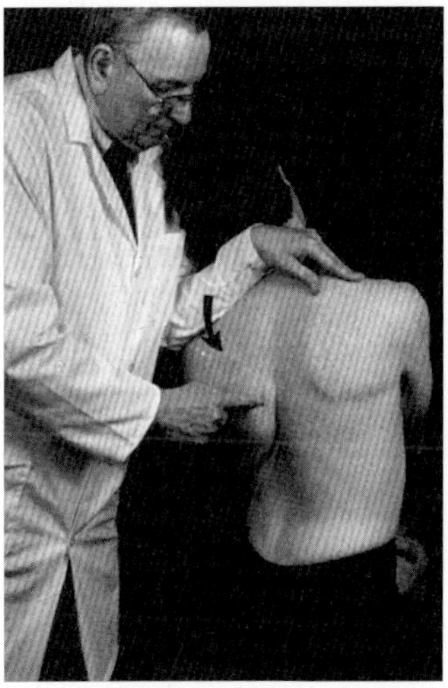

■ **그림 40-2** 흉추 천층 근육의 과긴장에 대한 자세이완 촉진 치료: 좌측굴이 추가된다.

3. **기법:**
   a. 치료사는 촉진할 손가락을 횡돌기 후방에 댄다.
   b. 치료사는 그 팔꿈치가 환자의 어깨 외측면에 있도록 하여 그의 왼팔을 환자의 왼쪽 어깨 올려놓고 환자의 동작을 조절하고 방향을 잡을 수 있게 한다. 치료사의 전완은 환자의 목 뒤에 올려놓게 된다.
   c. 환자에게 똑바로 앉으라고 지시해서 흉추후만이 약간 평평해지게 한다.
   d. 필요하면, 환자에게 그의 가슴을 내밀라고 지시해서 후방굴곡이 촉진하고 있는 손가락까지 유도되어 환자의 흉추가 더 평편하게 되게 한다.
   e. 치료사는 환자의 목 근처에 있는 그의 전완으로 압을 가한다. 그 힘의 벡터는 척추와 평행하게 직하방으로 내려가게 겨냥한다.
   f. 치료사는 후방굴곡과 압박력을 유지하면서, 그의 왼팔로 하방압을 가해서 측굴이 촉진하는 손가락 아래에서 일어나게 하고, 신전이 증가되게 하며, 측굴요소에 회전이 추가되게 한다.
   g. 이 자세를 3초 동안 유지하면, 점차적으로 이완되며 기능부전을 재평가한다.

굴곡기능부전(T7 FSR_L)을 치료하려면, 압박력을 적용한 후, 척추에 굴곡을 추가한 다음에 좌측굴과 좌회전을 기능부전 아래까지 유도한다. 그 외 다른 면에서는 신전기능부전을 치료한 기법과 동일하다.

■ 복와위 기법 — T3 ESR_R
PRONE TECHNIQUE — T3 ESR_R

1. **환자 자세:** 복와위
2. **치료사 자세:** 기능부전쪽의 반대편, 테이블 옆에 선다.
3. **기법:**
   a. 치료사는 그의 두측 손의 인지를 T3 횡돌기 후방에 갖다 댄다. 환자를 복와위

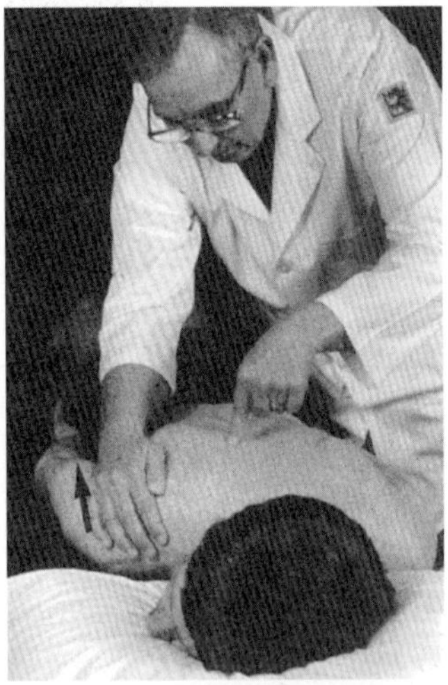

■ **그림 40-3** T3 신전 체성 기능부전에 대한 자세이완 촉진치료, 환자 복와위, 치료사가 미측으로 그리고 평행하게 끌어당겨서 압박과 측굴이 일어나게 한다.

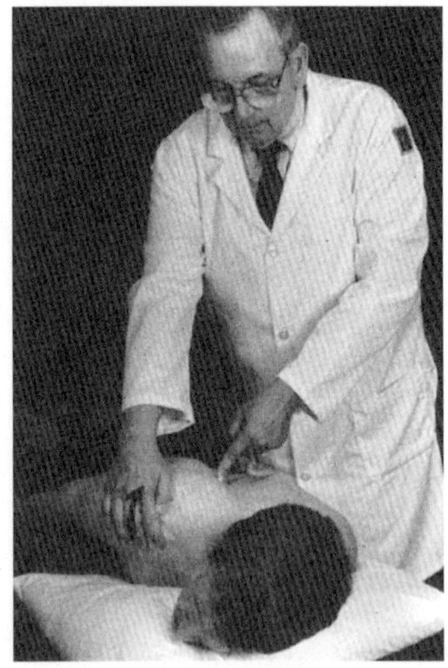

■ **그림 40-4** 염전 운동이 추가되어 어깨가 상방으로 돌려지고, 압박, 측굴, 회전이 일어나게 된다.

상태로 두면, 항상 흉추 후만이 약간 평평하게 된다. 그렇게 되지 않으면, 베개를 환자의 머리와 목 아래에 둔다.

b. 치료사는 그의 미측 손으로 환자 어깨를 견봉돌기 위로 잡고, 견갑대 상연을 잡고 있는 그의 손으로 환자 어깨를 환자의 발쪽을 향해 테이블과 평행하게 잡아 당겨서 그 힘이 촉진하는 손가락에서 감지되게 한다(그림 40-3). 이렇게 하면 우측굴이 일어나게 된다.

c. 치료사가 이 힘을 유지하면서 똑바로 몸을 세우면, 그것에 의해 환자의 어깨가 후방으로 당겨져서 테이블로부터 떨어지게 되고, 우회전이 일어나게 된다.

d. 이런 복합적인 운동으로 촉진하는 손가락 위까지 압박, 신전, 측굴 그리고 회전이 일어나게 된다(그림 40-4).

e. 이 자세를 3초간 유지하고 나서 이완하고, 기능부전을 재평가 한다.

환자를 복와위로 두고 하는 이 기법은 흉추부위와 요추상부의 과긴장된 근육을 치료하는 데에도 사용될 수 있다. 치료사는 그의 인지를 과긴장된 곳에 대고 촉진하는 손가락 아래에 똑같은 힘을 준다. 복부 아래에 베개를 두면, 흉추 하부를 평평하게 할 수 있다.

41

흉추 스틸기법
(Still Techniques)

이 장에서는 흉추의 체성 기능부전을 치료하기 위한 스틸기법을 설명하고 있다. 흉추부위에서는 유형 I (국소부위)과 유형 II (분절, 단일)체성기능부전이 일어나는데 그것들은 진단 구성요소에서 운동이 자유스런 방향으로 위치시킴으로서 치료된다.

T1, 그리고 아마 T2까지도 전형적 경추 체성 기능부전과 아주 똑같은 방법으로 치료할 수 있는데, 단지 다른 점은 회전과 측굴이 같은 방향으로 된다는 것뿐이다. 비록 일차적인 적용 자세는 환자를 좌위로 하는 것이지만, 옆으로 누운 자세에서도 또한 치료할 수 있다. 두 가지 모두에서 압박이 사용되며, 경우에 따라서 때때로 장벽을 향한 움직임을 수반하는 치료과정의 일부분에서 그 결과로 관절에서 '뚝' 소리가 날 수도 있다. 굴곡 및 신전과 더불어 측굴과 회전의 특수 요소에 대한 것이 적절한 방향으로 수정되어 기술된다.

■ 유형II 체성기능부전(T1 S_LR_L) — 환자 좌위
TYPE II T1 SOMATIC DYSFUNCTION (T1 S_LR_L) — PATIENT SEATED

1. **환자 자세:** 좌위
2. **치료사 자세:** 기능부전된 쪽에 더 가깝게 서서 환자와 마주본다(이 예는 우측).
3. **기법:**
   a. 치료사는 체성 기능부전의 횡돌기 후면에 촉진하는 손(우측)의 인지와 중지 지문두를 대고(이 예에서는 오른손가락을 환자의 T1 좌측 횡돌기를 접촉한다), 그것의 손바닥으로는 환자의 (좌측)어깨 모양을 따라 감싼다.
   b. 치료사는 그의 다른 손바닥을 환자의 머리 두정부에 대고 그 손가락으로는 환자의 머리모양을 따라 감싼다.
   c. 치료사는 횡돌기를 촉진하는 손가락 쪽으로 환자 머리를 측굴시키고, 그와 동시에 후방돌출된 횡돌기쪽으로 약간 회전시킨다. 기능부전 진단에 의거해서 굴곡 또는 신전을 약간 더 추가하며, 그 위치는 체성 기능부전에서 상대적으로 자유로운 방향으로 끝내게 한다(그림 41-1).
   d. 치료사는 촉진하는 손 쪽으로 측굴된 환자의 머리 두정부에 대고 있는 손으로 바닥 쪽을 향해 대략 5파운드 정도

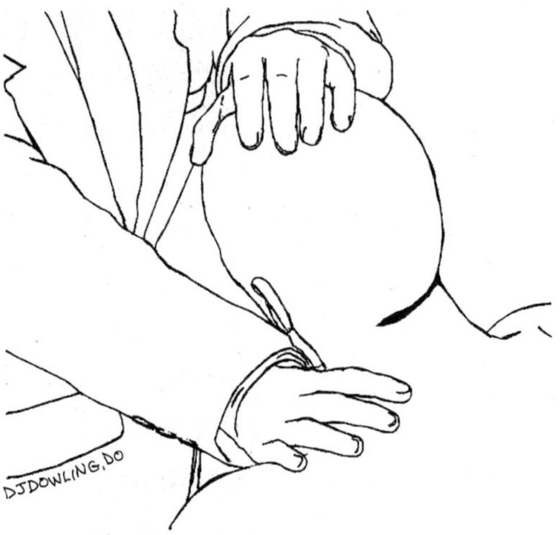

■ **그림 41-1** 좌위에서 T1 체성기능부전(T1 S_LR_L)

의 하방압력을 가한다. 촉진된 연부조직에서 이완이 있어야 한다.

e. 압박을 유지하면서 환자의 머리를 서서히 이동시켜서 시상면상의 중립위를 지나서 굴곡 또는 신전장벽 쪽으로 향하게 하고, 그 다음에 다시 중립위를 지나서 장벽방향으로 가져간다(이 사례에서는 우측굴과 우회전).

f. 환자의 머리와 목을 중립위로 다시 가져가서 T1관절을 재평가한다.

■ 상부흉추 유형II 체성기능부전 (T3 S_RR_R) — 환자좌위

UPPER THORACIC TYPE II SOMATIC DYSFUNCTION(T3 S_RR_R) — PATIENT SEATED

1. **환자 자세:** 좌위
2. **치료사 자세:** 환자와 마주보고 그 앞에 선다.
3. **기법:**

a. 치료사의 양쪽 전완을 가능한 한 환자의 목에 밀착되도록 하여 환자의 양어깨 위에 올려놓는다.

b. 치료사는 촉진할 손의 인지와 중지 지문두를 체성기능부전의 측굴/회전 요소 쪽의 횡돌기에 댄다(이 실례에서는 좌측 손가락을 환자의 T3 우측 횡돌기에 접촉한다).

c. 치료사는 환자의 어깨를 통해 하방압을 가하되, 그 압이 기능부전된 쪽으로 약간 더 가해지도록 하고, 병발된 쪽에 대고 있는 치료사의 전완 근위부(환자의 어깨 전방에 있는)로 그쪽의 어깨를 후방으로 민다. 이러한 동작에 의해 측굴과 회전이 상대적으로 자유로운 방향으로 유도된다.

d. 기능부전의 진단에 의거해서 약간의 굴곡 또는 신전이 추가되며, 자세가 체성기능부전이 상대적으로 자유로운 방향으로 끝마치게 된다(그림 41-2).

e. 치료사는 환자 양어깨위에 있는 양쪽 전완으로 촉진하는 손가락을 향해 대략 5파운드 정도의 하방압을 가한다.

f. 그 압박을 유지하면서 환자의 상체를 시상면상의 중립위를 지나서 굴곡 또는 신전장벽 쪽으로 부드럽게 이동시킨 다음에 다시 중립위를 거쳐서 다른 장벽방향(이 사례에서는 좌측굴과 좌회전)으로 상체를 부드럽게 가져간다.

g. 환자의 몸을 중립위치로 되가져가서 흉추의 체성 기능부전을 재평가한다.

■ 흉추 유형II 체성기능부전(T6 S_RR_R) — 환자 좌위(환자 후방에 치료사)

THORACIC TYPE II SOMATIC DYSFUNCTION (T6 S_RR_R) — PATIENT SEATED (PHYSICAN POSTERIOR TO PATIENT)

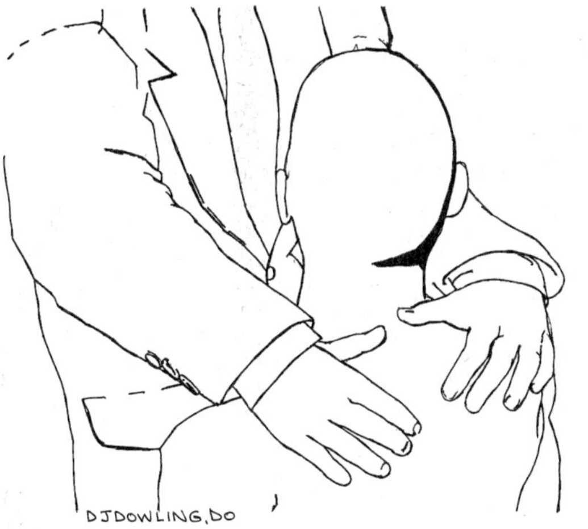

■ **그림 41-2** 환자 좌위(치료사는 환자 전방)에서 상부 흉추의 유형 II 체성기능부전(T3 S_RR_R)

1. **환자 자세:** 좌위
2. **치료사 자세:** 환자 뒤에 선다.
3. **기법:**
   a. 치료사는 촉진할 손의 인지와 중지 지문두를 체성기능부전의 측굴/회전 요소 쪽의 횡돌기에 대고(이 실례에서는 오른손가락을 환자의 T6 우측 횡돌기에 접촉한다), 그 손의 손바닥으로 환자의 등 모양을 따라 감싸고 그것을 지지한다.
   b. 환자에게 체성기능부전된 쪽의 손을 전방으로 뻗고 가로질러서 반대편 어깨를 잡으라고 지시한다.
   c. 치료사는 그의 액와를 반대편 어깨 위에 놓고, 촉진하지 않는 손은 전방으로 뻗어 가로질러서 기능부전된 쪽 어깨를 잡는다(치료사의 좌측 액와를 환자의 좌측어깨 위에 놓고, 치료사의 왼손은 환자의 우측 어깨위에 놓는다).
   d. 치료사는 환자를 후방돌출된 횡돌기 쪽으로, 그리고 그 분절까지 측굴 및 회전시킨다. 필요하다면, 그 밑에 있는 조직이 유연해지는 것이 감지될 때까지 이렇게 하는 것을 더 증가시켜도 된다.
   e. 기능부전 진단에 의거해서 약간의 굴곡 또는 신전을 추가하며, 그 자세가 체성기능부전이 상대적으로 자유로운 위치로 끝마치게 한다(그림 41-3).
   f. 치료사는 환자의 어깨 위에 접촉한 그의 손바닥(좌측)과 액와(좌측)로 하방압을 가해서 촉진하는 손가락에서 보다 더 깊숙이 있는 연부조직이 감지되게 한다.
   g. 압박을 유지하면서 환자의 몸을 시상면상의 중립위를 거쳐서 굴곡 또는 신전 장벽 쪽으로 부드럽게 이동시킨 다음에 다시 중립위를 지나서 장벽방향(이 사례에서는 좌측굴과 좌회전)으로 부드럽

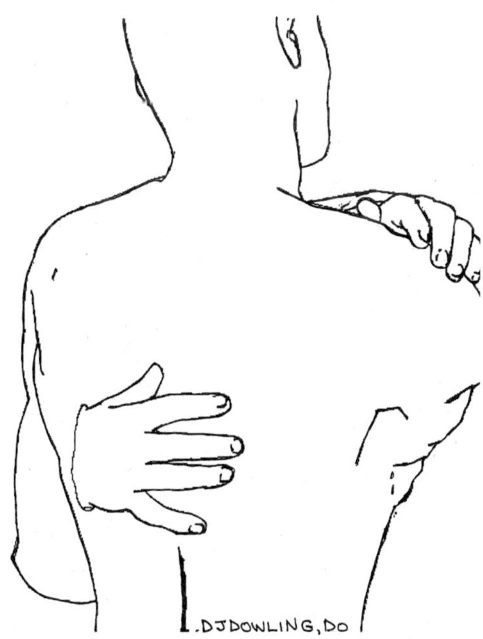

■ **그림 41-3** 흉추의 유형 II 체성기능부전(T6 S_RR_R), 좌위(치료사는 환자 앞에).

게 가져간다.

h. 환자의 몸을 중립위치로 되돌리고, 흉추의 체성기능부전을 재평가한다.

■ 하부흉추 유형II 체성기능부전(T9 S_RR_R) — 환자좌위(환자 전방에 치료사)

LOWER THORACIC TYPE II SOMATIC DYSFUNCTION(T9 S_RR_R) — PATIENT SEATED (PHYSICAN ANTERIOR TO PATIENT)

1. **환자 자세:** 좌위
2. **치료사 자세:** 환자와 마주보고 선다.
3. **기법:**
   a. 치료사는 촉진하는 손을 환자 액와 아래를 지나 후방으로 환자 등에 대고, 체성기능부전된 분절의 횡돌기 후방에 촉진하는 손의 인지 또는 중지 지문두를 댄다(이 실례에서는 좌측 손가락을 환자의 T9 우측 횡돌기에 접촉한다). 그 손의 손바닥으로는 환자 등 모양을 따라 감싸며 지지한다.
   b. 치료사는 그의 반대편 팔의 전완을 반대편 어깨에 대고, 가능한 환자 목에 가깝게 놓는다(이 예는 치료사의 우측 전완을 환자의 왼쪽 어깨에 놓는다).
   c. 치료사는 조직이 이완될 때까지 촉진하는 손가락쪽으로 환자의 체간을 회전, 측굴시킨다. 기능부전 진단에 의거해서 굴곡 또는 신전이 약간 더 추가하며, 자세가 체성기능부전 분절에서 상대적으로 운동이 자유로운 위치로 끝나게 한다.
   d. 치료사는 환자의 어깨 정점에 놓인 팔로 대략 5파운드 정도의 하방압을 촉진하는 손가락쪽으로 가한다(그림 41-4).
   e. 압을 유지하면서 환자 체간을 중립위를 거쳐 장벽방향(이 사례에서는 좌측굴과 좌회전)으로 부드럽게 가져간다.
   f. 환자의 몸을 중립위치로 되돌리고 흉추의 체성기능부전을 재평가한다.

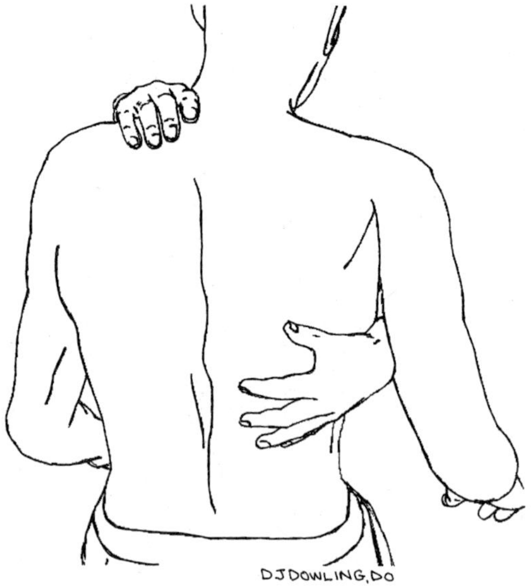

■ **그림 41-4** 하부 흉추의 유형II 체성기능부전(T6 S_RR_R), 좌위(치료사는 환자 앞에)

■ 하부흉추의 유형II 체성기능부전(T9 S_RR_R) — 환자좌위(환자 앞에 치료사) 대체기법

LOWER THORACIC TYPE II SOMATIC DYSFUNCTION(T9 S_RR_R) — PATIENT SEATED (PHYSICAN ANTERIOR TO PATIENT) ALTERNATIVE

1. **환자 자세:** 좌위
2. **치료사 자세:** 환자 앞에 선다.
3. **기법:**
   a. 환자는 그의 양손을 무릎 위에 올려놓고, 전방으로 약간 구부린다.

b. 치료사는 그의 양손을 각각 환자의 양쪽 액와 아래를 지나 환자 뒤로 가져가서 체성기능부전 레벨 아래 분절 또는 횡돌기에 양손의 인지 또는 중지 지문두를 댄다(만약, 굴곡 체성기능부전이면 같은 레벨에 손가락을 접촉하고, 신전체성기능부전이면 한 레벨 아래에 손가락을 접촉한다). 그 손의 손바닥과 나머지 손가락으로는 환자 등 모양을 따라 감싸며 지지한다.

c. 치료사의 가슴 위로 환자의 머리와 어깨를 갖다 대게하고, 체성기능부전쪽의 치료사 상완과 어깨를 동측 환자어깨에 접촉한다.

d. 반대편 횡돌기를 전방으로 끌어당겨서 환자의 체간이 후방돌출된 횡돌기쪽으로 후방회전되게 하고, 치료사의 반대편 팔로 반대편 액와를 상방으로 들어올려서 측굴되게 한다.

e. 치료사는 손과 손가락을 자기 쪽으로 끌어당겨서 굴곡 또는 신전되게 한다(체성기능부전과 같은 레벨에 손가락이 있으면 굴곡이 일어나고, 체성기능부전 아래 레벨에 손가락이 있으면 체성기능부전에서 신전이 일어나게 된다).

f. 치료사는 체성기능부전쪽의 환자 어깨에 접촉하고 있는 상완/어깨로 대략 5 파운드 정도의 하방압을 가한다.

g. 압박을 유지하면서 환자의 몸을 중립위치로 부드럽게 이동시키고, 횡돌기에 가한 전방 압은 풀어주며 그 부위를 장벽방향(이 사례에서 좌회전과 좌측굴)으로 가져간다(그림 41-5).

h. 환자의 몸을 중립 위치로 되돌리고, 흉추의 체성기능부전을 재평가한다.

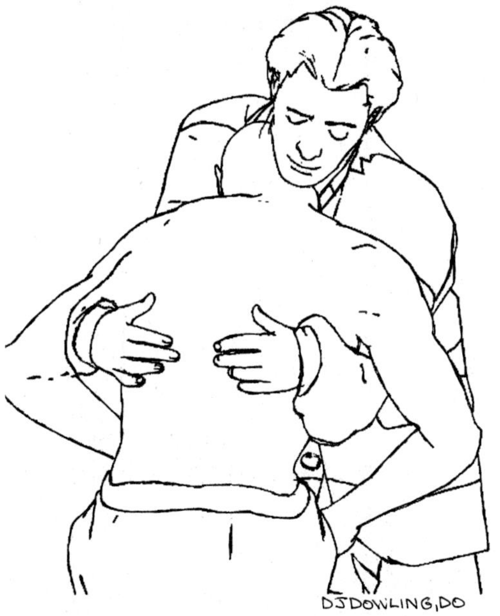

■ **그림 41-5** 하부흉추 유형II 체성기능부전(T9 S_RR_R) 대체기법, 좌위(치료사는 환자 앞).

■ 하부흉추의 유형II 체성기능부전 (T8 S_RR_R) — 환자 측와위

LOWER THORACIC TYPE II SOMATIC DYSFUNCTION(T8 S_RR_R) — PATIENT LATERAL RECUMBENT

1. **환자 자세:** 체성기능부전 쪽이 위로 가도록 옆으로 눕는다.
2. **치료사 자세:** 환자와 마주보고, 테이블 옆에 선다.
3. **기법:**
   a. 환자에게 체성기능부전쪽 팔을 굴곡, 외전시켜서 그 손을 자신의 목에 대게 한다.
   b. 치료사는 그의 두측 팔(환자 머리에 더 가까운)이 환자가 팔을 구부려 만든 구멍 속을 통과하여 그 손의 손바닥과 손

가락이 그 쪽 견갑골 위에 놓이게 한다.

c. 촉진하는 다른 손(미측)의 인지와 중지 지문두는 체성기능부전 레벨에서 후방돌출된 횡돌기에 대고(이 예에서는 왼손가락을 환자의 T8 우측 횡돌기 후부에 접촉시킨다), 이 손의 손바닥과 손가락으로 환자 체간 모양을 따라 감싸서 치료하는 동안 내내 상체 자세를 유지시킨다. 치료사는 그의 팔꿈치 또는 전완도 역시 마찬가지로 환자의 그 쪽 장골릉(우측 둔부에 좌측 팔꿈치)에 올려놓는다.

d. 기능부전의 진단에 따라 굴곡 또는 신전을 추가한다. 체성기능부전이 굴곡기능부전이면, 치료사는 환자 어깨와 견갑골에 대고 있는 손을 이용해서 먼저 그 레벨에서 척추 굴곡을 유도하고, 체성기능부전 방향이 신전이라면, 치료사는 처음에 환자의 어깨를 후방으로 민다.

e. 치료사는 환자 어깨를 후방으로 밀어서 환자의 상체가 체성기능부전에서의 운동이 자유로운 방향쪽으로 회전되게 하고, 치료사의 두측 손으로 압박(대략 5 파운드의 압력)과 측굴을 유도해서 체성기능부전에서의 운동이 상대적으로 자유로운 방향으로 최종위치가 되게 함으로써 환자의 어깨(이 예에서 우측)가 후방돌출된 횡돌기 쪽으로 밀리게 한다(그림 41-6).

f. 압박을 유지하면서 치료사는 환자의 골반에 대고 있는 미측 손으로 골반을 후방으로 흔들어 굴리고, 두측의 손과 팔로 환자의 어깨를 전방으로 당기고 견갑골을 환자 머리쪽으로 당겨 올려서 굴곡 또는 신전이 역전되게 한다(이 사례에서는 장벽방향으로 좌측굴 좌회전).

g. 환자의 몸을 중립위치로 되돌리고 흉추의 체성기능부전레벨을 재평가한다.

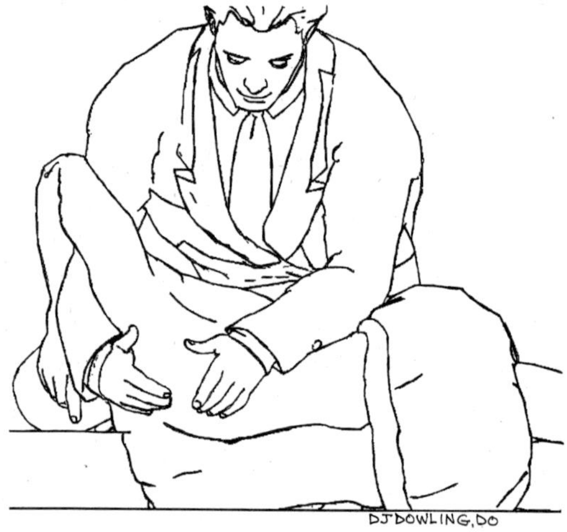

■ **그림 41-6** 하부흉추 유형 II 체성기능부전(T8 S_RR_R), 측와위(치료사는 환자 앞).

■ 흉추 유형 I 그룹성 만곡 체성기능부전(T1-9 N S_RR_L) — 환자좌위

THORACIC TYPE I GROUP CURVE SOMATIC DYSFUNCTION(T1-9 N S_RR_L) — PATIENT SEATED

1. **환자 자세:** 좌위
2. **치료사 자세:** 환자와 마주보며 선다.
3. **기법:**

a. 치료사의 양쪽 전완을 환자의 어깨위에 올려놓고 가능한 한 환자 목에 가깝게 댄다.

b. 치료사는 촉진하는 손의 인지 또는 중지 지문두를 그룹성 만곡의 볼록측 첨단부 횡돌기에 놓는다(이 예에서는 오른 손가락을 환자의 T5 좌측 횡돌기에

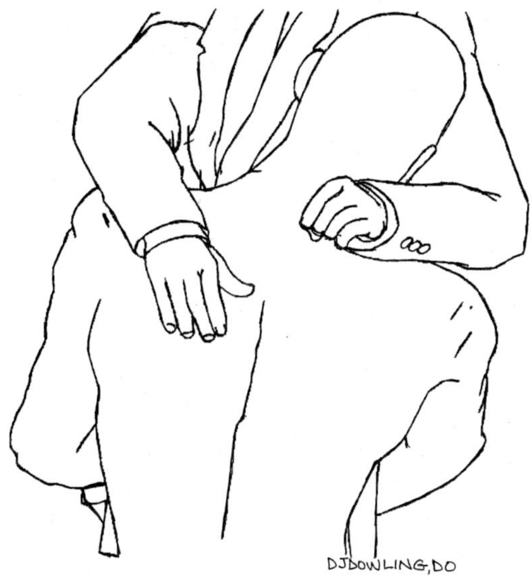

■ **그림 41-7** 흉추 유형 I 그룹성 만곡 체성기능부전 (T1-9 N S_RR_L), 좌위(치료사는 환자 앞에)

접촉한다).

c. 치료사는 환자의 어깨를 통해 하방압을 가하되, 그룹성 만곡 측굴된 쪽으로 압을 약간 더 가하고(이 예에서는 치료사의 왼팔로 환자의 우측 어깨를 하방으로 민다), 동시에 치료사의 다른 팔로 환자의 다른 어깨를 후방으로 밀어서 측굴 반대쪽으로 회전되게 한다(이 예에서는 치료사의 오른팔로 환자의 좌측 어깨를 후방으로 민다).

d. 치료사가 환자의 양쪽어깨를 통해 그룹성 만곡 정점 쪽으로 압박을 가하는 동안에 환자는 중립자세를 유지한다(그림 41-7).

e. 압박을 유지하면서 환자의 상체를 측굴과 회전의 장벽방향(이 사례에서 좌측굴과 우회전)으로 부드럽게 가져간다.

f. 환자의 몸을 중립위치로 되돌리고, 그룹성 만곡을 재평가한다.

참고문헌

Van Buskirk RL. A manipulative technique of Andrew Taylor Still. *J Am Osteopath Assoc* 1996;96:597–602

Van Buskirk RL. *The Still Technique Manual*. Indianapolis, IN: American Academy of Osteopathy 1999.

Van Buskirk RL. Treatment of somatic dysfunction with an osteopathic manipulative method of Dr. Andrew Taylor Still. In Ward RC, ed. *Foundations for Osteopathic Medicine*. Philadelphia: Lippincott Williams & Wilkins, 2003: 1094–1114

42

흉추 PINS기법
(PINS Techniques For The Thoracic Spine)

이 장에서는 흉추의 체성기능부전을 치료하는데 이용되는 PINS 기법을 설명할 것이다. 오직 여기에 제시된 것(그림 42-1)들만이 치료가 가능한 예는 아니며, 단지 그것들은 아주 흔히 나타나는 일반적인 것이고, 경우에 따라서는 흉부에서의 패턴은 인접부위로 이어지거나 인접부위로부터 계속된 것일 수도 있다. 환자는 일반적으로 복와위에서 치료되지만, 좌위에서도 치료할 수 있다. 치료사는 치료부위와 편안하게 마주하는 위치에 있거나 테이블 옆에 위치해야 한다. PINS의 원리와 방법은 다음과 같이 적용될 수 있다.

1. 증상 부위에서 과민점을 찾아낸다.
2. 과민점의 심부에 있는 구조물을 분석한다.
3. 연결되는 구조물(예, 근육, 인대, 신경 등등)의 다른 끝에서 또 다른 과민점을 찾아낸다. 보다 과민한 점이 일차과민점(primary point)이고, 보다 덜 과민한 점이 종말과민점(end point)이다.
4. 양쪽 과민점에 억제성 압을 30초 이상 적용한다. 전형적으로 보다 더 과민한 점의 연부조직에서 긴장이 덜하게 나타날 것이다.
5. 양쪽 과민점 중에 더 과민한 쪽에서 시작하고, 덜 과민한 쪽으로 약 2~3 cm 되는 곳에서 또 다른 과민점을 찾는다.
6. 그 과정을 반복하면서 점차 종말과민점쪽을 향한다.
7. 기능부전 상태를 재평가하고, 추가치료 또는 다른 치료 방법을 적용하는 것이 필요한지를 결정한다.

■ 능형근 / 후상거근
RHOMBOIDS/SERRATUS POSTERIOR SUPERIOR

1. **기법:**
   a. 치료사는 견갑골의 내측연에 그의 인지 또는 중지 지문두를 대고, 다른 손의 손가락으로는 극돌기 근처에서의 상방과 내측에서 과민점을 찾는다.
   b. 중간사이에 끼어 있는 과민점의 패턴은 대개 일직선이다. 하지만 압력의 깊이로 병발된 근육을 구별할 수 있다(거근은 보다 더 깊고, 능형근은 보다 더 얕다).
2. **임상적 상호관계:**
   a. 경부통증

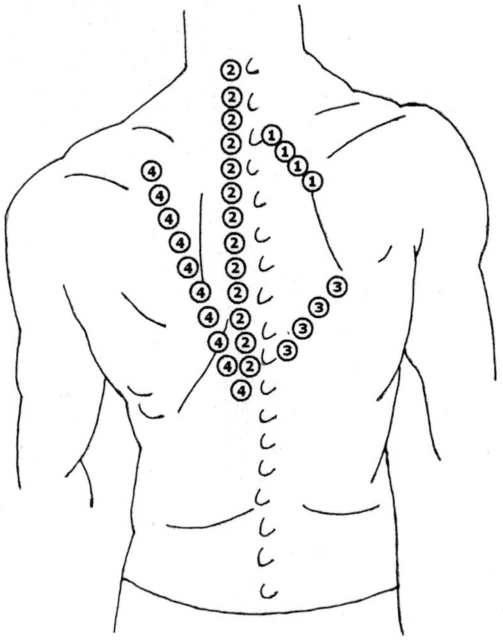

■ **그림 42-1** 흉추의 PINS 패턴 *1.능형근/후상거근 2. 부척추근 3. 후하거근 4. 승모근*

b. 배부통증

■ 부척추근
PARAVERTEBRAL MUSCLES

1. **기법:**
   a. 치료사는 극돌기의 외측에 그의 인지 또는 중지 지문두를 대고, 다른 손의 손가락으로 두측 또는 미측에서 과민점을 찾는다. 과민점은 12번째 늑골내측과 같은 높이에 있을 수도 있다.
   b. 사이에 끼어있는 과민점의 패턴은 일반적으로 곡선 또는 일직선(근육패턴)이다.
2. **임상적 상호관계:**
   a. 배부통증
   b. 측복부통증
      (1) 신결석증(신결석과 유사하거나 또는 관계가 있다.)
      (2) 담석증 / 담낭염(우측에)

■ 후하거근
SERRATUS POSTERIOR INFERIOR

1. **기법:**
   a. 치료사는 하부 흉추의 외측 횡돌기에 그의 인지 또는 중지 지문두를 댄다. 외측 과민점은 흉곽의 외측 부위보다 더 위에서 발견 할 수 있다.
   b. 사이에 끼어있는 과민점 패턴은 일반적으로 일직선(근육패턴)이지만, 나이프 같은 거근의 모양을 따라 약간 지그재그 할 수도 있다.
2. **임상적 상호관계:**
   a. 배부통증
   b. 늑골통증
   c. 측복부통증

■ 승모근
TRAPZIUS

1. **기법:**
   a. 치료사는 견갑극 아래 외측 지점에 그의 인지 또는 중지 지문두를 대고, 그의 다른 손의 손가락은 T12 극돌기 내측 지점 근처에서 과민점을 찾는다.
   b. 사이에 끼어 있는 과민점은 대개 승모근의 외측연을 따른다.
2. **임상적 상호관계:**:
   a. 배부통증
   b. 견부통증

참고문헌

Dowling DJ. Progressive inhibition of neuromuscular structures (PINS) technique. *J Am Osteopath Assoc* 2000;100: 285–286, 289–298.

43

흉추 추력기법
(Thoracic Spine Thrusting Techniques)

이 장에서는 상부, 중부, 하부 각 부위에 따른 흉추의 체성기능부전을 치료하는데 이용되는 고속저폭 추력기법을 설명할 것이다. 이 기법의 대부분은 환자를 앙와위에 두고 시행하며, 변법으로 환자를 좌위로 하고도 실시할 수 있다.

중부흉추에 이용되는 기법은 그것을 응용할 수 있는 곳이면, 흉추의 어떠한 부위에서도 사용이 가능하다. 흉추의 상부 또는 하부에 다른 유형의 기법을 사용하게 되는 이유는 그것의 아치형으로 때때로 테이블의 표면으로부터 떨어져 있어서 치료사의 손과 척추가 테이블의 표면과 단단히 접촉하기 어렵기 때문이다. 상부 또는 하부를 굴곡시켜야 그 부위의 흉추가 테이블과 더 밀착되게 된다. 치료사는 환자에게 어떤 기법을 사용할 지 판단해야 한다.

■ 상부흉추의 체성기능부전(T1-T3)

UPPER THORACIC SOMATIC DYSFUNCTION (T1-T3)

1. **환자 자세:** 앙와위
2. **치료사 자세:** 횡돌기가 후방으로 회전된 반대쪽의 테이블 옆면에 선다.
3. **기법:**
   a. 환자에게 양손을 그의 목 뒤에 깍지 끼게 하고, 양 팔꿈치는 모으게 한다. 치료사는 주동수(thrushing hand)를 양 팔꿈치 위에 올려놓고, 그 손등에 그의 가슴을 올려놓는다.
   b. 치료사는 그의 받침점 손으로 운동제한된 분절을 촉진하고, 후방돌출된 횡돌기에 무지구를 받침점으로 갖다 댄다.
   c. 치료사는 자신의 다른 손으로 환자의 양 팔꿈치를 잡고, 환자를 환자의 발쪽으로 약간 흔들어 굴려서 횡돌기가 치료사의 무지구위에 더 단단하게 놓이게 한다.
   d. 환자에게 숨을 깊게 들이 마시고 나서 완전히 내쉬라고 말한다.
   e. 호기 끝에서 치료사는 전-후방의 추력을 환자의 팔을 통해서 횡돌기에 대고 있는 그의 무지구쪽으로 빠르게 가한다.
   f. 체성기능부전을 재평가 한다.

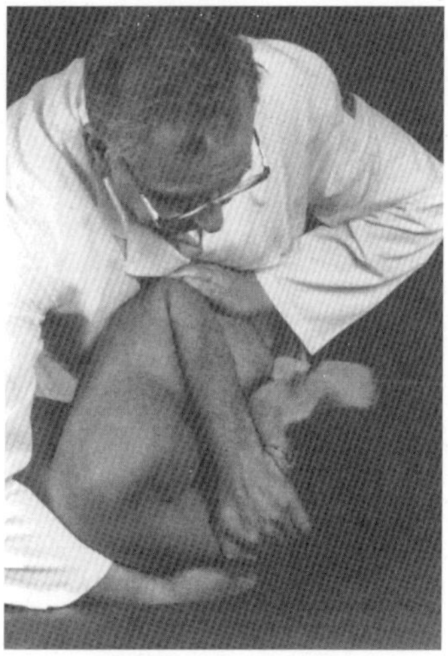

■ **그림 43-1** 상부흉추의 체성기능부전에 대한 고속저폭 추력기법

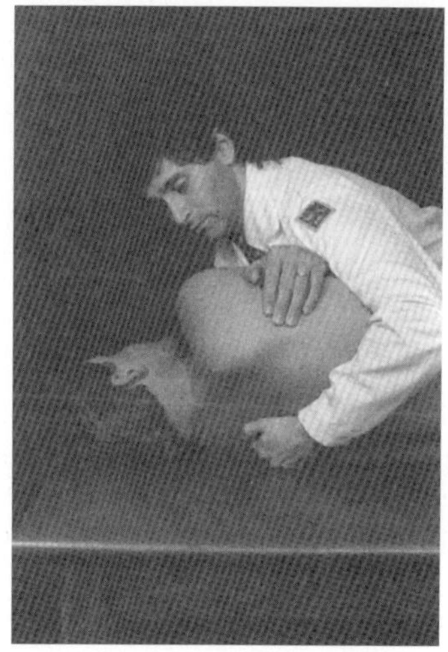

■ **그림 43-2** 중부흉추에 대한 고속저폭 추력기법에서 손의 위치

■ 중부흉추의 체성기능부전
MID-THORACIC SOMATIC DYSFUNCTION

1. **환자 자세**: 앙와위
2. **치료사 자세**: 기능부전 반대쪽의 테이블 옆에 선다.
3. **기법**:
   a. 환자에게 양 팔을 교차시켜 가슴위에 놓게 하되, 후방돌출된 횡돌기쪽의 팔이 위에 있게 한다. 상부 팔을 하부 팔의 위에 겹쳐 올려놓게 하지만, 양팔이 서로 꼬이지 않게 한다.
   b. 치료사는 환자의 상체를 기능부전 부위 아래까지 후방돌출된 횡돌기 반대쪽으로 측굴시킨다.
   c. 치료사는 운동제한된 분절을 촉진하고, 무지구를 횡돌기 후부에 받침점으로 놓는다(그림 43-2).
   e. 치료사의 다른 손으로 환자의 양 팔꿈치를 잡고 환자의 몸을 전방으로 굴려서 그의 무지구위에 더욱 밀착되게 한 다음에 환자의 양 팔꿈치에 있는 치료사의 주동수 위에 자신의 가슴을 올려놓는다.
   f. 치료사는 체성기능부전된 분절을 향해 약간의 하방 압력을 약하게 반동탄력으로 가해서 정확하게 국소화되어 추력을 가할 준비가 되었는 지를 판단한다.
   g. 환자에게 깊이 들이마시고 완전히 내쉬라고 지시한다.
   h. 호기 끝에 치료사는 횡돌기에 대고 있는 그의 무지구 쪽으로 환자의 팔을 통해 하방 추력을 빠르게 가한다(그림 43-3). 조절된 체중을 치료사의 손과 전완을 거쳐 환자의 몸으로 가해지는 추력으로 이용한다.
   i. 체성기능부전을 재평가 한다.

주의: 이 기법은 정골요법의 첫 번째 학교를 기념하여 교육을 받은 사람들이 평소에 쓰는 명칭으로 "커크빌 크런치(Kirksville Krunch)"라고 불린다.

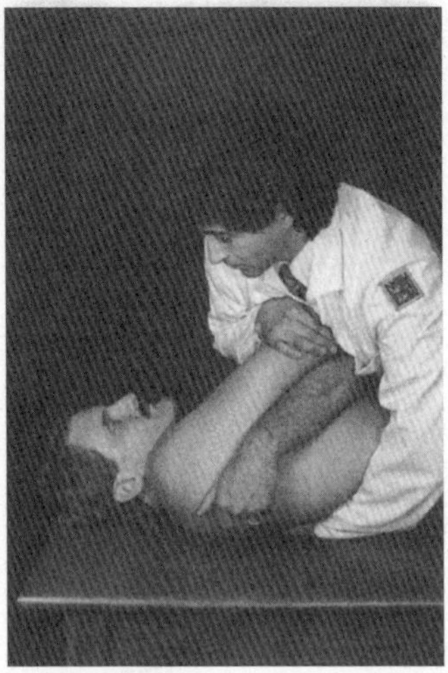

■ 그림 43-3 중부흉추 분절에 가한 하방추력

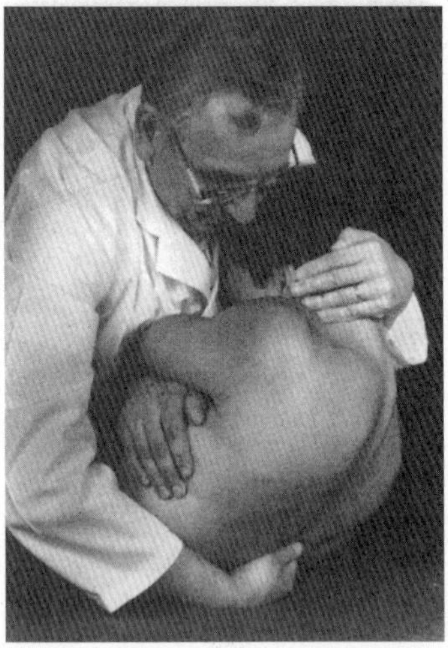

■ 그림 43-4 하부흉추의 체성기능부전에 대한 고속저폭 추력 기법

■ 하부흉추의 체성기능부전
LOWER THORACIC SOMATIC DYSFUNCTION

1. **환자 자세:** 앙와위
2. **치료사 자세:** 후방 회전된 횡돌기 반대편의 테이블 옆에 선다.
3. **기법:**
   a. 환자는 양 팔을 교차시켜 가슴 위에 놓되, 후방돌출된 횡돌기 쪽의 팔이 위로 가게 한다.
   b. 치료사는 제한된 분절을 촉진하고, 무지구를 횡돌기 후부에 받침점으로 놓는다.
   c. 다른 손으로는 환자의 어깨 뒤로 환자를 잡고 그를 안아서 제한된 분절까지 굴곡시켜 국소화한다.
   d. 치료사는 환자의 교차된 팔의 정점에 그의 가슴을 올려놓는다. 치료사의 가슴과 환자의 팔 사이에 얇은 베개를 놓아도 된다.
   e. 치료사는 체성기능부전된 분절쪽으로 약간의 하방압을 반동탄력으로 주어 추력을 가할 준비가 되도록 정확하게 국소화되어있는지를 판단한다.
   f. 환자에게 충분히 들이 마시고 나서 완전히 내쉬라고 말한다.
   g. 호기 끝에서 치료사는 그의 무지구 위로 환자를 흔들어 굴려서 후방돌출된 횡돌기를 향해 추력을 빠르게 가한다(그림 43-4).
   h. 체성기능부전을 재평가한다.

■ 흉추 체성기능부전에 대한 대안기법
ALTERNATIVE TECHNIQUES FOR THORACIC SOMATIC DYSFUNCTION

대안 1 Alternative 1

1. **환자 자세:** 환자의 등이 치료사의 무릎과 허벅지로 지지되게 테이블에 기대어 눕는다.
2. **치료사 자세:** 테이블 머리 쪽에 서서 테이블 위에 한 쪽 무릎을 올려놓는다.
3. **기법:**

a. 치료사는 그의 무릎을 운동제한된 분절의 후방돌출된 횡돌기 아래에 댄다.
b. 환자에게 손을 뻗어 치료사의 허리 주위를 감아쥐라고 지시한다.
c. 치료사는 환자의 양쪽 견갑골 아래를 잡는다.
d. 환자에게 충분히 들이 마시고 나서 완전히 내쉬라고 말한다.
e. 호기 끝에서 치료사는 환자를 무릎 위에서 흔들어 굴리면서 그와 동시에 그의 양손으로 상방-두측 견인력을 가한다(그림 43-5).
f. 체성기능부전을 재평가 한다.

대안 2 Alternative 2

1. **환자 자세**: 등받이 없는 의자 또는 테이블에 앉아서 그의 양발은 바닥에 댄다.
2. **치료사 자세**: 환자 뒤에 선다.
3. **기법**:
   a. 치료사는 횡돌기가 후방돌출된 쪽의 발을 테이블 또는 의자 위에 올려놓는다.
   b. 체성기능부전 분절의 후방돌출된 횡돌기와 치료사의 무릎사이에 베개를 놓아 불편함이 없게 한다.
   d. 환자에게 그의 양손을 목 뒤에서 깍지를 끼라고 지시한다.
   e. 치료사는 그의 무릎을(우측 병변이면 우측 무릎) 후방돌출된 횡돌기에 대고 국소화시킨다.
   f. 치료사는 환자의 액와 아래로 그의 팔을 밀어 넣어서 환자의 손목 배면에 대고 환자의 전완을 감아쥔다.
   g. 치료사의 양팔은 액와 높이에서 환자 가슴에 단단히 대어 있게 된다.
   h. 환자에게 충분히 들이마시고 나서 완전히 내쉬라고 말한다.
   i. 호기 끝에서 치료사는 환자의 척추를 그의 무릎 위에서 흔들어 굴리면서 그와 동시에 환자의 액와를 통해 상방-두측으로 힘을 가한다(그림 43-6). 치료사 무릎을 이용하여 약간의 전방추력을 가할 수도 있다.

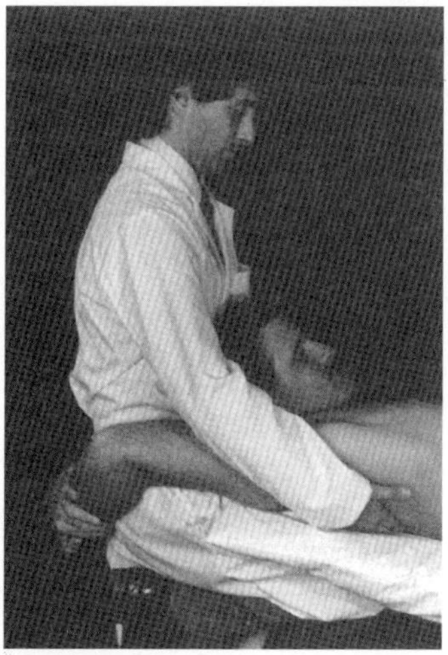

■ **그림 43-5** 앙와위에서 흉추 체성기능부전에 대한 추력기법의 대안법

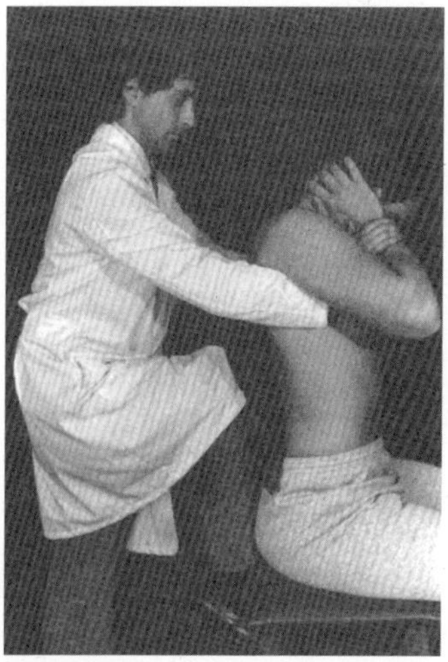

■ **그림 43-6** 좌위에서 흉추 체성기능부전에 대한 추력기법의 대안법

j. 체성기능부전을 재평가 한다.

대안 3 Alternative 3

1. **환자 자세**: 복와위
2. **치료사 자세**: 환자와 마주보고 테이블 옆에 선다.
3. **기법**:
   a. 치료사는 한 손의 무지구 또는 소지구를 체성기능부전된 분절의 후방돌출 횡돌기에 대고, 주동수(추력을 가할)는 손가락이 척추와 평행하게 두측을 향하게 놓여야 한다.
   b. 다른 손의 무지구 또는 소지구는 후방돌출 횡돌기와 같은 흉추의 반대쪽 횡돌기에 갖다 대고, 이 손(추력을 가할 손)의 손가락은 척추와 평행하게 해서 미측을 향하게 한다.
   c. 양손을 약간 한데 모아서 환자 피부가 스트레치되는 것을 경감시킨다.
   d. 환자에게 충분히 들이마시고 나서 완전히 내쉬라고 지시한다.
   e. 호기 끝에서 치료사는 추력을 가한다.
   f. 횡돌기가 후방으로 된 쪽의 치료사 손은 전 · 하방 · 두측으로 힘을 가한다.
   g. 다른 쪽 손으로는 약간의 역균형 압박 또는 하방 · 미측 힘을 유지한다.
   h. 체성기능부전을 재평가 한다.

주의: 이 기법은 전문가들 사이에서는 비트는 동작 때문에 "텍사스 트위스트"라고 일상적으로 불리거나 이 기법을 적용할 때 접촉하는 부위 때문에 "두상골 교차기법"으로 알려져 있다.

44

흉추 운동치료
(Exercise Therapy)

흉추부는 경추부위보다 훨씬 더 복합적인 것으로 흉추, 흉곽, 견갑대 그리고 이것들 각각의 기능에 동반되어 복잡하게 얽힌 근육들로 구성되어 있다. 이부위의 어떤 기능부전에 대한 운동치료처방에는 그것들의 상호의존성에 대한 인식이 포함되어야 한다. 어느 한 분절의 통증과 운동제한은 또 다른 부위의 기능부전에 의한 이차적인 것일 수 있다.

국소부위별 운동과 기능은 다음과 같이 구분될 수 있다.

1. 흉추: 전방굴곡, 후방굴곡, 회전, 측방굴곡
2. 견갑골: 거상, 전인, 후인, 회전
3. 늑골: 각각의 늑골은 거상하면서 회전되거나 하방되면서 회전하는 움직임을 가지고 있다. 하지만 전체 흉부의 움직임은 전-후면으로 팽창되고(pump handle motion)과 전두면으로 확장된다(bucket handle motion).

■ 국소부위 신장 REGIONAL STRETCH

전방굴곡 Forward Bending

1. **환자 자세:** 등을 똑바로 세워 앉는다.
2. **지시:**
   a. 환자에게 머리를 전방으로 떨어뜨려, 그것의 무게에 의해 전방굴곡이 일어나게 한다.
   b. 제1흉추로부터 점차 아래쪽 흉추부위로 전방굴곡이 서서히 지속되게 하되, 통증은 유발되지 않게 한다.
   c. 신장을 증가시키려면, 체간을 전방굴곡 자세로 유지하고, 양손을 두 다리 사이에 떨어뜨려서 바닥에 닿게 한다(그림 44-1). 전방굴곡 자세가 더 증가되게 하거나 변하지 않게 해야 한다.
   d. 5～15초 동안 유지하고 나서 천천히 자세를 똑바로 되돌린다.
   e. 이완, 휴식, 그리고 반복한다.

후방굴곡 Backward Bending

1. **환자 자세:** 등을 똑바로 세우고 앉아서 양손은 몸 옆에 둔다.
2. **지시:**
   a. 환자에게 머리를 후방으로 떨어뜨려, 그것의 무게에 의해 후방굴곡이 일어나게 한다.

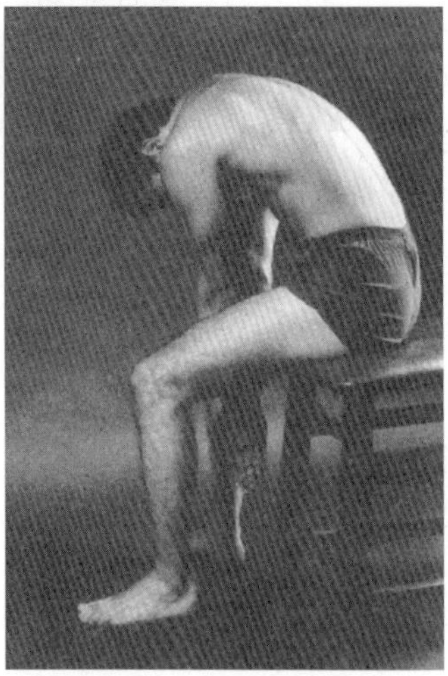

■ **그림 44-1** 흉추 전방굴곡 신장

b. 후방굴곡이 흉추부위로 지속하여 일어나게 한다.

c. 신장을 증가시키려면, 가슴과 배를 밖으로 내밀고 양 손이 하-후방을 가리켜 바닥을 향하게 한다(그림 44-2). 후방굴곡된 자세가 변하거나 증가하지 않게 한다.

d. 5~15초 동안 유지하고, 천천히 자세를 똑바로 되돌린다.

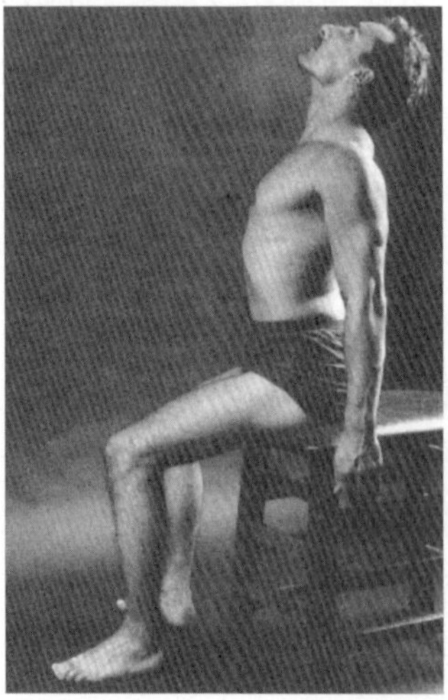

■ **그림 44-2** 흉추 후방굴곡 신장

e. 이완, 휴식, 그리고 반복한다.

측방굴곡 Side-Bending

1. **환자 자세:** 등을 똑바로 세우고 서서 양손을 몸 옆에 둔다.
2. **지시:**
   a. 환자에게 오른손으로 우측 다리 아래로 바닥을 향하여 걷듯이 서서히 내리면서 머리, 목, 그리고 흉추부위를 기울이게 한다(그림 44-3).
   b. 신장을 증가시키려면, 왼팔을 머리 위로 올려서 우측 어깨 정점를 접촉하도록 노력하게 한다.
   c. 5~15초 동안 유지하고, 천천히 자세를 똑바로 되돌린다.
   d. 이완, 휴식, 그리고 반복한다.
   e. 좌측을 신장시키려면 지시를 역으로 한다.

회전 Rotation

1. **환자 자세:** 팔걸이가 없는 의자에 양 다리를 벌리고 앉아서 후방을 본다.

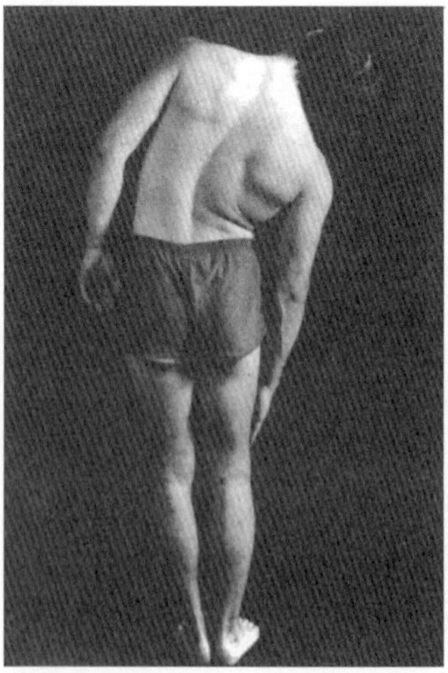

■ **그림 44-3** 흉추 측방굴곡 신장

2. **지시:**
   a. 환자 가슴 앞에서 팔을 포개어 각각의 손이 반대쪽 팔꿈치를 잡게 한다.
   b. 통증유발없이 가능한 한 멀리 천천히 머리를 돌리고 나서 목과 등을 돌린다. 앉아 있는 자세가 변화하지 않게 한다.
   c. 신장을 증가시키려면, 오른손으로 좌측 팔꿈치를 우측으로 당겨서 회전동작을 증가시킨다(그림 44-4).
   d. 5~15초 동안 유지하고, 천천히 자세를 똑바로 되돌린다.
   e. 이완, 휴식, 그리고 반복한다.
   f. 좌회전에서 신장하려면 반대로 지시한다.

■ 상배부 신장
UPPER BACK STRETCH

수동신장 Passive Stretch

1. **환자 자세:** 좌위
2. **지시:**
   a. 좌측 팔꿈치를 어깨 높이로 올려서 그 손이 우측 어깨 위에 놓이게 한다.

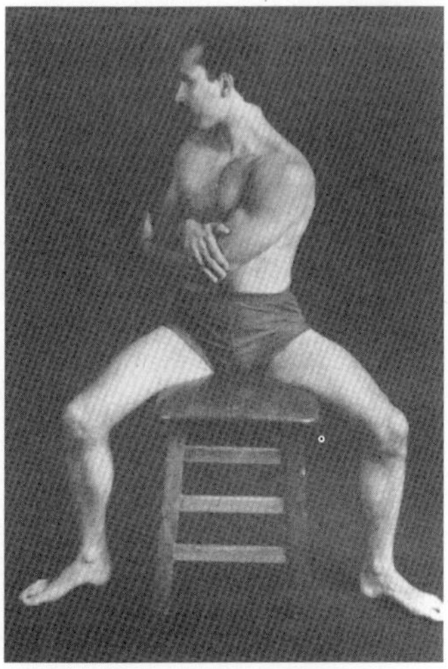

■ **그림 44-4** 흉추 회전 신장

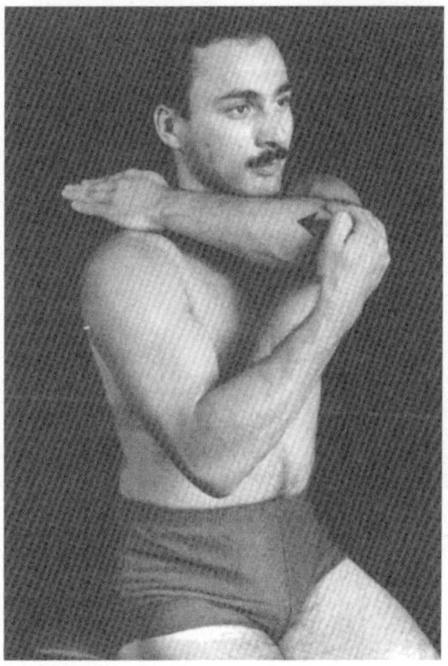

■ **그림 44-5** 좌위에서 상배부 수동신장

   b. 오른손으로 좌측 팔꿈치를 잡고, 등 쪽으로 부드럽게 민다(그림 44-5). 이렇게 하면 좌측 상배부가 수동 신장될 것이다.
   c. 5~15초 동안 통증이 없이 최대 신장을 유지하고, 처음 자세로 되돌린다.
   d. 이완, 휴식, 그리고 반복한다.
   e. 우측을 신장시키려면 반대로 지시한다.

능동신장 Active Stretch

운동 1. Exercise 1

1. **환자 자세:** 테이블에 이마를 대고 복와위로 한다.
2. **지시:**
   a. 어깨를 90°로 외전하고, 팔꿈치는 90°로 구부려서 양 손, 양 팔꿈치, 양쪽 팔이 테이블(또는 마루) 위에 놓이게 한다.
   b. 양 손, 팔꿈치, 양쪽 팔이 포함된 양쪽 상지를 테이블로부터 동시에 들어올리게 한다(그림 44-6).
   c. 5~15초 동안 유지한다.

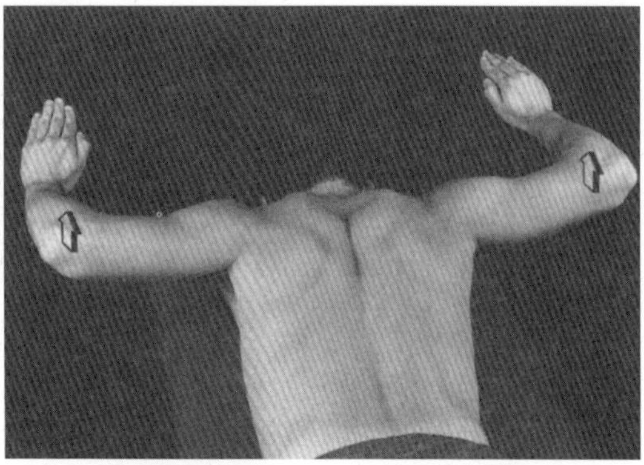

■ **그림 44-6** 복와위에서 상배부 능동신장

d. 테이블 위로 양 팔을 되돌려 놓고, 이완, 휴식, 그리고 반복한다.

주의: 어깨 외전각도를 바꾸면 신장되는 상배부의 위치도 변화하게 될 것 것이다.

운동 2. Exercise 2

1. **환자 자세:** 테이블에 이마를 대고 복와위로 있게 한다.
2. **지시:**
   a. 양팔과 팔꿈치를 일직선으로 펴고, 손바닥이 하방을 향하게 하여 머리 위로 올린다.
   b. 양 손, 팔꿈치, 그리고 양쪽 팔이 포함된 양쪽 상지를 테이블로부터 동시에 들어올리게 한다(그림 44-7).
   c. 5~15초 동안 유지한다.
   d. 테이블 위로 양 팔을 되돌려 놓고, 이완, 휴식, 그리고 반복한다.

운동 3. Exercise 3

1. **환자 자세:** 등을 똑바로 세우고 앉는다.
2. **지시:**
   a. 머리 위로 양 팔을 뻗어서 양손가락을 서로 깍지를 끼게 한다.
   b. 양 팔을 후방으로 누르게 한다.

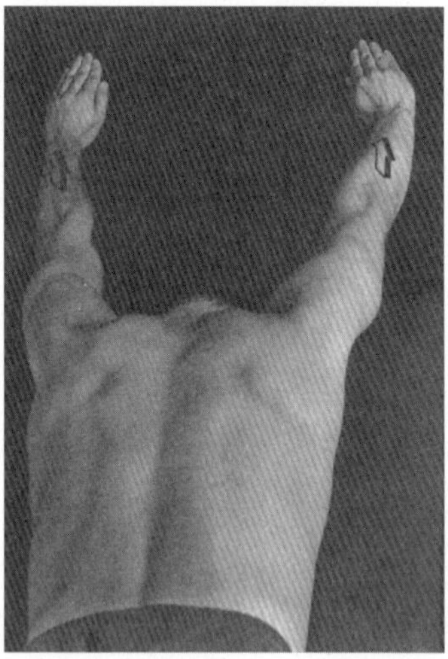

■ **그림 44-7** 복와위에서 상배부 능동신장

   c. 상체를 한쪽으로 기울이게 하고(그림 44-8), 5초간 유지하고 나서 반대편으로 기울이게 한다.
   d. 처음 자세로 되돌려 놓고, 이완, 휴식, 그리고 반복한다.

■ 후만증
KYPHOSIS

운동 1. Exercise 1

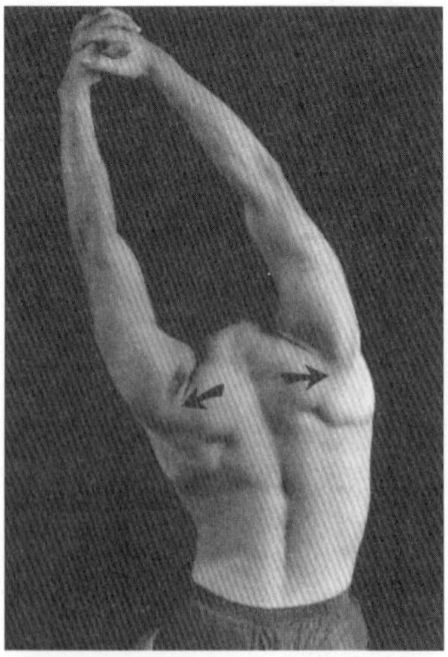

■ **그림 44-8** 좌위에서 상배부 능동신장

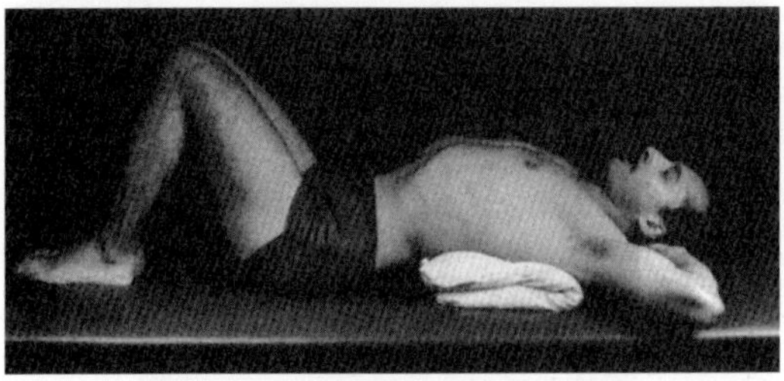

■ **그림 44-9** 후만증에 대한 신장

1. **환자 자세:** 앙와위에서 흉추 중부에 작은 베개를 대주고, 무릎을 구부리게 한다.
2. **지시:**
   a. 목 뒤에서 양 손을 깍지끼게 한다.
   b. 양 견갑골이 정중선에서 서로 만나 접촉되도록 노력하게 한다(그림 44-9).
   c. 5~15초 동안 유지한다.
   d. 이완, 휴식, 그리고 반복한다.

운동 2. Exercise 2

1. **환자 자세:** 앙와위에서 흉추 중부에 작은 베개를 대주고, 무릎을 구부리게 한다.
2. **지시:**
   a. 양팔을 머리 위로 완선히 신진시기게 한다.
   b. 양측 전완과 팔꿈치로 테이블을 누르게 한다(그림 44-10).
   c. 5~15초 동안 유지한다.
   d. 이완, 휴식, 그리고 반복한다.

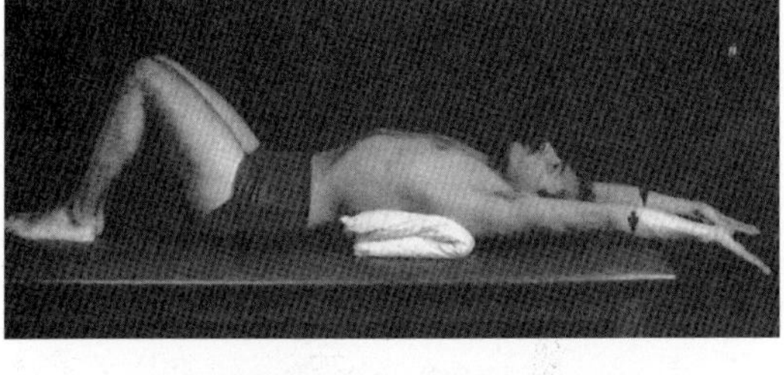

■ **그림 44-10** 후만증에 대한 신장

운동 3. Exercise 3

1. **환자 자세:** 등을 똑바로 세우고 앉게 한다.
2. **지시:**
   a. 양손이 전방을 향하게 하여 빗자루 또는 막대기의 양끝을 잡게 한다.
   b. 머리 위로 막대기를 올린다.
   c. 턱을 끌어당겨서 목을 고정된 자세로 유지하고 막대기를 양 견갑골 사이로 가져가게 한다(그림 44-11).
   d. 5~15초 동안 유지하고, 처음 자세로 되돌린다.
   e. 이완, 휴식, 그리고 반복한다.

■ 견갑골 운동
SCAPULAR MOTIONS

거상신장(어깨를 으쓱하기) Elevation Stretch (Shrug)

1. **환자 자세:** 등을 똑바로 세우고 서서 양 팔은 몸옆에서 아래로 신전시킨다
2. **지시:**
   a. 양쪽 어깨를 일직선으로 들어올려서 어깨가 양쪽 귀에 닿도록 시도한다(그림 44-12).

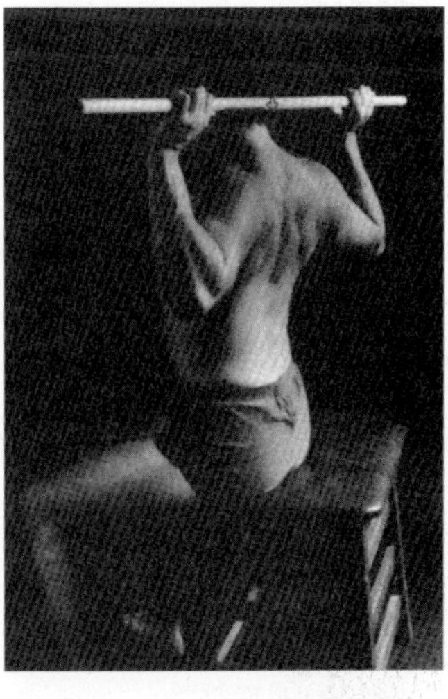

■ **그림 44-11** 막대기를 사용한 후만증 신장

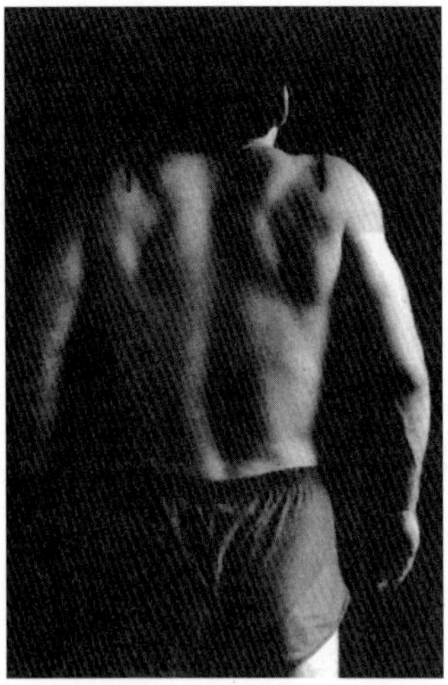

■ **그림 44-12** 견갑골의 거상 신장(어깨를 으쓱하기)

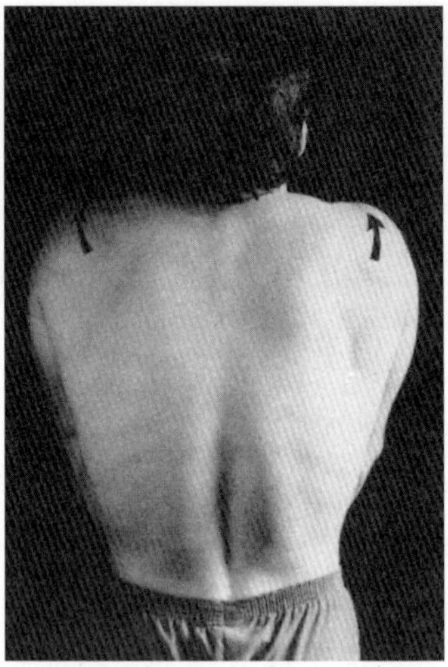

■ **그림 44-13** 견갑골의 전인

b. 5~15초 동안 유지한다.
c. 천천히 처음 자세로 되돌린다.
d. 천천히 이완, 휴식, 그리고 반복한다.

전인신장 Protraction Stretch

1. **환자 자세:** 등을 똑바로 세우고 서서 양 팔은 몸옆에서 아래로 신전시킨다.
2. **지시:**
   a. 양쪽 어깨를 일직선으로 올려, 양쪽 귀에 닿도록 시도한다.
   b. 양쪽 어깨를 전방으로 굴려서 양측 어깨 날을 벌어지게 한다(그림 44-13).
   c. 5~15초 동안 유지한다.
   d. 천천히 이완, 휴식, 그리고 반복한다.

후인신장 Retraction Stretch

1. **환자 자세:** 등을 똑바로 세우고 서서 양 팔은 몸옆에서 아래로 신전시킨다.
2. **지시:**
   a. 양쪽 어깨를 일직선으로 올려, 양쪽 귀에 닿도록 시도한다.
   b. 양쪽 어깨를 후방으로 굴려서 양측 어깨 날이 한데 모아지게 한다(그림 44-14).
   c. 5~15초 동안 유지한다.
   d. 천천히 이완, 휴식, 그리고 반복한다.

앞의 두 운동을 수정하면 근력을 증가시키면서 신장도 증가시킬 수가 있다. 어깨거상으로 으쓱하기를 시행하게 하고 나서 전방과 후방

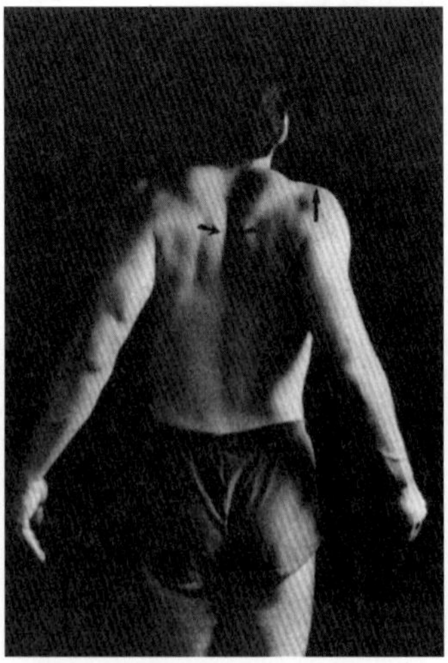

■ **그림 44-14** 견갑골의 후인

쪽으로 어깨를 굴리기를 시행한다.

회전 Rotation

1. **환자 자세:** 등을 똑바로 세우고 선다.
2. **지시:**
   a. 양 손을 어깨 위에 올려놓고, 양팔이 135° 정도 외전되도록 올려서 몸에서 떨어뜨린다(그림 44-15).
   b. 이 올린 자세를 유지한다.
   c. 5~15초 동안 유지한다.
   d. 이완, 휴식, 그리고 반복한다.

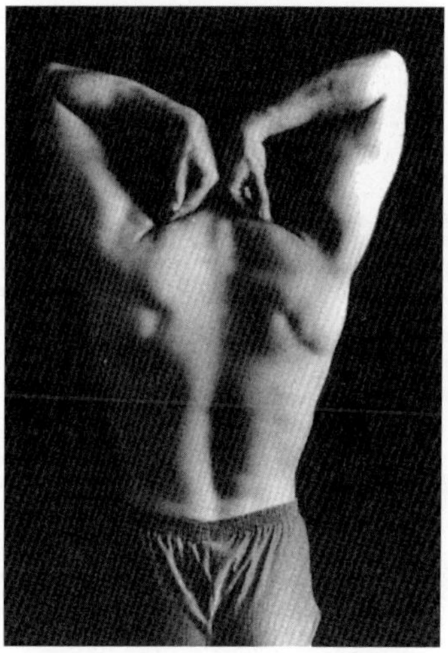

■ **그림 44-15** 견갑골의 회전

45

흉추에 대한 임상적용과 증례병력 (Thoracic Spine Practical Applications and Case Histories)

흉추는 경추와 요추에 악영향을 줄 수 있는 많은 질환에 걸리기 쉬운데 그와 같은 질환에는 체성기능부전, 추간판 탈출, 관절염, 그리고 그 외 다른 뼈와 연부조직의 손상 및 퇴행성 질환 등이 포함된다. 골다공증은 흉추에서 추골 압박골절과 귀부인 혹(dowager's hump)의 형성으로 흔히 나타나는 것이며, 그것은 추체 전방의 미세골절에 의해서 야기되어 상부흉추의 전방굴곡을 유발하게 된다. 이 장에서는 흉추에 영향을 주는 가장 일반적인 상태에 대한 것을 일부 논의할 것이다.

흉추의 체성기능부전은 교감신경계가 흉추부의 늑추관절 부위와 밀접하게 관련되기 때문에 특히 중요하다. 이러한 연관성을 통하여, 체성기능부전은 신체의 주요한 내부 장기에 악영향을 줄 수도 있으며, 내부장기의 여러 많은 질환이 흉추부위에 내장-체성 반사성 체성기능부전으로 나타날 수도 있다. 그러므로, 흉추는 순수한 근골격계 장애이외 다른 것의 진단과 치료에 있어 중요하다.

■ 외상 TRAUMA

외상은 자동차 사고나 일부 스포츠에서처럼 척추에 큰 충격이 가해진 것이 아니라면, 흉추에서는 흔히 나타나지 않는다. 흉추에서 추골 골절은 대개 골다공증과 관련 있으며, 흉추 추간판탈출은 흔하지는 않지만, 종종 이 부위의 측만증과 관련이 있다.

흉추부위에서의 연부조직 통증은 본질적으로 외상이라기보다는 오히려 자세성으로 인한 것이거나 체성기능부전과 더 관련이 있는 것 같다. 이학적 검사에는 외상 징후에 대한관찰이 포함되어야 한다.

■ 측만증 SCOLIOSIS

측만증은 관상면에서 척추의 비정상적인 외측 만곡이다. 흉추에서는 특히 측만증 또는 후측만증(척추가 과도한 굴곡과 함께 측굴된 것)이 발달하는 경향이 있다. 측만증은 일반적으로 두 가지 유형으로 분류된다.

1. *구조적 측만증*, 때때로 *특발성 측만증*이라 부른다.
2. 기능적 측만증

구조적 측만증 Structural Scoliosis

구조적 측만증은 그것의 원인을 잘 이해할 수 없기 때문에 종종 특발성 측만증으로 언급되고 있는데, 종종 선천적 소인의 결과로 나타나는 것이 확실하고, 구조적 측만증의 가족력이 종종 있으며, 여성에서 더 흔히 나타나고, 일반적으로 사춘기 또는 이른 10대 아이들에게서 진단된다.

측만증의 명칭은 만곡의 볼록한 면에 따라 붙인다. 척추가 우측굴되어 좌측이 볼록하면 좌측만증(levoscoliosis)이라고 부르고, 우측이 볼록하면 우측만증(dextroscoliosis)이라고 부른다.

이학적 검사에서 극돌기를 촉진하고, 외측만곡을 기록할 수도 있지만, 가장 좋은 진단적 소견은 늑골돌출(rib hump)이며 전방굴곡시키면 찾을 수 있다. 볼록쪽의 늑골은 추골이 볼록쪽으로 회전되면서 늑골이 그것들과 함께 움직이게 되므로 오목쪽의 늑골보다 후방에 있는 것으로 발견될 것이다. 이것을 스크린 테스트로 이용하면, 학교에서 어느 학생이 보다 더 자세한 평가가 필요한 지를 결정할 수 있을 것이다.

만곡의 정도는 병발된 척추를 입위에서 촬영한 방사선영상으로 측정 할 수 있는데, 이렇게 측정한 것은 코브각(Cobb angle)으로 알려져 있다. 만곡정점에서 추체 상연을 따라 한 선을 긋고, 만곡기저부에서 추체하연을 따라 또 다른 선을 그은 다음에 그 각각의 선에 수직선을 긋고 그것들이 교차된 각을 측정하며, 이 각, 즉 코브각의 심각성 정도를 결정한다. 각도가 크면 클수록 측만증의 심각성은 더욱 커진다. 또한 방사선영상을 보면 볼록쪽의 늑골이 더욱 넓게 벌어져 있고, 오목쪽의 늑골은 한데 더욱 압착되어 있는 것을 볼 수 있다.

만곡은 C형 또는 S형을 이루고 있다. S형 만곡은 볼록이 한 방향에서 다른 방향으로 바뀌는 두 개의 만곡으로 된 것이며 외관상 환자를 똑바로 서있는 것처럼 보이게 하기 때문에 일반적으로 보다 덜 변형되어 보인다. 요추도 마찬가지로 종종 두 개의 만곡에 포함된다. C형 만곡으로 더욱 보기 흉한 외관이 나타날 수도 있다. 흉추 측만증이 심하게 되면 심장과 폐가 손상될 수도 있다.

측만상태는 종종 진행성으로 사춘기나 임심기간에 각도가 급격하게 증가된다. 따라서 젊은 여성들은 특히 면밀히 감지되어야 한다.

보조기, 석고, 또는 외과수술적 치료가 심한 변형을 방지하는데 필요할 수도 있다. 정골 수기조작 치료는 환자를 편안한 상태로 유지시키고, 만곡의 진행을 늦추는데 유용하다. 측만증이 있는 환자는 추간판 탈출의 위험이 있으므로 그들에게 그들의 몸을 주의하라고 지시해야 한다. 척추를 지지하는 근육을 강화시키는 운동은 만곡의 오목쪽 근육을 신장시키는 운동과 함께 이루어져야 한다.

기능적 측만증 Functional Scoliosis

기능적 측만증은 자세 또는 생체역학적 요소에 의해 야기된 것으로 항상 교정될 수 있는 상태이다. 하지만 만약 그것이 아직 유연성이 남아있을 때, 측만증으로 진단되지 않아서 치료되지 못하면 구조적 측만증으로 진행될 수 있다.

기능적 측만증의 원인은 다음과 같다.

1. *근육의 과긴장성*. 척추의 한 쪽 장근(긴 근육)이 과긴장되면, 척추에 활시위와 같은 그러한 효과를 나타낼 수 있으며, 그 근육을 이완시키고 신장시키면, 척추가 똑바로 되게 된다. 이것은 유형 I 체성기능부전에 의해서 야기될 수도 있다.
2. *단족증후근*. 만약 한쪽 하지가 다른 쪽보다 짧다면, 천골과 골반은 짧은 쪽으로 기울어지게 되고, 이것으로 인해 척추는 반대로 구부러지게 되는데 그것은 머리(그리고 눈)의 레벨을 유지하려고 시도하기 때문이다. 이러한 상태에 대해서는 68장에서 더 자세히 논하기로 한다.
3. *보상작용*. 측만 만곡에 인접한 척추 부위는 종종 반대 방향으로 구부러진다. 흉추에서 요추 , 또는 경우에 따라서는 경추에서의 만곡을 보상하기 위해 만곡이 나타날 수 있으며, 심지어 가능한 것은 더 오랫동안 지속된 두개골의 측방 기능부전이 그것 아래 보상성 만곡을 생성시키면서 그 문제에 대한 결정적인 단서가 될 수도 있다는 것이다. 보상성 만곡을 똑바로 펴려면, 만곡의 기본적인 원인을 제거해야 한다.
4. *근육약화*. 척추 한쪽의 부척추근이 반대쪽 근육보다 더 약하다면, 정상적으로 더 강한 근육도 또한 척추에 활시위 효과가 나타나게 할 수 있다. 그것이 자세적 또는 기능적 문제라면, 운동으로 이러한 상태를 도와야 한다. 근육이 소아마비에 의한 것처럼 약해지거나 마비된 것이라면, 그 상태는 교정될 수 없는 것이며, 구조적인 문제로 간주될 수 있다.

모든 기능적 측만증은 일단 그 원인이 제거되거나 교정되고 나면, 정골수기조작에 의해 효과를 볼 수 있다. 근막기법, 근에너지, 그리고 운동이 가장 도움이 된다.

■ 후만증
KYPHOSIS

후만증은 흉추가 비정상적으로 전방굴곡된 것이며, 이것은 자세성 또는 구조성으로 나타날 수 있다. 방사선영상은 관절염 또는 척추증과 같은 그러한 어떤 구조적 원인을 결정하는데 도움이 된다. 자세성 후만증은 습관적으로 구부정한 자세, 직업, 또는 지지하는 근육들의 약화로 인해 나타날 수 있다. 자세성이 원인이라면, 환자에게 올바른 자세를 취하고 운동으로 병발된 근육을 신장시키고 강화하라고 지시해야 한다.

정골수기조작은 관련된 체성기능부전을 교정하는데 유용하다. 구부정한 자세는 굴곡기능부전을 일으키는 가장 흔한 원인이며, 굴곡기능부전은 올바른 자세를 취하면, 불편함을 야기시켜서 환자가 똑바로 서거나 앉지 못하게 한다. 이러한 체성기능부전을 고치면, 그러한 불편감이 완화된다.

■ 평편등
FLAT BACK

흉추에서 "평편등"과 같은 상태는 "군인" 유형의 자세를 과도하게 취하거나 양쪽 부척추근의 과긴장 또는 경련에 의해서 유발될 수 있다. 신전기능부전은 굴곡상태에서 불편감 또는 통증을 야기하기 때문에 환자로 하여금 배부(등) 자세를 비정상적으로 똑바르게 유지하게 한다. 문제의 원인이 무엇인지를 결정해야 한다. 대부분의 원인은 정골수기조작에 반응한다.

■ 사례 1
CASE 1

15세 소녀가 지난 달에 상배부 통증으로 진료소에 왔다. 그녀는 통증으로 물리학 수업에 참석할 수 없다고 했고, 통증은 오후와 저녁에 더 심해지며, 휴식을 취하면 아세트아미노펜을 복용했을 때처럼 통증이 경감되고, 스트레스를 받거나 팔을 사용하는 활동을 하면 통증이 악화된다고 했다.

그녀는 심각한 손상 또는 수술을 받은 적은 없었으며, 그녀의 의학적 병력은 단지 6살 때 수두에 양성반응이 있었다는 것뿐이었다. 신체계통에 대한 정밀검사에서는 단지 가끔 두통, 약간의 생리통, 상배부 통증 등의 증상을 나타낼 뿐이었다.

이학적 검사에서는 근골격계를 제외하고는 정상이었다. 시진에서 상배부의 모양은 정상으로 보였지만, 그러나 전방굴곡된 상태에서는 우측에서 늑골 돌출이 상당하게 나타났다. 척추를 촉진한 결과 T4-T10 우측만증(dextroscoliosis)으로 나타났으며, 그 부위에 상당한 근육긴장이 있었는데 좌측에서 가장 두드러지게 나타났다. T4에서(T4 FSLRL), 그리고 T8에서(T8FSRRL) 체성기능부전이 발견되었다.

흉추 방사선영상에서는 코브 각이 15° 우측만증(dextroscoliosis)으로 나타났다.

문진을 추가로 한 결과, 고모 두사람이 측만증이었으며, 그중에 한사람은 해링톤 철심을 삽입하는 수술치료를 받았다고 했다.

치료는 좌측 부척추근을 신장시키고, 근에너지 기법으로 그 근육의 신장을 돕는 것으로 구성하고, 두 개의 체성기능부전은 근에너지법과 고속저폭 추력기법(HVLA)으로 치료했다.

환자에게 좌측 근육에 대한 신장운동과 우측 근육에 대한 강화운동을 가르치고, 흉추, 경추, 요추의 유연성을 기르는 일련의 운동을 가르쳤으며, 배부에 대한 적절한 관리, 즉, 물건을 드는 방법, 앉고 설 때의 자세, 학업을 위해 사용하는 컴퓨터의 인간공학적 사용법에 대한 지시를 했다.

일주일 후, 2차 내원했을 때 그녀는 흉추의 불편감이 덜 하다고 했다. T4 기능부전은 재발되지 않았으며, T8 하나에만 존재했지만 자세이완촉진기법에 쉽게 반응했고, 좌측 근육의 과긴장성도 감소했다. 그녀에게 운동프로그램을 계속하라고 지시하고, 통증이나 불편감이 재발하지 않으면, 6개월 후에 추적검진을 위해 내원해서 방사선촬영을 하자고 했다.

논의 Discussion

이 사례는 특발성 측만증의 전형적인 예시를 실증한 것이다. 젊은 사람에서 측만증에 관련된 불편감이 나타나는 것은 대개 추골의 체성기능부전과 연부조직 기능부전에 의해서 유발되는 것이다. 젊은 사람에서 측만증은 본래 그 자체로는 대개 고통스럽지 않고, 젊은 사람의 신체는 나이든 사람보다 측만증으로 생성된 스트레스를 더 잘 견딜 수 있게 되어 있다. 운동프로그램은 불편감을 예방하는데 도움을 주고, 정상적인 활동을 무리없이 할 수 있도록 해줄 것이다. 이 시기에 중요한 것은 급속한 진행으로 변형이 유발될 수있다는 것에 주의하면서 주의깊게 촉진하는 것이다.

■ 사례 2
CASE 2

72세의 여성이 수개월간의 중부흉추 통증으로 진료소에 찾아왔다. 그녀는 바닥이 젖은 곳에서 미끄러져 앉은 자세로 낙상했다고 했으며, 거의 일주일 동안 흉추 부위에 날카로운 통증이 있었는데 서서히 사라져 둔한, 쑤시는 통증이 여전히 남아 있다고 했다.

그녀의 의학적 병력에서 고혈압이 있었으며, 오직 먼지, 곰팡이, 강한 냄새에 노출되었을 때만 괴롭히는 천식이 있고, 38세 때 자궁내막증으로 자궁절재와 난소적출술을 하였으며, 그녀는 68세 때에 계단을 올라가다가 떨어져서 손목이 골절 되었었다. 약물치료로는 에틸롤을 포함해서 매일 두 번씩 샐메테롤 지나포에이트 흡입기를 사용하며, 부인과 수술 후 4년 동안 호르몬 보충 치료를 사용했지만, 지금은 사용하지 않는다.

이학적 검사에서 혈압은 138/86으로 나타났고, 심박동 소리와 리듬은 정상이었다. 호기 시 약간 탁탁 소리가 전체 폐 영역에서 산재되어 나타난다. 흉추에서 약간의 후만증이 나타났으며, 이곳에서 T1 FSRRR, T4 FSLRL, T10 ESLRL과 같은 여러 개의 체성기능부전이 발견되었고, 흉추부위 전체에 걸쳐 부척추근이 과긴장되고 과민압통이 나타났다.

그녀의 스테로이드 사용 병력과 나이 때문에 그녀를 덱사스캔(dexascan)하러 보냈는데 그것에서 척추와 골반에 골다공증이 나타났다. 흉추의 방사선영상에서는 T9에서 골절이 치유된 것으로 드러났다.

그녀에 대한 치료는 부척추근에 대한 근막, 연부조직 기법을 시행하고 모든 압통점을 역스트레인 기법으로 치료했다. 그녀에게 신장운동과 유연성 운동을 부드럽게 하도록 가르쳐주고, 배부(등)에 대한 관리, 특히 물건을 드는 방법과 그녀가 들 수 있는 것이 무엇인지, 그리고 낙상을 방지하는 방법을 가르쳐 주었다. 알엔드로네이트를 처방해주고, 3주 동안 일주일에 한 번씩 정골수기조작으로 치료를 하고, 그 다음에는 2달 동안 2주일 마다 한번 씩 치료했다. 체성기능부전은 해결되었고, 배부 통증도 감소했다.

논의 Discussion

골다공증은 골아세포보다 파골세포의 활동이 더 많이 일어나 뼈가 얇아지는 것이다. 뼈의 기반이 되는 칼슘 면적의 결핍으로 뼈가 얇아지고, 부서지기 쉬운 구조물이 된다. 여성들은 폐경기 동안 그리고 그 후에 에스트로겐 수치의 감소됨에 따라 뼈의 질량 밀도가 현저하게 감소된다. 폐경기 전에 뼈의 질량이 빈약하면 빈약할수록 삶의 후반에 골다공증은 더욱 더 심해지게 된다. 이 여성이 수술의 결과로 갖게 된 것처럼 그러한 조기 폐경일수록 골다공증의 위험요소는 더 큰 것이다. 스테로이드의 장기적인 사용은 골다공증을 유발시키므로 골다공증의 존재에 대해 의심해야 한다. 이런 환자들에게는 나이 그 자체 외에도 다른 두 가지의 위험 요소들을 가지고 있으므로 수기조작치료를 하기 전에 골다공증에 대한 평가를 하는 것이 필요하다.

정골수기조작으로 골다공증이 있는 환자를 치료하는데 있어 가장 염려해야 되는 것은 뼈가 골절될 수 있다는 것이다. 이것은 확실히 걱정되는 일이지만, 그것이 골다공증이 있는 환자는 수기조작치료를 받지 말아야 한다는 것을 의미하는 것은 아니다. 비결은 부드러움에 있는 것이다. 절대로 부서지기 쉬운 뼈, 특히 늑골에 상당한 힘을 가하지 말아야 한다. 연부조직의 부드러운 신장, 역스트레인 같은 자세기법, 적절한 운동 등이 배부 통증을 감소시키는데 매우 유용하다. 종종 통증경험이 골다공증으로 인한 것이아니라, 오히려 연부조직의 긴장으로부터 오는 것일 수도 있다. 체성기능부전은 인대긴장균형기법 또는 역스트레인 기법으로도 치료될 수 있다. 두개골 정골요법은 이러한 환자들에게 비외상적인 것(nontraumatic)이다.

압박골절이 최근에 새로 발생된 것이라면, 그 부위에 수기조작치료를 절대로 수행하지 말아야 하지만, 그러나 그 부위로부터 떨어진 곳에 대한 수기조작은 여전히 가능하다. 일단 골절이 치유되면, 그 추골 근처에서 수기조작치료를 시행할 수 있다.

고령의 사람들 특히 폐경기의 여성들은 주의깊게 판별하고 나서 어떤 유형이든 압박력을 사용해야 한다.

참고문헌

DiGiovanna EL. *An Encyclopedia of Osteopathy*. Indianapolis, IN: American Academy of Osteopathy, 2003.

DiGiovanna EL, Schiowitz S. *An Osteopathic Approach to Diagnosis and Treatment*. Philadelphia: Lippincott-Raven, 1997.

Ward RC. *Foundations for Osteopathic Medicine*. Baltimore: William & Wilkins, 1997.

V부

요 추

(Lumbar Spine)

46

요추 해부학적 고찰
(Lumbar Anatomic Considerations)

5개의 요추는 추간판에 의해서 각각 분리되어 있으며, 추골과 추간판이 한 단위로 된 복합체는 기립자세에서 전-후방 요추 전만곡선을 흉추와 천골저 사이에서 형성한다.

■ 골학
OSTEOLOGY

요추 추체는 흉추 추체보다 더 크고, 전-후 직경보다 좌-우 횡직경이 더 넓으며, 앞쪽이 뒤쪽보다 더 높아서 추체가 후방으로 쐐기모양을 형성한다. 요추추체의 쐐기모양은 비슷한 형태로 된 추간판과 결합되어 요추 전만곡선이 유지되는 것을 보조하고 있다.

요추의 극돌기는 큰 직사각형으로 수평면상에서 후방을 향하고 있고, 횡돌기는 길고 얇으며 수평면상에서 외측으로 향하고, 흉추구조의 평면적 관계가 서로 상이한 것과는 다르게 요추에서는 극돌기, 횡돌기, 추체가 모두 같은 높이에 있다.

5번 요추는 그것보다 위에 있는 것들과는 다르게 추체가 더 크고, 횡돌기가 더 두껍고 더 짧으며, 극돌기는 더 작고. 또한 전면이 훨씬 더 높다. 척추의 선천성 결함은 5번 요추에서 가장 많이 발생된다.

요추의 상관절면은 오목하고 주로 내측과 후방으로 향하고 있으며, 시상면에서 전두면을 향해 45° 회전되어 있다. 하관절면은 볼록하고 외측과 전방으로 향하고 있다. 인접한 요추의 상관절면과 하관절면은 서로 딱 맞게 되어 척추소관절(zygaphyscal jt.)을 형성한다.

요추부위의 관절면에서는 많은 이형이 나타나며, 특히 요천추관절이 더욱 그러하다. 이러한 이형에는 0°에서 90°로 시상면 회전, 수평면 지향(horizontal planar orientation), 그리고 관절면의 비대칭 등이 포함되며, 이것들은 요부 불안정성, 추간판 질환, 체성기능부전에 기여한다.

■ 추간운동
INTERVERTEBRAL MOTION

추골의 개별적인 운동은 모두 짝운동 법칙(The rule of coupled motions)을 따른다.

1. 굴곡과 신전은 시상면에서 전-후 병진활주(translatory slide)와 짝을 이루고 일어난다.
2. 측굴은 전두면에서 반대측으로의 병진활

주를 동반한다.

3. 회전은 수평면에서 추간판 압박을 동반한다.

굴곡과 신전은 모든 레벨에서 가장 큰 운동이며, 그것들은 후관절면의 수직적-시상적 방향에 의해 영향을 받는다. 측굴이 일어나는 정도는 작으며, 아주 제한된 회전을 항상 동반한다. 볼록-오목한 관절면 모양으로 인해 구르고 활주하는(roll-and-slide)복합된 운동이 일어난다.

■ 체성기능부전 SOMATIC DYSFUNCTION

요추부위에서 그룹성 측만은 일반적으로 흔히 있는 것이며, 대개 흉추측만이나 천골저 높이 비대칭에 부수적으로 형성된다. 단일분절의 척추체성기능부전은 세 평면 모두에서 운동을 제한시키지만, 그러나 회전이 가장 일반적으로 제한되는 주운동이며, 이러한 회전은 동측 측굴의 제한에 의해 동반된다.

체성기능부전은 일반적으로 요추 횡돌기의 회전운동을 촉진함으로써 진단된다.

■ 추간판 INTERVERTEBRAL DISKS

건강한 추간판은 젤리와 같은 물질인 수핵(nucleus pulposus)과 그 주위를 둘러싸고 있는 섬유성 고리인 섬유륜(annulus fibrosis)으로 구성되어있다. 섬유륜은 일련의 교원질 섬유가 상-하 추골종판에 견고하게 붙어있는 것으로 되어 있으며, 원모양으로 겹겹이 둘러싼 구심성의 얇은 층으로 된 섬유탄력성 그물망을 형성하고 있다. 이 교원질 섬유층의 섬유들은 수직으로부터 65°로 기울어져 있으며, 그것들의 수직각도는 연속적인 층에서 교대로 엇갈려 있다. 이러한 해부학적인 배열로 인해 추간판은 제한된 안정성을 유지하면서 회전동작과 전단력을 견디어 낼 수 있으며, 수핵은 추골운동과 반대방향으로 이동하고, 섬유륜에 압력을 부과하며, 압력이 정상적으로 분산하는 기전이 일어나게 된다.

요추의 추간판들은 모든 척추에서(C5-C6 추간판은 예외로 하고) 퇴행성변화와 기능부전을 가장 많이 견뎌야 하는데, 그것은 좌위에서 요추가 굴곡되기 때문에 기립자세에서보다 요추 추간판으로부터 액체가 더 많이 짜내지기 때문이라고 생각된다. 장시간의 입위자세, 유합(fusion), 퇴행성 관절염 또는 어떤 원인에 의한 척추운동제한 등에 의해서 추간판으로 가는 영양공급은 줄어들게 되고, 추간판 퇴행은 촉진되게 되며, 이러한 퇴행성변화의 결과로 조직 탄력성 소실, 제한적 안정성 소실, 되먹임 기전 저하, 추간판 높이 소실 등이 나타나게 되고, 또한 상-하 관절면의 관계도 비정상으로 되며, 추골과 추간판을 연결하는 인대가 헐거워지고, 기능부전으로 되는 경향이 더 크게 된다.

요추 하부에서는 후종인대가 좁고, 추간판 퇴행성 질환의 발병률 증가, 인대 느슨함, 그리고 이 부위의 추간판에 가해지는 과도한 스트레스 때문에 추간판 탈출이 가장 흔하게 일어난다.

■ 신경학 NEUROLOGY

요신경총은 요근 후부 속에 있으며, 요추 횡돌기 앞쪽에 위치하고, 1번, 2번, 3번과 일부 4번 요신경의 전지(ventral ramus)로 구성된다.

척수는 대략 요추 2번 높이에서 끝나므로 그보다 더 하부에 있는 신경근은 미측과 외측으로 뻗어 추간공에서 빠져나가며, 척수가 이렇게 신경근 가지로 종말된 것을 마미신경총(cauda equina)이라고 한다. 탈출된 추간판은 병발된 추골보다 하부에 있는 신경근을 침범하므로 L5-S1사이에서 탈출된 추간판은 1번 천추신경근의 기능장애를 일으킬 것이다.

최소한, 임상의는 L4, L5, S1 신경근의 기능장애로 인한 증상을 인지할 수 있어야 한다. L4신경이 기능장애가 되면 슬개골 반사의 둔화, 대퇴근과 전경골근의 근력감소, 다리와 발의 내측면 피부감각 변화 등이 나타나고, L5신경의 기능장애는 반사에는 악영향을 미치지는 않지만, 엄지발가락의 배측굴곡근력 소실, 무지신근의 근력소실, 다리측면과 발끝의 피부감각 변화 등을 일으키며, S1신경의 기능장애는 아킬레스건 반사의 둔화, 장비골근과 단비골근의 근력감소, 발 외측면의 감각변화 등을 유발한다.

■ 근육학
MYOLOGY

척추기립근은 척주 양측에 각각 하나씩 자리잡은 커다란 근육군이다. 그것은 천추에서 기시해서 경추부위까지 계속되며, 요추부에서 내-외측으로 분리되어 극근(spinalis), 최장근(longissimus), 흉장극근(iliocostalis)으로 구분된다. 양측 근육이 수축하면 척주 신전이 유발되고, 편측 근육만 수축하면 동측으로 신전과 측굴이 일어난다.

다열근(multifidus)과 회선근(rotatores)은 배부의 소근육으로 척추기립근의 심부에 위치하며, 주로 자세근육으로 기능하면서 각 추골의 개별적인 운동을 조절한다. 양측 근육이 수축하면 국소적인 신전이 유발되고, 편측 수축으로는 측굴과 함께 반대쪽으로의 회전이 일어난다.

요방형근(quadratus lumborum)은 외측 근육으로 12번 늑골, 장골릉, 그리고 척주에 부착되어있으며, 늑골에 부착되어 마지막 늑골을 고정하고, 횡격막의 기시부의 안정성을 보조함으로서 호흡과 함께 기능한다. 양측이 수축하면 신전이 일어나고, 편측 수축하면 동측 측굴과 더불어 신전이 유발된다.

전방굴곡은 복근들의 협력작용(synergistic action)으로 일어나고, 외복사근의 수축으로는 반대편으로의 회전이 일어나며, 내복사근의 수축으로는 동측으로의 회전을 일어난다. 복부근육들의 결합작용(combined action)은 요추에서의 극심한 염력, 굽힘, 전단 스트레스를 조절하기 위한 협응기전(coordinated mechanism)을 제공하며, 그것들이 정상적인 기능하는 것은 척추 메카니즘을 유지하는데 필수적이다.

장요근은 요추부의 안정성과 기능에 중요한 역할을 하며, 두개 근육으로 구성되어있다. 대요근은 모든 요추의 전면과 횡돌기 하연으로부터 다섯 손가락 모양으로 기시하며, 그것들의 각각은 추골 두개의 추체와 그 분절간 추간판에서 뻗어 나오는 것으로 12번 흉추에서 시작하여 5번 요추에서 끝난다. 그 근육은 골반연(pelvic brim)을 따라 내려가서 서혜인대 뒤쪽과 고관절낭 앞쪽을 지나가고, 그것의 외측면에 있는 장골근의 거의 전체 섬유를 받은 건으로 끝나며, 대퇴골의 소전자에 정지한다.

장골근(iliacus)은 장골와 함몰부의 위쪽 2/3, 장골릉의 내순(inner lip), 전천장인대와 장요인대, 그리고 천골의 외측면 상부 등으로 부터 기시하며, 전면에서 그것은 전상장골극과 전하장골극까지 멀리 뻗쳐있으며, 고관절낭의 상부로부터 일부 섬유를 받고, 대퇴골의 소전자에 정지한 대요근의 건 외측면에 정지한다.

위쪽으로 수축하면 장요근은 대퇴를 굴곡시키고, 아래쪽으로 하면 양측 수축으로 체간을 전방 굴곡시키며, 편측 수축하면 골반을 동측으로 이동시키면서 체간을 측굴시킨다.

장요근은 입위자세에서 지속적으로 일정한 수축을 유지하며, 고관절의 과신전을 방지한다. 똑바로 서 있는 동안에 요추전만이 증가되면 요근 수축이 증가하게 되고 요부 불안정성과 기능장애가 유발된다.

입위 및 앙와위에서 장요근 기능장애의 주요한 징후는 다음과 같다.

1. 입위: 기능부전된 측의 고관절과 슬관절의 굴곡 및 골반경사, 트렌델렌버그 징후(Trendelenburg sign) 양성, 전형적인 요근성 발위치와 보행(psoatic stance and gait).
2. 앙와위: 요추전만 증가 및 토마스검사 양성

요부에서 장요근 구축과 관련된 체성기능부전은 대개 상부 요추레벨에서 일어난다.

골반에서 이 근육들은 치골을 가로질러 소전자로 내려가면서 복부장기를 위한 지지 메카니즘, 즉 요근 선반(psoas shelf)를 생성하고, 이러한 구조적 연관성을 변화시키는 체성기능부전이 어떠한 것이라도 있으면, 장기의 증상과 병변이 유발될 수 있다. 천골 또는 골반의 전방경사, 요근 구축, 복근 약화, 임신, 높은 굽 신발 착용, 나쁜 자세, 그리고 체성반사 등 모든 것은 장기가 복벽에 가하는 스트레스를 증가시킬 수 있고, 순차적으로 횡경막 탈장, 서혜부와 대퇴부 탈장, 자궁후굴, 신장과 내장의 하수, 그리고 월경곤란, 월경과다, 다뇨증, 변비, 대장염과 같은 그러한 증후군을 유발할 수 있다.

장요근은 또한 정상적인 요천추각과 올바른 자세균형을 유지하는데 있어서 요부근육들의 협력활동에 중요한 역할을 한다.

■ 요-천추각(일명 훠거슨 각) LUMBOSACRAL ANGLE(FERGUSON'S ANGLE)

요-천추각은 똑바로 선 자세를 측면에서 보았을 때, 천골경사선을 연장한 것이 지면과 평행한 수평선을 만나면서 형성된 각도로 25~35°가 정상이며, 요-천추각의 증가로 요통이 발생될 수도 있다. 각도가 커지면 커질수록 경사도는 더 커지고, 요-천추관절과 그것의 부착물에 가해지는 전단스트레스도 더 커지게 되며, 요추전만도 증가시킨다.

요천추각에 영향을 미칠 수 있는 요인으로는 비만, 임신, 복근약화, 높은 굽의 신발 착용, 발의 회내, 아킬레스 외반(Achilles valgus), 비전형적인 요-천추 후관절, 척추전방전위증, 추간판 높이 감소, 인대약화, 기관적 후만-측만증(organic kyphoscoliosis), 나쁜 자세, 직업, 체형(somatotype), 유전, 요근 기능부전(psoatic dysfunction), 천골/골반 전반경사, 그리고 체성기능부전 등이 있다.

요-천추각이 증가되면 맞닿아 있는 요추 하관절면이 그것과 짝이 된 천추 상관절면상에서 미측으로 미끄러지기 때문에 관절 관계가 변하게 된다.

■ 요추만곡 유지에서 근육의 협력작용 SYNERGISTIC ACTION OF THE MUSCLES IN MAINTAINING LUMBAR CURVATURES

복근은 요추전만의 평편해짐을 지지하며 보조하고, 요근은 척추와 골반 전면을 당겨서 요추전만을 증가시킨다. 대둔근과 슬괵근은 골반 후면을 당겨서 요추전만을 감소시키고, 척추기립근과 복근은 요추전만이 평편해지는 것을 돕는다.

■ 요추-골반 리듬 LUMBAR-PELVIC RHYTHM

환자가 손을 바닥에 대려고 체간을 전방굴곡할 때, 요추와 골반, 고관절의 복합된 움직임은 시작된다. 개개의 추골은 서로에 대해 각각 굴곡되어 요추전만이 평편해지고, 때로는 그 곡선이 약간 역전되기도 한다. 그와 동시에 고관절이 수평면에서 후방으로 이동됨에 따라 고관절 축을 중심으로 골반 회전운동이 이차적으로 일어난다. 이러한 것들은 전방굴곡과 그것의 역전, 그리고 똑바로 펴기 모두에서 매끈하게 상호연관된 움직임이다.

신체 움직임의 총괄적인 평가에서, 검사자는 요-천추 리듬의 3가지 측면을 모두 검사해야한다. 일반적으로 모든 전방굴곡 제한은 요추기능부전과 관련된 경우가 흔하다고 하지만, 이러한 가설이 정확한 것은 아니다. 고관절 또는 골반 기능부전이 종종 문제가 되기도 한다.

참고문헌

Adams MA, Hutton HC. The effect of posture on the fluid content of lumbar intervertebral discs. *Spine* 1983;8:665–671.

Basmajian JV. *Muscles Alive*. Baltimore: Williams & Wilkins, 1978.

Bogduk N, Twomey T. *Clinical Anatomy of the Lumbar Spine*. Edinburgh: Churchill Livingstone, 1987.

Cailliet R. *Low Back Syndrome*, 2nd ed. Philadelphia: F.A. Davis, 1968.

DiGiovanna EL, Schiowitz S. *An Osteopathic Approach to Diagnosis and Treatment*, 2nd ed. Philadelphia: Lippincott-Raven, 1997.

Farfan HF, Sullivan JD. The relation of facet orientation to intervertebral disc failure. *Can J Surg* 1967;10:179–185.

Farfan HF. Muscular mechanism of the lumbar spine and the position of power and efficiency. *Orthop Clin North Am* 1975;6:135–144.

Jayson IV. *The Lumbar Spine and Back Pain*, 3rd ed. Edinburgh: Churchill Livingstone, 1976.

Jones L. *The Postural Complex*. St. Louis: Charles C Thomas, 1955.

Kapanji IA. *The Physiology of the Joints, vol 3. The Trunk and the Vertebral Column*. Edinburgh: Churchill Livingstone, 1974.

Warwick R, Williams PL. *Gray's Anatomy*, 35th British ed. Philadelphia: W.B. Saunders, 1973.

Weisel SW, Bernini P, Rothman RH. *The Aging Lumbar Spine*. Philadelphia: W.B. Saunders, 1982.

White AA, Panjabi MM. *Biomechanics of the Spine*. Philadelphia: J.B. Lippincott, 1978.

47

요추 평가
(Evaluation of the Lumbar Spine)

요추는 척주에서 가장 큰 추골 5개로 구성되며, 선천성 기형은 대부분 5번 요추에서 발생한다. 흉추와 천추 그리고 골반은 모두 요추의 자세와 기능에 많은 영향을 미치고 있으므로 요추를 평가할 때는 필수적으로 이러한 부위들을 검사에 포함시켜야 한다.

■ 병력
HISTORY

신체 모든 영역에서 그러하듯이 병력은 철저하게 조사하는 것이 문제의 원인을 확정하는데 아주 도움이 된다. 요통은 요추 또는 천추부위에 집중될 수가 있다. 그러므로 환자에게 어떤 통증이 있으면 가능한 한 정확한 부위를 식별하게 하는 것이 필요하다. 상담자는 요통과 어떤 활동과의 연관성으로 알려진 것이 있는지를 찾아야 하는데, 왜냐하면 요통은 스포츠, 직업, 자세, 중량부하 들기, 구부리기, 또는 스트레칭 등과 연관되어질 수 있기 때문이다. 물론 내장기관 또는 그 외 다른 원인도 고려해야 한다.

■ 이학검사
PHYSICAL EXAMINATION

관찰 Observation

피부에 비정상적인 발적, 피부 변색, 얼룩(blemishes), 또는 털이 많은 반점 등의 부위가 있는지 시진해야 한다. 일부 털이 많은 반점(faun' s beard)은 뼈의 선천적 기형(전형적으로 이분척추)을 의미하고, 요추에 있는 모반도 또한 일부 뼈의 병변을 가리킬 수 있다. 질병 또는 과거 수술 흔적이 있는지를 면밀히 살펴보아야 하며, 지방종과 같은 그러한 덩어리에도 주목해야 한다.

보행 및 입위자세를 관찰해야 한다, 측면에서 척추를 관찰하여 요추 전만의 증가 또는 만곡이 평편해져 있는지를 보아야 하고, 그 다음에는 뒤쪽에서 관찰하여 외측곡선(측만증)이 있는지를 보아야한다.

총체적인 운동검사 Gross Motion Testing

총체적인 요추 움직임은 일반적으로 흉추 움직임과 연관하여 평가된다. 환자는 양발을 4~6인치 벌리고 체중을 균등하게 분산시킨 상태로 서 있고, 검사자는 환자 바로 뒤에서 무릎을 꿇고 앉거나 또는 쪼그리고 앉아서 그의 눈을 요추 높이에 둔다.

1. 검사자는 그의 양손을 각각 환자의 장골

릉 정점에 평편하게 대고, 손가락으로는 전상장골극을 그리고 엄지손가락으로는 후상장골극을 촉진한다.

2. 검사자는 운동에 어떤 제한이 있는지, 운동이 물 흐르듯이 이루어지는지, 그리고 대칭 또는 비대칭이 일어나는지 등에 주목한다.
3. 요추에서는 각 방향으로의 회전이 약 5°로 제한되어 있기 때문에 대부분의 회전은 흉추에서 일어날 것이다.
4. 회전을 평가하는 동안 골반이 회전될 것이지만, 그러나 전상장골극을 촉진하면 이것을 최소화할 수 있다.
5. 전방굴곡
   a. 환자에게 양 무릎을 똑바로 펴고, 손을 발끝에 댈 것처럼 머리와 목을 전방으로 구부리기 시작하라고 지시한다(그림 47-1).
   b. 검사자는 흉추와 요추의 움직임이 물 흐르듯이 일어나는지, 운동이 제한된 부위가 있는지 등을 관찰한다. 굴곡각도는 대략 160° 정도 되어야 한다.
   c. 환자에게 몸을 다시 똑바로 일으켜 중립위가 되도록 지시한다.
6. 후방굴곡(신전)
   a. 환자에게 검사자쪽으로 천천히 후방굴곡하라고 지시한다(그림 47-2). 운동의 대부분은 허리보다 위에서 일어날 것이다.
   b. 일단 검사자가 전상장골극에서 움직임을 느끼게 되면, 환자에게 운동을 멈추라고 지시한다.
   c. 운동의 양과 그 유동성에 주목해야 하며, 신전각도는 대략 60° 정도가 되어야 한다.
   d. 환자가 몸을 다시 똑바로 일으켜 중립위로 오도록 지시한다.
7. 측굴
   a. 환자가 무릎을 곧게 편 채로, 굴곡 또는 신전 어느 쪽으로도 편향되지 않으면서 한쪽 손을 동측 대퇴 외측면 아래로 미끄러지게 내리도록 지시한다(그림 47-3).

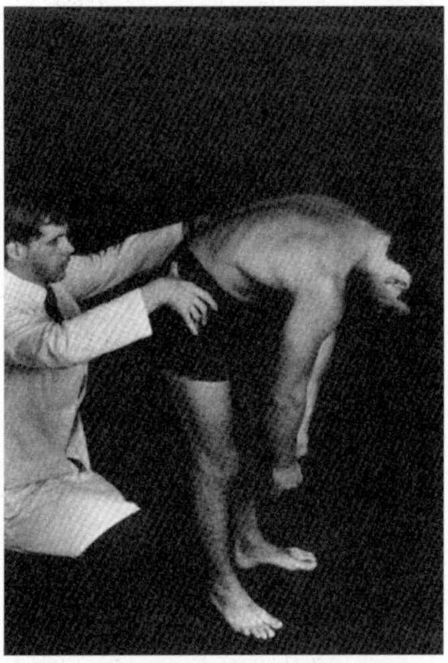

■ **그림 47-1** 흉-요추부의 운동검사: 굴곡

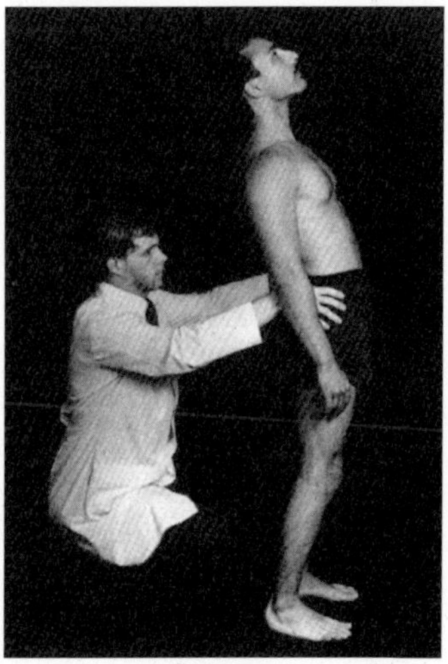

■ **그림 47-2** 흉-요추부의 운동검사: 신전

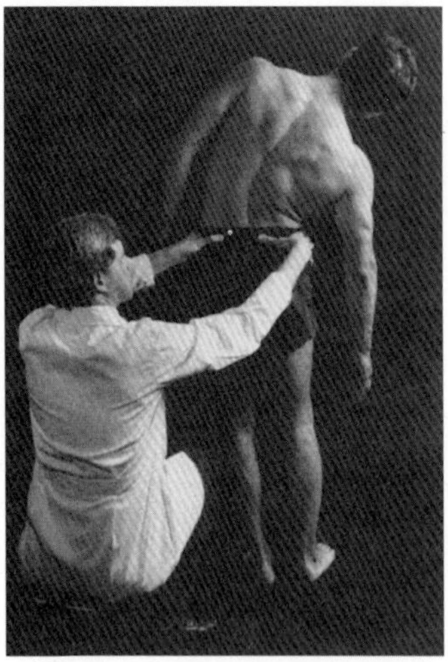

■ **그림 47-3** 흉-요추부의 운동검사: 측굴

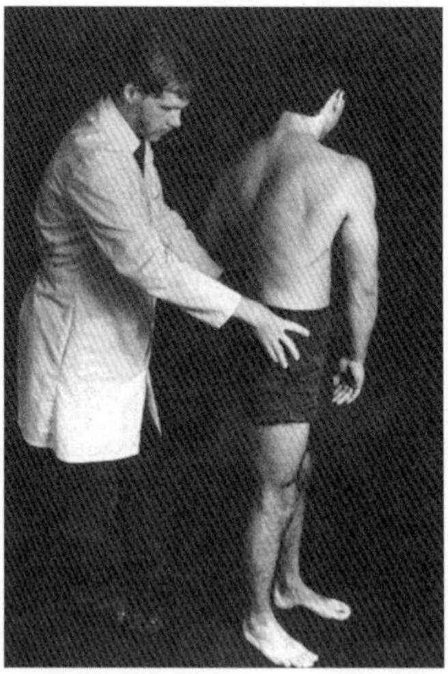

■ **그림 47-4** 흉-요추부 운동검사: 회전

b. 검사자는 장골릉을 촉진하고, 반대쪽 장골릉에서 움직임을 느끼게 될 때, 환자에게 측굴하는 것을 멈추도록 지시한다.

c. 운동의 양과 그 유동성에 주목해야 하며, 측굴각도는 대략 40° 정도가 되어야 한다.

d. 환자가 몸을 다시 똑바로 일으켜서 중립위로 오도록 지시한다.

e. 그 과정을 반대편에서도 반복하고, 우측굴과 좌측굴을 비교하여 운동이 대칭으로 일어나는 지를 본다.

8. 회전

a. 환자가 무릎을 곧게 편 채로 양발을 지면에 굳게 딛고 유지하면서 그의 몸을 허리 위쪽부터 한쪽방향으로 돌리라고 지시한다(그림 47-4).

b. 검사자는 전상장골극에서 운동을 촉진하고, 골반이 회전되기 시작한 것을 느끼게 되면, 환자에게 움직임을 멈추도록 지시한다.

c. 검사자는 운동의 양과 유동성에 주목해야 한다.

d. 환자에게 중립위로 되돌아오라고 지시한다.

e. 상기 단계를 반대방향으로도 반복하게 한다.

f. 검사자는 좌-우 회전을 비교해서 대칭 또는 비대칭인지, 어떤 제한이 있는지에 주목한다. 회전각도는 대략 40° 정도가 되어야 한다.

요추측굴: 히프낙하검사
Lateral Lumbar Flexion: Hip Drop Test

흉추를 참여시키지 않고도 요추의 측굴능력을 평가할 수 있는 또 다른 방법은 히프낙하검사이다. 환자에게 체중을 균등히 분배하여 양발을 4~6 인치 벌려서 서게 하고, 검사자는 환자 뒤에서 눈을 요추부위와 상대적으로 같은 높이로 둔다. 이렇게 하기 위해서 무릎을 꿇거나 쪼그려 앉을 수도 있다.

1. 환자에게 양발바닥을 지면에 평편하게 붙

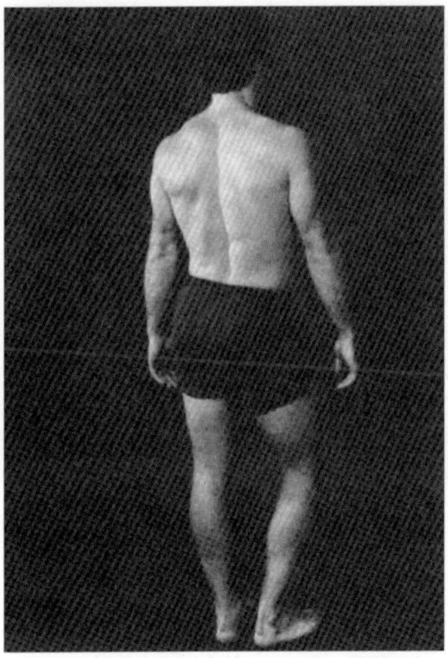

■ 그림 47-5 히프낙하검사: 측굴

인 채, 반대쪽 무릎은 곧게 펴고, 한쪽 무릎을 구부리고 지시한다(그림 47-5).

2. 환자는 체중분배에서 보상성 이동이 일어날 수 있게 해야 한다.
3. 검사자는 구부린 무릎 쪽의 골반낙하를 보상하기 위해 요추가 외측으로 만곡됨에 따라 일어나는 운동의 양과 유동성에 주목한다.
4. 그 과정을 반대편에도 반복한다.
5. 요추의 우-좌측굴을 비교한다. 장골릉이 최대로 낙하되는 쪽은 요추가 가장 측굴되는 쪽의 반대편이다. 다르게 표현하자면, 장골릉이 최대로 낙하된 쪽은 요추측굴이 제한된 쪽이다. 척추곡선은 매끈하고 방해받지 않아야 한다.

촉진 Palpation

환자를 테이블에 복와위로 눕혀놓고, 검사자는 환자와 마주보고 테이블 한쪽 측면에 서서 촉진하는 것이 가장 좋다. 이때 홍반검사(erythema test)를 할 수도 있으며, 피부끌기검사(skin drag test)도 마찬가지로 할 수도 있다. 제 8장에서 설명한 바와 같이 이러한 검사들이 양성이면, 체성기능부전이거나 또는 그것의 지표이다.

그 다음에는 조직의 심부층을 촉진하는데 여기에는 피하조직과 근막이 포함된다. 때때로 섬유지방종이 요-천추접합부와 천골 주변에서 촉진될 수 있는데, 이것들은 이 부위에 나타나는 단단한 양성덩어리이다.

그 다음에 검사자는 더 깊숙이 있는 근육조직을 촉진한다. 부척추근은 척주에 평행하게 놓여있으며, 그것들은 척주의 다른 부위보다도 요추부에서 더 크다. 요방형근은 12번 늑골, 척주, 장골릉에 부착되고, 종종 요통의 근원이 되는 근육이므로 그 것의 과긴장, 경련, 물컹함(bogginess), 그리고 그 외 다른 조직질감변화 등을 평가해야 한다.

일단 연부조직을 촉진하고 나면, 골의 구조를 평가해야 한다. 극돌기와 횡돌기를 촉진하고 그것들의 대칭성을 비교한다. 장골릉 정점은 L4-L5 사이공간과 동일선상에 있으므로 이 위치로부터 다른 요추를 구별할 수 있다. 요추를 구별하는 또 다른 방법으로는 12번 늑골을 찾는 것인데 그것이 T12에 부착된 것을 따라가면 된다. T12 아래 첫 번째 추골이 L1이고, 극돌기는 거기서부터 아래로 세어나가면 된다. 횡돌기는 추체와 같은 높이에 위치하고, 대개 요추부에서는 상당히 길며, 척추기립근 심부에서 촉진할 수 있다.

분절간 운동검사 Intersegmental Motion Testing

각 추골의 개별적인 운동을 검사하려면, 환자를 테이블에 눕게 한 다음에, 회전검사를 할 때는 복와위로 하고, 굴곡과 신전, 측굴을 검사할 때는 측와위로 한다. 검사자는 환자를 마주보고 테이블 측면에 선다.

1. 회전검사
   a. 환자를 복와위로 하고, 검사자는 촉진할 손가락 또는 엄지를 평가하려는 추골 횡돌기 각각에 올려놓는다.
   b. 검사자는 한 쪽 횡돌기에 견고한 하방압을 적용한 다음에, 그 압을 풀어주고, 반대측 횡돌기에도 압을 적용했다가 풀어준다.
   c. 배측으로 운동이 쉽게 일어난다는 것은 그 추체가 반대방향으로 회전할 수 있다는 것을 의미한다. 양측면을 비교해서 회전에 어떤 제한이 있는지를 결정한다.
   d. *예*: 우측 횡돌기가 더 쉽게 전방으로 움직였다면, 그 추골은 좌회전이 더 쉽게 되고 우회전 제한이 있는 것이다.
   e. 이러한 과정을 요추 각 레벨에서도 반복한다.
2. 측굴/회전
   a. 환자를 한쪽 측면으로 누워있게 하고, 검사자는 그를 마주보고 선다.
   b. 검사자는 한 손가락을 평가하려는 추골의 극돌기 또는 횡돌기에 댄다.
   c. 검사자는 촉진하는 수지에서 움직임이 느껴질 때까지 환자의 고관절과 슬관절을 골곡시킨다.
   d. 검사자는 환자의 양무릎에 기대고 서서 그 무릎을 지렛점으로 이용하고, 촉진하는 수지에서 움직임이 다시 느껴질 때까지 환자의 발목을 천장을 향해 상방으로 들어올린다(그림 47-6). 이렇게 하면 테이블에 가깝게 곡선이 볼록해지는 요추 측굴이 일어난다.

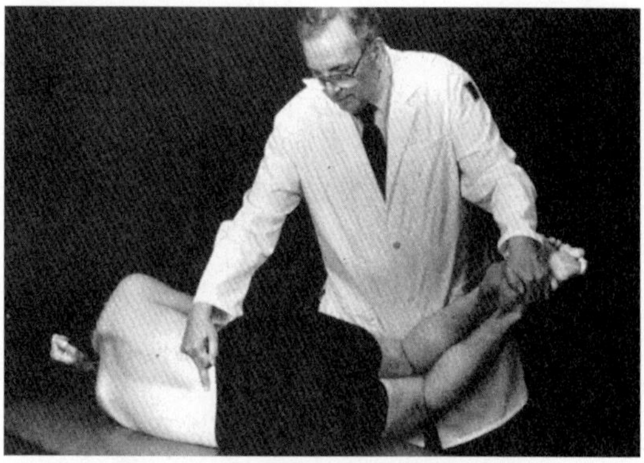

■ **그림 47-6** 분절간 운동검사: 회전/측굴

   e. 검사자는 그 추골이 어느 정도로 쉽게 측굴되는지, 촉진하고 있는 추골 횡돌기가 후방회전되는지 등에 주목한다. 후방회전되는 것은 그 레벨에서 제 2형 체성기능부전이 있다는 것을 가리키고, 전방회전은 그 추골에서 제1형 체성기능부전이 있다는 것을 의미한다.
   f. 그 과정을 각 추골 높이에서도 반복하고, 그 각각의 운동을 다른 것들과 비교한다.
3. 굴곡/신전
   a. 환자를 이미 기술된 자세로 두고, 검사자는 환자의 요추를 굴곡과 신전시키고, 한 손가락으로 평가하려는 추골의 극돌기를 촉진한다.
   b. 굴곡시킨 무릎을 환자의 복부 쪽으로 이동시키면 굴곡이 일어난다. 촉진하는 수지에서 움직임이 느껴질 때까지 계속 굴곡시킨다.
   c. 검사자는 환자의 다리와 무릎을 복부로부터 멀어지게 이동시키고, 환자의 대퇴를 통해 축성압박을 가함으로써 신전이 일어나게 한다. 촉진하는 수지에서

움직임이 느껴질 때까지 계속한다.

d. 검사자는 각 추골의 굴곡과 신전 능력을 비교한다.

e. 신전장벽이 있으면서 굴곡이 용이한 것은 굴곡체성기능부전을 의미하고, 굴곡장벽이 있으면서 신전이 용이한 것은 신전체성기능부전을 말한다.

회선측만 운동검사 Rotoscoliosis Motion Testing

회선측만 운동검사는 요추의 체성기능부전을 확인하는 또 다른 방법으로 이 기법에서는 제 2형 체성기능부전은 3가지 운동평면 모두에서 운동제한이 있다는 원칙을 이용한다. 굴곡 또는 신전에서 장벽에 도달된다면, 그 추골은 운동이 용이한 쪽으로 회전과 측굴되려는 경향이 있을 것이다.

환자 자세: 테이블에서 복와위

검사자 자세: 환자를 마주보고 테이블의 한쪽 측면에 선다.

기법:

a. 검사자는 그의 수지를 평가하려는 추골의 횡돌기에 댄다.

b. 각 추골의 3위치를 모두 평가하고 난 다음에 다음 추골을 검사한다. 검사자는 수지를 횡돌기에 견고하게 접촉시켜 유지하면서 3위치 모두에서 추골을 검사한다.

c. *중립*: 환자를 복와위로 두고, 검사자는 상응한 추골의 우측과 좌측 횡돌기를 비교함으로써 그 추골의 전-후방 대칭 또는 비대칭을 결정한다(그림 47-7).

d. *과신전*: 환자에게 상체를 테이블에서 들어올리고, 그의 팔 또는 팔꿈치에 기대어 척추를 과신전시키라고 지시한다(그림 47-8). 촉진하는 수지에서 움직임이 느껴질 때까지 신전을 계속하라고 하고, 검사자는 횡돌기를 비교해서 그 위치의 대칭 또는 비대칭을 결정한다.

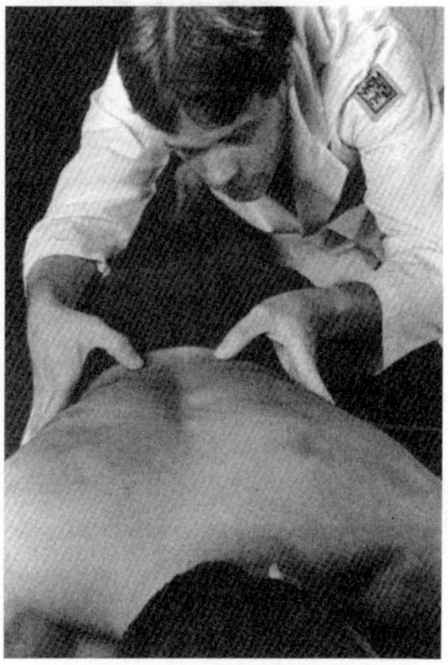

■ **그림 47-7** 초기 복와위 자세에서 요추회선측만검사

e. *굴곡*: 환자에게 앉아서 양발을 견고하고 균등하게 지지하고, 양팔을 양쪽 무릎사이로 떨어뜨리면서 전방굴곡하라고 지시한다(그림 47-9). 검사자가 촉진하는 수지에서 움직임이 느껴질 때까지 계속 굴곡하고, 검사자는 횡돌기를 비교해서 그 위치의 대칭 또는 비대칭을 결정한다.

f. 굴곡에서 횡돌기가 비대칭되는 것은 한 쪽

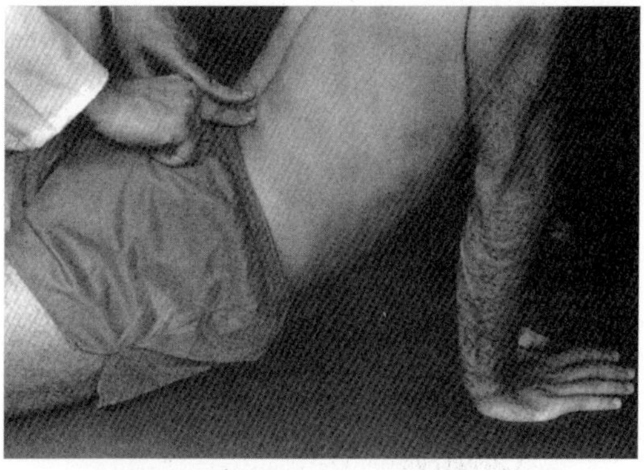

■ **그림 47-8** 신전에서 요추회선측만검사

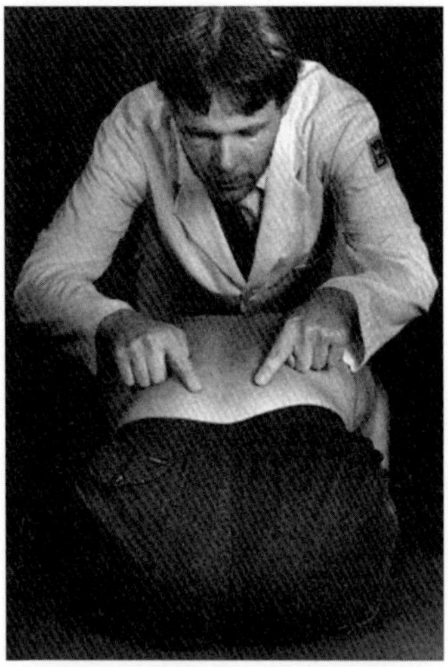

■ **그림 47-9** 굴곡에서 요추회선 측만검사

횡돌기가 후방변위된 쪽으로 회전과 측굴이 동반되는 신전체성기능부전이라는 것을 의미한다.

g. *예*: 환자가 과신전하고 있을 때, 우측 횡돌기가 좌측보다 더 후방으로 움직였다면, 진단은 우측 측굴과 회전이 동반된 굴곡체성기능부전이다.

참고문헌

DiGiovanna EL, Schiowitz S. *An Osteopathic Approach to Diagnosis and Treatment*. Philadelphia: Lippincott-Raven, 1997.

Hoppenfeld S. *Physical Examination of the Spine and Extremities*. Norwalk, CT: Appleton & Lange, Norwalk, 1976.

48

요추 근막기법
(Myofascial Techniques)

이 장에서는 근막 또는 연부조직기법의 수동, 능동직접, 능동간접기법을 요추부에 적용하는 것을 설명할 것이다. 이러한 기법들은 치료의 주된 부분으로 또는 다른 정골기법을 사용하기 위한 준비단계로 이용될 수 있다.

■ 수동기법 PASSIVE TECHNIQUES

복와위 기법 Prone Technique

1. **환자 자세:** 복와위
2. **치료사 자세:** 치료하려는 쪽의 반대편 테이블 측면에 선다.
3. **기법:**
   a. 치료사는 한쪽 손의 엄지를 자신이 서 있는 곳과 반대쪽의 부척추근에 평행하게 두고, 그 근육과 극돌기의 사이에 댄 다음에 다른 손의 무지구를 그 손가락 위에 대고 엄지를 보강한다(그림 37-1과 37-2 참조).
   b. 치료사는 팔꿈치를 곧게 편 채로 체중을 이용하고 근육을 극돌기 외측으로 밀어내어 그 근육을 이동시킨다.
   c. 신장을 몇 초간 유지하여 근육이 이완되도록 한 다음에 천천히 풀어준다.
   d. 그러한 신장을 수차례 반복한다. 엄지와 보강용 손을 척추 상-하부로 이동시키면서 근육의 다양한 부분을 신장시킨다.

복와위 대체기법 Alternate Prone Technique

1. **환자와 치료사 자세:** 상동
2. **기법:**
   a. 두측 손의 수장(heel of cephalad hand)으로 근육을 극돌기 외측으로 밀어서 신장시킨다.
   b. 미측 손으로는 반대쪽 전상장골극을 잡고, 그 전상장골극을 위로, 그리고 치료사쪽으로 당겨서 골반을 회전시킨다. 이렇게 하면 요추근육에 추가적인 신장이 제공된다.

측와위 기법 Lateral Recumbent Technique

1. **환자 자세:** 치료되어야 할 근육이 있는 쪽을 위로 하여 측와위로 눕게 하고, 고관절과 슬관절을 약간 굴곡시켜서 균형을 유

지하게 한다.

2. **치료사 자세:** 환자를 마주보고 테이블 측면에 선다.
3. **기법:**
   a. 치료사는 양손의 수지로 위쪽 부척추근을 잡는다.
   b. 치료사는 팔꿈치를 편 채로 몸을 뒤로 젖히고, 근육을 극돌기에서 수직방향으로 떨어지게 잡아 당김으로써 그 근육을 신장시킨다(그림 48-1).
   c. 신장을 몇 초간 유지하고 난 다음에 천천히 풀어준다.
   d. 이것을 수차례 반복하며, 양손을 척추 상-하부로 이동시키면서 근육의 다양한 부분을 신장시킨다.

측와위 대체기법
Alternate Lateral Recumbent Technique

이 기법은 이미 설명한 수직기법에 종축신장을 추가한 것이다.

1. **환자와 치료사 자세:** 상동
2. **기법:**
   a. 치료사는 이미 설명한 것처럼 근육을 잡은 다음에, 두측 전완을 환자의 견부에 대고, 미측 전완은 장골릉에 댄다.
   b. 치료사는 근육을 수직으로 당기고, 그것에 맞춰 양측 전완으로 견부와 장골릉을 밀어서 그것들이 분리되게 함으로써 종축신장을 추가한다.

■ 능동직접기법
ACTIVE DIRECT TECHNIQUE

측와위 기법 Lateral Recumbent Technique

1. **환자 자세:** 환측 근육이 아래로 되게 하여 측와위로 눕는다.
2. **치료사 자세:** 환자를 마주 보고 테이블 측면에 선다.
3. **기법:**
   a. 치료사는 환자의 양발목을 잡고 테이블에서 그것들을 들어올려서 병발된 근육을 신장시킨다(테이블에 더 가까운 근육)(그림 48-2).
   b. 환자에게 양발목을 테이블을 향해 하방으로 밀도록 하고 이 수축을 몇 초간 유지시키라고 지시한다.
   c. 치료사는 환자의 수축과 대등한 힘으로 저항하여 등척성 수축이 일어나게 한다.

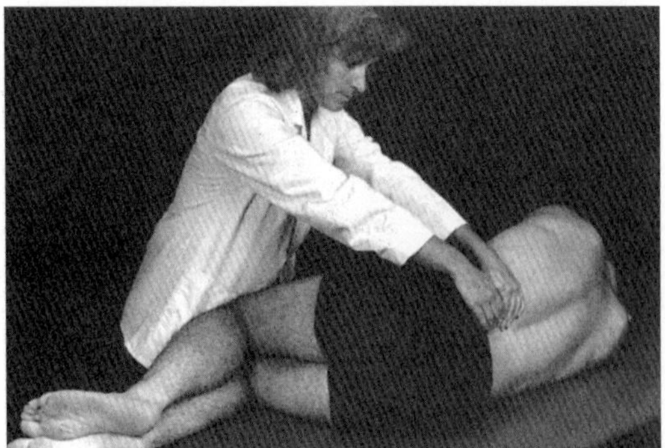

■ 그림 48-1 요추에 적용된 수동근막기법, 환자 측와위

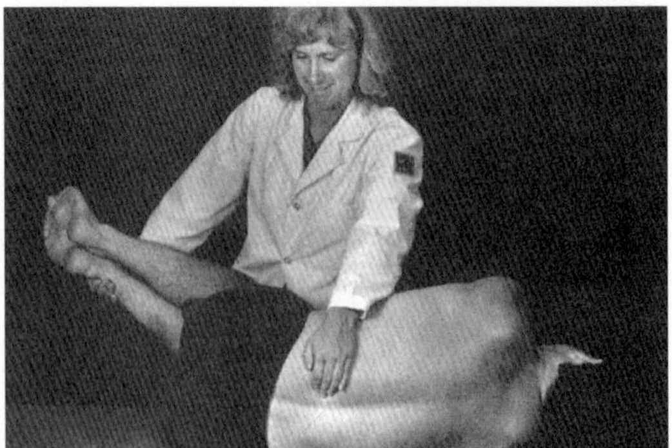

■ 그림 48-2 요추에 대한 능동직접근막기법, 환자 측와위

d. 환자에게 이완하라고 하고, 치료사는 양발목을 더 들어올려서 측굴이 더 일어나게 한다.

e. 근육이 이완되도록 이 과정을 몇 차례 반복할 수도 있다.

f. 치료사는 환자의 고관절을 굴곡시킴으로써 치료되어야 하는 부위가 국소화되게 할 수도 있다. 고관절을 대략 90° 정도 굴곡시키면, 하부 요추가 최대로 수축하게 될 것이다. 굴곡을 더 시킬수록 보다 더 위쪽 요추에서 최대수축이 일어날 것이다.

측와위 대체기법
Alternate Lateral Recumbent Technique

1. **환자 자세:** 테이블에서 환측 근육이 위쪽으로 오게끔 측와위로 눕고, 양측 고관절과 슬관절은 굴곡한다.
2. **치료사 자세:** 환자를 마주보고 테이블 측면에 선다.
3. **기법:**
   a. 치료사는 환자의 발목을 잡고 테이블 높이보다 하방으로 환자의 발을 내린다(그림 48-3).
   b. 환자에게 발목을 천정을 향해 밀도록 지시한다. 이렇게 하면 위쪽 근육들이 수축하게 된다.
   c. 치료사는 등척성 저항력을 수 초간 주고, 그 다음에 환자에게 이완하라고 한다.
   d. 이 기법을 수차례 반복한다.

■ 능동간접기법
ACTIVE INDIRECT TECHNIQUE

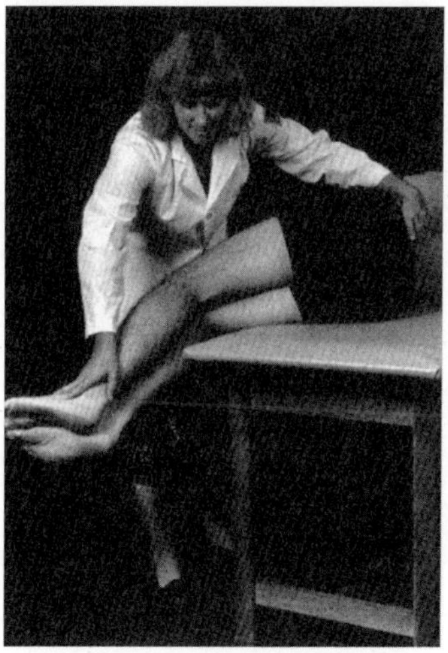

■ 그림 48-3 요추에 대한 능동직접근막기법의 변형

측와위 기법 Lateral Recumbent Technique

1. **환자 자세:** 환측 근육이 테이블을 향해 아래로 되게 하여 측와위로 눕는다.
2. **치료사 자세:** 환자를 마주보고 테이블 측면에 선다.
3. **기법:**
   a. 치료사는 환자의 발목을 잡고 테이블 높이보다 하방으로 환자의 발을 내린다.
   b. 환자에게 그의 발목에게 천정을 향해 상방으로 밀도록 지시한다. 이렇게 하면, 위쪽 근육들이 수축하게 된다(병발된 근육에 대한 길항근)
   c. 치료사는 등속성 저항을 준다(발목이 저항에 대항해서 움직일 수 있도록 하는 저항력)
   d. 이러한 과정을 수차례 반복할 수도 있다. 이 과정은 길항근의 수축으로 상호교차신경지배에 의해서 주동근을 이완시키는데 이용된다.

측와위 대체기법
Alternate Lateral Recumbent Technique

앞에서 말한 기법을 수정해서 위쪽 근육을 치료하려면, 양발목을 천장 쪽으로 들어올리고 환자에게 바닥을 향해서 하방으로 밀라고 지시하면 된다. 양다리는 등속성 저항에 대항해서 움직일 수 있어야 한다. 환자는 지금 테이블에서 가까운 근육의 수축으로 상호교차신경지배에 의해서 위쪽 근육을 이완시키는 것이다. 이러한 기법들은 어느 것이나 그것을 끝낼 때 수동신장을 추가할 수 있다.

49

요추 근에너지기법 (Muscle Energy Techniques For The Lumbar Spine)

이 장에서는 요추에서의 그룹성 만곡과 단일분절 체성기능부전에 대한 근에너지기법 적용을 설명할 것이다. 이미 기술된 기법과 같이 환자를 테이블에 측와위 또는 수정된 심스자세로 눕히고, 치료되어야 할 분절의 횡돌기는 그 상세한 기법에 따라 상방 또는 하방 어느 쪽으로 향하게 될 것이다.

■ 제1형 중립(그룹)성 만곡 TYPE 1 NEUTRAL (GROUP) CURVES

1. **환자 자세:** 곡선의 오목한 쪽이 테이블을 향하게 하여 측와위로 눕는다. 후방으로 회전된 횡돌기가 위로 된다.
2. **치료사 자세:** 환자를 마주보고 테이블 측면에 선다.
3. **기법:**
   a. 치료사는 환자의 머리에 더 가까이 있는 손으로 곡선의 정점을 촉진한다.
   b. 치료사는 환자의 양 고관절과 슬관절을 대략 90° 굴곡시킨다.
   c. 치료사는 촉진하지 않는 손으로 환자의 양 발목을 들어 올려서 요추를 곡선정점까지 측굴시킨다(그림 49-1).
   d. 환자에게 3~5초 동안 그의 양발을 바닥을 향해서 밀도록 지시한다.
   e. 치료사는 등척성 저항을 가해서 정적 수축이 생기도록 한다.
   f. 환자에게 일반적으로 3~5초 동안 이완하도록 지시하지만, 필요하다면 약간 더 길게 할 수도 있다.
   g. 치료사는 운동이 새로운 장벽에서 느껴질 때까지 환자의 양발과 하지를 더욱 거상시킨다.
   h. 이런 과정을 최소한 3회 반복한다.
   i. 수동신장은 마지막 반복 후에 추가된다.

■ 제2형 굴곡체성기능부전 TYPE 2 FLEXED SOMATIC DYSFUNCTION

1. **환자 자세:** 테이블에 측와위로 눕히고, 치료되어야 하는 후방회전된 횡돌기를 하방으로 테이블쪽을 향하게 한다. 환자는 측와위로 있게 될 것이다〔약어 "FDR"은 굴곡(Flexion), 후관절면 하방(Downward), 측와위(Recumbent position)을 의미한

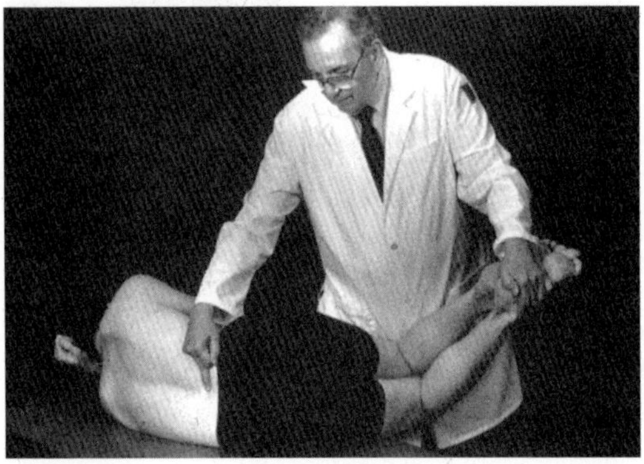

■ **그림 49-1** 제1형 만곡에 대한 근에너지 치료, 우측 볼록

다].

2. **치료사 자세**: 환자를 마주보고 테이블 측면에 선다.
3. **기법**:
   a. 치료사는 그의 두측 손으로 체성기능부전된 레벨을 촉진한다.
   b. 치료사는 그의 다른 손으로 환자의 양 고관절과 슬관절을 굴곡시켜서 운동이 기능부전 아래 레벨에서 국소화되게 한다(예를 들면 L2-L3 사이에서)
   c. 환자에게 그의 아래쪽 다리를 곧게 뻗으라고 지시하고, 치료사는 같은 레벨에서 운동이 느껴질 때까지 더 신전시킨다.
   d. 치료사는 굴곡된 위쪽 다리의 발등을 아래쪽 다리 슬와부에 위치시킴으로서 잠겨진 위치에 있게 한다. 이렇게 하면 체성기능부전이 신전장벽으로 놓이게 된다.
   e. 치료사는 일시적으로 촉진하는 손을 바꿔서 이제는 미측(환자의 관점에서) 손으로 병발된 분절을 촉진한다.
   f. 치료사는 다른 손으로 환자의 아래쪽 팔을 잡고 운동이 제한된 레벨에서 느껴질 때까지 그것을 전-상방으로 당긴다. 이렇게 하면 환자를 측와위 자세로 가져와서 기능부전된 분절의 회전이 장벽방향으로 일어나게 된다.
   g. 환자에게 다른 손으로 그의 등 뒤쪽에서 테이블 가장자리를 잡도록 지시하면 보다 더 많은 회전과 국소화를 달성할 수 있다.
   h. 치료사는 그의 두측 손을 환자의 어깨에 댄다.
   i. 환자에게 심호흡을 하게 한 다음에 완전히 내쉬게 한다. 치료사는 흡기 동안에 일어나는 운동에 저항하고, 그 다음 호기 동안에 어깨가 후방회전되는 것을 따라간다. 환자에게 지시해서 그의 손으로 테이블 가장자리를 더 아래로 잡도록 한다.
   j. 치료사는 다시 양손을 바꾸어서 두측 손을 제한레벨에서 촉진하는데 사용한다.
   k. 치료사는 환자의 위쪽 다리 발목을 잡고 그것을 들어올려서 요추를 운동장벽까지 측굴시킨다.
   l. 환자에게 지시해서 그의 거상된 발을 3-5초 동안 테이블쪽을 향해 하방으로 밀게 한다.
   m. 치료사는 등척성 저항을 가해서 정적 수축이 유발되게 한다.
   n. 일반적으로 환자에게 3~5초 동안 이완하게 하지만, 필요하다면 약간 더 늘릴 수도 있다.
   o. 치료사는 환자의 위쪽 발과 다리를 운동이 새로운 장벽에 느껴질 때까지 더 올린다(그림 9-2).

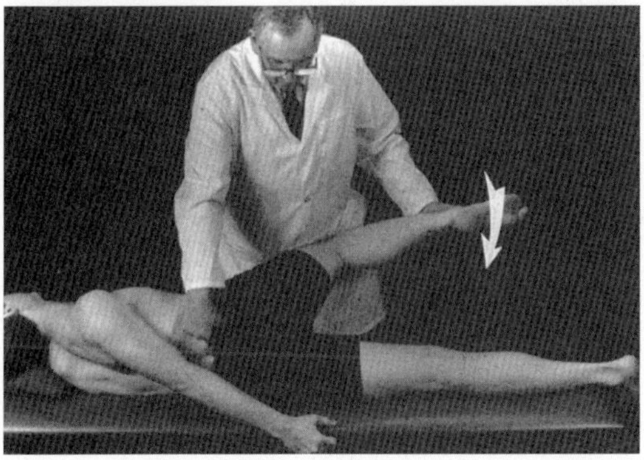

■ 그림 49-2 굴곡체성기능부전에 대한 근에너지 치료

p. 그 다음에 환자의 위쪽 발목을 다시 거상시켜서 새로운 운동장벽까지 신전, 측굴, 회전을 증가시킨다.

q. 이런 과정은 최소한 3회 반복하거나 체성기능부전이 향상될 때까지 반복한다.

r. 수동신장은 마지막 반복 후에 시행한다.

■ 제2형 신전체성기능부전 TYPE II EXTENDED SOMATIC DYSFUNCTION

1. **환자 자세**: 테이블에 측와위로 눕는다. 치료되어야 할 후방회전된 횡돌기가 상방을 향하게 한다. 환자는 수정된 심슨자세에 놓이게 된다(약어 "SUE"는 심스(Sims), 후관절면 상방(Upward), 신전기능부전(Extension dysfunction)을 의미한다)

2. **치료사 자세**: 환자를 마주보고 테이블 측면에 서 있다.

3. **기법**:

a. 치료사는 환자를 마주보고 그의 두측 손으로 체성기능부전을 촉진한다.

b. 치료사는 다른 손으로 환자의 양쪽 고관절과 슬관절을 굴곡시켜서 운동을 기능부전아래 레벨에서 국소화시킨다(예를 들면 L2-L3 사이에서).

c. 치료사는 촉진하는 손을 바꾸어서 미측 손을 체성기능부전 부위에 놓는다.

d. 환자에게 지시해서 테이블위에 있는 팔을 그의 뒤로 가져가게 해서 그의 가슴이 테이블 쪽으로 회전되게 한다. 이렇게 회전시키면 수정된 심스 자세가 된다.

e. 치료사는 그의 두측 손을 환자의 견부에 놓는다.

f. 환자에게 흡기하고 완전히 호기하게 하면서 그와 동시에 바닥을 향해서 손을 뻗치게 하면 회전이 추가로 일어나게 된다.

g. 치료사는 두측 손으로 환자의 견부를 테이블을 향해 하방으로 밀어서 체간이 촉진되는 분절까지 회전되게 하여 수정된 심스 자세가 강조되게 한다.

h. 치료사는 다시 촉진하는 손을 두측 손으로 바꾼다.

i. 치료사는 환자의 양다리를 테이블 측면 아래로 내려서 제한된 부위까지 요추 측굴이 일어나게 한다(그림 49-3A).

j. 이 자세는 환자를 불편하게 할 수 있으므로 치료사는 환자의 아래쪽 무릎 아래에 베개를 놓거나 환자 뒤에 앉아서 환자의 양다리와 테이블 사이에 그의 대퇴를 넣는다(그림 49-3B). (이 자세를 하려면 치료사는 촉진하는 손을 바꾸어야 한다).

k. 환자에게 3~5초 동안 천장쪽으로 그의 양발을 밀라고 지시한다.

l. 치료사는 등척성 저항을 가해서 정적수

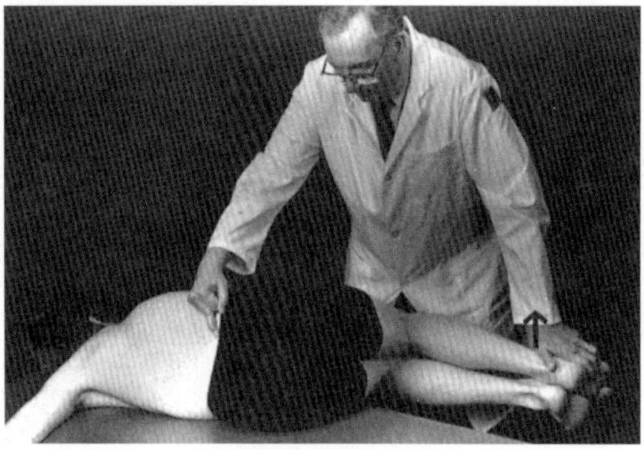

■ **그림 49-3A** 신전체성기능부전을 위한 근에너지 치료, 치료사 입위

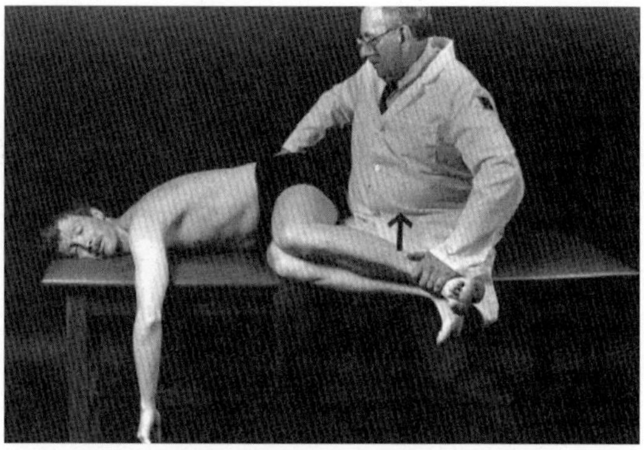

■ **그림 49-3B** 치료사 좌위

축이 생기게 한다.

m. 환자에게 일반적으로 3~5초 정도 이완하라고 지시하지만, 필요하다면 약간 더 늘릴 수 있다.

n. 치료사는 환자의 다리를 바닥쪽으로 더욱 낮추어서 새로운 운동장벽에 맞닿게 한다.

o. 이 과정은 최소한 3회 반복하거나, 체성기능부전이 향상될 때까지 반복한다.

P. 수동신장은 마지막 반복 이후에 시행한다.

50

요추 역스트레인기법 (Counterstrain Techniques)

요추의 역스트레인 과민압통점은 기능부전된 요추로 명명되었다. 전방 과민압통점은 환자를 앙와위로 하여 치료하고, 후방 과민압통점은 환자를 복와위로 두고 치료한다. 요추 체성기능부전에 대한 역스트레인기법 중에 많은 것은 환자의 양측 대퇴와 골반을 약간 회전시키는 것에 의해서, 그리고 치료사의 대퇴 또는 슬부 위에 환자의 다리 일부분을 안정시킴으로써 촉진된다.

■ 전방 과민압통점 ANTERIOR TENDER POINT

그림 50-1은 요추 전방 과민압통점들의 위치를 보여준다. 전방 과민압통점은 일반적으로 굴곡자세를 요구하며, 하지를 요추를 움직이는 지렛대로 사용하면 자세를 취하기를 달성할 수 있다.

L1 전방 과민압통점(전상장골극 내측)
L1 Anterior Tender Point (Medial to Anterior Superior Iliac Spines)

1. **환자 자세:** 앙와위에서 상체를 베개 위에 놓고 지지되게 한다.
2. **치료사 자세:** 과민압통점 쪽의 테이블 옆에 선다.
3. **기법:**
   a. 양쪽 슬부를 과민압통점 쪽으로 굴곡, 회전시킨다. 하체가 회전되기 때문에 이러한 자세를 하면 상체를 과민압통점과 반대쪽으로 회전시키는 것에 상당하게 된다(그림 50-2).
   b. 양 고관절을 과민압통점 쪽으로 측굴시킨다.
   c. 필요하다면, 환자의 양 다리를 치료사의 대퇴 위에 놓아서 지지할 수도 있다.
   d. 그 자세를 90초 동안 유지하고, 양다리를 중립위로 되돌려서 과민압통점을 재평가한다.

주의 : L1 압통점은 T9-T12 추골에 상응하는 과민압통점과 동일한 방법으로 치료된다.

L2 전방 과민압통점 기법
L2 Anterior Tender Point Technique

1. **환자 자세:** 앙와위
2. **치료사 자세:** 과민압통점(전하장골극 내측 하방에 위치한)과 반대쪽으로 테이블 옆에 선다.

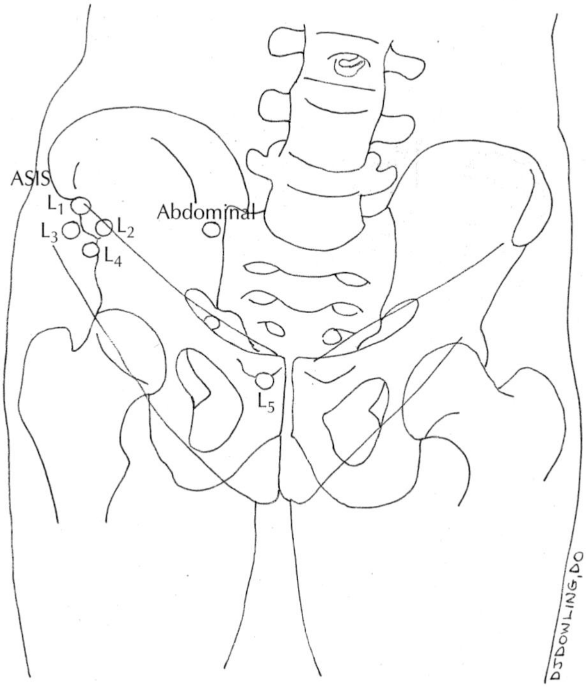

■ 그림 50-1 요추 전방 과민압통점

3. 양 대퇴를 과민압통점과 반대쪽으로 측굴시키고 60° 회전시킨다(그림 50-3).
4. 그 자세를 90초 동안 유지하고, 양다리는 중립위로 복귀시켜서 과민압통점을 재평가한다.

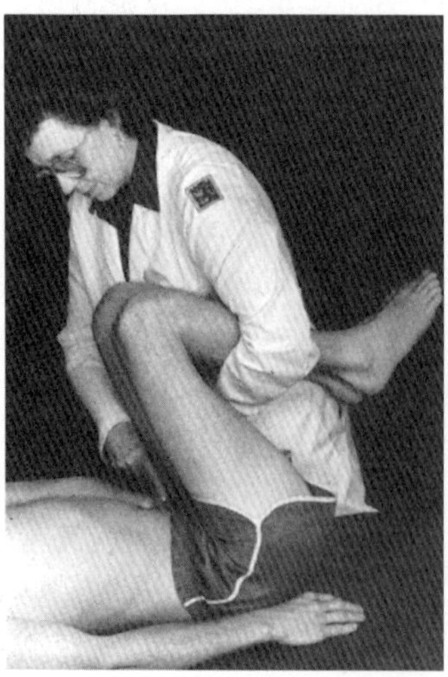

■ 그림 50-2 L1 과민압통점에 대한 치료

복부 L2 과민압통점 Abdominal L2 Tender Point

복부 L2 과민압통점은 2번 요추에 대한 추가적인 과민압통점으로 배꼽 외측 2인치에서 발

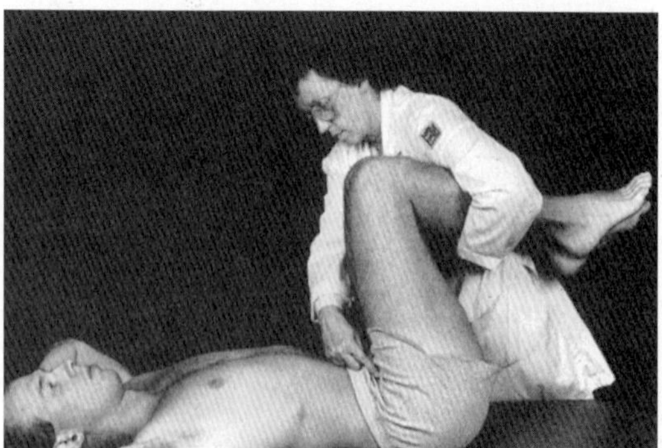

■ 그림 50-3 L2 과민압통점에 대한 치료

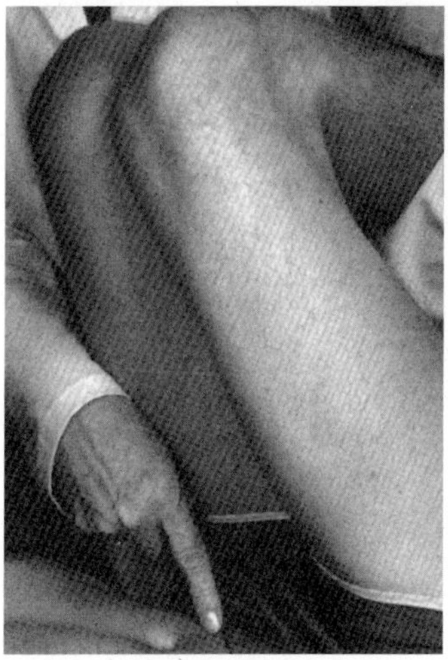

■ 그림 50-4 요추의 복부 과민압통점에 대한 치료

견된다. 치료는 대퇴를 압통점 쪽으로 회전시키는 것을 제외하고는 전하장골극 과민압통점에 대한 방법과 동일하다(그 추골 레벨에서 과민압통점과 반대쪽으로 회전시키는 것에 상당함)(그림 50-4).

L3, L4 전방 과민압통점
L3, L4 Antorior Tender Point

1. **환자 자세:** 앙와위
2. **치료사 자세:** 과민압통점측의 테이블 옆에 서서 테이블 위에 한쪽 발을 올려놓는다.
3. **기법:**
   a. 환자의 양측 고관절과 슬관절을 굴곡시키고, 환자의 양다리를 치료사의 대퇴 위에 안정시킨다.
   b. 척추를 과민압통점 쪽으로 약간 회전시켜서 과민 압통점과 반대쪽으로 측굴시킨다.
   c. 이 자세를 90초 동안 유지하고, 다리는 중립위로 되돌려서 과민압통점을 재평가한다.

L5 전방 과민압통점 L5 Anterior Tender Point

1. **환자 자세:** 앙와위
2. **치료사 자세:** 치골지에 있는 과민압통점에 이웃한 테이블 옆에 서서 한쪽 발을 테이블 위에 올려놓는다.
3. **기법:**
   a. 환자의 양측 고관절과 슬관절을 굴곡시켜서 환자의 양 다리를 치료사의 대퇴 위에 안정시킨다.
   b. 치료사로부터 보다 먼쪽의 발목을 보다 가까운 쪽의 발목에 교차시켜 올려놓는다. 양쪽 무릎이 약간 벌려져 떨어지게 된다(그림 50-5).
   c. 과민압통점과 반대쪽으로 측굴시키고, 과민압통점 쪽으로 약간 회전시킨다.
   d. 이 자세를 90초 동안 유지하고, 양다리를 중립위로 되돌려서 과민압통점을 재평가한다.

■ 후방 과민압통점
POSTERIOR TENDER POINTS

요추 후방 과민압통점은 일반적으로 극돌기

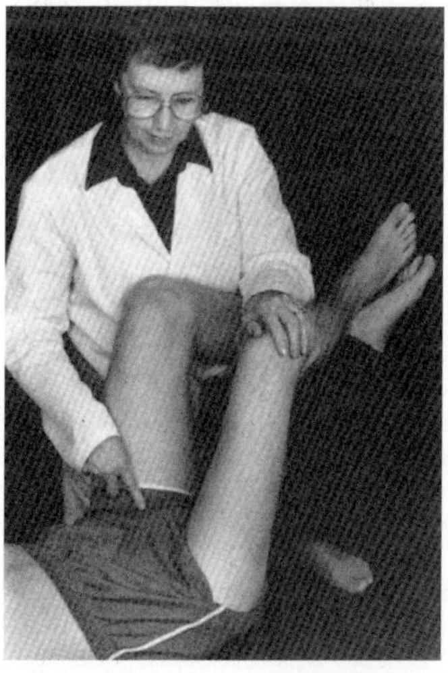

■ 그림 50-5 L5 과민압통점에 대한 치료

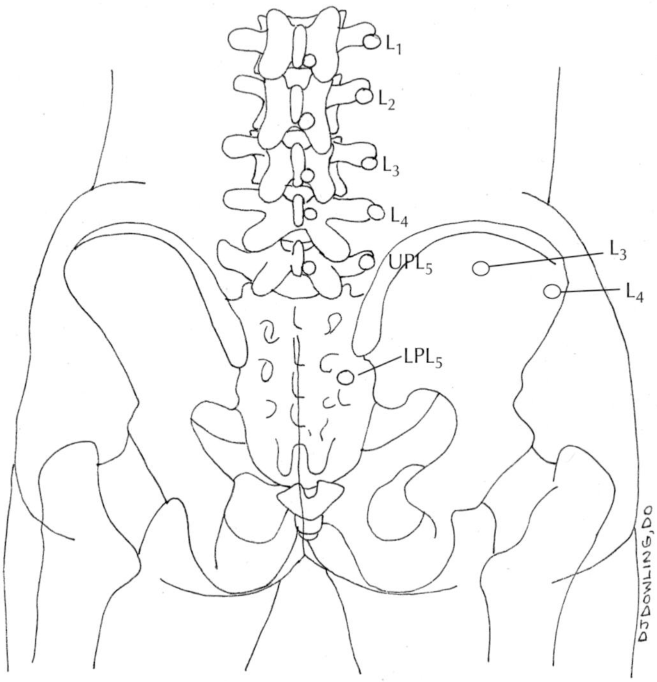

■ 그림 50-6 요추 후방 과민압통점

위 또는 극돌기 사이, 횡돌기 위에 위치하며, 일부 어떤 점들은 둔부 또는 L5 하극(lower pole), 천골 위에 있다. 그림 50-6은 후방 과민압통점들의 위치를 보여준다.

후방 과민압통점은 일반적으로 신전을 필요로 한다. L5 하극은 치료의 주된 요소로 굴곡을 필요로 한다는 점에서 예외적이다. 각 기법에서 자세는 90초 동안 유지하고, 그 다음에 양다리를 중립위로 되돌려서 과민압통점을 재평가하여 해결여부를 확인한다.

L1–L5 과민압통점(극돌기 또는 횡돌기)
L1-L5 Tender Points(Spinous or Transverse Process)

1. **환자 자세**: 복와위
2. **치료사 자세**: 테이블 옆에 선다. 과민압통점이 정중선에 있다면, 치료사는 거상되려는 다리와 동측에 서고(그림 50-7), 과민압통점이 횡돌기 위에 있다면 치료사는 압통점 반대편에 서는 것이 가장 좋다.
3. **기법**:
   a. 다리를 신전시켜 요추가 신전되게 하고, 그 다리를 들어올린다. 양다리를 이용할 수도 있다.

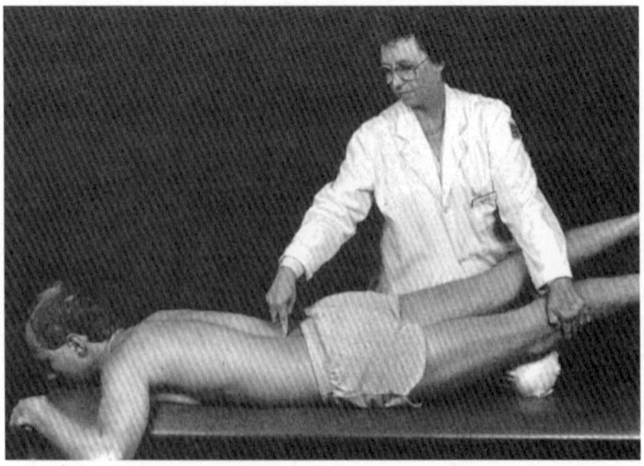

■ 그림 50-7 극돌기 과민압통점에 대한 치료

b. 압통점이 정중선 가까이에 있다면, 이 자세로 충분할 것이다.

c. 과민압통점이 횡돌기 위에 있다면, 약간의 회전이 필요할 수도 있다. 이것은 치료사가 과민압통점 반대편에 서 있으면 가장 쉽게 시행될 수 있다. 한쪽 다리를 들어올려 다른 쪽 다리 너머로 내전시켜서 치료되어야 하는 추골 레벨에서 회전이 일어나게 한다. 대퇴를 외회전시키면 이 과정에 도움이 된다(그림 50-8).

대체기법 Alternative Technique

환자가 복와위로 할 수 없다면, 환자를 측와위로 두고, 치료사는 환자 후방에 서서 앞서와 같은 기법을 시행할 수도 있다. 다리를 위치시키는 것은 동일하다.

■ L3, L4, L5 상극 과민압통점 L3, L4, L5 UPPER POLE TENDER POINTS

L3-L5 추골은 둔부 외측 근육(둔근)에 과민압통점이 있고, L5 하극 과민압통점은 후하장골극 상방, 약간 내측에 있다. L3와 L4 압통점

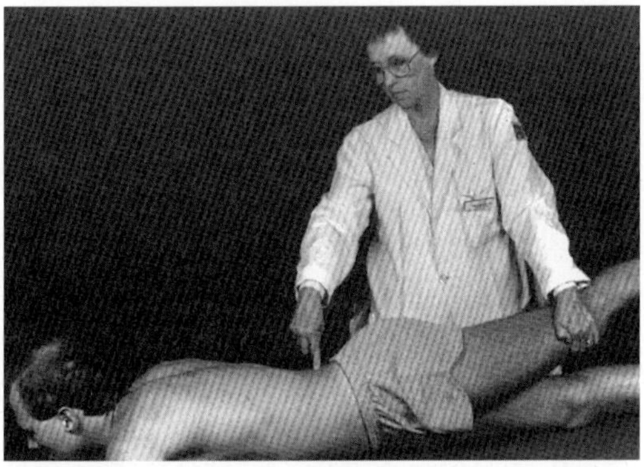

■ 그림 50-8 회전을 유발하여 횡돌기 과민압통점을 치료

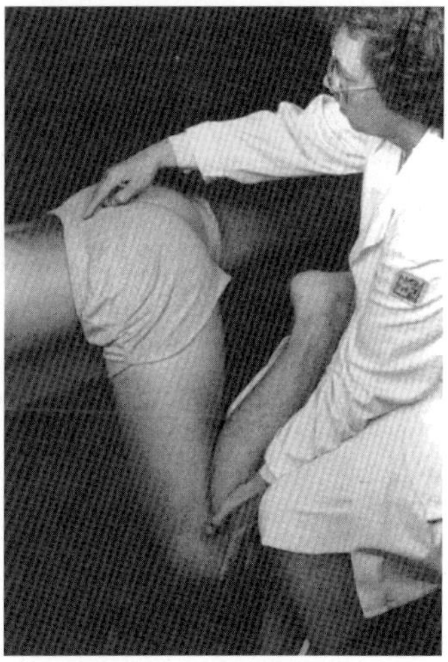

■ 그림 50-9 L5 하극에 대한 치료

에 대한 치료는 횡돌기 압통점에서 기술했던 것과 방법이 비슷하다. 환자는 복와위로 두고 다리를 거상하여 내전시킨다. 그것을 테이블 위에 올려놓은 시술자의 무릎 위에 안정시킬 수도 있다.

L5 하극 과민압통점 Lower Pole L5 Tender Point

1. **환자 자세**: 복와위
2. **치료사 자세**: 과민압통점에 가깝게 테이블 옆에서 등받이 없는 의자에 앉는다.
3. **기법**:

a. 환자의 다리를 고관절과 슬관절을 굴곡시켜서 테이블 밖으로 떨어뜨린다. 고관절이 약간 내회전된다

b. 치료사는 환자의 다리를 지지하면서 무릎을 테이블 쪽으로 밀어서 대퇴를 내전시킨다(그림 50-9).

c. 후하장골극 바로 내측과 그것의 직하방에 위치한 과민압통점에서 치료는 감지된다.

51

요추 자세이완촉진기법 (Facilitated Positional Release)

■ 표층근육 과긴장(좌측 요부)

SUPERFICIAL MUSCLE HYPERTONICITY (LEFT LOW BACK)

1. **환자 자세:** 복와위에서 복부 밑에 베개를 댄다. 베개는 요추전만을 평평하게 할 정도로 충분히 커야한다.
2. **치료사 자세:** 근육 과긴장(좌측)된 쪽으로 테이블 좌측에 선다.
3. **기법:**
   a. 치료사는 검지로 과긴장된 부위를 촉진한다.
   b. 치료사는 좌측 슬부를 환자의 좌측 장골 옆에서 테이블 위에 올려놓는다.
   c. 치료사는 오른손으로 환자의 하지를 테이블 좌측으로 활주시켜서 치료사의 좌측 무릎을 지렛점으로 환자의 요추를 측굴시키고, 조직의 움직임이 좌측 검지(촉진하는)에 의해 감지될 때까지 계속 측굴시킨다(그림 51-1).
   d. 치료사는 환자의 양다리를 떼어서 환자의 우측 다리를 좌측 다리너머로 발목에서 교차시킨 다음, 그의 오른손을 환자의 우측 대퇴 아래에 대고, 환자의 우측 대퇴를 내측으로 감아잡아서 움직임이 조직긴장 부위에서 촉진하는 좌측 검지에서 감지될 때까지 대퇴를 후방으로 신전시키고 외회전시킨다. 염전성 운동이 생성되어 촉진하는 손가락까지 올라온다.
   e. 이 자세를 3초 동안 유지하고 나서 이완하고, 기능부전을 재평가한다.

■ 체성기능부전-신전기능부전(L4 E S_LR_L)

SOMATIC DYSFUNCTION-EXTENSION DYSFUNCTION (L4 E S_LR_L)

1. **환자 자세:** 복와위에서 복부 밑에 베개를 대게 하고, 제2 베개를 환자의 좌측 대퇴와 테이블 사이에 놓는다. 이렇게 하면 환자의 대퇴가 보호되고, 운동지렛점으로 작용한다.
2. **치료사 자세:** 테이블 좌측에 선다.
3. **기법:**
   a. 치료사는 좌측 검지로 L4 좌측 횡돌기를 촉진한다.
   b. 치료사는 오른손으로 환자의 좌측 하지 또는 발목을 잡는다.

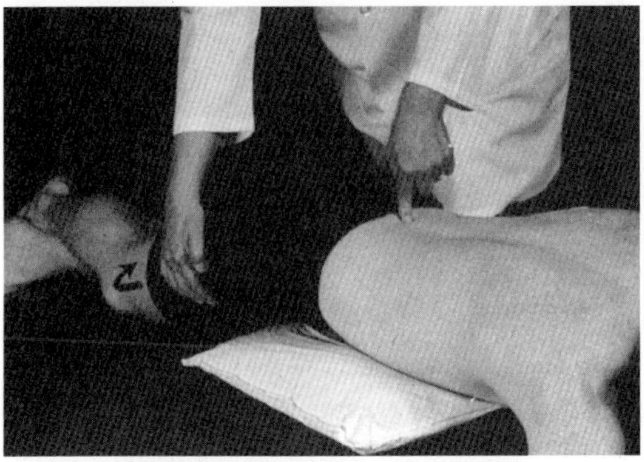

■ 그림 51-1 표층근육이 과긴장된 좌측 요부에 대한 자세이완촉진치료

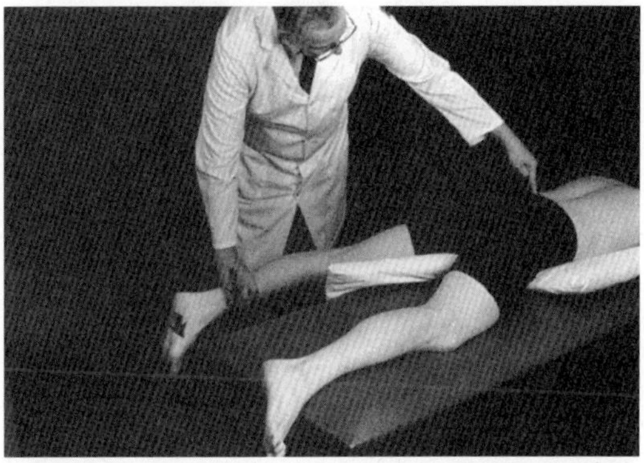

■ 그림 51-2 요추 신전체성기능부전에 대한 자세이완촉진치료

c. 촉진하는 손가락에서 움직임이 감지될 때까지 환자의 좌측 다리를 외전시키고, 그 다음에 내회전을 추가해서 촉진하는 손가락까지 올라오게 한다.

d. 그 다음에 움직임이 촉진하는 수지에서 감지될 때까지 환자의 좌측 다리를 바닥 쪽으로 눌러서 내린다(그림 51-2).

e. 치료사가 관절이 이완되는 것을 느낄 때까지 그 자세를 유지한다. 이것은 대개 3~4초 사이에 일어난다.

f. 자세를 풀고 환자를 중립자세로 되돌려서 기능부전을 재평가한다.

■ 체성기능부전 – 신전(L4 E S_LR_L)

SOMATIC DYSFUNCTION—EXTENSION (L4 ES_LR_L)

대체기법 Alternative Technique

1. **환자 자세:** 양다리를 완전히 신전시키고 테이블 위에 우측와위로 눕는다.
2. **치료사 자세:** 환자 뒤쪽으로 테이블 옆에 선다.
3. **기법:**

a. 치료사는 그의 오른 손가락 하나를 후방회전된 L4 좌측 횡돌기에 댄다.

b. 치료사는 왼손으로 환자의 좌측 무릎을 잡고, 환자의 왼발이 그의 좌측 전완 위에서 안정되게 한다.

c. 치료사는 움직임이 촉진하는 수지에서 느껴질 때까지 환자의 좌측 고관절을 외전시키고, 좌측 전완의 회전운동을 이용해서 환자의 발을 내측으로 돌려 고관절 내회전이 추가되게 한다.

d. 치료사는 촉진하는 수지에서 움직임이 느껴질 때까지 천천히 후방으로 한발 물러나서 환자의 좌측 다리가 신전되게 한다(그림 51-3).

e. 치료사가 관절의 이완이 느껴질 때까지 그 자세를 유지한다. 일반적으로 3-5초 걸린다.

f. 자세를 풀고, 환자를 중립위로 되돌려서 기능부전을 재평가한다.

■ 체성기능부전–굴곡기능부전 (L4 F S_RR_R)

SOMATIC DYSFUNCTION—FLEXION DYSFUNCTION (L4 ES_RR_R)

1. **환자 자세:** 복와위에서 복부 아래에 베개

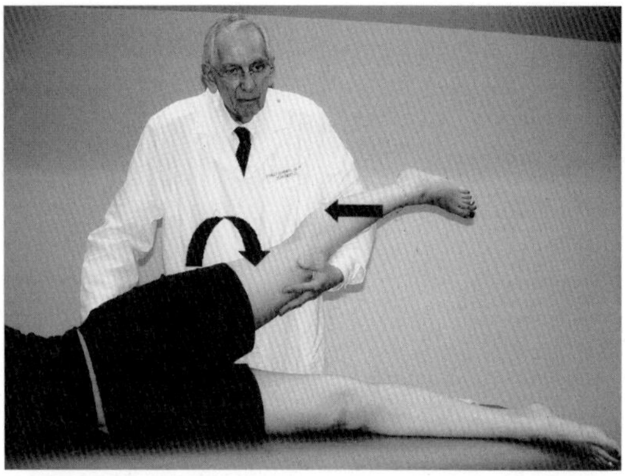

■ 그림 51-3 요추 신전체성기능부전에 대한 자세이완 촉진 대체치료

를 댄다.

2. **치료사 자세:** 환자 머리를 마주보고 테이블 우측에 앉는다. 치료사의 좌측 대퇴와 슬부 외측이 테이블 옆에 있게 한다.
3. **기법:**
   a. 치료사는 왼 손가락 하나로 L4 우측 횡돌기를 촉진한다.
   b. 치료사는 환자의 우측 슬부와 대퇴를 굴곡시켜서 테이블 밖으로 떨어뜨려 자신의 좌측 대퇴 위에 올려놓는다.
   c. 치료사는 오른 손으로 환자의 슬부를 잡고, 촉진되는 횡돌기에서 움직임이 감지될 때까지 환자의 고관절을 굴곡시킨다.
   d. 치료사는 촉진되는 횡돌기에서 움직임이 감지될 때까지 그의 슬부와 대퇴를 지렛점으로 하여 환자의 우측 슬부를 테이블쪽으로 밀어서 내전시킨다.
   e. 치료사는 오른손으로 환자의 슬부를 이용하여 대퇴를 회전시켜서 고관절에서 내회전이 일어나게 한다(그림 51-4).
   f. 치료사가 관절이완을 느낄 때까지 이 자세를 유지한다.

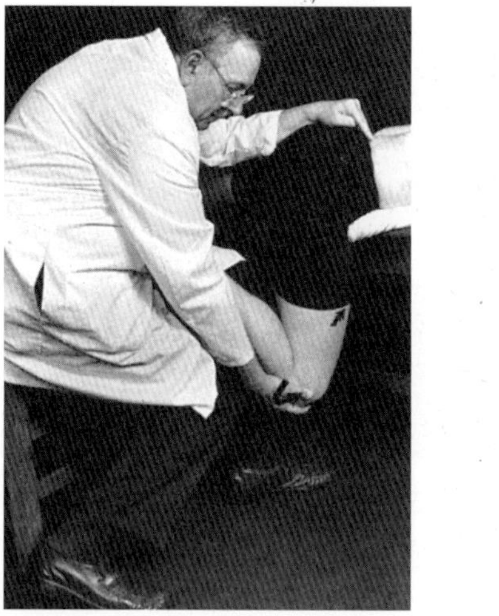

■ 그림 51-4 요추 굴곡체성기능부전에 대한 자세이완 촉진 치료

   g. 이 자세를 3초 동안 유지하면, 점차적으로 이완되며 기능부전을 재평가한다.

■ 체성기능부전–굴곡기능부전(L4 F S_RR_R)
SOMATIC DYSFUNCTION—FLEXION DYSFUNCTION (L4 FS_RR_R)

대체기법 Alternative Technique

1. **환자 자세:** 양측 고관절과 슬관절을 굴곡시키고, 테이블에 좌측와 위로 눕는다.
2. **치료사 자세:** 테이블 옆에 선다. 치료사는 좌측 검지로 후방회전된 횡돌기를 촉진한다.
3. **기법:**
   a. 치료사는 왼 손가락 하나를 우측으로 후방회전된 횡돌기에 놓는다.
   b. 치료사는 오른 손으로 환자의 우측 슬부를 잡는다.
   c. 치료사는 촉진하는 수지에서 움직임이 느껴질 때까지 환자의 좌측 고관절과 슬관절을 굴곡시킨다.

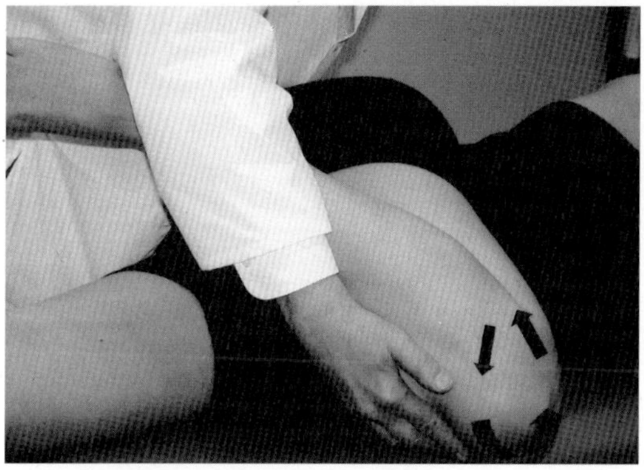

■ 그림 51-5 요추 굴곡체성기능부전에 대한 자세이완촉진 대체치료

d. 치료사는 환자의 우측 고관절을 내전, 내회전시킨다.

e. 치료사는 오른 손의 압박력을 추가해서 환자의 우측 대퇴를 치료사의 촉진하는 수지 쪽으로 민다(그림 51-5).

f. 관절에서 이완이 느껴질 때까지 자세를 유지한다. 보통 3~5초 걸린다. 그 다음 자세를 풀고 기능부전을 재평가한다.

■ 요추 추간판성 동증증후군에 대한 기법 LUMBAR TECHNIQUE FOR DISKOGENIC PAIN SYNDROME

이 기법은 신경성 통증 또는 추간판 팽윤, 협착증, 추간판 탈출증 환자, 추궁절제술 후 잔류 통증이 있는 환자에게 유용하다. 치료는 우측 기능부전을 대상으로 기술하였다.

1. **환자 자세:** 복와위에서 복부 밑에 베개를 대게 한다.
2. **치료사 자세:** 환자 머리를 마주보고 테이블 우측에 앉아서 치료사의 양측 대퇴와 슬부를 테이블에 평행하게 놓는다.
3. **기법:**

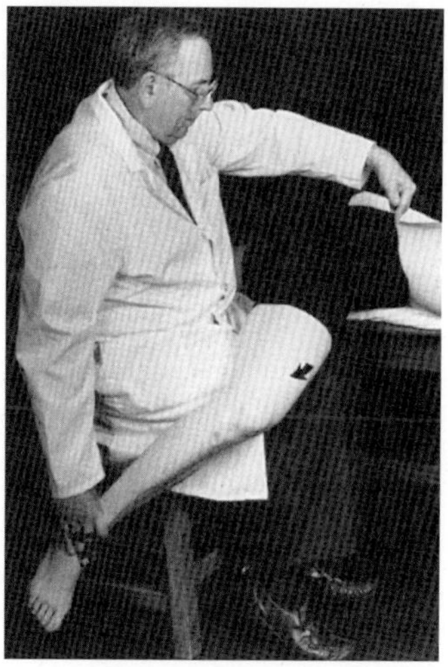

■ 그림 51-6 추간판탈출증의 방사통에 대한 자세이완촉진 치료

a. 치료사는 검지로 추간판탈출된 장소부위를 촉진한다.

b. 환자의 우측 고관절과 대퇴를 굴곡시켜서 그 대퇴가 치료사의 양 다리 위에 놓이게 하여 슬관절이 바닥을 향해 하방으로 굴곡되게 한다.

c. 치료사는 오른 손을 환자의 우측 발목위에 놓는다.

d. 치료사는 움직임이 촉진하는 수지에서 느껴질 때까지 그의 우측 뒤꿈치를 바닥에서 들어서 환자의 대퇴를 들어올린다.

e. 치료사는 그의 우측 무릎을 환자의 슬부 뒤쪽에 대고, 외측으로 밀어서 견인력을 생성하고, 그의 수지로 그것을 촉진한다.

f. 치료사는 오른 손으로 환자의 우측 다리를 바닥쪽을 향해 아래로 돌려서 무릎이 지레점으로 작용하게 하면서 대퇴와 고관절의 회전운동이 일어나게 한다.

g. 움직임이 느껴질 때까지 가벼운 긴장이 촉진하는 손가락에서 유지될 것이며, 치료사는 3~5초 안에 조직 긴장이 이완되는 것을 느끼게 될 것이다.
h. 치료사는 자세를 풀고 다리를 테이블로 원위치시킨 다음, 기능부전을 재평가한다.

주의: 이 치료를 양측에 적용하면, 최적의 결과를 기대할 수 있다.

52

요추 스틸기법
(Still Techniques)

이 장에서는 요추의 체성기능부전을 치료하기 위한 스틸기법을 설명할 것이다. 요부에는 제1형(국소)과 제2형(분절, 단일) 체성기능부전이 있으며, 운동이 용이한 방향으로 분절을 위치시켜서 치료한다. 요부는 전형적인 흉추체성기능부전과 아주 동일한 방법으로 치료할 수 있다. 비록 환자에게 적용되는 수된 자세는 앙와위이지만, 흉추기법과 같이 좌위에서도 치료할 수도 있다. 압박은 대부분 일반적으로 사용되어진다. 때때로 장벽 쪽으로 움직임이 수반되는 치료의 일부분에서 관절성의 "뚝" 하는 소리가 날 수도 있다. 이 장에서 기술된 것은 적절한 방향으로 수정되는 굴곡과 신전과 함께 특정한 측굴 및 회전 요소에 관한 것이다.

■ 요추 제2형 신전체성기능부전(L3 E S_RR_R)—환자 앙와위
LUMBAR TYPE II EXTENDED SOMATIC DYSFUNCTION(L3 E S_RR_R)—PATIENT SUPINE

1. **환자 자세:** 앙와위
2. **치료사 자세:** 체성기능부전된 쪽으로 환자 옆에 선다.
3. **기법:**

a. 치료사는 촉진하는 두측 손의 검지 또는 중지의 지문두를 체성기능부전의 측굴, 회전 요소가 있는 쪽에서 후방돌출된 횡돌기에 댄다(이 예에서는 왼손가락을 환자의 L3 우측 횡돌기에 댄다).

b. 치료사는 다른 손으로 환자의 기능부전된 쪽 디리를 잡고, 촉진하는 수지에서 움직임이 느껴질 때까지 환자의 고관절과 슬관절을 굴곡시킨다(이 예에서는 치료사의 오른손으로 환자의 우측 다리를 굴곡시킨다).

c. 치료사는 움직임과 연부조직 이완이 촉진하는 수지에서 느껴질 때까지 환자의 환측 슬관절을 외전시키고, 다리를 외회전시킨다. 이렇게 하면, 체성기능부전에 대해 상대적인 신전, 회전, 측굴이 생성된다(그림 52-1A).

d. 수정된 방법은 치료사가 그의 미측 팔 전완을 환자의 슬부 아래에서 외측에서 내측으로 끼워 넣고, 그의 손을 환자 대퇴 전면에 놓는 것이다. 이렇게 하면, 염력이 수정된 국소력에 추가될 수 있다(그림 52-1B).

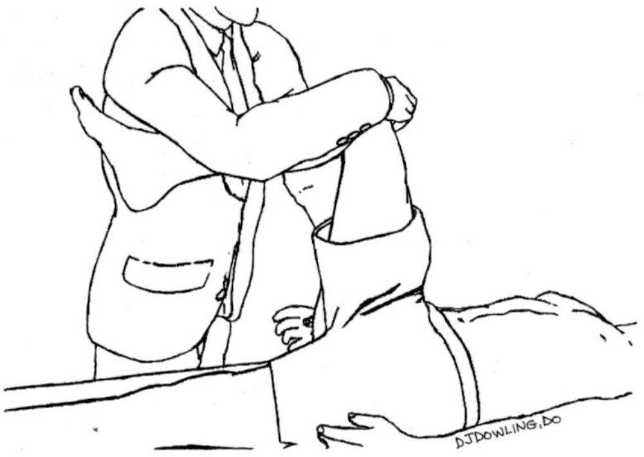

■ 그림 52-1A 요추 제2형 신전체성기능부전 (L3 E S_RR_R), 환자 앙와위

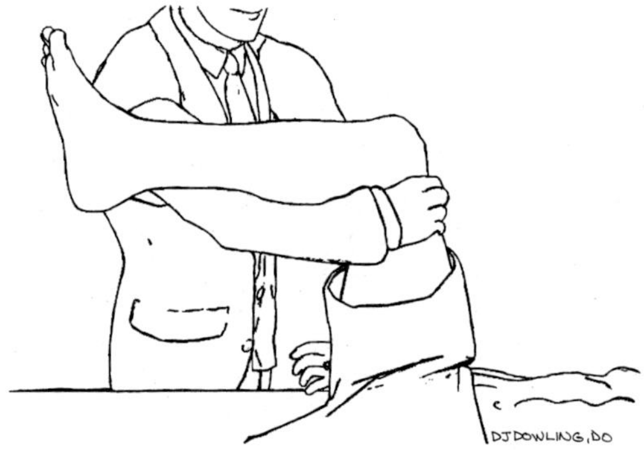

■ 그림 52-1B 요추 제2형 신전체성기능부전(L3 E S_RR_R), 환자 앙와위(치료사 손과 팔의 자세가 수정된 것)

e. 치료사는 촉진하는 수지에서 조직이 더욱 이완되는 것이 감지될 때까지 그의 미측(우측) 팔 또는 견부로 압박이 환자의 슬부에서 대퇴를 지나 골반과 둔부를 향해서 요추 체성기능부전된 쪽으로 가해지도록 하방으로 가한다.

f. 압박을 유지하면서 환자의 다리를 부드럽게 이동시켜 정중선을 너머로 내전시키고, 고관절 굴곡을 약간 증가시켜서 신전 장벽에 맞닿게 한 다음에 중립위를 지나 장벽방향(이 경우에는 좌측굴과 좌회전)으로 이동되게 한다.

g. 환자의 고관절과 슬관절을 신전시켜서 모두 중립위로 되돌린 다음에 요추 체성기능부전을 재평가한다.

■ 요추 제2형 굴곡체성기능부전(L3 F S_RR_R)–환자 앙와위

LUMBAR TYPE II FLEXED SOMATIC DYSFUNCTION (L3 F S_RR_R)—PATIENT SUPINE

1. **환자 자세:** 앙와위
2. **치료사 자세:** 일반적으로 기능부전된 쪽으로 테이블 옆에 선다.
3. **기법:**

a. 치료사는 촉진하는 두측 손의 검지 또는 중지의 지문두를 체성기능부전의 측굴/회전 요소 쪽에서 후방돌출된 횡돌기에 댄다(이 예에서는 환자의 L3 우측 횡돌기에 치료사의 왼손가락을 접촉한다).

b. 치료사는 다른 손으로 환자의 기능부전된 쪽 다리를 잡고, 촉진하는 수지에서 움직임과 연부조직 이완이 느껴질 때까지 환자의 고관절과 슬관절을 굴곡시킨다(이 예에서는 치료사의 오른손으로 환자의 우측 다리를 굴곡시킨다).

c. 치료사는 움직임과 연부조직 이완이 촉진하는 수지에서 느껴질 때까지 환자의 동측 슬관절을 내전시키고, 다리를 내회전시킨다. 이렇게 하면 체성기능부전에 대해 상대적인 신전, 회전, 측굴이 생성된다(그림 52-2A).

d. 수정된 방법은 치료사가 그의 미측 팔의 전완을 환자의 슬부 아래에서 내측에서 외측으로 끼워 넣고, 그의 손을 환자 대퇴 외측에 대는 것이다. 이렇게 하면, 염력이 수정된 국소력에 추가될 수

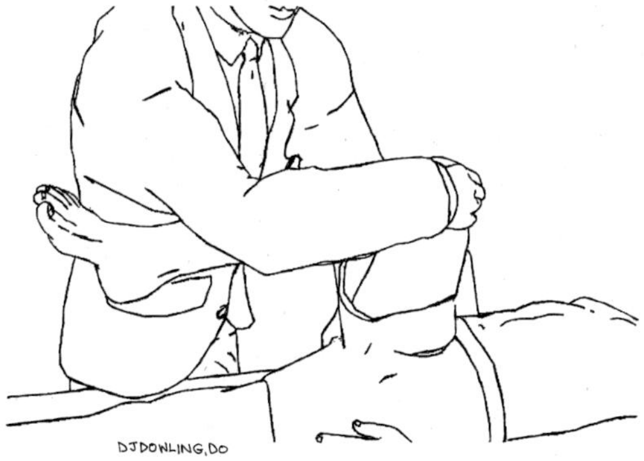

■ **그림 52-2A** 요추 제2형 굴곡체성기능부전 (L3 F S_RR_R), 환자 앙와위

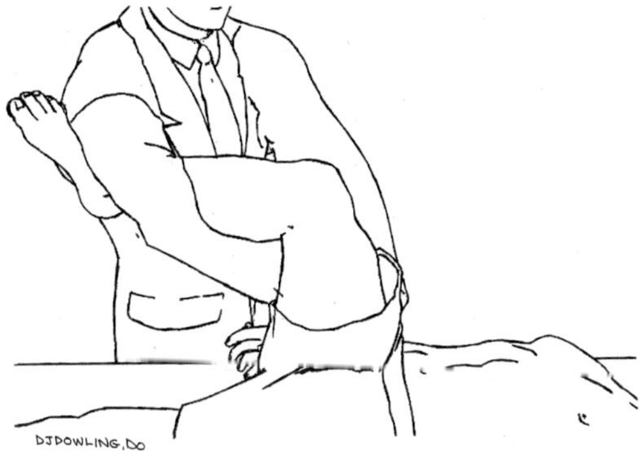

■ **그림 52-2B** 요추 제2형 굴곡체성기능부전 (L3 F S_RR_R), 환자 앙와위(치료사의 손/팔 위치 수정)

있다(그림 52-2B).

e. 치료사는 촉진하는 수지에서 조직이 더욱 이완되는 것이 감지될 때까지 그의 미측(우측) 팔 또는 견부로 압박이 환자의 슬부에서 대퇴를 지나 골반과 둔부를 향해서 요추 체성기능부전된 쪽으로 가해지도록 하방으로 가한다.

f. 압박을 유지하면서 환자의 다리를 부드럽게 이동시켜 외전, 외회전시키고, 신전 장벽에 맞닿게 함으로서 고관절 굴곡이 약간 감소되게 한 다음에 중립위를 지나 장벽방향(이 경우에는 좌측굴과 좌회전)으로 이동되게 한다.

g. 환자의 고관절과 슬관절을 신전시켜서 모두 중립위로 되돌린 다음에 요추 체성기능부전을 재평가한다.

■ 요추 제1형 그룹성 만곡체성기능부전(L1-5 N S_RR_L)-환자 앙와위

LUMBAR TYPE I GROUP CURVE SOMATIC DYSFUNCTION(L1-5 N S_RR_L)—PATIENT SUPINE

1. **환자 자세:** 앙와위
2. **치료사 자세:** 그룹성 만곡의 오목한 쪽에서 테이블을 마주보고 선다.
3. **기법:**

a. 치료사는 환자의 등 밑으로 촉진하는 손을 집어넣어서 촉진하는 손의 검지 또는 중지의 지문두가 그룹성 만곡의 오목한 쪽의 곡선정점에 놓이게 하고(이 예에서는 왼손가락을 환자의 우측 L3 횡돌기에 댄다), 그 손의 손바닥으로는 이 부위에서 환자의 등 모양을 따라 지지하게 한다.

b. 치료사는 측굴된 쪽의 환자 무릎을 잡고(이 예에서는 치료사의 오른 손으로 환자의 우측 다리를 잡는다), 고관절과 슬관절을 거의 직각으로 또는 운동이 촉진하는 수지로 국소화되고, 연부조직 이완이 있을 때까지 굴곡시킨다.

c. 그 다음에 치료사는 그 다리를 발목 위에서 잡고, 촉진하는 수지를 빼서 슬부를 잡는다(오른손으로 우측 하지를 잡고 왼손으로 우측 슬부를 잡는다)

d. 치료사는 하지를 외측으로 당겨서 다리를 내회전 시키고, 또한 슬부를 내측으로 밀어서 다리를 내전시킨다. 이렇게 하면 환자의 체간이 그룹만곡 오목한

쪽으로 측굴되고, 반대편으로 요추가 회전되어 조직이 더욱 이완되게 된다.

e. 치료사는 환자의 슬부에 대고 있는 손으로 대략 5파운드를 테이블쪽으로 하방압박하여 대퇴를 통해서 촉진하는 수지가 있었던 곳으로 가해지게 한다(그림 52-3).

f. 압박을 유지하면서 무릎을 서서히 이동시켜 중립위를 지나 외전되게 하고, 그와 동시에 발을 정중선으로 가져가서 다리가 완전히 신전되게 한다.

g. 환자의 발을 중립위로 되돌리고, 요추 그룹만곡을 재평가한다.

■ 요추 제1형 그룹만곡 체성기능부전(L1-5 N S_RR_L) 대체기법-환자 앙와위

ALTERNATIVE LUMBAR TYPE I GROUP CURVE SOMATIC DYSFUNCTION(L1-5 N S_RR_L)—PATIENT SUPINE

1. **환자 자세:** 앙와위
2. **치료사 자세:** 그룹 만곡의 측굴 요소 쪽에서 환자를 마주보고 선다.
3. **기법:**

a. 치료사는 환자의 등 밑으로 촉진하는 손을 집어넣어서 촉진하는 손의 검지 또는 중지의 지문두가 그룹성 만곡의 오목한 쪽의 곡선정점에 놓이게 하고(이 예에서는 왼손가락을 환자의 우측 L3 횡돌기에 댄다), 그 손의 손바닥으로는 이 부위에서 환자의 등 모양을 따라 지지하게 한다.

b. 치료사는 측굴된 쪽의 환자 무릎을 잡고(이 예에서는 치료사의 오른 손으로 환자의 우측 다리를 잡는다), 고관절과 슬관절을 거의 직각으로 또는 운동이 촉진하는 수지로 국소화되고, 연부조직 이완이 있을 때까지 굴곡시킨다.

c. 그 다음에 치료사는 그의 팔을 환자의 굴곡된 슬부 아래로 내측에서 외측으로 끼어넣어 그 손으로 환자의 대퇴를 받쳐 유지하고, 그의 견부를 환자의 슬부에 갖다 댄다(오른팔을 환자의 우측 슬부 아래로, 우측 견부를 우측 슬부에 놓는다).

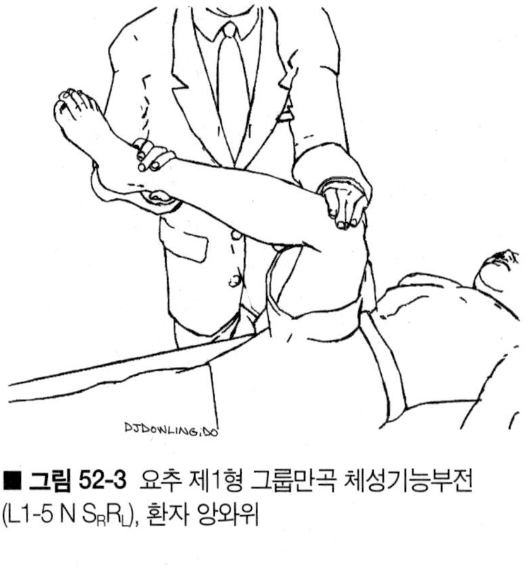

■ **그림 52-3** 요추 제1형 그룹만곡 체성기능부전(L1-5 N S_RR_L), 환자 앙와위

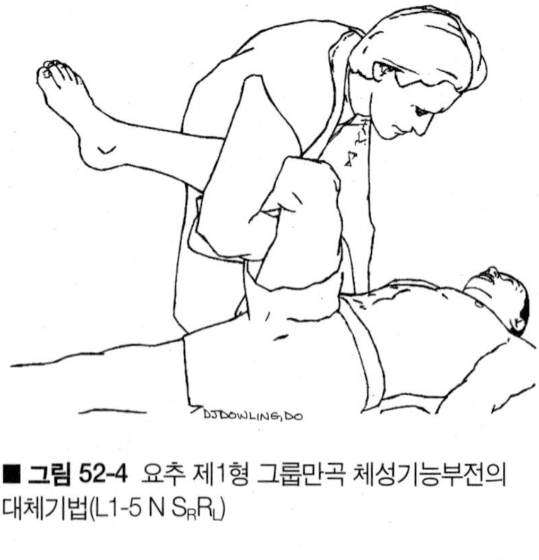

■ **그림 52-4** 요추 제1형 그룹만곡 체성기능부전의 대체기법(L1-5 N S_RR_L)

d. 치료사는 무릎을 내측으로 밀어서 하지가 외측으로 향하게 함으로써 그 다리를 내회전 시킨다. 이렇게 하면 환자의 체간이 그룹만곡 오목한 쪽으로 측굴되고, 반대편으로 요추가 회전되어 조직이 더욱 이완되게 된다.

e. 치료사는 환자의 슬부 정점에 대고 있는 어깨로 대략 5파운드를 바닥쪽으로 하방압박하여 대퇴를 통해서 촉진하는 수지로 가해지게 한다(그림 52-4).

f. 압박을 유지하면서 환자의 슬와부에 있는 그의 팔로 회전시킴으로써 환자 무릎을 서서히 이동시켜 중립위를 지나 외전되게 하고, 그와 동시에 하지가 외회전되게 한다.

g. 환자의 발을 중립위로 되돌리고, 요추 그룹만곡을 재평가한다.

참고문헌

Van Buskirk RL. A manipulative technique of Andrew Taylor Still. *J Am Osteopath Assoc* 1996;96:597–602.

Van Buskirk RL. *The Still Technique Manual*. Indianapolis, IN: American Academy of Osteopathy, 1999.

Van Buskirk RL. Treatment of somatic dysfunction with an osteopathic manipulative method of Dr. Andrew Taylor Still. In Ward RC, ed. *Foundations for Osteopathic Medicine*. Philadelphia: Lippincott Williams & Wilkins, 2003: 1094–1114.

53

요추 PINS기법
(PINS Techniques)

이 장에서는 요추체성기능부전을 치료하는데 이용되는 PINS 기법을 설명할 것이다. 제시한 예(그림 53-1)들만 가능한 것이 아니고 그것들은 아주 흔하며, 경우에 따라서 요부에서의 패턴은 인접부위로 이어지거나 인접부위로부터 계속될 수도 있다. 환자는 일반적으로 복와위에서 치료되지만, 좌위에서도 치료할 수 있다. 치료사는 치료부위와 편안하게 마주하는 위치에 있거나 테이블 옆에 위치한다. PINS의 원리와 방법은 다음과 같이 적용될 수 있다.

1. 증상부위에 과민점을 찾아낸다.
2. 과민점의 심부에 있는 구조물을 분석한다.
3. 이어지는 구조물(예: 근육, 인대, 신경 등)의 다른 끝에서 또 다른 과민점을 찾아낸다. 보다 과민한 점이 일차과민점(primary point)이고, 보다 덜 과민한 것은 종말점(endpoint)이다.
4. 양쪽 2개 과민점에 억제성 압력을 30초 이상 적용한다. 일반적으로 보다 더 과민한 점에 있는 연부조직에서 긴장이 감소될 것이다.
5. 2개 과민점 중에 더 과민한 것에서 시작해서 덜 과민한 것 쪽으로 2~3 cm되는 곳에서 또 다른 과민점을 찾는다.
6. 종말점 쪽을 향해 점진적으로 같은 과정을 반복한다.
7. 기능부전 상태를 재평가하고 추가치료 또는 다른 치료방법을 적용하는 것이 필요한지를 결정한다.

■ 요방형근
QUADRATUS LUMBORUM

1. **기법:**
   a. 치료사는 인지 또는 중지 지문두를 액와 정중선 상의 장골릉에 대고, 다른 손의 수지로는 액와 정중선에서 후방으로 일반적인 늑연골의 하방 가장자리의 상부에서 과민점을 찾는다. 또다른 일반적인 패턴은 L5(가능한 장요인대가 포함됨) 중앙 근처와 외측늑관을 향해 뻗어나가는 과민점이 포함된다.
   b. 사이에 끼어있는 과민점의 패턴은 흔히 직선이지만, 압의 깊이는 포함된 근육

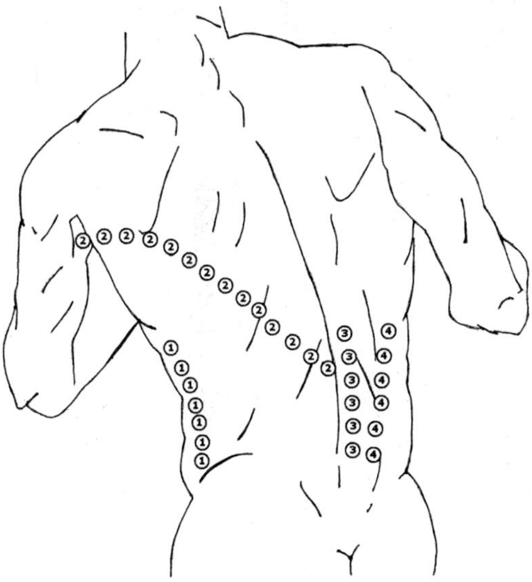

■ **그림 53-1** PINS. 요추 과민점 패턴: *1. 요방형근, 2 광배근, 3. 부척추근, 4. 장늑골근*

을 나타낼 수 있다(장요인대는 상당히 깊이 있지만 민감도는 흔히 매우 높다).

2. **임상적 상호관계:**
   a. 둔부 통증
   b. 늑골 흡기 기능부전
   c. 요통

■ 광배근
LATISSIMUS DORSI

1. **기법:**
   a. 치료사는 인지 또는 중지 지문두를 중부에서 상부 요부의 횡돌기 외측에 과민점에 댄다. 외측 과민점은 견갑골 하각, 후방 액와주름, 또는 상와골이두근구에서 찾을 수 있다.
   b. 사이에 끼어있는 과민점의 패턴은 일반적으로 직선(근육패턴)이지만, 약간 변화가 있을 수 있는데 이것은 근육이 상당히 먼 거리를 뻗어 있고 요부, 흉부, 그리고 상지를 포함하기 때문이다.
2. **임상적 상호관계:**
   a. 요통
   b. 늑골통
   c. 견통
   d. 견부 제한

■ 부척추근
PARAVERTEBRAL MUSCLES

1. **기법:**
   a. 치료사는 인지 및 중지 지문두를 극돌기 외부에 대고, 다른 손의 수지로는 두측이나 미측에서 과민점을 찾는다. 그 점은 후상장골극과 같은 낮은 높이에 있을 수 있다.
   b. 사이에 끼어있는 과민점의 패턴은 일반적으로 약간 곡선 또는 직선이다(근육패턴).
2. **임상적 상호관계:**
   a. 요통
   b. 요추 추간판 탈출증
   c. 측복부 통증(Flank pain)
   d. 신석증(nephrolithiasis)(비슷한 양상을 나타낼 수 있거나 신장결석과 관련되어질 수 있다).

■ 장늑골근
ILIOCOSTALIS

1. **기법:**
   a. 치료사는 인지 및 중지 지문두를 중부 장골릉 가까이 대고, 다른 손의 수지로는 12번 늑골 외측에서 과민점을 찾는다.
   b. 사이에 끼어있는 과민점의 패턴은 일반적으로 장늑골근의 외측연을 다르지만

더욱 내측에 있을 수도 있다.

2. **임상적 상호 관계**:
   a. 요통
   b. 늑골통

참고문헌

Dowling DJ. Progressive inhibition of neuromuscular structures (PINS) technique. *J Am Osteopath Assoc* 2000;100: 285–286, 289–298.

54

요추 추력기법

(Thrusting Techniques For The Lumbar Spine)

이 장에서는 요추의 체성기능부전 치료를 위한 고속저폭추력기법을 설명할 것이다. 이 부위에서 연부조직은 추력이 가해지기 전에 근막기법 또는 근에너지기법으로 준비되어질 것이다.

■ 요추체성기능부전 LUMBAR SOMATIC DYSFUNCTION

1. **환자 자세**: 위쪽 횡돌기가 후방회전된 측와위
2. **치료사 자세**: 환자 앞에 마주보고 선다.
3. **기법**:
   a. 치료사는 한 손을 환자를 위치시키고 치료하는 동안 항상 후방회전된 횡돌기를 촉진하는데 사용한다.
   b. 치료사는 움직임이 촉진하는 손에서 기능부전된 척추 바로 위에서 느껴질 때까지 환자의 둔부와 슬부를 굴곡한다.
   c. 치료사는 상부하지를 굴곡을 유지하는 동안 환자에게 하부하지를 곧게 펴도록 요구한다.
   d. 환자는 위쪽 발 족지를 아래발의 슬와 뒤쪽에 걸어서 신전된 자세로 테이블에 누워있는다.
   e. 치료사는 환자의 하부상지를 당김으로써 측방회전된 횡돌기와 동측으로 환자의 체간을 회전시킨다. 회전은 하방으로 시키지만, 체성기능부전된 척추분절은 포함시키지 않는다.
   f. 치료사는 추력을 가하는 팔의 전완을 환자의 장골릉 상부에 놓고 기능부전을 촉진하는 수지를 유지한다.
   g. 치료사는 다른 팔을 환자의 위쪽 팔 아래에 넣어서 환자의 체간과 늑곽을 고정시킨다. 이 손의 수지를 추력을 가하는 팔의 수지로 대신해서 치료할 분절을 촉진한다.
   h. 약간의 힘으로 하체를 치료사 쪽으로 국소화를 정확하게 하기 위해서 매우 살짝 회전시킨다.
   i. 환자가 깊게 흡기하게 하고 최대한 호기시킨다.
   j. 호기 끝에 치료사는 빠르게 회전추력을 가한다. 이것은 환자의 골반을 전방으로 테이블을 향해서 회전시킴으로써 이루어진다(그림 54-1).

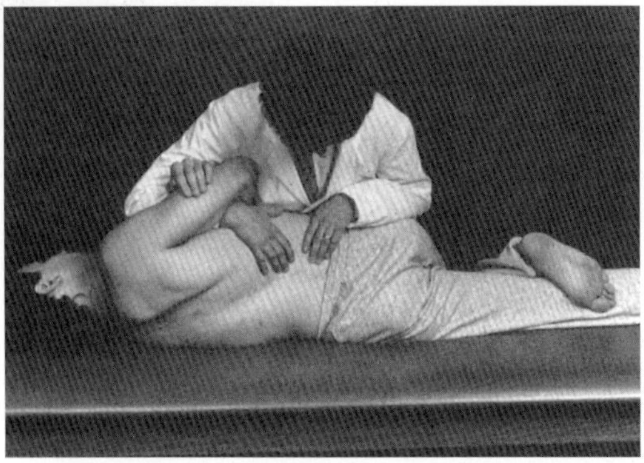

■ **그림 54-1** 요추를 위한 고속저폭추력기법

■ 다리를 테이블 아래로 내리고 하는 기법
LEG OFF TABLE

1. **환자 자세:** 위쪽 회돌기가 후방회전된 측와위
2. **치료사 자세:** 환자를 마주보고 선다.
3. **기법:**
   a. 방법은 환자의 위쪽 다리를 둔부에 완전히 굴곡하여 테이블 아래로 내려뜨린 것을 제외하고는 앞에서 기술한 기법과 동일하다. 다리를 치료사의 양다리 사이에서 고정하고 최대 굴곡을 유지한다.
   b. 국소화와 추력은 첫 번째 기법과 동일하다.

■ 아래쪽에 후방된 횡돌기
POSTERIOR TRANSVERSE PROCESS DOWN

1. **환자 자세:** 아래쪽 횡돌기가 후방되어 있는 측와위
2. **치료사 자세:** 환자를 마주보고 테이블 옆에 선다.
3. **기법:**
   a. 치료사는 한 손을 사용하여 환자의 위치를 정하고, 치료하는 동안 항상 후방 회전된 횡돌기를 촉진한다.
   b. 치료사는 움직임이 촉진하는 수지로 후방 회전된 횡들기 미측에서 느껴질 때까지 환자의 둔부와 슬부를 굴곡시킨다.
   c. 환자가 하지를 쭉 뻗도록 하고, 치료사는 위쪽 발의 족지를 위쪽 둔부와 슬부의 굴곡이 유지되는 동안 슬와 후방에 건다.
   d. 치료사는 환자의 하부 팔을 당김으로써 후방 회전된 횡돌기와 동일 방향으로 환자의 상부체간을 회전시킨다. 회전은 아래쪽에서 일어나도록 하며 체성기능부전된 척추분절을 포함한다.
   e. 치료사는 추력하는 팔의 전완을 환자의 장골릉 상부에 놓고 수지는 기능부전을 촉진하는 것을 유지한다. 하체를 움직임이 후방된 횡돌기 높이로 국소화 될 때까지 치료사 쪽으로 회전시킨다.
   f. 치료사는 다른 팔을 상체 회전을 유지하기 위하여 환자의 견부에 놓는다.
   g. 환자가 깊게 흡기하도록 하고, 다음에 완전히 호기시킨다.
   h. 호기 끝에 치료사는 환자의 골반을 전방으로 테이블을 향해서 회전시킴으로써 빠르게 추력을 가한다.

주의: 많은 학교들이 전형적인 방법으로 이것을 가르친다. 각 기법은 똑같이 효과가 있으며 치료사는 환자가 최대한 편안해하는 방법을 사용해야 한다.

55

운동치료
(Exercise Therapy)

요통은 미국에서 일로 인한 장기결석의 가장 일반적인 원인 중 하나이다. 대략 70~80%의 성인이 그들의 어떤 시기에 요통을 경험한다. 초기진료에서 치료사는 허리의 구조적인 생체역학을 이해하고 있어야 하는 것은 중요한데, 왜냐하면 그들이 정기적으로 요통환자를 대면해야 되기 때문이다.

포괄적인 치료적 접근에는 근골격계의 구조적 완전성을 성취하고 유지하도록 설계된 운동이 포함되며, 단순한 치료적 접근은 요추전만과 그것의 형성에 관련된 구조물, 그리고 그것을 유지하기위해 협력적으로 작용하는 근육을 평가하는 것이다.

답변되어져야 하는 세 가지 질문에는 다음과 같은 것이 있다.

1. 전후요추곡선이 평평한가 아니면 과대해져 있는가?
2. 각각의 척추는 자유롭게 움직이는가?
3. 근육은 신장(신장성)이 요구되는가 아니면 근력강화(수축성)가 요구되는가?

요통을 일으키는 근육에는 항상 척추기립근, 대둔근, 슬와근, 장요근, 복근 등이 관련되어 있는데, 복근 그리고 경우에 따라서는 배부 신전근을 제외하고는 이 근육들은 신장시켜야 한다. 국소적인 운동검사를 하면, 근수축으로 인해 야기된 제한을 실증할 수 있을 것이며, 운동, 신장, 그리고 근력에 대한 특수검사가 시행되어야 한다.

이 장에서 기술된 운동은 앞서 언급된 접근법을 근거로 하고 있으며. 많은 것이 하나 이상의 기능에 기여할 것이다.

■ 복근
ABDOMINAL MUSCLES

상복부 강화운동
Upper Abdominal Strengthening Exercise

1. **환자 자세:** 앙와위에서 둔부와 슬부를 굴곡하여 발바닥을 바닥에 대고 팔은 쭉 뻗는다.
2. **지시:**
   a. 머리, 목, 등을 굴리듯이 당겨서 바닥에서 들라고 지시한다.
   b. 양손을 양 무릎에 닿게 하라고 지시한다(그림 55-1).
   c. 이 자세를 5~15초 동안 유지한 다음

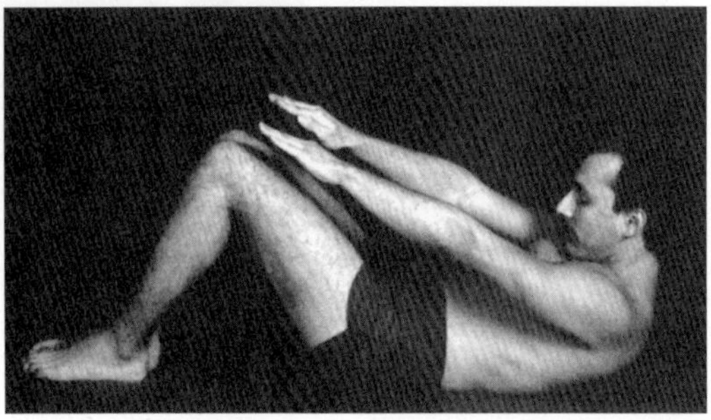

■ 그림 55-1 상복부 강화운동

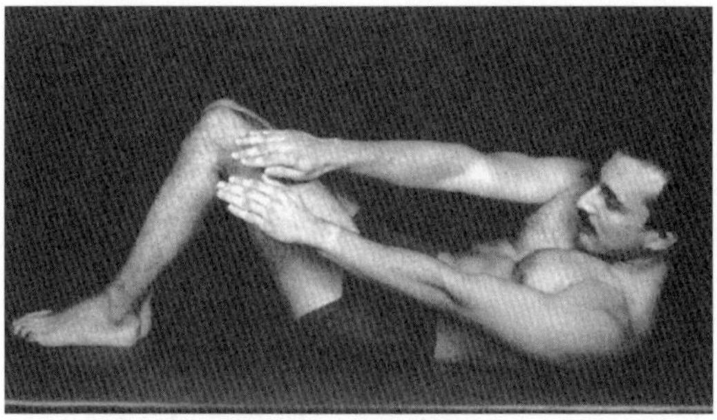

■ 그림 55-2 복부 회전근 강화운동

에. 천천히 몸을 바닥으로 내리게 한다.

d. 이완, 휴식, 그리고 반복한다.

복부 회전근 강화운동
Rotary Abdominal Strengthening Exercise

1. **환자 자세:** 앙와위에서 둔부와 슬부를 굴곡하여 발바닥을 바닥에 대고 팔은 쭉 뻗는다.
2. **지시:**
   a. 머리, 목, 등을 굴리듯이 당겨서 바닥에서 들라고 지시한다.
   b. 양손이 좌측 무릎에 닿도록 노력하게 해서 몸이 비틀어지게 한다(그림 55-2).
   c. 이 자세를 5~15초 동안 유지하게 한다.
   d. 이완하고 휴식한다.
   e. 우측 슬부를 닿도록 반복시킨다.

하복부 강화 운동
Lower Abdominal Strengthening Exercise

운동 1 Exercise 1

1. **환자 자세:** 앙와위에서 양 무릎을 약간 구부리고, 바닥에 발뒤꿈치를 대게 한다.
2. **지시:**
   a. 복근을 수축하여 팽팽하게 하고, 등은 바닥과 평편함을 유지하게 한다.
   b. 좌측 다리를 바닥에서 6~8인치 들도록 하고, 계속 양 무릎은 약간 굴곡된 자세를 유지하게 한다(그림 55-3).
   c. 이 자세를 5~15초 동안 유지하게 한다.
   d. 천천히 좌측 다리를 바닥으로 내리게 한다.
   e. 이완, 휴식, 그리고 우측 다리를 올리도록 반복시킨다.

운동 2 Exercise 2

1. **환자 자세:** 앙와위, 양손을 머리 위로 옮겨 튼튼한 구조물을 견고하게 잡은 앙와위
2. 지시
   a. 복근을 수축하여 팽팽하게 하고 등은 바닥과 평편함을 유지하게 한다.
   b. 양 슬부를 45° 정도 굴곡시킨 다음에 양발을 바닥에서 6~8인치 들어 올리게 한다(그림 55-4).

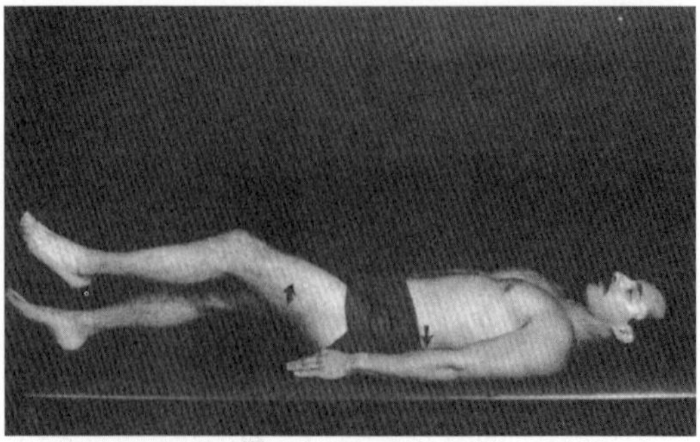

■ 그림 55-3 한쪽 다리를 든 하복부 강화운동

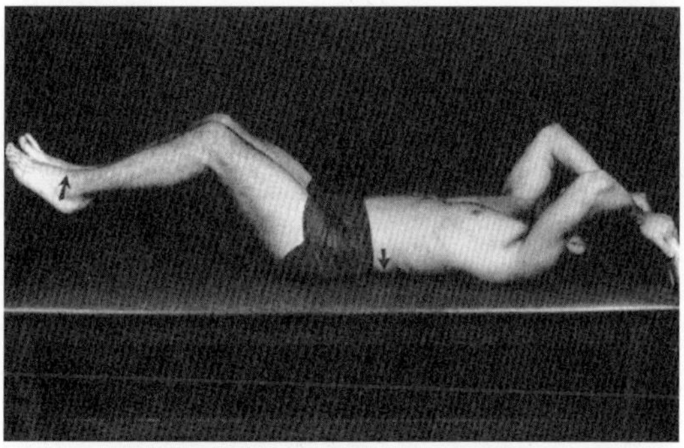

■ **그림 55-4** 양다리를 든 하복부 강화운동

c. 이 자세를 5~15초 동안 유지시킨다.
d. 천천히 양다리를 바닥에 내리게 한다.
e. 이완, 휴식, 그리고 반복한다.

■ 요부근 신장
LOWER BACK MUSCLES STRETCH

운동 1 Exercise 1

1. **환자 자세:** 의자 가장자리에 앉아서 양발은 바닥에 평평하게 붙인다.
2. **지시:**
   a. 가슴 전방에 양손을 교차시키게 한다.
   b. 신체를 양다리 사이로 전방으로 구부리게 한다. 체중이 요부신장을 일으키게 한다(그림 55-5).
   c. 5~15초 동안 유지하게 한다.
   d. 천천히 직립자세로 되돌아오게 한다. 이완하고 쉰 다음 반복시킨다.

주의: 현기증이 있거나 머리가 몽롱해지면 멈춘다.

운동 2 Exercise 2

1. **환자 자세:** 바닥에 앉거나 테이블에 양다리를 펴고 있는다.
2. **지시:**
   a. 전방으로 기울여 손을 각각 정강이를

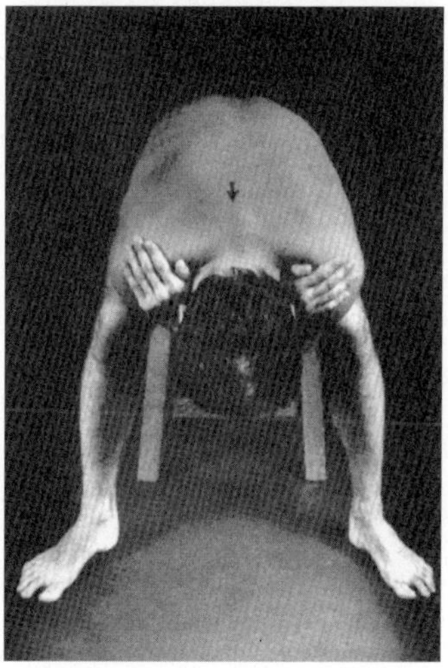

■ **그림 55-5** 의자에 앉아서 요부근 신장

잡게 한다.
   b. 손이 발로 내려감으로써 체간을 더욱 전방굴곡으로 당기게 한다(그림 55-6).
   c. 요부에 신장을 느끼고 5~15초 동안 유지한 다음 천천히 시작자세로 오게 한다.
   d. 이완, 휴식, 그리고 반복한다.

회전근 신장 Rotary Stretch

운동 1 Exercise 1

1. **환자 자세:** 팔과 다리를 편채로 앙와위로 눕는다.

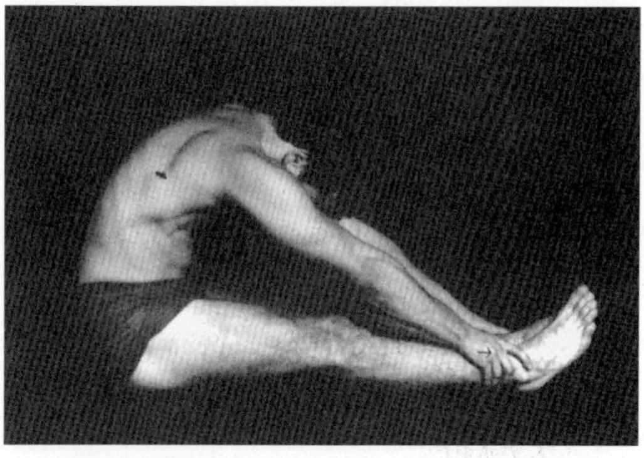

■ **그림 55-6** 바닥에 앉아서 요부근 신장

2. **지시:**
   a. 우측 슬부를 구부려서 슬부 위로 교차하고, 우측 발은 좌측 슬부에 가까운 바닥에 맞닿아 놓게 한다.
   b. 좌측 손으로 우측 슬부를 잡고 좌측 바닥으로 천천히 당기게 한다. 견부가 바닥에서 떨어지지 않도록 한다(그림 55-7).
   c. 이것은 우측 요부에 회전신장을 일으킬 것이다. 5~15초 동안 유지하게 한다.
   d. 우측 슬부를 풀어주고 이완한 다음, 반복한다.
   e. 좌측 요부 회전 신장을 위하여 슬부와 손의 지시를 반대로 한다.

운동 2 Exercise 2

1. **환자 자세:** 양 둔부와 슬부를 구부리고, 발은 같이 바닥에 붙인 앙와위로 눕는다.
2. **지시:**
   a. 좌측 발을 지점으로 사용하여 양 슬부를 좌측으로 회전하게 한다. 다리의 무게가 우측 요부 회전 신장을 일으키게 한다(그림 55-8).
   b. 견부는 바닥에 붙인 채로 있는다. 근수축이 신장을 증가시키기 위해서 사용하지 않도록 한다.
   c. 최대 이완된 신장을 5~15초 동안 유지시킨다. 슬부를 시작자세로 되돌아오게 한다.
   d. 이완, 휴식 그리고 반복한다.
   e. 좌측 회전 신장을 위해서 지시를 반대로 한다.

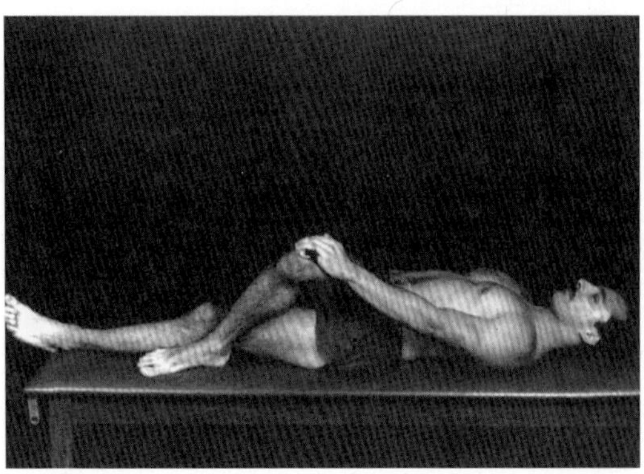

■ **그림 55-7** 다리를 신전한 채로 요부근 회전 신장

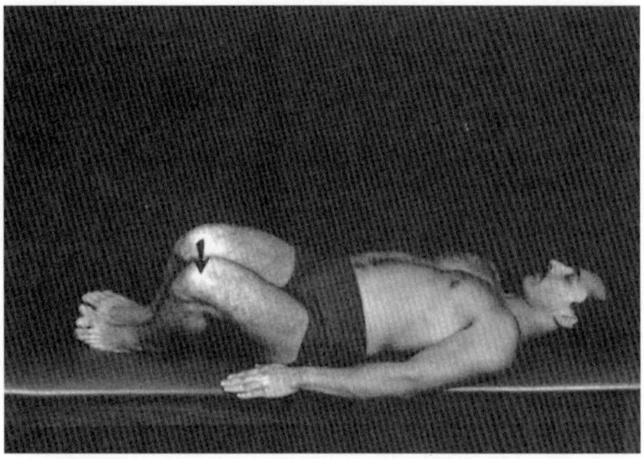

■ **그림 55-8** 둔부와 슬부를 구부린 채로 요부근 회전 신장

■ 대둔근
GLUTEUS MAXIMUS MUSCLES

능동신장 Active Stretch

1. **환자 자세:** 양 슬부를 구부리고 바닥에 발을 붙인 앙와위로 눕는다.
2. **지시:**
   a. 우측 슬부를 양손으로 잡고 최대한 가슴 쪽으로 가져오게 한다. 동시에 좌측 다리를 완전히 신전시킨다(그림 55-9).
   b. 5~15초 동안 유지하게 한다.
   c. 좌측 슬부를 가슴으로 가져오고 우측 발을 완전히 신전시킴으로 순서를 바꾸게 한다.
   d. 이 자세를 5~15초 동안 유지하게 한다. 시작자세로 돌아오게 한다.
   e. 이완, 휴식, 그리고 반복한다.

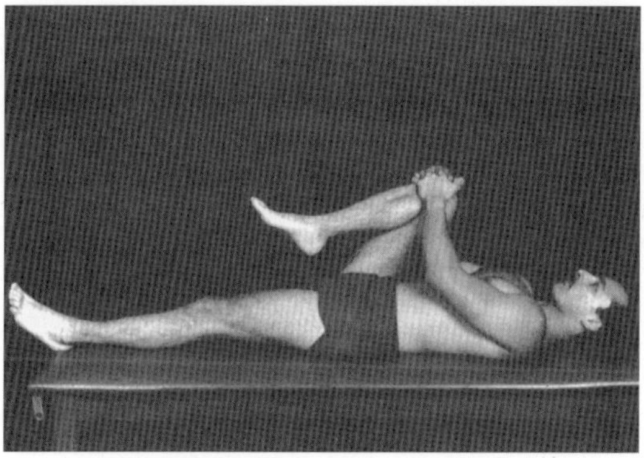

■ 그림 55-9 대둔근 능동신장

수동신장 Passive Stretch

1. **환자 자세:** 팔을 양 옆에 두고 양 슬부를 구부리며 발을 바닥에 붙인 앙와위로 눕는다.
2. **지시:**
   a. 우측 슬부를 가슴으로 가져오게 한다. 양손은 슬부를 잡는다.
   b. 수동적으로 천천히 우측 슬부를 가슴 쪽으로 당기게 한다(그림 55-10). 이 자세를 5~15초 동안 유지시킨다.
   c. 시작자세로 되돌아 오고 다른 슬부로 반복시킨다.
   d. 한번에 양 둔부와 슬부를 가슴 쪽으로 구부리고 반복한다.

주의: 슬부에 기능장애가 있다면 양 손으로 슬와부 가까이에 대퇴후면을 잡게 한다.

■ 요추
LUMBAR SPINE

요추 평평화(전만을 감소시키는 골반경사)
Lumbar Flattening(Pelvic Tilt to Decrease Lordosis)

1. **환자 자세:** 양팔을 머리 위로 올리고 양 슬부를 구부리며 발을 바닥에 붙인 앙와위로 눕는다.
2. **지시:**
   a. 동시에 복근과 엉덩이 근육을 수축하여 탱탱하게 만들게 한다.
   b. 허리를 바닥에 견고히 붙여 평평하게 만들게 한다. 필요하다면 완전히 평평하게 골반을 후방으로 굴리게 한다(그림 55-11).
   c. 이 자세를 5~15초 동안 유지하게 한다.
   d. 이완, 휴식, 그리고 반복한다.

고양이 등-요추 유연성
Cat-Back-Lumbar Flexibility

1. **환자 자세:** 허리를 위로 올라오게 하고, 손과 슬부를 바닥에 붙인채 완전히 늘어지

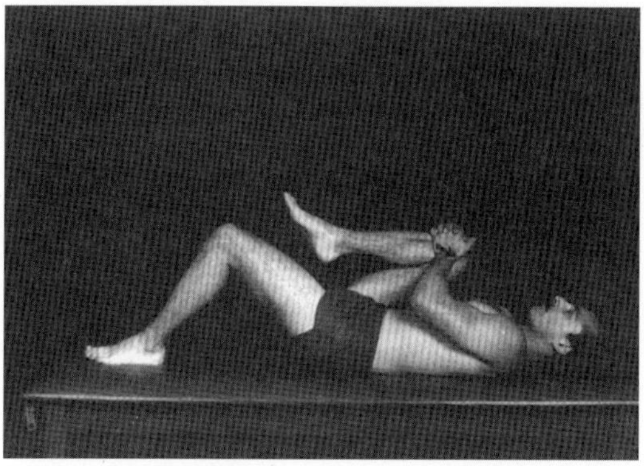

■ 그림 55-10 대둔근 수동신장

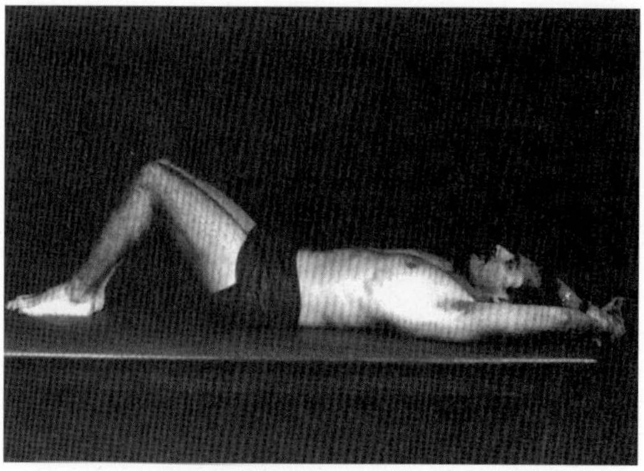

■ 그림 55-11 골반 경사

고 직선으로 되게 한다.

2. **지시:**
   a. **굴곡:**
      (1) 머리를 양팔 사이로 하방으로 내리고, 대퇴를 보도록 한다.
      (2) 허리를 상방으로 올려 아치를 그리도록 하고, 골반이 두측으로 가도록 노력하게 한다(그림 55-12).
      (3) 요추만곡을 역전되게 하여 허리를 최대한 굴곡되도록 노력하게 한다.
      (4) 이 자세를 5~15초 동안 유지하고 시작자세로 되돌아가게 한다.
      (5) 이완, 휴식, 그리고 신전운동을 한다.
   b. **신전:**
      (1) 머리와 목을 완전히 신전하여 머리를 뒤로 가져가게 한다.
      (2) 허리를 바닥을 향하여 하방으로 내려서 아치를 만들게 한다. 둔부를 두측으로 가져가기 위해 노력하게 한다.
      (3) 요추전만이 더 심해져서 완전히 요부 신전이 되도록 노력하게 한다(그림 55-13).
      (4) 이 자세를 5~15초 동안 유지하고

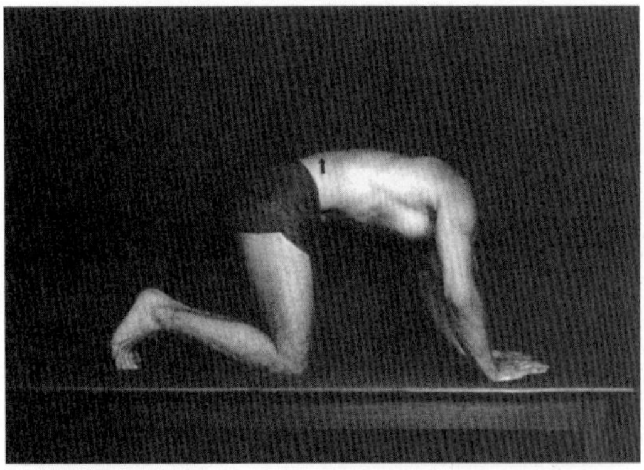

■ **그림 55-12** 요추 유연성-굴곡(고양이등)

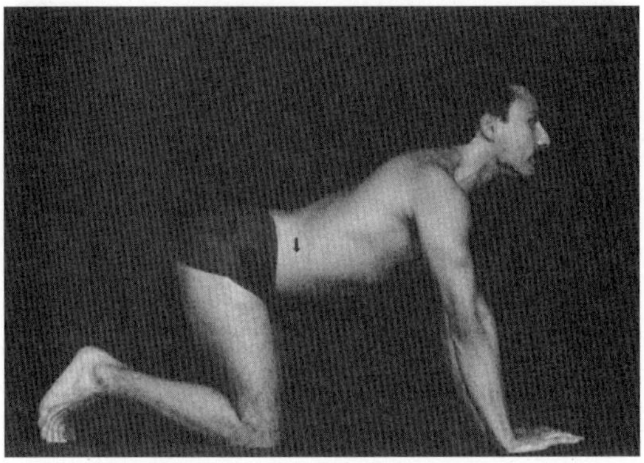

■ **그림 55-13** 요추 유연성-신전(고양이등)

시작자세로 되돌아오게 한다.
      (5) 이완하고, 휴식한 후 전체운동을 반복하게 한다.

주의: 운동하는 동안 평평하고 약간 수축된 자세에서 복근이 유지되도록 노력하게 한다.

요추 평평화 Lumbar Flattening

1. **환자 자세:** 둔부를 발뒤꿈치 위에 올려 놓은 무릎 꿇은 자세로 앉는다.
2. **지시:**
   a. 완전히 신전된 팔을 전방으로 가져가도록 한다. 양 손바닥은 바닥에 대고 가슴은 바닥과 평행하게 가져가도록 한다.
   b. 양 팔을 전방으로 미는 동안 복근을 수축하도록 한다. 이것은 가슴이 슬부 쪽으로 가져가게 한 것이다(그림 55-14).
   c. 5~15초 동안 초대 신장을 유지하게 하고, 시작자세로 되돌아가게 한다.
   d. 이완, 휴식, 그리고 반복한다.

전신 신장(평평한 모든 곡선) Full Body Stretch (Flatten All Curves)

1. **환자 자세:** 팔을 완전히 머리 위로 신전하고, 다리는 하방으로 충분히 쭉 뻗은 앙와

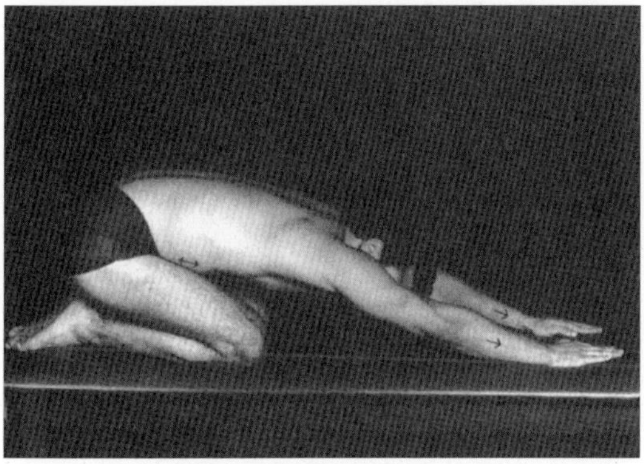

■ **그림 55-14** 요추 평평화 신장

위로 눕는다.

2. **지시:**
   a. 팔은 머리 위로, 다리는 하방으로 신장하게 한다. 발가락은 저측굴곡하여 신장이 더욱 잘 되게 한다.
   b. 복근을 수축하여 탱탱하게 만들며 요추는 평평하게 만들게 한다.
   c. 턱끝을 당기고 경추를 평평하게 만들게 한다(그림 55-15).
   d. 이 자세를 5~15초 동안 유지하게 한다.
   e. 이완, 휴식 그리고 반복한다.

■ 전면 골반근육 신장
ANTERIOR PELVIC MUSCLE STRETCH

1. **환자 자세:** 다리를 신전하고 팔을 옆에 놓은 복와위로 눕는다.
2. **지시:**
   a. 양손과 손바닥을 하방으로 견부 높이에서 바닥에 눕게 한다.
   b. 상체를 양 팔을 완전히 신전함으로써 바닥에서 들어올리게 한다. 대퇴 전면부가 바닥에서 떨어지지 않도록 한다(그림 55-16).
   c. 복부와 골반이 바닥 쪽으로 쳐지는 것

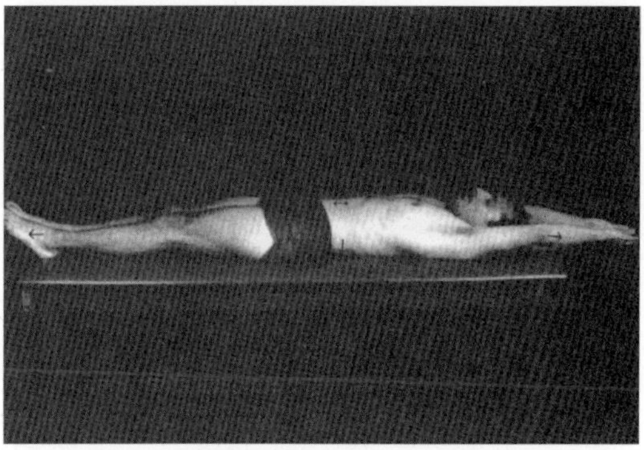

■ **그림 55-15** 전신 신장

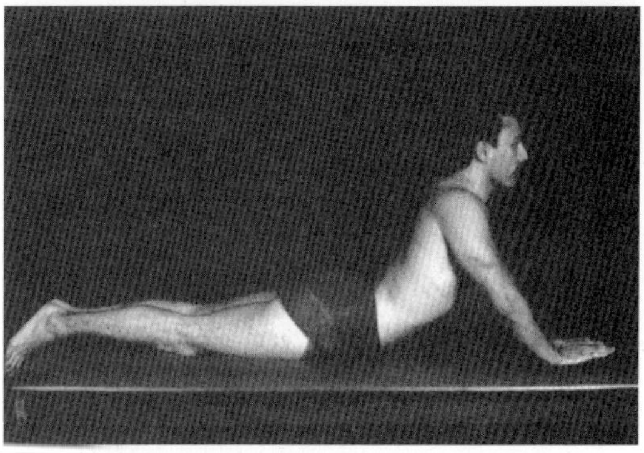

■ **그림 55-16** 골반 전면부 근육 신장

을 허락하도록 한다(신장). 체중은 필요한 신장을 만들 것이나.
   d. 이 자세를 5~15초 동안 유지하고, 신체를 바닥으로 내리게 한다.
   e. 이완, 휴식, 그리고 반복한다.

■ 요부 신전근 강화
BACK EXTENSOR MUSCLE STRENGTHENING

1. **환자 자세:** 양 팔이 상방으로 완전히 신전하고 양 다리가 하방으로 충분히 신전된 복와위로 눕는다. 두 개의 베개를 복부 아래에 놓는다.
2. **지시:**
   a. 완전히 신전한 채로 좌측 팔을 올리고

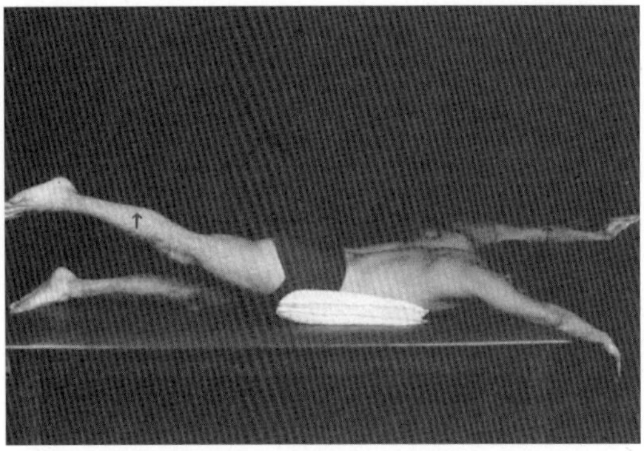

■ 그림 55-17 좌측 팔과 우측 다리를 들어올린 배부 신전근 강화

우측 다리를 바닥에서 들어올리게 한다(그림 55-17). 5초 동안 유지하고 내려놓은 다음 우측 팔과 좌측 다리를 반복하게 한다.

b. 완전히 신전한 채로 우측 팔을 올리고 우측 다리를 바닥에서 들어올리게 한다(그림 55-18). 5초 동안 유지하고 내려놓은 다음, 좌측 팔과 좌측 다리를 반복하게 한다.

c. 충분히 신전한 채로 양 팔은 바닥에서 들어올리게 한다(그림 55-19). 5초 동안 유지하고 내리게 한다. 양 다리를 충분히 신전하여 바닥에서 들오올리게 한

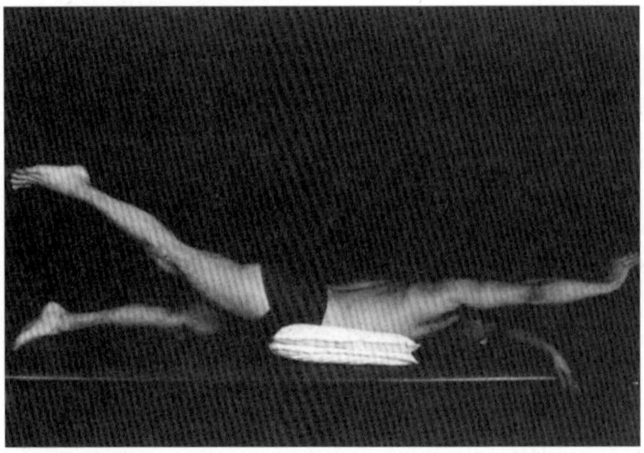

■ 그림 55-18 우측 팔과 우측 다리를 들어올린 배부 신전근 강화

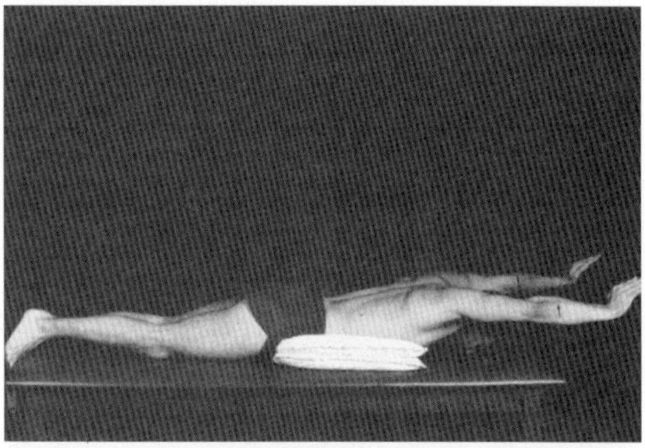

■ 그림 55-19 양 팔을 들어올린 배부신전근 강화

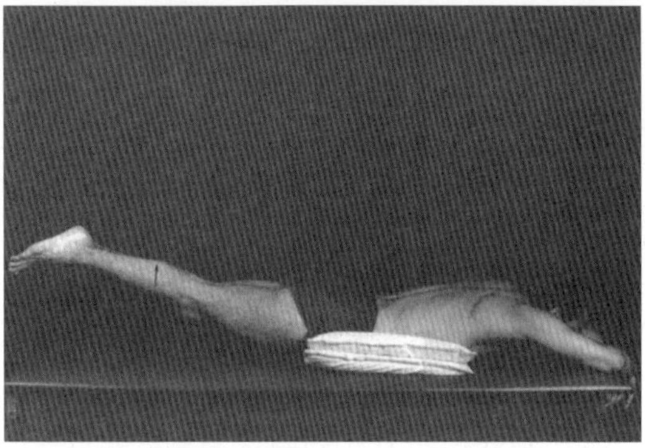

■ 그림 55-20 양 다리를 들어올린 배부신전근 강화

다(그림 55-20).

d. 사지를 모두 완전히 신전하여 바닥에서 동시에 들어올리게 한다(그림 55-21). 5초 동안 유지하고 내려놓게 한다.

e. 이완, 휴식, 그리고 전체운동을 반복한다.

■ 둔부 굴곡 신장 HIP FLEXOR STRETCH

요근 신장-보조 Psoas Stretch-Assisted

1. **환자 자세:** 신장될 쪽이 바닥으로 떨어질 수 있도록 테이블이나 침대 가장자리에 앙와위로 눕는다.(우측)
2. **지시:**

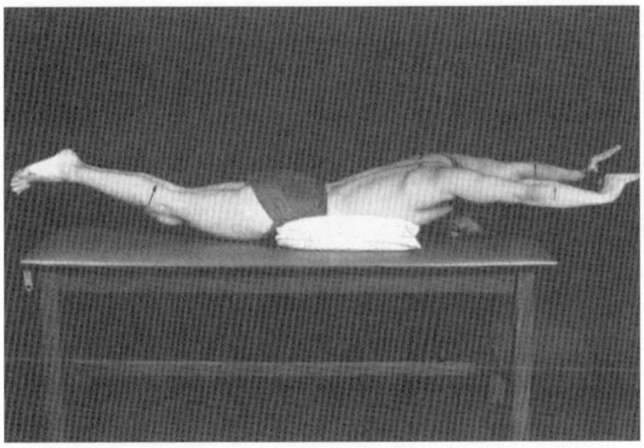

■ 그림 55-21 사지를 들어올린 배부신전근 강화

a. 좌측 둔부와 슬부를 가슴 쪽으로 구부리고 양 팔로 잡는다. 요부를 테이블에 붙여 평평하게 유지하게 한다.
b. 우측 다리를 바닥을 향해서 테이블 하방으로 떨어뜨린다.
c. 보조자는 우측 대퇴를 하방으로 약간 누르는 동안 좌측 둔부와 슬부를 최대한 굴곡시키 유지한다(그림 55-22).
d. 5~15초 동안 최대한 통증 없이 신장을 유지하게 하고 양다리는 되돌아 와서 테이블에 충분히 신전하게 한다.
e. 이완, 휴식, 그리고 반복한다.

요근 신장-보조없이
Psoas Stretch - Unassisted

1. **환자 자세:** 신장될 쪽이 바닥으로 떨어질 수 있도록 테이블이나 침대 가장자리에 앙와위로 눕는다.(우측)
2. **지시:**
   a. 좌측 둔부와 슬부를 가슴 쪽으로 굽히게 하고 견고하게 잡고 있으며 허리는 테이블에서 평평하게 떨어지지 않도록 한다.
   b. 우측 다리는 바닥 쪽으로 테이블 하방으로 내려뜨리고, 그것의 무게로 신장이 발생하게 한다.
   c. 추가적인 신장을 위하여 3~5파운드 무게를 발목에 더 할 수 있다(그림 55-23).
   d. 5~15초 동안 최대한 통증없이 신장을 유지하고 양 다리는 테이블로 돌아와 완전히 신전시킨다.
   e. 이완, 휴식, 그리고 반복한다.

■ 슬굴곡근 신장
HAMSTRING STRETCH

좌위신장 Seated Stretch

1. **환자 자세:** 허리를 곧게 펴고 앉아서 좌측

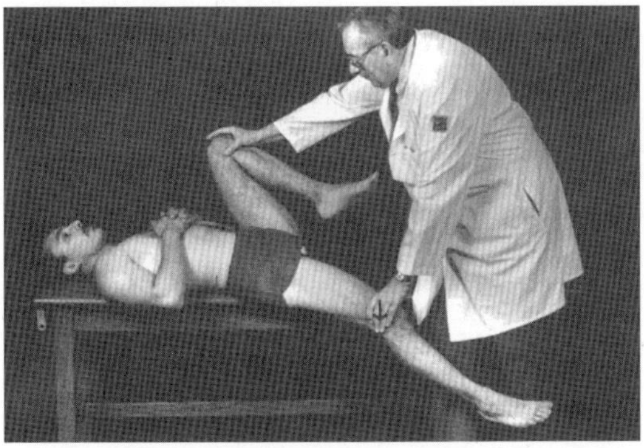

■ 그림 55-22 요근 신장-보조

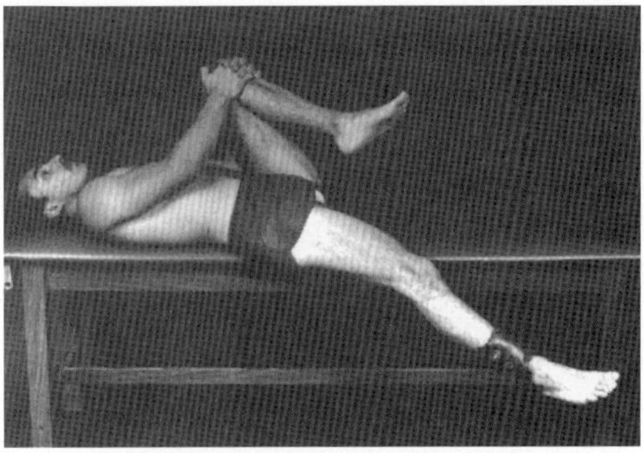

■ 그림 55-23 보조없이 요근 신장

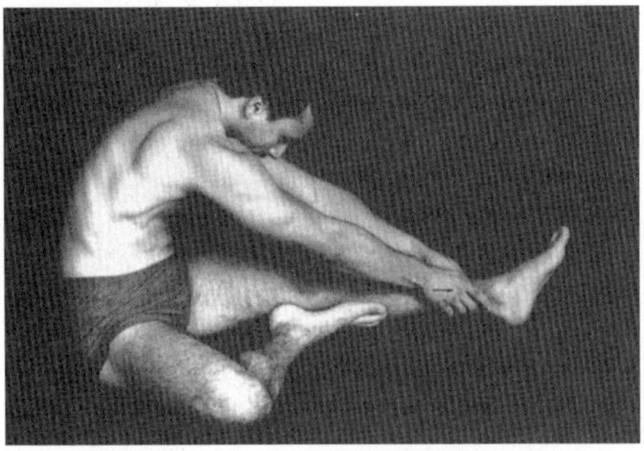

■ **그림 55-24** 좌위에서 슬굴곡근 신장

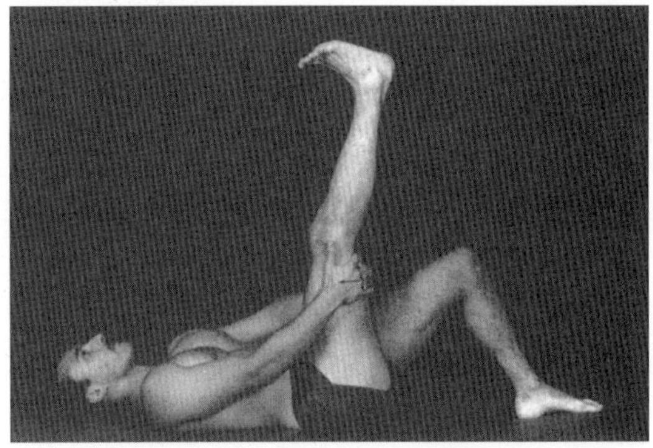

■ **그림 55-25** 앙와위에서 슬굴곡근 신장

다리는 완전히 신전하고 우측 다리는 우측 발로 좌측 대퇴에 대어서 구부린다.

2. **지시:**
   a. 둔부를 앞으로 구부리고 신장되는 것이 느껴질 때까지 양 손을 좌측 다리에 놓는다.
   b. 이 자세를 유지한 다음 신장을 최대한 증가시키기 위하여 양손을 더 하방으로 내리게 한다(그림 55-24).
   c. 이 자세를 5~15초 동안 유지하고, 허리를 똑바로 편 자세로 돌아오게 한다.
   d. 이완, 휴식, 그리고 반복한다.
   e. 우측 신장을 위하여 반대로 지시한다.

앙와위 신장 Supine Stretch

1. **환자 자세:** 둔부와 슬부를 굴곡하고, 양 발을 바닥에 대고 있는 앙와위로 눕는다.
2. **지시:**
   a. 신장될 쪽의 둔부를 가슴을 향해서 구부리게 하고 다리는 천장을 향해서 완전히 신전시키게 한다. 발가락을 몸을 향해서 하방으로 구부리고, 최대한 통증 없이 신장을 유지시킨다.
   b. 양손 또는 수건으로 신전된 슬부나 대퇴 뒤를 잡게 하고, 천천히 가슴을 향해서 대퇴를 당기게 한다. 완전한 다리 신전을 유지시킨다(그림 55-25).
   c. 이 자세를 5~15초 동안 유지하고, 최초자세로 돌아오게 한다.
   d. 이완, 휴식, 그리고 반복한다.
   e. 다른 쪽 신장을 위해서 반대로 지시한다.

입위 신장 Standing Stretch

1. **환자 자세:** 테이블이나 다른 견고한 지지물 가까이 선다. 지지물은 신장하기에 충분한 높이가 되어야 한다.
2. **지시:**
   a. 운동할 발의 뒤꿈치를 지지물 위에 놓게 한다. 슬부를 완전히 신전하여 유지시킨다.
   b. 양손으로 다리를 잡고 올려진 다리 뒤쪽에서 최대한 통증 없이 신장이 느껴질 때까지 천천히 둔부를 전방으로 구부리게 한다(그림 55-26).
   c. 5~15초 동안 유지하고 견딤으로써 통증없이 신장을 평가한다. 다리를 바닥으로 되돌아 오게 한다.

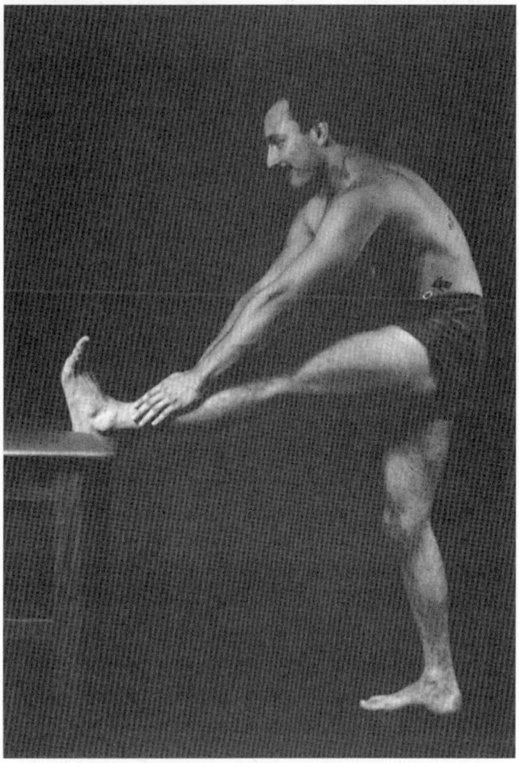

■ 그림 55-26 입위에서 슬굴곡근 신장

d. 이완, 휴식, 그리고 반복한다.

e. 다른쪽 신장을 위해서 반대로 지시한다.

참고문헌

Mitchell FL Jr, Moran PS, Pruzzo NT. *An Evaluation and Treatment Manual of Osteopathic Muscle Energy Procedures.* Valley Park, MO: Mitchell, Moran, and Pruzzo, 1979.

56

요추에 대한 임상적용과 증례병력
(Practical Applications and Case Histories)

요부에서 통증은 초기진료 시 치료사가 만나는 주요한 증상 중의 하나이다. 이것은 직장에서 잃어버리는 시간의 주요한 원인이다. 비록 근골격계 체성기능부전이 이러한 증상의 가장 일반적인 원인이지만, 그것들 모두를 원인으로 하지는 않는다. 요통은 내장, 혈관, 신경, 생역학, 또는 심인성으로 발생할 수 있다.

가장 일반적으로 요통을 발생시키는 내장계는 신장, 여성생식기계, 그리고 위장계이다. 혈관계와 관련해서는 동맥류, 또는 하행대동맥 패색을 포함하고 적절할 경우, 요통의 원인으로 고려 되어져야 한다.

척수나 그 신경근에 영향을 미치는 어떠한 병리는 요통을 일으킬 수 있다. 일반적인 문제는 추간판의 탈출, 퇴행성 관절염, 선천성 골성 변화, 또는 종양 등이다. 탈출된 추간판으로 신경근이 침범되었는 때 증상은 통증, 사지 근육의 기능 손실을 포함한다.

때때로 가장 어려운 진단이 심인성으로 오는 통증일 때 만들어진다. 이것들 사이에 근염과 어쩌면 근 섬유통이 있다. 어느 쪽이든 이러한 상태의 치료를 보통 매우 위압적이다. 정골요법 수기치료(OMT)는 이러한 상태의 치료에 있어서 유용하고, 운동과 함께 하며, 의미있는 규칙 아래에서 한다. 주어진 정신적 요인을 찾고 치료해야만 한다. 요통을 주요한 불만으로 가진 어떤 환자에게 항상 포괄적인 과거력을 얻는 것과 물리적인 검사를 시행하는 것의 중요성은 과장되어질 수 없다.

근골격계 원인에 의한 기능부전은 초기진료 치료사에 의해서 보행환경에서 일반적으로 치료 되어진다. 전술한 포괄적인 병력과 물리적 검사는 감염, 종양, 또는 류마티즘 질환이 원인인 그것들과 외상이 원인이 경우와 항상 구별되어져야 한다.

요통의 원인이 되는 외상은 비정상적인 양의 스트레스가 정상적인 허리에 가해지는 경우와 정상적인 스트레스가 스트레스에 준비되어 있는 않은 정상적인 허리에 가해지는 경우, 또는 정상적인 스트레스가 비정상적인 허리에 가해지는 경우가 있을 수 있다. 치료사는 이것들에 적용할 수 있는 포괄적인 과거력을 얻어서 결정할 수 있다.

일반적으로 "만성요통증후군"은 이런 분류 중 정상적인 스트레스가 비정상적인 허리에 가해지는 세 번째 분류에 속하는 것으로 보인다. 체성기능부전을 항상 이러한 환자들에게서 발견되어진다. 이러한 기능부전을 분석하는 것은 증상을 해결하겠지만, 치료사는 그것을 치료하고 영구적인 결과를 얻기 위해서 비정상의 원인을 찾아야만 한다.

■ 자세 불균형
POSTURAL IMBALANCE

좋은 자세는 대부분 쉽고, 피로하지 않고, 통증이 없으며, 미적으로 만족스럽다. 자세 불균형과 관련된 요통의 일반적인 원인은 다리길이의 불일치가 있거나 없는 요추측만증, 그리고 요추전만의 증가이다. 요추의 전후와 측면에서 보는 입위자세 X-ray는 진단에 도달하는 커다란 평가이다.

단족의 판독은 6부 58장에서 다루어진다. 이 판독에 의한 교정은 기능적인 요추 측만증의 교정을 도와줄 것이다.

증가된 요천추각의 영향은 가급적 충분히 이전에 논의 되어졌었다. 이 상황의 치료에서 매우 중요한 것은 적절한 운동의 처방이다. 이것은 복부 강화, 부척추근 신장, 요추 평평화, 그리고 요근과 슬굴곡근 신장이 포함되어야 한다.

환자의 물리적인 건강함은 치료에 있어서 뿐만아니라, 요통의 원인으로써의 자세 불균형에서 우성법칙을 따를 것이다. 인류의 비만에 대한 유행으로 최근 인구로 아이를 포함시키는 많은 양의 발표가 받아들여졌다. 비만은 강력히 치료되어져야 한다. 덧붙여서 미국은 적절한 운동프로그램에 거의 참여하지 않는 소파감자(couch potatoes)의 국가가 되었다. 요통 뿐만아니라, 일반적인 건강 운동을 위해서도 명확한 운동의 처방이 이루어져야 한다.

사람들의 현재, 그리고 이전의 직업은 고려되어져야 한다. 일터에서 부족한 인간환경공학은 좋지 않은 환자의 자세에 영향을 줄 수 있다.

■ 추간판 탈출
HERNIATION OF INTERVERTEBRAL DISC

추간판은 척추를 위해서 충격흡수체로써의 역할을 하며 척추의 각각 사이사이에 위치한다. 추간판은 교양질의 뮤코다당체인 수핵을 구심성 고리로 둘러싸고 있는 섬유륜으로 구성되어 있다. 척주를 통해서 전해지는 힘만큼 추간판은 그 힘을 균등하게 분배하는 역할을 한다. 이것은 척추의 운동을 활성화 시킨다. 섬유륜은 척추 종판에 인접한 초자연골의 가장자리에 붙어있다. 회전 스트레스 형태의 미세외상은 추간판에 손상을 주어 병에 걸리기 쉽게 만든다. 갑작스러운 압박이나 회전력은 수핵이 팽윤되거나 실제로 탈출이 발생하는 것을 통해서 약해진 섬유륜이 찢어지는 원인이 될 수 있다. 떨어진 핵 물질은 인접한 신경근이나 척수를 침범할 수 있다. 덧붙여서 신경외막, 그리고 지지하는 지방과 같은 다른 요소는 추간판이 탈출됨으로써 직접적으로 영향을 받을 수 있고 이번에는 추간공의 내용물에 직접적으로 영향을 미칠 수 있다. 국소적인 신경, 동맥, 정맥 옆에는 마찬가지로 압박되어지고 혈관의 울혈이 올 수 있다. 충격흡수의 상실, 염증, 그리고 부종은 요통을 일으킬 수 있다. 신경근의 침범은 사지에 신경근증을 유발할 수 있다.

후외측 탈출이 가장 일반적이다. 요부에서 가장 일반적인 추간판 탈출은 L5-S1 또는 L4-

5에서 일어난다. 이것은 요추 추간판 탈출의 거의 95%에 달하는 양이다. 가장 심한 경우는 하부척주관에 마미의 침범 또는 마미증후군(cauda equina syndrome)을 일으키는 더 높은 높이에 척수의 침범이다. 내장 또는 방관의 기능부전, 부전 마비, 또는 완전마비 등이 그 결과로 나타날 수 있다.

환자는 구부리거나 물건을 들어올림으로 갑작스러운 요통의 발병을 경험할 수 있거나 더욱 요통의 점진적인 발병을 경험할지도 모른다. 통증은 흔히 좌골신경의 경로를 따라서 시지에 방사될 수 있다. 관련된 신경근과 탈출의 심각성에 따라서 그것들은 감각 또는 반사의 변화, 운동약화를 가져올 수 있다. 신경학적 결손은 방사통으로부터 신경근증을 구별하는데 도움을 준다.

자기공명단층촬영(MRI)은 비록 탈출이 마찮가지로 캄퓨터단층촬영(CT)에 보였을지라도 아마도 탈출을 확실히 하는 선택으로써의 임상검사일 것이다. 그러나 증세가 없는 탈출된 추간판은 대체적으로 인구의 25~60%에서 발생하는 것이 CT와 척수조영술로 보여진다.

추간판탈출증을 가진 대부분의 환자는 보존적으로 치료되어질 것이다. 일반적으로 급성기에는 며칠간의 침상 안정, 얼음, 그후에 습열, 그리고 비스테로이드성 항염증성 약물 투약, 또는 단기간의 스테로이드 투약으로 충분하다.

장기간의 침상안정은 통증을 악화시키는 동작을 감소시킬 수는 있지만, 그러나 근육의 대상부전(decompensation)을 조장할 수도 있다. 또한 보조기는 확실하게 잘못된 감각을 줄 수 있고 마찮가지로 보조기의 견고함에 의존하는 동안 근육의 능력에 대한 의존은 줄어들 수 있다. 운동 프로그램 또는 물리치료로 정골수기요법은 급성기가 진정되도록 증세를 없애준다. 체성기능부전은 일반적으로 추간판 탈출시에 발생하며 수기요법으로 충분하게 대응할 수 있다. 추간판성 통증을 위한 자세이완촉진기법은 추간판 탈출에 의한 좌골신경통의 방사를 경감시키는데 있어 많은 환자들에게 유용하다. 그것은 수핵 조각으로부터 신경근이 쉽게 침법당하는 것으로 보인다. 수기요법이 주요한 목표는 척추의 추간판을 압박하는데 기여할 수 있는 국소 근육을 이완하는데 있다.

외과적 수술은 고치기 어려운 통증, 진행성 또는 중간에서 심한 신경학적 결손이 있다는 것을 가리킬 수 있다. 그것은 족부하수, 마비, 또는 내장이나 신장 기능이상을 포함할 수 있다. 외과적 조정은 단지 짧은 기간의 해결을 제공해 줄지도 모르며 이것은 특히 심리적이거나 법률적 요인이 포함된 경우에 그렇다

■ 척추협착증
SPINAL STENOSIS

척추협착증은 척추관이 좁아진 것과 관련된다. 다양한 원인이 협착된 관에 존재한다. 이것은 다음을 포함한다.

1. 탈출되거나 팽윤된 추간판
2. 종양
3. 골관절염에 의한 골극 또는 관 안의 다른 뼈의 침해(척추증)
4. 이전의 수술에 의한 상처조직

환자는 흔히 신경근증으로 요통을 경험할 것이다. 이러한 상태는 차이가 있던지 없던지 간에 MRI에 의해서 일반적으로 진단되어진다. 협착증은 외측 또는 중앙에 있을 것이다. 외측 형태는 일반적으로 L4에서 S1 부위에서 일어난

다. 수기요법은 Kirraldy-willis와 Cassidy에 의해서 환자의 대략 50%에서 증상의 경감되는 것이 보여졌다. 심각한 경우는 수술이 요구된다.

중앙부 협착증은 요부와 둔부에 타는듯하거나 무감각한 것, 경사가 있는 곳 위를 걸을 때 악화되는 것, 몇 분간 휴식 후 경감되는 것으로 설명되어지는 신경학적 파행의 결과일 수 있다. 이것은 혈관성 파행과 구별되어야 한다. Kirraldy-willis와 Cassidy는 고속저폭 추력기법이 중앙부 협착증을 가진 환자 5/11에서 확실한 경감을 가져왔다는 것을 발견했다. 근경축의 경감은 치료에 있어서 중요한 목표이고 따라서 연부조직 근막이완기법은 매우 유용하다.

■ 척추전방전위증과 척추분리증 SPONDYLOLISTHESIS AND SPONDYLOLYSIS

척추전방전위증은 어느 한개의 추체가 그 아래 분절 위에서 전방으로 미끄러진 것이다. 후방으로 미끄러진 것은 일반적으로 척추후방전위증(retrolisthesis)과 관련된다. 척추전방전위증은 일반적으로 척추분리증과 연관되는데 척추전방전위증을 가진 사람 중 20~70%는 역시 척추분리증을 가지고 있다. 척추분리증은 추골궁의 정상적인 관절간에 골절과 분리가 일어난 것을 말한다(그림 56-1과 56-2 참조). 비가소성 척추전방전위증은 대부분 첫 번째 천골 또는 다섯번째 요추 추궁의 전형적인 선천성 비정상이다. 이 결점은 일반적으로 유년기나 사춘기 동안 명확해진다. 이것은 요추의 측면 X-ray로 진단되어질 수 있다.

퇴생성 척추전방전위증은 척추가 전방으로 미끌어지는 것을 가능하게 하는 후관절과 추간판의 퇴행성 변화의 결과이며 일반적으로 L4, L5 사이에서 일어난다. 이것은 대부분 50대 이

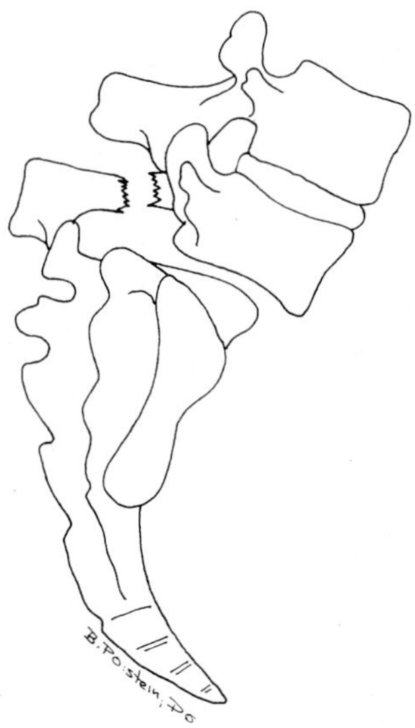

■ 그림 56-1A L5, S1의 척추분리증과 척추전방전위증(인용: Rothman R, Simeone AF. The Spine, 2nd ed, vol. 1. Philadelphia: Saunders, 1982: 263-284)

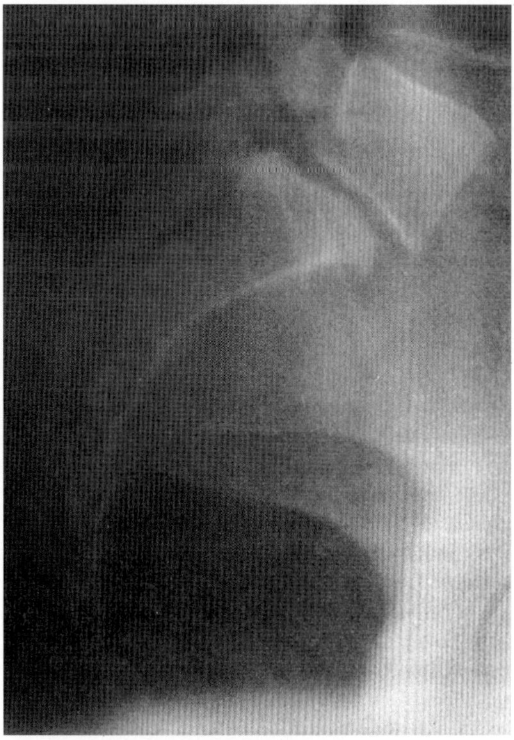

■ 그림 56-1B 같은 상태의 방사선 사진

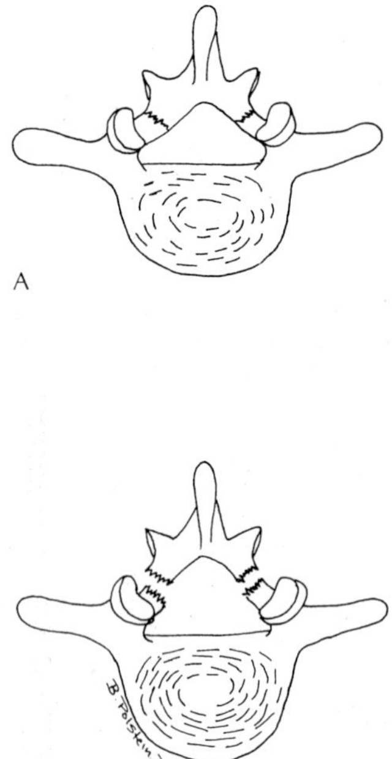

■ **그림 56-2** 관절간 부위에 양측 척부분리증의 횡단면(허가된 각색 : Rosse K. *The Musculoskeletal System in Health and Disease*. New York: Harper & Row, 1980:132)

상에서 보인다.

외상은 이들 중 어떤 경우에서도 일어날 수 있으며 추궁의 골절이 일어났을 때 척추전방전위증이 1차적인 원인이 될 수 있다.

유년기과 사춘기에 있는 청년은 드물게 통증이 보고 되었으나 20대 초반까지 의료적 처치를 구하기에 충분한 증세를 가지지 않는다.

흔히 요통은 둔부, 대퇴후부, 또는 아래로 다리에서 발까지 신경근증이 있는 경우와 없는 경우가 모두 보고 되었다. 슬굴근 경축과 통증은 그곳에 증세가 있을 때 매우 일반적으로 발견된다. 이 경축은 비정상적인 자세나 보행이 원인일 수 있다. 확실히 체조, 미식축구, 레슬링, 또는 과신전 손상과 같은 육체적이고 스포츠적인 활동들은 척추분리증의 존재에 대한 임상적인 실마리를 줄 수 있다.

미끄러진 것에 의한 불안정성 때문에 그곳에는 흔히 후관절이나 추간판의 퇴행이 있다. 또한 그 곳에는 그것에 놓이는 스트레스에 의해서 관련된 추간판 중 어느 한개에서 탈출이 있을 수 있다.

기립자세에서 찍은 사면 요추 X-ray는 척추분리증과 척추전방전위증의 진단에 사용되어진다. 이 부위에서 결점은 전형적으로 스코틀랜드 개(Scottie dog)의 목 주위의 변색부로써 보여진다(그림 56-3).

치료는 일반적으로 보존적이며 운동 프로그램과 어느 정도의 필요한 체중감소에 도움이 되는 영양 프로그램, 그리고 정골수기요법이 포함될 수 있다. 비록 정골수기요법이 그 손상을 고치지 못하더라도, 그 상태와 동반된 근 경축과 같은 다른 문제들을 해결하는데 도움이 된다.

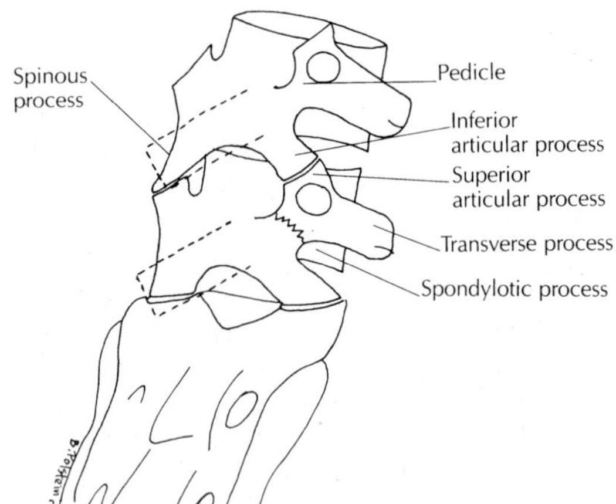

■ **그림 56-3** L5의 척추염, 비스듬이 봄. 주의: 스코틀랜드 개의 목 주위의 변색부. (Adapted from McGee D. *Orthopedic Physical Assessment*, Philadelphia: W.B. Saunders 1987:112.)

■ 사례 1
CASE 1

17세 소년이 2달 동안 정기적인 요통을 주 증상으로 진료소에 모습을 보였다. 그 환자는 어떤 요통의 병력이나 요부에 급성 손상을 주는 사건을 부인했다. 환자는 이전에 대략 3개월 동안 그의 고등학교 미식축구팀에 있었으며 그들의 연습에 참여했었고, 그렇게 육체적으로 할 수 있다고 느낄 때마다 경기를 했었다. 그는 격렬한 연습 경기 이후에 통증이 나빠진 것을 발견했지만, 몇 일간의 휴식으로 경감되었다. 그는 어떠한 신경근 증상도 부인했다.

그는 단지 아이이고 그의 가까운 가족에게서 요통의 병력은 전혀 없었다. 그의 의료 병력은 모든 그의 체계를 정밀하게 살폈지만, 도움이 되지 않았다.

전체적인 물리적 검사가 시행되었고, 요부를 제외하고는 정상에서 어떤 변화도 없음이 도출되었다. 요부의 검사는 다음의 조사결과로 결론지어졌다. 그는 어느 정도 요추전만이 증가되어 있는 것을 제외하고는 자세적인 결점을 발견할 수 없는 것으로 드러난 똑바른 자세의 잘 발달된 젊은 남성이였다. 그의 장골릉은 수평을 보였고, 전방굴곡에서 제한이 없었지만 요부의 과신전으로 요부에 가벼운 국소통증이 있었다. 그의 입위굴곡검사는 정상이였다. 복와위에서 환자 척추의 촉진은 5번 요추의 극돌기가 체감할 수 있는 함몰이 있는 것을 발견하였다. 그 부위에 양측 횡돌기 위로 압통이 있었고, 양측 근육은 과긴장이 있었다. 하지직거상검사는 정상이였고, 하지의 심부건 반사 또한 같았다. 피부 감각 변화 또는 근육 약화의 흔적도 없었다. 5번 요추와 천골 사이에서 운동제한이 있었고, 동시에 체성기능부전이 L2-L3와 T8-T9에서 발견되었다.

X-ray를 전후, 측면, 사면으로 요부에서 찍었다. 환자는 S1 위 L5에서 1단계의 척추전방전위증을 가지고 있는 것으로 밝혀졌다.

환자는 L2-L3와 T8-T9에서 발견된 과긴장된 근육과 체성기능부전을 위해서 자세이완촉진기법을 사용하여 치료되어졌고, 좋은 결과를 얻었다. 그는 그 후 48시간의 침상안정이 취해졌고 운동 프로그램은 그의 복근을 강화시키고 전만을 줄이는 것으로 짜여졌다.

그 상태의 모습이 그 뿐만아니라 그의 어머니에게 설명되어졌고, 미식축구나 다른 활동이 그 상태로 되돌아 가거나 더 나빠질 수 있는 요통외상을 일으킬 수 있음이 권고 되었다.

그 환자는 그의 증세가 없어지고 되돌아가지 않는다고 말할 때까지 병원을 다닌 것이 한 달이 더 걸린 것으로 보여진다. 그는 그의 운동을 계속했고 정기적으로 학교에 출석하고 있었다. 그는 예전에 이야기 되었던 것을 제외하고는 모든 육체적인 활동이 가능하다고 느꼈다.

검사에서 예전에 근육의 과긴장이 있었던 곳에 더 이상 존재하지 않고, 이전에 발견된 체성기능부전 또한 없어진 것이 밝혀졌다.

그는 운동을 계속했고 점진적으로 육체적 활동을 증가시켰지만, 요부에 손상을 일으킬 수 있는 어떠한 활동도 참여하지 않았다고 알려졌다.

논의 Discussion

척추전방전위증은 아래로 인접한 척추 위의 한개의 척추가 전방으로 미끄러지는 것으로 정의된다(척추분리증). 대부분 일반적으로 관절간 부위의 결손과 연관되어진다. 척추분리증은 5세 혹은 6세의 나이까지는 보통 보이지 않는다. 미끄러짐은 흔히 20세에 일어날 것이다. 증상은 미끄러짐에 의해서 일어나지 않을 수도 있으며 손상이 그 부위에서 발생될 때까지 존재하지 않을지도 모른다. 그것은 다른 이유로 그 부위에서 찍은 X-ray에서 우연히 발견됨으로써 그 상태를 알게 되는 경우가 흔치 않은 것이 아니다. 일반적으로 척추분리증의 대부분의 경우는 2단계가 넘을 때까지 증세가 없다 (>50%). 일반적으로 발견되면 환자에게 그 상태를 설명하고, 필요하다면 체중조절을 처방하며 예방차원의 운동을 주는 것이 최선이다.

■ 사례 2
CASE 2

한 41세 여성이 좌측 둔부에 심한 급성 통증이 있으며 좌측 다리로 방사통이 내려가는 것을 주요한 증상으로 진료소에 모습을 보였다. 이 통증은 3일 전부터 있었다.

그녀는 하지 방사통의 어떤 병력도 부인했지만, 정기적으로 요통이 발병되었었다. 그녀는 이런 발병들이 침상안정으로 치료되었고, 3~4일 동안 아스피린을 먹음으로써 좋은 결과가 있었다. 현재의 증상은 예전에는 결코 통증이 다리 아래로 내려간 적이 없다는 점에서 이전에 있었던 요통과는 달랐다.

그녀는 급성외상의 어떠한 병력도 없었고, 어떤 새로운 것을 하거나 격렬한 활동을 한 것도 없었다. 그녀는 거의 매일 앉아있는 것이 직무인 비서였다. 게다가 그녀는 가사 일에 대한 책임을 가졌다. 그녀는 결혼해서 모두 쇼핑과 집안일들에 매우 협조적이고, 도움이 되는 10대 아이들이 있다.

그녀는 침상안정과 좌측으로 누운 태아자세에서 통증이 약간 완화되는 것을 얻을 수 있엇다. 그녀는 피부변화나 어느 한 쪽 다리의 약화도 없는 상태였다. 더 많은 질문에서 그 환자가 좌측 둔부, 다리의 좌측면, 그리고 좌측 발등에서 통증이 일차적으로 있는 것으로 국소화 할 수 있었다.

주요 증상을 제외하고 모든 다른 병력은 도움이 되지 않았다.

모든 물리적 검사에서 요부보다 어떤 다른 조직에서는 정상으로 변화가 없다는 것이 도출되었다. 환자가 기립자세로 있는 것을 관찰해 보면, 그녀가 요추를 약간 굴곡하고 좌측으로 치우쳐서 서 있는 것이 나타났다. 환자는 모든 방향에서 운동제한이 있지만, 신전 시에 특히 심한 통증이 있었다. 그녀의 요추만곡은 평평해져 있었다. 환자에게 쪼그려 앉기, 발가락으로 서기, 발 뒤꿈치로 서기가 요구되어졌을 때 그녀는 요부의 운동제한 때문에 이 모든 행동을 수행하는데 어려움이 있었다.

환자는 앉은 자세로 하지근력, 피부감각, 그리고 심부건반사가 평가되었다. 좌측 아킬레스 반사에 약간의 감소가 있었다. 좌위하지직거상검사에서 양성이였다.

환자는 복와위에서 이전에 보였던 외측으로의 요추 치우침이 감소되었다. 좌측 요부근의 과긴장, 좌측 둔부에 압통점, 좌측 천장관절의 압통 및 운동제한이 있었다. 신전체성기능부전이 L5-S1에서 발견되었고, 굴곡체성기능부전이 L1-L2에 있었다. 좌측 이상근과 대퇴근막장근의 과긴장과 압통점 뿐만 아니라, 좌골 절흔에 압통이 있었다. 하지의 근약화 또는 근위축의 증거는 없었지만, 좌측 아킬레스 심부 건반사는 역시 약간 감소되어 있었다.

앙와위에서 하지직거상검사는 45° 정도에서 양성을 나타냈다.

L5와 S1 사이에서 추간판 탈출의 잠정적인 진단이 있었다. 자기공명단층촬영(MRI)이 시

행되었고 이 진단이 확증되었다. L5와 S1 사이에 약간 좌외측으로 돌출된 추간판 팽윤이 보고되었다.

환자는 근육 과긴장 뿐만아니라, 발견된 제한과 체성기능부전의 경감을 위해서 자세이완 촉진기법이 사용되어 치료되었다. 이상근과 대퇴근막장근을 치료하는데 특별한 주의가 기울려졌다. 비스테이로드항염증약(NSAID)이 처방되었다.

환자를 3일 후에 다시 보았고 증세의 부분적인 경감이 보고 되었다. 재평가에서 근육과긴장이 모든 부위에서 부분적으로 되돌아 간 것이 발견 되었다. 요추 외측 치우침은 줄어들었고, 좌측 천장관절의 제한과 L5-S1 신전체성기능부전이 되돌아왔다. 정골수기치료는 필요한 만큼 반복되었다. 침상안정과 NSAID는 다음 주에도 계속 되어졌다. 가벼운 운동이 지시되었다.

환자는 일주일 후에 다시 보았고 그녀의 증세가 거의 없어졌으며 그녀가 매우 향상된 것을 느끼는 것을 보고 되었다. NSAID는 점진적으로 줄여서 투약되었고 운동은 증가 되었는데 복근강화와 요부근 신장이 특별히 강조되었다.

일할 때 환자의 자세가 그녀와 논의 되었다. 여기에는 사용되는 의자의 형태가 포함 되었다. 필요한 의자가 권고되었고, 모든 시간에 최소한 1분 동안 서 있고 서 있는 동안 골반이 움직여지는 운동을 할 것이 지시되었다. 그녀는 직장으로 되돌아가는 것이 허락되어졌고, 1달 동안 더 낳은 평가를 만들기 위해 노력할 것을 약속하였다.

논의 Discussion

신경근성 통증이 수반되는 탈출된 추간판은 흔히 30~50세의 성인에서 발생한다. 그러나 이것은 어떤 나이에서도 발병할 수 있다. 네 번째 혹은 다섯 번째 요추 추간판은 가장 흔히 발병한다. 직접적인 원인으로 급성외상의 병력이 있을 수도 있겠지만, 가장 흔한 병력은 외상없이 신경근성 통증의 갑작스러운 발병 또는 작은 외상으로 요통이 재발하는 것 중 하나이다. 이러한 경우에 재발한 요통 뿐만아니라, 신경근성 통증이 잘 일어나는 근본적인 원인을 찾는 것이 필수적이다. 논의된 경우에서 환자는 그녀의 신체나 그녀가 하고 있었던 일에 인간환경공학적으로 적합하지 않는 의자에 너무나 많은 시간 동안 앉았다. 덧붙여서 그녀는 슬굴곡근의 단축을 동반한 긴장된 허리근육과 약화된 복근에 맞는 어떠한 운동을 하는데도 게을렀다.

치료사는 MRI 검사로 유용한 정보의 이익을 얻었다. 이런 증후군들의 대부분에서 알아야만 하는 것은 신경근의 국소적인 염증에 의해서 원인이 되는 것이지 추간판의 직접적인 압력에 의한 것이 아니라는 것이다. 그러므로 보수적인 치료는 종종 그 증후군을 완화시킬 것이다. 이것은 다이어트와 어떻게 물건을 들고, 구부리고, 정해진 일을 해야하는지에 대한 교육이 포함된다.

이 경우에 증세와 신체적 소견은 재발성 요통의 병력이 있는 탈출된 추간판의 전형적인 모습이다. 환자는 항염증성 약과 정골수기치료에 좋게 반응했다.

그녀는 그 결과의 재발이 없게 되는 처방된 프로그램이 지켜질 기간 동안 더 나은 결과가 요구되어질 것이다.

처방되어진 것과 관련해서 덧붙이면 몇 달 후에 그녀는 에어로빅 운동을 시작했다. 매일 걷기는 이것을 하는 간단하고 효과적인 의미이다.

추간판의 압력을 줄이기 위한 수술은 더욱 반사가 감소하고 관련된 근육이 약화되는 등의 신경학적인 결과가 악화되기 시작할 때 지시되어진다.

참고문헌

Bernard TN Jr, Kirkaldy-Willis WH. Recognizing specific characteristics of non-specific low back pain. *Clin Orthop* 1987;217:266–280.

Braunwald E, Fauci AS, Isselbacher KJ, et al. *Harrison's Principles of Internal Medicine, thirteenth ed*. New York: McGraw Hill 1994.

Cailliet R. *Low Back Pain Syndrome*. Philadelphia: F. A. Davis 1995.

D'Ambrosia RD. *Musculoskeletal Disorders*. Philadelphia: J. B. Lippincott Co, 1977.

DiGiovanna EL. Schiowitz S. *An Osteopathic Approach to Diagnosis and Treatment, 2nd ed*. Philadelphia: Lippincott-Raven, 1997.

Hoppenfeld S. *Physical Examination of the Spine and Extremities*. Norwalk, CT: Appelton and Lange, 1978.

Kirkaldy-Willis WH. Five common back disorders: how to diagnose and treat them. *Geriatrics* 1978;33:32–33, 37–41.

Kirkaldy-Willis WH, Hill RJ. A more precise diagnosis for low back pain. *Spine* 1979;4:102–109.

Kirkaldy-Willis WH. Musculoskeletal disorders: a three article symposium. *Postgrad Med* 1981;70:166.

Kirkaldy-Willis WH. *Managing low back pain*, 2nd ed. Edinburgh: Churchill-Livingstone, 1988.

Porter RW, Miller CG. Neurologic claudication and root claudication treated with calcitonin. A double blind trial. *Spine* 1988;13:1061.

Turek SL. *Orthopedics Principles and Applications*. Philadelphia: J. B. Lippincott, 1994.

Yong-Hing K, Kirkaldy-Willis WH. Pathophysiology of degenerative disease of the lumbar spine. *Orthop Clin North Am* 1983;14:491–504.

VI 부

골반과 천골
(Pelvis and Sacrum)

57

골반과 천골의 해부학적 고찰
(Pelvic and Sacral Anatomic Considerations)

■ 뼈
BONES

골반은 무명골 2개가 전방 정중선에서 만나서 치골결합을 이루고, 후방에서 쐐기 모양으로 열려서 천골에 의해 채워지는 형상으로 구성되어 있다. 천골에 의해 골반의 환상 형태가 완전하게 되게 된다.

각각의 무명골은 3개 뼈 즉, 장골, 좌골, 치골로 구성되는데, 그것들은 사춘기 후반에 융합되어 하나의 뼈로 되고, 무명골 외측면의 관골구는 대퇴골두와 관절을 이루어 고관절이 된다.

천골은 역삼각형 모양의 큰 뼈로 천추 5개가 융합되어 형성된 것이며, 골반강의 상부 후면에서 무명골 2개 사이에 끼워져 있다. 천골의 상면(삼각형 기저부)은 요추 5번과 관절을 이루고 요추 5번 추간판과 요천관절을 형성한다. 상체 몸무게는 천골, 무명골, 그리고 관골구를 지나 대퇴로 전달된 다음에 다리로 내려가 지지면에 도달하게 된다.

직립자세에서 천골은 위로부터 아래로 전후 방향으로 비스듬하게 달리는 면에 있으며, 그것의 전면은 오목하고, 후면은 볼록하며, 후면에는 촉진 가능한 극결절이 있다. 천골에는 천골관이 있는데 거기에는 마미신경총과 4개의 천골공이 있으며, 이 구멍들은 1-4번째 천골 신경의 배측과 복측 가지가 나오는 통로가 된다. 천골은 양측으로 관절면을 가지고 있으며 무명골과 관절하여 천장관절을 형성한다.

■ 관절
JOINTS

천장관절은 콩팥과 같은 모양으로 복측으로 볼록하다. 천골과 장골의 관절면은 초승달 모양의 볼록-오목 배열로 조화를 이룬 것 같지만 이것은 관절의 전체적인 골관계에서 볼 때는 사실이 아니다. 천장관절을 다양한 레벨에서 수평 단면을 하여 보면 볼록-오목 관계는 단지 상부와 중부에서만 나타나고, 하부에서 그 관계는 평편한 평면관절 또는 역으로 된 오목-볼록 관계처럼 다양하게 기술되고 있다(그림 57-1); 해부학자들의 천장관절의 관절면에 대한 기술은 서로 다르다.

우측과 좌측의 천장관절은 동일인에서도 서로 다른 경우가 흔히 있다. 일반적으로 중간 부분의 관절면의 볼록-오목 관계가 최대이고, 그것이 관절의 안정성과 굴곡-신전 움직임을 조

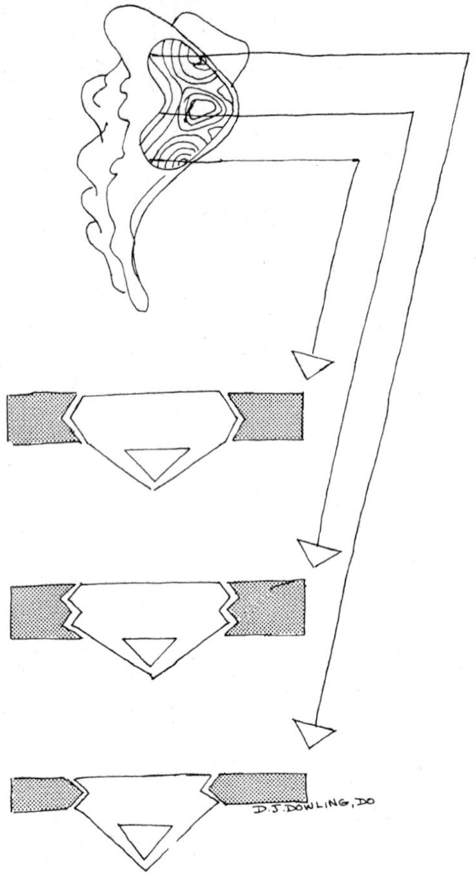

■ **그림 57-1** 천골의 서로 다른 레벨에서 보여지는 천장관절면의 형태

장한다는 것에 대해서는 동의하고 있으며, 이 것은 대개 두 번째 천추에 위치한다.

천장관절은 어느 것도 그 관절의 형상과 윤곽이 다양한데 그것으로 이 관절운동의 다양성이 설명되고 있다. 천장관절은 그것의 인대에 의해 단단히 유지되며, 천골로부터 장골로 직접 부착되는 근육은 하나도 없다.

■ 골반 움직임
PELVIC MOTIONS

골반은 단일 구성체로 움직이며 그것의 총체적인 움직임은 다른 골분절의 움직임에 의해서

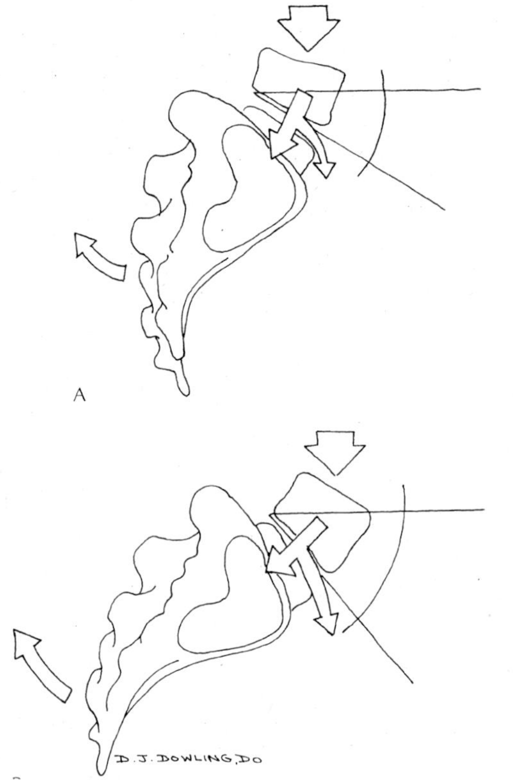

■ **그림 57-2** 요천각이 증가하면 더 큰 전방 벡터 힘이 생성되고, 그것으로 인해 요천접합부 스트레인이 증가된다.

시작된다. 회전, 측굴, 그리고 굴곡과 신전은 모두 고관절이나 체간의 움직임과 관련된 것이며, 그에 더하여 천골과 장골 사이에서의 움직임 패턴과 치골관절에서의 움직임 패턴이 있다.

일상생활의 일부를 재고해 보면, 그것들이 골반 구조물에 미치는 효과를 설명할 수 있다. 입위에서 체중은 다섯 번째 요추를 통해 천골로 전달되고, 거기에서 그 힘의 벡터는 두 방향으로 나눠진다. 하나는 천골을 주행하여 그것의 관절속으로 들어가고, 다른 하나는 천골을 전방회전시킨다. 요천각이 크면 클수록 전방벡터의 힘도 더 크게 되어 그 결과 요천관절의 스트레인도 증가하게 된다(그림 57-2).

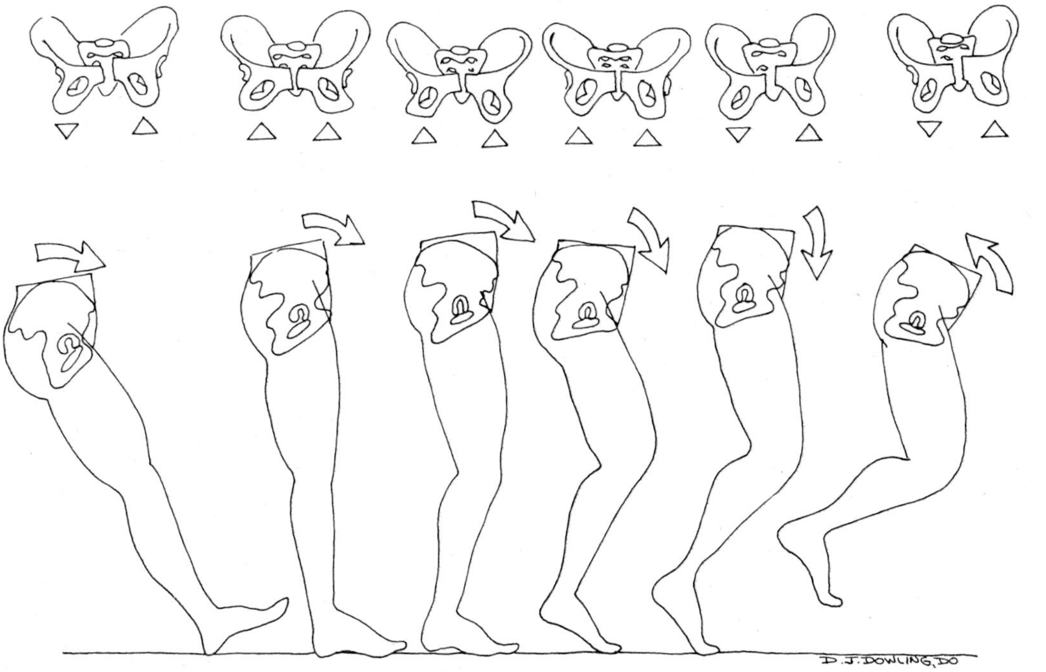

■ **그림 57-3** 보행 시의 치골의 전단과 염전(위), 입각 다리가 발뒤꿈치닿기에서 발끝떼기로 이동됨에 따라 체중부하된 장골의 위치와 부합된다(아래).

보행 중에 입각 다리쪽의 장골은 거상되는 반면에 유각 다리쪽의 장골은 아래로 기울지고 입각 다리쪽으로 회전되며, 이로 인해 치골의 전단과 염전이 일어난다(그림 57-3, 위). 뒤꿈치닿기에서 발끝떼기까지 입각 다리는 잠긴위치(close packed)의 고관절과 연관되어 장골의 전방 회전을 유발한다(그림 57-3, 아래). 체중은 입각 하지쪽으로 이동되며, 천골의 측굴 스트레스를 일으키게 된다. 외다리 체중스트레스는 편측 입각다리의 천장관절을 잠그면서 사축을 형성하게 하고. 이로 인해 천골염전 운동이 가능하게 된다.

호흡 운동으로 천골의 굴곡/신전이 일어나고, 천골의 굴곡과 신전으로 양측 장골이 압박되어 그것은 치골관절로 전달된다.

골반에서 일어나는 3가지 종류의 주요한 운동은 장골상에서의 천골 움직임, 천골상에서의 장골 움직임, 그리고 치골 움직임이다.

장골상에서의 천골 움직임
Sacral Motion of the Ilium

장골상에서의 천골 움직임과 그것들이 일어나는 축은 다음과 같다:

1. 천골의 굴곡과 신전은 호흡 운동에 의해서 일어나며 호흡축이라 알려진 상횡축(superior transverse axis)를 중심으로 발생되는데 그 축은 제2천추의 관절돌기 높이에 위치한다.
2. 천골의 굴곡과 신전은 힘의 벡터로서 요추를 통과하여 제2천추체 높이에 위치한 중횡축(middle transverse axis)으로 전달된다.

3. 천골의 회전은 이론상의 수직축을 중심으로 일어난다.
4. 천골의 측굴은 이론상의 전후축을 중심으로 일어난다.
5. 천골의 염전운동은 좌 또는 우사축을 중심으로 일어나는데 그 사축은 한쪽 관절면의 위쪽 끝에서 다른쪽 관절면의 아래쪽 끝으로 위치한다.

장골상에서의 천골 운동축은 그림 57-4에 나타나 있다.

천골의 측굴과 회전 짝운동은 가변성으로 어느 정도는 그러한 움직임이 어떻게 시작되느냐에 따라 좌우된다. Kappler에 의하면, 요추회전에 의해서 유도되는 천골회전은 요추회전과 같은 방향으로 일어나지만, 천골의 측굴은 반대방향으로 일어난다. 천골측굴이 요추측굴에 의해 유도될 때, 천골회전은 어느 쪽으로도 일어날 수 있다.

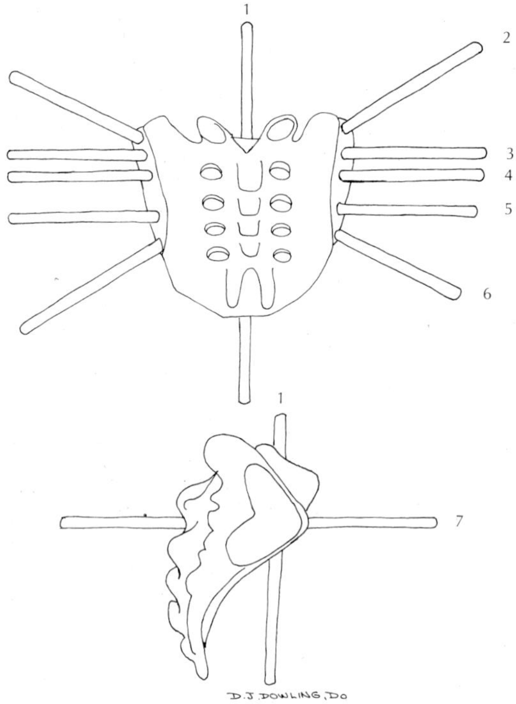

■ **그림 57-4** 장골상에서의 천골 운동축. *1, 수직축; 2, 우사축; 3, 호흡축; 4, 천장축; 5, 장천축; 6, 좌사축; 7, 전후축.*

천골상에서의 장골 움직임
Ilial Motions on the Sacrum

천골상에서의 장골 움직임과 이러한 움직임이 일어나는 축은 다음과 같다.

1. 천골상에서 장골의 전-후방 회전은 하횡축(inferior transverse axis)을 중심으로 일어나는데, 그 축은 천골관절 하부의 하극(inferior pole)에 위치하고 있다(그림 57-5).
2. 천골상에서 장골의 병진움직임은 상-하 방향에서 발생한다(그림 57-6).
3. 천골상에서 장골의 병진움직임은 전-후 방향에서 발생한다(그림 57-7).

치골 움직임 Pubic Motions

치골 움직임은 다음과 같다:

1. 캘리퍼운동(천골의 굴곡-신전와 함께 일어나는)(그림 57-8A).
2. 염전운동(유각다리의 유각-경사와 함께 일어나는)(그림 57-8B).
3. 상-하 병진운동(외다리 체중지지와 함께 일어나는)(그림 57-8C).

■ 임신 중의 골반
THE PELVIS DURING PREGNANCY

자연분만을 하는 동안에 천골은 분만을 촉진하는 소위 전방점두(끄덕임)라고 불리는 과정을 겪게 된다. 전방점두에서 천골은 그것의 중

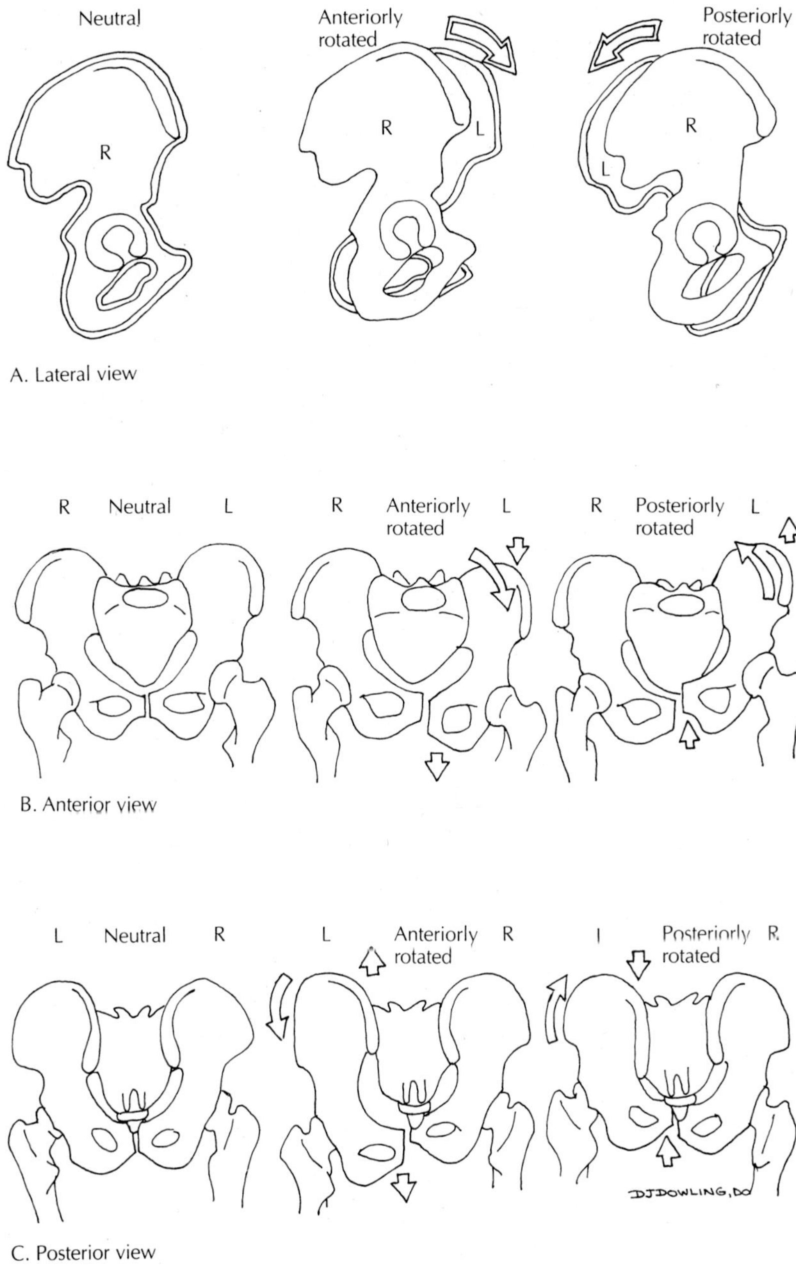

■ **그림 57-5** 천골상에서 무명골의 전-후방 회전. 이 삽화에서 방향은 왼쪽 무명골의 움직임을 따라 명명되었다.

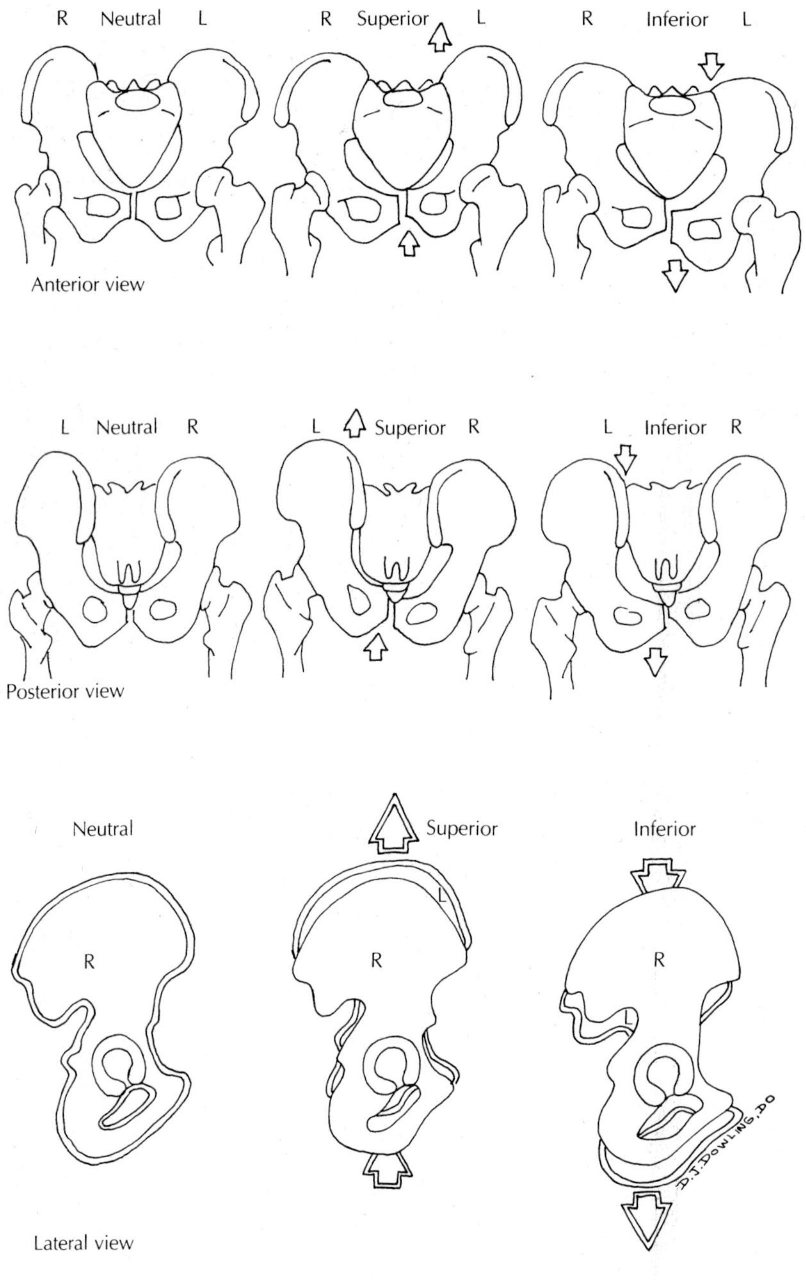

■ **그림 57-6** 천골상에서 무명골의 상-하 평행이동. 방향은 왼쪽 무명골의 움직임에 따라 명명된 것이다.

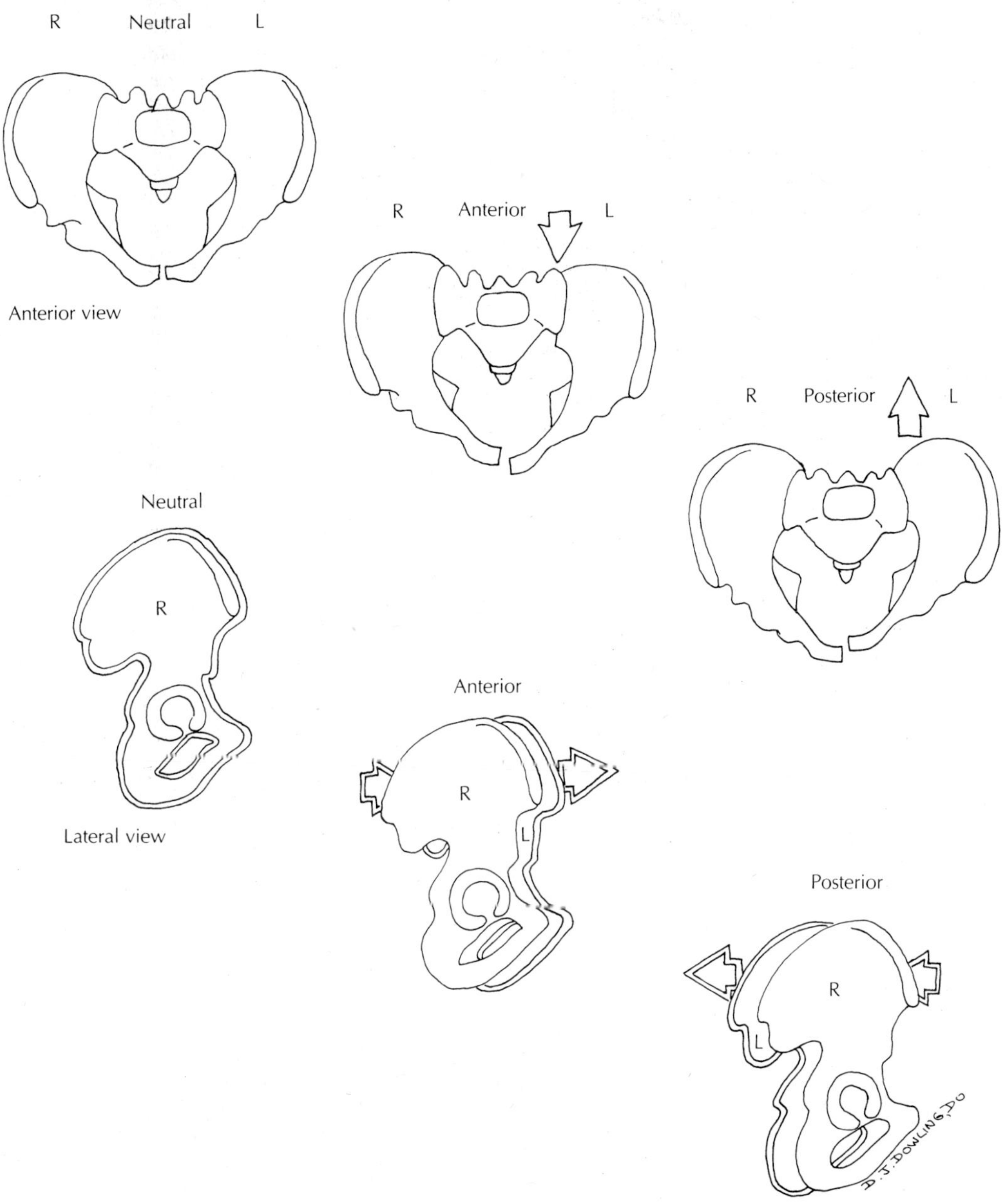

■ **그림 57-7** 천골에서 무명골의 전-후방 평행이동. 왼쪽 무명골을 기준으로 한 그림이다.

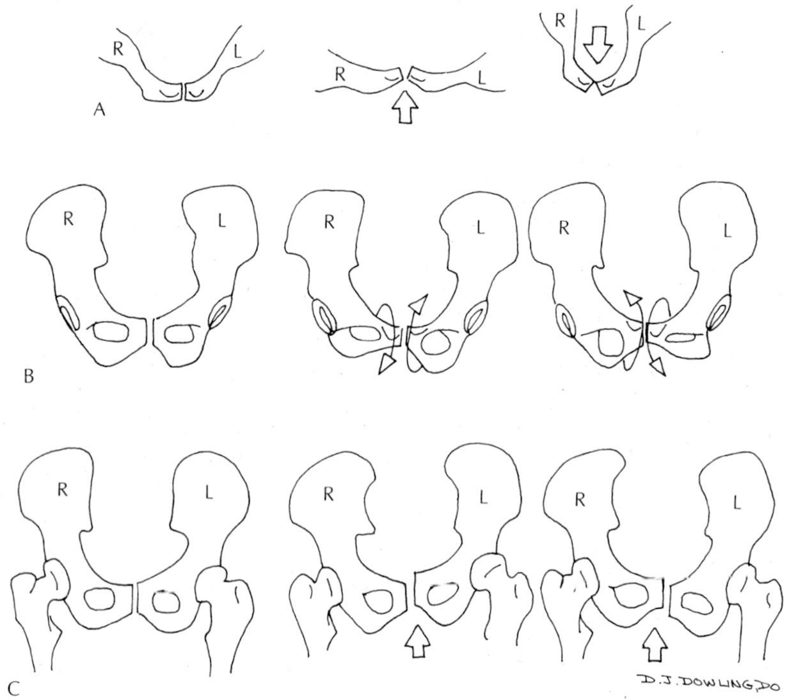

■ **그림 57-8** 치골 운동. **(A)** 캘리퍼 운동 **(B)** 염전 운동 **(C)** 상-하방 평행 이동.

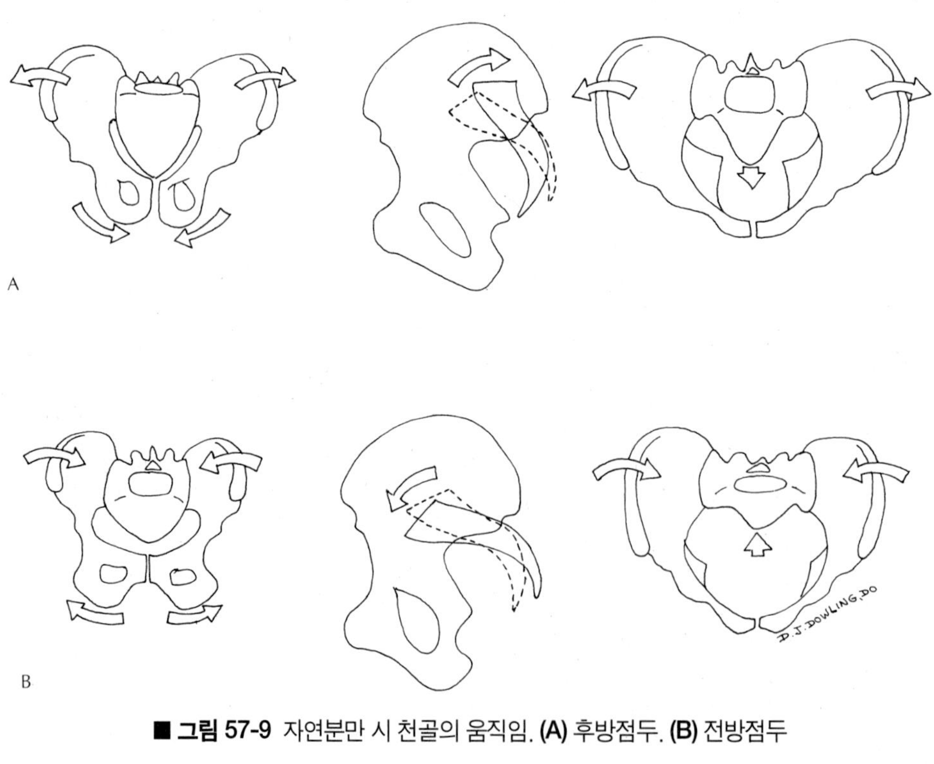

■ **그림 57-9** 자연분만 시 천골의 움직임. **(A)** 후방점두. **(B)** 전방점두

횡측(middle transverse axis)을 중심으로 굴곡하는데, 이로 인해 골반연의 전-후 직경은 줄어들게 되고, 이와 동시에 양측 장골은 접근하게 되어 천골연의 횡직경은 좁아지게 되며, 좌골결절이 벌어지게 되어 골반 출구를 넓히게 된다(그림 57-9).

분만시에 인대의 느슨함을 도와주게 되는 임산부의 자세와 그에 수반된 스트레스는 천장관절 기능부전을 일으킬 수 있으며, 이러한 기능부전은 산욕기에 그 인대가 정상 긴장력을 다시 회복하게 되면서 더 악화되고 부정렬위치로 고착되게 된다. 그러한 기능부전은 분만 후에 각각의 다리가 방광결석절개술 자세로부터 이동되어 테이블위로 신전되면서 고관절을 내회전상태로 유지함으로써 예방될 수 있다.

■ 골반 체성기능부전 PELVIC SOMATIC DYSFUNCTIONS

골반 체성기능부전은 다음과 같은 유형이 있다.

1. 일차적인 치골 기능부전은 상-하 또는 외전-내전 기능부전이다.
2. 장골상에서의 천골 이동에 의해 생성된 운동기능부전은 편측성 전방 또는 후방 천골기능부전, 또는 관절면을 따라 일어나는 편측성 천골전단, 천골 사축성 회전 기능부전이다. 제5요추가 사축성 회전(oblique rotation)에 병발되지 않았다면, 그 기능부전은 천골 회전 기능부전이라고 하고, 제5요추가 천골회전과 반대방향으로 회전되어 있다면, 그것은 천골염전이라고 한다.
3. 천골상에서 장골의 이동으로 생성되는 운동기능부전은 대개 장골 전-후방 회전 또는 관절면을 따라 일어나는 장골 상-하 전단으로 된다.

이러한 기능부전들은 많은 운동이 기능하고 진단소견이 중복되기 때문에 개별적으로 진단하기가 어려울 것이다. 특정한 기능부전에 특정치료(specific treatment)를 하는 것이 대부분 효과적이지만, 그러나 천장관절에는 인대가 단단하게 부착되어 있기 때문에 비특정치료(non-specific treatment)도 동등하게 효과적으로 될 수도 있다.

참고문헌

DiGiovanna EL. Schiowitz S. *An Osteopathic Approach to Diagnosis and Treatment*. Philadelphia: Lippincott-Raven, 1997.

Kapandji IA. *The Physiology of the Joints, vol III. The Trunk and Vertebral Column*. New York: Churchill Livingstone, 1974.

Kappler R. Lecture notes. Chicago: College of Osteopathic Medicine, 1975.

Larson NJ. *Physiologic Movement of the Sacrum*. Read before the Chicago College of Osteopathic Medicine, February 1984.

Mitchell FL. Structural pelvic function. In: Barnes M, ed. *1965 Year Book of Selected Osteopathic Papers, vol II*. Carmel, CA: Academy of Applied Osteopathy, 1965: 178–199.

Mitchell FL Jr, Moran PS, Pruzzo NT. *An Evaluation and Treatment Manual of Osteopathic Muscle Energy Procedures*. Valley Park, MO: Mitchell, Moran, and Pruzzo Associates, 1979.

Moore KL. *Clinically Oriented Anatomy*. Baltimore: Williams & Wilkins, 1980.

Sutherland WG. *The Cranial Bowl*. Mankato, MN: Free Press, 1936.

Warwick R, Williams PL. *Gray's Anatomy*, 35th British edition. Philadelphia: W. B. Saunders, 1973.

58

보행과 자세 고찰
(Gait and Postural Considerations)

Hippocrates와 Aristole은 아마도 첫 번째로 보행에 대한 과학적인 관찰을 작성하였을 것이다. 임상가들은 환자들의 보행을 매일 관찰하고 평가를 위해 특색있는 환자를 선별하여 연구를 계속하고 있다.

검사자는 환자의 전면, 측면, 또는 후면을 관찰하면서 비대칭성 움직임에 초점을 둔다. 보행 주기 동안 속도 변화를 주거나 과도하게 변위를 가하든지 줄이든지 하여 비대칭성 움직임의 특징을 볼 수 있다. 시상면에의 비동시성 움직임은 측면에서 관찰하는 것이 가장 좋고, 관상면에서의 기능부전은 앞이나 뒤에서 관찰하는 것이 가장 좋다.

진단용 기구를 이용한 보행 검사 시 임상가들은 정상 보행 매개 변수인 평균 속도, 보폭, 스탭률에 대해 알고 있어야 한다. 이러한 매개 변수 중 어느 하나 라도 변이 다른 변수들에게 영향을 미치게 된다.

■ 보행 운동학
KINEMATICS OF GAIT

효율적이고 생리적인 보행은 에너지 소비를 최소로 하여 공간에서 체중의 중심을 이동하는 것이다. 체중의 중심이 체중 지지면 안에서 계속적으로 움직이는 것이다. 위치적인 평형 소실은 체중 지지면을 변화하여 한쪽 다리를 앞으로 움직여서 바로 잡게 된다. 교차하여 발생하는 이러한 패턴이 양 다리로 교대로 일어나는 것이 보행이다.

정상 보행 주기는 발이 땅에 있는 입각기와 다리가 앞으로 움직이는 유각기인 2단계로 나뉜다. 정상 보행 주기의 60%는 입각기이다. 60% 중 25%는 두발이 땅에 있는다. 나머지 40%는 유각기이다.

입각기는 뒤꿈치 닿기, 발바닥 닿기, 입각 중기, 발끝떼기로 나뉜다. 유각기는 가속기, 유각 중기, 감속기로 나뉜다.

보행 기저부의 폭은 뒤꿈치에서 뒤꿈치로 측정하고 2~4인치 정도 된다. 평균 보폭은 15인치이며, 분당 보행률은 90에서 120정도 이다. 양발은 대개는 약간 외전되어 걷는다.

보행 중 작용하는 힘은 중력, 근수축력 그리고 관성이다. 근수축력은 일반적으로 움직임을 만들어내고, 그 다음으로 중력과 관성이 더해지게 된다. Winter와 Robertson에 의하면 유각기동안에는 중력, 근수축력과 무릎 가속이 정강이뼈의 회전을 일으킨다고 하였다. 유각기의 첫 1/2은 중력과 관성이 80%를 기여하고, 반면에 나머지 1/2은 근수축력이 80%를 기여한다.

발에 대하여 땅의 반대 압력은 신체의 추진력이 된다. 우리는 대개 지구가 밀어내는 힘을 알지 못한다. 그러나 이러한 미는 힘은 부드러운 눈, 모래나 진흙에서는 줄어들고, 근의 활동과 에너지 요구량이 증가하게 된다. 발과 지면과의 마찰력은 지면 압력을 전달하기 위한 가장 중요한 요소이다. 힘의 수평 벡터의 평형을 위해 충분한 마찰력이 필요하다. 수평력이 커질수록 마찰력에 의존하는 것도 커진다. 이와 같은 추론은 빙판길과 작고 거의 수직인 계단에서 확인할 수 있다.

보행은 신경학적 기전과 근활동 및 생체 역학의 상호 작용에 의해 시작된다. 종아리 근육이 느슨해져서 체중 중심점이 신체 앞쪽으로 기울어지는 것이 가능하다. 발목 관절과 발 사이로 지나가는 체중 중심선이 뒤에서 앞으로 움직여 유각기의 다리쪽으로 이동된다. 발끝떼기에서 유각기로 접어들 때, 체중 중심점은 입각기쪽으로 이동한다. 유각기 다리가 앞으로 추진되기 위해서는 체중은 지지하고 있는 발에 균형 맞게 부하되어야 한다.

보행의 모든 단계는 동시에 조작되고, 양쪽 교대로 각각의 주기내에 완성되게 된다. 유각기 다리는 입각기 쪽으로 골반을 회전시키고, 동시에 유각기 쪽으로 척추는 회전된다. 고관절은 유각 동작과 함께 굴곡된다. 발목과 발은 굴곡되면서 처음 유각기 절반 동안 슬관절은 굴곡되고 나머지 절반은 신전된다.

입각기쪽 고관절은 신전되고, 유각기 쪽으로 골반이 떨어지는 것을 방지하기 위해 근수축이 일어나게 된다. 뒤꿈치 닿기와 발이 지면을 닿는 순간에는 슬관절은 약간 굴곡되고 그후에는 신전된다.

뒤꿈치 닿기에서 체중이 완전히 실리는 동안의 발목과 발은 신전이 일어난다. 그런 다음 발끝떼기시 발 앞쪽으로 체중을 이동하기 위해 단단한 지렛대로 전환된다. 이와 동시에 발뒤꿈치는 빠르게 올라가고, 발은 외번되어 추진기 끝에 중수관절에서 과신전되고, 하퇴의 외측 회전이 증가한다. 입각기에서 거골하 관절의 기전에 대한 임상적인 중요성은 강조될 수밖에 없다. 아주 미세한 관절 장애는 눈에 띄는 기능부전을 초래한다.

체중 지지는 발의 골 삼각점에 뚜렷한 순서를 가지고 이동되는 것이 관찰된다. 뒤꿈치에서 다섯 번째 중족골두를 지나 첫 번째 중족골두로 체중이 이동된다. 이 세 지점 중 어느 한 점의 압력 변화는 정상 보행 순서와 다른 지점의 체중 지지의 변화를 수반하게 된다. 이러한 지점에 피부 경결이 나타난다.

하지의 정상 보행 주기 동안 어깨, 팔, 머리의 규칙적인 동작이 같이 일어난다. 이와 같은 움직임은 임상적인 평가의 일부분이다. 유각기쪽의 골반이 전방으로 움직일 때, 동측 어깨는 뒤로 내려간다. 따라서 반대측 팔과 세로로 1열이 되어 다리가 유각이 일어난다.

팔이 전후면으로 움직이는 것은 어깨의 회전을 줄여주고, 이는 머리가 전방에 유지되게 직접적인 도움을 준다. 팔의 유각은 골반 회전의 균형을 잡아준다. 이러한 동작들은 각각 절대적인 조화이다. 팔이 유각을 하지 않으면, 상부 체간은 골반이 움직이는 방향으로 같이 회전될 것이다.

■ 보행 능률
GAIT EFFICIENCY

보행 능률은 작은 폭의 부드러운 물결 모양 경로로 체중 중심점의 병진적 움직임라고 생각할 수 있다. 아무런 움직임 없이 서 있는 인간의 중력 중심점은 두 번째 천골의 앞쪽에 있다. 보행시 중력 중심점은 사인 곡선을 그리며 수직과 수평으로 이동한다.

중력 중심점의 수직 변위는 동일 발에서 뒤꿈치 닿기에서 뒤꿈치 닿기까지 두 번 발생한다. 수직 변위의 정도는 대략 1.8인치이다. 전위의 극치는 주기의 25%와 75%에서 생긴다. 보행의 중간 지점(양발 체중지지)에선 체중 중심점이 가장 낮다.

Saunders, Inman과 Eberhart는 기계적 효율이 유지되기 위한 보행의 주요 결정 인자 여섯 가지를 제시하였다.

1. **골반 회전.** 유각기 쪽의 골반은 중심축으로부터 양쪽으로 약 4° 정도 회전을 한다. 반쯤 고정된 골반이기 때문에 이런 회전은 각각의 고관절에서 번갈아 일어나고 입각기 동안 상대적인 내회전에서 외회전이 고관절에서 일어난다
2. **골반의 하방 기울어짐.** 골반 기울림은 유각기에서 관상면에서 일어난다. 입각기 고관절에서는 5° 정도의 각의 변위가 있고, 입각기 다리는 상대적으로 내전이 발생하고 유각기 다리는 상대적인 외전이 발생된다.
3. **유각기 다리의 슬관절 굴곡.** 골반 회전, 골반 기울어짐, 유각기 무릎의 굴곡 이 세가지 보행 요소는 중력 중심점이 움직이는 동안 단조로운 수직호를 그리며 작용한다. 골반 회전은 수직호의 극점을 올리고, 반면에 골반 기울어짐과 무릎 굴곡은 극점을 낮춘다.
4. 와 5. **지지하는 다리의 무릎과 발목 그리고 발의 연합된 동작은** 네번째와 다섯 번째 보행 요소가 된다. 이러한 동작은 중력 중심점의 병진적 움직임의 부드러운 경로를 유지하는데 도움이 된다. 첫 번째 호는 발목이 배측 굴곡에서 저측 굴곡으로 되면서 뒤꿈치 닿기 때 생긴다. 두 번째 호는 발의 전면부가 지레점으로 작용하면서 발의 회전과 함께 생긴다. 이것은 뒤꿈치 들어올리기이다. 두개의 호는 중력 중심점의 위치를 유지하기위해 입각기쪽 무릎의 굴곡을 수반한다.
6. **중력 중심점의 변위.** 체중 지지하는 하지로 중력 중심점의 이동은 유각기 다리가 들어 올려지면서 균형을 유지하는데 도움이 된다. 경골-대퇴각과 함께 고관절은 상대적인 내전은 균형을 위해 요구되어지는 외측 변위의 양을 줄어들게 한다. 중력 중심점은 외측으로 약 1.75인치 정도 편향된다. 그러므로 중력 중심점의 편향은 수평과 수직이 거의 같다.

■ 골반 운동
PELVIC MOTION

골반은 고정된 것이 아니다. 전면에는 치골결합 관절이 있고 천골과 두개의 관절을 이루고 있다.

골반의 회전과 기울어짐이 일어날 때, 치골에선 염전이 발생된다. 이것은 골반의 각 부분이 각기 다른 선형 속도로 움직이기 때문이다. 왼쪽 고관절이 고정되고, 오른쪽 무명골 외측 기울어짐과 회전 변위의 측정은 좌우 무명골의 각 속도가 일정하다는 것을 보여준다. 그러나 선형 속도는 그렇지 않다. 그런 까닭에 변위된

정도는 왼쪽에서 오른쪽으로 증가한다. 따라서 회전과 결합된 기울어짐은 골반의 다른 부분에서 각기 다른 선형 변위 속도로 발생되고, 매 걸음마다 치골 결합에선 염전이 생긴다.

천골은 무명골과 같이 움직이고, 무명골이 움직일때 천골의 회전과 기울어짐, 측면 전이도 영향을 받는다. 오른 다리가 유각기 때 오른쪽 무명골은 왼쪽으로 회전이 발생되고, 오른쪽 무명골의 기울어짐과 왼쪽으로 전이가 일어나며, 천골은 수직축에서 움직이고, 오른쪽 천골 굴곡과 함께 왼쪽으로 회전이 일어난다. 동시에 체중 중심점은 수평면에서 왼쪽으로 이동되고, 천골의 왼쪽 측굴이 만들어진다. 체중 중심점의 수직이동은 왼쪽 천장 관절의 상극에서 이는 역학적으로 관절이 잠기는 위치이고, 왼쪽 사축을 중심한 천골의 움직임이 일어난다. 이것은 천골이 왼쪽으로 비틀어지는 형태를 만든다(Mitchell, 1965). 보행은 기능부전 없이 사축성 천골 운동을 만들거나, 앞서 말한 예처럼 LOL 천골 회전 운동이 일어나게 된다(그림 58-1).

이러한 움직임이 일어나는 동안 요추는 오른쪽으로 회전되고 왼쪽으로 측굴이 되며, 오른쪽 천골 굴곡에 대한 보상은 골반이 오른쪽으로 기울어지면서 왼쪽으로 회전되면서 발생된다. LOL 천골 회전과 L5의 우회전의 관계는 그림과 같이 이루어 진다.

이것은 LOL 천골 회전 패턴이다. 측굴과 회전이 반대로 일어나는 것에 대한 요추에서의 동시적이며 적응성인 움직임이기 때문에 병적이거나 기능부전은 아니다.

■ 비대칭성 운동
ASYMMETRIC MOTION

보행시 관절 움직임이 완벽하게 대칭적이고

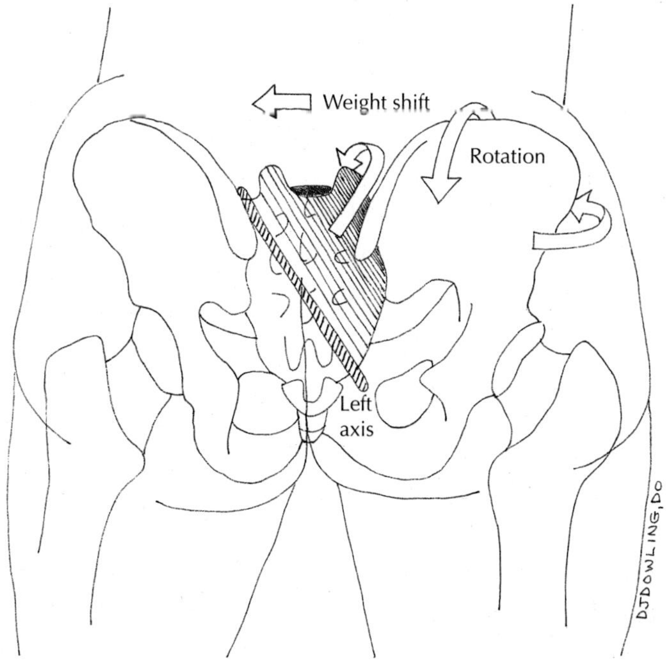

■ **그림 58-1** 정상 보행의 골반의 움직임, 후면. 천골의 LOL 염전 운동

균형적인 인간은 신체 본래 구조상 드물며, 의미가 없다. 그러나 사실상 모든 사람이 비대칭이고 적은 양의 구조적 스트레스 상황을 꾸준히 만들고 이는 체성기능부전을 초래할 수 있다.

짧은 다리 증후군에서 대칭성 보행이 일어날까? 측만증이 있는데 요추 회전과 측굴이 비교상 반전이 일어날까? 허리에 문제가 있는 환자의 방사선 사진은 아래 분절에 비해 한 요추가 회전과 측굴되어 있는 것이 종종 보인다. 해당 부위에 앞서 지속되는 특수한 외상이 없지만 디스크가 쐐기형이 되고 추간 척수염성 변화가 나타날 수 있다. 이러한 상태는 국소화된 체성기능부전 부위에 계속되는 보행 스트레스에 의한 것으로 볼 수 있다.

비록 증상이 없고 어리더라도, 구조적인 기형은 치료하여야 한다. 이것은 일상적인 보행에서 빚어지는 부단한 미세 손상을 방지할 수 있고 만년에 체성기능부전을 예방할 수 있다.

■ 신경학적 보행 패턴 NEUROLOGIC GAIT PATTERNS

보행 분석은 신경학에서 가장 중요한 검사이고 최소한으로 행해지는 검사중에 하나이다. 이 평가에서 다음과 같은 사항을 주의하여야 한다: 몸의 위치, 다리의 움직임, 팔의 위치와 움직임, 양발 사이의 거리 즉, 보폭(stride)과 보격(width), 움직임의 정형성, 일직선으로 걷는 능력, 회전과 멈춤의 용이. 이와 같은 시진에 따라 검사자는 주요 여섯 가지 보행의 결정인자를 주의 깊게 살펴보아야 한다.

다음은 신경학적 보행 패턴을 기술한 것이다.

짝골반 보행. 짝골반 보행에서 작은쪽 다리는 대개 고관절과 슬관절에서 굴곡이 줄어들어 경직되어 있다. 환자는 작은쪽으로 기울어져 있고, 체간이 뒤로 오기 전에 몸에서부터 다리가 바깥쪽으로 나가게 되는 원회전 움직임이 나온다. 신발은 바닥에 끌리고 대개는 작은쪽 팔의 유각이 없고 주관절이 굴곡된채 배에 고정되어 있다.

계상 보행. 계상 보행은 두가지로 나뉜다. 첫 번째는 전경골근과 비골근의 마비로 발이 떨어지게 되어 발가락이 바닥에 끌리는 것이다. 이 경우 슬관절과 고관절을 비정상적으로 구부려서 다리를 높게 들어올린다. 처음에 발가락이 지면에 접촉되고 발이 지면에 닿을 때 철썩소리가 난다.

두 번째는 위치 감각의 소실로 뒤꿈치가 처음에 바닥에 닿는다. 이런 보행은 양측성이고 보행 실조이며 갈지자 걸음을 걷는다. 처음에 발뒤꿈치가 닿고 발로 짓밟는 소리가 난다. 말초 신경의 구심성 부위나 후위 신경근 기능부전으로 인한 Romber 증후가 나타난다.

척수 후위에 영향을 주는 악성 종양, 당뇨성 신경장애, 척수로, Friedreich's 운동 실조, 아급성과 결합한 척수 변성, 척수 후위 압박, 다발성 경화증도 계상 보행이 나타날 수 있다.

질질끄는 보행. 질질끄는 보행은 작고 편평발로 질질끄는 보행이라고 기술할 수 있다: 발이 지면에서 떨어지지 못하는 것. 파킨슨병에서 강직, 진전, 운동 결핍, 서두르면서 발을 질질 끌기와 운동 시작과 멈춤, 방향 전환의 어려움이 있게 된다. 이런 환자는 고관절, 슬관절, 주관절의 신전 움직임이 소실된채 체간을 구부리게 된다. 흉추와 골반이 유각기 시 같은 방향으로 회전이 된다. 전진시 머리의 수직 진폭은 줄어든다. 파킨슨병에서 첫 번째로 눈에 띄는 운동 증후는 보행 시 무작위로 일어나는 비율

동적인 패턴이거나 타이밍을 놓치는 팔의 움직임일 것이다.

죽상동맥경화증에서 볼 수 있는 질질끄는 보행은 균형과 자신감의 소실로 인한 것이다. 환자는 똑바로 서고 다리를 넓게 벌리고, 다소 질질끌리는 걸음을 하며 첫걸음 시 멀리 발을 딛는다. 방향 전환 시 종종 걸음으로 한발에서 다른발로 전환축을 이동해서 한다.

운동 실조 보행. 운동 실조 보행은 다리를 넓게 벌리고, 앞으로 넘어질 것 같이 불안하고, 비틀비틀 걷는다. 현기증도 동반한다. 소뇌 질병, 다발성 경화증, 점액수종양에서 볼 수 있다. 운동 실조 보행은 술취한 사람과 지그재그한 걸음과 차이가 있으며, 비틀거리고, 기우뚱거리며, 앞뒤고 기울어지고 균형을 잃거나 넘이지기도 한다. 이런 보행은 알콜 중독이나 진정제 중독증, 약물 반응, 다발성 신경염과 일반적인 마비증에서 볼 수 있다.

가위 걸음. 가위 걸음은 다리가 내전되고 다리가 교차되어 걷는다. 양 다리가 강직있고 고관절 내전근이 근 경련이 있으며, 종종 몸통과 상지에서 뚜렷한 보상 움직임이 동반된다. 양측성 상위 운동 신경 병변이나 퇴행성 경추 척수증, 다발성 경화증에서 이런 보행이 나온다.

어기적 어기적 걸음. 어기적 어기적 걸음은 한측에서 다른 측으로 왔다 갔다 하는 것이다. 유각기 쪽의 골반의 회전과 기울어짐이 증가한 것이다(펭귄 걸음).

히스테리성 걸음. 히스테리성 걸음은 중풍 같기도 하고 별스럽기도 하다. 걷는 능력이 없으나 침상에서 환자는 강직의 특성을 잊어 버린다.

신경학적 환자를 위한 치료 계획시 치료사는 환자와 모든 것을 의논하여야 한다. 이러한 환자의 대다수는 정골 요법으로 모든 문제가 치료될 것이라 여기기 때문에 기대했던 결과가 나오지 않을 수도 있다는 것을 충고하여야 한다. 몇몇 환자는 2차적인 증상으로 허리의 기능부전과 극심한 통증을 가지고 있다. 이러한 증상들은 크게 경감될 수 있다. 몇몇 환자에게선 반드시 치료하여할 증상이 나타나지 않은 상부 경추 체성기능부전이 있기도 한다.

■ 근골격계적 보행 패턴
MUSCULOSKELETAL GAIT PATTERNS

근골격계 보행 패턴은 다음과 같다.

진통성 보행. 진통성 보행은 짧은 입각기와 급작스럽게 움직이는 유각기가 특징적이다: 환자는 통증이 있는 다리로 서는 것을 피할려는 노력을 한다. 대부분의 근골격계 보행 기능부전은 진통성 보행이다. 치료사는 통증이 어디에 있는지를 평가해야 한다. 문진의 예를 들면, "당신이 체중 지지를 했을 때 어디가 아프냐?" 라고 묻는 것이 정확한 진단을 하는데 도움이 될 것이다.

중둔근 보행. 중둔근 보행은 중둔근이 약화가 온쪽으로 몸을 이동시키는 것이 특징이다. 이것은 똑바로 선자세에서 Trendelenburg 증후로 평가할 수 있다.

대둔근 보행. 대둔근의 결핍으로 약화된쪽 고관절 뒤쪽으로 중력 중심점을 유지하기 위해 체간과 골반이 과신전된다.

단하지. 단하지일 경우, 체간과 골반이 입각기시 낮아지게 된다.

상승된 골반 보행. 상승된 골반 보행은 유각기쪽 골반이 치켜 올라가게 되고, 여러 이유로 고관절과 슬관절 움직임에 제한이 있는 경우이다.

선천성 고관절 탈구. 선천성 고관절 탈구시 동요성 보행을 하게 된다.

퇴행성 관절 보행. 고관절이나 슬관절의 심각한 퇴행성 관절인 경우 가위 보행을 하게 된다.

발의 문제. 발의 어떠한 기능부전도 정상 역학을 변하게 할 수 있다. 이러한 기능부전을 일으키는 요인에는 Morton' s 발(neuroma), 티눈, 피부 경결, 엄지발가락 활액 낭염, 강직성 굴지증, 발바닥 사마귀, 잘 맞지 않은 신발도 해당된다. 저측 굴곡이 되지 않을 경우, 발끝 떼기가 없으며 뒤꿈치와 앞꿈치가 동시에 바닥에서 떨어지게 된다.

■ 소아 보행 패턴 PEDIATRIC GAIT PATTERNS

소아의 근골격계 문제들은 평가하여야 하고 치료는 체중 지지를 하기 전에 행해져야 한다. 진단하여야 할 것은 첨족, 종족골 외반증, 회내, 편평족, 경골 염전, 중족골 내반증, clubfoot, 선천성 고관절 탈구이며, 걷기 전에 올바르게 치료하여야 한다.

한 연구에서 절름발이 아이들의 64% 정도가 보행 기능부전의 병력이 없거나 고관절의 중요한 움직임에 영향을 끼치는 외상을 가지고 있었다. 대부분의 경우 일시적인 활액막염이고 휴식을 취해 해결할 수 있는 것이었다. 고관절과 관련된 보행 기능부전을 가지고 있는 대다수의 어린이들은 근래에 상부 호흡기도 감염을 앓았다. 그외 원인에는 골염, 류마티스성 발열, 류마티스 관절염과 Perthes 병이다.

■ 요추 기능부전시 보행 패턴 GAIT PATTERNS IN LOW BACK DYSFUNCTION

환자의 보행을 보고 평가함으로써 체성기능부전의 초기 진단을 할 수 있다. 대부분의 명확한 문제점들은 요추 기능부전과 관련되어 있다.

정골학적 요추 체성기능부전의 이차적으로 오는 요근 기능부전은 전형적인 요근적 절음발이 보행이 발생된다. 환자는 기능부전쪽과 앞으로 구부리게 되고, 해당 고관절은 외전되어 있을 것이다. 체성기능부전은 대개 상부 요추에서 찾아 볼 수 있다. 이런 관점을 무시하거나 하부 요추나 천장 관절을 치료하게 되면, 아무런 효과가 없게 된다.

서거나 보행에 심각하게 영향을 줄 수 있는 요근 경련이 있는 환자는 일반적으로 뻣뻣해 보이고, 앉았다 일어설 때 장요근이 서서히 신장되게 손으로 대퇴를 지지하면서 일어난다.

편측성 척추 기립근의 수축은 수축한 쪽으로 측굴이 일어나고 반대쪽으로 볼록한 측만과 척주 신전이 있게 된다. 이런 환자는 요추의 회전과 굴곡이 일어나지 못해 뻣뻣하게 걷게 된다. 대개는 요추4번이나 5번, 첫 번째 천추 분절에서 기능부전이 있게 된다. 동측에 급성 전방 천골 기능부전이 나타날 수 있다. 장골릉이 올라간 쪽에 측만증이 볼록하고 좌골 신경통이 있다면, 종종 회복 속도가 빠르고 예후가 좋다. 장골릉이 올라간 반대쪽에 측만증의 볼록과 좌골 신경통이 있다면, 수핵 탈출증이나 기타 심각한 질병이 있는 것이고, 치료사 및 환자 모두가 힘든 시간이 될 수 있다.

■ 하지 기능부전시 보행 패턴 GAIT PATTERNS IN LOWER EXTREMITY DYSFUNCTION

좌골 신경통은 통증이 있는 쪽의 체중 지지를 피할려는 척추 기립근 보행 패턴인 진통성 보행과 관련된다. 이러한 환자에 있어서 흔한 체성기능부전 패턴은 편측성 천골 굴곡과 요추 다섯 번째가 통증 있는 쪽으로 회전과 측굴된 것이고, 이상근과 대둔근, 중둔근의 통증 유발점을 수반한다.

비대칭성 골반 유각이나 기울어짐의 시진을 위해 엉덩이 낙하 검사를 시행해야 한다. 이 검사의 결과는 종종 보행 검사 시 요추 측굴 제한 쪽과 일치한다.

하지 체성기능부전이 있는 경우, 진통성 보행을 한다. 치료사는 기능부전이 있는 쪽을 시진을 통해 알 수 있으나, 촉진과 운동 검사를 통해 검진하여야 한다.

시진 능력이 향상될 수 있고 치료사는 국소화된 체성기능부전으로 인해 일반적으로 변화된 움직임을 인지할 수 있다. 고관절 시진 시 유각기 하지의 내외 회전의 제한을 보아야 한다. 무릎 같은 경우, 입각기 다리에서 슬관절 신전시 관절 잠김이 일어나는데 경골에서 대퇴가 내회전의 제한이 있는지를 시진하여야 한다. 발목에서는 거골하 관절의 경우 입각기에서 다리가 내 · 외 회전될 때 내번과 외번이 일어나는지 시진하여야 한다. 입각기 동안 측면 체중 이동시 내측 아치로 이동되고 입방골 기능부전을 보아야 한다.

자세적 균형 Postural Balance

인간의 두발 직립 자세는 근골격계의 중요한 기능으로 균형을 유지한다. 직립 시 중력은 인간의 모든 부분을 잡아 당긴다. 비록 각기 서로가 평평하게 쌓여있는 척주는 작은 움직임으로 균형을 잘 잡고 있지만, 전후 만곡은 척주의 유연성을 도모하고 힘을 증강시켜 주기위해 발달되었다. 척추 만곡의 이행부들은 중력에 대처하기에 아주 적합하게 되어 있다. 바른 자세는 이러한 기능을 위해 이루어진 척추의 이행부에 중력이 집중될 수 있도록 유지하는 가장 중요한 것이다.

극히 소수의 사람만이 완전하게 대칭적이기 때문에 자세적 불균형은 근골격계 문제점들의 중요한 원인이 된다.

신체는 자세를 바르게 하고 균형 상태를 유지하는 확실한 자동 보상 기전을 가지고 있다. 예를 들면, 서있을 때 왼쪽 다리가 지면에서 들릴 때 체중 중심점은 자동으로 오른쪽으로 이동되고, 척추는 이동되며 몸의 균형을 유지하기 위해 관상면에서 굴곡이 생긴다. 마찬가지로 팔이 몸 앞에 있을때 척추는 이동될 것이고, 시상면에서 굴곡이 생기며, 균형을 유지하기 위해 요추의 전만이 증가한다. 팔을 쭉 뻗어 물건을 잡고 있을 때 몸의 균형을 유지하기 위해 좀더 큰 요추 전만이 생긴다. 따라서 신체는 균형과 바른 자세를 유지하기 위해 필요한 신체 조정을 할 것이다. 많은 상황들이 신체 기전에 있어 비대칭성을 만들 수 있고 기능적인 자세 불균형을 초래할 수 있다. 다음과 같은 상황이 해당된다:

1. 외상
2. 퇴행성 진행
3. 습관이나 직업
4. 유전적 성향
5. 정신적 상태
6. 임신
7. 비만
8. 근 긴장 상태 소실
9. 골다공증이나 소아마비 같은 진행성 질병
10. 선천성 기형

후만 Kyphosis

후만은 척주의 만곡이 시상면에서 뒤쪽으로

볼록한 형태이다. 흉추에서 중증도의 후만은 정상이다. 그러나, 만곡의 증가는 비정상이다. 약해진 근육과 나쁜 자세는 가장 흔한 이유이다. 이런 경우 어깨는 앞으로 축 늘어지고, 머리는 앞쪽과 아래로 떨어지며 흉추 만곡은 증가된다. 배는 앞으로 돌출되는 경향이 있다. 습관과 직업은 주요한 요인이다.

골다공증으로 인해 척추체의 앞부분이 미세골절로 붕괴되고, 높이가 줄어들어 병리학적으로 흉추 굴곡이 증가될 수 있다. 결국은 척추의 높이가 줄어들어 흉추가 앞으로 구부러지는 골다공증의 전형적인 "귀족 미망인의 볼록한 등"이 된다. 관절의 변화는 흉추의 전방 굴곡이 되게하는 이유가 된다.

흉추 후만은 경추나 요추의 전만이 증가함에 따라 보상성으로 증가한다. 후만은 종종 구조적 측만증인 후만측만증(Kyphoscoliosis)과 관련된다.

흉추 편평 Thoracic Flattening

국한된 흉추 편평은 대부분 등쪽에 있는 근육의 긴장이거나 체성기능부전 때문이다. 또한 일상 생활에서 어깨를 뒤로 고정하고 척주를 곧바로 펴는 군대 자세 같은 습관성일 수 있다. 흉추 편평은 경추나 요추 부위에서의 편평 때문에 보상성 일 수 있다.

전만 Lordosis

경추와 요추에선 정상적으로 전만이 있다. 전만의 용어는 요추와 경추에서 커브가 비정상적으로 증가하거나 과한 경우에도 쓰인다.

경추 전만 Cervical Lordosis

경추에서 전만이 증가하는 것은 몸을 통과하는 중력선상에서 머리가 앞으로 이동되는 자세적 변화로 흔하게 발생한다. 눈 높이를 유지하려고 머리는 뒤쪽으로 기울이게 되고, 그래서 경추 전만이 증가한다. 경추 전만은 흉추 후만의 증가로 인한 결과로 발생할 수 도 있다.

요추 전만 Lumbar Lordosis

요추에서 전만이 증가한 것을 흔히 척추만곡(sway back)이라 하고, 일반적으로 복근의 약화와 구부정한 자세적 문제이다. 비만으로 인해 배가 커진 경우와 임신 중에도 자연스럽게 전만이 증가한다. 하이힐을 신는 경우도 요추 전만이 증가한다.

커브의 증가 시 위로부터 전달되는 체중은 T12-L1과 천골 기전부로 전위된다. 지탱하기 위한 근육은 많은 스트레스를 받고 전만이 요통의 원인이 된다.

요추 편평 Lumbar Flattening

요추 전만의 편평은 근경련과 수핵 탈출증으로 인해 종종 발생한다. 일반적으로 수핵 탈출증과 동반되는 요추 편평은 수핵 탈출된 쪽과는 반대 방향으로 측굴이 된다. 또한, 흉추 편평의 보상성으로 요추 편평이 된다.

■ 측만증 SCOLIOSIS

측만증은 척주가 외측으로 구부러진 것이고 관상면에서 일어난다. 측만증은 두가지가 있다:

1. 구조적
2. 기능적

구조적 측만증은 네 번째 절 45장에서 설명하였다. 구조적 측만증은 신체 한쪽의 근육이 긴장하여 척주에 "활시위" 같은 효과를 일으키는데 대개는 바로 잡을 수 있다. "정상"인 사람들에게선 단하지 증후군으로 대부분 측만증이 생긴다.

단하지 증후군 Short Leg Syndrome

단하지 증후군은 한족 다리가 다른쪽보다 짧아서 생기는 것이다. 단하지의 발생 빈도는 요통이 없는 사람보다 요통이 있는 사람에게서 더 높으며, 나이가 들수록 더 높다.

진단 Diagnosis

병력 History

흔히 등이 휘어져 있고 요통을 느끼거나, 마치 등이 잠겨 있는 것 같은 느낌을 갖는다. 한쪽 신발이 다른쪽보다 빨리 닳거나, 한쪽 바지나 소매가 다른쪽 보다 길어 보인다.

학교에서 측만증 검사가 필요하며 조기에 자세 문제를 인지할 수 있다.

신체적 검사 Physical Examination

측만증은 일상적인 신체적 검사를 통해 발견할 수 있다. 측만증이 단하지로 인해서(기능적)인지 원래부터 자라면서(구조적) 그런지 분간하여야 한다. 비대칭에 대한 구조적 검사는 문제를 푸는데 중요한 실마리가 된다. 다리 길이 차이는 각각의 전상장골극에서 내과에서 테이프 측정으로 산정한다. 이 방법은 선 자세에서 X-레이를 찍어서 측정하는 것보단 정확성이 떨어진다.

방사선 역상학적 평가 Radiologic Assessment

단하지 증후군의 진단이 의심될 때, 요추와 대퇴 골두를 선자세에서 찍은 방사선학적 사진을 통해 좀더 평가할 수 있다. 이 사진은 발은 대략 6인치 정도 떨어뜨려 놓고 발가락은 전방을 향하게 하여 서서 찍은 것이다. 가능한 균형을 유지하게 한다. 바닥의 수평은 기본이다.

장골릉, 천골 기저부 그리고 대퇴 골두를 양측으로 측정한다. 특수하게 그려진 격자 필름을 사용하거나, 수평선을 그리기 위한 T-직각자를 사용한다. 수직 기준선은 낚시줄(방사선을 통과시키지 않으므로 필름상에 백색으로 보이는)과 연추를 이용하거나, X-레이 필름을 끼우는 카트리지에 목수가 쓰는 수평자를 대어서 측정한다. 가장 중요한 측정은 천골 기저부이다(그림 58-2).

보통은 짧은 다리쪽으로 요추 볼록이 되고 중앙에서 뒤쪽으로 측굴된다. 경우에 따라 요추와는 반대 방향으로 흉추가 보상성 커브가 생길 수 있다. 치료의 목표는 척추 커브를 똑

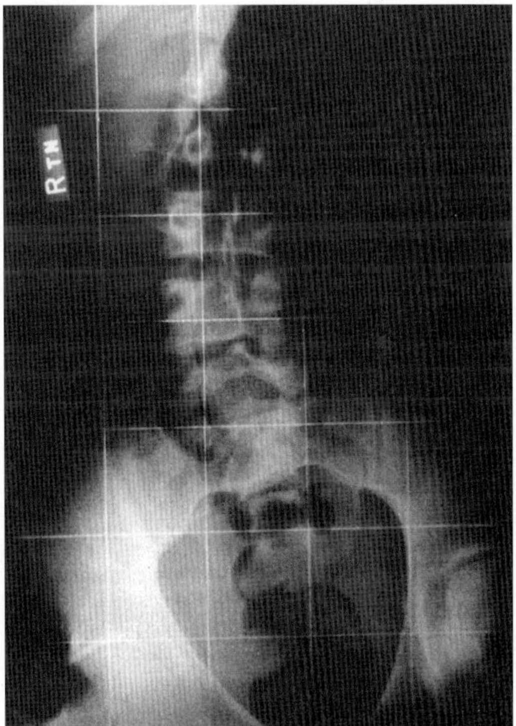

■ **그림 58-2** 천골 기저부의 기울어짐이 보이는 단하지 자세적 방사선 사진. 단하지 쪽으로 척주가 볼록되어 있다.

바르게 하고 천골 기저부를 바르게 하는 것이다.

대퇴 골두와 천골 기저부가 높이가 다른 다양한 경우는 다음과 같다:

1. 나란하게 높이가 다른 경우: 천골 기저부가 평평하지 않으면서 동측 대퇴 골두가 낮은 경우.
2. 대퇴 골두가 천골 기저부보다 훨씬 높이가 다른 경우: 동측이 다 낮다.
3. 천골 기저부가 대퇴 골두보다 훨씬 높이가 다른 경우: 동측이 다 낮다.
4. 천골 기울어짐이 없고 대퇴 골두만 높이가 다른 경우.
5. 짧은 다리가 없으면서 천골 기저부가 기울어진 경우.
6. 짧은 다리 반대쪽으로 천골이 낮은 경우.
7. 천골 기저부가 낮고, 요추는 짧은 다리쪽으로 볼록한 경우.

신체적 표시 Physical Manifestations

단하지는 신체에 많은 영향을 준다. 보통 짧은 다리쪽으로 천골 기저부는 기울어진다. 장골릉은 일반적으로 짧은 다리 쪽이 낮다. 경우에 따라 다리 길이 차이에 따른 보상성으로 짧은 다리쪽 무명골은 전방 회전되거나, 반대쪽은 후방 회전된다. 요추는 짧은 다리쪽으로 볼록하게 되고, 문제점들은 충분한 시간을 통해 나타나고 흉추의 보상성 커브도 나타난다. 어깨는 2차적으로 발생되는 흉추 커브에 따라 한쪽이 낮아진다. 견갑골은 낮은 어깨쪽이 낮아진다. 경추의 각은 눈높이를 유지하기 위해 신체 중앙으로 머리를 기울이게 되어 증가된다.

부척추근에서 근 긴장의 불균형을 느낄수 있다. 볼록쪽의 근육은 신장되고 오목쪽은 짧아진다. 일반적으로 긴 다리쪽 슬관절의 내측은 벌어진다. 긴다리쪽의 고관절과 발목관절에도 또한 스트레스가 생긴다.

치료 Treatment

1. 정골요법 치료:
   a. 긴장된 근육의 이완 및 신장
   b. 체성기능부전 교정
   c. 관절 가동성 증강
   d. 조직의 정상화
2. 운동: 근불균형의 근 긴장과 신장을 위한 운동
3. 다리 높이 조정: 짧은 다리를 늘리고 골반과 천골의 측면 불균형을 바로 잡기 위해 신발 뒤꿈치에 리프트를 댄다. 리프트는 가죽과 코르크나 딱딱한 고무와 같은 견고하고 편안한 제질로 만든다. 부드러운 고무는 체중 지지 시 평평해지고, 처방한 높이를 유지할 수 없기 때문에 적당하지 않다.

힐리프트 처방 시, 환자에게 걷거나 서 있을 때 항시 착용하여야 하는 이유에 대해 충분히 알려야 한다. 일과를 위해 침대에서 일어나자마자 힐리프트가 착용된 신발이나 슬리퍼를 신어야 한다. 경우에 따라 힐리프트 착용하여 등쪽 피로감이 심할수 있다. 단, 지면이 부드럽고 이미 고르지 않은 모래를 걸을 때는 제외된다.

힐리프트를 처방 시 다음과 같은 사항을 고려하여야 한다:

1. **천골 기저부의 불균형:** 방사선학적인 진단을 통해 결정한다. 대퇴 골부보다 천골 기저부의 불균형이 더 심한 경우, 더욱 의미있는 것이라 생각한다. 1/4 인치 이상은 올려야 한다는 것이 대부분의 정골 요법

사들의 의견이다. 어떤 경우 8인치 정도 올리는 경우도 있다.

2. **다리길이 차이가 일어나게 되는 시간의 기간:** 하지의 골절로 인한 경우 그 기간이 짧을 것이고, 성장성 단하지인 경우 다리 길이 차이가 일어나게 되는 기간이 더 길다.
3. **보상의 정도:** 척추 측굴과 회전 정도, 척추의 쐐기형태, 척추 후관절의 변형의 정도가 포함된다. 일반적으로 더 많은 조건이 있으면 보상도 더 크게 일어난다.

David Heilig은 힐 리프트 높이를 산출하기 위한 유용한 공식을 개발하였다:

$$\text{Lift height} = \frac{\text{Sacral base unleveling}}{\text{Duration + Compensation}}$$

$$L = \frac{SBU}{D + C}$$

기간은 1단계에서 3단계로 등급화되어 있다:

1 – 1~10년
2 = 10~30년
3 = 30년 이상

보상은 0단계에서 2단계로 등급화되어 있다:

0 = 측굴만 있는 경우
1 = 볼록쪽으로 회전된 경우
2 = 척추 쐐기형과 후관절의 변형

아주 어리거나 격심한 단하지 경우를 제외하곤 리프트 치료 시 다리 길이 차이의 반 정도를 초기에 처방하는 것이 가장 좋다. 나이든 사람이거나 매우 큰 보상을 지닌 경우, 1/8인치 정도로 시작하는 것이 가장 좋다. 시간이 지날수록 리프트 높이를 서서히 올리고, 리프트에 적응할 수 있도록 수기 치료를 행해야 한다. 일정 기간 동안 힐 리프트를 하고 나면, 환자는 편안할 것이고, 교정이 잘 되었는지 분간하기 위해 자세적 방사선을 찍어야 한다.

리프트가 1/4인치 이상이라면, 신발 뒤축에 붙여야 한다. 리프트는 보조구 장치의 일부분으로 첨가할 수 있다. 힐 리프트 높이가 1/2인치보다 훨씬 크다면, 힐 리프트의 반을 신발 바닥에 대어야 한다.

환자의 신발에 리프트를 적용하기 전에 단하지의 발이 회내로 인한 단하지가 아님을 확진하는 것이 중요한다. 이와 같은 경우, 회내발을 교정하기 위한 보조구 장치를 단하지를 교정하는데 이용해야 옳다.

단하지의 교정은 많은 자세적 문제를 교정해주며, 이는 많은 근골격계 비정상을 푸는 중요한 열쇠이다. 자세적 평가에서 언급한 자세적 결함의 교정 시 전체적인 체중의 이동이 발생한다. 골반은 중앙으로 이동 되고, 체중 중심점과 체중 지지하는 부위가 재정렬된다. 새로운 위치는 전체적인 근골격계의 생체 역학에 영향을 끼칠 것이다.

참고문헌

Adams RD, Victor M. *Principles of Neurology*. New York: McGraw-Hill, 1985.

Basmajian JV. *Muscles Alive, 4th ed.* Baltimore: Williams & Wilkins, 1987.

Bickerstaff RE. Gait. *Neurological Examination in Clinical Practice, 2nd ed.* Oxford: Blackwell Scientific Publications, 1968.

Cailliet R. *Foot and Ankle Pain*. Philadelphia: F.A. Davis, 1968.

Cailliet R. *Low Back Pain Syndrome*, 3rd ed. Philadelphia: F.A. Davis, 1981.

Forssberg H, Grillner S, Rossignol S. Phasic gain control of reflexes from the dorsum of the paw during spinal locomotion. *Brain Res* 1977;132:121–139.

Henszinger RN. Limp. *Pediatr Clin North Am* 1977;24:723–730.

Hoppenfeld S. *Physical Examination of the Spine and Extremities*. New York: Appleton-Century-Crofts, 1976.

Illingworth CM. 128 limping children with no fracture, sprain, or obvious cause. *Clin Pediatr* 1978;17:139–142.

Kappler RE. Role of psoas mechanism in low-back complaints. *J Am Osteopath Assoc* 1973;72:794–801.

Kappler RE. Postural balance and motion patterns. *J Am Osteopath Assoc* 1982;81:598–606.

Mann RA, Hagy JL, White V, et al. The initiation of gait. *J Bone Joint Surg* [Am] 1979;61:232–239.

Merrifield HH. Female gait patterns in shoes with different heel heights. *Ergonomics* 1971;14:411–417.

Michelle AA. *Iliopsoas*. St. Louis: Charles C Thomas, 1962.

Mitchell FL. *Structural pelvic function*. Academy of Applied Osteopathy. 1965 Year Book, vol II. Colorado Springs, CO: Academy of Applied Osteopathy, 1965.

Morris JM. Biomechanics of the foot and ankle. *Clin Orthop* 1977;122:10–17.

Murray MP, Sepoc SB, Gardner GM, et al. Walking patterns of men with parkinsonism. *Am J Phys Med* 1978;57: 278–294.

Rasch PJ, Burke RK. *Kinesiology and Applied Anatomy, 6th ed.* Philadelphia: Lea & Febiger, 1978.

Saunders JB, Inman VT, Eberhart HD. The major determinants in normal and pathological gait. *J Bone Joint Surg [Am]* 1953;35:543–558.

Schwartz RP, Heath AL, Misiek W, et al. *Kinetics of Human Gait*. Rochester, NY: University of Rochester Medical Society, 1933.

Simon RB. A neurologic screening exam in six minutes. *Diagnosis* 1979;1:44–58.

Smidt GL. Methods of studying gait. *Phys Ther* 1974;54: 13–17.

Soderberg GL, Dostal WF. Electromyographic study of three parts of the gluteus medius muscle during functional activities. *Phys Ther* 1978;58:691–696.

Wells KF, Luttgens K. *Kinesiology, 6th ed*. Philadelphia: W.B. Saunders, 1976.

Winter DA, Robertson DGE. Joint torque and energy patterns in normal gait. *Biol Cybernet* 1978;29:137–142.

Zarrugh MY, Radcliff CW. Computer generation of human gait kinematics. *J Biomech* 1979;12:99–111.

Zohn DA, Mennell JMcM. *Musculoskeletal Pain: Diagnosis and Physical Treatment*. Boston: Little, Brown, 1987.

59

골반 평가
(Evaluation of the Pelvis)

골반기능부전에 대한 진단은 무명골의 두 가지 양상으로 즉, 장골과 치골의 구성요소로 집중된다. 일반적으로 후상장골극(PSIS), 전상장골극(ASIS), 치골가지가 표식부가 되고 이와 관련된 구조물들은 진단함에 있어 정적 구성물이 된다. 신체의 다른 부위들와 관련해서 동작 검사는 기능부전 일면을 보여준다.

■ 정적 검사
STATIC EXAMINATION

입위 검사(그림 59-1) Patient Standing

1. **환자 자세:** 양발을 6에서 8인치 정도 평행하게 거리를 두고 맨발로 선 자세.
2. **치료사 자세:** 환자 뒤에서 눈높이를 후상장골과 장골릉에 맞게 무릎을 꿇거나 쭈그려 앉는다.
3. **기법:**
   a. **장골릉:** 치료사는 두 손을 환자의 장골릉에 올려놓고, 두 장골릉의 높이를 비교한다.
      (1) 치료사는 두 시지의 외측면을 실제적인 장골릉의 아래 부위에 접촉을 한다.
      (2) 그리고 난 후 손가락을 위쪽과 가운데로 미끌어 올려 장골릉의 위쪽 면을 접촉한다.
      (3) 장골릉을 위에서부터 접근할 경우 피부, 근육, 그리고 지방이 사이에 끼어 장골릉의 높이가 틀리게 평가될 수 있다.
   b. **후상장골극(PSIS):** 후상장골극의 표식부는 대개 심부 근막이 붙는 부위에 나타나는 피부가 움푹 들어간 곳으로 눈으로 볼 수 있다. 치료사는 엄지손가락을 후상장골극에 놓고, 후상장골극 아래로 갈고리를 만들어 높이를 비교한다.
   c. **엉덩이 주름:** 치료사는 엉덩이 주름을 직접적으로 관찰하고, 대둔근 아래 부위의 윤곽을 그리고 그 높이를 비교한다.
      (1) 보다 편평하고 높은 주름은 동측 무명골의 전방회전을 나타낸다.
      (2) 좀더 명확하고 낮은 주름은 동측 무명골의 후방회전을 나타낸다.
      (3) 엉덩이의 형태가 같으나 엉덩이 주름의 높이가 다른 경우, 상하방 전단이나 다리 길이 차이의 영향의 가

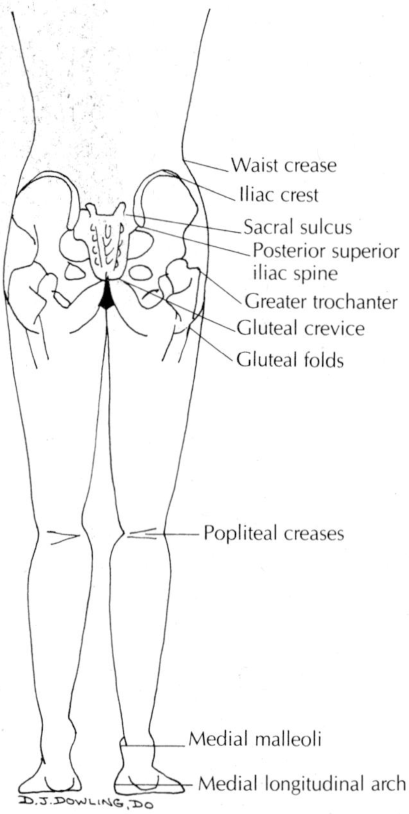

■ **그림 59-1** 정적 검사에서 골반 구조, 입위

능성을 나타낸다.

(4) 높이의 변화는 평소 습관의 형태, 자세적 불균형, 다리 길이 차이, 신경학적 기능부전이나 다른 요인들에 의한 영향을 의미한다.

d. **대전자:** 치료사는 대퇴골의 가장 바깥쪽을 촉진하고 이들의 높이를 비교한다. 높의 변화는 다리길의 차이, 비대칭성 내반슬이나 외반슬, 비대칭성 내반종골이나 외반 종골, 비대칭성 족궁의 형태나 기타 다른 구성요소들을 의미한다.

e. **좌골 결절:** 치료사는 엉덩이 주름 근처의 무명골의 가장 최하위 부위를 촉진하고 이들의 높이를 비교한다.

(1) 보다 높은 좌골 결절 동측 무명골의 전방 회전이나 상방 전단을 나타낸다.

(2) 보다 낮은 좌골 결절 동측 무명골의 후방 회전이나 하방 전단을 나타낸다.

f. 높의 변화는 다리길의 차이, 비대칭성 내반슬이나 외반슬, 비대칭성 내반종골이나 외반 종골, 비대칭성 족궁의 형태나 기타 다른 구성요소들을 의미한다.

2. **그 밖의 평가 요소들:** 치료사는 슬와의 주름, 양측 내과, 발의 내측 종아취의 비대칭을 검진할 수 있다.

■ 동적 검사(입위 전방굴곡 검사) MOTION TESTING (STANDING FLEXION TEST)

입위 검사 Patient Standing

1. **환자 자세:** 양발을 6에서 8인치 정도 평행하게 거리를 두고 맨발로 선 자세.

2. **치료사 자세:** 환자 뒤에서 눈높이를 후상장골과 장골릉에 맞게 무릎을 꿇거나, 쭈그려 앉는다.

3. **기법:**

a. 치료사는 두 엄지손가락을 양측 후상장골극의 아래부위에 접촉을 한다.

b. 환자는 무릎을 구부리지 않고, 양손이 발가락 앞으로 오게 허리를 구부린다(그림 59-2). 기존에 사용한 효과적인 방법보다 더욱 민감한 방법은 환자가 반쯤 올라오게 하고 다시 엄지손가락을 후상장골극의 아래쪽으로 접촉한 후 다시 환자를 앞으로 구부리게 하는 것이다.

c. 환자가 앞으로 구부릴 때 치료사는 천골에서 장골이 움직이는 것을 후상장골

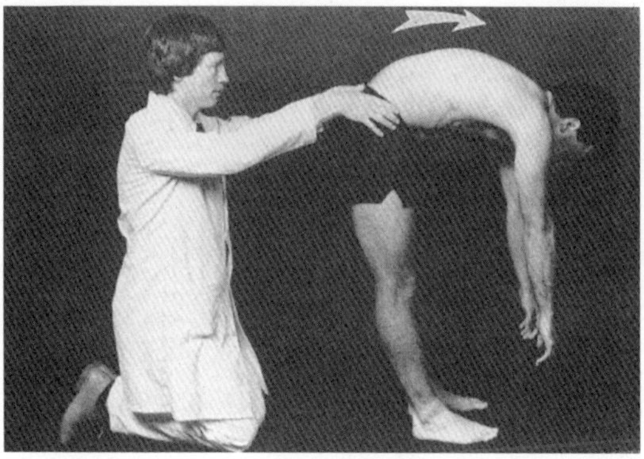

■ 그림 59-2 정적 검사, 입위 굴곡 검사

극의 움직임으로 관찰한다.

d. 척추의 전방 굴곡은 천골의 기저부를 전방으로 가져가고, 움직임은 천장관절에서 일어난다. 천골의 움직임 전에 발생되는 확실한 관절 놀이는 장골의 전방 회전을 일으키고, 이로 인해 후상장골극은 상방으로 움직이게 된다.

e. 어느 한쪽의 제한은 다른 편보다 빠르게 장천관절의 잠김을 일으키고, 먼저 후상장골극이 올라가게 하며 아마도 다른편보다 더 앞으로 가게 한다. 이는 이 검사의 양성을 의미한다. 일반적으로 먼지 움직이는 쪽과 더 앞으로 가는 쪽 있다면, 먼저 움직이는 쪽이 우선권이 있다.

f. 동측에 장골과 천골에 체성 기능부전이 나타난다면 검사는 양성을 의미한다.

2. **변이들:**

a. 후상장골극이 초기부터 높이가 다를수 있다. 이런 비대칭성은 체성기능부전을 의미하나 이상이 있다는 결정을 지을 수는 없다.

b. 낮은 후상장골극 동측에 발아래에 양측 후상장골극이 같아질때까지 넓은 나무를 괴이는 것은 치료사가 비대칭으로 혼란할 경우 진단에 도움을 줄 수 있다. 비록 몇가지 원인들이 초기 후상장골극의 높이가 다른 경우, 발에 괴이는 것이 의미가 있다고 하지만, 검사의 특수성이나 기민성을 증가한다는 뜻은 아니다.

c. 이와 같은 개요로 검사를 진행한다.

■ 동적 검사(스톡 검사)
MOTION TESTING (STORK TEST)

1. **환자 자세:** 양발을 6에서 8인치 정도 평행하게 거리를 두고 맨발로 선 자세.

2. **치료사 자세:** 환자 뒤에서 눈높이를 후상장골과 장골릉에 맞게 무릎을 꿇거나 쭈그려 앉는다.

3. **기법:**

a. 치료사는 엄지손가락을 치료하고자 하는 후상장골극 아래에 접촉한다. 다른 엄지손가락은 천골릉에 대고, 나머지 손가락들은 장골릉에 접촉한다.

b. 환자는 검사하고자 하는 다리의 고관절과 무릎을 구부리면서 발을 지면에서 들어온다. 다른쪽 하지로 자세를 유지하고, 검사자의 손은 환자가 자세를 유지할 수 있도록 도와 준다.

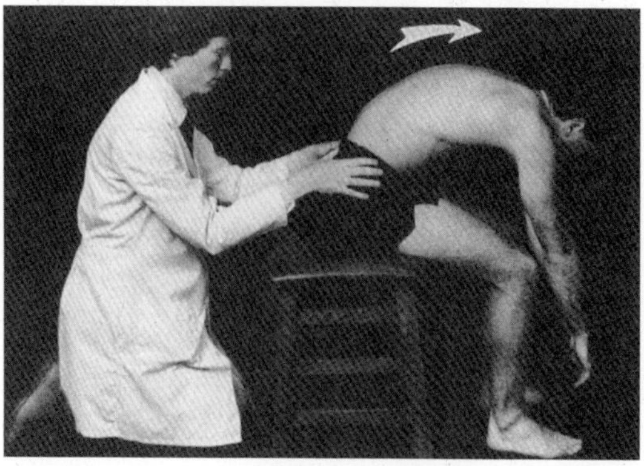

■ 그림 59-3 운동 검사, 좌위 굴곡 검사.

c. 치료사는 천골릉에 위치한 손과 비교하여 후상장골극의 위치 변화에 주목한다.

d. 환자는 다리를 내려놓고 치료사는 다른쪽을 검사하기 위해 손의 위치를 바꾸고, 환자는 다른쪽 다리를 들어 올린다.

e. 천골과 비교하여 후상장골극이 아래로 움직이면 정상이다. 제한이 있거나 후상장골극이 올라가면, 장골 제한에 대한 양성 반응이다.

■ 정적 검사
STATIC EXAMINATION

1. **환자 자세:** 앙와위
2. **치료사 자세:** 검사하고자 하는 부위에 따라 다양하게.
3. **기법:**

a. **치골 결절**

(1) 치골 결절은 치골의 전상면에 있다(그림 59-4). 치골 결합은 중앙에 위치한다.

(2) 검사전에 배뇨를 하여 환자가 더욱 편하게 한다.

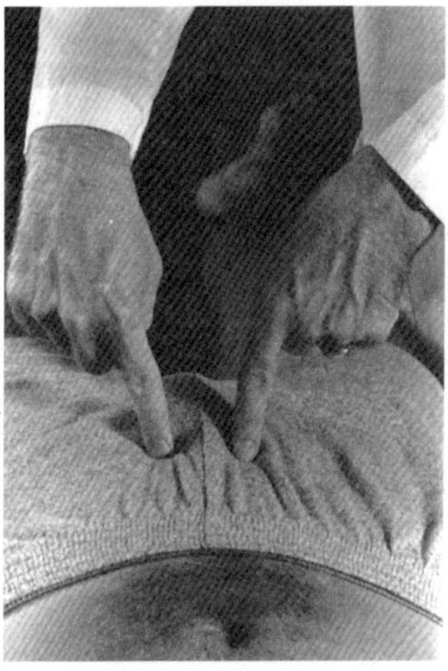

■ **그림 59-4** 치골 결절의 위치

(3) 치료사는 환자의 아랫배에 손바닥을 댄다.

(4) 치료사는 치골이 위치한 곳까지 부드럽게 손을 미끄러져 내린다.

(5) 치골의 위쪽에 검지 손가락의 패드를 부드럽게 올려놓으면, 치골 결절이 있게 된다.

(6) 치료사는 치골 부위에 눈을 가져가고, 양 검지의 위치 관계를 평가한다.

(7) 위치의 비대칭은 치골 기능부전을 보여주는 것이다. 진단은 입위 전방굴곡 검사에서 양성인 쪽과 그 치골의 위치에 따라 명명된다.

b. **전상장골극(ASIS)**

(1) 전상장골극은 장골의 앞부분에 골융기이다(그림 59-5).

(2) 치료사는 양측 전상장골극 아래에 양 엄지의 패드를 댄다.

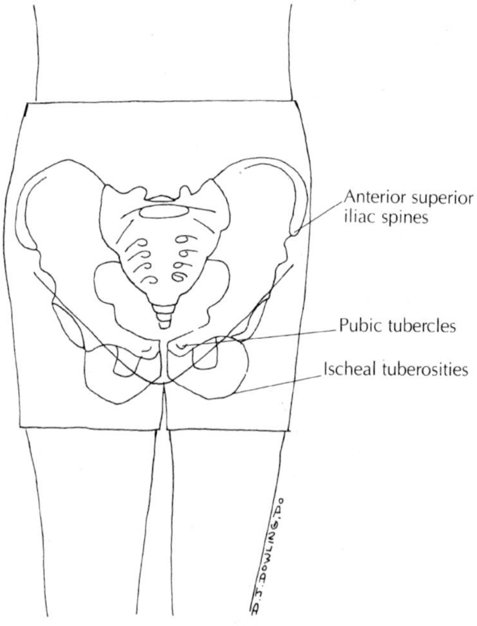

■ **그림 59-5** 골반에서 전상장골극

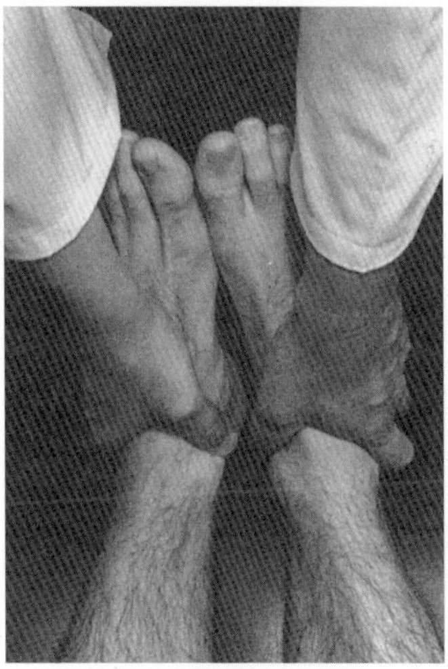

■ **그림 59-6** 내과

(3) 골반 부위로 눈을 가져가고 전상장골극의(상방/하방, 내측/외측) 상호 위치를 평가한다.

(4) 위치의 비대칭은 장골의 기능부전을 나타낸다. 진단은 입위 전방 굴곡 검사에서 양성인 쪽과 그 치골의 위치에 따라 명명된다.

c. **내과**

(1) 치료사는 환자의 발쪽에 서고 엄지손가락을 내과의 원위 끝부위(경상돌기)아래에 댄다(그림 59-6).

(2) 치료사는 내과(두측/미측)의 위치관계를 평가한다.

(3) 입위 전방 굴곡 검사의 양성인 쪽이 기능부전이 있는 곳으로 결정한다.

a. 입위 전방 굴곡 검사의 결과가 양성인 쪽의 내과가 좀더 두측이라면 단하지, 무명골의 상방 전단이거나 후방 회전을 보여주는 것이다.

b. 입위 전방 굴곡 검사의 결과가 양성인 쪽의 내과가 좀더 미측이라면 장족, 무명골의 하방 전단이거나 전방 회전을 보여주는 것이다.

■ 운동 검사
MOTION TESTING

1. **환자 자세**: 앙와위.
2. **치료사 자세**: 치료사는 환자의 머리에 대면에서 테이블의 측면에 선다.
3. **무명골/장골/골반의 흔들림**

a. 치료사는 무지구와 소지구를 각각의 전상장골극에 놓는다.

b. 전상장골극에 부드러우나 흔들림이 적은 운동을 시상면을 따라 가한다(그림 59-7). 각각의 전상장골을 번갈아가며 검사하여야 한다.

c. 치료사는 부드러운 압력에 반해 장골이 전면으로 되튀는 것을 그대로 둔다.

d. 후방 흔들림이 저항이 있거나 되튀김이 저항감이 있고, 느리다면 제한된 방향

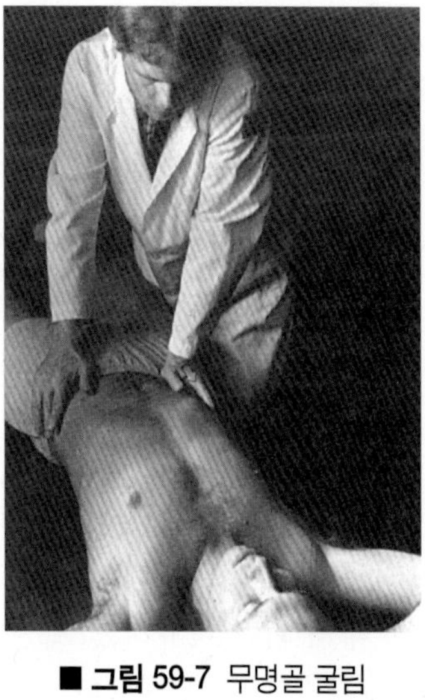

■ **그림 59-7** 무명골 굴림

과 제한된 쪽을 의미한다. 종종 전상장골극이 위거나 아래에 있는 것은 진단의 단서가 된다. 어느 한편의 전상장골극이 아래에 있다면, 동측은 장골이 전방으로 회전되었거나 반대편이 후방으로 회전된 것이다. 전후방으로 운동이 용이한 것은 무명골이 흔들린다는 것이다.

e. 진단은 운동에 대한 저항이 감지되는 것으로 이루어진다.

4. **앙와위 장천골 검사나 동적 다리 늘어남 또는 짧아지는 검사**
   a. 치료사는 테이블 다리쪽에 선다.
   b. 환자는 무릎을 구부리고, 발바닥을 테이블에 붙이고 눕는다.
   c. 환자는 엉덩이를 들어올리고, 다시 테이블에 내려 놓는다.
   d. 치료사는 환자의 다리를 완전히 펴고 양 내과의 위치 관계를 평가한다.
   e. 치료사는 다음과 같이 한다:
      (1) 환자의 슬관절과 고관절을 최대한으로 구부린다.
      (2) 고관절을 외측으로 회전하고, 외전되게 한다(그림 59-8).
      (3) 외측 회전을 유지한 채 환자의 다리를 단단히 눌러본다.
      (4) 동측 내과의 본래 위치와 비교하고 다른쪽과도 비교한다.
      (5) 동측 슬관절과 고관절을 최대한 구부린다.
      (6) 고관절을 내측으로 회전하고 내전되게 한다(그림 59-9).
      (7) 내측 회전을 유지한 채 환자의 다리를 단단히 밀어본다.

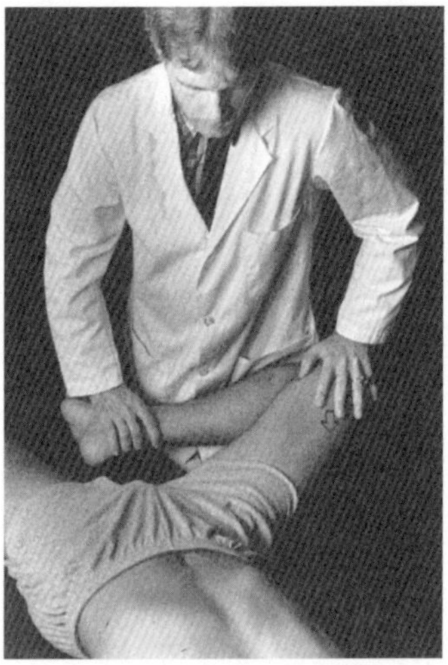

■ **그림 59-8** 고관절과 무릎의 신전, 외전, 외회전과 굴곡

      (8) 동측 내과의 본래 위치와 비교하고 다른 쪽과도 비교한다.
      (9) 다른 쪽 다리를 이와 같은 절차로 반복한다.
   f. 치료사는 검사 절차 동안 영향을 받게 되는 각각의 내과가 다시 제위치로 돌아오는 것을 주목한다.
   g. 내과가 작은 폭으로 제위치로 돌아오는

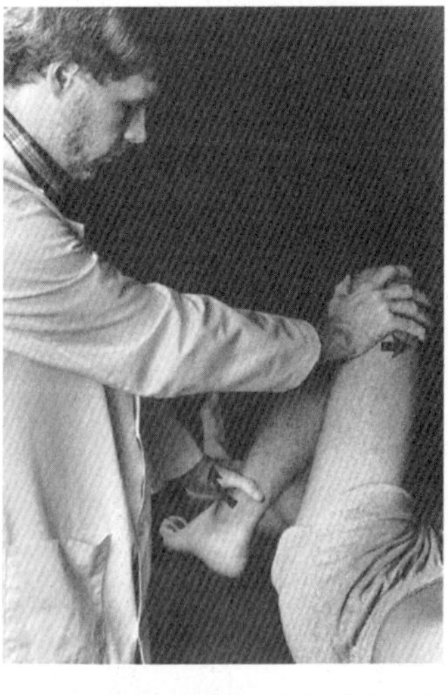

■ **그림 59-9** 고관절과 무릎의 신전, 내전, 내회전과 굴곡

쪽이 장천골 관절에 기능부전을 뜻하게 된다.

h. 주의: 치료사는 양쪽을 동등하게 환자의 다리를 구부린다. 운동 검사의 같지 않음은 틀린 결과가 나올 수 있다.

i. 굴곡과 외회전이나 내회전이 따르게 되는 움직임은 관절 제한이 없다면 천골과 관련해서 장골의 관절 위치를 변화시킨다. 그 후 단단히 눌러보고 밀어보는 것은 변화된 위치를 유지하게 한다. 장천골 관절이 제한이 있다면, 고관절 굴곡은 장골의 후방 회전을 일으키고 이는 천골 기저부를 후방으로 움직이게 한다. 이 관절에서 변화가 없거나 아주 조금 일어나면 내과의 적은 양의 제위치로의 복귀가 있게 된다.

■ 정적 검사-복와위
STATIC EXAMINATION—PATIENT PRONE

1. **환자 자세:** 복와위.
2. **치료사 자세:** 검사 부위에 따라 다양하게.
3. **후상장골극**
   a. 환자의 머리를 바라본 채 테이블 옆에 선다.
   b. 치료사는 각각의 후상장골극 아래 경사진 부위에 접촉하고, 양쪽 후상장골극의 위치 관계를 평가한다(상/하, 복/배).
   c. 입위 전방 굴곡 검사에서 양성인 쪽에 진단명을 정한다.
4. **천골구**
   a. 환자의 머리를 바라본 채 테이블 옆에 선다.
   b. 치료사는 엄지를 각각의 후상장골극 아래 경사진 부위에 접촉한다.

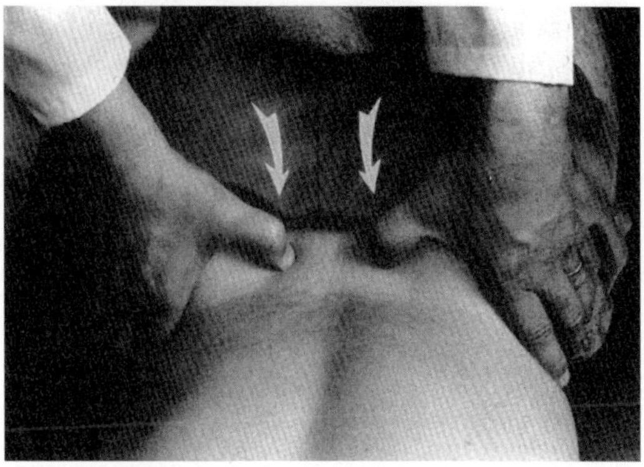

■ **그림 59-10** 천골구 검진을 위한 자세

   c. 치료사는 후상장골극 내측으로 양 엄지를 갈고리를 만들어 걸고, 엄지 패드를 양쪽 천골구에 접촉한다(그림 59-10).
   d. 치료사는 두가지 의미가 있는 천골구의 깊이 관계를 평가한다.
      (1) 엄지 위치에 의해 각각의 천골구의 깊이를 촉진한다.
      (2) 시진을 위해 천골구의 높이를 내려다 본다.
5. **좌골 결절**
   a. 치료사는 엉덩이 주름 부위에 무명골의 최하위 부분을 직접 촉진하고, 높이를 비교한다.
      (1) 보다 높이 있는 결절은 무명골의 상방 전단과 전방 회전을 의미한다.
      (2) 보다 낮게 있는 결절은 무명골의 하방 전단과 후방 회전을 의미한다.

■ 해석
INTERPRETATION

골반 기능부전에 대한 검사는 상당한 특수성과 가변적인 감도를 가지고 있다. 천골 기능부전의 실재는 골반 기능부전에 대한 검사를 불

분명하게 할 수 있거나 과대하게 할 수 있다. 입위 전방 굴곡 검사는 거짓 양성이 나올 수 있는 반면에 좌위 굴곡 검사는 양성은 압도적으로 천장 관절의 기능부전을 뜻하게 된다. 천골구의 깊이는 천골구 반대축을 중심으로 천골 전방 염전과 편측성 천골 전단 그리고 동측 무명골의 후방 회전을 의미하므로, 골반 기능부전에 대한 특이성은 없다. 보다 얕은쪽 천골구는 천골 기능부전과 동측 무명골의 전방회전을 의미하게 된다. 전상장골극, 후상장골극, 좌골결절, 그리고 치골 결절의 비대칭성은 여러 골반 기능부전을 희사한다. 운동 검사 시 한가지나 그 이상의 양성 반응은 기능부전이 있는 쪽을 나타내줄 뿐만아니라, 진단 결정을 확실하게 해준다. 진단을 결정 짓는 것은 장천골 관절에서의 골반뼈의 기본적인 "불안정한 바퀴" 구조에 크게 달려있다. 골반뼈는 바퀴의 위아래 부분의 축이나 중심에서 벗어난 축을 지닌 바퀴와 같다. 전상장골극은 바퀴의 전축이고 후상장골극은 후축이다. 장골의 전방 회전은 전상장골극이 아래로 내려 가게되고, 동측 후상장골극은 올라간다. 장골의 후방 회전은 전방회전과는 전상장골극과 후상장골극의 위치가 반대이다. 관골구는 무명골의 전하방 부위에 있기 때문에 전형적으로 전상장골극의 위치에 따른다. 전상장골극이 아래에 있으면 관골구도 아래에 있게 된다. 이로 인해 다리 길이가 길어지게 된다. 이와 마찬가지로 전상장골극이 위에 있으면, 관골구도 올라가고 다리 길이가 짧아 진다. 실제적인 내과 측정은 다양할 수 있다. 장골의 후방 회전은 동측 다리 길이가 길어서 생긴 적응 현상일 수 있고, 이런 보상이 과하거나, 적절하거나, 부적절한 것일 수 있다. 상방 후상장골극과 하방 전상장골극 형태인 장골은 전방 회전이고 짧은 다리를 보상한 결과일 수 있고, 내과의 접합의 실패나 과보상일 수 있다. 이러한 무명골의 전후방 회전은 보행 주기에서 자연스럽게 생긴다. 그러나 장천골 관절이 잠기게 되면, 관절의 위치는 지속되고, 선택적인 골반 운동이 있게 되고, 좌우 편차 양성 반응에 의해 알수 있다.

전후방 회전은 장천골 기능부전의 매우 흔한 유형이다. 상하방 전단도 마찬가지이다. 운동 검사를 통해 진단명을 내릴 수 있다. 상하방 전단은 ASIS와 PSIS가 같은 방향에 있고, 장골 회전은 ASIS와 PSIS가 반대 방향에 있다. ASIS와 PSIS가 위에 있으면 상방 전단이고, ASIS와 PSIS가 모두 아래에 있으면 하방 전단이다. 손상 기전은 예상할 수 있는 몇가지 단서를 준다. 곧게 편 다리로 착지를 하거나 엉덩방아를 찐 경우, 상방 전단이 생긴다. 다리가 갑자기 잡아 당겨지는 경우 하방 전단이 초래될 수 있다.

흔하지 않은 골반의 내회전은 임상적인 근거에 많이 좌우된다. 많은 육체적 변화를 가져오는 임신은 기능을 제한하고 지속시키는 원인이 될 수 있다. 외상성 압박은 양 ASIS가 가까워질 수 있고 또한 비정상으로 남아있을 수 있다.

치골 기능부전도 마찬가지로 운동 검사의 양성쪽에 따라 진단명을 지을 수 있다. 치골 가지는 전형적으로 ASIS의 위치에 따라 같이 위치하는데 항상 그러하진 않는다. 뼈의 유연성으로 간혹 비틀어질 수 있고, ASIS와는 반대로 위치하는 경우도 있다. 진단을 결정 짓기 전에 검사를 반드시 행해야 한다. 상방 치골 전단과 하방 치골 전단은 예상한 ASIS 방향에 따라 일어날 수 있다. 반대 방향으로도 일어날 수 있다. 또한 염전도 일어나고 내전과 외전도 발생

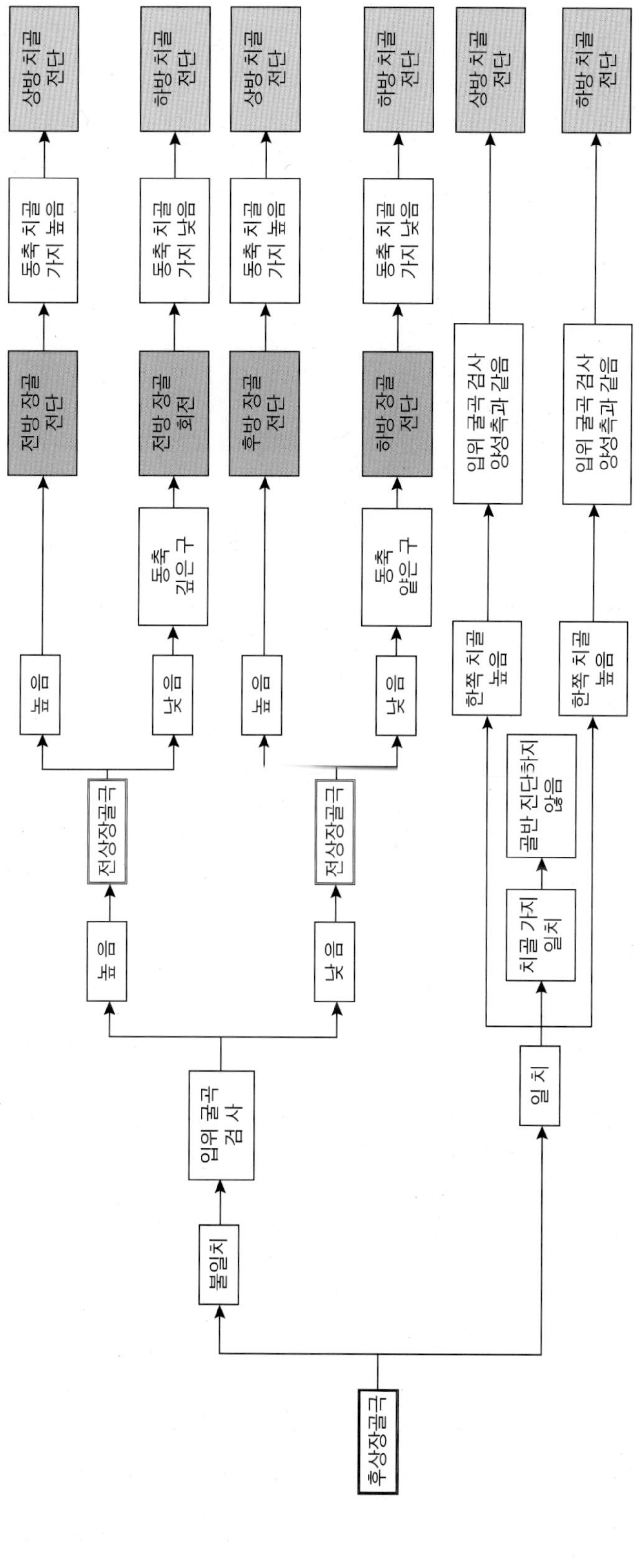

■ **그림 59-11** 전형적-비전형적인 골반 기능부전

표 59-1 전형적-비전형적인 골반 기능부전

검 사			정적 검사						
입위 굴곡	스톡 검사	장천 락검사	ASIS 높음	ASIS 낮음	깊은 구	PSIS 높음	PSIS 낮음	치골가지 Rumers	진단
오른쪽	오른쪽	오른쪽	오른쪽	왼쪽	오른쪽	왼쪽	오른쪽		오른쪽이 후방회전된 장골
왼쪽	왼쪽	왼쪽	왼쪽	오른쪽	왼쪽	오른쪽	왼쪽		왼쪽이 후방회전된 장골
오른쪽	오른쪽	오른쪽	왼쪽	오른쪽	왼쪽	오른쪽	왼쪽		오른쪽이 전방회전된 장골
왼쪽	왼쪽	왼쪽	오른쪽	왼쪽	오른쪽	왼쪽	오른쪽		왼쪽이 전방회전된 장골
오른쪽	오른쪽	오른쪽	오른쪽	왼쪽		오른쪽	왼쪽		오른쪽 상방전단
왼쪽	왼쪽	왼쪽	왼쪽	오른쪽		왼쪽	오른쪽		왼쪽 상방전단
오른쪽	오른쪽	오른쪽	왼쪽	오른쪽		왼쪽	오른쪽		오른쪽 하방전단
왼쪽	왼쪽	왼쪽	오른쪽	왼쪽		오른쪽	왼쪽		왼쪽 하방전단
오른쪽								오른쪽이 더 높음	오른쪽 상방 치골 전단
왼쪽								왼쪽이 더 높음	왼쪽 상방 치골 전단
오른쪽								오른쪽이 더 낮음	오른쪽 하방 치골 전단
왼쪽								왼쪽이 더 낮음	왼쪽 상하방 치골 전단

할 수 있다. 분만 그 시점에서는 연골이 릴렉신이라는 호르몬 때문에 부드럽고 치골의 외전 기능부전이 발생할 수 있는 경향이 크다. 내전 기능부전은 외상이나 관련된 반동에 의해 발생할 수 있다. 때로는 치골 가지가 대칭적이며 기능부전이 있는 경우 환자의 증상으로 알 수 있다. 무균성 방광염, 치골 통증, 전립선 비대증, 골반 감각 이상증, 유뇨증, 기타 증상들 또한 치골 기능부전의 보다 좋은 표시자가 된다.

그림 59-11과 표 59-1은 전형적인 기능부전과 비전형적인 기능부전을 보여주고 있다.

참고문헌

Bourdilion JF. A torsion free approach to the pelvis. *Manual Med* 1987;3:20–23.

DiGiovanna EL. Schiowitz S. *An Osteopathic Approach to Diagnosis and Treatment, 2nd ed.* Philadelphia: Lippincott-Raven, 1997.

Dowling DJ. *An Illustrated Guide to OMT of the Neck and Trunk.* Self-published, 1985.

Fryette HH. *Principles of Osteopathic Technique.* Carmel, CA: Academy of Applied Osteopathy, 1959.

Greenman PE. Innominate shear dysfunction in the sacroiliac syndrome. *Manual Med* 1986;2:114–121.

Kapandji IA. *The Physiology of the Joints, vol. III. The Trunk and Vertebral Column.* New York: Churchill Livingstone, 1974.

Kappler R. Lecture notes. Chicago: College of Osteopathic Medicine, 1975.

Kennedy H. Unilateral sacroiliac dysfunction. 1975 Yearbook of Selected Osteopathic Papers. In: Hewitt R, ed. Colorado Springs: American Academy of Osteopathy, 1975.

Kidd R. Pain localization with the innominate upslip dysfunction. *Manual Med* 1988;3:103–105.

Larson NJ. Physiologic movement of the sacrum. Read before the Chicago College of Osteopathic Medicine, February 1984.

Mitchell FL. *Structural pelvic function. 1965 Year Book of Selected Osteopathic Papers, vol. II.* In: Barnes M, ed. Carmel, CA: Academy of Applied Osteopathy, 1965:178–199.

Mitchell FL Jr, Moran PS, Pruzzo NT. *An Evaluation and Treatment Manual of Osteopathic Muscle Energy Procedures.* Valley Park, MO: Mitchell, Moran, and Pruzzo Associates, 1979.

Mitchell FL Jr, Mitchell PGK. *The Muscle Energy Manual, volume III: Evaluation and Treatment of the Pelvis and Sacrum.* East Lansing, MI: MET Press, 1999.

Moore KL. *Clinically Oriented Anatomy.* Baltimore: Williams & Wilkins, 1980.

Northup TL. Sacroiliac lesions primary & secondary. *Academy of Applied Osteopathy Year Book, 1943–1944.* Ann Arbor: Academy of Applied Osteopathy, 1943:53–54.

Schwab WA. Principles of manipulative treatment: The low back problems. *Academy of Applied Osteopathy 1965 Yearbook of Selected Osteopathic Papers, vol. II.* In: Barnes M, ed. Carmel, CA: Academy of Applied Osteopathy, 1965: 65–69.

Sutherland WG. *The Cranial Bowl.* Mankato, MN: Free Press, 1936.

Warwick R, Williams PL. *Gray's Anatomy*, 35th British Edition. Philadelphia: W.B. Saunders, 1973.

60

천골평가
(Evalution of the Sacrum)

천골 기능부전의 진단은 매우 복잡하게 보일 수 있다. 그러나 운동 검사와 위치적 소견의 조합으로 명확한 진단을 분별할 수 있다. 사용되어 왔던 진단 체계는 Mitchell 모델에 기초를 두고 Strachan 천골 모델에는 기초를 두지 않았다. 이 두 체계는 확실하나 근 에너지 기법에 좀더 구체적인 적용은 다음과 같이 기술한 소견이 필요로 한다.

■ 정적 검사 STATIC EXAMINATION

복와위(그림 60-1) Patient Prone

1. **환자 자세:** 복와위.
2. **치료사 자세:** 검사 부위에 따라 다양하게.
3. **천골구**
   a. 환자의 머리를 바라본 채 테이블 옆에 선다.
   b. 치료사는 엄지를 각각의 후상장골극 아래 경사진 부위에 접촉한다.
   c. 치료사는 후상장골극 내측으로 양 엄지를 갈고리를 만들어 걸고, 엄지 패드를 양쪽 천골구에 접촉한다(그림 60-2).
   d. 치료사는 두가지 의미가 있는 천골구의 깊이 관계를 평가한다.
      (1) 엄지 위치에 의해 각각의 천골구의 깊이를 촉진한다.
      (2) 시진을 위해 천골구의 높이를 내려다 본다.
3. **천골릉**
   a. 환자의 머리를 바라본 채 테이블 옆에 선다.
   b. 치료사는 각각의 PSIS에 선다.
   c. 각각의 장골의 PSIS 사이를 선을 긋고 2등분 한 후 천골릉의 위치를 파악한다.
   d. 능은 융기의 연속물이고 천골 열공을 만들어 낸다.
   e. 천골 위치의 부재는 천추 이분증을 의미한다. 능의 변위나 비대칭은 체성기능부전이나 선천성 기형을 의미한다.
4. **천골 열공과 천골 각**
   a. 천골 열골은 종종 둔부 간극구에 위치하고 천골릉의 끝 함몰 부위이다.
   b. 다섯 번째 손가락이 들어갈 수 있는 충분한 넓이 이다.
   c. 가냘픈 융기인 천골 각은 천골 열공 양

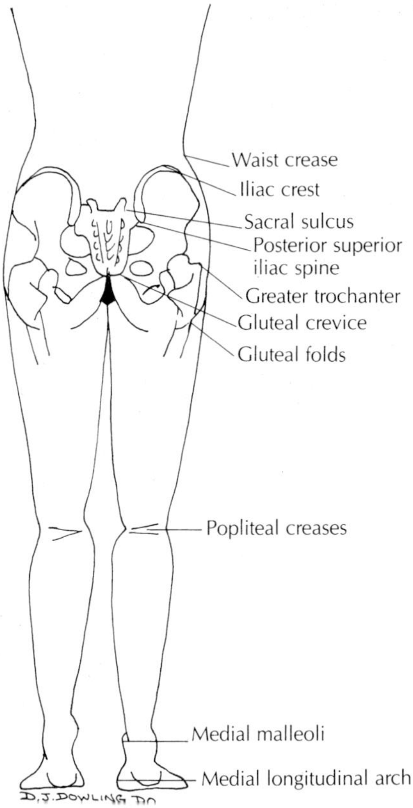

■ **그림 60-1** 정적 검사에서 골반 구조, 입위

옆에 위치하고 휜지 꼬리뼈를 향하고 있다.

d. 천골 열공은 "안장" 블록을 위한 마취 주사를 놓는 부위이다.

4. **하외각**

a. 하외각은 천골 열공과 천골 각 옆에 있는 골 융기이다. 천골의 하외 측면의 테두리이고, S4와 S5의 횡돌기가 결합된 것이다.

b. 치료사는 천골릉의 길이 만큼 천골 열공쪽으로 내려와서 엄지손가락을 하외각쪽을 향해 옆으로 이동하면, 하외각을 만질 수 있다(그림 60-3). 다른 방법으로 천골의 측면 모서리를 촉진 후 가장 내측으로 향하고 있는 측면이 하외각이 된다.

c. 치료사는 두가지 의미가 있는 천골구의 깊이 관계를 평가한다.

(1) 후방/전방

치료사는 천골의 ILA의 후면에 엄지 손을 댄다.

눈을 천골 위치로 옮기고 비대칭적인지 어느 한쪽이 더 후방에 위치한 지를 살펴본다.

전방인지 후방인지 하외각의 상대적인 위치를 파악한다.

(2) 상방/하방

치료사는 하외각의 하단을 촉진한다.

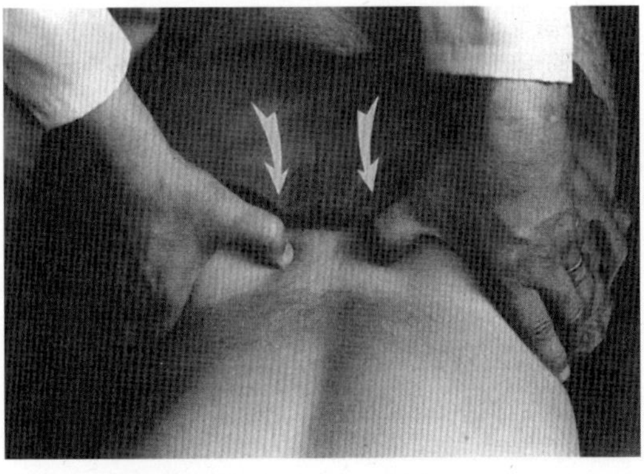

■ **그림 60-2** 천골구 검진을 위한 자세

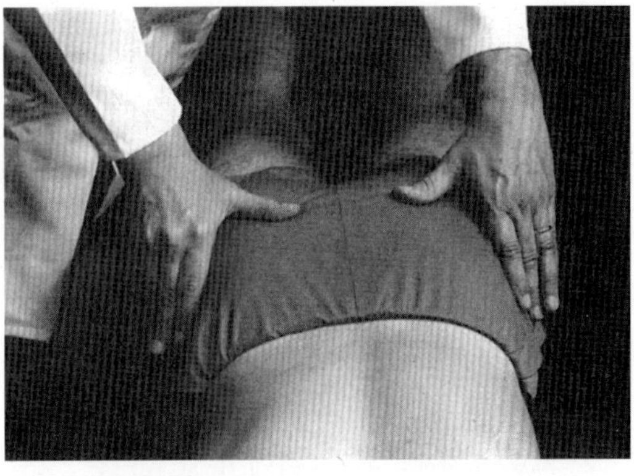

■ **그림 60-3** 하외각 검진을 위한 자세

시선을 엄지손 쪽으로 옮긴다.

상방인지 하방인지 하외각의 상대적인 위치를 파악한다.

주의 : 천골 구조와 유효한 운동 형태 때문에 하외각은 이와 같은 짝운동 형태를 보인다: 후방/하방과 전방/상방 짝 위치.

5. 꼬리뼈
   a. 꼬리뼈는 둔부 간극구에 있다.
   b. 꼬리뼈 각은 천골각과는 반대 형태이다.
   c. 꼬리뼈는 후방이나 전방으로 향할 수 있다. 이런 위치는 선천적이거나 외상, 자연적으로 그럴 수 있다. 외상은 또한 근육과 인대의 손상이 있어 뒤틀리게 되는 원인이 될 수 있다.
   d. 미골통은 통증이 있으며 손상으로 인한 흔한 결과이다. 압박이 가해지는 특히 앉아 있는 경우 통증은 악화된다.
6. 시진과 촉진
   a. "목신의 턱수염"이나 몸의 털이 부분적인 형태이면, 척추 이분증, 천골화나 다른 선천성 기형이다.
   b. 천골 지방종은 상당히 흔하고 임상적인 의미는 없다.
   c. 피부의 변화(café au lait, 혈관종, 등등)는 천골의 선천성 기형을 의미한다.

■ 운동 검사(좌위 굴곡 검사)
MOTION TESTING (SEATED FLEXION TEST)

좌위 굴곡 검사
Patient Seated-Seated Flexion Test

1. **환자 자세:** 손잡이가 없는 의자에 앉아, 양발을 바닥에 대고, 팔은 편안하게 허벅지에 올려 놓는다.
2. **치료사 자세:** 환자 뒤에서 눈높이를 장골릉에 맞게 무릎을 꿇거나 쭈그려 앉는다.
3. **기법:**
   a. 치료사는 두 엄지손가락을 양측 후상장골극의 아래부위에 접촉을 한다.
   b. 환자에게 허리를 바닥을 향해 앞으로 구부리게 한다(그림 60-4).
   c. 환자가 앞으로 구부릴 때, 치료사는 장골에서 천골이 움직이는 것을 후상장골극의 움직임으로 관찰한다.
   d. 좌위에서 무명골은 의자 표면에 좌골이 있기 때문에 초기에는 잠겨있다. 천장관절은 천골이 장골에서 천골 굴곡과 함께 전방으로 굴곡되고, 양 PSIS가 올라가게 된다.
   e. 한편의 제한은 그렇지 않은 쪽에 비해 조기에 천장 관절을 잠그게 된다. 장골과 PSIS는 제한이 없는 쪽보다 보다 빨리 보다 많이 움직이게 된다. 이는 이 검사의 양성 결과이다.
   f. 동측의 천장 관절 체성 기능부전이 나타난다면, 검사는 양성을 의미한다.
2. **변이들:**

균형이 맞지 않은 PSIS 위치는 지갑과 옷의 제한, 체간의 뒤틀림이나 다른 영향과 관련된

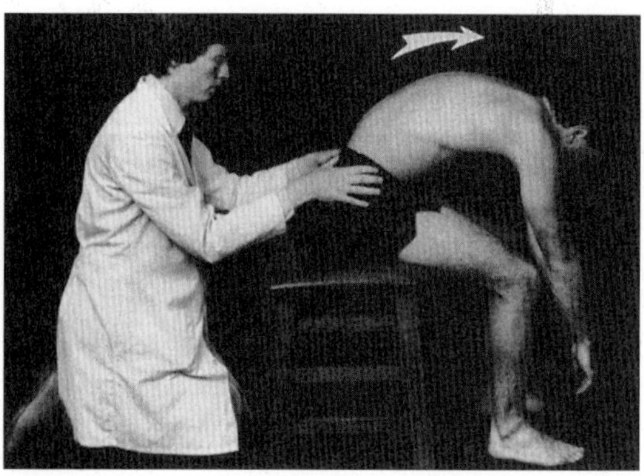

■ **그림 60-4** 운동 검사- 좌위 굴곡 검사

다. 잡지나 책은 PSIS의 초기 위치를 좀더 균형을 맞추기 위해 엉덩이 아래에 고일 수 있다.

■ 운동 검사(천장 관절 편측성 기능 부전에 대한 기타 검사법) MOTION TESTING(OTHER TESTS OF SACROILIAC JOINT DYSFUNCTION LATERALITY)

1. **환자 자세:** 복와위.
2. **치료사 자세:** 검사 부위에 따라 다양하게.
3. **기법(천골 굴림 검사):**
   a. 환자의 머리를 바라본 채 테이블 옆에 선다.
   b. 치료사는 환자의 하외각에 손바닥을 대고, 손끝을 천골구에 댄다(그림 60-5).
   c. 치료사는 동측 천장 관절의 하외각에 직접적인 두측 힘을 가한다. 힘은 잘못된 소견을 주기 때문에 사선으로 가해지면 안된다.
   d. 검사의 양성 결과는 편측이나 양측의 관절 놀이의 감소나 천골 운동의 제한을 의미한다.
4. **스프링 검사**
   a. 환자의 몸을 바라본 채 테이블 옆에 선다.
   b. 치료사는 환자의 요추을 가로질러 손을 놓는다.
   c. 요추에 하방으로 부드러운 압을 가한다(그림 60-6).
   d. 정상 반응은 약간의 관절 놀이가 천추를 통해 전해진다. 검사의 양성은 가해지는 힘에 반해 단단한 저항을 느껴진다. 이것은 요추 다섯 번째 후관절과 후방으로 천골의 잠김을 의미한다. 양성은 양측성 천골 신전이나 후방 천골 염전을 의미한다.
5. **천골** — 가동성-호흡 운동
   a. 환자의 몸을 바라본 채 테이블 옆에 선다.
   b. 치료사는 두측 손의 무지구와 소지구를 천골 기저부에 대고, 손끝은 천골단에 댄다. 다른손은 반대 방향으로 댄다(손끝은 천골 기저부에 댄다). 치료사는 주관절을 구부리고 편안하게 선다(그림 60-7).
   c. 환자는 깊은 숨을 쉰다. 천골 기저부는 흡기 시에 후방으로 움직이고, 호기 시

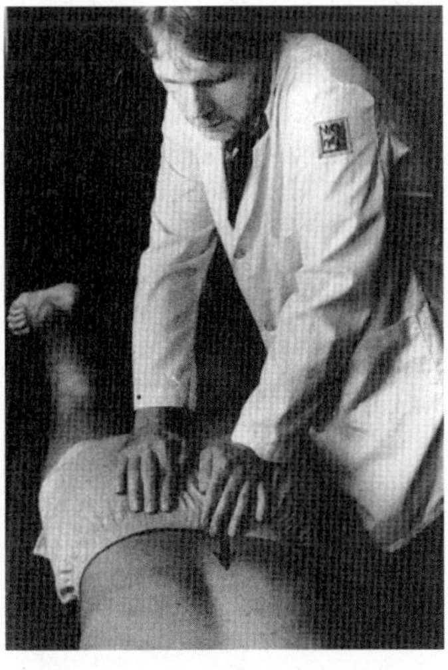

■ **그림 60-5** 천골 운동 검사, 복와위

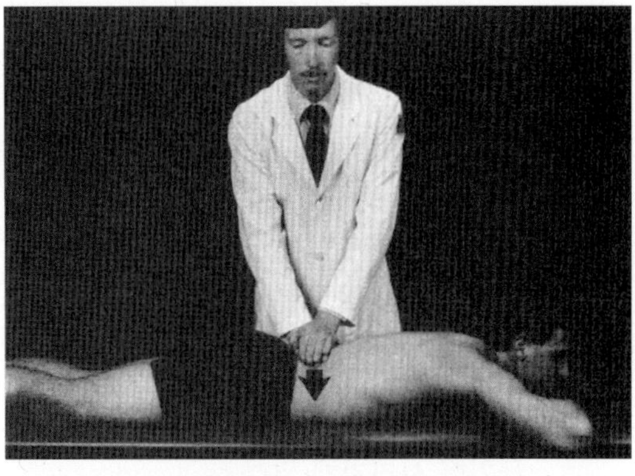

■ **그림 60-6** 스프링 검사, 복와위

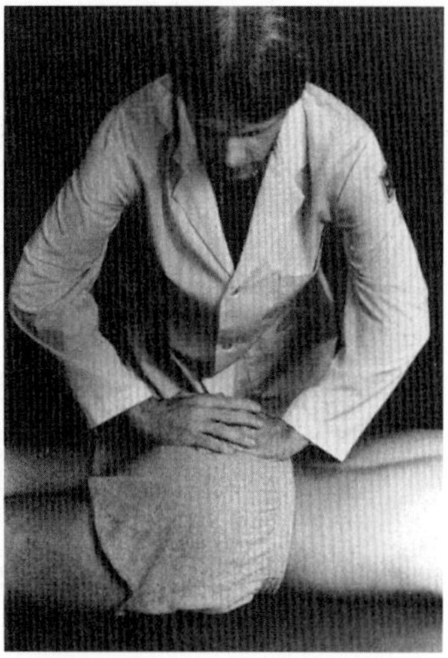

■ **그림 60-7** 호흡 시 천골 가동성 검사

전방으로 움직인다.

d. 치료사는 호기와 흡기 시 천골의 움직임을 촉진하고 비대칭성 움직임에 주의를 기우린다.

6. **스핑크스 검사**

a. 치료사는 환자 옆에 서고 양 엄지를 환자의 양 하외각에 댄다.

b. 치료사는 우세눈이 테이블과 환자에 가깝게 자리를 잡고, 환자의 중앙에 오게 한다.

c. 치료사는 하외각의 상대적인 위치를 파악한다.

d. 환자에게 팔꿈치를 고이고, 양손에 턱을 올려 놓게 한다.

e. 환자의 손으로 바닥을 짚게 하고, 팔을 펴게 해서 필요에 따라 요추의 신전을 더욱 증가 시킬 수 있다(그림 60-8).

f. 하외각의 비대칭성이 유지되거나 더욱 심해지면, 천골의 후방 염전을 의미한다. 천골 전방 염전은 비대칭성이 줄어들거나 사라지게 된다.

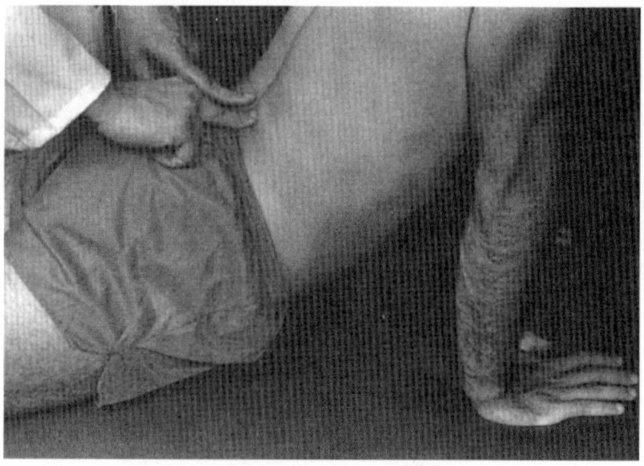

■ **그림 60-8** 스핑크스 검사

■ 운동 검사 — L5 진단
MOTION TESTING — L5 DIAGNOSIS

L5의 소견은 천골 기능부전의 특수 진단에 영향을 준다. 환자와 치료사의 위치는 적용할 검사에 따라 다양하다.

1. **회선측만증(Rotoscoliosis) 검사**

a. 굴곡 요소

(1) 환자는 발을 바닥에 대고 앉거나 가로대가 있는 의자에 앉는다.

(2) 치료사는 환자 뒤에서 눈높이를 요추 부위에 맞게 무릎을 꿇거나, 쭈그려 앉는다.

(3) 치료사는 L5의 횡돌기에 양 손가락을 댄다.

(4) 후방인 횡돌기가 있는지 주시한다.

(5) 천천히 앞으로 구부리게 한다.

(6) 횡돌기의 상대적인 위치의 변화를 주시한다.

후방 횡돌기가 더욱 비대칭이 되면 굴곡 제한이 있고, 좀더 대칭이 되면 굴곡은 관절 놀이가 자유스러운 것이다. 측굴과 회전의 진단은 후방 횡돌기 쪽이다.

b. 신전 요소

(1) 복와위.
(2) 환자의 머리를 바라보고, 우세눈을 L5에 가깝게 테이블에 선다.
(3) 치료사는 L5 횡돌기 위에 양 엄지를 댄다.
(4) 후방 횡돌기가 있는지 주시한다.
(5) 환자에게 팔을 고이게 하거나 필요에 따라 손을 짚고 팔을 펴라고 해서 상체를 올리게 한다.
(6) 횡돌기의 상대적인 위치의 변화를 주시한다.

후방 횡돌기가 더욱 비대칭이 되면 신전 제한이 있고, 좀더 대칭이 되면 굴곡은 관절 놀이가 자유스러운 것이다. 측굴과 회전의 진단은 후방 횡돌기 쪽이다.

운동 검사

a. 복와위.
b. 환자의 머리를 바라보고, 우세눈을 L5에 가깝게 테이블에 선다.
c. 치료사는 L5 횡돌기 위에 양 엄지를 댄다.
d. 후방 횡돌기가 있는지 주시한다.
e. 치료사는 횡돌기를 교대로 전방으로 누르고 관절 놀이가 자유로운지 제한이 있는지 느껴본다. 전방 움직임에 제한이 있는 횡돌기는 누르는 방향 반대 방향으로 회전된 것이고, 후방 횡돌기쪽으로 회전이 자유로운 것이다.
f. 치료사는 횡돌기를 교대로 환자의 머리를 향해 누르고, 관절 놀이가 자유로운지 제한이 있는지 느껴본다. 두측 움직임에 제한이 있는 횡돌기는 누르는 방향 반대 방향으로 측굴된 것이고, 후방 횡돌기쪽으로 측굴이 자유로운 것이다.
g. 치료사는 양 엄지를 횡돌기의 윗면으로 옮기고, 양쪽을 전방과 환자의 머리쪽으로 눌러 관절 놀이가 자유로운지 제한이 있는지 느껴본다. 이런 움직임에 제한은 굴곡 제한을 의미하고 신전은 자유롭다는 것이다. 다시 환자는 양 엄지를 횡돌기의 아랫면으로 옮기고, 양쪽을 전방과 환자의 천골쪽으로 눌러 관절 놀이가 자유로운지 제한이 있는지 느껴본다. 이런 움직임에 제한은 신전 제한을 의미하고 굴곡은 자유롭다는 것이다.

■ 해석
INTERPRETATION

천골 기능부전에 대한 대부분의 검사들은 최적의 특이성과 감도보다 낮다. 골반 기능부전과 동반되는 것은 천골 기능부전에 대한 소견들을 과장되게 하거나 불분명하게 할 수 있다. 좌위 굴곡 검사는 압도적으로 입위 굴곡 검사 양성이고 장천골 기능부전이 있는 경우, 거짓 양성이 나올 수 있다. 천골구의 깊이는 천골 기능부전에 독특한 것은 아니다. 깊은 천골구는 깊은 천골구 반대쪽 축으로 한 천골 전방 염전과 편측성 천골 전단이나 동측 장골 후방 회전을 의미한다. 얕은 천골구는 얕은 천골구 반대

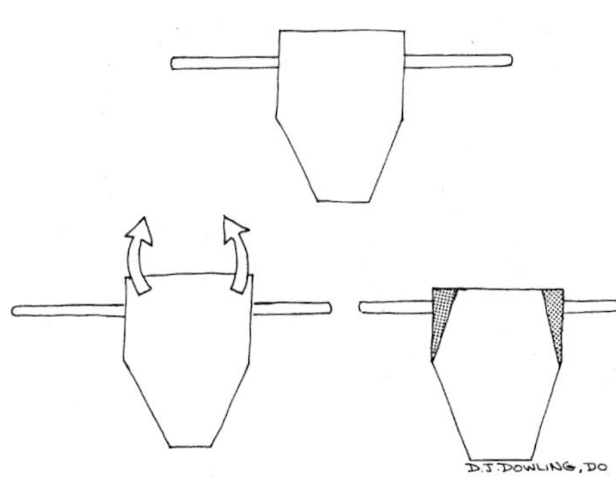

■ **그림 60-9A** 양측성 천골 굴곡 기능부전

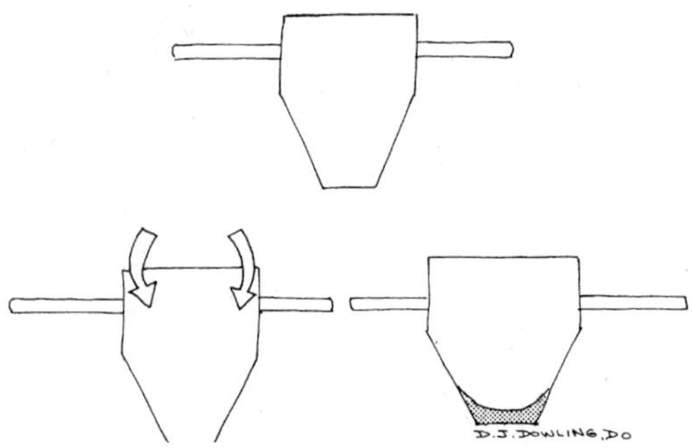

■ 그림 60-9B 양측성 천골 신전 기능부전

쪽 축으로 한 천골 후방 염전과 동측 장골 전방 회전을 의미한다. 양측성 천골 굴곡은(그림 60-9A)와 신전은(그림 60-9B) 다의적 결과를 가지고 있다. 요추 전만이 만성적으로 줄어든 경우 요추 스프링 검사는 거짓 양성이 나오는 반면 전만성 자세는 스프링 검사에서 거짓 음성이 나올 수 있다. 손상 기전을 이용하고, 모든 소견들과 임상적 경험을 통해 진단을 세밀하게 감별 진단할 수 있다.

천골은 상당히 복잡한 움직임을 가지고 있고 운동 축이 바뀌는 결과가 일어난다. 전형적으로 보행은 기정화된(그림 60-10) 사축의 교차가 일어나게 된다. 이것은 생리적인 전방 회전 운동인 ROR(R on R)이나 LOL(L on L)과 이와 반대로 움직이는 정상적인 보상 작용인 L5의 회전을 만들어 낸다. 그러나, 이러한 정상적인 관절의 움직임과 천골 체성 기능부전과의 차이점은 전자는 동시적이고 쉽게 바뀔수 있는 반면에 후자는 지속되는 것이다. 규약에 따라 사축에 대해 일어나는 천골 진단은 ___(회전) on ___(축) 또는 짧게 ___on ___으로 쓴다. 체성 기능부전은 병리적이다. 그 밖에 전형적인 소견들도 병리적이다. R on L과 L on R으로 이루어진 천골 후방 염전은 전형적으로 뒤틀림

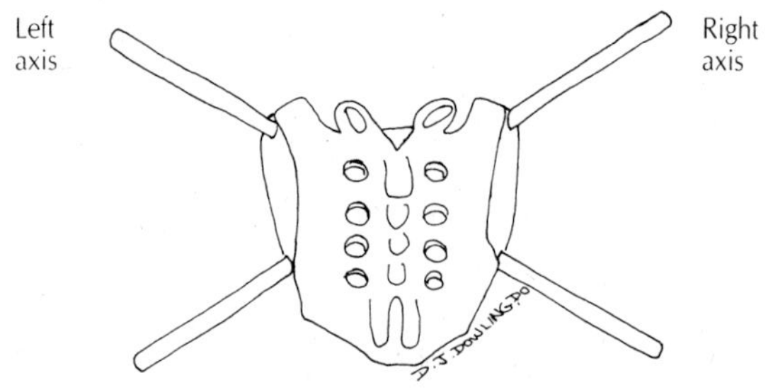

■ 그림 60-10 염전 축

운동에 의해 완벽하게 또는 심하게 전방 굴곡을 수반하며 발생한다. 그 반면 전방 회전일 경우, 축은 사축이고 L5가 반대 방향으로 보상성 회전을 하며 염전이 일어난다. L5는 기능부전을 지속케하는 중요한 열쇠이고, 근 에너지 기법을 적용함에 있어 관련되어 있다. 이것은 요추 굴곡 기능부전과 천골 후방 염전 그리고 요추 신전 기능부전과 천골 전방 기능부전 사이의 위치적 유사성에 대해 설명할 수 있다. 이것들의 각각의 진단은 후방 ILA와 반대편쪽 천골구가 깊다는 것이다. 전방 염전은 깊은 천골구 반대 방향에 있는 상부에 축을 가지고 있다. 후방 염전은 깊은 천골구을 지나는 축을 가지고 있다. 어느 경우든 반대편에 제한이 존재하기 때문에 축은 실제적으로 생리학적이고 기능은 남아있다. 양성 좌위 굴곡 검사나 기타 편측성 검사(천골 가동성 또는 흔들림)는 축의 반대편에서 일어난다(그림 60-11).

편측성 천골 굴곡이라 알려져 있는 편측성 천골 전단은 아직은 논쟁할 거리가 있는 복잡한 축을 가지고 있다. 그러나, 후방 ILA와 동측에 깊은 천골구가 전형적인 소견이다(그림 60-12). 좌위 굴곡 검사 또한 동측이며 천장 관절 기능부전은 편측성이다.

임상적으로 전형적인 소견이 발생한다. 공통적인 역스트레인 압통점이 있으나, L5의 하부

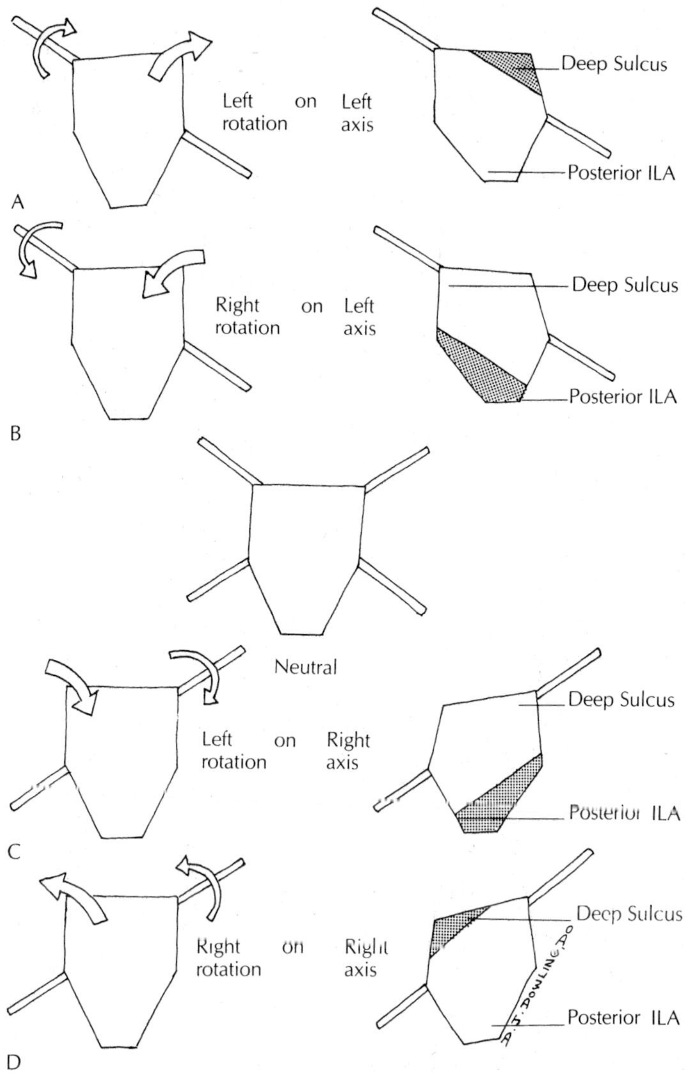

■ **그림 60-11** 천골 염전. **(A)** 좌사축을 축으로 천골 좌측 회전. **(B)** 좌사축을 축으로 천골 우측 회전. **(C)** 우사축을 축으로 천골 좌측 회전. **(D)** 우사축을 축으로 천골 우측 회전

극(LPL5)은 아마도 가장 흔한 압통점 중에 하나이고, 전방 천골 염전과 편측성 천골 진단 시 깊은 천골구에서 찾아 낼 수 있다. 실제적으로 압통점은 전방 천장 관절 기능부전을 희사한다. 이상근 또한 후방 ILA쪽에서 경련이 종종 찾을 수 있다. 원인이 될 수 있고 그 영향은 소견을 치료함에 있어 그리 중요하지 않을 수 있다. 이상근, 천장 관절의 중간극, 그리고 대퇴대전자의 외측에서 관련된 압통점을 흔하게 찾을 수 있다. 다른 근골격계 소견은 척추 부위근 경련, 장요근 경련, 그리고 중둔근과 슬괵근 경련이 포함되고, 다른 부위와 심지어 말초 부위까지 치료가 필요할 수 있다.

양측성 천골 굴곡과 신전은 다른 소견들보다

표 60-1

정적 검사				검사				
ILA 후방	깊은 구	얕은 구	L5 회전	좌위 굴곡	요곡 스프링	Sphinx 검사	진단	축
오른쪽	오른쪽	왼쪽		오른쪽	음성	음성	오른쪽 전단	
왼쪽	왼쪽	오른쪽		왼쪽	음성	음성	왼쪽 전단	
오른쪽	왼쪽	오른쪽	오른쪽	왼쪽	음성	음성	Right on Right (R on R) 회전	오른쪽 사축
오른쪽	왼쪽	오른쪽	왼쪽	왼쪽	음성	음성	Right on Right (R on R) 염전	오른쪽 사축
왼쪽	오른쪽	왼쪽	왼쪽	오른쪽	음성	음성	Left on Left (L on L) 회전	왼쪽 사축
왼쪽	오른쪽	왼쪽	오른쪽	오른쪽	음성	음성	Left on Left (L on L) 염전	왼쪽 사축
오른쪽	왼쪽	오른쪽	오른쪽	오른쪽	양성	양성	Right on Left (R on L) 회전	왼쪽 사축
오른쪽	왼쪽	오른쪽	왼쪽	오른쪽	양성	양성	Right on Left (R on L) 염전	왼쪽 사축
왼쪽	오른쪽	왼쪽	왼쪽	왼쪽	양성	양성	Left on Right (L on R) 회전	오른쪽 사축
왼쪽	오른쪽	왼쪽	오른쪽	왼쪽	양성	양성	Left on Right (L on R) 염전	오른쪽 사축
일치	양측			불확실함	음성	음성	양측 천골 굴곡	가로축
일치		양측		불확실함	불확실함		양측 천골 신전	가로축

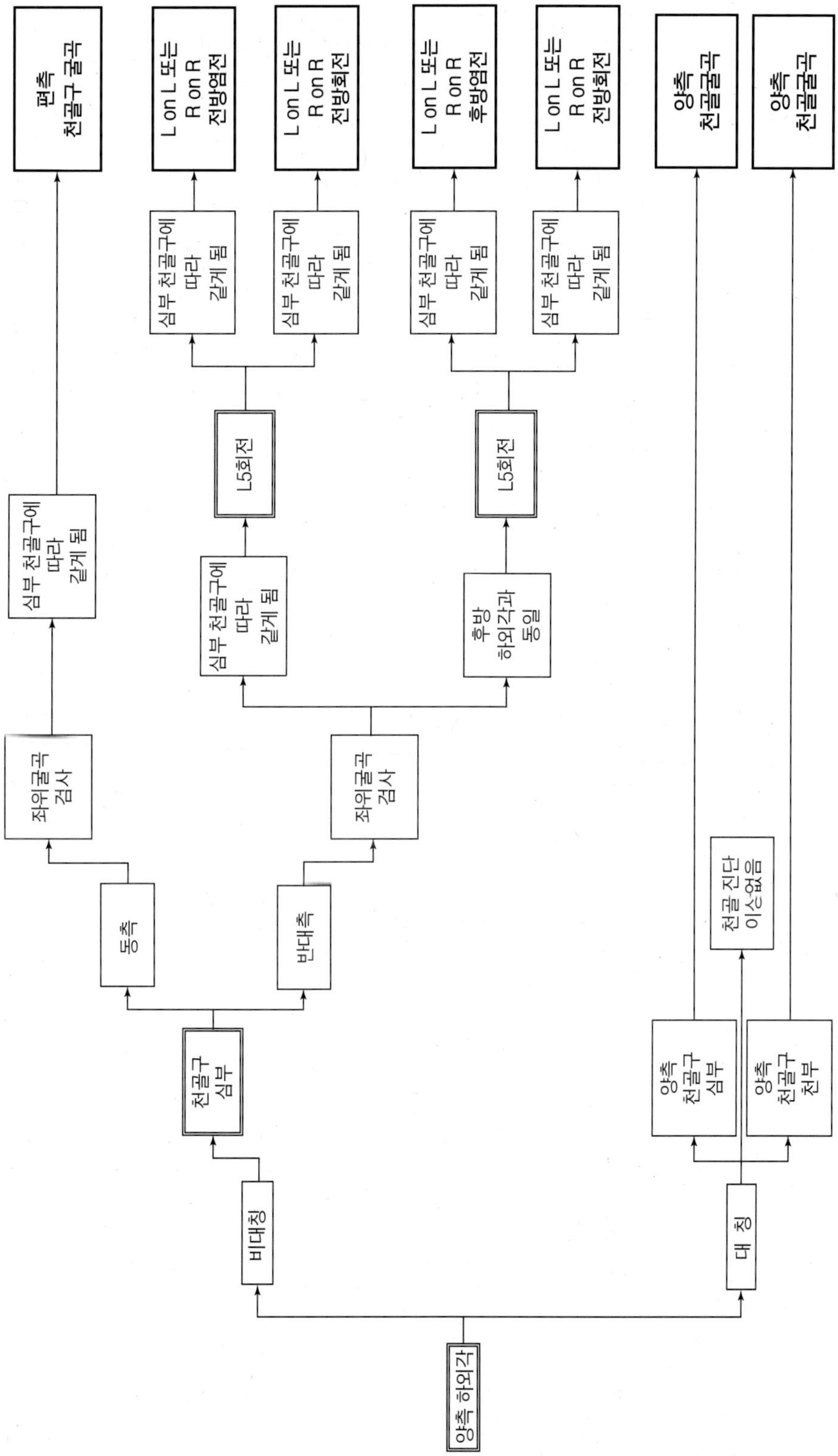

■ 그림 60-13 천골 진단 알고리즘

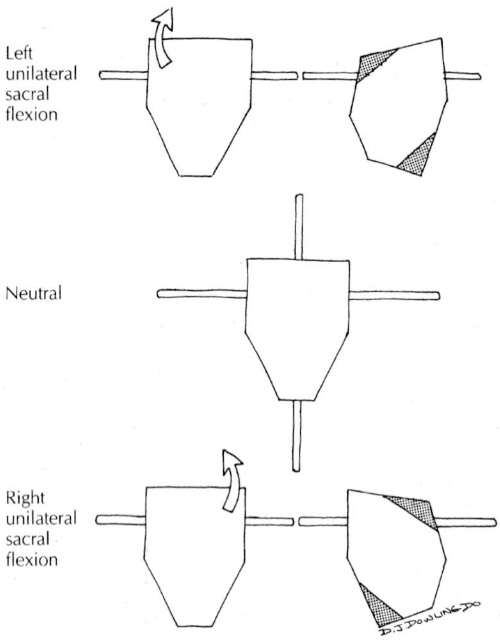

■ 그림 60-12 편측성 천골 굴곡

는 흔하진 않다. 편측성 검사와 비대칭성 검사의 양성 결과의 명백한 결여에서 증상은 더욱 큰 의미가 있다. 호흡 시 감소된 움직임의 시진과 임상적 경험은 이러한 양측성 진단이 보일 때 가장 좋은 징후가 된다.

대부분의 천골 진단을 결정하는 키는 ILA의 비대칭성이다. ILA와 동측 천골구가 깊다면, 편측성 천골 전단이다. 좌위 굴곡 검사가 양성이고 이는 검진을 확진할 수 있다. ILA와 반대측 천골구가 깊다면, 적어도 천골 회전이 일어난 것이다. 좌위 굴곡 검사 시 깊은 천골구 쪽이 양성이면, 전방 천골 회전이다. 스프링 검사가 음성이고, 스톡 검사 시 ILA의 대칭성이 증가하면 확진할 수 있다. L5가 깊은 천골쪽으로 회전되어 있다면 전방 천골 염전이다. 좌위 굴곡 검사 시 깊은 천골구 반대쪽이 양성이면 후방 천골 회전이다. 스프링 검사가 양성이고, 스톡 검사 시 ILA의 비대칭성이 증가하면 확진할 수 있다. L5가 깊은 천골구쪽으로 회전되어 있다면, 전방 천골 염전을 의미한다.

천골 진단의 챠트와 더불어 진단 과정 알고리즘은 표 60-1과 그림 60-13과 같다.

참고문헌

Bourdilion JF. A torsion free approach to the pelvis. *Manual Med* 1987;3:20–23.

Dowling DJ. *An Illustrated Guide to OMT of the Neck and Trunk.* Self-published, 1985.

Fryette HH. *Principles of Osteopathic Technique.* Carmel, CA: Academy of Applied Osteopathy, 1960.

Greenman PE. Innominate shear dysfunction in the sacroiliac syndrome. *Manual Med* 1986;2:114–121.

Jones LH. Personal communication, 1992.

Kapandji IA. *The Physiology of the Joints, Vol. III The Trunk and Vertebral Column.* New York: Churchill Livingstone, 1974.

Kappler R. Lecture notes. Chicago: College of Osteopathic Medicine, 1975.

Kennedy H. Unilateral sacroiliac dysfunction. In: Hewitt R, ed. *1975 Yearbook of Selected Osteopathic Papers.* Colorado Springs: American Academy of Osteopathy, 1975.

Kidd R. Pain localization with the innominate upslip dysfunction. *Manual Med* 1988;3:103–105.

Larson NJ. Physiologic movement of the sacrum. Read before the Chicago College of Osteopathic Medicine, February 1984.

Mitchell FL. Structural pelvic function. *1965 Year Book of Selected Osteopathic Papers, vol. II.* In: Barnes M, ed. Carmel, CA: Academy of Applied Osteopathy, 1965: 178–199.

Mitchell FL Jr, Moran PS, Pruzzo NT. *An Evaluation and Treatment Manual of Osteopathic Muscle Energy Procedures.* Valley Park, MO: Mitchell, Moran, and Pruzzo Associates, 1979.

Mitchell FL Jr, Mitchell PGK. *The Muscle Energy Manual, volume III: Evaluation and Treatment of the Pelvis and Sacrum.* East Lansing, MI: MET Press, 1999.

Moore KL. *Clinically Oriented Anatomy.* Baltimore: Williams & Wilkins, 1980.

Northup TL. Sacroiliac lesions primary & secondary. *Academy of Applied Osteopathy Year Book, 1943–1944.* Ann Arbor: Academy of Applied Osteopathy, 1943:53–54.

Schiowitz S, DiGiovanna EL, Ausman PJ. *An Osteopathic Approach to Diagnosis and Treatment.* Old Westbury, NY: New York College of Osteopathic Medicine, 1983.

Schwab WA. Principles of manipulative treatment: The low back problems. *Academy of Applied Osteopathy 1965 Yearbook of Selected Osteopathic Papers, vol. II.* In: Barnes M, ed. Carmel, CA: Academy of Applied Osteopathy, 1965: 65–69.

Sutherland WG. *The Cranial Bowl.* Mankato, MN: Free Press, 1936.

Warwick R, Williams PL. *Gray's Anatomy,* 35th British Edition. Philadelphia: W.B. Saunders, 1973.

61

골반과 천골 근에너지기법
(Muscle Energy)

이 장에서는 천골과 골반기능부전에 대한 근에너지기법을 소개한다.

■ 골반 기능부전
PELVIC DYSFUNCTIONS

전방 장골–무명골–골반기능부전
Anterior Iliac-Innominate-Pelvic Dysfunction

1. **환자 자세:** 복와위;기능부전측을 테이블 끝에 가깝게 눕는다. 엉덩이를 테이블 밖으로 내놓고 안정을 위해 반대쪽으로 기울인나.
2. **치료사 자세:** 환자 머리를 바라보고 기능부전 측에 선다.
3. **기법:**
   a. 치료사는 장천골 관절의 움직임을 결정하기 위해 기능부전 측의 PSIS 내측에 테이블에 가까운 손을 댄다.
   b. 치료사는 다른 손을 이용하여 장천골 관절에서 움직임이 느껴질 때까지 기능부전 측의 슬관절과 고관절을 구부려지게 한다.
   c. 치료사는 이와 같은 자세를 고정하기 위해 정강이뼈나 허벅지에 환자의 발을 맞댄다.
   d. 촉진을 하지 않은 손은 환자의 무릎을 감싼다.
   e. 환자에게 3~5초 동안 발바닥으로 치료사의 다리를 밀게 하여 다리를 똑바로 펴게 한다.
   f. 치료사는 환자의 동작에 저항을 가하여 등척성 수축이 일어나게 한다(그림 61-1).
   g. 3~5초 후에 환자에게 힘을 빼고 이완하라고 한다.
   h. 환자의 이완 후에 치료사는 문제가 있는 장천골 관절에 움직임이 일어날 때까지 기능부전 측의 슬관절과 고관절을 구부려서 새로운 운동 장벽으로 가져간다.
   i. 이와 같은 과정을 적어도 세 번 반복하거나, 체성 기능부전이 좋아질 때까지 반복한다.
   j. 수동적 신장은 마지막 치료 후에 시행한다.

후방 장골–무명골–골반기능부전
Posterior Iliac-Innominate-Pelvic Dysfunction

1. **환자 자세:** 복와위.
2. **치료사 자세:** 환자 머리를 바라보고 기능

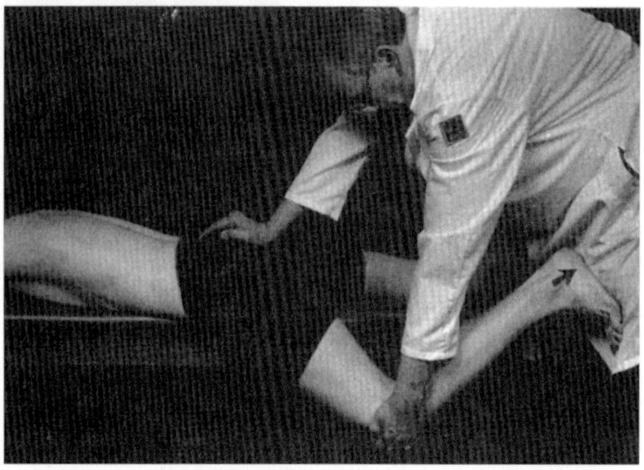

■ **그림 61-1** 전방 장골-무명골-골반 기능부전에 대한 근에너지 기법, 복와부

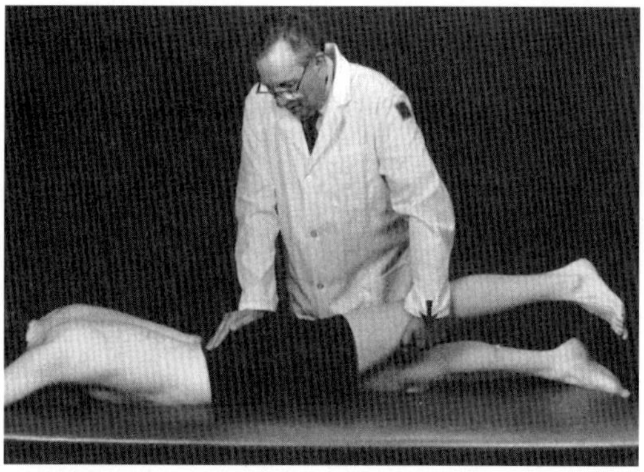

■ **그림 61-2** 후방 장골-무명골-골반 기능부전에 대한 근에너지 기법, 복와부

부전 반대측에 선다.

3. **기법:**
   a. 치료사는 장천골 관절의 움직임을 결정하기 위해 기능부전 측의 PSIS 내측에 테이블에서 멀리 떨어져 있는 손을 댄다.
   b. 치료사는 다른 손을 이용하여 기능부전 측 허벅지 전내측 부위를 잡는다.
   c. 치료사는 촉진을 하지 않은 손을 이용하여 장천골 관절에서 운동이 일어날때까지 다리를 들어 올려 고관절이 신전되게 한다.
   d. 치료사는 이 같은 자세를 유지하기 위해 베개를 고이거나, 환자 다리와 테이블 사이에 치료사 무릎을 구부려 넣는다.
   e. 환자에게 3~5초간 테이블쪽으로 다리를 아래로 내리게 한다.
   f. 치료사는 환자의 동작에 저항을 가하여 등척성 수축이 일어나게 한다(그림 61-2).
   g. 3~5초 후에 환자에게 힘을 빼고 이완하라 한다.
   h. 환자의 이완 후에 치료사는 문제가 있는 장천골 관절에 움직임이 일어날 때까지 기능부전측 다리를 더 들어올려 새로운 운동 장벽으로 가져간다. 치료사의 다리나 베개의 위치를 이용하여 환자의 다리 위치를 조정할 수 있다.
   i. 이와 같은 과정을 적어도 세 번 반복하거나 체성기능부전이 좋아질 때까지 반복한다.
   j. 수동적 신장은 마지막 치료 후에 시행한다.

상방 장골-무명골-골반전단
Superior Iliac-Innominate-Pelvic Shear

1. **환자 자세:** 다리를 편하게 편 앙와위. 테이블에서 미끌어지지 않게 양손으로 테이블 잡는다. 이 기법은 복와위에서도 할 수 있다. 이 또한 관절의 구성 성분이다.
2. **치료사 자세:** 환자 바라보고 상방 무명골 전단 쪽의 테이블 끝에 선다.
3. **기법:**
   a. 치료사는 양 손을 이용하여 기능부전 측의 발목 관절 근위부와 경골과 비골의 원위부를 감싸 잡는다.
   b. 치료사는 천장 관절이 느슨한 위치가

될 때까지 환자가 앙와위이면 고관절을 외전, 굴곡 또는 환자가 복와위이면 신전시키고 내측 회전시킨다.

c. 치료사는 환자의 다리가 굴곡 또는 신전, 외전, 내회전이 유지되게 하여 기능부전 측 다리를 장축으로 견인을 적용한다(그림 61-3).

d. 환자는 3~5초 동안 다리를 끌어당긴 다음 이완한다. 이것은 요방형근과 둔근의 수축에 의한 결과이다.

e. 치료사는 꾸준히 견인을 유지한다.

f. 환자는 깊이 숨을 들이 마시고 날카로운 기침을 한다.

g. 기침과 함께 치료사는 환자의 다리를 세게 잡아 당겨서 견인을 더욱 가하여 마지막 장벽에 이르게 한다.

h. 필요하다면 반복한다.

하방 장골-무명골-골반전단

Inferior Iliac-Innominate-Pelvic Shear

1. **환자 자세:** 기능부전 측이 위로 올라오게 옆으로 눕는다. 기능부전 측 다리를 위로 들어올려 치료사의 어깨 위에 올려 놓는다.
2. **치료사 자세:** 환자 뒤편에 앉는다.
3. **기법:**

a. 치료사는 한 손을 이용하여 기능부전 측의 치골 가지와 치골을 잡고, 다른 손은 기능부전 측의 좌골 결절과 후상장골극에 댄다.

b. 환자는 이완을 하고 치료사는 무명골을 외측으로 견인한다.

c. 이 자세를 유지하고, 치료사는 기능부전 측의 치골 가지, 치골, 좌골 결절, 후상장골극에 두측으로 힘을 가한다(그림 61-4).

d. 환자에게 깊이 들어 마시고 완전히 숨을 내쉬라 한다.

e. 치료사는 환자가 들어 마시는 동안 무명골의 견인과 두측 힘을 계속 유지한다.

f. 환자의 호기 동안 치료사는 무명골의 견인과 두측 힘을 더 가한다.

g. 이런 과정을 반복한다.

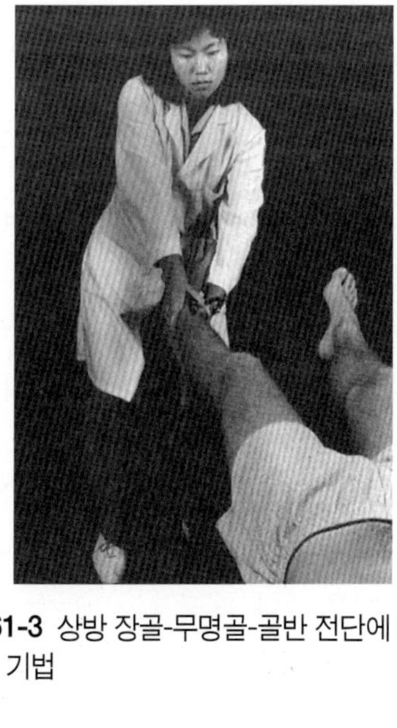

■ **그림 61-3** 상방 장골-무명골-골반 전단에 대한 근에너지 기법

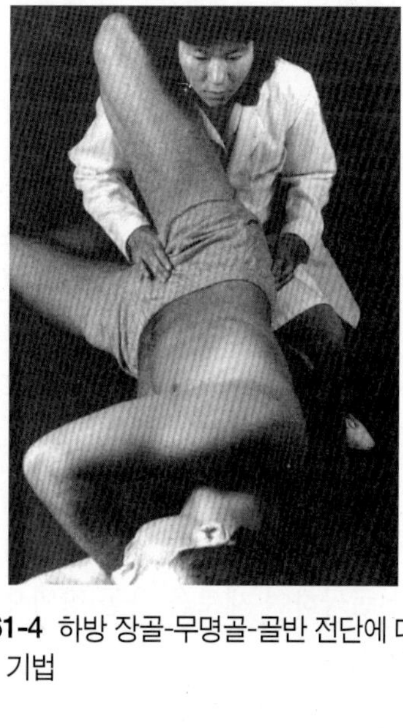

■ **그림 61-4** 하방 장골-무명골-골반 전단에 대한 근에너지 기법

■ 치골 기능부전 PUBIC DYSFUNCTIONS

하방 치골 기능부전 Inferior Pubic Dysfunction

1. **환자 자세:** 앙와위.
2. **치료사 자세:** 환자를 바라보며 기능부전 측에 앉거나 선다.
3. **기법:**
   a. 치료사는 두측 손의 촉진하려는 손가락을 기능부전 측의 전상장골극에 댄다.
   b. 다른 손으로 촉진 손가락에서 움직임이 느껴질 때까지 환자의 고관절을 구부린다.
   c. 촉진하지 않은 손을 주먹을 쥐어(손바닥이 위로 향하게) 기능부전 측의 좌골결절에 댄다. 주먹은 테이블에 엎혀 놓는다.
   d. 치료사는 환자의 구부려진 무릎에 어깨를 댄다.
   e. 환자는 구부려진 고관절을 펼려는 시도를 한다. 힘의 양은 촉진하려는 손가락에 집중되고 충분해야 한다.
   f. 치료사는 주먹으로 두측 힘을 적용하면서 저항을 가하여 정적 수축을 만들어내어 등척성 수축이 일어나게 한다(그림 61-5).
   g. 3~5초 후에 환자는 힘을 빼고 이완한다.
   h. 치료사는 환자에게 3~5초 동안 이완하라 하고, 고관절 굴곡과 좌골 결절에 두측 힘을 유지한다.
   i. 치료사는 촉진하려는 손가락에 움직임이 느껴질 때까지 기능부전 측의 고관절을 굴곡하여 새로운 운동 장벽으로 가져간다.

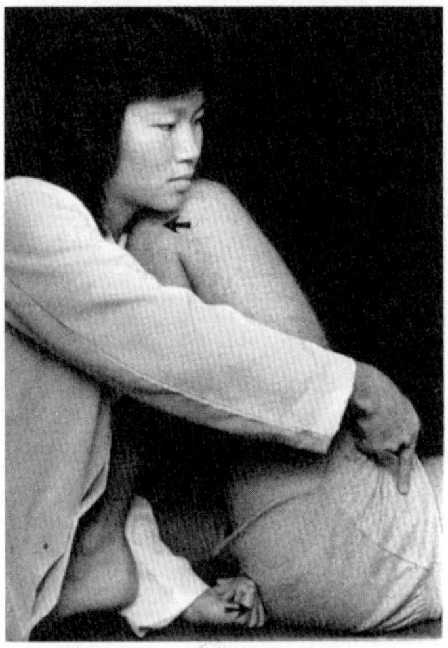

■ **그림 61-5** 하방 치골 기능부전에 대한 근 에너지 기법

   j. 이와 같은 과정을 적어도 세 번 반복하거나 체성기능부전이 좋아질 때까지 반복한다.

상방 치골 기능부전 Superior Pubic Dysfunction

1. **환자 자세:** 앙와위.
2. **치료사 자세:** 환자를 바라보며 기능부전 측에 앉거나 선다.
3. **기법:**
   a. 치료사는 기능부전 반대측의 전상장골극에 테이블에서 가까운 손의 손가락을 대어 촉진한다.
   b. 치료사는 다른 손으로 촉진하려는 손가락에서 움직임이 느껴질 때까지 기능부전 측의 다리를 테이블 아래로 내린다.
   c. 치료사는 다리를 이용하여 환자의 신장된 다리를 고정한다.
   d. 치료사는 테이블 아래로 내려간 다리의 허벅지 앞쪽에 촉진하지 않은 손의 손바닥을 댄다.
   e. 환자는 국소화가 유지될 수 있는 충분

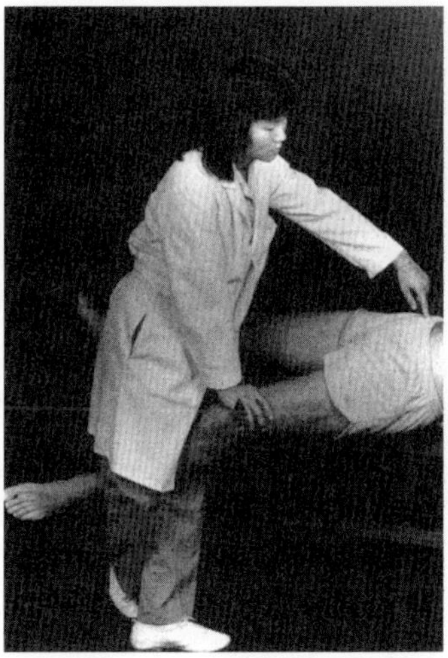

■ **그림 61-6** 상방 치골 기능부전에 대한 근에너지 기법

한 힘으로 신장된 다리를 상방으로 올리려는 노력을 한다.

f. 치료사는 등척성 힘을 이용하여 저항을 주고, 3~5초 동안 정적 수축이 일어나도록 한다(그림 61-6).

g. 치료사는 환자에게 3~5초 동안 이완하라고 한다.

h. 치료사는 촉진하려는 손가락에 움직임이 느껴질 때까지 기능부전 측의 고관절을 신전을 더 가하여 새로운 운동 장벽으로 가져간다.

i. 이와 같은 과정을 적어도 세 번 반복하거나 체성기능부전이 좋아질 때까지 반복한다.

외전(열린) 치골 기능부전
Abduction (Open) Pubic Dysfunction

1. **환자 자세:** 고관절을 구부리고 무릎을 90° 구부린 채 앙와위. 한쪽으로 치우쳐서 테이블에 눕는다.
2. **치료사 자세:** 환자를 바라보며 가장 가깝게 테이블 옆에 선다.
3. **기법:**
   a. 치료사는 환자의 무릎을 팔로 감싸 안고 치료사 쪽으로 끌어 당긴다.
   b. 환자는 양 무릎을 최대한으로 벌린다.
   c. 치료사는 등척성 힘을 이용하여 저항을 주고, 3~5초 동안 정적 수축이 일어나도록 한다.
   d. 3~5초 후에 환자에게 이완하라고 한다.
   e. 치료사는 3~5초 동안 이완하게 하고 환자의 자세를 유지한다.
   f. 이 과정을 3회 이상 반복한다.
   g. 치료사는 기능부전의 상태를 재평가한다.
   h. 만약 기능부전이라면 반복한다.

내전(닫힌) 치골 기능부전
Adduction (Clocod) Pubic Dysfunction

1. **환자 자세:** 고관절을 구부리고 무릎을 90° 구부린채 앙와위.
2. **치료사 자세:** 환자를 바라보며 테이블 옆에 선다.
3. **기법:**
   a. 치료사의 전완을 환자 무릎 사이에 끼운다. 손은 환자 한쪽 무릎 안쪽에 대고 팔꿈치는 다른쪽 무릎 안쪽에 댄다.
   b. 환자는 양 무릎을 최대한으로 모은다.
   c. 딱딱한 막대처럼 환자의 움직임에 저항을 가한다.
   d. 3~5초 후에 환자에게 이완하라고 한다.
   e. 치료사는 3~5초 동안 이완하게 하고 환자의 자세를 유지한다.
   f. 치료사의 양손을 이용하거나 주먹을 쥐

어 새로운 운동 장벽으로 가져간다.

g. 이와 같은 과정을 적어도 세 번 반복하거나 체성기능부전이 좋아질 때까지 반복한다.

h. 치료사는 기능부전의 상태를 재평가한다.

i. 만약 기능부전이라면 반복한다.

■ 천골 기능부전
SACRAL DYSFUNCTIONS

편측성 천골 굴곡 기능부전
Unilateral Sacral Flexion Dysfunction

1. **환자 자세:** 팔을 테이블 밖으로 내놓은 복와위.
2. **치료사 자세:** 기능부전 측에 선다.
3. **기법:**
   a. 치료사는 두측 손의 손꿈치를 치료하고자 하는 측의 천골 하외각 외측끝과 아래에 댄다. 두 번째나 세 번째 손가락은 천골구에 댄다.
   b. 치료사는 기능부전 측의 다리를 촉진한 천골구에서 움직임이 국소화가 일어날 때까지 다른 손을 이용하여 외전되게 한다.
   c. 치료사는 외전을 유지한 채 촉진한 천골구에서 움직임이 일어날 때까지 내측회전이 일어나게 한다. 내회전과 외전된 자세를 유지한다.
   d. 환자 천골에 위치한 손과 팔꿈치를 펴서 후외각을 두측과 테이블을 향해 아래로 가해지는 계속적인 힘을 적용한다(그림 61-7). 두측으로 미는 힘을 더욱 가한다.
   e. 환자에게 깊이 들어마시고 숨을 참으라고 한다.

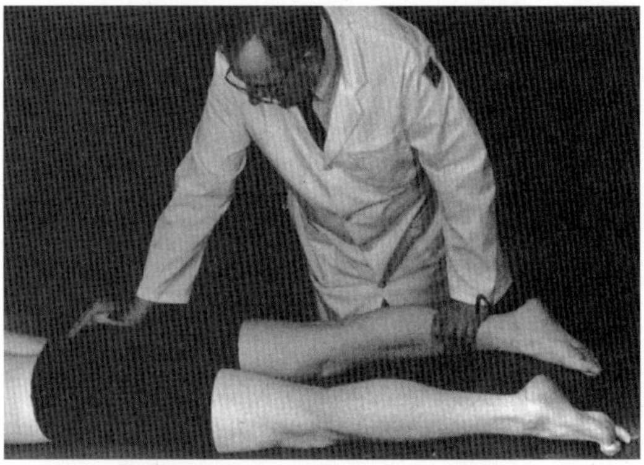

■ 그림 61-7 편측성 천골 굴곡 기능부전에 대한 근 에너지 기법

   f. 치료사는 들어 마시는 동안 후외각에 압을 더욱 가한다.
   g. 환자에게 완전히 내쉬게 한다.
   h. 치료사는 환자의 호기 시 후외각이 뒤로 움직이는 경향에 반해 저항을 주고 두측힘을 유지한다.
   i. 이와 같은 과정을 적어도 세 번 반복하거나 체성 기능부전이 좋아질 때까지 반복한다.
   j. 호기 끝에서 후외각에 치료사의 두측 추력도 가능한다.
   k. 치료사는 외전-내측 회전된 다리를 중앙 중립위치로 놓는다.
   l. 만약 기능부전이 있다면 반복한다.

천골 전방 염전 기능부전
Forward Sacral Torsion Dysfunction

1. **환자 자세:** 기능부전 축이 테이블 향해 아래로 가는 심스 자세(환자의 상체는 복와위이고 고관절과 슬관절은 굴곡된 자세) 팔을 테이블 밖으로 내놓은 복와위.
2. **치료사 자세:** 환자를 마주보고 테이블 옆

에 선다.

3. **기법**:

a. 치료사는 환자와 마주보고 두측 손으로 체성기능부전을 촉진한다.

b. 다른 손으로 깊은 천골구(PSIS 내측)쪽 천장 관절에서 운동 국소화가 일어날 때까지 환자의 고관절과 무릎을 구부린다.

c. 치료사는 촉진하려는 손을 바꾸고 미측 손으로 체성기능부전을 촉진한다.

d. 환자는 뒤쪽으로 팔을 보내고 테이블쪽으로 가슴을 회전한다. 이 회전은 수정된 심스 자세를 만든다.

e. 치료사는 두측 손으로 환자 어깨에 댄다.

f. 환자가 들어마시고 완전하게 내쉬면서 동시에 바닥 쪽으로 닿게 하면 회전이 추가된다.

g. 치료사는 수정된 심스 자세가 과정되는 것처럼 촉진한 분절 아래까지 체간이 회전될 때까지 환자의 어깨를 아래로 누른다.

h. 치료사는 다시 손을 바꿔서 두측 손으로 촉진한다.

i. 치료사는 환자의 다리를 테이블 아래로 내려서 제한된 분절까지 요추가 측굴이 일어나게 한다(그림 61-8).

j. 환자에게 이 자세가 불편하기 때문에 치료사는 환자 무릎 아래 부위에 베개를 괴이거나, 환자 뒤에 앉아 테이블과 환자 다리 사이에 치료사의 허벅지를 놓는다(그림 61-9). (이 자세에선 치료사는 촉진하는 손을 바꿔야 한다).

k. 환자는 천장을 향해 다리를 3~5초 동안 들어 올린다.

l. 치료사는 등척성 힘을 이용하여 저항을 주고, 정적 수축이 일어나도록 한다.

m. 환자는 이완을 한다. 이 자세를 대개는 3~5초 동안 유지하지만 필요하면 더 길게 유지한다.

n 치료사는 바닥쪽으로 환자의 다리를 내려서 새로운 운동 장벽으로 가져간다.

o. 적어도 3번은 반복한다.

p. 수동적 신장은 마지막 치료 후에 시행한다.

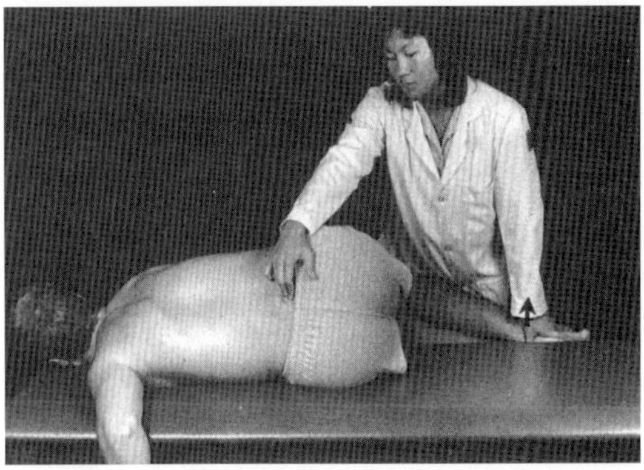

■ **그림 61-8** 전방 천골 염전 기능부전에 대한 근 에너지 기법

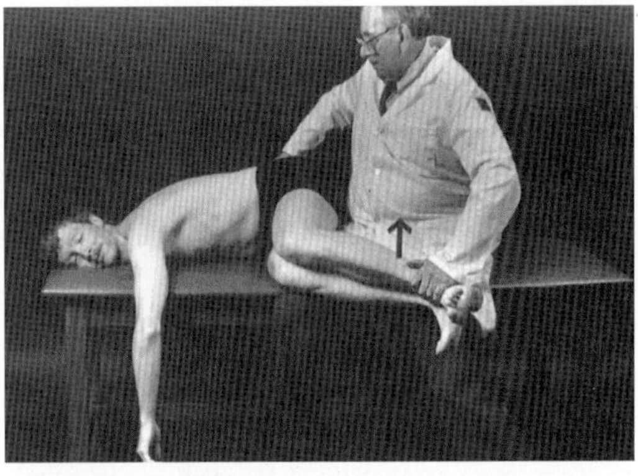

■ **그림 61-9** 전방 천골 염전 기능부전 치료에 대한 대체 자세 근에너지 기법

천골 후방 염전 기능부전
Backward Sacral Torsion Dysfunction

1. **환자 자세:** 기능부전 축이 테이블 향해 아래로 가게 하여 무릎을 구부려서 옆으로 눕는다.
2. **치료사 자세:** 환자와 마주보고 테이블 옆에 선다.
3. **기법:**
   a. 치료사는 요천추 접합부를 촉진한다.
   b. 치료사의 촉진하지 않은 손으로 운동 제한 장벽을 찾는데 이용한다.
   c. 운동 제한 장벽을 쉽게 찾기 위해선 요천추 접합부를 촉진하는 손을 치료 도중에 바꿔야 한다.
   d. 치료사는 촉진한 손가락에 움직임이 느껴질 때까지 무릎과 고관절을 구부린다.
   e. 치료사는 환자의 무릎 위에 몸을 기대어 이 자세를 유지한다.
   f. 환자는 테이블 쪽에 있는 다리를 곧게 편다.
   g. 치료사는 곧게 편 다리 위에 있는 천장쪽 다리의 발을 움켜 쥔다.
   h. 치료사는 환자 무릎에 계속 기댄 채 환자의 무릎을 신전시키고, 바닥쪽을 향해 떨어뜨린다.
   i. 요천추 접합부에 움직임이 느껴질 때까지 고관절을 구부린다.
   j. 치료사는 환자 엉덩이에서 촉진하는 손의 전완으로 접촉하여 환자의 자세를 유지한다.
   k. 치료사는 테이블 쪽에 있는 팔을 움켜 잡고, 전방과 천장을 향해 끌어 당기므로써 환자의 체간을 뒤쪽으로 회전되게 한다.
   l. 환자는 천장쪽에 있는 팔을 뒤로 뻗어 테이블 끝을 잡는다.
   m. 환자는 깊이 숨을 들어 마신다.
   n. 환자는 완전히 숨을 내쉬고 동시에 테이블 끝을 잡고 있는 손을 아래쪽으로 뻗는다. 호기 끝에서 환자는 테이블 끝을 잡는다.
   o. 치료사는 환자가 호기하는 동안 미측과 테이블을 향해 환자의 어깨를 뒤로 밀어 이런 움직임을 쉽게 할 수 있게 한다.
   p. 요천추 접합부에 이런 회전 움직임이 국소화가 될려면, 이런 과정을 되풀이 하여야 한다. 촉진하려는 손가락에 움직임이 느껴질 때까지 계속한다. 움직임이 느껴지면 그 자세를 유지한다.
   q. 치료사는 요천추 접합부에서 움직임이 느껴질 때까지 환자의 대퇴를 테이블 아래로 내린다.
   r. 움직임이 느껴지면 그 자세를 유진한다.
   s. 환자는 테이블 밖에 있는 발을 천장쪽으로 가져오려는 시도를 한다. 다른 방법은 환자의 허벅지를 천장을 향해 위로 올리 수도 있다.
   t. 치료사는 등척성 힘을 이용하여 저항을 주고, 정적 수축이 일어나도록 한다.
   u. 3~5초 후에 환자는 이완을 한다.
   v. 치료사는 3~5초 동안 환자가 이완할 수 있도록 시간을 준다.
   w. 치료사는 전단계를 반복하여 새로운 운동 제한 장벽으로 가져간다.
   x. 이와 같은 과정을 적어도 세 번 반복하거나, 체성기능부전이 좋아질 때까지

반복한다.

y. 치료사는 환자를 중립 위치에 되돌린다.

z. 치료사는 기능부전의 상태를 재평가한다.

참고문헌

Greenman PE. Innominate shear dysfunction in the sacroiliac syndrome. *Manual Med* 1986;2:114–121.

Mitchell FL, Mitchell P-KG. *The Muscle Energy manual*: Volume Three Examination of the Pelvis and Sacrum. East Lansing, MI: MET Press, 1995.

Moran PS, Pruzzo NA, et al. *An Evaluation and Treatment Manual of Osteopathic Manipulative Procedures, vol I. The Postural Structural Model*. Kansas City: Institute for Continuing Education in Osteopathic Principles, 1973.

Schiowitz S, DiGiovanna E, Ausman P. *An Osteopathic Approach to Diagnosis and Treatment*. Old Westbury, NY: New York College of Osteopathic Medicine of the New York Institute of Technology 1983.

62

골반과 천골 역스트레인 기법
(Counterstrain Techniques for the Sacrum and Pelvis)

■ 전면 과민압통점
ANTERIOR TENDER POINTS

일반적으로 천골과 골반과 관련된 중요한 과민압통점은 3개가 있다: 치골 상면에 있는 장골하 천골전 과민압통점; 아래 복부 사분면과 장골와에 깊이 있는 장골 과민압통점(종종 월경 통증과 관련된 압통점); 치골과 부착하는 서혜인대에 있는 서혜인대 과민압통점(그림 62-1). 이와 같은 과민압통점을 치료하는 기법은 다음과 같다.

장골천장장골하/천골전 과민압통점
Low Ilium Sacroiliac/Anterior Sacral Tender Point

1. **환자 자세:** 앙와위
2. **치료사 자세:** 테이블 어느쪽이든 옆에 선다.
3. **기법:**
   a. 허벅지를 약 40° 구부리거나 요추 과민압통점 치료와 같이 양 허벅지를 구부린다.
   b. 환자 머리쪽에 가까운 손의 손가락으로 과민압통점을 촉진한다(그림 62-2).
   c. 90초 동안 이 자세를 유지한 후, 치료사가 테이블 쪽으로 뒤로 물러서면서 환자 다리가 움직여지게 하고 교차된 발목을 푼다.
   d. 과민압통점의 압통을 재평가한다.

장골 과민압통점 Iliacus Tender Point

1. **환자 자세:** 앙와위
2. **치료사 자세:** 과민압통점에 가까운쪽 테이블에 서서 발을 테이블 위에 올려 놓는다.
3. **기법:**
   a. 환자의 양 다리를 구부려서 치료사의 허벅지 위에 다리를 올려놓다.
   b. 치료사는 환자 머리와 가까운 손으로 과민압통점을 촉진한다.
   c. 발목을 교차되게 하고 무릎은 벌린다. 이런 동작은 환자의 고관절이 외측 회전이 된다(그림 62-3).
   d. 90초 동안 이 자세를 유지한 후 치료사가 테이블 쪽으로 뒤로 물러서면서 환

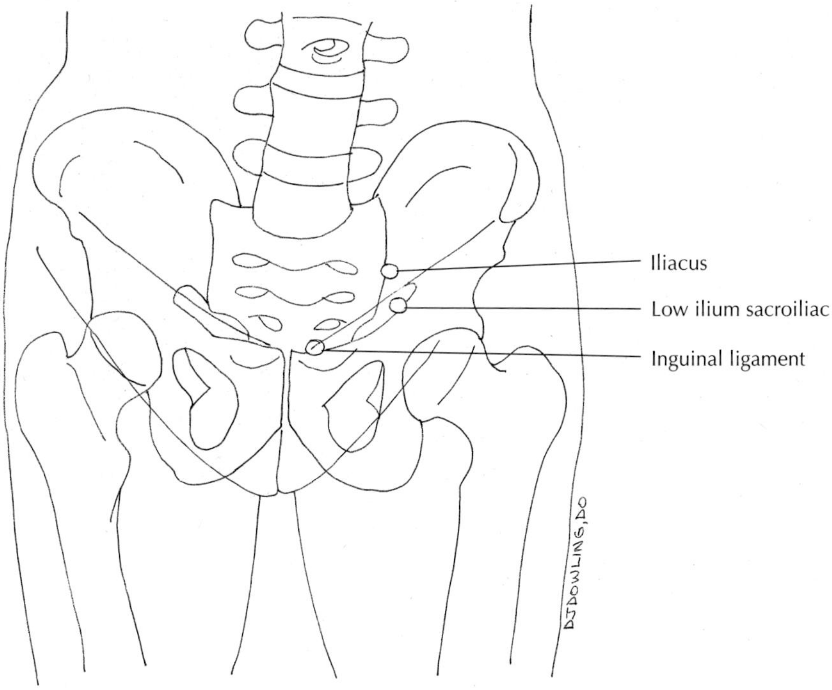

■ **그림 62-1** 전면 골반/천골 과민압통점

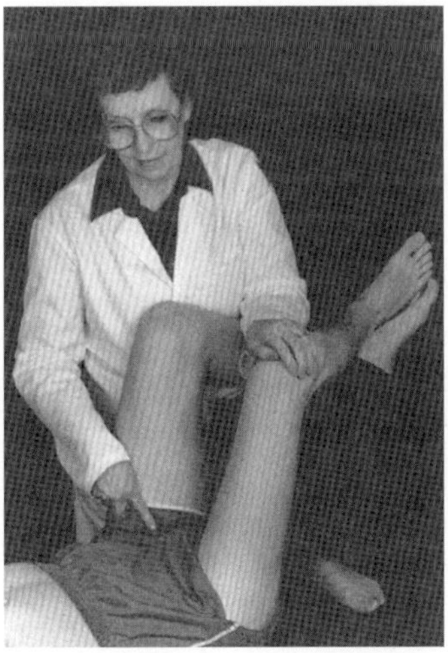

■ **그림 62-2** 장골하/천골전 과민압통점에 대한 역스트레인

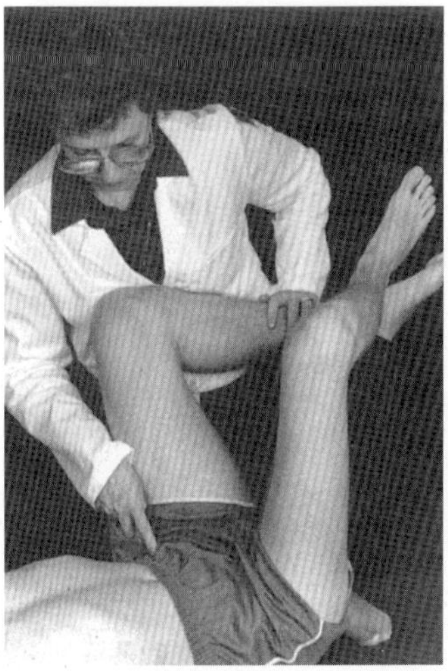

■ **그림 62-3** 장골 과민압통점에 대한 역스트레인

자 다리가 움직여지게 하고, 교차된 발목을 푼다.

e. 과민압통점의 압통을 재평가한다.

서혜인대 과민압통점
Inguinal Ligament Tender Point

1. **환자 자세:** 앙와위
2. **치료사 자세:** 과민압통점 반대편 테이블에서서 발을 테이블 위에 올려 놓는다.
3. **기법:**
   a. 환자의 양 다리를 구부려서 치료사의 허벅지 위에 다리를 올려놓다.
   b. 치료사와 가까운 쪽 환자의 다리를 먼 다리 위로 교차를 시킨다.
   c. 교차된 아래쪽 발목을 외측으로 밀어서 내측 회전이 되게 한다(그림 62-4).

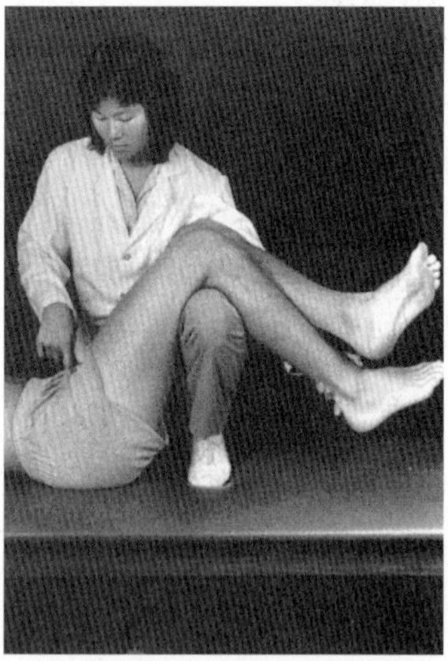

■ **그림 62-4** 서혜인대 과민압통점에 대한 역스트레인

■ 후면 과민압통점
POSTERIOR TENDER POINTS

후방 과민압통점은 그림 62-5와 같다.

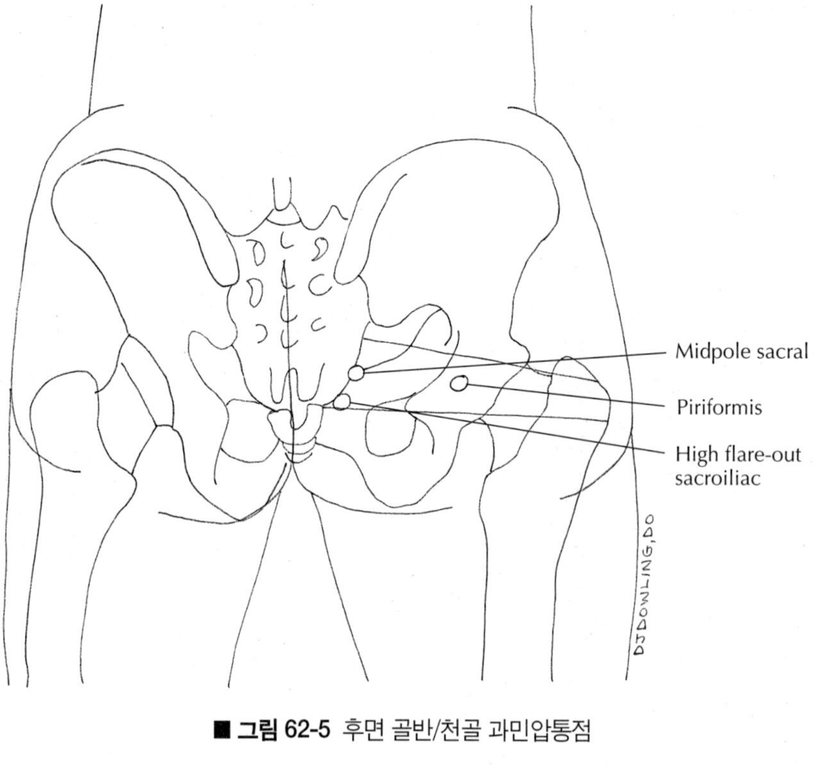

■ **그림 62-5** 후면 골반/천골 과민압통점

이상근 과민압통점 Piriforms Tender Point

이상근 과민압통점은 천골 기능부전과 아주 관련이 있고, 좌골 신경과 가까이 있기 때문에 종종 좌골 신경통을 수반한다. 이 압통점은 근복에 있다.

1. **환자 자세:** 복와위로 누워 과민압통점이 있는 다리를 테이블 밖에 있게 한다.
2. **치료사 자세:** 환자의 머리를 바라보고 기능부전이 있는 다리 쪽에 앉는다.
3. **기법:**
   a. 치료사는 테이블과 가까운 쪽 손을 이용하여 압통점을 촉진한다.
   b. 환자의 고관절과 슬관절을 구부린다.
   c. 환자의 다리를 외전과 외측 회전되고 하고, 치료사의 무릎 위에 올려 놓는다(그림 62-6).
   d. 굴곡과 외측 회전은 이상근을 최대로 부드럽게 만들어 준다.
   e. 90초 동안 이 자세를 유지한 후 치료사가 테이블로 오면서 수동적으로 다리가 원위치 되게 한다.
   f. 과민압통점의 압통을 재평가한다.

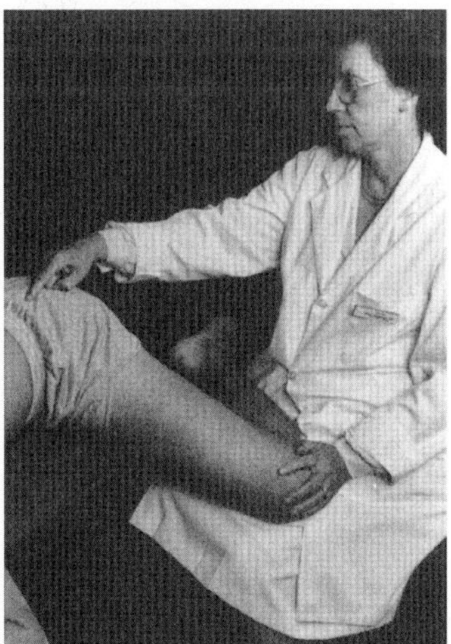

■ **그림 62-6** 이상근 과민압통점에 대한 역스트레인

천골 중간극 과민압통점 Midpole Sacral Tender Point

이 압통점은 천골 끝과 후상장골극 중간 위치에서 외측에서 내측으로 촉진하려는 손가락으로 밀어서 촉진할 수 있다. 이점은 이상근이 부착된 천골 부위에 있고, 아마도 이상근 제2의 과민압통점을 의미한다. 종종 근복에 있는 압통점과 연관지어 찾을 수 있다.

1. **환자 자세:** 복와위.
2. **치료사 자세:** 과민압통점과 가까운쪽 테이블에 앉거나 선다.
3. **기법:**
   a. 치료사는 환자의 머리와 가까운 손의 손가락으로 압통점을 촉진한다.
   b. 환자 다리를 곧게 편 채 압통점이 부드러워지고, 압통이 사라질 때까지 다리를 벌린다(그림 62-7). 외측 회전이 도움이 될 수 있다.
   c. 몇몇 환자는 내측 허벅지 근육이 당겨지는 경우가 있다. 이러한 경우는 편안할 때까지만 다리를 벌린 다음, 촉진한 손꿈치로 골반을 누르고 환자의 골반

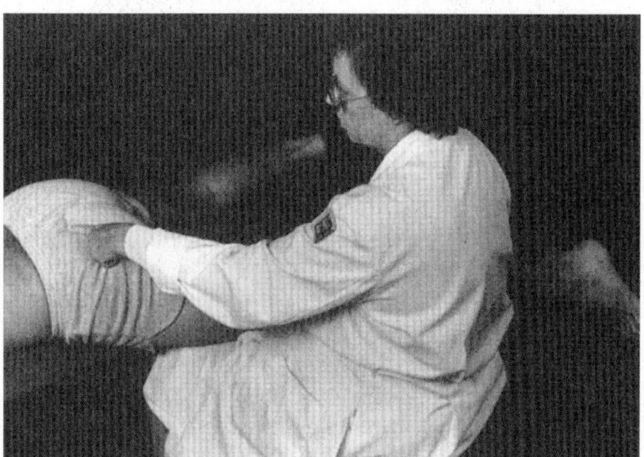

■ **그림 62-7** 천골 중간극 과민압통점에 대한 역스트레인

을 치료사로부터 약간 멀어지게 한다.

d. 90초 동안 이 자세를 유지한 후 치료사는 환자의 다리를 원위치 시킨다.

e. 과민압통점의 압통을 재평가한다.

High Flare-out 천장 관절 과민압통점
High Flare-out Sacroiliac Tender Point

이 압통점은 천골 후면에 있다. 이점은 후상장골극 아래면에서 밑으로 1과 3/4 인치와 내측으로 1/2 인치에 있다. 종종 꼬리뼈 통증과 관련이 있다.

1. **환자 자세**: 복와위.
2. **치료사 자세**: 테이블 옆에 선다.
3. **기법**:
   a. 치료사는 환자의 머리와 가까운 손의 손가락으로 압통점을 촉진한다.
   b. 환자 다리를 들어 올린다(그림 62-8).
   c. 약간의 내전과 외측 회전이 필요할 수도 있다. 이러한 경우 과민압통점 반대편 테이블에 서는게 편하다. 다리를 치료사 쪽으로 당기면, 내전과 외측 회전이 된다.

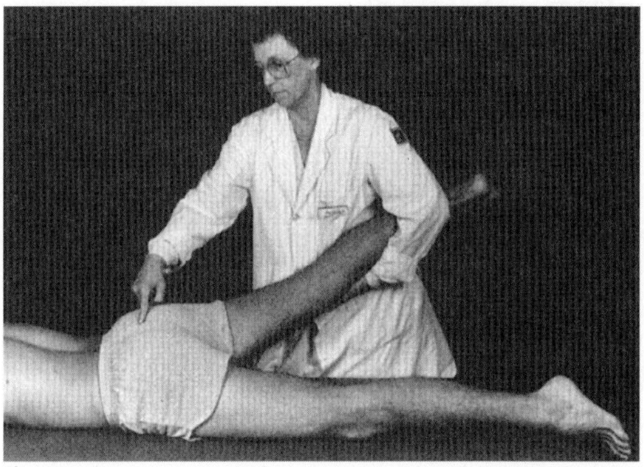

■ **그림 62-8** high flare-out 천장장골 과민압통점에 대한 역스트레인

   d. 90초 동안 이 자세를 유지한 후, 치료사는 환자의 다리를 원위치시킨다.
   e. 과민압통점의 압통을 재평가한다.

참고문헌

DiGiovanna EL, Schiowitz S. *An Osteopathic Approach to Diagnosis and Treatment*. Philadelphia: Lippincott-Raven, Philadelphia, 1997.

Jones LH, Kusunose R, Goering E. Strain-Counterstrain. Boise, ID: Jones' Strain-Counterstrain, Inc., 1995.

Yates HA, Glover JC. *Counterstrain, Handbook of Osteopathic Technique*. Tulsa, OK: Y Knot Pub, 1995.

63

천골과 골반에 대한 자세이완촉진 (Facilitated Positional Release Techniques for the Sacrum and Pelvis)

이 장에서는 천골과 골반에 대한 자세이완촉진(FPR) 기법을 설명할 것이다. FPR의 원칙을 적용하라. 엎드려 있는 환자의 배에 베개를 고여 요천추를 평평하게 하고, 문제가 있는 부위는 문제 있는 관절이 자유롭게 움직일 수 있게 만들거나 치료할 근육이 잡아지게 한 후 압박하든지 비틀든지하여 촉진력을 가한다.

■ 천골 천부 근 과긴장 PELVIC SUPERFICIAL MUSCLE HYPERTONICITY

이상근 (오른쪽) Piriformis Muscle (Right)

1. **환자 자세:** 베개를 배밑에 고이고 엎드려 눕는다.
2. **치료사 자세:** 환자 머리를 바라보고 기능부전이 있는 쪽(오른쪽) 테이블 옆에 앉는다. 치료사는 왼쪽 허벅지와 무릎을 테이블에 나란히 되게 한다.
3. **기법:**
   a. 치료사는 왼손 손가락으로 치료하고자 하는 근육을 촉진한다.
   b. 치료사는 환자의 오른쪽 무릎을 구부려서 테이블 밖으로 떨어뜨려 치료사의 양 무릎 사이와 왼쪽 허벅지 위로 올려놓는다.
   c. 치료사는 오른손으로 환자의 오른 무릎을 잡고, 촉진한 손가락에 느낌이 올 때까지 환자의 고관절을 부드럽게 구부린다.
   d. 치료사는 왼쪽 무릎과 허벅지를 축으로 이용하여 촉진한 손가락에 느낌이 올 때까지 환자의 오른쪽 무릎을 테이블쪽으로 민다(내전).
   e. 치료사는 오른손으로 환자의 오른 무릎을 두측과 내측으로 회전시켜 촉진한 손가락에 느낌이 올 때까지 내측 회전을 만든다.

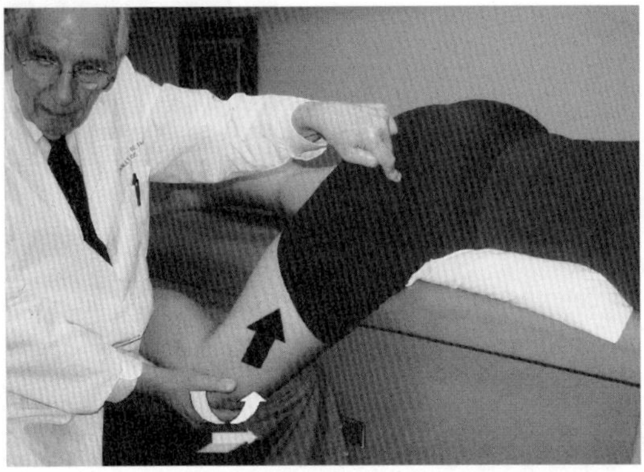

■ 그림 63-1 오른쪽 이상근 과긴장에 대한 자세이완 촉진 기법

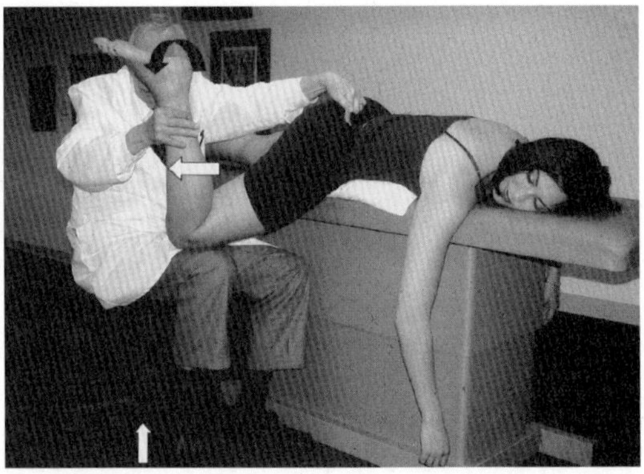

■ 그림 63-2 오른쪽 대둔근 과긴장에 대한 자세이완 촉진 기법

f. 치료사는 오른손으로 환자의 오른쪽 무릎을 위쪽으로 밀어 올려 치료사의 촉진 하는손가락에 가벼운 압박이 일어나도록 한다. 촉진한 손가락에서 느낄수 있는 과긴장된 조직에 즉각적인 이완이 있어야 한다(그림 63-1).

g. 이 자세를 3~5초 동안 유지한 다음에 풀고, 기능부전 부위를 재평가한다.

대둔근 (오른쪽) Gluteus Maximus (Right)

1. **환자 자세**: 베개를 배밑에 고이고 엎드려 눕는다.
2. **치료사 자세**: 환자 머리를 바라보고 기능부전이 있는 쪽(오른쪽) 테이블 옆에 앉는다. 치료사는 왼쪽 허벅지와 무릎을 테이블에 나란히 되게 한다.
3. **기법**:

a. 치료사는 왼손 손가락으로 치료하고자 하는 근육을 촉진한다(대둔근의 과긴장된 조직은 보통 장골릉에서 수직으로 아래 중간에서 촉진할 수 있다).

b. 치료사는 환자의 오른쪽 무릎과 고관절을 완전히 외전시켜서 환자의 무릎을 90° 구부려서 테이블에 멀리 있는 치료사 무릎 위로 올려 놓는다.

c. 치료사는 촉진한 손가락에 움직임이 느껴질 때까지 테이블에 멀리 있는 발뒤꿈치를 들어 올려(오른쪽) 치료사의 허벅지가 올라가게 한다.

d. 치료사는 허벅지 위에 있는 환자의 오른쪽 무릎을 축으로 하여 외측으로 밀어 외측 회전이 일어나게 한다. 촉진한 손가락에서 느낄수 있는 과긴장된 조직에 즉각적인 이완이 있어야 한다(그림 63-2).

e. 이 자세를 3~5초 동안 유지한 다음에 풀고 기능부전 부위를 재평가한다.

대퇴근막장근(오른쪽) Tensor Fascia Lata (Right)

대퇴근막장근은 전상장골극에서부터 시작하여 4~6인치 아래로 내려가면서 촉진할 수 있다. 이 근은 질긴 끈과 같고 과긴장이 있을 경우, 만질 때 압통이 있다.

1. **환자 자세**: 베개를 배밑에 고이고 엎드려 눕는다. 환자의 오른쪽 골반이 테이블 밖

으로 약간 나와 있어야 한다.

2. **치료사 자세:** 환자 머리를 바라보고 기능부전이 있는 쪽(오른쪽) 테이블 옆에 앉는다. 치료사는 왼쪽 허벅지와 무릎을 테이블에 나란히 되게 한다. 베개를 치료사 무릎 사이에 낀다.
3. **기법:**
   a. 환자의 오른쪽 무릎을 테이블 밖으로 떨어뜨리고, 치료사의 왼쪽 무릎과 환자의 무릎 내측 사이에 베개를 끼운다.
   b. 치료사는 오른손으로 치료하고자 하는 조직을 촉진한다. 촉진한 손가락에 움직임이 느껴질 때까지 환자의 무릎을 테이블 쪽으로 밀어 내전이 일어나게 한다. 치료사의 왼쪽 무릎을 축처럼 움직이고, 치료사의 허벅지와 베개는 환자의 무릎에 오는 충격을 흡수한다.
   c. 치료사는 왼손으로 환자의 오른 무릎을 밀어 가벼운 압이 일어나게 한다. 촉진한 손가락에서 느낄수 있는 과긴장된 조직에 즉각적인 이완이 있어야 한다(그림 63-3).

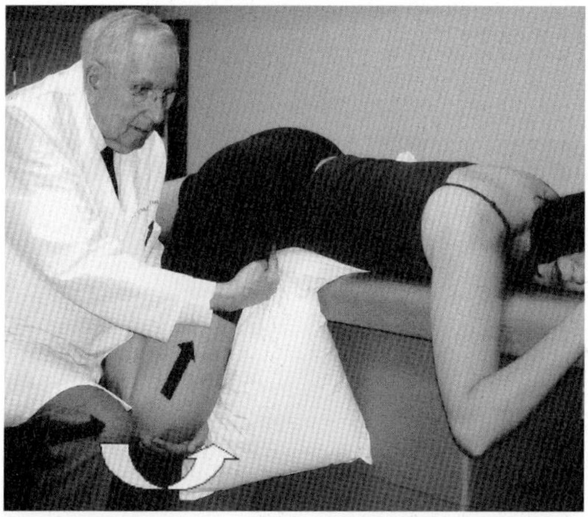

■ **그림 63-3** 오른쪽 대퇴근막장근 과긴장에 대한 자세이완촉진 기법

   d. 이 자세를 3~5초 동안 유지한 다음에 풀고 기능부전 부위를 재평가한다.

■ 천골
SACRUM

오로지 천골과 장골로 직접적으로 연결되는 근육은 없다. 그래서 자세이완촉진법을 적용할 수 없다. 다음과 기법은 장골에서의 천골 운동 제한의 진단에 대한 방법이고, 관절 운동을 정상화하는 생체 역학적 기법이다.

천골 운동 제한 Sacral Motion Restriction

진단 Diagnosis

1. **환자 자세:** 베개를 배밑에 고이고 엎드려 눕는다.
2. **치료사 자세:** 환자 머리를 바라보고 치료사의 우세 눈쪽 테이블에 나란히 선다.
3. **기법:**
   a. 치료사는 양 손꿈치를 환자의 천골 하외각(ILA) 아래쪽에 접촉한다.치료사의 오른손은 환자의 오른쪽 ILA 아래에 왼손은 환사의 왼쪽 ILA 아래에 댄다.
   b. 치료사는 양손을 테이블에 평행이 되게 두측으로 힘을 가하고, 가능하다면 수평면에서 일어나도록 한다. 힘은 양손 동시에 일어나게 하고, 양쪽에 동시에 검사를 하거나 한번에 한번씩 결과를 비교한다(그림 63-4).
   c. 천골의 운동은 장골과 이루는 관절에서 일어날 것이다. 한쪽이 제한이 있다면, 치료사는 그쪽이 다른쪽보다 덜 움직이는 것을 느낄것이다. 제한이 있는 쪽은 반대편이 자유롭게 움직일 때 축처럼 움직이는 것을 느낄수 있다. 양측성 운동 제한을 판가름하기 위해서 치료사는

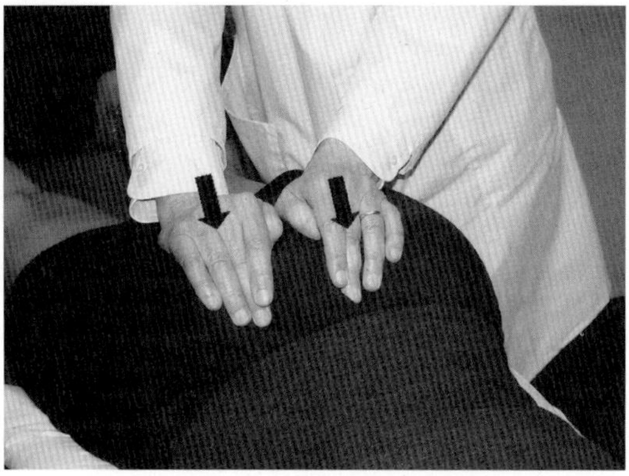

■ 그림 63-4 양측으로 천골 운동에 대한 검사 방법

이 관절에서 일어나는 정상 움직임을 숙지하고 있어야 한다.

장골에서 오른쪽 천골 운동 제한 Restriction of Right Sacral Motion on the Ilium

1. **환자 자세:** 베개를 배밑에 고이고 엎드려 눕고, 또다른 베개를 환자의 오른쪽 고관절 바로 밑 허벅지에 고인다. 두번째로 고이는 베개는 충격 흡수와 더불어 축으로 작용되므로 좀 더 딱딱하고 높아야 더 좋은 결과를 얻을 수 있다.
2. **치료사 자세:** 환자 머리를 바라보고 테이블 오른편에 나란히 선다.
3. **기법:**
   a. 치료사는 왼손 중지를 오른쪽 천장 관절에 대고 촉진한다. 나머지 손가락과 손꿈치는 천골 하외각(ILA)에 올려 놓는다.
   b. 오른손으로 치료사는 촉진한 손가락에 움직임이 느껴질 때까지 환자의 오른 다리를 테이블 밖으로 떨어뜨려 외전이 일어나게 한다.
   c. 치료사는 환자의 오른 다리를 바닥쪽으로 똑바로 내린다. 두 번째 베개는 축처럼 작용되고, ILA가 상방, 천장을 향해 움직이는 것을 느껴야 한다. 치료사는 왼쪽 수장부를 아래로 이동하여 ILA의 바닥 쪽에 댄다.
   d. 환자에게 깊이 들이 마시고 천천히 내쉬라고 한다.
   e. 환자가 숨을 완전히 하였을 때, 치료사는 환자의 머리를 향해 테이블과 평행이 되는 두측힘을 천골의 ILA에 가한다(그림 63-5).
   f. 자세를 풀고 재평가한다.

치골 결합 제한 Pubic Symphysis Restriction

1. **환자 자세:** 앙와위.
2. **치료사 자세:** 환자 머리를 바라보고 테이블 아무쪽이나 선다.
3. **기법:**
   a. 치료사가 오른편에 서면, 치료사의 오른손가락을 치골 결합을 촉진하기 위해 대고 왼손은 환자의 오른 고관절과 무릎을 구부려서 테이블과 90°가 되게 한다.
   b. 치료사는 환자의 무릎에 기대어 테이블 쪽으로 다리를 눌러 고관절을 압박한다.

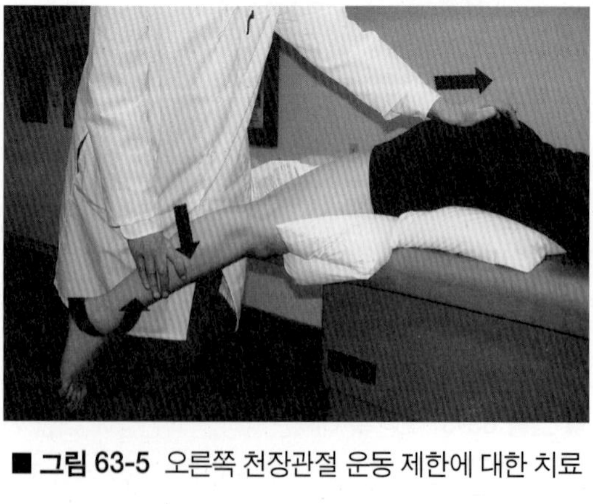

■ 그림 63-5 오른쪽 천장관절 운동 제한에 대한 치료

c. 치료사는 촉진한 손가락에 움직임이 느껴질 때까지 환자의 오른 무릎과 고관절을 밀어 내전이 일어나게 한다.

d. 치료사는 환자 무릎을 내측 회전이 되게 돌리고, 이는 오른쪽 치골이 하방 운동이 일어나게 한다. 오른쪽 무릎을 외측으로 회전되게 돌리면, 치골은 상방으로 움직이게 된다(그림 63-6).

e. 3~5초 동안 이 자세를 유지한다.

f. 자세를 풀고 재평가한다.

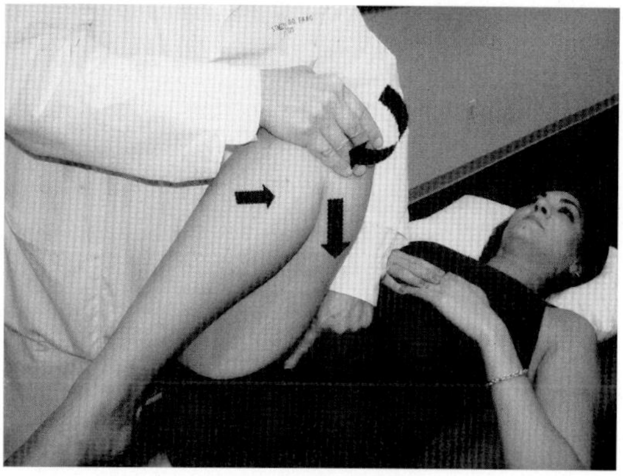

■ **그림 63-6** 치골 상방 운동 제한에 대한 치료

64

스틸기법
(Still Techniques)

이 장에서는 천골과 골반의 체성기능부전 치료에 대한 스틸 기법을 설명할 것이다. 이 기법에는 여러 진단 체계가 있으나, 이장에서 설명하는 체계는 이책에서 사용한 체계와 관련된 것이다. 좌위 기법 또한 설명할 것이고, 앙와위보다는 효과가 덜하다. 복잡하기 때문에 관심이 있는 치료사는 다른 기법과 진단에 대한 것은 Dr.Van Buskirk's 쓴 책을 참조하면 된다.

■ 장골/무명골 기능부전
ILIAC/INNOMINATE DYSFUNCTIONS

전방 장골/전방 무명골(오른쪽)-앙와위 기법
Anterior Ilium/Anterior Innominate (Right) - Patients Supine

1. **환자 자세**: 앙와위.
2. **치료사 자세**: 환자를 마주보고 기능부전 있는 측에 선다.
3. **기법**:
   a. 치료사는 이어지는 장천골 운동(왼손 손가락을 오른쪽 PSIS 내측에 접촉한다)을 촉진하기 위해 두측에 있는 손의 인지 또는 중지패드를 후상장골극 내측에 댄다.
   b. 치료사의 다른 손으로 기능부전 쪽 다리를 감싸고, 촉진한 손가락에 움직임이 느껴질 때까지 환자의 고관절과 무릎을 구부린다(보기와 같이 치료사 오른손으로 감싸고 환자의 오른쪽 다리를 구부린다)(그림 64-1A).
   c. 치료사는 환자의 무릎을 외전시키고, 촉진한 손가락에서 동작과 연부 조직이 이완이 느껴질 때까지 다리를 외측 회전되게 한다(그림 64-1B). 변형된 방법은 치료사의 미측 팔로 환자의 다리 밑으로 외측에서 내측으로 집어넣고 환자의 허벅지 전면에 잡는다. 이것은 국소화된 힘과 변형된 방법으로 회전시키는데 도움이 된다.
   d. 치료사는 촉진한 손가락에서 조직이 더 부드러워지는 것을 느낄 때까지 천골과 고관절을 향하고, 직접적으로 천장 관절을 향해 미측(오른손)팔이나 어깨를 통해 환자 무릎과 대퇴를 아래 방향으로 누른다.
   e. 압박을 유지하면서 천장 관절의 새로운 장벽으로 가져가기 위해 고관절을 굴곡

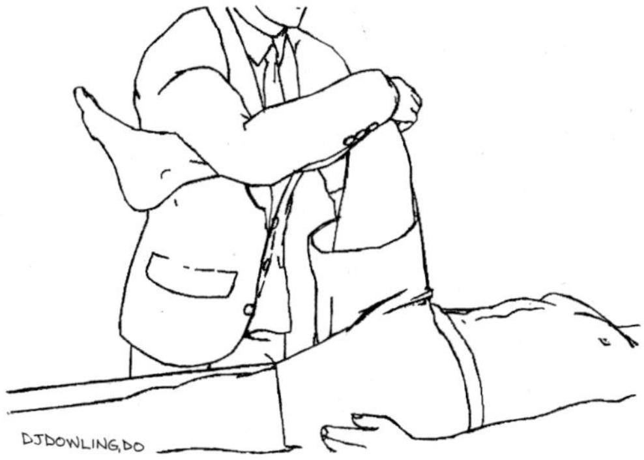

■ **그림 64-1A** 전방 장골/전방 무명골(오른쪽), 앙와위

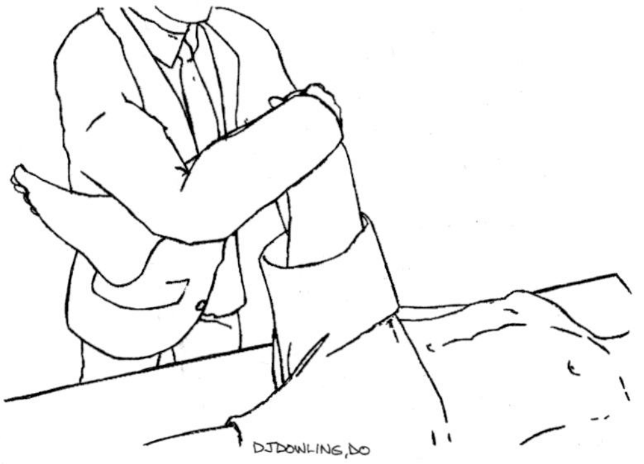

■ **그림 64-1B** 전방 장골/전방 무명골(오른쪽), 앙와위

시키고, 중간을 지나 호를 그리며 내전되게 하면서 환자의 다리를 부드럽게 움직인다(무명골/장골의 후방 회전).

f. 환자의 고관절과 슬관절을 펴면서 중립 위치로 다시 가져온다.

g. 장천골 체성기능부전을 재평가한다.

후방 장골/후방 무명골(오른쪽)–앙와위 기법
Posterior Innominate/Posterior Ilium (Right) – Patients Supine

1. **환자 자세**: 앙와위.
2. **치료사 자세**: 환자를 마주보고 기능부전 있는 측에 선다.
3. **기법**:

a. 치료사는 이어지는 장천골 운동(왼손 손가락을 오른쪽 PSIS 내측에 접촉한다)을 촉진하기 위해 두측에 있는 손의 인지 또는 중지패드를 후상장골극 내측에 댄다.

b. 치료사의 다른 손으로 기능부전 쪽 다리를 감싸고, 촉진한 손가락에 움직임이 느껴질 때까지 환자의 고관절과 무릎을 완전히 구부린다(90° 그 이상). 무릎은 내전되게 한다(보기와 같이 치료사 오른 손으로 감싸고, 환자의 오른쪽 다리를 구부린다.).

c. 치료사는 촉진한 손가락에서 조직이 더 부드러워지는 것을 느낄 때까지 천골과 고관절을 향하고 직접적으로 천장 관절을 향해 미측(오른손)팔이나 어깨를 통해 환자 무릎과 대퇴를 아래 방향으로 누른다(그림 64-2A).

d. 치료사는 촉진한 손가락에 움직임과 연부조직의 이완이 느껴질 때까지 무릎을 외전시키고 외측 회전되게 한다.

e. 그런 다음 치료사는 배 또는 엉덩이를 이용하여 대퇴 압박을 유지한다(그림 96-2B).

f. 압박과 외측 회전을 유지하면서 환자의 다리를 신전과 중립 위치로 부드럽게 움직인다.

g. 장천골 체성기능부전을 재평가한다.

상방 장골(오른쪽)–앙와위 기법
Upslipped Innominate (Right) – Patients Supine

1. **환자 자세**: 앙와위.
2. **치료사 자세**: 처음에 테이블 다리 쪽에 선다.
3. **기법**:

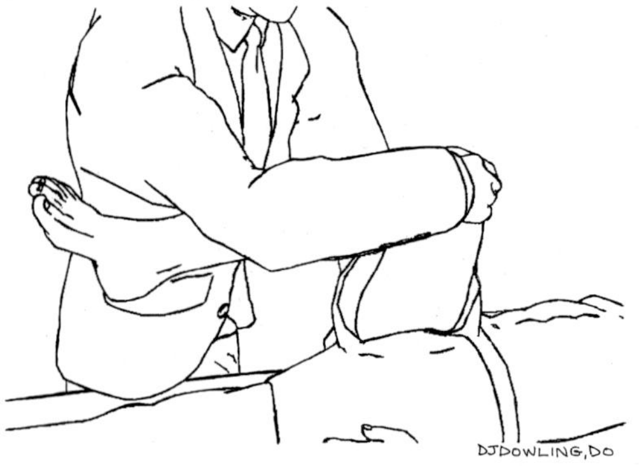

■ **그림 64-2A** 후방 무명골/ 후방 장골(오른쪽), 앙와위

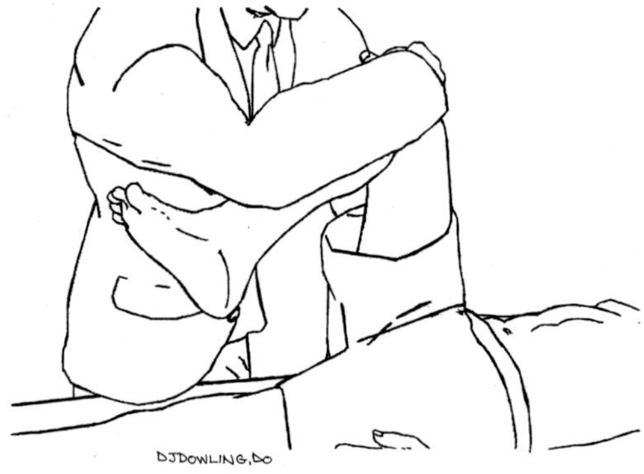

■ **그림 64-2B** 후방 무명골/후방 장골(오른쪽), 앙와위

a. 치료사는 두손으로 기능부전이 있는 쪽 발목을 잡고, 외측으로 회전을 시켜서 장천 관절과 고관절 쪽으로 다리를 압박한다(그림 64-3).

b. 치료사는 ASIS가 위로 들어올려지기 전까지 기능부전 쪽 다리를 내측으로 회전시킨다.

c. 치료사는 점진적으로 압박을 줄이고, 해당 관절에 국소화가 일어날 때까지 견인력을 가한다(이따금씩 가볍고 날쌔게 장축으로 잡아당기는 것은 하방 장골 체성기능부전이 될 수도 있다).

d. 후방 무명골/장골 회전에 대한 스틸 기법을 가하고, 이어서 전방 무명골/장골 회전에 대한 스틸 기법을 적용한다.

e. 이런 방법은 상방 무명골/장골이 제위치로 가도록 하는 "제동기"이다.

f. 기능부전을 재평가한다.

하방 장골(오른쪽)–앙와위 기법

Downslipped Innominate (Right) – Patients Supine

1. **환자 자세:** 앙와위.
2. **치료사 자세:** 처음에 테이블 다리 쪽에 선다.
3. **기법:**

a. 치료사는 두손으로 기능부전이 있는 쪽 발목을 잡고 외측으로 회전을 시켜서 테이블에 평행되게 다리를 잡아 당긴다.

b. 치료사는 ASIS가 위로 들어 올려지기 전까지 기능부전쪽 다리를 내측으로 회전시킨다.

c. 치료사는 점진적으로 견인을 줄이고, 해당 관절에 국소화가 일어날 때까지 압박을 가한다

d. 전방 무명골/장골 회전에 대한 스틸 기법을 가하고, 이어서 후방 무명골/장골 회전에 대한 스틸 기법을 적용한다.

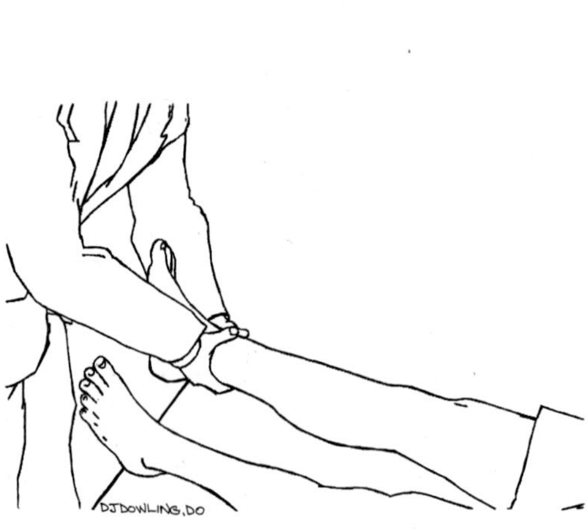

■ **그림 64-3** 상방 무명골(오른쪽), 앙와위

e. 이런 방법은 하방 무명골/장골이 제위치로 가도록 하는 "제동기"이다.
f. 기능부전을 재평가한다.

■ 치골 기능부전
PUBIC DYSFUNCTIONS

치골 가지 기능부전 Pubic Ramus Dysfunction

1. **환자 자세:** 앙와위.
2. **치료사 자세:** 테이블 다리 쪽에 선다.
3. **기법:**
   a. 치료사는 환자의 양발목을 잡고 고관절과 슬관절을 구부린 다음, 발을 테이블에 올려 놓는다. 양 무릎은 약 90° 정도 구부리고 발을 서로 붙인다.
   b. 치료사의 양 손바닥을 환자 무릎의 전하면에 대고, 치골을 향해 대퇴골을 통해 장축 압박을 가한다.
   c. 치료사는 압박을 유지한 채 환자의 양 무릎을 대칭적으로 벌려 연부조직 장벽까지 이를 때까지 대퇴가 외측 회전이 일어나게 한다(그림 64-4).
   d. 치료사는 무릎에서 손을 떼고 발목을 잡는다. 무릎은 중력과 수동적인 컴플라이언스(외력을 받았을 때 물질의 탄성력-내전근 탄성력-)에 의해 유지되게 한다.
   e. 치료사는 발목을 본인 쪽으로 잡아당겨 고관절과 슬관절이 중립 위치에 올 때까지 다리를 곧게 편다.
   f. 치골 기능부전을 재평가한다.

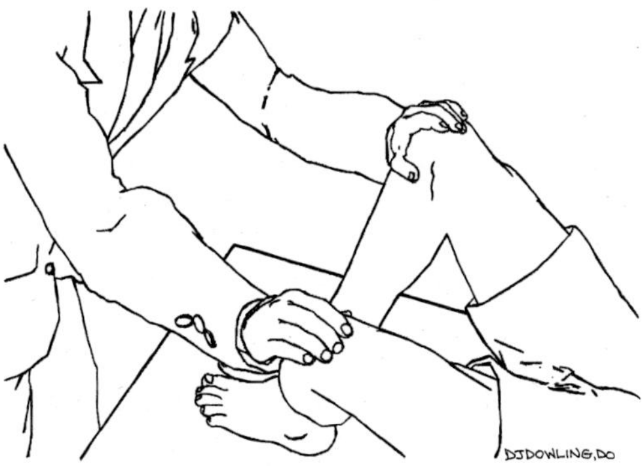

■ **그림 64-4** 치골 가지 기능부전(L1-5 N S_RR_L), 앙와위

■ 천골 기능부전
SACRAL DYSFUNCTIONS

편측성 천골 전단/굴곡 기능부전(오른쪽)
Unilateral Sacral Shear/Flexion Dysfunction (Right)

1. **환자 자세:** 앙와위.
2. **치료사 자세:** 환자를 마주 보고 기능부전이 있는 쪽 테이블에 선다.
3. **기법:**
   a. 치료사는 미측손의 검지나 중지 패드를 이상있는 쪽(왼쪽) 후상장골극(PSIS) 내측에 대어 촉진한다.
   b. 치료사는 두측 손(왼쪽)을 환자 몸 아래로 가로 지르고, 환자의 반대쪽(왼쪽) 무릎을 잡는다. 슬관절과 고관절을 구부려서 약 90° 되게 하거나 촉진하는 손가락에 움직임이 느껴질 때까지 구부린다(그림 64-5A).
   c. 반대쪽 무릎(왼쪽)을 촉진하는 손가락에 이완이 느껴질 때까지 교대로 내전과 외전되게 한다. 이 자세를 잠깐 유지하고 무릎을 아래로 눌러 대퇴골을 통해 천장 관절에 압박이 되게 한다(그림 64-5B).
   d. 치료사는 환자 밑에 있는 촉진하는 손으로 환자의 반대쪽(왼쪽) 무릎을 잡는다.
   e. 두측손(왼쪽)으로 압박을 유지한 후, 치료사는 환자의 다리(왼쪽)를 외측으

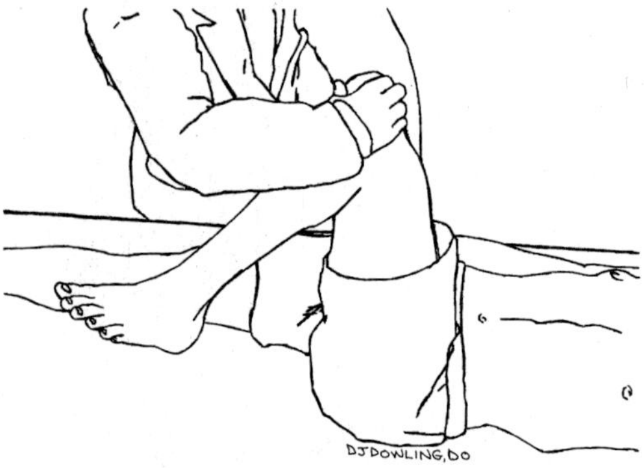

■ **그림 64-5A** 편측성 천골 전단/굴곡 기능부전(오른쪽)

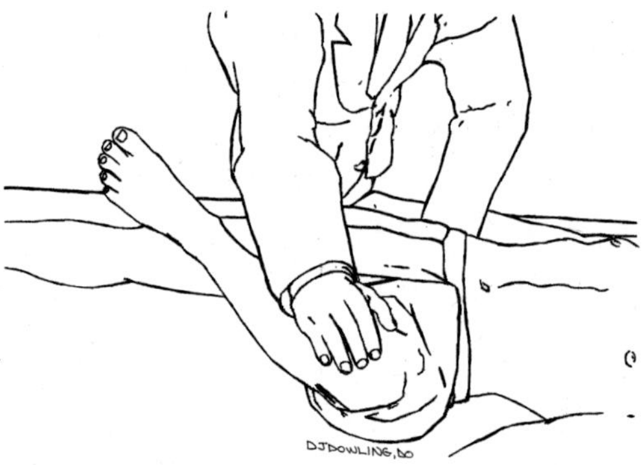

■ **그림 64-5B** 편측성 천골 전단/굴곡 기능부전(오른쪽)

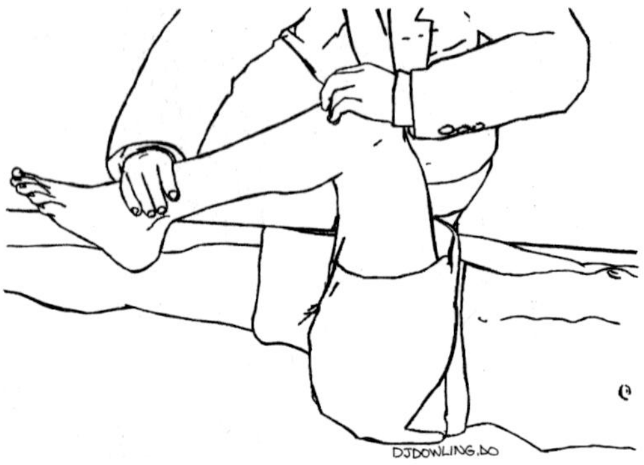

■ **그림 64-5C** 편측성 천골 전단/굴곡 기능부전(오른쪽)

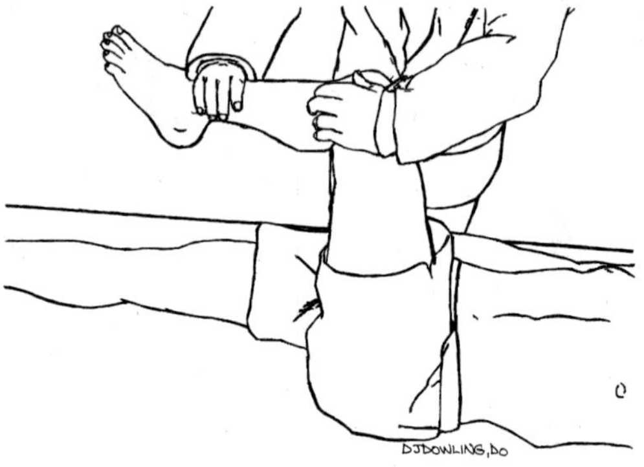

■ **그림 64-5D** 편측성 천골 전단/굴곡 기능부전(오른쪽)

로 민다.

f. 환자의 무릎(왼쪽)을 중앙을 지나게 내전시킨다. 골반의 왼쪽은 테이블에서 약간 들어 올려진다(그림 64-5C).

g. 환자의 발목(왼쪽)을 중앙을 지나 치료사 쪽으로 가져 온다(그림 64-5D).

h. 압박을 유지하고 환자의 다리(왼쪽)을 점차 편다.

i. 천장 기능부전을 재평가한다.

천골 회전과 염전(LOL)
Sacral Rotations and Torsions (Left on Left)

1. **환자 자세:** 앙와위.
2. **치료사 자세:** 환자를 마주 보고 기능부전이 있는 쪽 테이블에 선다.
3. **기법:**

a. 치료사는 두측손의 검지나 중지 패드를 천골구가 깊은 쪽(오른쪽) 후상장골극(PSIS) 내측에 대어 촉진한다.

b. 치료사는 다른손(미측)으로 환자의 양하퇴를 감싸 안고 양 다리를 들어 올린 후 무릎을 90° 구부리거나 모리터링한 손에서 움직임이 느껴질 때까지 구부린다(그림 64-6A).

c. 그런 다음 치료사는 환자 밑에 있는 촉진하는 손(두측)을 환자의 무릎에 댄다. 다른손(미측)은 환자의 발목을 옮긴다(그림 64-6B).

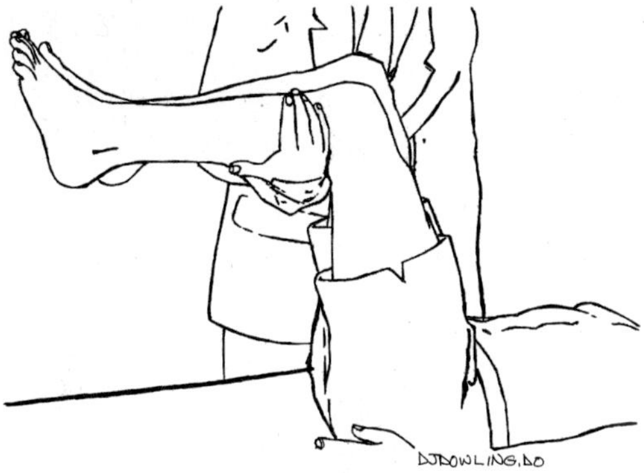

■ **그림 64-6A** 천골 회전과 염전(LOL)

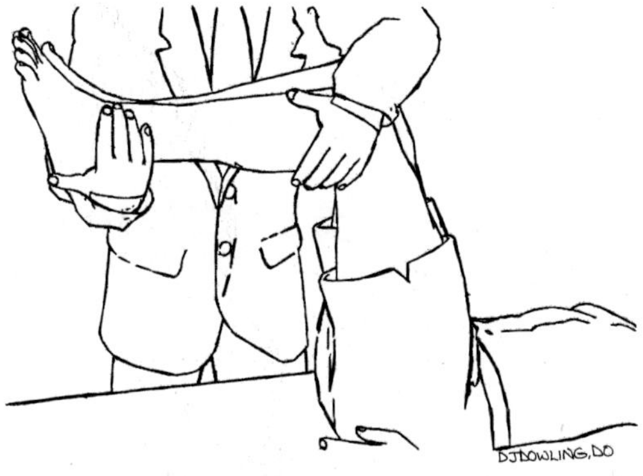

■ **그림 64-6B** 천골 회전과 염전(LOL)

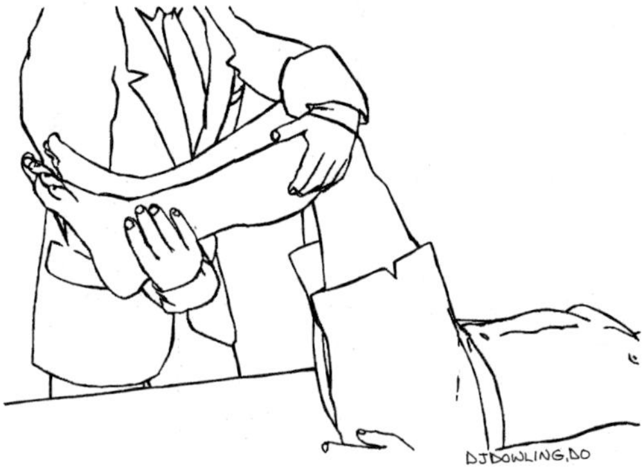

■ **그림 64-6C** 천골 회전과 염전(LOL)

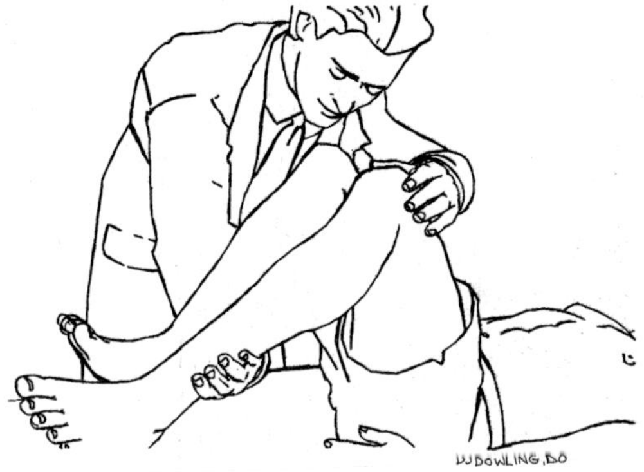

■ **그림 64-6D** 천골 회전과 염전(LOL)

d. 환자의 양 무릎을 천골구가 깊지 안은 쪽(왼쪽)(치료사를 향해) 방향으로 회전시킨다.

e. 환자의 발을 무릎과 같은 방향(왼쪽)으로 옮긴다(그림 64-6C).

f. 치료사는 환자의 무릎과 발목을 중앙을 지나(치료사로부터 멀리) 반대 방향(오른쪽)으로 동시에 옮긴다(그림 64-6D).

g. 치료사는 환자의 다리를 수직에서 45° 정도까지 점진적으로 펴기 시작한다.

h. 다리가 테이블에 워위치되면, 체성기능부전을 재평가한다.

참고문헌

Van Buskirk RL. A manipulative technique of Andrew Taylor Still. *J Am Osteopath Assoc* 1996;96:597–602.

Van Buskirk RL. *The Still Technique Manual*. Indianapolis, IN: American Academy of Osteopathy, 1999.

Van Buskirk RL. Treatment of somatic dysfunction with an osteopathic manipulative method of Dr. Andrew Taylor Still. In Ward RC, ed. *Foundations for Osteopathic Medicine*. Philadelphia: Lippincott Williams & Wilkins, 2003; 1094–1114.

65

골반과 천골에 대한 PINS기법
(PINS Techniques)

이 장에서는 골반과 천골 부위 체성기능부전을 치료하는데 이용되는 PINS기법을 설명할 것이다(그림 65-1과 65-2). 제시한 예들만 가능한 것이 아니고 이것들은 아주 흔하며, 경우에 따라서 천골과 골반 부위에서의 패턴은 인접부위로 이어지거나 인접부위로부터 계속될 수도 있다. 일반적으로 앙와위와 복와위에서 치료하지만, 필요에 따라 옆으로 누운 자세에서도 치료한다. 치료사는 치료부위와 편안하게 마주하는 위치에 있거나 테이블과 나란히 위치한다. PINS의 원리와 방법은 다음과 같이 적용할 수 있다.

1. 증상부위에서 과민점을 찾아낸다.
2. 과민점의 심부에 있는 구조물을 분석한다.
3. 이어지는 구조물(예, 근육, 인대, 신경 등 등)의 다른 끝에서 또 다른 과민점을 찾아낸다. 보다 과민한 점이 일차 과민점(primary point)이고, 보다 덜 과민한 점이 종점(endpoint)이다.
4. 30초 이상 2개 과민점에 억제성 압력을 적용한다. 전형적으로 보다 더 과민한 점에 있는 연부조직의 긴장이 감소할 것이다.
5. 2개 과민점 중에서 더 과민한 점에서 시작해서 덜 과민한 점 쪽으로 약 2~3 cm 되는 곳에서 또 다른 과민점을 찾는다.
6. 종점 쪽을 향해 점진적으로 같은 과정을 반복한다.
7. 기능부전 상태를 재평가하고, 추가치료 또는 다른 치료방법을 적용하는 것이 필요한지를 결정한다.

■ 이상근
PIRIFORMIS

1. **기법:**
   a. 치료사는 인지 또는 중지 패드를 PSIS와 ILA의 중간쯤되는 천골의 외측면에 대고, 다른 손의 수지로로 대전자쪽 과민점을 찾는다.
   b. 사이에 끼어있는 과민점의 패턴은 일반적으로 일직선이나 압박의 깊이에 따라 다른 근육을 의미할 수 있다(쌍자근이

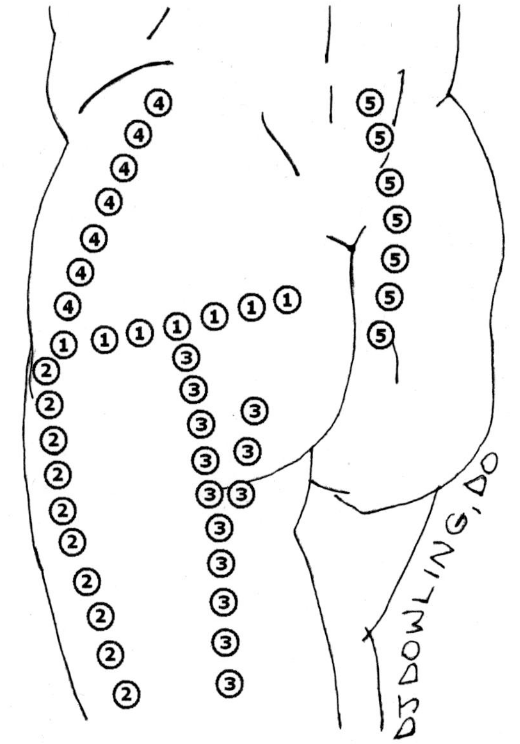

■ **그림 65-1** 천골과 골반의 PINS 과민점 패턴. 후면: *1, 이상근; 2, 장경 인대; 3, 좌골 신경/ 대퇴 후피부 신경/슬괵근; 4, 둔부 근육; 5, 천장골*

나 폐쇄근).

2. **임상적 상호관계:**
   a. 고관절 통증
   b. 천골 기능부전
   c. 좌골 신경통

■ 장경 인대
ILIOTIBIAL BAND

1. **기법:**
   a. 치료사는 인지 또는 중지 패드를 대전자위 과민점에 댄다. 아래쪽 과민점은 비골두나 대퇴골의 외측 과에서 찾을 수 있다.
   b. 사이에 끼어있는 과민점의 패턴은 일반적으로 일직선(근육패턴)이나 약간의 변동은 있다. 전형적으로 외과나 거골의 앞쪽부위로 패턴이 연속될 수도 있다.

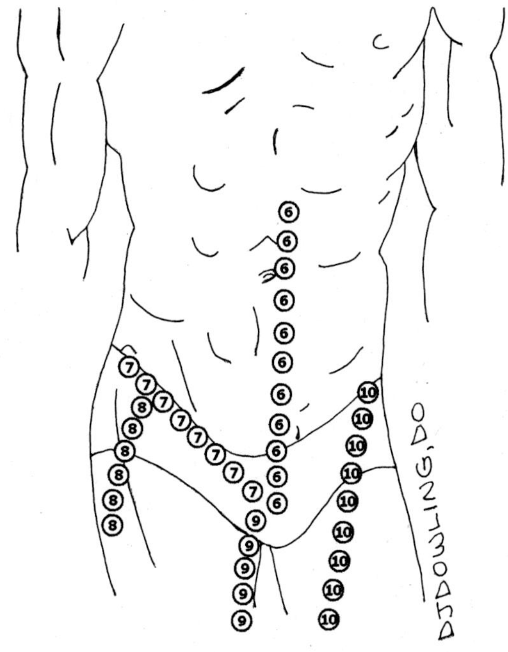

■ **그림 65-2** 천골과 골반의 PINS 과민점 패턴. 저면: *6, 복직근/치골; 7, 서혜 인대; 8, 대퇴 외측 피부 신경; 9, 내전(박근)근; 10, 봉공근*

2. **임상적 상호관계:**
   a. 고관절 통증
   b. 슬관절 통증

■ 좌골신경/대퇴후피부 신경/슬괵근
SCIATIC NERVE/POSTERIOR FEMORAL CUTANEOUS NERVE/HAMSTRING MUSCLE

1. **기법:**
   a. 치료사는 인지 또는 중지 패드를 둔부 가운데 부위에 댄다. 또 다른 부위는 좌골에서 찾을 수 있다. 치료사의 다른 손의 수지로 원위 부위에서 과민점을 찾는다. 이 과민점은 슬와 아래나 내측, 중앙, 외측에 있을 수 있다.

b. 사이에 끼어있는 과민점의 패턴은 일반적으로 약간의 곡선형이거나 직선(근육패턴), 신경에 따라 지그재그일 수 있다.

2. **임상적 상호관계:**
   a. 직장 증상
   b. 골반 통증
   c. 좌골 신경통

■ 둔부 근육
GLUTEAL MUSCLES

1. **기법:**
   a. 치료사는 인지 또는 중지 패드를 내측 장골릉 아래와 그 근처에 대고, 다른 손의 수지로 대퇴의 위쪽 부위 가능한 대전자 부위 외측에 있는 과민점을 찾는다.
   b. 사이에 끼어있는 과민점의 패턴은 일반적으로 대둔근, 중둔근, 소둔근의 기시와 정지부위를 따라 있게 된다.
2. **임상적 상호관계:**
   a. 엉덩이 통증
   b. 고관절 통증

■ 천장골
SACROILIAC

1. **기법:**
   a. 치료사는 인지 또는 중지 패드를 PSIS 내하측에 대고, 다른 손의 수지로 꼬리뼈 근처 엉덩이 부위에서 과민점을 찾는다.
   b. 사이에 끼어있는 과민점의 패턴은 일반적으로 천골 테두리에 따라 있게 된다.
2. **임상적 상호관계:**
   a. 천장골 통증
   b. 꼬리뼈 통증

■ 복직근/치골
RECTUS ABDOMINUS MUSCLE/PUBI

1. **기법:**
   a. 치료사는 인지 또는 중지 패드를 7번째 늑골 앞쪽 중앙 부위 검상 돌기 외측에 대고, 다른 손의 수지로는 치골 가지에 있는 과민점을 찾는다.
   b. 사이에 끼어있는 과민점의 패턴은 일반적으로 복직근의 기시와 정지 부위를 따라 있게 된다.
2. **임상적 상호관계:**
   a. 복통
   b. 배뇨 곤란, 방광염, 전립선염

■ 서혜 인대
INGUINAL LIGAMENT

1. **기법:**
   a. 치료사는 인지 또는 중지 패드를 ASIS 내하측에 대고, 다른 손의 수지로는 치골 가지에 있는 과민점을 찾는다.
   b. 사이에 끼어있는 과민점의 패턴은 일반적으로 서혜 인대의 기시와 정지 부위를 따라 있게 된다.
2. **임상적 상호관계:**
   a. 복통
   b. 배뇨 곤란
   c. 월경통
   d. 지각 이상성 대퇴신경총

■ 대퇴 외측 피부 신경
LATERAL FEMORAL CUTANEOUS NERVE

1. **기법:**
   a. 치료사는 인지 또는 중지 패드를 ASIS에서 내측으로 1/3 거리와 서혜 인대

약간 아래쪽에 대고, 다른 손의 수지로는 대퇴 외측 있는 과민점을 찾는다.

b. 사이에 끼어있는 과민점의 패턴은 일반적으로 신경의 주행 방향에 따라 지그재그처럼 있게 된다.

2. **임상적 상호관계:**

a. 지각 이상성 대퇴신경총

b. 고관절 통증

■ 내전(박근)근
ADDUCTOR (GRACILIS) MUSCLE

1. **기법:**

a. 치료사는 인지 또는 중지 패드를 치골가지에 대고, 다른 손의 수지로는 무릎 내측이나 거위발에 있는 과민점을 찾는다.

b. 사이에 끼어있는 과민점의 패턴은 일반적으로 신경의 주행 방향에 따라 지그재그처럼 있게 된다.

2. **임상적 상호관계:**

a. 서혜부 통증

b. 슬관절 내측 통증

■ 봉공근
SARTORIUS

1. **기법:**

a. 치료사는 인지 또는 중지 패드를 ASIS 내측에 대고, 다른 손의 수지로는 무릎 내측이나 거위발에 있는 과민점을 찾는다.

b. 사이에 끼어있는 과민점의 패턴은 일반적으로 곡선형이거나 근육을 따라 일직선상에 있게 된다.

2. **임상적 상호관계:**

a. 서혜부 통증

b. 슬관절 내측 통증

참고문헌

Dowling DJ. Progressive inhibition of neuromuscular structures (PINS) technique. *J Am Osteopath Assoc* 2000;100: 285–286, 289–298.

66

추력기법
(Thrusting Techniques)

골반과 천골 관절에 고속저폭 추력기법을 적용 할 수 있다. 추력 기법이 행해 지는 부위는 연부 조직이 준비가 되어 있어야 한다.

■ 무명골과 천골 체성기능부전 INNOMINATE AND SACRAL SOMATIC DYSFUNCTIONS

후방 장골 체성기능부전/편측성 천골 전단/전방 천골 회전과 염전
Posterior Iliac Somatic Dysfunction/Unilateral Sacral Shear/Forward Sacral Rotations and Torsions

1. **환자 자세:** 체성기능부전이 위로 가게 옆으로 눕는다.
2. **치료사 자세:** 환자와 마주 보고 선다.
3. **기법:**
   a. 치료사는 한손으로 치료 자세를 취하고 치료를 하는 동안 내내 PSIS 내측 장천골/천장골을 촉진한다.
   b. 치료사는 촉진한 손에 움직임이 느껴질 때까지 환자의 슬관절과 고관절을 구부린다.
   c. 치료사는 위쪽에 있는 다리의 굴곡을 유지한 채 환자에게 아래쪽 다리를 똑바로 펴라고 지시한다. 그런 다음 아래 다리의 슬와에 위쪽 다리의 발을 건다.
   d. 테이블에 닿아 있는 팔을 잡고 환자의 체간을 촉진한 손에 움직임이 느껴질 때까지 전방으로 회전을 시킨다.
   e. 치료사는 주동수 전완을 환자 장골릉에 대고, 보조수 손가락에 있는 분절을 촉진한다. 환자의 하체를 천장 관절에서 움직임이 국소화 될 때까지 치료사쪽으로 회전되게 한다.
   f. 치료사의 보조수는 환자의 어깨에 댄다. 치료 나머지 동안 상체의 회전을 유지한다.
   g. 충분한 회전은 체성기능부전 부위에 움직임의 국소화가 일어나게 한다. 이 위치를 견고히 유지한다.
   h. 국소화가 정확한지를 판단하기 위해 하체를 바닥쪽으로 아주 약하게 회전을 시키는 약간의 탄성력을 가한다.
   i. 환자에게 깊게 들이 마시고 내쉬라 한다.
   j. 느슨함이 완전히 제거되면, 치료사는 환자의 호기 끝지점에서 기능부전 장골을 급작스런 전방 추력을 가한다(그

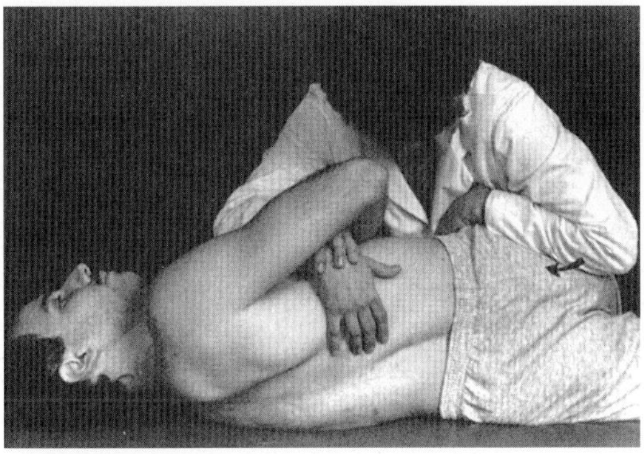

■ 그림 66-1 후방 장골 체성 기능부전에 대한 HVLA 추력 기법

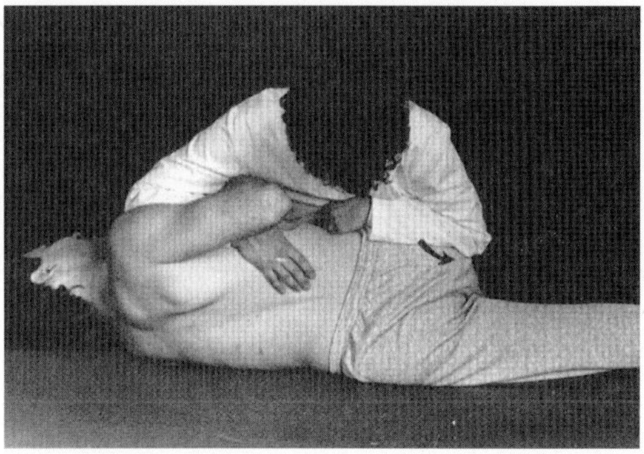

■ 그림 66-2 전방 장골 체성 기능부전에 대한 HVLA 추력 기법

림 66-1).

k. 기능부전을 재평가한다.

전방 장골 체성기능부전/후방 천골 회전과 염전

Anterior Iliac Somatic Dysfunction/Backward Sacral Rotations and Torsion

1. **환자 자세:** 체성기능부전이 위로 가게 옆으로 눕는다.
2. **치료사 자세:** 환자와 마주 보고 선다.
3. **기법:**
   a. 치료사는 한손으로 치료 자세를 취하고 치료를 하는 동안 내내 PSIS 내측 장천골/천장골을 촉진한다.
   b. 치료사는 촉진한 손에서 움직임이 느껴질 때까지 환자의 슬관절과 고관절을 구부린다.
   c. 치료사는 위쪽에 있는 다리의 굴곡을 유지한 채 환자에게 아래쪽 다리를 똑바로 펴라고 지시한다.
   d. 위쪽 다리를 테이블 밖으로 떨어뜨리고 치료사의 양 무릎으로 고정한다.
   e. 테이블에 닿아 있는 팔을 잡고 환자의 체간을 촉진한 손에 움직임이 느껴질 때까지 테이블에서 멀어지게 전방으로 회전을 시킨다.
   f. 치료사는 주동수 전완을 환자 장골릉 아래에 댄다.
   g. 다른손은 상체 회전을 유지한다.
   h. 국소화가 정확한지 판단하기 위해 약간의 탄성력을 가한다.
   i. 환자에게 깊게 들이 마시고 내쉬라 한다.
   j. 치료사는 환자 하퇴의 장축을 따라 장골에 빠르고 회전성 하방 추력을 가한다(그림 66-2)
   k. 기능부전을 재평가한다.

■ 치골 체성기능부전

PUBIC SOMATIC DYSFUNCTION

하방 치골 Inferior Pubes

1. **환자 자세:** 앙와위.
2. **치료사 자세:** 기능부전 측 테이블에 앉는다.
3. **기법:**
   a. 치료사는 환자의 기능부전 측 슬관절/고관절을 구부려서 치료사 어깨에 환자의 무릎과 종아리를 받친다.
   b. 치료사는 주동수를 주먹을 쥔다.
   c. 주먹을 치골 기능부전 측 좌골 결절에

댄다.

d. 환자는 숨을 깊이 들어 마시고 치료사는 환자 좌골 결절에 반해 저항을 준다. 다음으로 환자는 완전하게 숨을 내쉰다.

e. 호기 마지막에 치료사는 좌골에 두측/전방 추력을 빠르게 가한다(그림 66-3).

f. 체성기능부전을 재평가한다.

치골 제한에 대한 다른 기법
Alternative Technique to Treat Pubic Restrictions

1. **환자 자세:** 앙와위, 고관절과 슬관절을 구부리고, 발은 붙이고 테이블에 댄다.
2. **치료사 자세:** 테이블 측면에 선다.
3. **기법:**

a. 치료사는 환자의 양 다리를 움직임이 근 긴장으로 저항이 느껴질 때까지 "개구리 다리" 자세와 같이 외측 회전과 외전되게 한다.

b. 환자는 양 무릎을 3~5초 동안 모으게 하여 등척성 수축이 일어나도록 한다. 이 수축 끝무렵에서 치료사는 환자의 다리를 좀더 외전, 외회전시킨다. 3번 이상 반복한다.

c. 숨을 깊이 들어 마시고 완전히 내쉰다.

d. 호기 끝에서 치료사는 환자의 양 무릎을 균형적이고 동시적으로 하측 외측 추력을 빠르게 가한다. 이는 치골 결합을 벌리게 한다(그림 66-4).

e. 환자의 다리를 펴고 체성기능부전을 재평가한다.

■ 천골
SACRUM

천골은 천장 관절에서 움직임이 빈번히 제한된다. 추력 기법은 이 관절에서 움직임을 만들어 내는데 이용된다.

전방 천골 굴곡 Anterior Sacral Flexion

1. **환자 자세:** 복와위.
2. **치료사 자세:** 기능부전 측 테이블에 선다.
3. **기법:**

a. 치료사는 주동수의 무지구로 제한이 있는 쪽 천골 하외각에 대고, 견고하게 접

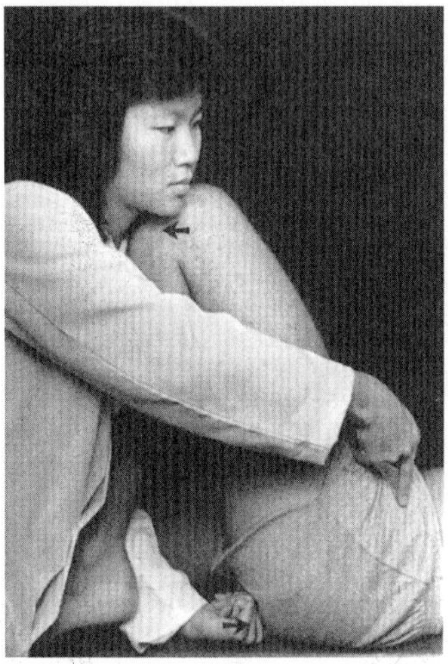

■ **그림 66-3** 하방 치골 체성 기능부전에 대한 HVLA 추력 기법

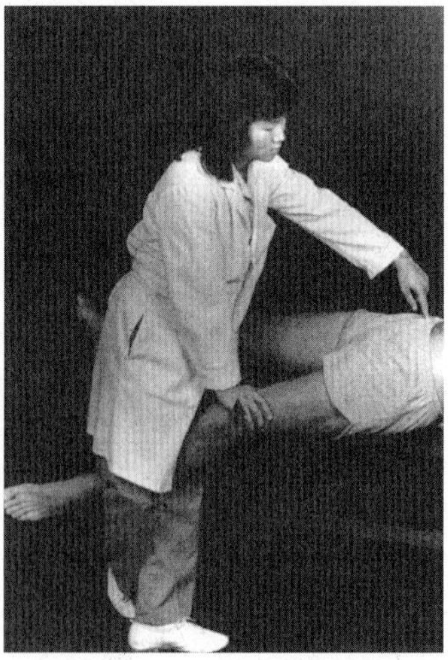

■ **그림 66-4** 치골 결합 제한에 대한 HVLA 추력 기법

촉한 손을 유지하고 주동수의 손가락으로 PSIS 내측에 대어 천장 관절을 촉진한다.

b. 치료사는 보조수로 기능부전 측 다리를 신전, 내회전시킨다. 다리를 촉진한 손가락에서 움직임이 느껴질 때까지 외전시킨다.

c. 환자에게 숨을 깊게 들어 마시고 참게 한다.

d. 치료사는 천골의 하외각을 하방과 두측 압박을 가해 상대적인 신전을 만들어 낸다.

e. 환자에게 완전히 내쉬게 하고 치료사는 ILA의 후방 움직임에 대해 저항을 주며, 반복한다.

f. 마지막 호기 끝에서 치료사는 하외각을 누르고 있는 무지구로 하방과 두측 추력을 빠르게 가한다.

g. 체성기능부전을 재평가한다.

전방 천골 굴곡/편측성 천골 전단/천골 회전이나 염전

Anterior Sacral Flexion / Unilateral Sacral Shear / Sacral Rotations and Torsions

1. **환자 자세:** 천골구가 깊은쪽을 테이블 옆에 가깝게 하여 바로 눕는다.
2. **치료사 자세:** 천골구가 깊은쪽 테이블 옆에 선다.
3. **기법:**

a. 치료사는 환자의 다리를 천골구가 깊은 쪽 반대편으로 외측 굴곡시킨다.

b. 치료사는 환자의 체간을 천골구가 깊은 쪽 반대편으로 외측 굴곡시킨다(환자는 "C" 자세이다. 치료사와 깊은쪽 천골구는 볼록한 쪽과 볼록한 첨에 있다).

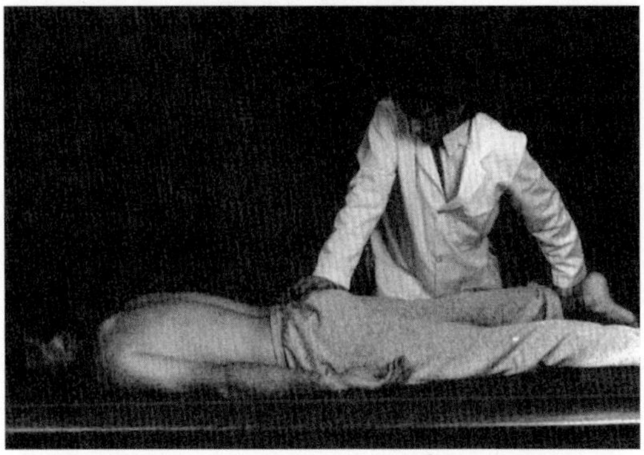

■ **그림 66-5** 전방 천골 굴곡 기능부전에 대한 HVLA 추력 기법

c. 환자에게 목뒤로 깍지를 끼게 한다.

d. 치료사는 미측 손 무지구를 환자의 깊은 천골구 반대편 ASIS에 댄다.

e. 치료사는 두측 손을 환자의 반대편 어깨에 댄다(이 손을 환자의 전완과 상완 사이로 끼어 넣어 치료사의 손등이 환자의 흉골에 댄다).

f. 다음 단계에서 환자를 안정시키기 위해 치료사는 두측 무릎을 환자 어깨에 이웃해서 놓는다.

g. 치료사는 두측 손과 팔로 환자의 체간을 치료사 쪽으로 편안함과 안정성을 유지한 채로 될 수 있는 한 회전을 시킨다.

h. 다른 손으로 반대편 ASIS를 유지하고 체간이 회전되는 동안 테이블에서 ASIS가 들어 올려지는 경향이 있는 경우 저항을 가한다.

i. 환자에게 깊게 들어 마시고 완전히 내쉬게 한다.

j. 호기 끝지점에서 두측 팔로 환자 체간에 회전성 추력을 가한다.

k. 환자를 중립 위치로 원위치하고, 기능부전을 재평가한다.

67

운동치료
(Exercise)

골반 부위의 근기능부전에 대한 운동을 처방할때에는 골반의 큰 움직임이 다른 부위에 영향을 줄수 있다는 사실을 고려하여야 한다. 기능부전은 대개는 골반 경사와 골반 측면 근의 과/저긴장이다.

■ 외측 회전근 강화
LATERAL ROTATOR MUSCLE STRENGTHENING

고관절 외측 회전근은 이상근과 내폐쇄근이다. 이상근은 천골의 측면에 붙어 있기 때문에 종종 천골 기능부전을 일으킨다.

1. **환자 자세:** 팔을 베고 엄지 발가락을 붙이고, 뒤꿈치를 벌린채 엎드려 눕는다.
2. **지시:**
   - a. 발가락을 붙인 채 엉덩이 근육을 수축해서 뒤꿈치를 서서히 붙이게 한다.
   - b. 10초 동안 견고하게 유지하게 한다.
   - c. 최대한으로 뒤꿈치를 벌리라고 한다.
   - d. 이완, 휴식 그리고 반복한다(그림 67-1).

주의 : 뒤꿈치 내측에 등속성 저항을 주어 운동을 보조해주면, 효과가 더 증가한다.

■ 이상근 신장
PIRIFORMIS STRETCH

1. **환자 자세:** 앙와위.
2. **지시:**
   - a. 신장하고자 하는 쪽의 슬관절과 고관절을 구부리고, 발을 다른쪽 다리 무릎 외측에 놓는다(그림 67-2A).
   - b. 이 자세를 유지한 채 뒤꿈치를 축으로 해서 구부린 다리를 다른 다리 방향으로 갈수 있는 만큼 최대한으로 회전시킨다(그림 67-2B).
   - c. 이 자세를 유지해서 다리 무게로 신장이 되게 한다.
   - d. 서서히 원위치로 되돌린다.
   - e. 이완, 휴식 그리고 반복한다.

주의 : 다리가 본래 위치로 되돌아가서 외측으로 축회전됨에 따라 무릎 외측에 등척성 저항을 가해주면 운동 효과가 증진될 것이다.

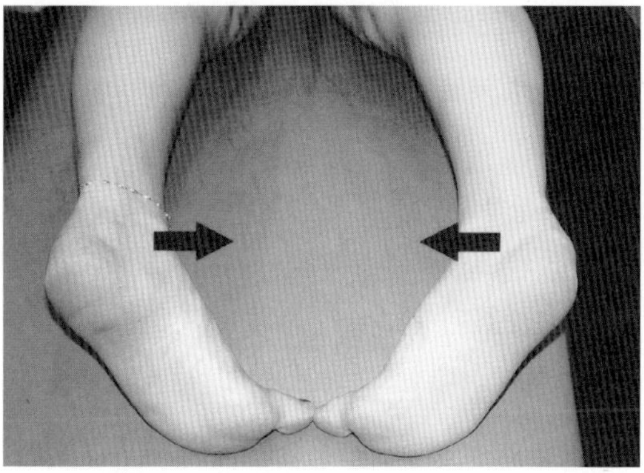

■ 그림 67-1 외측 회전근 강화 운동

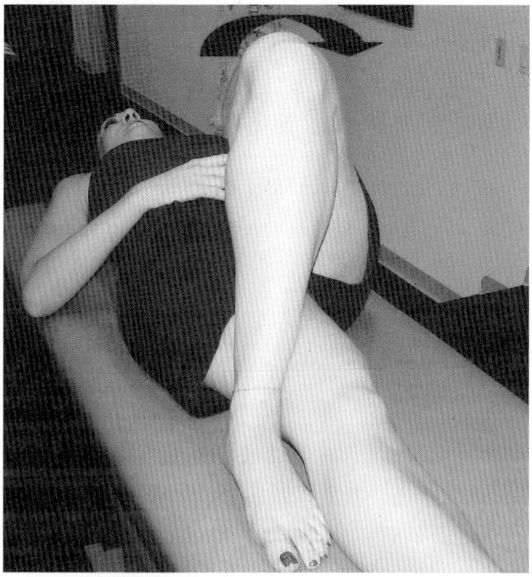

■ 그림 67-2A 이상근 신장 시작 자세

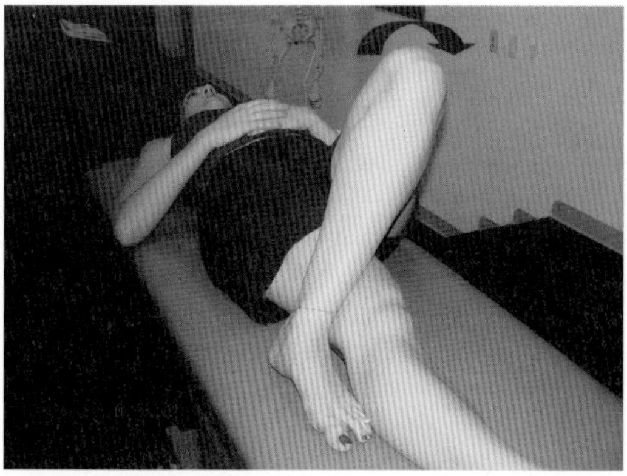

■ 그림 67-2B 이상근 신장 마지막 자세

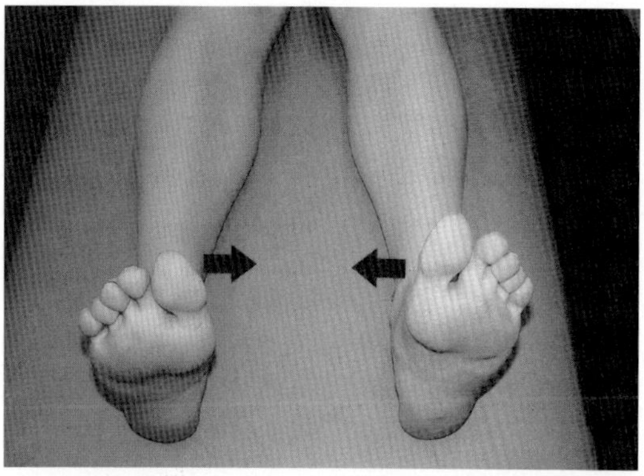

■ 그림 67-3A 외측 회전근 신장 시작 자세

■ 회전근 신장
LATERAL ROTATOR MUSCLE STRETCHES

기법 1 Technique 1

1. **환자 자세:** 다리를 펴고 뒤꿈치는 6인치 정도 벌려 놓고 발목을 90° 배측 굴곡한 채 바로 눕는다(그림 67-3A).
2. **지시:**
   a. 엉덩이 근육을 수축해서 엄지 발가락을 서서히 모은다.
   b. 10초 동안 견고히 유지한다(그림 67-3B).
   c. 서서히 원위치로 되돌린다.

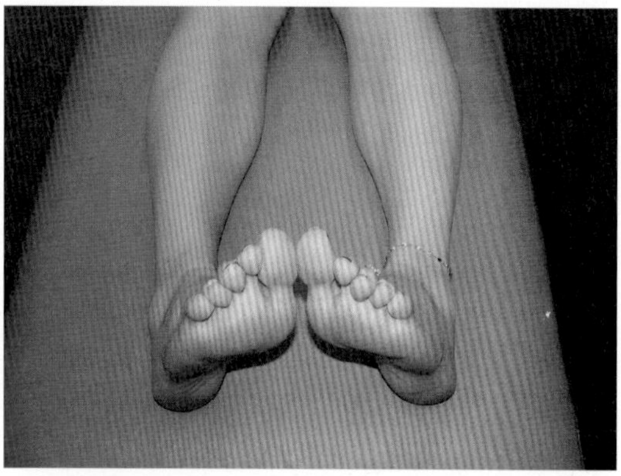

■ 그림 67-3B 외측 회전근 신장 마지막 자세

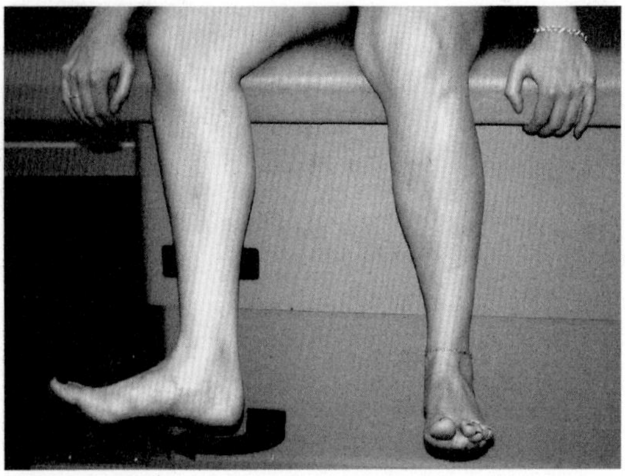

■ **그림 67-4** 외측 회전근 신장, 기법 2

d. 이완, 휴식 그리고 반복한다.

주의 : 발이 내회전될 때, 엄지 발가락 내측에 등척성 저항을 가해주면 운동 효과가 증진된다.

기법 2 Technique 2

1. **환자 자세:** 테이블 가장자리에 안정되게 걸터 앉는다.
2. **지시:**
   a. 테이블 가장자리를 잡는다.
   b. 무릎과 대퇴가 움직이지 않게 유지한 채 최대한으로 신장하고자 하는 다리를 외측으로 회전시킨다(그림 67-4).
   c. 10초 동안 이 자세를 유지한다.
   d. 서서히 원위치로 되돌린다.
   e. 이완, 휴식 그리고 반복한다.

주의 : 발을 외측 회전할려고 할 때 등척성 저항을 주게되면, 운동 효과가 증진된다.

68

임상 적용과 천골과 골반의 증례 병력
(Practical Applications and Case Histories of the Sacrum and Pelvis)

천골은 척주와 고리 형태의 골반, 그리고 하지를 생체적 연결을 한다. 천골-골반 복합기능부전은 척주의 정상 기능, 보행, 해산, 골반내 장기에 영향을 주며, 국소화된 통증 상황의 주원으로 영향을 끼친다. 부교감 신경의 하부 섬유는 운동 신경과 감각 신경과 더불어 천골공을 통해 척주관으로부터 나온다. 따라서 천골 기능부전은 이들 신경에 의해 지배가 되는 기관과 조직에 광범위한 효과를 가져온다.

■ 천장 관절염(강직성 척추염) SACROLITIS (ANKYLOSING SPONDYLITIS)

천장 관절염은 천장 관절에 염증이 생기는 것이다. 이것은 대부분 강직성 척추염과 연관되어 있다. 이 관절의 기계적 기능부전은 움직임과 동시에 통증이 발현된다. 천장 관절염의 통증은 대개 오래 지속된다. 남자의 경우, 강직성 척추염은 먼저 천장 관절염이 발현되고 상위 척추로 옮겨간다. 여자의 경우, 다른 관절에서 시작하고 특정한 패턴 없이 진행한다. 강직성 척추염은 청소년기에 시작하는 혈청 반응 음성성 척추관절염이며 다관절에 영향을 끼친다. 이는 유전지적(HLAB27) 발병이다. 초기 천장 관절염 이후에 그 관절은 결국 골화될 것이고, 질병 초기에 행해지는 정골 요법은 오랜 기간 동안 관절 기능을 유지하는데 중요하다.

■ 이상근 증후군 PIRIFORMIS SYNDROME

이상근은 둔부근 깊숙이 자리한다. 이상근과 관절낭, 그리고 천결 인대가 천골의 전측면에서 시작되어 대퇴 대전자의 상내면에 붙는다. 대퇴의 외회전근과 외전근이다. 이 근은 이상근 아래 또는 근복 사이로 통과하거나 이상근의 두개의 기시 건 사이로 지나가는 좌골 신경과 깊은 관계가 있다.

과긴장이나 근경련은 좌골 신경을 자극할 수 있고, 때때로 신경염을 일으키는 요인으로 작용한다. 비록 좌골 신경은 대부분 이상근 아래로 지나가고, 근을 통과하거나 이상근 뒤쪽으로 지나가는 정상적인 변형이 있다. 좌골 신경의 침범은 종종 이상근 증후군과 수핵 탈출증을 혼돈하게 만든다.

이상근 증후군은 엉덩이나 고관절에 통증을 일으키고, 종아리나 발까지 방사통을 나타나게 한다. 환자가 누워지내는 것으로 충분히 악화되는 결과를 초래한다. 간간히 요통을 일으키고 특히, 천장 관절 주위에 통증이 있게 된다. 검사상 내회전이 감소되고 고관절의 내전 감소와 이런 움직임에 통증을 동반한다.

외회전과 외전근의 근력은 일반적으로 정상이나 다소 줄어듬이 나타난다. 그런 근육과 근의 부착지에 촉진 시 압통이 있다. 이상근 증후군과 연관되어 세 개의 역스트레인 압통점이 있게 된다: 천골의 중간극, 이상근, 그리고 대전자의 후내측.

임상적으로 과긴장된 이상근은 동측 ILA와 상호 관계된 이상근은 천골 체성기능부전을 지속케하거나 일으키는 중요한 요인이다.

역스트레인과 자세촉진이완기법은 아주 유용하다. 압통점이 있거나 유효할 것 같으면 세 개의 압통점을 각각 치료하여야 한다. 천골 운동의 다른 부전 또한 교정해야 한다. 집에서 할 수 있는 이상근 신전 운동을 처방한다.

■ 천골의 선천성 기형
CONGENITAL ABNORMALITIES OF THE SACRUM

천골은 요추 다섯 번째와 관련해서 기형이 일어나는 쉽고, 요추 다섯 번째와 첫 번째 천골이 일부분 또는 완전히 융합되는 L5의 천골화가 기형에 일종이다. 융합은 또한 천골과 L5의 횡돌기가 하나 또는 두개가 붙는 것이다. 첫 번째 천추는 정상 천골처럼 붙지 않고 6번째 요추로 남는 기형을 첫 번째 천골의 요추화라 한다. 척추 이분증은 요추와 더불어 천골에도 영향을 끼치며 중앙에서 극돌기가 융합되는 2개의 구성 요소가 붙지 않은 것이다. 잠재성이고 기타 연부조직과 피부가 덮히거나 많은 문제를 일으킬수 있는 외부 환경에 노출된다. 잠재성 척추 이분증은 종종 증상이 없을 수 있거나, 국소화된 요통이 발생할 수 있다.

비록 정골 요법은 선천성 기형을 교정할 수 없고, 연접한 관절의 가동성과 조직의 이완 및 가능한 해당 부위에 가장 정상 기능이 유지될 수 있는 긴장 없는 조건을 유지하는데 이용될 수 있다.

■ 미골통
COCCYGODYNIA

꼬리뼈 통증은 미골통이라고 알려져 있다. 가장 흔한 통증 원인은 일반적으로 미골 부위 연부조직의 염증과 동반한 미골의 외상이다. 또한 감염, 골절, 탈골, 연부 조직 손상도 미골통을 일으킬 수 있다. 급성 또는 만성 일 수 있다.

통증은 앉아 있을 때, 대변 시 근의 긴장, 또는 성교 시에 눈에 띄게 있다. 검사 시 꼬리뼈는 압통이 있고, 항문 거근이나 미골근에 통증이 있을 수 있다. 직장 검사는 꼬리뼈에 압통을 국소화하는데 도움이 된다. 미골통은 정골 요법으로 잘 치료가 된다. 천미 관절은 직장을 통해서 꼬리뼈가 후방에 있으면 전방으로 누르고, 전방에 있으면 후방으로 밀어서 관절 가동요법을 적용할 수 있다. 역스트레인 압통점(high flare-out sacroiliac)은 천골 후변에 있는 후상장골극 내측과 미측에서 찾을 수 있다. 때때로 미골통을 동반하고, 이와 같은 경우에는 치료해야 한다. 골반 횡격막의 근막 이완은 꼬리뼈 위의 근막 긴장을 이완해서 외부적인 치료를 할 수 있다.

■ 천골과 골반의 체성기능부전
SOMATIC DYSFUNCTION OF SACRUM AND PELVIS

천골과 골반의 체성기능부전은 흔하며 요통과 골반통의 가장 흔한 요인이다. L5-S1의 관절, 천장 관절과 치골 관절은 기능부전으로 인해 발생되는 통증의 모든 원인이 된다. 이는 이전에 상세히 언급하였다.

적절한 천골과 골반 관절의 움직임은 보행, 자세, 그리고 척추 운동의 문제점들에서 일어나야 한다. 천골은 두개골 운동과 매우 밀접한 관련이 있기 때문에, 천골은 두개골 운동 평가와 함께 평가해야 한다. 하지 기능부전은 종종 골반 기능부전 때문에 생길 수 있으며 골반 기능부전을 일으키기도 한다.

사례 1 Case 1

R.T는 32세 여자이고, 10일간 요통과 왼쪽 엉덩이 통증과 대퇴 후면과 종아리 쪽으로 가끔 방사통이 있어 내원하였다. 그녀는 하루에도 몇 번이나 어린 아이를 보호하기 위해 출입문에 서 있었고, 대문을 지나 인도까지 급히 서둘러 걸은 병력이 있다. 하루나 이틀이 지나 왼쪽 엉덩이 통증을 느끼기 시작했고, 저녁이 되면 엉덩이에서 허벅지와 종아리까지 내려가는 방사통을 경험했다. 정량 이상의 항염증제를 복용하면 일시적으로 통증이 사라졌다. 이전에는 쇼핑을 하였고, 통증은 악화되었고 발까지 내려가는 방사통이 있었다.

그녀는 6년 전에 첫 애를 낳았을 때에도 유사한 통증이 있었다. 그러나 막둥이 출산 1년 전에는 통증이 없었다. 첫아이때 임신 3기 동안 요통이 있었고, 첫애 출산후 1주일 동안 왼다리 종아리까지 내려가는 방사통과 엉덩이 통증이 있었다. 자연스럽게 없어졌다.

그녀의 과거 의료 병력은 별다른 것이 없었다. 넘어지거나 사고는 없었다. 복용한 약은 단지 출산 조정약과 비타민뿐이었다. 알러지도 없으며 전신 검사시 이상이 없었다.

검사시 왼쪽 엉덩이에 압통이 있고 천골 외측면 중간극에 압통점이 있으며 대둔근 깊숙이에 있는 이상근 압통점이 촉진시 발견되었다. 좌측에 편측성 천골 굴곡(천골 전단)이 있으며 요추에는 체성기능부전이 없다. 좌골의 좌골신경 절흔에 가벼운 압통이 있다. 심부건 반사와 대퇴의 근길이는 정상이다. 내측 회전근과 고관절 내전근에 다소 통증이 있다.

좌측 이상근 증후군이라 진단을 내렸고 정골요법으로 치료하였다. 근에너지 요법으로 천골 전단을 치료하였고, 역스트레인 기법을 이용하여 이상근을 치료하였다. 하루에 3번 이상근 신장 기법을 집에서 하도록 처방하였다. 치료후에 즉각적인 호전을 보였다. 1주일 후에 내원하였고 대부분의 증상은 없어졌다. 천골 전단도 다시 발생하지 않았다. 중간극 압통점은 사라졌으나 이상근 압통점은 아직 남아 있었다. 압통점은 치료하였고, 더 이상의 치료는 필요치 않았다.

논의 Discussion

이 경우 전형적인 이상근 증후군이다. 이 근육의 과신장은 수축에 의해 일어났다. 이 근의 경련으로 좌골 신경에 영향을 주었고, 환자는 신경 주행로를 따라 방사통이 있게 되었다. 이상근 경련이 이완되고, 천골 기능부전이 교정되어 통증은 사라진 것이다.

몇 번의 치료에도 호전이 없었다면, 환자의 생활중 이상근을 더 긴장하게 하는 행동이 있는지, 근의 비정상적인 긴장을 일으키는 천골 기능부전에 대해 생각해보는 것이 중요하다. 드물게는 폐쇄근이 긴장되어도 이상근 증후군과 비슷하게 나타난다. 잘 낫지가 않은 경우 감별진단이 필요하다.

사례 2 Case 2

J.G는 48세 된 여성이고 지난 2주 동안 앉아 있을때 미골통이 있어 내원하였다. 그녀는 매일 약 20분 동안 고정된 싸이클로 운동을 했었다. 1주일 운동후 그녀는 통증을 경험했다. 내원 4일전까지 싸이클 운동을 계속했었고 통증도 계속 악화 되었다. 싸이클 운동을 중지하였으나 통증은 사라지지 않았다. 정량이상의 항염증제를 먹으면, 약간 통증이 감소했다. 그녀는 편하게 앉아 있을 수 없었다. 넘어지거나 꼬리뼈에 타박상을 입은 적도 없었다. 그녀의 의료 과거 병력은 특별한 것이 없다. 17살 된 자식이 있고, 5년 전에 자궁 절제술을 받았다.

신체 검사시 눈에 잘 띌 정도 불편한 약간의 비만이 있다. 진료 의자에 앉기 보다는 서있는 것을 선호했다. 천골은 아무 이상 없이 움직였고, 요추에는 체성기능부전이 없었다. 꼬리뼈에는 현저하게 압통이 있었고 주위 연부 조직은 긴장감과 압통이 있었다. 천골 후면에 high flare-out 압통점이 있었다. 직장 검사 시 꼬리뼈의 압통을 확진할 수 있었으나, 골절을 의미할 정도의 극심한 통증은 없었고 탈골도 없었다.

직장 검사 시 꼬리뼈 관절 가동을 적용하였고 역스트레인 기법을 이용해 압통점을 치료했다. 그녀에게 앉아 있을 때 꼬리뼈에 체중 지지를 없애기 위해 "더넛"형태의 쿠션을 깔고 앉게 했다.

3번 이상 치료하였더니 미골통은 없어졌다. 넓은 싸이클 의자를 앉게 했고, 쿠션을 대게해서 운동을 계속할 수 있게 했다.

논의 Disscussion

미골통은 계속되는 압력, 특히 싸이클과 같이 압력이 움직이는 경우에 발생할 수 있다. 통증은 상당하며 좌골 결절이 평면 위에 앉아 있는 경우 압력에 의해 통증이 악화된다. 정골 요법으로 정상 관절가동범위를 회복할 수 있고, 꼬리뼈에 붙어 있는 연부 조직의 긴장을 해소할 수 있다. 치료 도중이나 통증이 사라질 때까지 가운데가 뚫려 있는 공기가 들어 있는 쿠션을 이용하면 편하게 앉아 있을 수 있다.

참고문헌

DiGiovanna EL, Schiowitz S. *An Osteopathic Approach to Diagnosis and Treatment*, 2nd ed. Philadelphia: Lippincott-Raven, 1997.

Hoppenfeld S. *Physical Examination of the Spine and Extremities*. Norwalk, CT: Appleton & Lange, 1976.

Salter RB. *Textbook of Disorders and Injuries of the Musculoskeletal System*, 3rd ed. Baltimore: Williams & Wilkins, 1999.

Wadsworth CT. *Manual Examination and Treatment of the Spine and Extremities*. Baltimore: Williams & Wilkins, 1988.

Ward RC. *Foundations for Osteopathic Medicine*. Philadelphia: Lippincott Williams & Wilkins, 2003.

VII부

흉 곽
(Thoracic Cage)

69

흉곽의 해부학적 고찰
(Anatomic Considerations of the Thoracic Cage)

■ 골경계표
LANDMARKS

촉진을 하면 여러 개의 골경계표를 만지게 되고, 그것들과 특정한 늑골과의 관계를 설정하게 된다. 제1늑골은 쇄골 전-하방의 바로 아래에서 흉골병에 부착되고, 견갑골 상면의 두 측에 있다. 제2늑골은 전방에서 흉골각에서 흉골체와 흉골병 두 가지 모두와 관절을 이루고, 제3늑골은 후방에서 대략 견갑극의 내측면에 위치한다. 제7늑골의 늑연골은 전방으로 흉골체와 검상돌기에 부착되어 있으며, 늑골각은 견갑골 하각의 끝 근처에 놓여있다. 제10늑골의 연골은 쇄골 중간선상의 흉곽 최하면에서 촉진되고, 제12늑골은 거의 수평으로 뻗어 있으며, 장골릉 바로 위쪽 후방으로 연부조직을 촉진하면 찾을 수 있다.

늑골의 구조 Structure of Ribs

늑골은 종종 진성과 가성의 늑골로 분류된다. 진성늑골은 제1늑골에서 제7늑골까지이며, 가성늑골은 제8늑골에서 제12늑골까지이다. 진성늑골의 연골은 흉골에 부착되고, 가성늑골은 더욱 세분되어 척추늑연골 늑골(제8~10늑골)과 부유늑골(제11~12늑골)로 구분된다. 척추늑연골 늑골(vertebrochondral rib)의 연골은 제7늑골의 연골과 결합되며, 부유늑골은 연골 부착없이 자유롭게 떠있다.

전형적인 늑골 Typical Ribs

제3늑골에서 제9늑골까지는 전형적인 늑골이다. 둥근 손잡이 모양의 늑골두에 이어서 늑골경과 늑골결절이 있고, 늑골체가 늑골각 부분에서 원호를 그리며 연골이 부착되는 원위부에서 오목하게 된다. 전형적인 늑골체는 가늘고 편평하며, 내측면과 외측면 그리고 하단에 늑골구(costal groove)가 있다.

각각의 늑골두는 두 개의 관절면을 가지고 동일한 번호의 추체와 바로 다음의 위쪽 추체 두 가지와 관절을 이루며, 늑골결절은 동일한 번호의 추골 횡돌기와 관절을 이루고 늑횡관절이라고 불리운다.

비전형적인 늑골 Atypical Ribs

제1, 제2, 제10, 제11, 제12늑골은 비전형적인 늑골이라고 한다. 제1늑골은 편평하고 모든 늑골중에서 가장 구부러져 있으며, 가장 길이가 짧고, 늑골각 또는 늑골두가 없다. 이 늑골의 상면에는 쇄골하정맥의 통로로 이용되는 구(groove)가 있고, 전사각근 · 중사각근이 부착하는 융기가 있다. 늑골두에 관절면이 한 개있어서 T1 추체와 관절을 이룬다.

제2늑골은 제1늑골과 비슷하나 길이가 더 길고 편평하지도 않으며, 늑골두에는 반관절면(demifacet) 2개가 있어서 T1과 T2의 추체와 관절을 이룬다.

제10늑골은 그것의 늑추관절을 제외하고는 모든 면에서 전형적인 늑골과 같다. 늑골두에는 단 한 개의 관절면이 있어서 T10추체의 관절면과 관절을 형성한다.

제11과 12늑골에는 늑골경도 없고, 늑골결절도 없다. 제10늑골처럼, 늑골두에 있는 단 1개의 관절면이 동일한 번호의 추체의 관절면과 상응하여 존재한다. 앞쪽의 끝은 자유롭게 떠 있으며, 제12늑골에는 늑골구가 없다.

■ 지지하는 구조물 SUPPORTING STRUCTURES

흉곽을 지지하는 그 외 다른 골격 구조물은 쇄골과 흉골로 구성되며, 후방으로는 척추에 의해 지지를 받고 있다.

쇄골은 흉곽의 전-상면에 위치하고 있으며, 그것의 내측 끝은 제1늑연골 그리고 흉골병와 관절을 이룬다. 비록 쇄골과 그것이 구성하는 관절들은 기능적으로 어깨의 일부분으로 간주되고 있지만, 그것은 호흡하는 동안에 중요한 것이다. 후두골을 C0로 간주할 수 있다면, 쇄골은 R0로 생각될 수 있을 것이다. 쇄골이 호흡 각각의 단계 동안에 유동성을 유지하고 있어야 흉곽, 특히 제1늑골이 적절하게 기능할 수 있게 된다.

흉골은 3부분 즉, 검상돌기, 흉골체, 흉골병으로 구성된다. 흉골의 외측변은 늑연골이 부착될 수 있도록 부채모양으로 되어 있다.

흉추의 형태는 흉곽 후부의 경계를 정하고 그것의 많은 운동특성을 나타낸다. 흉추의 추체에는 늑골관절면이 있어서 늑골두와 관절을 이루고 있으며, 길고 두꺼운 횡돌기에도 그것의 둥근 끝에 늑골결절과 관절을 이루기 위한 관절면이 있다.

관절 Articulations

흉쇄관절은 견갑대의 진성관절 중의 하나로 일차적으로는 흉골병과 늑연골에 부착한 인대를 통하거나 이차적으로는 상지의 위치로 인해 늑곽의 움직임에 영향을 준다.

늑추관절은 하나 또는 2개 추체와 늑골두가 이룬 관절이다. 전형적인 늑골의 늑추관절에는 동일한 레벨의 추체와 바로 위의 추체, 그 사이에 낀 추간판의 섬유륜, 늑골관절면이 포함되어 있으며, 그것은 하나의 관절낭으로 된 활액관절이다. 늑추관절의 관절면은 약간 볼록하고 추체 관절면과 추간판에 의해 형성된 함몰에 적합한 각을 형성한다. 골간인대 그리고 방사인대의 상부밴드와 하부밴드, 중간밴드 등이 포함된 여러 개의 인대들이 늑추관절과 연루되어 있다.

늑횡관절도 마찬가지로 하나의 관절낭으로 둘러싸인 단순한 활액관절이다. 3개 인대, 즉 상부, 후부, 골간의 늑횡인대가 횡돌기를 늑골결절에 연결시키고 있으며, 상늑횡인대는 또한 횡돌기를 바로 아래 늑골경에 연결시키기도 한다.

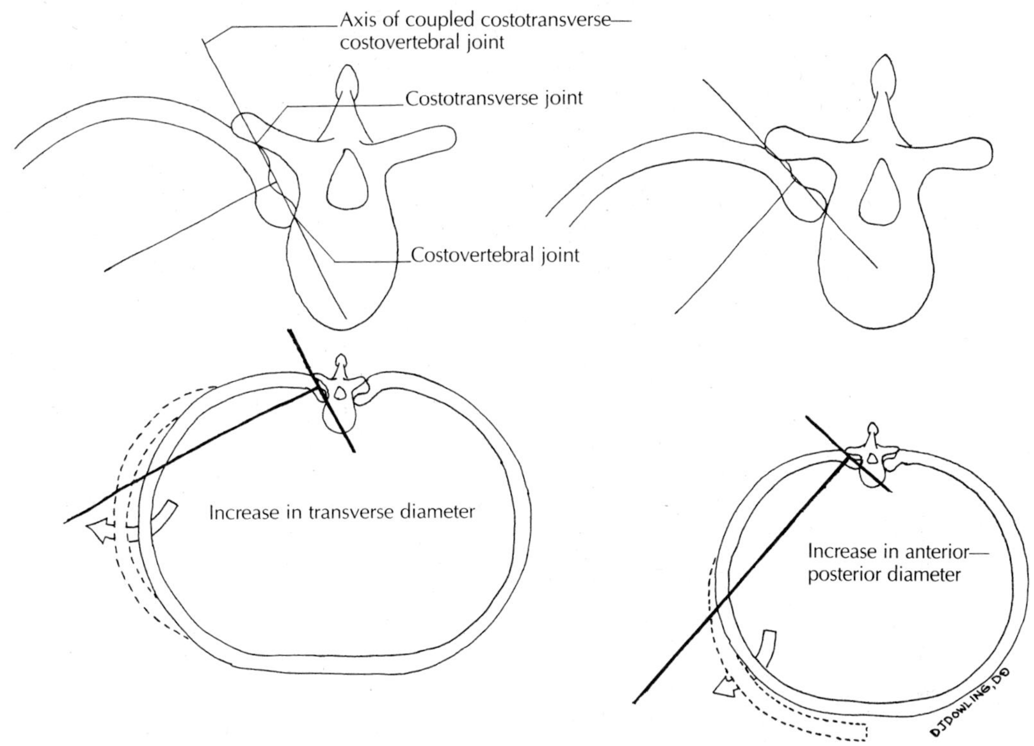

■ **그림 69-1** 늑횡-늑추 관절축

늑횡관절과 늑추관절은 함께 복합 짝관절(complex coupled joint)을 형성하고, 두 관절 사이에 그은 가상의 선은 늑골운동의 방향을 결정하는 축이다(그림 69-1).

늑골의 늑연골 부분은 뼈의 끝부분이 오목한 구로 형성되어 있고, 원뿔형 모양의 연골이 그것에 부착된다.

흉늑관절은 늑연골과 흉골의 삼각절흔에 의해 형성되며, 작은 활액관절이 존재한다. 각각의 절흔첨(apex of notch)은 관상면을 따라 운동자유를 허용하는 전-후방축과 함께 내측을 향하고, 방사인대가 관절을 지지한다.

■ 근육
MUSCLES

흉곽의 횡경막은 흡기의 주요 근육으로 흉곽의 압력변화를 최소 60%는 책임지고 있으며, 그것의 근육부분은 검상돌기, 제6늑골, 상부요추에 정지하고, 이 근육부분은 모두 중심건막(aponeurotic central tendon)으로 집중된다(그림 69-2).

횡경막은 반구형 모양의 근육으로 그것의 모양이 내장에 의해 영향을 받게 되는 2개의 외측 반-횡경막(lateral hemi-diaphragm)으로 되어 있다. 흡기와 호기에 부가하여 횡경막은 배뇨, 배변, 분만, 혈액순환, 림프펌핑 그리고 언어구사에도 중요한 기능을 한다.

그 외 다른 흡기근으로는 외늑간근, 늑거근(levator costarum) 그리고 소위 말하는 종속 또는 보조적인 근육이 포함되는데, 실제로 이 근육들은 흡기할 때에는 언제든지 이용되며, 천식과 폐기종과 같은 그러한 상태에서 그것들

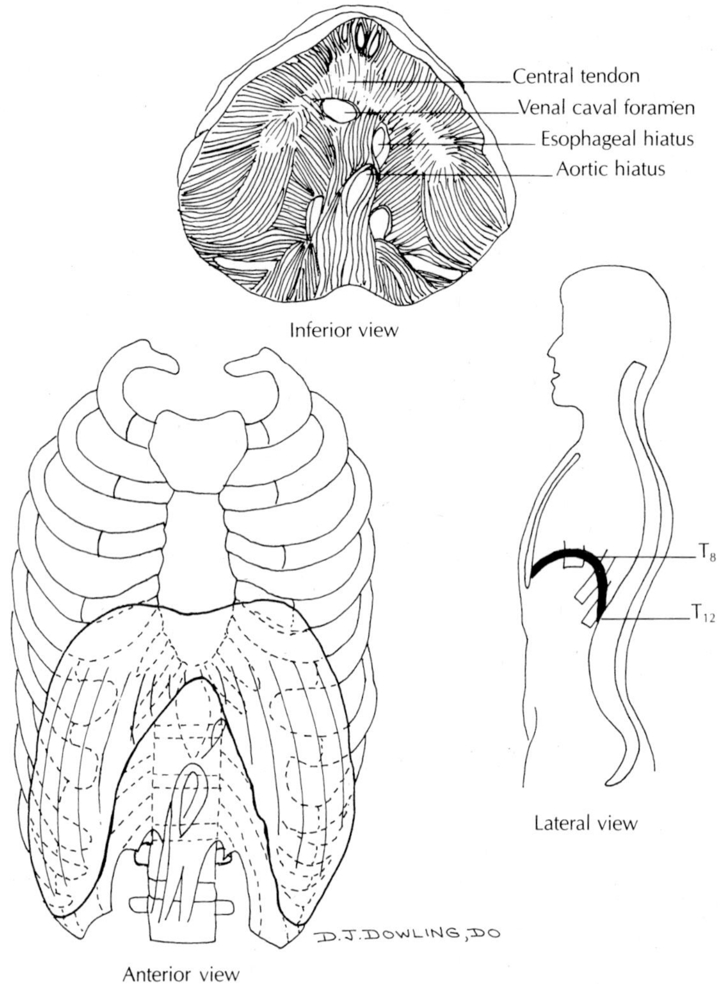

■ **그림 69-2** 흉곽 횡경막

은 그것들의 흡기작용 비율이 증가하게 되면서 더욱 두드러지게 된다. 보조근은 강하게 흡기를 하기 위한 작용에 참여하게 되는데 그러한 것은 운동할 때 또는 천식발작이 포함된 병리적 상태에서 필요하게 되는 것이다. 이러한 흡기보조근에는 흉쇄유돌근, 사각근, 후상거근, 흉근, 전거근의 하부섬유, 광배근, 그리고 장늑근의 상부섬유 등이 포함된다.

호기는 주로 횡경막의 반동(recoil)과 늑연골에 저장된 에너지에 의해서 발생되며, 흉늑근과 내늑간근도 또한 연루되어 있다. 호기보조근으로는 복직근, 외복사근 내복사근, 복횡근, 후하거근 하부 섬유, 흉횡근(transverse thoracic), 추체근, 늑하근(subcostalis), 요방형근, 장늑근, 최장근(longissimus), 그리고 광배근(광배근은 팔이 고정된 위치에 따라 좌우되어 호기 또는 흡기 어느 하나에서 작용하게 된다) 등이 포함된다.

신경지배 Innervation

척추 부위는 주로 척수신경의 배측지에 의해서 신경지배된다. 복측지는 11쌍의 늑간신경과

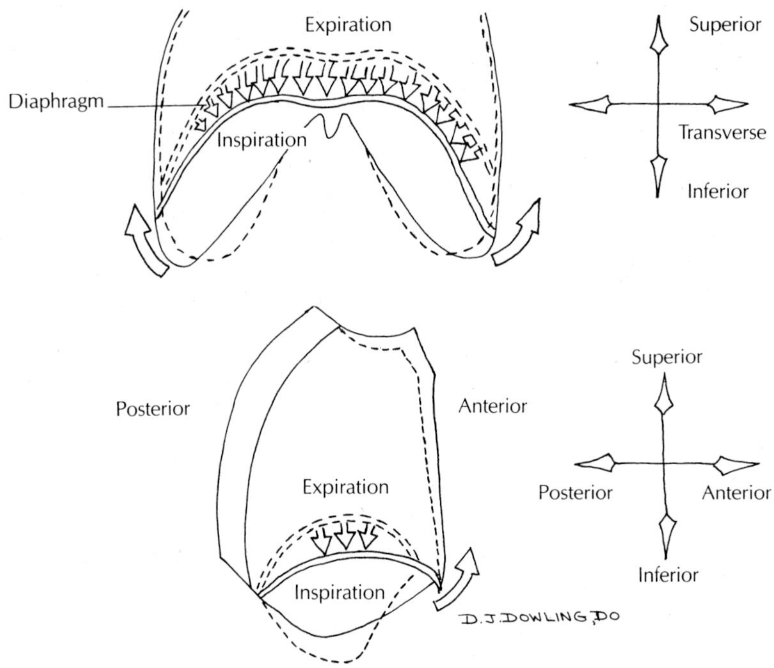

■ **그림 69-3** 횡경막 움직임 동안에 발생되는 직경변화

한 쌍의 늑하신경을 형성하는데, 그것들은 늑간공간에서 기시한 다음에 늑골각 레벨에서 제 1-11늑골의 늑골구로 들어간다. 늑간신경은 교통지를 경유하여 교감신경사슬로 연결되고, 교감신경간(sympathetic trunk)은 늑골두의 전방에 위치하고 있다.

횡경막은 횡격막신경에 의해 지배를 받는데, 그 신경은 제3-5경신경의 복측지로 구성된다. 또한 감각입력도 횡격막신경을 통해 전달된다.

흉곽의 생역학 Biomechanics of the Thoracic Cage

흡기하는 동안에 횡경막은 수축하면서 내려가는데, 그 움직임은 종격 부속물의 신장과 복부장기의 저항에 의해서 저지된다. 동시에 일어나는 횡경막의 수축과 하강으로 흉곽내압은 감소되고 그것에 의해 흉강의 용적은 증가된다. 중심건(central tendon)이 고착되면서 근섬유의 지속적인 수축으로 하부늑골의 거상이 유발되고, 상부늑골의 거상은 흉골에 의해서 보조된다.

횡경막의 움직임으로 3차원공간에서 흉강 용적은 증가된다. 중심건의 하강으로 수직용적이 바뀌고, 늑골의 거상으로 횡면적이 증가되며, 흉골과 상부늑골의 거상으로 전-후방면적이 변하게 된다(그림 69-3). 외늑간근과 늑거근은 둘 다 늑골거상에 의해서 흡기를 보조한다.

흉늑근(sternocostalis)과 내늑근(internal costalis)은 호기하는 동안에 늑골을 하강시킨다. 호기보조근은 복근, 흉곽근, 흉요근으로 나눌 수 있다. 복근은 흉곽바닥(thoracic floor)을 강하게 하강시키고 복내압을 증가시킨다. 하후거근과 같은 그러한 흉곽근육은 늑골 부착점에 직접 작용하여 늑골을 아래로 끌어당긴다. 또한 흉요근은 늑골을 그리고 아마 견갑골도 하

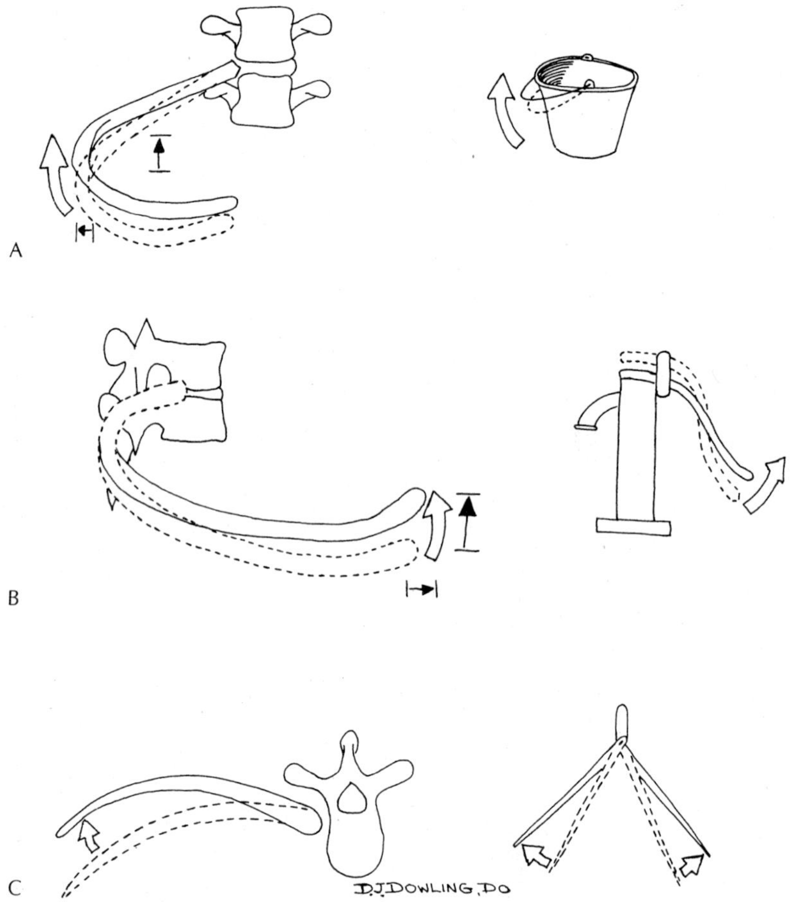

■ **그림 69-4** 늑골운동. **(A)** 양동이손잡이운동, **(B)** 펌프손잡이운동, **(C)** 측경기운동

강시킨다.

■ 늑골운동
RIB MOTION

늑추관절과 늑횡관절이 짝을 지어 형성된 축에 의해 늑골 움직임의 일차적인 방향은 결정되는데, 이것은 추체와 횡돌기 사이의 각과 척추와 관절을 이룬 늑골관절 사이의 거리에 의해서 영향을 받으며, 늑골의 축은 세 가지 기본적인 운동 즉, 양동이손잡이운동, 펌프손잡이운동, 캘리퍼운동을 허용한다(그림 69-4).

양동이손잡이운동 Bucket Handle Motion

양동이의 손잡이는 양쪽 끝에서 고정되어 있으며, 하부늑골에서 그 축은 시상면에 더 가깝다. 양동이 손잡이의 한 쪽 끝이 추골 끝에서 고정되어 있으므로 늑골 거상의 대부분은 늑골 외측부분이 상방으로 궤도를 그리는 것으로 나타나고, 이러한 움직임으로 흉곽의 횡경이 증가된다.

펌프손잡이운동 Pump Handle Motion

펌프손잡이운동이라는 용어는 구식 물펌프와 늑골움직임 사이의 유사성에서 파생된 것으

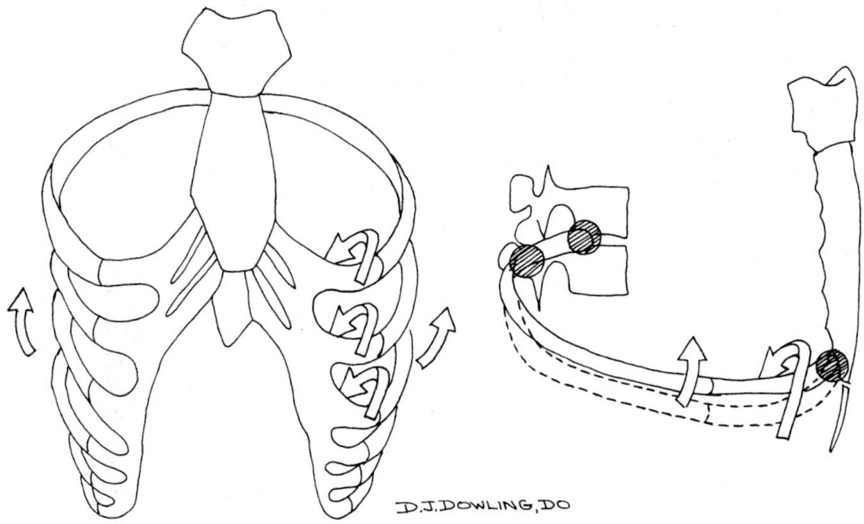

■ **그림 69-5** 늑연골의 탄력성

로 한쪽 끝은 고정되어 있고, 반대쪽 끝은 자유롭게 움직이며 원호를 그리게 된다. 상부늑골의 늑추-늑횡 관절축은 관상면에 근접되게 놓여 있으므로 늑골이 이 축을 중심으로 움직이게 되면, 흉곽에서 그 부분의 전-후경이 증가된다.

펌프와 양동이 손잡이의 혼합운동
Mixed Pump and Bucket Handle Motion

중간 늑골의 늑추-늑횡 관절축은 시상면과 관상면에 대해 약 45° 정도로 놓여 있으므로 이러한 늑골들의 움직임은 펌프와 양동이 손잡이운동이 혼합된 형태로 횡경과 전-후경 두 가지 모두를 증가시키게 된다.

측경기운동 Caliper Motion

제11, 제12늑골은 오직 늑추관절만 가지고 있고, 횡돌기의 제한은 전혀 없기 때문에, 이 늑골의 움직임은 수평면을 따라 움직이는 캘리퍼와 같으며, 이러한 움직임으로 전-후경과 횡경에 약간의 변화가 일어난다.

흉곽 전-후방의 모양변화
Anteroposterior Thoracic Cage Shape Changes

흡기동안에 제1-10늑골은 거상하고, 흉골은 전-상방로 움직이며, 흉골각은 대개 섬유연골결합이기 때문에 그것에서는 소량의 움직임만이 가능하고, 그 움직임으로 흉골각의 각도가 편평해진다. 상부늑골은 이 부위에서 일어나는 펌프손잡이운동이 보다 더 크기 때문에 하부늑골보다 더 전방으로 움직인다.

늑연골의 탄력성 Costal Cartilage Elasticity

늑연골은 초자연골이다. 그것은 근본적으로 골화되지 않은 배태상태의 연골성 늑골(embryonic cartilaginous rib)이며, 흉곽의 가동성에 상당하게 기여한다. 흡기 동안에 흉골은 늑골보다 상방으로 더 큰 궤도를 그리며 움직인다. 처음에 늑골은 흉골에 비례하여 하방으로 움직인다. 연골은 근본적으로 흉골단에서 고착되어 있기 때문에, 그것은 장축을 따라 비틀어져서 염전봉(torsion rod)처럼 작용하고 잠재에너지

(potential energy)를 저장한다. 횡경막이 이완되어 올라오면서 연골이 반동함에 따라 이러한 에너지는 방출된다(그림 69-5).

■ 정골요법적 진단 OSTEOPATHIC DIAGNOSIS

정골요법적 검사 동안에는 촉진과 시진이 이용되므로 평가를 하려는 부위의 구조와 생역학에 대한 지식은 이러한 과정에 필수적이다. 체성기능부전으로 흉곽과 그 구성요소의 움직임은 제한되므로 호기와 흡기를 최대로 했을 때 양동이손잡이와 펌프손잡이 운동을 검사한다면 제한되어 있을 것이다. 운동궤도의 비대칭과 운동곤란은 검사부위에 제한이 있음을 의미하는 것이다.

참고문헌

Castilio Y, Ferris-Swift L. The effect of direct splenic stimulation on the cells and the antibody content of the blood stream in acute infectious diseases. The College Journal, Kansas City College of Osteopathy and Surgery 1934; 18(7).

Castilio Y, Ferris-Swift L. Effects of splenic stimulation in normal individuals on the actual and differential blood cell count and the opsonic index. Kansas City College of Osteopathy and Surgery Bulletin 1932;16:10–16.

Cathie AG. Physiologic motions of the spine as related to respiratory activity. Academy of Applied Osteopathy—1965 Yearbook. Carmel, CA: Academy of Applied Osteopathy, 1965.

Chiles HL. Editorial: a new survey of public health. *J Am Osteopath Assoc* 1:227–230.

DiGiovanna EL, Schiowitz S. *An Osteopathic Approach to Diagnosis and Treatment, 2nd ed.* Philadelphia: Lippincott-Raven, 1997.

Galewaler JE. Motion, the lymphatics and manipulation. *J Am Osteopath Assoc* 1969;69:247–254.

Guyton AC. *Textbook of Medical Physiology*, 7th ed. Philadelphia: W.B. Saunders, 1986.

Kapandji IA. *The Physiology of the Joints, vol III.* Edinburgh: Churchill Livingstone, 1974.

Kohn GC. *Encyclopedia of Plague and Pestilence.* New York: Facts on File, 1995.

Langley L, Telford IR, Christensen JB. Dynamic *Anatomy and Physiology*, 5th ed. New York: McGraw-Hill, 1980.

Measel JW. The effect of the lymphatic pump on the immune response: I. Preliminary studies on the antibody response to pneumococcal polysaccharide assayed by bacterial agglutination and passive hemaglutination. *J Am Osteopath Assoc* 1982;82:28–31.

Measel JW. Introduction: thoughts on osteopathic practice and infectious diseases. *Osteopath Ann* 1982;10:92–94.

Moore KL. Clinically Oriented Anatomy, 2nd ed. Baltimore: Williams & Wilkins, 1985.

Moore KL. *The Developing Human: Clinically Oriented Embryology*, 4th ed. Philadelphia: W.B. Saunders, 1988.

Pansky B. *Review of Gross Anatomy*, 5th ed. New York: Macmillan, 1984.

Robbins SL. *Pathologic Basis of Disease, 3rd ed.* Philadelphia: W.B. Saunders, 1984.

Sabiston DC. *Textbook of Surgery: The Biological Basis of Modern Surgical Practice.* Philadelphia: W.B. Saunders, 1986.

Tucker EE. Spanish influenza—what and why? *J Am Osteopath Assoc* 1919;18:270–273.

Watson JO, Percival EN. Pneumonia research in children at Los Angeles County Osteopathic Hospital. *J Am Osteopath Assoc* 1939;39:153–159.

Webster GV. Subdiaphragmatic drainage. *J Am Osteopath Assoc* 1928;28:145.

Williams G. *Virus Hunters*. New York: Alfred A. Knopf, 1960.

Zink JG, Lawson WB. The role of pectoral traction in the treatment of lymphatic flow disturbance. *Osteopath Ann* 1978;6:439–496.

70

흉곽 평가
(Evaluation of the Thoracic Cage)

구조적인 검사를 하는 동안에 흉곽을 평가하는 것에는 여러 가지 이유가 있으며, 흉곽 상태는 호기기전 상태를 아는데 중요한 단서가 된다. 늑골의 자유로운 움직임은 폐가 완전히 확장하는데 필수적인 요소이지만, 반대로 폐질환은 늑골의 움직임과 기능에 2차적 변화를 가져오는 원인이다.

또한 늑골은 흉벽이나 또는 상배부통(upper back pain)의 근원이 될 수도 있고, 늑골기능부전의 결과로 어깨, 팔, 또는 목의 통증이 초래될 수도 있다. 늑골기능부전은 일차적인 것일 수도 있고 또는 흉추기능부전에 이차적으로 초래된 것일 수도 있다.

■ 관찰
OBSERVATION

흉벽을 관찰하면 그것의 구조물에 어떤 비대칭이 있는지 드러날 것이다. 만성폐질환의 전형적인 새가슴(barrell chest)에 주목해야 하며, 늑간근의 수축이나 또는 호흡보조근(사각근, 흉쇄유돌근)의 이용은 호흡곤란의 심각성을 의미할 수도 있는데, 특히 천식발작에서 그러하다. 호흡횟수와 환자가 이용하는 복식/흉식 호흡의 정도에 주목해야 하고, 흉곽에 어떤 수술흔적이 있는지 또는 외상 징후가 있는지도 살펴보아야 한다.

■ 촉진
PALPATION

흉부를 촉진해서 늑골운동의 비대칭 또는 운동제한, 그리고 정적 비대칭이 있는지를 탐지한다. 정적 비대칭은 늑골의 전면 또는 후면에 나타나는데, 정적 비대칭에 대한 촉진은 늑골기능부선에 의해 국소통증이 있을 때 특히, 도움이 된다. 늑골은 환자를 복와위로 놓고 흉곽 후면을 따라 늑골각에서 촉진할 수 도 있으며, 촉진할 때 후방늑골(posterior rib)은 그것의 바로 위 또는 아래의 늑골보다 더 후방으로 놓여 있는 것으로 나타난다. 후방늑골은 흔히 늑골과 관절을 이루고 있는 횡돌기의 후방회전에 의해 야기되는데, 늑골두 부위에서의 조직변화와 관련된 것이다.

전방으로 흉골 가장자리를 따라 촉진하면, 전방으로 이동된 늑골(전방 늑골)이 드러나는데 그것이 흉벽전면통증의 일반적인 원인이다. 좌측 늑골기능부전을 심장통증으로 혼동할 수도 있는데, 체성기능부전인 경우에는 압통과 조직변화가 늑연골접합부에서 그리고 흉골 가장자리를 따라 촉진될 것이다.

흉벽전면을 촉진하면 늑골이 거상된 것 또는 하강된 것이 드러날 것이다. 하강된 늑골의 경우에는 하강된 늑골과 그것 바로 아래 늑골 사이의 공간이 좁아지는 반면에 하강된 늑골과 그것 바로 위 늑골 사이의 공간은 넓어진다. 이러한 차이는 거상된 늑골에서 역전되어 거상된 늑골과 그것 바로 위 늑골 사이의 공간은 좁아지는 반면에 거상된 늑골과 그것 바로 아래 늑골 사이의 공간은 넓어진다. 늑골 하나만 거상 또는 하강될 수도 있고, 몇 개의 늑골이 무리를 지어 올라가거나 내려갈 수도 있다. 정적 촉진 검사소견이 판단을 그르치게 할 수도 있으므로 운동검사는 진단에 꼭 필요하다. 일반적으로 하강된 늑골은 흡기할 때 바로 아래 늑골의 움직임을 제한하고, 거상된 늑골은 호기를 할 때 바로 위 늑골의 움직임을 제한한다.

진단용어 Diagnostic Terminology

많은 학자들은 서로 다른 용어로 늑골기능부전을 기술하고 있으므로 연구문헌을 읽을 때에 이러한 용어들을 이해하고 있는 것이 중요하다. 일부 공통적인 용어들을 보면 다음과 같다.

1. 전방 또는 후방 늑골(anterior or posterior ribs)
2. 거상 또는 하강 늑골(elevated or depressed ribs)
3. 흡기 또는 호기의 위치에 있는 늑골(흡기 또는 호기 기능부전)
4. 흡기 또는 호기에 제한된 늑골(흡기 또는 호기 제한)

진단을 읽을 때에는 저자가 늑골이 흡기위치에 있는 것(거상된 것)을 진술한 것인지 또는 호기에 제한된 것(하강된 것)을 말하는 것인지에 주목해야 한다. 흡기제한은 늑골이 흡기위치로 움직이지 않을 뿐만 아니라 하강된 또는 호기위치로 잡혀있는 것을 의미하는 것이다. 호기 또는 흡기의 제한은 그것의 호흡축(respiratory axis)에서의 늑골운동의 제한을 말하는 것이며, 흡기동안에 늑골의 전방부분은 거상되고 호기동안에 늑골은 하강된다.

■ 늑골운동 평가 EVALUATION OF RIB MOTION

늑골은 늑골그룹으로 또는 개별적으로 운동에 대한 평가를 할 수 있다.

제1늑골 평가 Evaluation of the First Rib

제1늑골은 그것에 사각근이 부착되고, 그것과 쇄골간의 기능적 관계 때문에 그 외 다른 늑골과는 차이가 있으며, 관례적으로 세 위치에서 촉진된다.

1. 후-상면, 승모근의 심부
2. 전-상면, 쇄골배후에서 쇄골상방의 함몰부
3. 쇄골 바로 아래의 흉골 가장자리에 있는 관절의 전면

제1늑골의 운동검사법은 다음과 같다.

1. **환자 자세:** 앙와위
2. **치료사 자세:** 테이블의 환자 머리 쪽에 앉는다.
3. **기법:**
   a. 검사자는 엄지 또는 그 외 다른 손가락의 지문두를 쇄골상방 함몰부에 대고 제1늑골의 정적 위치를 평가한다. 한쪽 늑골이 다른 쪽의 것보다 더 높습니까?

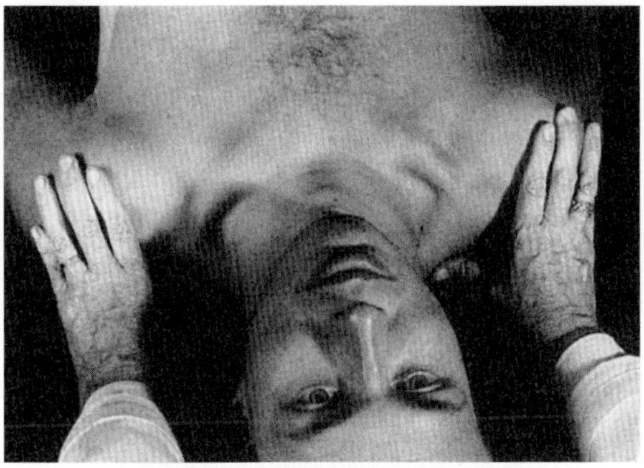

■ **그림 70-1** 제1늑골 평가자세

b. 늑골 위를 덮고 있는 조직질감과 근육긴장도가 정상에서 벗어난 변화가 있는지를 검사한다.

c. 검사자는 엄지를 승모근 바로 앞쪽에서 제1늑골 후면에 대고, 그 늑골을 가볍게 반동(spring)시켜 늑골의 저항을 평가한다(그림 70-1). 늑골을 반동시킬 때 저항이 느껴진다면, 그 늑골은 기능부전된 것이다.

d. 검사자는 엄지 또는 그 외 다른 손가락의 지문두를 제1늑골의 전-상면에 대고, 환자에게 호기와 흡기를 최대한의 노력으로 하도록 요구해서 늑골운동을 평가한다.

e. **의미**(significance)
   (1) 흡기 동안에 한쪽 늑골이 다른 쪽의 늑골보다 앞서 움직임을 멈췄다면, 그 늑골은 흡기제한이 있다.
   (2) 호기 동안에 한쪽 늑골이 다른 쪽의 늑골보다 앞서 움직임을 멈췄다면, 그 늑골은 호기제한이 있다.

늑골의 총체적 운동검사
Gross Motion Testing of the Ribs

여기서는 늑골의 그룹운동을 평가하는데 이용되는 일반적인 스크린닝 테스트(screening test)을 설명할 것이다.

1. **환자 자세:** 앙와위
2. **치료사 자세:** 테이블 측면에서 환자를 마주보고 선다.
3. **기법:**
   a. **상부늑골(제1-3늑골)**
      (1) 펌프 손잡이 운동
         (a) 검사자는 양손의 손가락을 각각 양측으로 흉골 가장자리를 따라 편평하게 대고, 손가락 끝을 쇄골하면에 접촉시킨다(그림 70-2).
         (b) 환자가 심호흡으로 흡기와 호기를 하면 운동을 평가한다.
      (2) 양동이 손잡이 운동
         (a) 검사자는 흉골 가장자리에 대해 45° 각도로 그의 손가락을 상부 흉벽에 편평하게 대고, 검지를 쇄골 바로 아래에 놓는다.
         (b) 완전히 흡기 그리고 호기하게 하

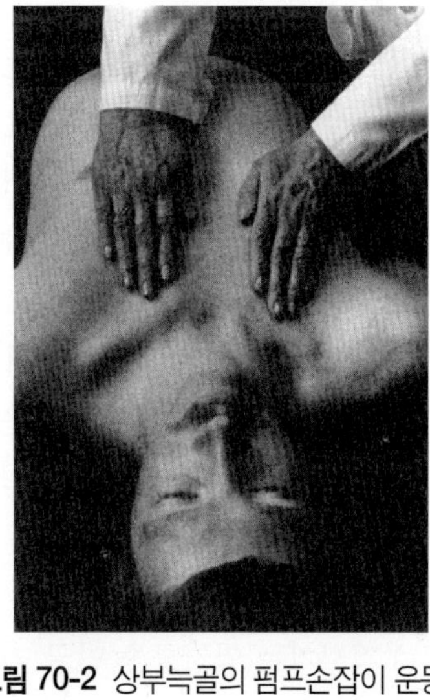

■ **그림 70-2** 상부늑골의 펌프손잡이 운동검사

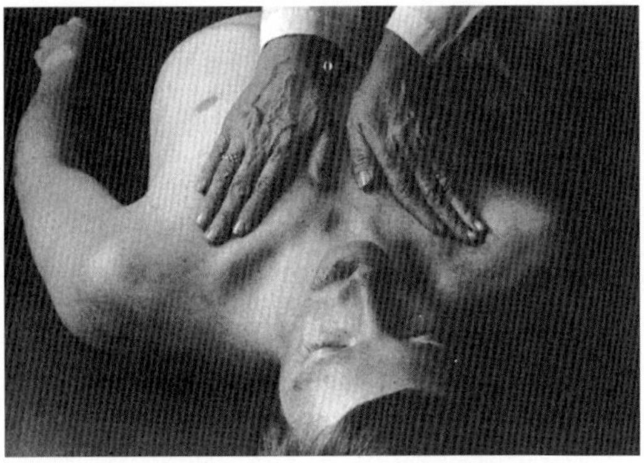

■ 그림 70-3 상부늑골의 양동이손잡이 운동검사

면서 운동을 평가한다.

b. **중간늑골(제4~7늑골)**

(1) 검사자는 엄지를 그것의 손끝이 환자의 머리를 향하게 하여 흉골 가장자리를 따라 댄다.

(2) 그 외 다른 손가락들은 중간 늑골을 따라 외측으로 벌려서 각각 손가락들이 늑골을 덮을 수 있게 한다(그림 70-4).

(3) 환자가 완전히 흡기하고 호기함에 따라

(a) 엄지로는 펌프 손잡이 운동을 평가하고,

(b) 그 외 다른 손가락으로는 양동이 손잡이 운동을 평가한다.

(4) 여성 환자인 경우에는 손가락을 먼저 흉골 가장자리를 따라 대고 펌프 손잡이 운동을 개별적으로 평가한 다음에 액와 중간부분에서 늑골을 따라 대고 양동이손잡이 운동을 평가하는 것이 오히려 더 바람직할 수도 있다.

C. **하부늑골(제8~10늑골)**

(1) 검사자는 엄지를 늑연골 가장 자리

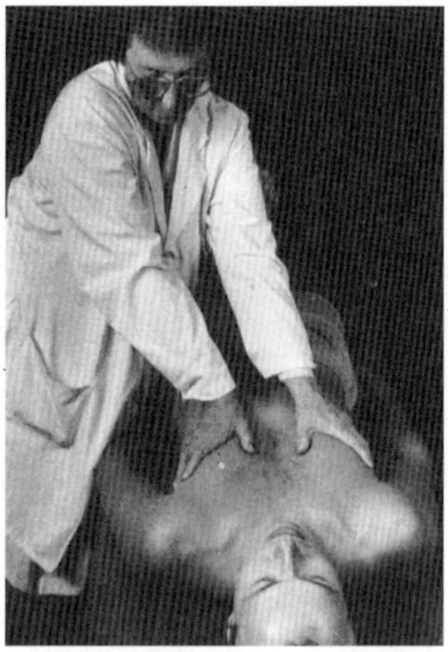

■ 그림 70-4 중간늑골의 총체적 운동검사

에 대고 그 외 다른 손가락은 외측으로 벌린다(그림 70-5).

(2) 하부늑골의 평가는 중간늑골의 평가를 그대로 따른다.

d. **제11-12늑골**

(1) 이 늑골들은 환자를 복와위로 두고 평가하며, 그것들의 측경기 움직임이 검사된다.

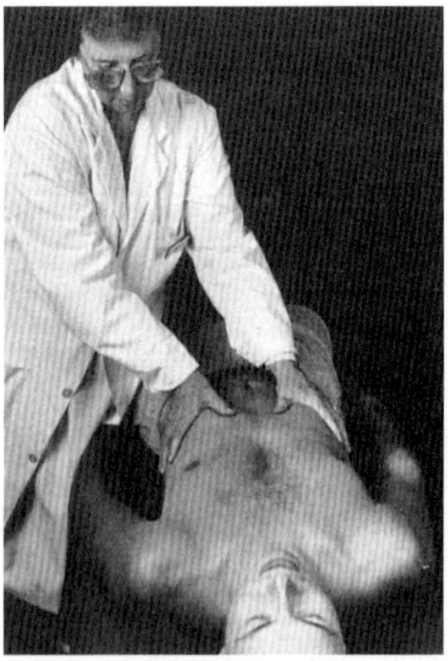

■ 그림 70-5 하부늑골의 총체적 운동검사

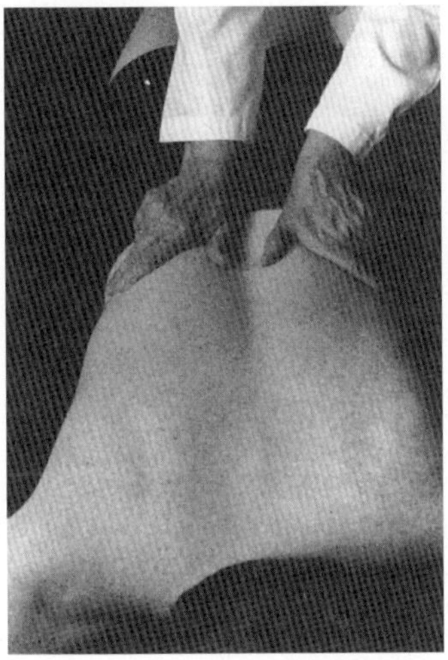

■ 그림 70-6 제11-12늑골의 총체적 운동검사

(2) 검사자는 엄지와 검지, 중지를 C형 모양으로 만들어서 엄지는 늑골두부위에 대고 그 외 다른 손가락들은 늑골을 따라 댄다(그림 70-6).

(3) 늑골 움직임은 충분한 호기와 흡기 도 안에 평가된다.

4. **의의**

a. 한쪽의 늑골그룹이 흡기동안에 반대쪽의 것보다 먼저 움직임을 멈추면, 그 늑골그룹에서 하나 이상의 것이 흡기제한된 것이며, 그 제한은 펌프손잡이 운동 또는 양동이손잡이 운동이거나 아니면 둘 다 될 수도 있다.

b. 한쪽의 늑골그룹이 호기동안에 반대쪽의 것보다 먼저 움직임을 멈추면, 그 늑골그룹에서 하나 이상의 것이 호기제한된 것이며, 그 제한은 펌프손잡이 운동 또는 양동이손잡이 운동이거나 아니면 둘 다 될 수도 있다.

c. 경우에 따라서는 양쪽 제한이 있을 수도 있다. 그것들을 식별하려면 정상적인 늑골운동궤도에 대한지식이 필요한데, 그것은 경험과 전체가동범위에 대한 집중으로 생기게 된다.

개별적인 늑골운동검사
Individual Rib Motion Testing

개별적인 늑골운동검사는 각각의 늑골레벨에 대해 설명된 것과 같은 방법으로 각각 양쪽에서 오로지 늑골 하나만을 검사하고 비교하는 것이다. 만약 어느 한 늑골에서 통증이 있거나 또는 총체적 운동검사에서 운동제한이 나타난다면, 늑골을 개벽적으로 검사해야 한다. 그룹으로 흡기제한이 나타났다면, 항상 그 그룹에서 맨 위에 있는 늑골이 제한된 것이고, 호기제한이 나타났다면, 항상 그 그룹의 맨 밑에 있는 늑골이 제한된 것이다.

■ 흉골 평가
EVALUATION OF THE STERNUM

흉골은 늑골과 밀접한 관계에 있으므로 호흡운동궤도에 제한이 나타날 때는 항상 흉골을 평가해야 한다. 검사자는 한손의 엄지를 흉골병에 대고 다른 손의 엄지는 흉골체에 접촉시켜서(그림 70-7). 각각의 엄지로 압력을 교대로

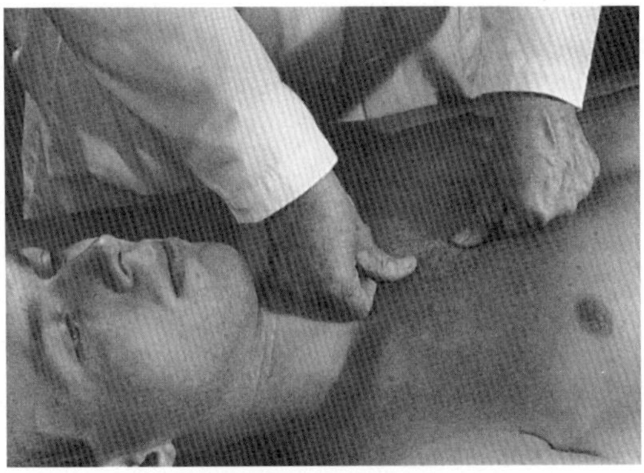

■ 그림 70-7 흉골 평가

가함으로써 루이스 각(angle of Louis)에서 흉골 움직임이 자유로운지를 판단할 수 있으며, 또한 각각 호흡단계 동안에 변화를 검토함으로써 경첩운동(hinge motion)도 평가할 수 있다.

■ 쇄골 평가
EVALUATION OF THE CLAVICLE

쇄골 평가는 80장(어깨 평가)에서 논의될 것이다. 제1늑골과 쇄골 사이의 관계는 밀접하므로 제1 또는 제2늑골에 제한이 있을 때는 쇄골을 평가해야 한다. 쇄골의 정상적인 위치, 구조, 움직임은 모두 흉곽의 정상적인 기능에 중요하다.

71

늑골 근에너지기법
(Muscle Energy Techniques for the Ribs)

늑골 근에너지 치료기법은 늑골의 흡기와 호기 제한을 교정하는데 이용되는 것으로 각각의 치료기법에는 다음과 같은 일반적인 원칙이 적용되며, 펌프손잡이와 양동이손잡이의 운동 제한에는 제시된 기법을 약간 변형한 것으로 치료한다.

1. 환자는 근육을 수축하여 늑골을 움직인다.
2. 환자는 호흡적 보조를 제공한다.
3. 치료사에 의해 적용되는 힘은 상대적으로 자유로운 방향으로의 움직임을 저항하기 위해 그리고 장벽방향으로의 움직임을 돕기 위해 이용된다.

기법은 제1늑골, 제2-10늑골, 제11-12늑골에 대한 것을 각각 별도로 설명할 것이다. 동일한 그룹에 속하는 늑골들은 각각 같은 방법으로 치료된다.

■ 호기기능부전(흡기제한)
EXHALATION DYSFUNCTIONS
(INHALATION RESTRICTIONS)

늑골이 흡기 위치로 움직이는 능력에 제한이 있고 하강되어 호기위치로 잡혀 있을 때는 다음과 같은 기법을 유용하다.

제1늑골: 펌프손잡이운동
First Rib: Pump Handle Motion

1. **환자 자세**: 앙와위
2. **치료사 자세**: 환자의 머리를 마주보고 테이블 측면에 선다.
3. **기법**:
   a. 환자는 그의 손을 손바닥을 위로 하여 앞이마에 낸다.
   b. 치료사는 보다 더 가까운 손을 환자 몸 아래로 뻗어서 손가락으로 제1늑골의 후-상면을 잡는다.
   c. 치료사는 다른 손을 손바닥을 아래로 하여 기능부전 쪽의 환자 손바닥 위에 댄다.
   d. 치료사는 환자에게 숨을 깊게 들이 마시게 하면서 그와 동시에 머리를 테이블에서 들어올리라고 지시한다.
   e. 환자가 머리를 들어 올림에 따라 치료사는 환자의 손을 아래로 눌러서 등척성 저항을 제공하고, 그와 동시에 늑골 뒤에서 미측(caudad)방향으로 끌어 당겨서 3~5초간 유지한다(그림 71-1).
   f. 최소한 세 번 이상 이 과정을 반복한다.

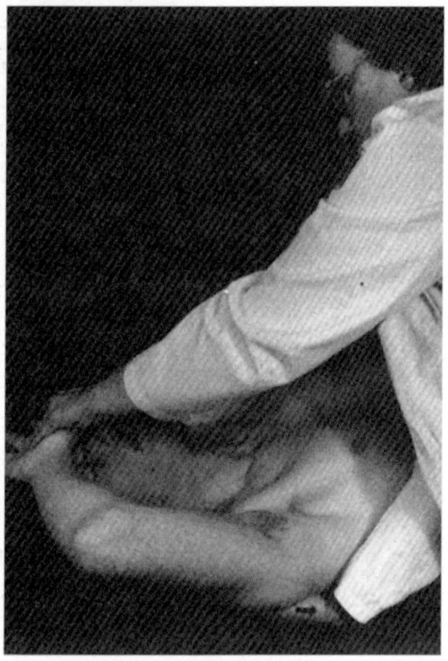

■ 그림 71-1 제1늑골의 펌프손잡이운동 흡기제한을 치료하기 위한 근에너지기법

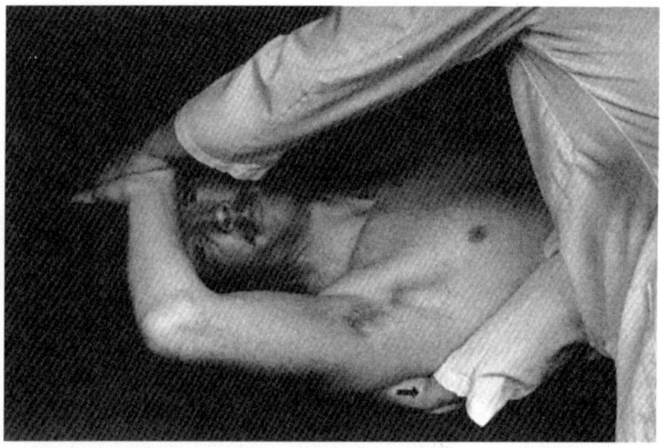

■ 그림 71-2 제늑골의 양동이손잡이운동 흡기제한을 치료하기 위한 근에너지기법

g. 기능부전을 재평가한다.

4. 세 가지 기전이 늑골의 흡기 즉, 펌프손잡이운동이 자유롭게 되는 것을 보조하는데 도움이 된다.
   a. 환자 머리는 고정되어 있으므로 전사각근의 수축은 늑골거상을 보조한다.
   b. 숨을 깊이 들이 마시는 것으로 늑골이 거상위치로 가는 것을 돕는다.
   c. 치료사가 늑골 후부를 당기게 되면 결과적으로 늑골의 앞부분이 상방으로 움직이게 되는 상호운동이 일어나게 된다.

제1늑골: 양동이손잡이운동

First Rib: Bucket Handle Motion

1. **환자 자세**: 앙와위
2. **치료사 자세**: 환자 머리를 마주보고 테이블 측면에 선다.
3. **기법**:
   a. 환자는 자신의 머리를 치료될 늑골 쪽으로 정중선에서 40° 정도 돌려놓고, 손바닥을 위로해서 자신의 손을 이마 위에 올려놓는다.
   b. 치료사가 테이블에 보다 가깝게 있는 손을 환자 체간 아래로 뻗어서 손가락으로 제1늑골의 후-상면을 잡는다.
   c. 치료사는 다른 손의 손바닥을 아래로 해서 기능부전 쪽의 환자 손바닥 위에 댄다.
   d. 환자에게 숨을 깊게 들이마시면서 그와 동시에 머리를 들어 올리라고 지시하면, 중사각근이 작용하게 된다(그림 71-2).

제2~10늑골: 펌프손잡이운동

Ribs Two to Ten: Pump Handle Motion

1. **환자 자세**: 앙와위
2. **치료사 자세**: 환자 머리를 마주보고 테이블 측면에 선다.
3. **기법**:
   a. 환자는 손바닥을 위로하여 손을 자신의 이마에 올려놓는다.
   b. 치료사는 보다 더 가까운 손을 환자 몸 아래로 뻗어서 손가락으로 치료할 늑골의 후-상부를 잡는다.
   c. 치료사는 그의 다른 손을 환자의 손바

닥 위에 댄다.

d. 환자에게 숨을 깊게 들이 마시면서 그의 팔과 손을 천장 쪽으로 올리라고 지시하고, 치료사는 등척성 저항을 적용하여 3~5초간 유지하게 한다(그림 71-3).

e. 이와 동시에, 치료사는 늑골 후면을 아래고 끌어 당긴다.

4. 이 기법에서는 치료사가 늑골 후면을 하방으로 끌어당겨서 늑골의 전방거상을 도울 때, 환자는 전거근과 흉근을 이용하여 늑골의 전방부분을 거상시키게 된다.

제2~10늑골: 양동이손잡이운동
Ribs Two to Ten: Bucket Handle Motion

1. **환자 자세:** 앙와위
2. **치료사 자세:** 환자 머리를 마주보고 테이블 측면에 선다.
3. **기법:**
   a. 환자는 그의 손을 손바닥을 위로 향하게 하여 자신의 이마에 올려놓는다.
   b. 치료사는 보다 더 가까운 손을 환자 몸 아래로 뻗어서 손가락으로 치료할 늑골의 후상부를 잡는다.
   c. 치료사는 그의 다른 손을 기능부전된 쪽의 환자의 손바닥 위에 댄다.
   d. 환자에게 숨을 깊게 들이 마시면서 그와 동시에 팔과 손을 수직으로부터 외측으로 45°에서 상방으로 들어 올리도록 지시하고, 치료사는 등척성 저항을 적용하여 3~5초간 유지하게 한다(그림 71-3).
   e. 환자가 숨을 들이쉴 때, 치료사는 기능부전된 늑골 후면을 아래로 끌어당긴다.
   f. 이 과정들은 최소한 3번 반복하고, 기능부전을 재평가한다.

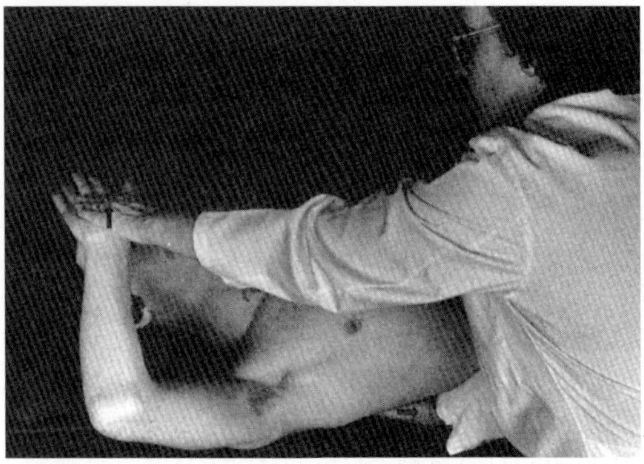

■ **그림 71-3** 제2-10늑골의 흡기제한을 치료하기 위한 근에너지기법(펌프와 양동이 손잡이운동)

4. 전거근의 외측 부분이 늑골의 외측 부분을 거상시켜서 양동이손잡이운동을 증진시키게 될 것이다.

제11-12늑골 Ribs Eleven and Twelve

1. **환자 자세:** 복와위
2. **치료사 자세:** 치료할 늑골과 반대편으로 테이블 옆면에 선다.
3. **기법:**
   a. 치료사는 환자의 다리를 치료사 쪽으로 끌어당긴다.
   b. 기능부전된 쪽의 환자 팔을 환자 머리 위에 놓게 한다.
   c. 치료사는 가까운 손으로 기능부전 쪽의 전하장골극을 잡고, 골반을 후방회전시킨다.
   d. 치료사는 반대쪽 손의 손바닥을 기능부전된 늑골(들)위에 올려놓는다.
   e. 환자에게 숨을 깊이 들이 쉬도록 지시한다.
   f. 환자가 숨을 들이쉴 때, 치료사는 늑골을 외측으로 밀어서 그것을 그것의 관절로부터 분리시켜 호흡으로 늑골이 흡기

위치로 이동되는 것이 가능하게 한다 (그림 71-6 참조).

4. 환자의 팔 위치는 광배근을 이용하여 요방형근이 아래로 당기는 것에 저항하게 하면서 기능부전된 늑골의 외-상방으로 움직임을 촉진시키게 하는 것이다.

■ 흡기 기능부전(호기제한) INHALATION DYSFUNCTIONS (EXHALATION RESTRICTIONS)

늑골이 호기 위치로 움직이는 능력에 제한이 있고 하강되어 흡기위치로 잡혀 있을 때는 다음과 같은 기법을 이용한다.

제1늑골: 펌프손잡이운동
Rib One: Pump Handle Motion

1. **환자 자세:** 앙와위
2. **치료사 자세:** 환자의 머리 쪽으로 테이블 윗면에 앉거나 선다.
3. **기법:**
   a. 환자의 목을 전방굴곡시켜서 치료사의 손과 팔로 지지한다.
   b. 치료사는 그의 엄지손가락을 흉쇄유돌근의 두 곳 부착점 사이로 넣어서 기능부전된 늑골상면에 갖다 댄다.
   c. 환자에게 깊게 숨을 들이 마쉬도록 난 후에 완전히 내쉬라고 지시한다.
   d. 치료사는 흡기동안에 늑골의 전방 움직임에 저항을 준 다음에 늑골이 호기쪽으로 가는 것을 따르면서 그것을 누른다.
   e. 치료사는 환자가 다시 얕게 호흡하고 호기함에 따라 늑골을 아래로 잡고 유지한다.
   f. 이 기법은 세 번 반복하고, 늑골기능부전을 재평가한다.

제1늑골: 양동이손잡이운동
Rib One: Bucket Handle Motion

1. **환자 자세:** 앙와위에서 머리를 기능부전된 쪽으로 약간 측굴시킨다
2. **치료사 자세:** 침대 머리 쪽에 서거나 앉는다.
3. **기법:**
   a. 치료사는 환자의 목을 전방굴곡 그리고 기능부전된 쪽으로 측굴시켜서 그의 손과 팔로 지지한다.
   b. 치료사는 기능부전된 쪽의 엄지손가락을 흉쇄유돌근의 쇄골 부착점 외측에서 늑골 상면에 댄다.
   c. 치료사는 환자에게 숨을 깊게 들이 마시게 한 후에 완전히 내쉬라고 지시한다.
   d. 치료사는 흡기동안에는 늑골의 외-상방 움직임에 저항을 준 다음에 호기를 따라가도록 늑골을 아래로 누른다.
   e. 치료사는 환자가 다시 얕게 호흡하고 호기함에 따라 늑골을 아래로 잡고 유지한다.
   f. 이 기법을 세 번 반복한다.
   g. 늑골기능부전을 재평가한다.

제2-5늑골: 펌프손잡이운동
Ribs Two to Five: Pump Handle Motion

1. **환자 자세:** 앙와위
2. **치료사 자세:** 침대 머리 쪽에 서거나 앉는다.
3. **기법:**
   a. 치료사는 그의 손가락을 흉골 외측에서 치료할 늑골과 그것 아래 늑골의 늑연골 상면에 댄다.
   b. 치료사는 환자의 목을 완전히 전방굴곡

시킨 다음에 그의 무릎을 테이블 위에 올려놓고 대퇴부로 환자의 손과 목을 받친다.

c. 치료사는 늑골의 하방 움직임을 따라가며 그 늑골이 호기 위치로 더 많이 움직이도록 조장하면서 환자에게 숨을 완전히 내쉬라고 지시한다.

d. 치료사는 환자가 흡기할 때 늑골을 아래로 눌러서 유지한 다음에 환자가 강하게 호기할 때 늑골이 호기위치로 더 많이 움직이게 한다(그림 71-4).

e. 위의 단계들은 3번 반복한 다음에 기능부전을 재평가한다.

f. 치료사가 그의 손가락으로 늑골을 하방으로 누를 때, 내늑간근 그리고 횡경막 하강에 의한 흉강변화가 늑골을 아래로 끌어당기는데 이용된다.

제2-5늑골: 양동이손잡이운동
Ribs Two to Five: Bucket Handle Motion

1. **환자 자세:** 앙와위에서 양어깨와 목을 기

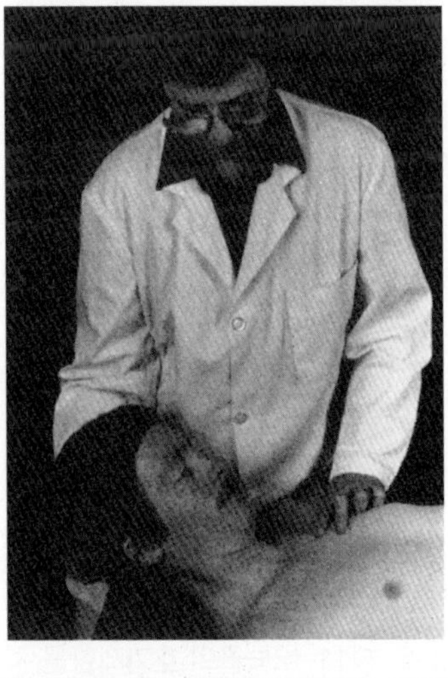

■ **그림 71-4** 제2-5늑골의 호기제한을 치료하기 위한 근에너지기법 (펌프손잡이운동)

능부전된 쪽으로 측굴시킨다.

2. **치료사 자세:** 침대 머리 쪽에 서거나 앉는다.

3. **기법:**

a. 치료사는 환자의 목을 전방굴곡 그리고 기능부전된 쪽으로 측굴시키고, 그의 손과 팔로 지지한다.

b. 치료사는 그의 손가락을 액와정중선에서 치료할 늑골과 그것 아래 늑골의 늑연골 외측면에 댄다.

c. 치료사는 늑골의 하방 움직임을 따라가며 그 늑골이 호기 위치로 더 많이 움직이도록 조장하면서 환자에게 숨을 완전히 내쉬라고 지시한다.

d. 치료사는 환자가 흡기할 때 늑골을 아래로 눌러서 유지한 다음에 환자가 천천히 강하게 호기할 때, 늑골이 호기위치로 더 많이 움직이게 한다.

e. 위의 단계들은 3번 반복한 다음에 기능부전을 재평가한다.

f. 치료사가 그의 손가락으로 늑골을 하방으로 누를 때, 내늑간근 그리고 횡경막 하강에 의한 흉강변화가 늑골을 아래로 끌어당기는데 이용된다.

제6-10늑골: 펌프손잡이운동
Ribs Six to Ten: Pump Handle Motion

1. **환자 위치:** 앙와위에서 치료사의 손을 견갑골 사이에 대고 환자의 양 어깨를 위로 들거나 치료사의 대퇴위에 환자의 상배부를 안정시켜 놓아서 환자의 상체가 앞으로 구부러지게 한다.

2. **치료사 위치:** 테이블의 머리 쪽에 서서 환자를 지지한다.

3. **기법:**
   a. 치료사는 그의 손가락들을 흉골 외측에서 치료할 늑골과 그것 아래 늑골의 늑연골 외측면에 댄다.
   b. 치료사는 환자에게 흡기하고 완전히 호기하라고 지시하고, 늑골의 하방 움직임으로 따라가서 그것이 호기위치로 더 많이 이동되게 한다.
   c. 환자가 흡기할 때 치료사가 늑골을 아래로 눌러서 유지하면, 그것이 호기위치로 더 많이 움직이게 된다.
   d. 위의 단계들은 3번 반복한 다음에 기능부전을 재평가한다.
   e. 치료사가 그의 손가락으로 늑골을 하방으로 누를 때, 내늑간근 그리고 횡경막 하강에 의한 흉강변화가 늑골을 아래로 끌어당기는데 이용된다. 복직근이 또한 이것에 기여할 수도 있다.

제6-10늑골: 양동이손잡이운동
Ribs Six to Ten: Bucket Handle Motion

1. **환자 자세:** 펌프손잡이운동에서의 자세와 같다. 다만 다른 점은 상체가 전방굴곡되고, 기능부전된 쪽으로 측굴된다는 것이다(그림 71-5).
2. **치료사 자세:** 테이블의 머리 쪽에 서서 환자를 지지한다.
3. **기법:** 펌프손잡이운동에 대한 치료기법과 동일하다.

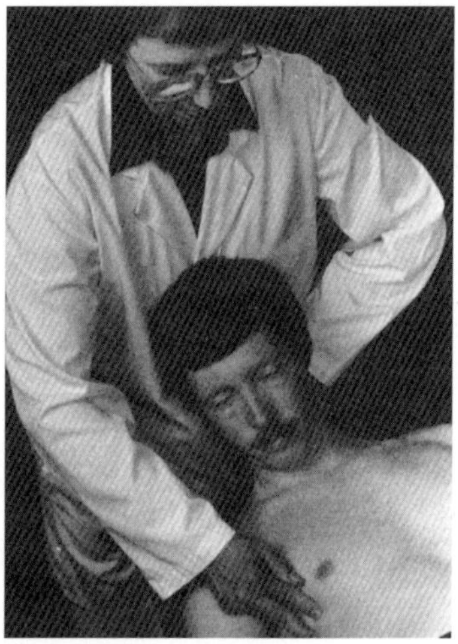

■ **그림 71-5** 제6-10늑골의 호기제한을 치료하기 위한 근에너지기법(양동이손잡이운동)

제10-12늑골
Ribs Ten, Eleven, and Twelve

1. **환자 자세:** 복와위
2. **치료사 자세:** 기능부전된 늑골의 반대쪽으로 테이블의 측면에 선다.
3. **기법:**
   a. 환자의 양다리를 치료사 쪽으로 끌어당긴다.
   b. 환자는 그의 양팔을 자신의 몸 옆에 둔다흡기제한에 대한 치료와 유일하게 다른 자세이다.

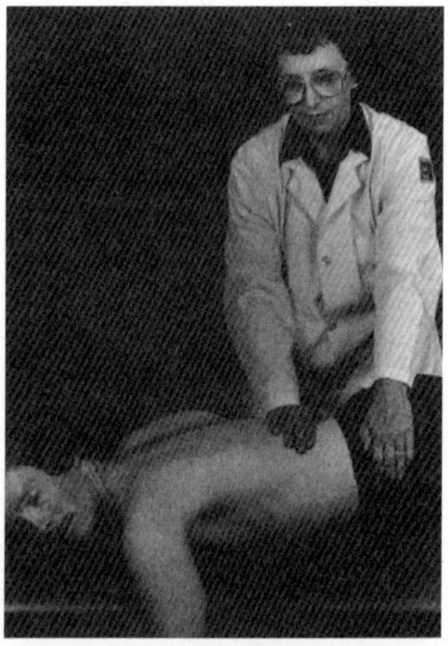

■ **그림 71-6** 제11-12늑골의 호기제한을 치료하기 위한 근에너지기법(호기제한에서는 환자의 팔을 몸 옆에 두고; 흡기제한에서는 머리 위에 둔다)

c. 치료사는 가까운 손으로 기능부전 쪽의 전하장골극을 잡고, 골반을 후방회전시킨다.

d. 치료사는 기능부전된 늑골 위에 그의 무지구를 대고 환자가 숨을 강하게 내쉴 때 그 늑골을 그것의 관절과 반대되는 쪽으로 밀어낸다(그림 71-6).

4. 환자의 팔위치로 광배근의 긴장이 감소되어 기능부전된 늑골의 하방으로 움직임이 촉진된다. 요방형근의 긴장으로 최하부의 늑골이 아래로 당겨지는 것이 촉진될 수 있다.

72

늑골 역스트레인기법
(Counterstrain Techniques for the Ribs)

역스트레인기법에서는 늑골체성기능부전을 일반적으로 하강(depressed) 또는 거상(elevated)중에 어느 하나로 분류한다. 하강된 늑골은 호기위치로 잡혀있어서 그것의 흡기 움직임이 제한된 것이고, 거상된 늑골은 흡기위치로 잡혀있어서 유지되어 그것의 호기 움직임이 제한된 것이다.

■ 전방 과민압통점
ANTERIOR TENDER POINTS

제1-2늑골(하강, 흡기제한)
Ribs One and Two (Depressed, Inhalation Restriction)

흉곽 전면의 압통점 위치가 그림 72-1에 나타나 있다. 제2늑골의 압통점은 흉쇄관절의 바로 아래에서 루이각과 같은 높이로 흉골 외측에 있고, 제2늑골의 압통점은 제2늑골의 늑간(interspace)과 같은 높이로 쇄골중간선(mid-claviclar line)에 있다.

1. **환자 자세:** 앙와위
2. **치료사 자세:** 테이블 머리 쪽 근처에서 환자 옆에 선다.
3. **기법:**
   a. 치료사는 그의 손가락으로 압통점을 계속 감지한다.
   b. 치료사는 환자의 머리를 압통점 쪽으로 약간 굴곡시키고 회전, 측굴시킨다(그림 72-2).
   c. 제2늑골은 제1늑골보다 약간 더 굴곡시켜야 한다.
   d. 치료사는 압통점이 더 이상 과민하지 않게 되었을 때, 그 자세를 120초 동안 유지하고, 환자를 천천히 중립위로 되돌려서 압통점의 과민성을 재평가한다.

제3-6늑골(하강, 흡기제한)
Ribs Three to Six (Depressed, Inhalation Restriction)

제3-6늑골의 전면 압통점들은 전방 액와선(anterior axillary line)을 늑골 위에 있거나 바다 더 내측으로 흉골연(sternal border)을 따라 늑간(rib interspace)에 있다.

1. **환자 자세:** 테이블 위에 앉는다.
2. **치료사 자세:** 환자 뒤에 선다.
3. **기법:**
   a. 치료사는 그의 한 쪽 발을 압통점의 반대편으로 테이블 위에 올려놓고 그의 대퇴 위에 환자의 팔이 걸쳐 있게 한다.
   b. 치료사는 그의 대퇴부를 외측으로 이동시켜서 대퇴에 기대고 있는 환자가 압

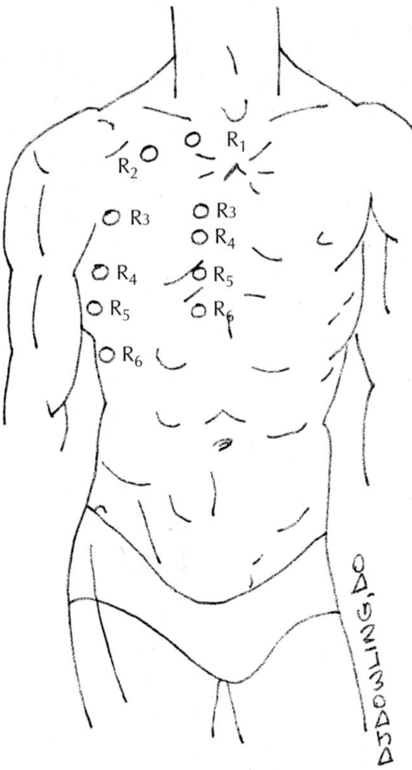

■ **그림 72-1** 흉곽 전면의 과민압통점 위치

통점 쪽으로 측굴되게 한다.

c. 환자에게 그의 양 다리를 압통점 쪽을 향해 테이블 위로 말아 올리라고 지시한다(그림 72-3).

d. 환자의 다른 쪽 자유로운 팔은 환자의 무릎 위를 가로지르게 놓는다.

e. 치료사는 압통점이 더 이상 과민하지 않게 되었을 때, 그 자세를 120초 동안 유지하고, 환자를 천천히 중립위로 되돌려서 압통점의 과민성을 재평가한다.

■ 후방 과민압통점
POSTERIOR TENDER POINTS

흉곽 후면의 압통점들은 늑골각을 따라 놓여 있으며, 그것들의 위치는 그림 72-4에 나타나

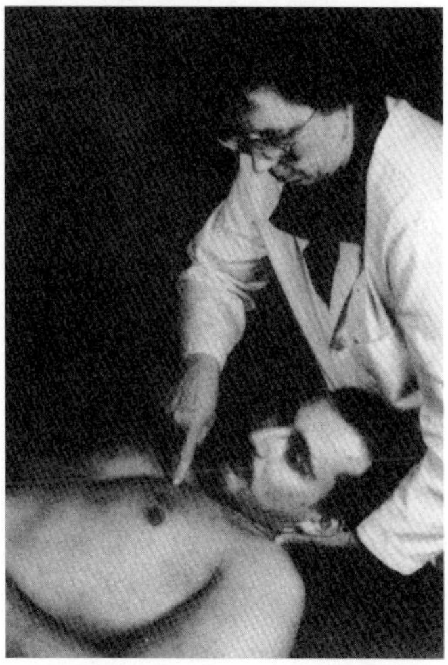

■ **그림 72-2** 제1 또는 제2 늑골하강에 대한 역스트레인 기법

있다.

제1늑골(거상, 호기제한)
Rib One (Elevated, Exhalation Restrection)

1. **환자 자세**: 테이블에 앉는다.
2. **치료사 자세**: 환자 뒤에 선다.
3. **기법**:

   a. 치료사는 그의 한쪽 발을 압통점 반대

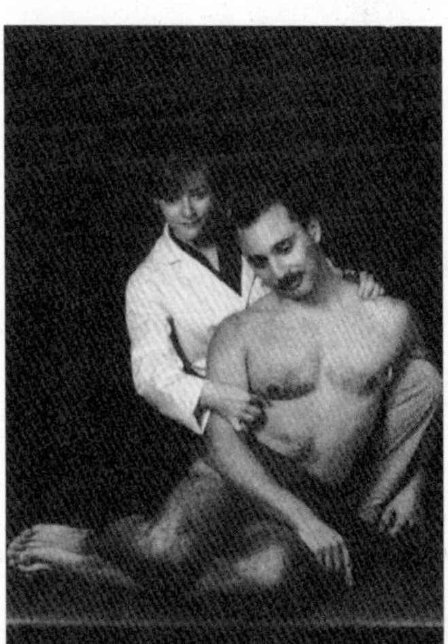

■ **그림 72-3** 제3-6늑골에 대한 역스트레인 기법

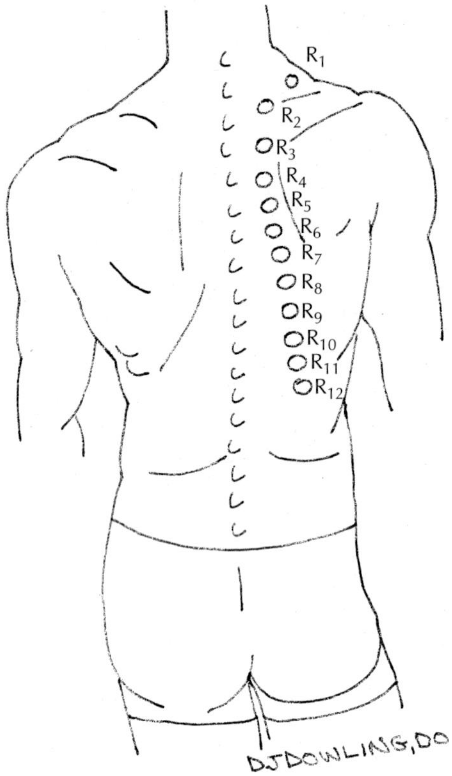

■ **그림 72-4** 흉곽 후면의 과민압통점 위치

편의 테이블 위에 올려놓고 환자의 한 쪽 팔이 그의 대퇴 위에 걸쳐있게 한다.

b. 환자는 외측으로 움직이는 치료사의 대퇴에 기대고 있으므로 이것으로 인해 제1늑골이 거상하게 된다.

c. 환자의 머리를 압통점 쪽으로 측굴시킨 다음에 어느 쪽이 더 조직을 최대로 부드럽게 하느냐에 따라 전방 또는 후방으로 굴곡시킨다(그림 72-5).

제2-8늑골(거상, 호기제한)

Ribs Two to Eight (Elevated, Exhalation Restrection)

1. **환자 자세:** 테이블 위에 앉는다.
2. **치료사 자세:** 입위.
3. **기법:**

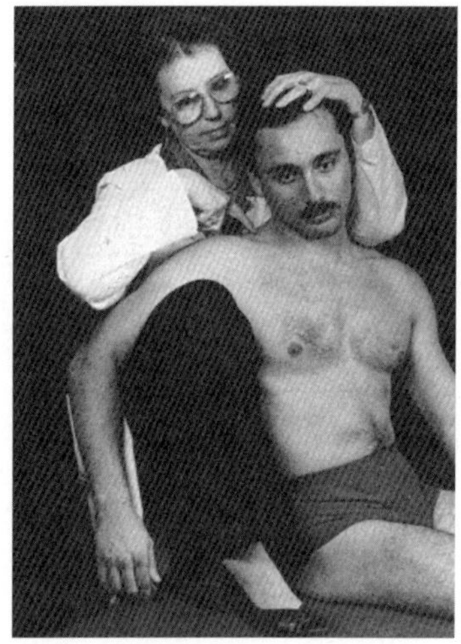

■ **그림 72-5** 제1늑골 거상 변위에 대한 역스트레인 기법

a. 치료사는 그의 한쪽 발을 압통점 쪽으로 테이블 위에 올려놓고 환자의 한쪽 팔이 그의 대퇴 위에 걸쳐있게 한다.

b. 환자가 기대고 있는 치료사의 대퇴를 외측으로 이동시켜서 그 쪽의 늑골이 더 많이 거상되게 한다.

c. 상부늑골에서는 늑골두가 압통점 반대쪽으로 측굴되고 회전된다.

d. 하부늑골에 대한 것을 치료하려면, 환자

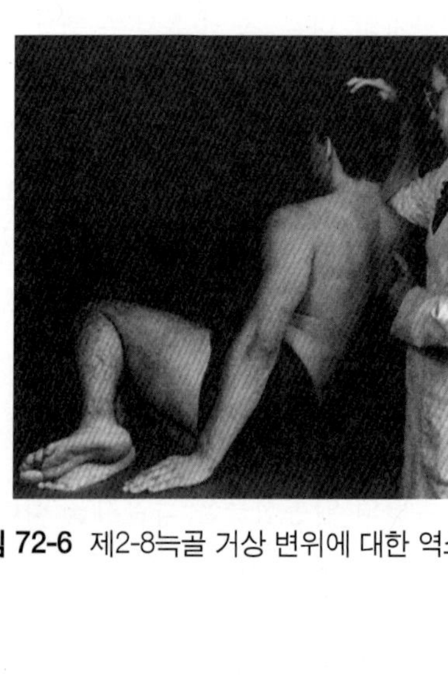

■ **그림 72-6** 제2-8늑골 거상 변위에 대한 역스트레인 기법

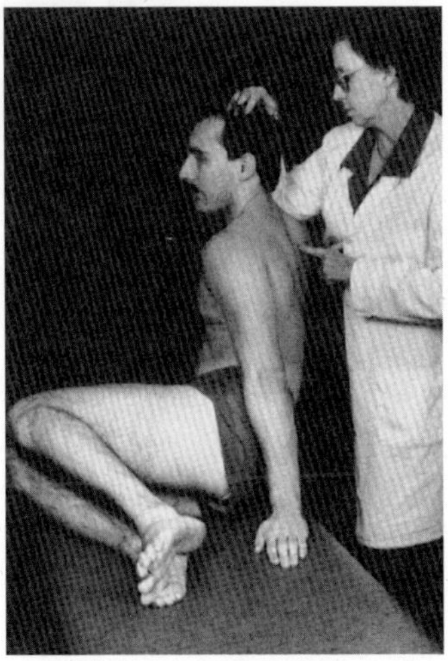

■ **그림 72-7** 늑골 거상 변위에 대한 역스트레인 기법 측면상.

에게 그의 양다리를 압통점 반대쪽의 테이블 위로 말아 올리라고 지시한다(그림 72-6과 그림 72-7).

e. 환자의 다른 쪽 자유로운 팔은 환자 몸 뒤에 놓게 한다.

f. 치료사는 압통점이 더 이상 과민하지 않게 되었을 때, 그 자세를 120초 동안 유지하고, 환자를 천천히 중립위로 되돌려서 압통점의 과민성을 재평가한다.

참고문헌

DiGiovanna E, Schiowitz S. *An Osteopathic Approach to Diagnosis and Treatment, 2nd ed.* Philadelphia: Lippincott-Raven, 1997.

Jones LH, et al. *Jones Strain-Counterstrain.* Boise, ID: Jones Strain-Counterstrain Inc, 1995.

73

늑골 자세이완촉진기법 (Facilitated Positional Release)

이 장에서는 자세이완촉진기법으로 체성기능부전을 치료하는 방법이 소개될 것이다.

■ 제1늑골 체성기능부전 FIRST RIB SOMATIC DYSFUNCTION

1. **환자 자세:** 앙와위
2. **치료사 자세:** 테이블 머리를 마주보고 기능부전된 쪽으로 테이블 옆에 선다.
3. **기법:**
   a. 치료사는 가까운 쪽의 손을 환자의 늑골 위에 대고 그 손가락은 제1늑골 후면에 댄다(우측 늑골에는 오른쪽 손). 제1늑골의 늑추관절을 이완시키려고 하거나 오직 연부조직만을 치료하려고 할 때는 손의 위치를 변경할 수도 있다. 치료사는 그의 손가락으로 가장 많이 긴장된 부위를 식별하여 근육을 치료해야 한다.
   b. 치료사는 환자의 주관절을 굴곡시키고 환자의 구부려진 팔꿈치 위에 먼 쪽에 있는 자신의 손을 올려놓은 다음에 환자의 상완골을 상방으로 가져가서 90° 굴곡되게 한다.
   c. 치료사는 촉진하고 있는 손가락 쪽으로 힘이 향하도록 환자의 팔꿈치를 하방으로 누른다(그림 73-1).
   d. 치료사는 이 압박을 유지하면서 견관절 내회전을 추가한다. 환자의 우측 전완을 치료사의 가까운 쪽 팔의 전완 전면에 있게 하고 치료사의 전완을 미측으로 움직여서 환자의 전완이 바깥쪽으로 돌게 되면 견관절이 내회전되게 된다. 이렇게 하면 조직이완 또는 관절 운동이 회복될 것이다.
   e. 자세를 3초간 유지한다.
   f. 치료사는 비틀어 누르는 힘을 유지하면서 환자의 팔을 정중선쪽으로 내전시킨 다음에 그 팔을 테이블 상단까지 아래로 회선시켜서 팔이 환자의 몸 옆을 따라 있게 한다(그림 73-2).
   g. 자세를 풀고 기능부전을 재평가한다.

■ 흉곽 전방 변위와 늑연골 기능부전 또는 근육 과긴장 ANTERIOR RIB CAGE AND COSTOCHONDRAL DYSFUNCTIONS OR MUSCLE HYPERTONICITY

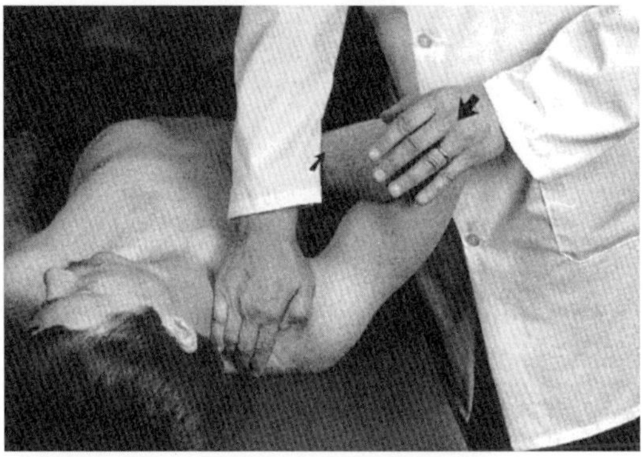

■ **그림 73-1** 제1늑골 기능부전에 대한 자세이완촉진 치료법: 견관절 내회전된 상태에서 압박 적용

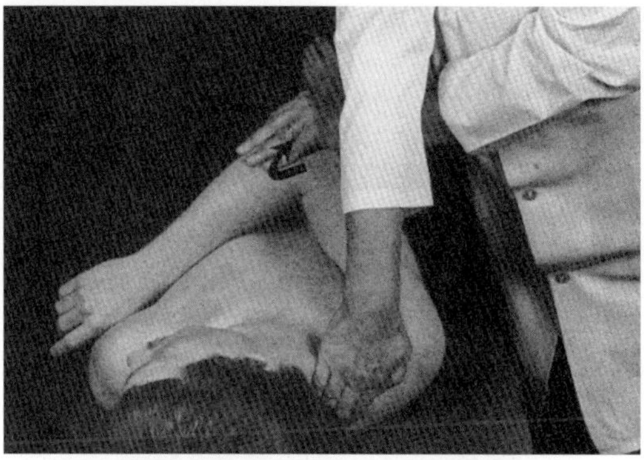

■ **그림 73-2** 내전에 이어지는 회선으로 팔 이완

예: 제4늑골, 좌측 늑연골 기능부전
Example: Fourth, Left, Costochondral Dysfunction

1.**환자 자세:** 좌위
2. **치료사 자세:** 환자 뒤에 선다.
3. **기법:**
   a. 치료사는 오른팔로 환자의 전면을 둘러 감싸고 그 손의 검지는 과민압통조직 또는 늑골 체성기능부전에 댄다.
   b. 치료사는 왼팔을 환자의 어깨 상면에 올려놓아 안정시키고, 그 팔꿈치는 환자의 오훼돌기 위에 대고, 왼손은 환자의 경흉접합부에 댄다.
   c. 치료사는 환자에게 흉추 후만이 약간 평편해질 때까지 상체를 곧게 세워서 앉도록 지시한다.
   d. 치료사는 경추 연접부와 좌측 어깨에 곧바로 바닥을 향해 압박을 적용한다(그림 73-3).(전방굴곡되지 않게 한다)
   e. 치료사는 누르는 힘을 유지하면서 촉진하고 있는 손가락 쪽으로 환자의 몸을 전방굴곡시킨다(치료사가 환자에게 머리를 앞으로 떨어뜨리라고 말해도 된다).
   f. 치료사는 촉진하는 손가락에 움직임이 느껴질 때까지 좌측굴을 추가한다. 회전이 추가되어야 할 경우도 있다(그림 73-4).
   g. 그 자세를 3초 동안 유지하면, 점차적으로 이완되고, 기능부전을 재평가한다.

■ 후면 늑골기능부전 또는 근육 과긴장
POSTERIOR RIB DYSFUNCTIONS OR MYSCLE HYPERTONICITY

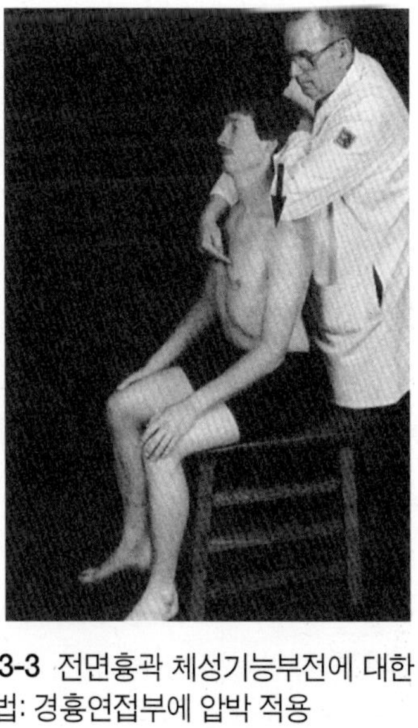

■ **그림 73-3** 전면흉곽 체성기능부전에 대한 자세이완촉진치료법: 경흉연접부에 압박 적용

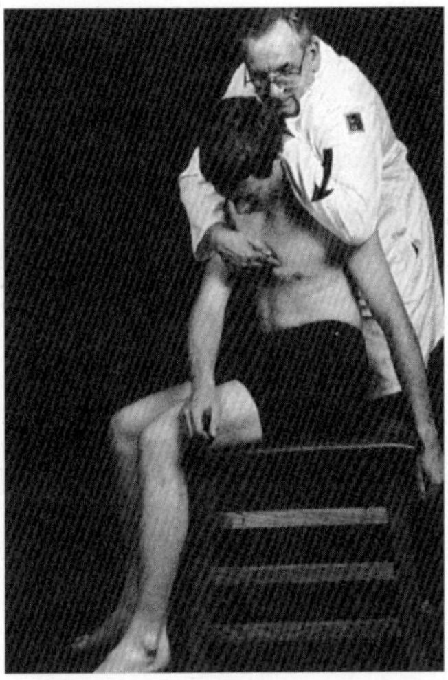

■ **그림 73-4** 전방굴곡과 측굴 그리고 회전을 추가하는 전면흉곽 체성기능부전에 대한 자세 이완촉진치료법

환자 복와위 기법 Patient Prone Technique

1. **환자 자세:** 복와위
2. **치료사 자세:** 기능부전 반대편으로 테이블 옆에 선다.
3. **기법:**
   a. 치료사는 미측(caudad) 손을 환자의 반대편 어깨를 향해 가로질러 뻗는다.
   b. 치료사는 두측(cephalad) 검지 손가락을 늑횡관절에 대고 움직임을 감지한다.
   c. 환자 어깨 위에 올려 놓은 손으로 환자의 발을 향해 압박력을 주어 체성기능부전된 곳에서 움직임이 느껴질 때까지 반대편 흉추의 측굴을 도입한다.
   d. 조직질감이 부드러워질 때까지 회전 또는 비트는 힘을 추가할 수도 있다.
   e. 이 자세를 3~5초간 유지한다.
   f. 어깨를 중립위로 되돌리고, 체성기능부전을 재평가한다.

환자 좌위 기법 Patient Seated Technique

1. **환자 자세:** 의자에 또는 테이블 가장자리에 앉는다.
2. **치료사 자세:** 체성기능부전이 있는 쪽으로 환자의 뒤에서 환자 등에 90° 각도로 선다.
3. **기법:**
   a. 치료사는 환자로부터 멀리 있는 손으로 체성기능부전을 촉진한다.
   b. 치료사는 환자에게 곧게 바로 앉아서 가슴을 앞으로 내밀도록 지시한다.
   c. 치료사는 가까운 쪽에 있는 팔의 팔꿈치를 굴곡하여 환자의 어깨 전방에 대고 전완은 어깨상단에 있게 한 다음에, 이 팔로 흉부를 하방으로 압박하고 기능부전된 쪽으로 측굴시킨다. 치료사는 팔꿈치로 회전력을 추가해서 환자의 어깨를 뒤로 잡아끌고 체성기능부전된 부위에 국소화되게 한다.
   d. 이 자세를 3~5초 동안 유지한다.
   e. 힘을 풀고 체성기능부전을 재평가한다.

주의: 이 기법은 흉추후방 체성기능부전에 대해 앉은 자세에서 시행되었던 것과 매우 비슷하다. 큰 차이점은 촉진하는 손가락이 기능부전된 부위에서 힘(force)을 탐지한다는 점이다.

■ 외측 늑골 기능부전 또는 근육 과긴장
LATERAL RIB DYSFUNCTIONS OR MUSCLE HYPERTONICITY

예: 제5늑골, 우측 Example: Fifth Right Rib

1. **환자 자세:** 좌위.
2. **치료사 자세:** 환자의 오른쪽에서 처음에 치료사는 환자 반대쪽으로 90° 정도 향하

게 선다(치료사의 등이 환자 오른쪽 어깨 가까이 있게 한다).

3. **기법:**
   a. 치료사는 좌측 액와를 환자의 오른쪽 어깨 위에 올려서 환자의 경흉연접부에 가능한 가깝게 놓는다.
   b. 치료사는 왼손으로 환자의 오른쪽 팔꿈치를 잡는다. 환자의 팔꿈치는 굴곡되고 어깨는 대략 45° 정도 굴곡, 외전된다.
   c. 치료사는 오른쪽 검지손가락으로 기능부전을 촉진한다.
   d. 치료사는 환자에게 곧게 바로 앉도록 지시한다.
   e. 치료사는 액와를 환자의 어깨 위에 대고 하방으로 척추와 평행하게 압박력을 추가한다.
   f. 환자의 팔꿈치로부터 어깨를 향해 상방으로 약간의 힘이 또한 추가된다.
   g. 어깨에 가하는 압력을 더욱 추가해서 측굴이 촉진하는 손가락으로 유도되게 한다.
   h. 치료사가 촉진하고 있는 손가락 쪽으로 회전시킨다. 조직긴장이 증가되면, 반대쪽으로 회전시켜야 할 것이다.
   i. 자세를 3초간 유지하면, 이완되고 기능부전을 재평가한다.

74

늑골 스틸기법
(Rib Still Techniques)

늑골 체성기능부전을 치료하기 위한 스틸기법은 일반적으로 이환된 늑골의 위치가 전방 또는 후방인지를 찾아내는 것과 관련이 있다. 전방 늑골과 흡기 기능부전 그리고 후방 늑골과 호기 기능부전 둘 사이의 간단한 연관성이 결론으로 나오고, 그것은 또한 처음 위치를 운동이 자유로운 쪽으로 놓고 이어서 장벽에 맞물리게 하는데 기여하기도 한다. 또한 마찬가지로 펌프 또는 양동이 손잡이운동 구성요소에 대한 어떤 변화가 포함되어 있을 수 있다.

제1늑골은 자주 거상되는데, 그것은 전사각근과 중사각근의 끌어당김에 의해서 일어나며 또한 쇄골 내측을 통해 늑골에 영향을 주는 흉쇄유돌근의 상방 당김에 의해서도 야기된다.

압박이 가장 일반적으로 사용되지만, 그러나 일부 기법에는 견인 그리고/ 또는 염전 요소도 포함되어 있다. 경우에 따라서 때때로 장벽을 향하는 움직임이 수반되는 치료의 일부분으로 관절성 '뚝' 소리가 날 수도 있다.

■ 상부 호기/후방 늑골(우측 제2늑골 후방) — 좌위
UPPER EXHALATION/POSTERIOR RIB (POSTERIOR SECOND RIB ON RIGHT) — SEATED

1. **환자 자세**: 좌위.
2. **치료사 자세**: 기능부전 된 쪽에서 환자 뒤에 선다. (이 예에서는 우측)
3. **기법**:
   a. 치료사는 엄지손가락 지문두를 체성기능부전된 늑골의 늑골각에 대고 촉진한다(이 예에서는 왼쪽 손가락을 환자의 우측 제2늑골에 접촉시켰다). 그 손의 손바닥을 환자 등의 윤곽을 따라 대고, 손가락들은 기능부전된 어깨 쪽으로 펼쳐서 어깨를 덮게 한다.
   b. 치료사는 다른 손으로 환자의 기능부전된 쪽 팔꿈치를 잡는다(오른손으로 우측 팔꿈치를 잡는다).
   c. 치료사는 팔을 지렛대로 이용하고, 팔꿈치를 촉진하는 손가락의 높이까지 후-상방으로 가져가서 어깨를 신전시킨다. 어깨가 신전됨에 따라 약간 외전이 일어날 수도 있다.

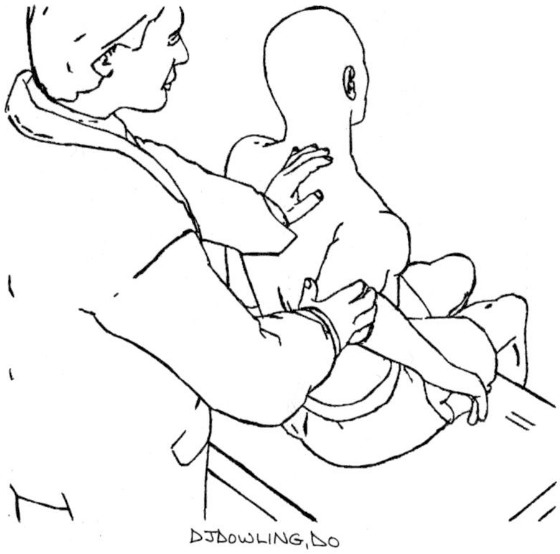

■ **그림 74-1A** 상부 호기/ 후방 늑골(우측 제2늑골 후방), 좌위

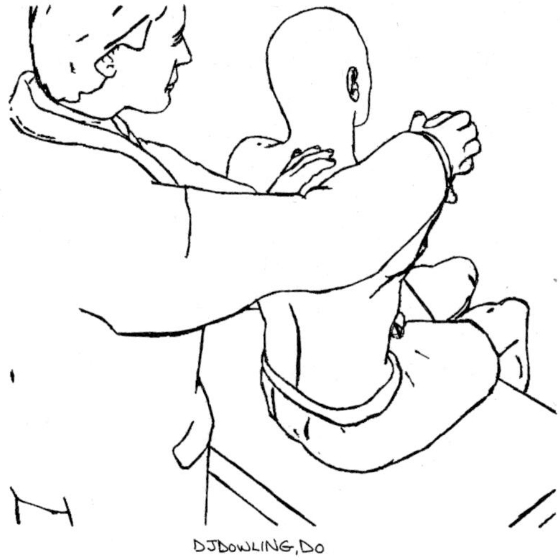

■ **그림 74-1B** 어깨 외전

d. 환자의 팔꿈치로부터 늑골을 향해 상완골을 따라 압력이 도입되게 한다(74-1A).

e. 치료사는 팔꿈치를 외측으로 움직여서 어깨 외전이 더 많이 유도되게 한 다음에 팔꿈치를 원호를 그리며 전방으로 가져가서 어깨가 굴곡-내전되게 한다(그림 74-1B).

f. 상완은 환자의 가슴에 기대어져서 안정되게 될 것이다.

g. 압력을 푼다.

h. 팔을 환자 몸 옆으로 원위치시키고, 늑골 체성기능부전을 재평가한다.

■ 상부 흡기/전방 늑골(우측 제2늑골 전방)–좌위

UPPER INHALATION / ANTERIOR RIB (ANTERIOR SECOND RIB ON RIGHT) — SEATED

1. **환자 자세:** 좌위.
2. **치료사 자세:** 기능부전된 쪽에서 환자의 뒤에 선다(이 예에서는 우측).
3. **기법:**

a. 치료사는 엄지손가락 지문두를 체성기능부전된 늑골의 늑골각에 대고, 촉진한다(이 예에서는 왼쪽 손가락을 환자의 우측 제2늑골에 접촉시켰다). 그 손의 손바닥을 환자 등의 윤곽을 따라 대고 손가락들은 기능부전된 어깨 쪽으로 펼쳐서 어깨를 덮게 한다.

b. 치료사는 다른 손으로 환자의 기능부전된 쪽 팔꿈치를 잡는다(오른손으로 우측 팔꿈치를 잡는다).

c. 치료사는 팔을 지렛대로 이용하고, 팔꿈치를 촉진하는 손가락의 높이까지 외-상방으로 가져가서 어깨를 외전시키고, 또한 촉진하는 손가락에서 국소화가 느껴질 때까지 약간의 신전을 도입한다(변법을 이용할 수도 있는데, 그것에서는 환자에게 동측의 귀쪽으로 어깨를 으쓱하라고 지시하고, 치료사는 그 팔꿈치를 잡고 올려서 자세를 유지한

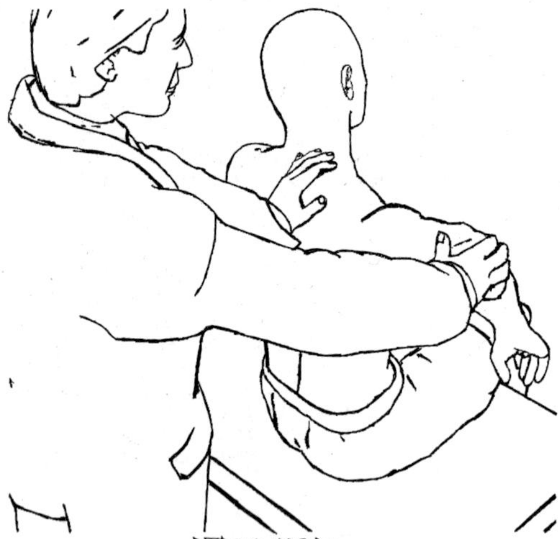

■ **그림 74-2A** 상부 흡기/ 전방 늑골(우측 제2늑골 전방), 좌위

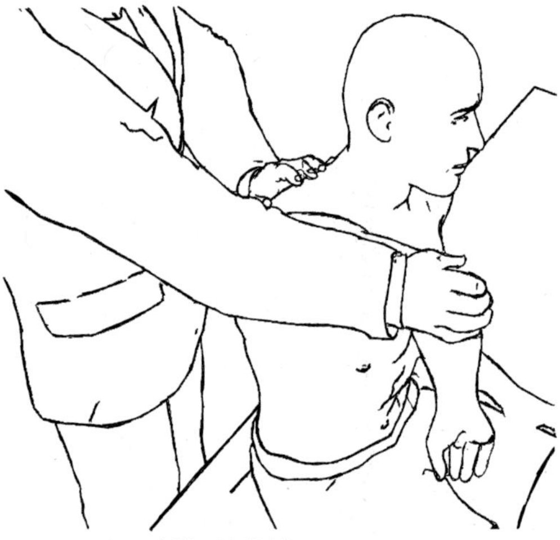

■ **그림 74-2B** 어깨 더 많이 굴곡

다음에 환자에게 이완하라고 말한다) (그림 74-2A).

d. 환자의 팔꿈치로부터 늑골을 향해 상완골을 따라 압력이 도입되게 한다(74-1A).

e. 치료사는 팔꿈치를 관상면에서 외측으로 움직이게 하여 어깨 외전이 더 많이 유도되게 한다. 팔꿈치가 더 높게 올라감에 따라 견관절의 외전-굴곡-내회전이 혼합되어 일어나게 된다(그림 74-2B).

f. 팔꿈치는 어깨를 더 많이 굴곡되게 움직임으로서 원호를 그리며 전방으로 가게 될 것이다.

g. 압력을 푼다.

h. 팔을 환자 몸 옆으로 원위치시키고, 늑골 체성기능부전을 재평가한다.

주의: 이 기법은 앙와위에서 환자에게 쉽게 적용될 수 있다. 치료사는 테이블 머리 쪽에 앉거나 선다. 큰 차이점은 촉진하는 손가락 또는 엄지손가락이 환자 아래쪽에 좀 더 편안하게 있다는 것이다(그림 74-2C).

■ 전방/흡기 늑골(우측 전방 늑골 1/3) — 환자 좌위

ANTERIOR/INHALATION RIB (ANTERIOR THIRD RIB ON THE RIGHT) — PATIENT SEATED

1. **환자 자세**: 좌위.

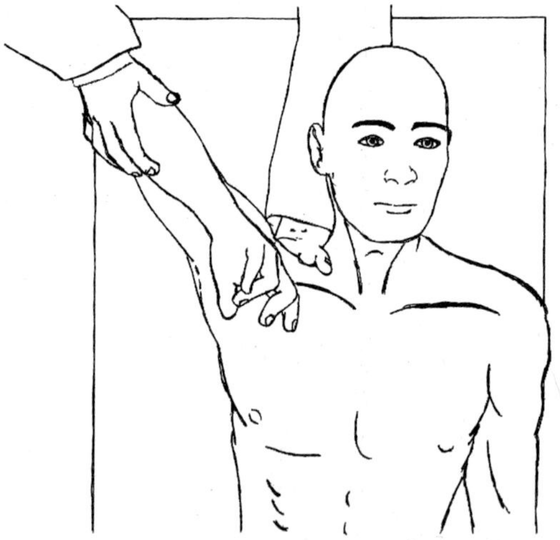

■ **그림 74-2C** 상부 흡기/늑골 전방(우측 제2늑골 전방), 앙와위 적용

2. **치료사 자세:** 환자와 마주하고 선다.
3. **기법:**
   a. 치료사의 양쪽 전완을 모두 가능한 한 환자의 목에 근접시키면서 환자의 어깨 위에 올려 놓는다.
   b. 치료사는 촉진하는 손의 검지 또는 중지 지문두를 체성기능부전된 쪽에서 이환된 늑골의 늑골각에 댄다(이 예에서 왼쪽 손가락이 환자의 우측 제3늑골을 촉진한다).
   c. 치료사는 전완의 근위부를 기능부전 반대편의 환자 어깨 전면에 대고, 그 쪽 어깨를 후방으로 밀어낸다(오른쪽 전완으로 왼쪽 어깨를 뒤로 밀면, 그것으로 인해 우측늑골 체성기능부전이 전방회전되게 된다).
   d. 치료사는 기능부전된 쪽에 대고 있는 전완으로 그 어깨를 하방으로 밀어서 기능부전된 늑골 높이까지 측굴시킨다.
   e. 치료사는 촉진하는 손가락을 향해 기능부전된 쪽에 압박을 약간 더 가해서 환자 어깨를 통해 하방으로 압박이 가해지게 한다(그림 74-3).
   f. 치료사는 압박을 유지하면서 환자의 상체를 천천히 부드럽게 측굴시키고, 그 반대쪽으로 회전시킨다(이 예에서는 좌측굴과 우회전).
   g. 환자의 몸을 중립위로 원위치시키고, 흉추 체성기능부전을 재평가한다.

■ 후방/호기 늑골(우측 제3늑골 후방)–환자 좌위

POSTERIOR/EXHALALATION RIB (POSTERIOR THIRD RIB ON THE RIGHT) — PATIENT SEATED

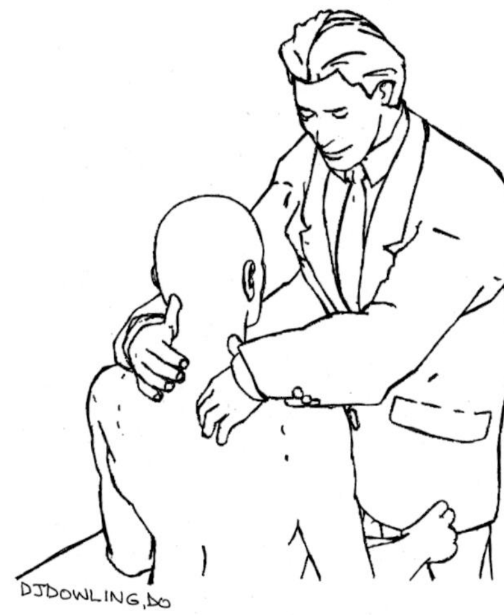

■ **그림 74-3** 전방/흡기 늑골(우측 제3늑골 전방), 환자 좌위(치료사는 환자 앞에)

1. **환자 자세:** 좌위.
2. **치료사 자세:** 환자와 마주하고 선다.
3. **기법:**
   a. 치료사는 양쪽 전완을 가능한 한 환자의 목에 근접시키면서 환자의 어깨 위에 올려놓는다.
   b. 치료사는 촉진하는 손의 검지 또는 중지 지문두를 체성기능부전된 쪽에서 이환된 늑골의 늑골각에 댄다(이 예에서 왼쪽 손가락이 환자의 우측 제3늑골을 촉진한다).
   c. 치료사는 전완의 근위부를 기능부전된 쪽의 환자 어깨 전면에 대고, 그 어깨를 후방으로 밀어낸다(좌측 전완으로 우측 어깨를 뒤로 밀면, 그것으로 인해 우측늑골 체성기능부전이 후방회전되게 된다).
   d. 치료사는 기능부전된 쪽에 대고 있는 전완으로 그 어깨를 하방으로 밀어서 기능부전된 늑골 높이까지 측굴시킨다.
   e. 치료사는 촉진하는 손가락을 향해 기능부전된 쪽에 압박을 약간 더 가해서 환

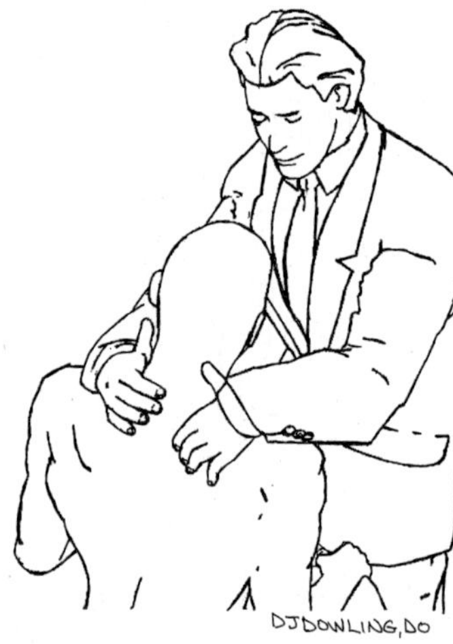

■ **그림 74-4** 후방/호기 늑골(우측 제3늑골 후방변위), 환자 좌위(치료사는 환자 전방)

자 어깨를 통해 하방으로 압박이 가해지게 한다(그림 74-4).

f. 치료사는 압박을 유지하면서 환자의 상체를 천천히 부드럽게 측굴시키고, 그 반대쪽으로 회전시킨다(이 예에서는 좌측굴과 우회전).

g. 환자의 몸을 중립위로 원위치시키고, 흉추 체성기능부전을 재평가한다.

■ 후방/호기늑골(우측 제6늑골 후방) 또는 흡기늑골(우측 제6늑골) — 환자 좌위

POSTERIOR/EXHALALATION RIB (POSTERIOR SIXTH RIB ON THE RIGHT) OR ANTERIOR/INHALATION RIB(SIXTH RIB ON THE RIGHT) — PATIENT SEATED

1. **환자 자세:** 좌위.
2. **치료사 자세:** 환자 뒤에 선다.
3. **기법:**

a. 치료사는 촉진하는 손의 엄지 지문두를 체성기능부전된 늑골의 늑골각에 대고(이 예에서 우측 엄지손가락을 환자의 우측 제6늑골에 접촉시켰다), 그 손의 손바닥을 환자 등의 윤곽을 따라 대고, 그것을 지지하게 한다.

b. 환자에게 체성기능부전 쪽의 손을 전방으로 뻗어서 체간을 가로질러 반대쪽 어깨를 잡으라고 지시한다(오른손으로 좌측 어깨를 잡게 한다).

c. 치료사는 그의 액와를 늑골 체성기능부전 반대쪽의 어깨 위에 올려놓고, 촉진하지 않는 손을 전방으로 뻗어서 체간을 가로질러 기능부전된 쪽의 어깨를 잡게 한다(치료사의 좌측 액와는 환자의 왼쪽 어깨 위에 있고, 치료사의 왼쪽 손은 환자의 오른쪽 어깨 위에 있다).

d. 치료사는 늑골 기능부전된 쪽으로 환자를 측굴시킨다.

e. 늑골 기능부전이 후방에 있다면, 치료사는 그 쪽을 중심으로 환자를 후방늑골각을 향해 후방회전시킨다(우측이 후방회전된다)(그림 74-5A). 늑골 기능부전이 전방이라면, 치료사는 그 쪽을

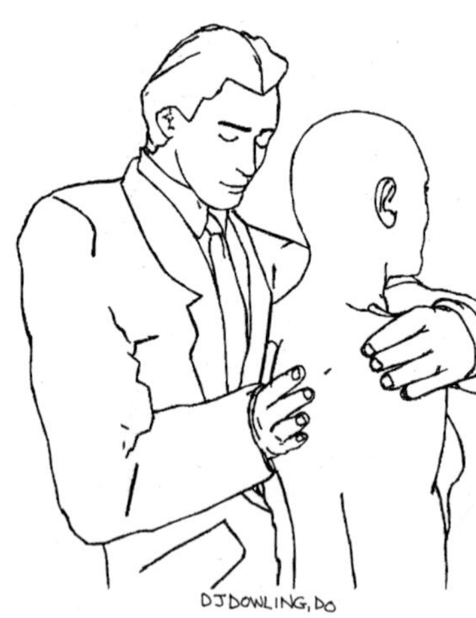

■ **그림 74-5A** 후방/호기 늑골(우측 제6늑골 후방 변위), 환자 좌위(치료사는 환자 전방)

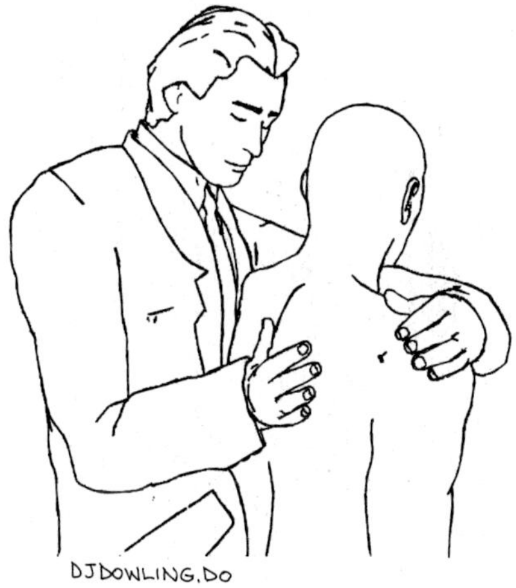

■ **그림 74-5B** 전방/흡기 늑골(우측 제6늑골), 환자 좌위 (치료사는 환자 전방)

중심으로 환자를 후방늑골각을 향해 전방회전시킨다(우측이 전방회전된다)(그림 74-5B). 만약 필요하다면 치료사는 하부조직의 연화가 느껴질 때까지 이것을 좀 더 반복해서 할 수도 있다. 자세에 대한 반응에 따라 굴곡 또는 신전이 약간 추가된다.

f. 치료사는 촉진하는 손가락에서 조직연화가 더 느껴질 때까지 환자의 우측 어깨 위에 대고 있는 그의 (좌측)손바닥으로 그리고 환자의 좌측 어깨에 올려놓은 그의 좌측 액와를 통해 하방으로 압박을 가한다.

g. 압박을 유지하면서 환자의 몸을 중립위를 거쳐 장벽 방향으로 천천히 부드럽게 이동시킨다(이 예에서는 후방늑골은 좌측굴과 좌회전; 전방늑골은 좌측굴과 우회전).

h. 환자의 몸을 중립위로 원위치시키고, 늑골 체성기능부전을 재평가한다.

■ 후방/호기늑골(우측 제6늑골 후방) 또는 전방/흡기늑골(우측 제6늑골 전방) — 환자 측와위

POSTERIOR/EXHALALATION RIB (POSTERIOR SIXTH RIB ON THE RIGHT) OR ANTERIOR/INHALATION RIB (SIXTH RIB ON THE RIGHT)—PATIENT SIDE-LYING

1. **환자 자세:** 측와위에서 체성기능부전된 쪽을 위로 한다.
2. **치료사 자세:** 환자와 마주보고 선다.
3. **기법:**

a. 늑골 체성기능부전된 쪽의 환자 팔을 굴곡, 외전시켜서 그 손이 환자의 목에 놓여 있게 한다.

b. 치료사는 그의 두측 손을 환자의 굴곡된 팔로 만들어진 구멍통로에 집어넣고 그 손의 손가락과 손바닥으로 그 쪽 견갑골 위를 덮게 놓는다(치료사의 오른손은 환자의 우측 견갑골 위에 있다).

c. 치료사는 촉진하고 있는 다른 쪽(미측) 손의 검지 또는 중지 지문두를 체성기능부전의 높이에서 늑골각에 대고(이 예에서는 왼쪽 손가락이 환자의 우측 제6늑골에 접촉된다), 이 손의 손바닥과 손가락으로는 환자의 신체윤곽을 따라 갖다 대고, 치료하는 내내 체간의 자세를 유지하게 한다. 또한 치료사는 그의 전완 또는 팔꿈치를 그 쪽의 환자 장골릉에 안정시킨다(우측 엉덩이에 왼쪽 팔꿈치).

d. 후방늑골이라면, 치료사는 두측(왼쪽) 손으로 환자의(우측) 어깨를 후방으로 밀어서 환자의 상체가 체성기능부전에서 운동이 자유로운 방향으로 회전되게

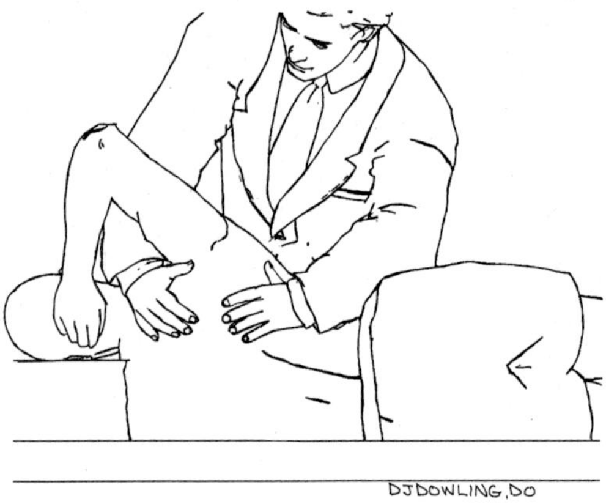

■ **그림 74-6A** 후방/ 호기늑골(우측 제6늑골 후방)—환자 측와위

한다(그림 74-6A). 전방늑골이라면, 치료사는 두측 (왼쪽)손으로 환자의(우측) 어깨를 전방으로 당겨서 환자의 상체가 체성기능부전에서 운동이 자유로운 방향을 향해 회전되게 한다(그림 74-6B).

e. 치료사는 늑골을 덮고 있는 연부조직에서 이완이 느껴질 때까지 두측(cephalad)

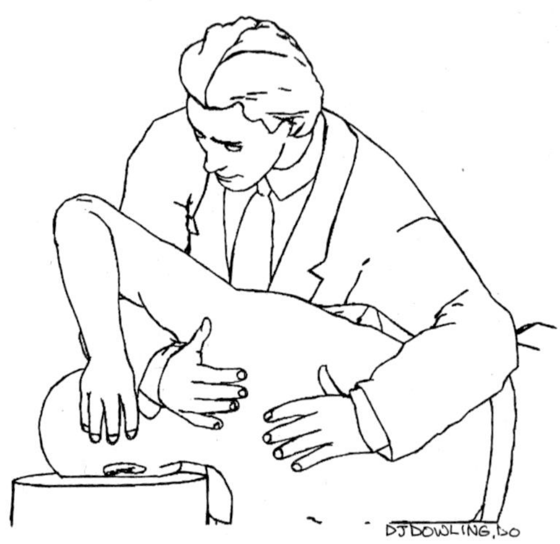

■ **그림 74-6B** 전방 /흡기늑골(우측 제6늑골 전방)—환자 측와위

팔로 환자의 어깨(이 예에서는 우측)를 동측 엉덩이 쪽으로 밀어서 압박(대략 5파운드 압력)하고 측굴시킨다.

f. 압박을 유지한다.

g. 후방늑골이라면, 치료사는 환자의 엉덩이에 대고 있는 미측 팔로 골반을 후방으로 굴리고, 두측 팔과 손으로는 견갑골을 환자의 머리 쪽을 향해 상방으로 당기고, 환자의 어깨를 전방으로 당긴다(이 예에서는 장벽 방향으로 좌측굴과 좌회전). 전방늑골이라면, 치료사는 환자의 엉덩이에 대고 있는 미측 팔로 골반을 전방으로 굴리고, 두측 팔과 손으로는 견갑골을 환자의 머리 쪽을 향해 상방으로 당기고 환자의 어깨를 후방으로 민다(이 예에서는 장벽 방향으로 좌측굴과 우회전).

h. 환자의 몸을 중립위로 원위치시키고, 늑골 체성기능부전을 재평가한다.

■ 후방/호기늑골(우측 제6늑골 후방)—환자 앙와위

POSTERIOR/EXHALALATION RIB (POSTERIOR SIXTH RIB ON THE RIGHT)—PATIENT SUPINE

1. **환자 자세:** 앙와위에서 기능부전된 어깨가 테이블 가장자리 밖으로 약간 나오게 한다.
2. **치료사 자세:** 환자와 마주보고 선다.
3. **기법:**

   a. 치료사는 그의 검지 또는 중지 지문두를 체성기능부전의 높이에서 그 쪽의 늑연골 위에 대고 촉진한다(이 예에서는 오른쪽 손가락을 환자의 체성기능부전된 제6늑골에 접촉시켰다).

b. 치료사는 늑골 체성기능부전 쪽으로 환자의 손목을 잡는다(이 예에서는 치료사가 왼손으로 환자의 오른 손목을 잡는다).

c. 치료사는 촉진하는 손가락에서 이완이 느껴질 때까지 환자의(오른)팔을 환자의 발쪽으로 당겨서 장축견인을 유도한다.

d. 치료사는 견인을 유지하면서 환자의 어깨를 신전, 외전, 외회전시킨다(그림 74-7A).

e. 견인을 유지하면서 환자의 팔을 굴곡시키고, 환자의 몸을 가로질러 내전시킨다(74-7B).

f. 마지막에 환자의 팔은 반대편 어깨쪽으로 또는 그것보다 더 높게 가로질러 가게 된다.

g. 환자의 몸을 중립위로 원위치시키고, 늑골 체성기능부전을 재평가한다.

■ 전방/흡기늑골(우측 제6늑골 전방)—환자 앙와위

ANTERIOR/INHALATION RIB (ANTERIOR SIXTH RIB ON THE RIGHT) — PATIENT SUPINE

1. **환자 자세:** 앙와위에서 기능부전된 어깨가 테이블 가장자리 밖으로 약간 나오게 한다.
2. **치료사 자세:** 환자와 마주하고 선다.
3. **기법:**
   a. 치료사는 그의 검지 또는 중지 지문두를 체성기능부전의 높이에서 그 쪽의 늑연골 위에 대고 촉진한다(이 예에서는 오른쪽 손가락을 환자의 체성기능부전된 제6늑골에 접촉시켰다).

   b. 치료사는 늑골 체성기능부전 쪽으로 환자의 손목을 잡는다(이 예에서는 치료사가 왼손으로 환자의 오른 손목을 잡는다).

   c. 치료사는 촉진하는 손가락에서 이완이

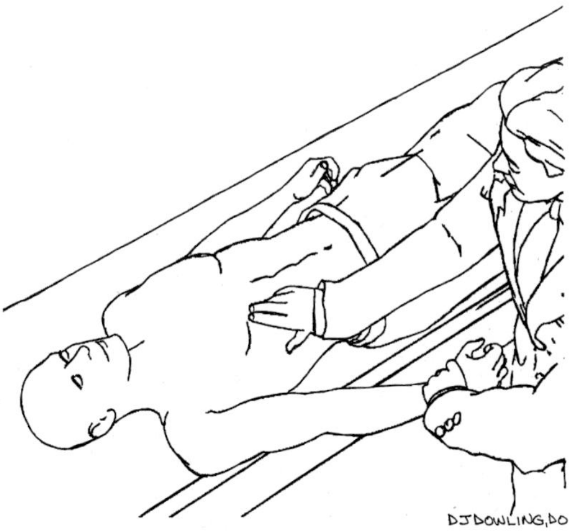

■ **그림 74-7A** 후방/ 호기늑골(우측 제6늑골 후방), 환자 앙와위

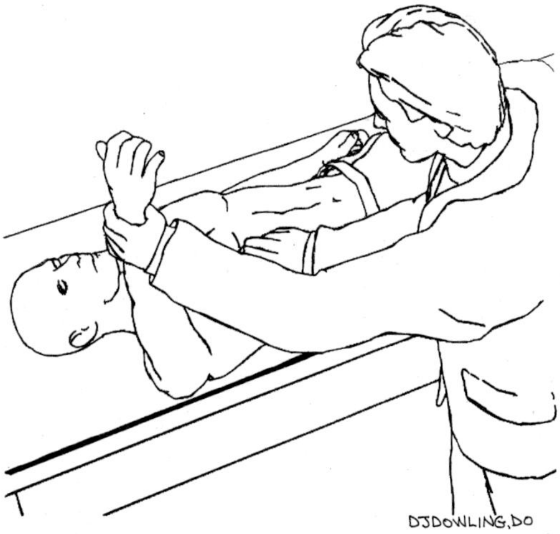

■ **그림 74-7B** 환자의 팔을 굴곡시키고 환자의 몸을 가로질러 내전시킨다.

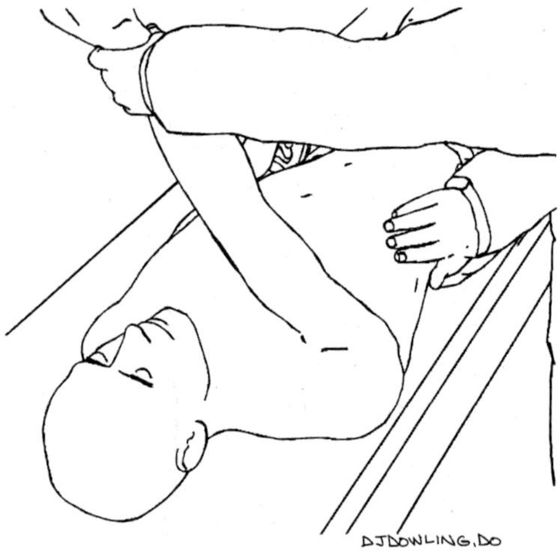

■ **그림 74-8A** 전방/ 흡기늑골(우측 제6늑골 전방), 환자 앙와위

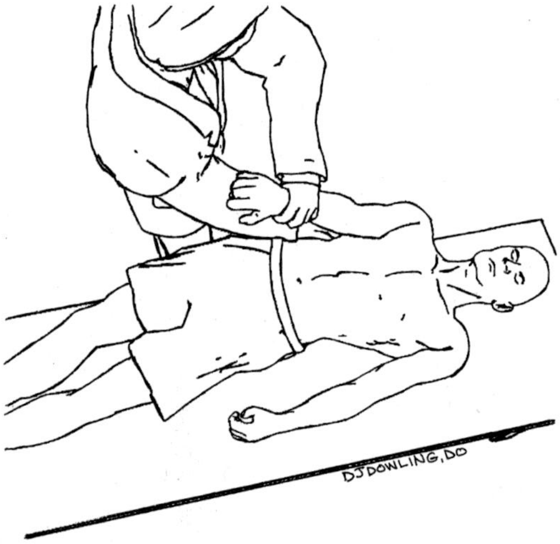

■ **그림 74-8B** 환자의 팔이 더 많이 굴곡되고 외전된다.

느껴질 때까지 환자의 (오른)팔을 환자의 발쪽으로 당겨서 장축견인을 유도한다.

d. 치료사는 견인을 유지하면서 환자의 어깨를 굴곡, 환자의 몸의 전면을 가로질러 내전 그리고 내회전시킨다(그림 74-8A).

e. 견인을 유지하면서 환자의 팔을 환자의 몸으로부터 전방으로 더 많이 굴곡시키고, 외측으로 더 많이 외전시킨다(그림 74-8A).

f. 환자의 몸을 중립위로 원위치시키고, 늑골 체성기능부전을 재평가한다.

참고문헌

Van Buskirk RL. A manipulative technique of Andrew Taylor Still. *J Am Osteopath Assoc* 1996;96:597–602.

Van Buskirk RL. *The Still Technique Manual*. Indianapolis, IN: American Academy of Osteopathy, 1999.

Van Buskirk RL. Treatment of somatic dysfunction with an osteopathic manipulative method of Dr. Andrew Taylor Still. In Ward RC, ed. *Foundations for Osteopathic Medicine*. Philadelphia: Lippincott Williams & Wilkins, 2003: 1094–1114.

75

늑골 PINS기법
(PINS Techniques)

이 장에서는 흉곽 부위의 체성기능부전을 치료하는데 이용되는 신경근육골격구조기법(PINS)의 점진적 억제를 설명할 것이다. 제시된 예들만이 유일하게 가능한 것은 아니고(그림 75-1 A 그리고 B) 나타낸 예들은 아주 일반적으로 흔한 것이다. 경우에 따라 때때로 흉곽 부위에서 패턴은 인접 부위로부터 계속된 것이거나 또는 그 곳으로 계속될 수도 있는 것이다.

환자들은 대부분 일반적으로 복와위에서 치료되지만, 그러나 좌위에서도 치료할 수 있다. 실제로 늑골기능부전과 늑간근에 대한 치료는 좌위에서 가장 훌륭하게 시행되는데, 그 자세에서 환자의 전방과 후방 흉곽에 대한 지속적인 접근이 더 쉽게 허용되기 때문이다. 치료사는 치료할 부위를 마주보거나 테이블 측면을 따라 편안하게 자리잡고 있어야 한다.

PINS의 원리와 방법은 다음과 같이 적용될 수 있다.

1. 증상부위에서 과민점을 찾아낸다.
2. 과민점의 심부에 있는 구조물을 분석한다.
3. 이어지는 구조물(예, 근육, 인대, 신경 등 등)의 다른 끝에서 또 다른 과민점을 찾아낸다. 보다 과민한 점이 일차 과민점(primary point)이고, 보다 덜 과민한 점이 종점(endpoint)이다.
4. 30초 이상 2개 과민점에 억제성 압력을 적용한다. 전형적으로 보다 더 과민한 점에 있는 연부조직의 긴장이 감소할 것이다.
5. 2개 과민점 중에서 더 과민한 점에서 시작해서 덜 과민한 점 쪽으로 약 2~3 cm되는 곳에서 또 다른 과민점을 찾는다.
6. 종점 쪽을 향해 점신석으로 같은 과정을 반복한다.
7. 기능부전 상태를 재평가하고, 추가치료 또는 다른 치료방법을 적용하는 것이 필요한지를 결정한다.

■ 소흉근과 대흉근
PECTORALIS MINOR AND PECTORALIS MAJOR

1. **기법:**
   a. 치료사는 중지 또는 검지손가락의 지문두를 흉골 외측에서 근육의 내측 부착부위에 대고, 치료사의 다른 손 수지로는 외측에서 과민점을 찾는다. 소흉근

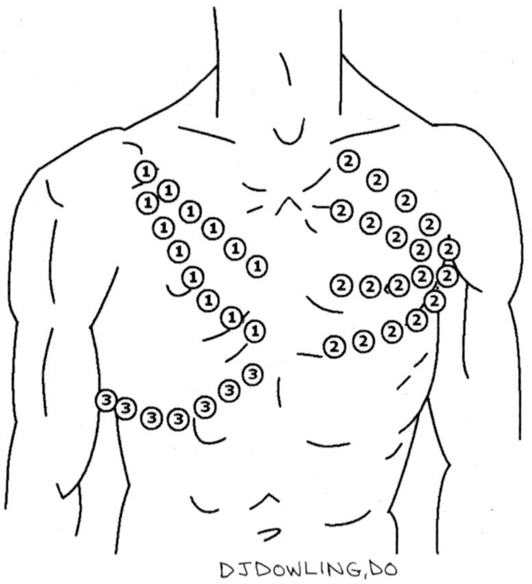

■ **그림 75-1A** PINS 흉곽 과민점 패턴. *1,소흉근 2, 대흉근 3, 늑골기능부전과 늑간근; 4, 전거근*

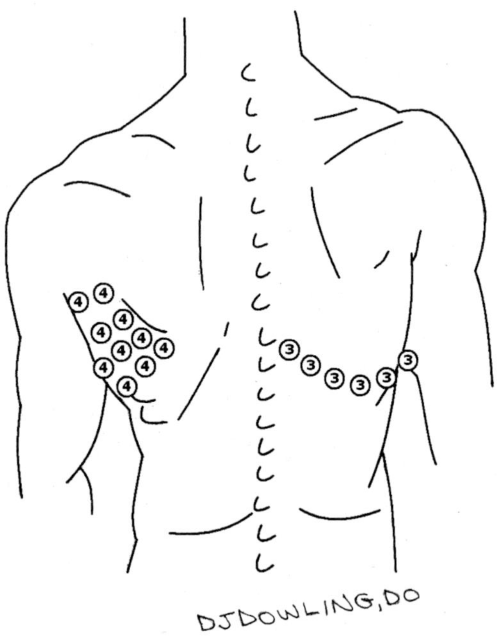

■ **그림 75-1B** (계속)

에 대한 외측 과민점은 오훼돌기에 있고, 대흉근에 대한 것은 상완골 이두박근구의 내측연에 있다.

b. 사이에 끼어있는 과민점의 패턴은 항상 일직선으로 곧게 뻗어 있지만, 그러나 압박 깊이가 이환된 근육을 가리킬 수도 있다(보다 더 깊으면 소흉근에 있는 것이고, 대흉근의 것은 보다 더 얕게 있다).

2. **임상적 상호관계:**
   a. 후방심근경색(postmyocardial infarction)
   b. 흉벽 통증
      (1) 후방심근경색
      (2) 늑연골염
   c. 어깨 통증
   d. 어깨와 팔로 방사되는 흉벽통

■ 늑골기능부전과 늑간근 RIB DYSFUNCTION AND INTERCOSTAL MUSCLES

1. **기법:**
   a. 치료사는 중지 또는 검지 지문두를 후방에서 기능부전된 늑골과 관절하는 횡돌기 외측에 대고, 다른 손의 수지로는 전방에서 과민점을 찾는다. 늑간과민점에서 후방과민점은 보다 더 외측으로 그리고 골화된 늑골의 약간 하방에 있으며, 또 다른 과민점은 전방으로 동일한 늑골에 위치한다. 늑간 패턴은 실제로 늑골 사이에서 발견된다.
   b. 사이에 끼어 있는 과민점들의 패턴은 대체로 약간 곡선을 그리고 있으며, 과민점들의 위치는 전면 그리고/또는 후면 역스트레인 압통점들의 위치와 일치할 수도 있으므로 역스트레인 치료가

효과가 없었을 때 특히, 이것을 기억해야 한다.

2. **임상적 상호관계:**
   a. 요통
   b. 옆구리 통증
      (1) 신장결석증(엄살이거나 신장 결석과 연관있다)
      (2) 담석증/담낭염
   c. 호흡곤란
      (1) 천식
      (2) 만성폐색성 폐질환
   d. 흉벽통
      (1) 후방심근경색
      (2) 늑연골염

■ 전거근 전방 SERRATUS ANTERIOR

1. **기법:**
   a. 치료사는 중지 또는 검지 지문두를 견갑골의 외측 가장자리 바깥쪽에서 흉곽 하부에 있는 과민점에 댄다. 전방 과민점은 늑골의 늑연골연접부 외측에서 찾게 될 것이다.
   b. 사이에 끼어 있는 과민점의 패턴은 일반적으로 곧게 뻗은(근육 패턴) 것이지만, 그러나 칼 모양 같은 전거근의 경로를 따르는 것일 때는 약간 지그재그로 될 수도 있다. 근육들의 마주 겹치는 속성 때문에 여러 가지 패턴이 나타날 수도 있다.
2. 임상적인 상호관계
   a. 요통
   b. 늑골 통증
   c. 옆구리 통증

참고문헌

Dowling DJ. Progressive inhibition of neuromuscular structures (PINS) technique. *J Am Osteopath Assoc* 2000;100: 285–286, 289–298.

Dowling DJ. Progressive inhibition of neuromuscular structures (PINS) technique. In Ward RC, ed. *Foundations for Osteopathic Medicine, 2nd ed.* Philadelphia: Lippincott Williams & Wilkins, 2003:1026–1033, Appendix II.

Dowling DJ. Progressive inhibition of neuromuscular structures (PINS) technique. In Chaitow L, ed. *Modern Neuromuscular Techniques*. Churchill Livingstone, 2003: 225–250.

76

늑골 관절추력기법
(Articulatory and Thrusting Techniques for the Ribs)

늑골 관절을 움직이는데 이용되는 것은 두 가지 직접적인 방법으로 관절기법인 늑골거상기법(rib-raising techniques)과 대체로 고속저폭인 추력기법이 있다. 각각의 기법은 여기에 설명된 것처럼 그것이 특별히 적용되는 용도가 있다.

■ 늑골거상기법(관절기법)
RIB-RAISING TECHNIQUES (ARTICULATORY)

늑골거상기법은 늑골두를 들어 올리고 회전시킴으로써 늑골두가 적절한 관계에 있도록 조정하고, 근막부착을 통해 사슬신경절(chain ganglia)에서 교감신경지배에 긍정적인 영향을 주기 위해 고안된 기법이다.

어떤 폐질환에서는 끈끈하게 달라붙어있는 점액을 분해시키고, 늑골이 적절한 관계에 있도록 조정해서 그것의 움직임을 향상시키는데 도움을 준다. 늑골거상기법은 치료사가 목적을 가지고 늑골그룹을 거상시킴에 따라 이러한 목적을 모두 달성하게 한다.

누워서만 지내야 하는 환자에 대한 기법
For the Bedridden Patient

이 기법은 일어나 앉는 것이 불가능한 환자, 약해지거나 아픈 환자, 또는 혼수상태의 환자에게 특히 유용하다.

1. **환자 자세:** 앙와위
2. **치료사 자세:** 침대 또는 테이블의 옆에 앉거나 선다.
3. **기법:**
   a. 치료사는 손바닥이 위쪽을 향하게 하여 그의 양손을 침대 위에 올려놓고, 손가락은 환자의 흉곽 아래 늑횡연접부에 댄다.
   b. 치료사는 손목을 지렛대로 이용하여 그의 손가락으로 늑골을 들어올리고 내려서 관절면을 분리시키면(그림76-1), 일반적으로 그 부위에서의 근육 긴장과 늑골운동제한이 치료하는 동안에 줄어든다.
   c. 이 과정으로 흉곽은 오르고 내려가기를 반복하게 된다.

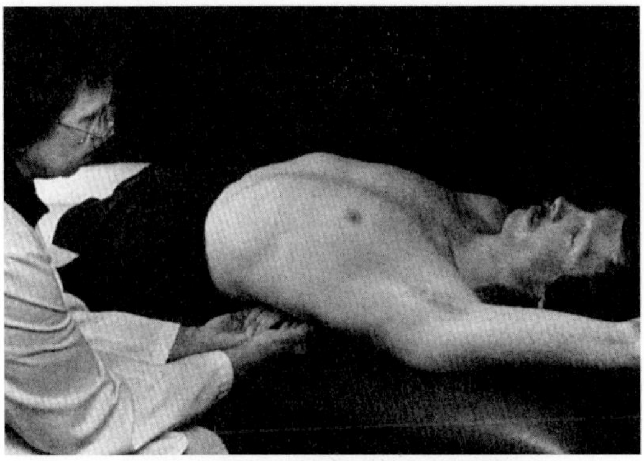

■ 그림 76-1 누워서 지내야만 하는 환자에 대한 늑골거상

누워서 지내야만 하는 환자에 대한 늑골거상과 흉곽 펌프

Rib Raising and Thoracic Pump in the Bedridden Patient

이 기법은 누워서 지내야만 하는 환자를 치료하기 위한 늑골거상과 흉곽 펌프의 두 가지 용도로 이용된다.

1. **환자 자세**: 앙와위
2. **치료사 자세**: 침대 또는 테이블 머리맡에 선다.
3. **기법**:
   a. 치료사는 환자에게 팔을 머리 위로 들게 하고, 만약 환자가 할 수 있다면 치료사의 대퇴 뒤로 손을 맞잡게 하거나 치료사가 환자의 상완을 잡는다.
   b. 치료사는 환자의 상완을 잡고, 손가락으로 액와 전면주름에 있는 흉근 주변을 감싸면서 손가락 지문두를 액와에 댄다.
   c. 치료사는 전-후로 흔들면서 흉곽 펌프를 4번 실시하고, 그의 양팔을 당겨서 환자를 거상시킨다.
   d. 이 기법은 환자의 호흡으로 흡기 동안에는 근육이 당겨지며 호기동안에는 이완되는 것에 의해 조정될 수 있다

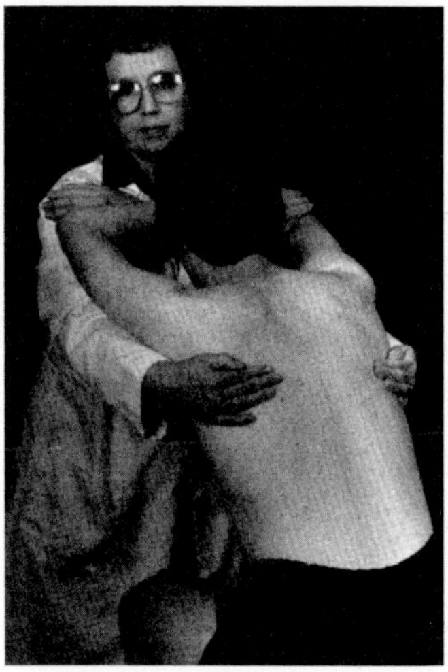

■ 그림 76-2 좌위 환자에 대한 늑골거상

환자 좌위 The Seated Patient

이 기법은 똑바로 곧게 앉는 것이 가능한 환자 그리고 특히 앙와위에서는 호흡이 어려워서 오히려 똑바로 앉는 것이 더 나은 환자에게 적용할 수 있다.

1. **환자 자세**: 의자 또는 침대 가장자리에 앉는다.
2. **치료사 자세**: 환자의 정면에 선다.
3. **기법**:
   a. 환자에게 양팔을 자신 앞에서 교차해서 팔꿈치를 치료사의 어깨근처 상완에 올려놓아 안정시키게 한다.
   b. 치료사는 환자의 등 뒤로 그의 양손을 뻗어서 양손의 손가락으로 각각 늑횡연접부에서 늑골그룹을 잡는다(그림76-2).
   c. 치료사는 후방 늑골을 하방으로 누르면서 뒤로 흔들고, 그와 동시에 환자가 전방으로 그의 팔 위에 떨어지게 하여 흉곽 전면이 거상되게 한다.

d. 치료사는 그의 양손으로 환자의 흉곽을 상-하로 움직이면서 이러한 방법을 규칙적으로 반복한다.

e. 환자는 치료사가 후방으로 흔들 때 숨을 깊게 들이쉬고, 치료사가 전방으로 움직일 때 완전히 호기함으로써 치료과정을 보조한다. 이것은 몇 분 동안 또는 환자가 치료를 참아 낼 수 있을 만큼 오랫동안 실행될 수 있다.

대체기법 Alternative Technique

1. **환자 자세:** 침대, 의자, 등받이 없는 둥근 의자에 앉거나 테이블 위에 말을 타듯이 양다리를 걸쳐서 앉는다.
2. **치료사 자세:** 환자의 뒤에 선다.
3. **기법:**

a. 치료사는 양손의 엄지 손가락을 각각 척추 쪽을 가리키게 놓고, 손가락을 벌려서 늑횡 연접부 근처에서 양측으로 늑골 위에 갖다 댄다.

b. 환자는 양손을 그의 전방에서 테이블 위에 또는 그의 무릎 위에 올려 놓는다.

c. 치료사는 환자가 숨을 들이 마시면서 그의 양팔사이에서 전방으로 기울일 때, 환자의 흉곽을 전방으로 민다(그림 76-3).

d. 치료사가 그의 양손으로 흉곽을 상-하로 움직임에 따라 이러한 방법을 규칙적으로 반복한다.

e. 치료사가 후방으로 움직이는 것을 보조함에 따라 환자의 흡기로 늑골은 전방으로 거상된다.

■ 늑골에 대한 고속저폭 추력기법
HIGH-VELOCITY, LOW-AMPLITUDE (HVLA)

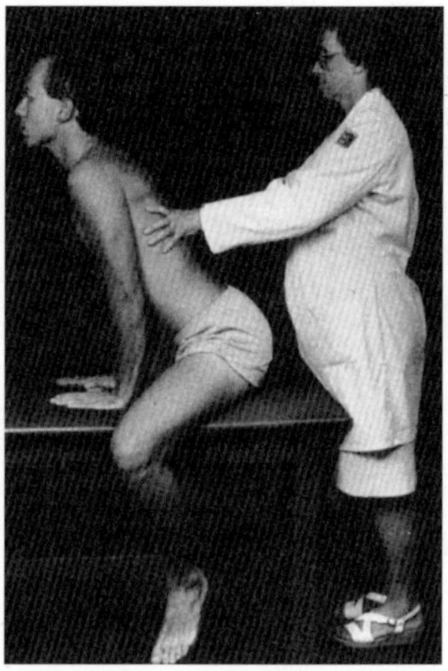

■ **그림 76-3** 환자 좌위에서 늑골올리기의 대체기법

THRUSTING TECHNIQUES FOR THE RIBS

후방 늑골두 체성기능부전
Posterior Rib Head Somatic Dysfunction

1. **환자 자세:** 앙와위
2. **치료사 자세:** 체성기능부전 반대쪽으로 테이블 측면에 선다.
3. **기법:**

a. 환자에게 치료사 쪽에 있는 팔을 그의 가슴 위를 가로질러 반대편 어깨를 잡으라고 하고, 치료사 반대쪽에 있는 팔로는 그의 복부를 가로질러서 반대편 장골릉을 잡으라고 지시한다(그림 76-4).

b. 치료사는 그가 국소화시키는데 사용하는 손의 무지구를 치료할 늑골 후방에서 늑횡관절 바로 외측에 댄다.

c. 치료사는 그의 다른 손을 흉벽 전면과 환자가 가로지른 팔의 위에 대고, 흉곽을 고정시킨다.

d. 치료사는 환자에게 숨을 완전히 내쉬게 한 후에 환자의 가로지른 팔을 통해 늑

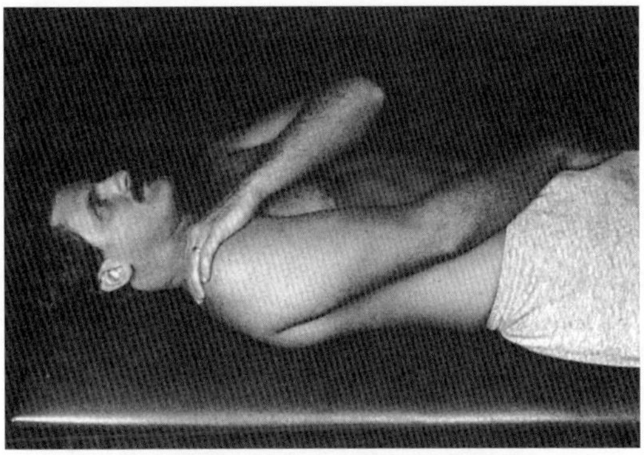

■ 그림 76-4 후방 늑골두 체성기능부전에 대한 HVLA 추력기법의 환자자세

골기능부전 후방에 안정시키고 있는 무지구쪽을 향해 추력을 빠르게 가한다(그림 76-5).

주의: 흉추의 고속저폭 추력기법이 그러했듯이, 기능부전된 분절 아래까지 척추를 굴곡시키는 것이 흉곽하부 늑골기능부전에 아마도 필요할 것이다. 굴곡은 치료사가 국소화에 사용하지 않은 손으로 환자를 양어깨 뒤로 감싸 안고 환자를 굴곡시켜서 필요한 지점 아래까지 국소화시킴으로서 달성된다.

상부늑골 체성기능부전(제1–4늑골)

Upper Rib Somatic Dysfunction (Ribs One to Four)

이 기법은 늑추연접부에서 제한된 움직임에 사용한다.

1. **환자 자세**: 복와위
2. **치료사 자세**: 기능부전된 반대편으로 테이블 측면에 선다.
3. **기법**:
   a. 환자에게 머리를 정중선에 유지하고, 늑골기능부전과 같은 쪽의 손바닥으로 그의 아래턱을 찻잔모양으로 받치라고 한다.

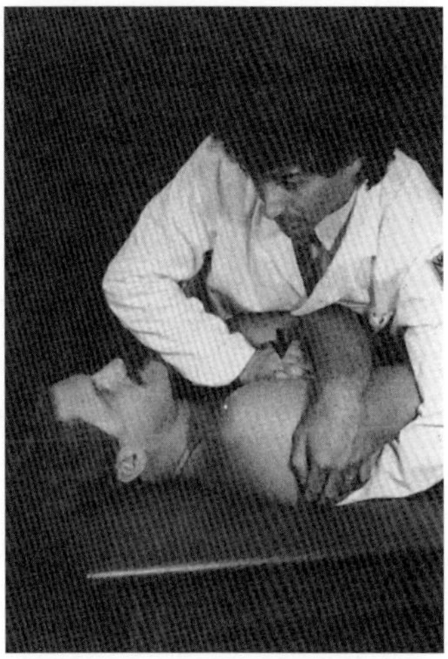

■ 그림 76-5 후방 늑골두 체성기능부전에 대한 HVLA 추력기법

   b. 치료사는 늑추관절에서 늑골기능부전에 무지구 또는 소지구를 대고, 치료하는 동안 내내 접촉이 단단하게 유지되게 한다.
   c. 치료사는 기능부전된 늑골에서 움직임이 느껴질 때까지 환자에게 턱을 받친 팔의 팔꿈치를 가능한 많이 두측으로 이동시키라고 한다.
   d. 치료사는 다른 손을 환자 머리에 대고, 환자의 턱이 환자의 손에 단단하게 박히도록 유지하면서 환자의 머리를 운동장벽으로 회전시킨다. 이렇게 하면, 환자의 머리는 늑골기능부전 쪽으로 회전된다. 목표한 늑골은 마치 치료사의 손을 밀어 올라오는 것처럼 느껴질 것이고, 이것에 저항을 주어야 한다. 추력을 가하는 손으로 하방으로 긴장이 가해지게 한다.
   e. 치료사는 환자의 머리를 회전 그리고 측굴된 자세로 유지시켜서 경–흉추 연

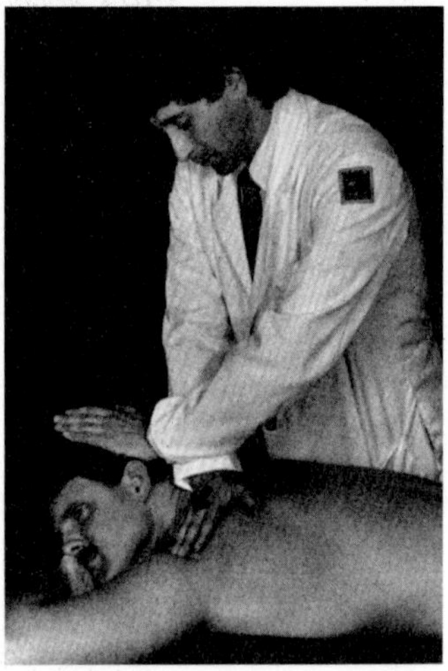

■ **그림 76-6** 상부늑골 체성기능부전에 대한 HVLA추력기법, 환자 복와위

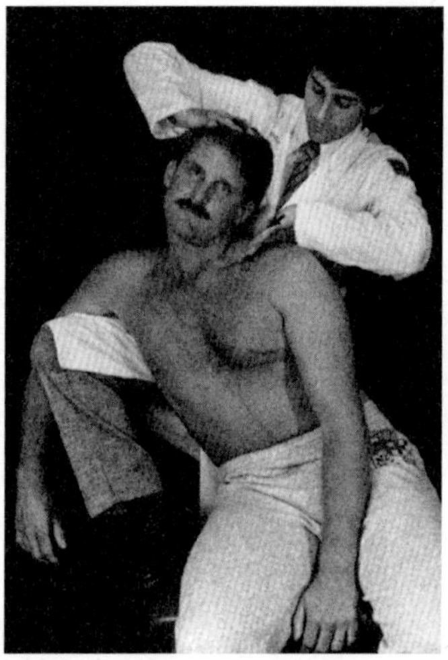

■ **그림 76-7** 제1늑골 체성기능부전에 대한 HVLA추력기법

접부에서 관절이 잠기게 한다.

f. 치료사는 늑골두 체성기능부전 위에 대고 있는 손의 아래에서 반동이 느껴질 때까지 회전과 측굴을 추가한다.

g. 치료사는 기능부전된 늑골에 추력을 빠르게 가한다. 힘의 벡터는 그림 76-6에 나타난 외-상방 반동 움직임을 증가시킬 것이다.

주의: 절대로 추력을 환자의 머리 또는 목에 가하지 말 것.

제1늑골 체성기능부전 (호기 제한)

First Rib Somatic Dysfunction (Exhalation Restriction)

1. **환자 자세:** 치료용 테이블 또는 등받이 없는 둥근 의자에 앉아 발바닥을 바닥에 댄다.
2. **치료사 자세:** 환자 뒤에 서서 기능부전된 반대편 슬관절과 고관절을 굴곡시켜서 발을 의자 위에 올려놓는다.
3. **기법:**

a. 환자에게 기능부전된 반대편 쪽의 팔을 치료사의 굴곡된 무릎 위에 걸쳐 늘여 놓게 한다.

b. 환자에게 치료사의 무릎에 기대서 힘을 빼고, 그의 체간이 느슨해지게 하라고 한다.

c. 환자에게 기능부전된 쪽의 팔을 그의 양다리 사이에 놓으라고 한다.

d. 치료사는 기능부전 반대편 손으로 경흉연접부에서 느슨함이 모두 제거될 때까지 경추를 기능부전 쪽으로 측굴시킨다.

e. 치료사는 그가 추력을 가할 손의 수근중수지절 가장자리(엄지와 검지사이)를 제1늑골의 후상면에서 환자의 목과 승모근에 의해 생성된 주름에 갖다 댄다.

f. 치료사는 늑골기능부전 쪽으로 빠르게 경추를 완전히 측굴시키면서 그와 동시에 하-내방으로 추력을 가한다(그림 76-7).

77

흉곽 운동치료
(Exercises for the Thoracic Cage)

흉곽운동프로그램을 위해 환자를 평가할 때, 중요한 것은 흉추(44장)와 견갑대(89장)에 대한 운동을 포함시키는 것을 염두에 두어야 한다는 것이다.

■ 흉근 신장
PECTORAL MUSCLE STRETCH

1. **환자 자세:** 벽의 모서리 구석을 마주보고 서서 양손은 벽에 대고, 양발은 벽에서 부터 떨어지게 한다.
2. **지시사항:**
   a. 양손으로 벽을 대고 받치면서 몸을 전방으로 떨어뜨리게 하면, 양 견갑골이 한데 모이게 되면서 흉근이 신장되게 된다(그림 77-1).
   b. 이 자세를 5~15초 동안 유지한다.
   c. 시작 자세로 돌아가서 이완하고 휴식한 다음에 다시 반복한다.

■ 흡기성 늑근 신장
INHALATION RIB STRETCH

1. **환자 자세:** 앙와위에서 양 무릎을 굽혀서 양발을 바닥에 대고, 척추 전체를 평편하게 한다.
2. **지시사항:**
   a. 깊게 호흡하면서 완전하게 신전된 양팔을 바닥에서 들어 올린다(그림 77-2).
   b. 이 자세를 4~5초 동안 유지한다.
   c. 천천히 호흡을 내쉬면서 양팔을 아래로 내린다.
   d. 이완하고 휴식한 후에 반복한다.

■ 흡기 등척성 늑근 신장
INHALATION RIB ISOMETRICS

1. **환자 자세:** 앙와위에서 양 무릎을 굽혀서 양발을 바닥에 대고, 양손은 흉곽 옆에 둔다.
2. **지시사항:**
   a. 스스로 자신의 흉곽을 강하게 누르면서 숨을 깊게 들이 마시고(그림 77-3), 가슴이 외측으로 팽창되는 것을 막으려고 노력한다.
   b. 이 자세를 4~5초 동안 유지한다.
   c. 손으로 가하는 압을 유지하면서 숨을 내쉰다.
   d. 이완하고 휴식한 후에 반복한다.

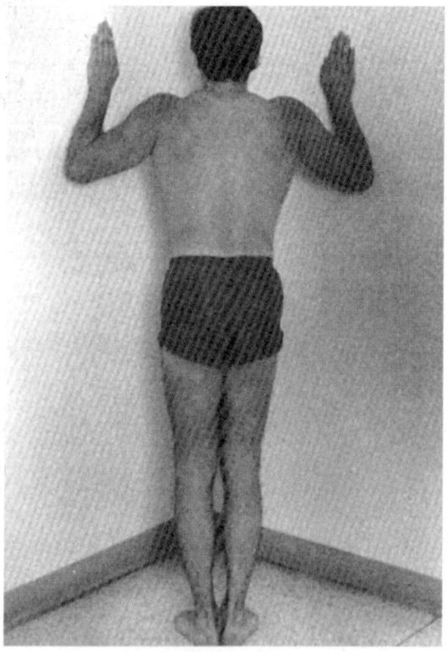

■ **그림 77-1** 흉근 신장

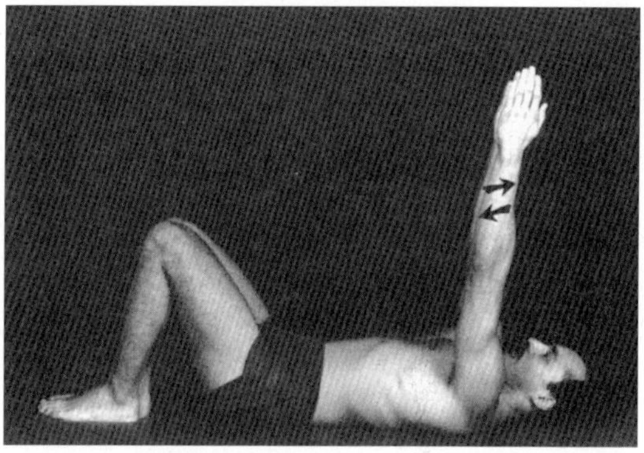

■ **그림 77-2** 흡기성 늑근 신장

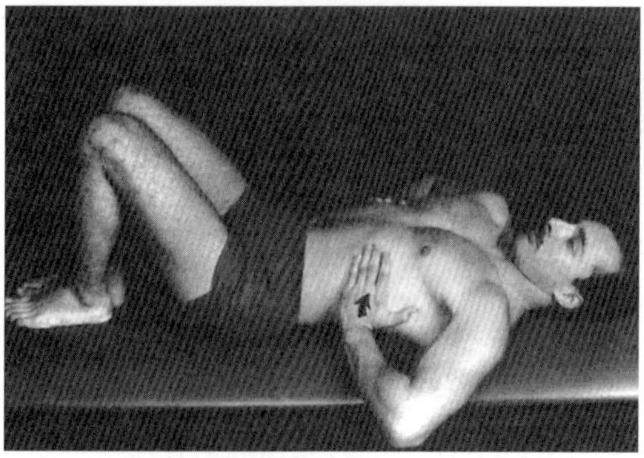

■ **그림 77-3** 흡기 등척성 늑근 신장

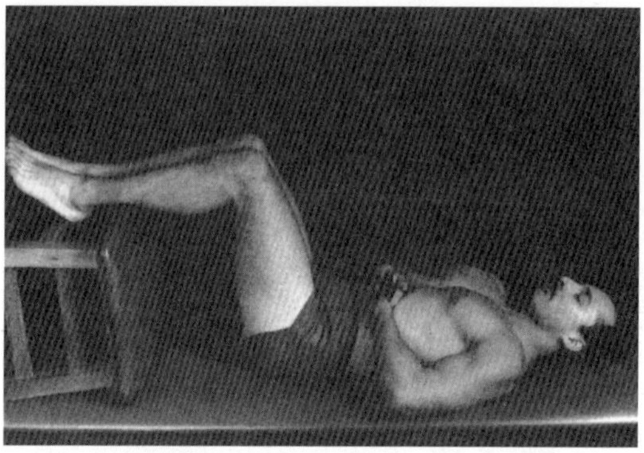

■ **그림 77-4** 흡기 수동적 복근 신장

■ 호기성 복근신장
EXHALATION ABDOMINAL STRETCH

1. **환자 자세:** 앙와위에서 양 고관절과 슬관절을 90° 굴곡시켜서 양발을 의자에 올려놓아 받쳐지게 한다.
2. **지시사항:**
   a. 양손을 상복부에 대고 복근을 수축하면서 천천히 숨을 내쉰다.
   b. 양손으로 복부를 하방으로 강하게 눌러서 강한 호식되게 한다(그림77-4).
   c. 천천히 숨을 들이 마시면서 복부에 대고 있는 손으로는 강하게 압박을 유지해서 복근 신장에 저항한다.
   d. 숨을 완전히 들이 마시고, 4~5초간 유지한다.
   e. 이완하고 휴식한 후에 반복한다.

■ 복-흉근 신장
ABDOMINOTHORACIC STRETCH

1. **환자 자세:** 앙와위에서 양무릎을 굽혀 양발을 바닥에 대고, 양 팔꿈치는 90° 굴곡시켜서 양손을 머리 너머로 올려놓는다.
2. **지시사항:**
   a. 오직 복부만을 이용하도록 노력하여 깊게 숨을 들이 마시고, 복근이 최대로 신

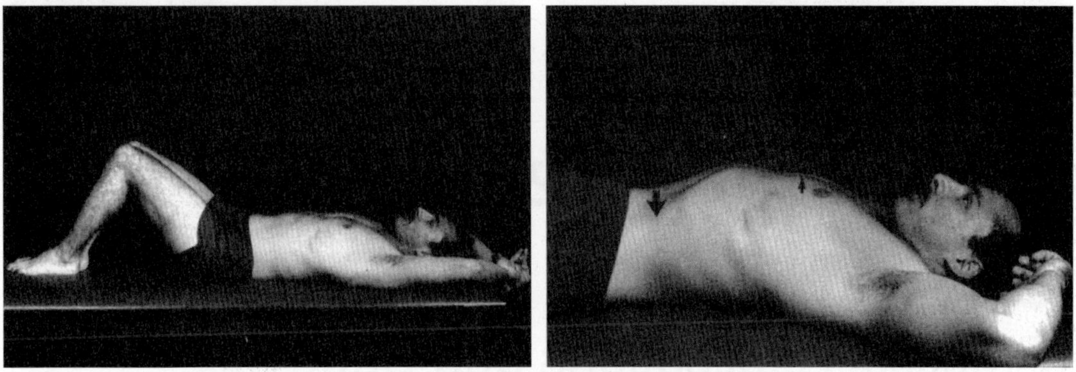

■ 그림 77-5 복-흉근 신장. (A) 복강 팽창되면서 흡기. (B) 흉곽으로 공기가 이동될 때, 복근이 수축되고 가슴이 팽창된다.

장되게 한다(그림77-5A).

b. 기도를 폐쇄하여 공기가 배출되는 것을 막는다.

c. 복근을 수축시켜서 공기를 상흉부로 이동시키면, 흉곽은 올라가게 된다(그림 77-5B).

d. 이 자세를 4~5초간 유지하고, 공기를 내쉬다.

e. 이완하고 휴식한 후에 반복한다.

■ 입위 흡기/호기 횡경막운동 STANDING INHALATION/EXHALATION DIAPHRAGMATIC EXERCISE

1. **환자 자세:** 양발을 대략 6인치 정도 벌리고 편하게 선다.
2. **지시사항:**

a. 양팔을 천천히 측면으로부터 위로 올려서 머리 너머로 똑바로 편 자세가 되게 한다. 천천히 숨을 들이 마시면서 양팔을 들어 올려서 흡기를 완전히 마치는 시각에 양팔이 머리 너머로 완전히 똑바로 편 자세가 되게 한다.

b. 이 자세를 4~5초간 유지한다.

c. 천천히 숨을 내쉬면서 팔을 아래로 다시 내려서 양팔이 몸 옆에 있게 되는 시각에 호기도 완전하게 되게 한다.

d. 4~5초간 휴식한 후에 이 과정을 반복한다. 양팔을 올렸다 내렸다 하면서 완전히 흡기/호기하고, 이것을 8~10번 정도 실시한다.

78

흉곽에 대한 임상적용과 증례 병력
(Practical Applications and Cage Histories of the Thoracic Cage)

Eileen L. DiGiovanna

흉곽은 호흡, 가슴내 장기(심장, 폐, 혈관 포함)보호, 유미조의 안팎으로의 림프 펌핑에서 중요한 역할을 하고, 이러한 기능 모두에는 움직임의 자유로움이 중요한데, 흉곽은 여러 가지 다양한 외상, 감염, 염증 과정 그리고 체성기능부전에 걸리기 쉽다.

■ 늑연골염 COSTOCHONDRITIS

늑연골염은 늑연골접합부의 염증으로 종종 전흉벽증후군으로 알려져 있으며, 그것의 특징은 기침, 재채기, 또는 심호흡으로 흡기하는 것에 의해 흉통이 악화되는 것인데, 환자가 종종 심장통증을 갖고 있는 것으로 오해하고 두려워하기도 한다. 통증이 어깨로 방사될 수 있다는 것이 진단 문제에 추가되는 사실이다.

늑연골접합부를 촉진하면 과민압통이 일어나지만, 부종은 거의 나타나지 않으므로 증후학에서 비슷한 티체 증후군(Tietze syndrome)과 반드시 구별해야 한다. 티체증후군은 일반적으로 보다 더 국소적이며 항상 부종이 나타난다. 늑연골염은 또한 반드시 전흉벽 통증의 또 다른 원인인 체성기능부전과도 반드시 구별되어야 한다. 늑골의 움직임 평가로 항상 진단을 내리게 되지만, 그러나 늑연골염이 있을 때에도 마찬가지로 움직임이 제한이 될 것이다.

진단을 정확하게 하려면, 필연적으로 늑골 움직임 제한을 교정해야 할 것이며, 치료 후에 체성기능부전의 통증은 없어지거나 현저하게 개선될 것이다. 통증과 압통이 남아 있다면, 그것은 늑연골염일 것이며, 항염증성 약물과 습열치료를 하면, 대체로 통증이 완화될 것이다.

■ 늑연골 분리 COSTOCHONDRAL SEPARATION

흉벽에 둔탁한 무딘 힘이 가해지게 되면, 딱딱한 늑골이 그것의 연골부착부로 부터 분리되게 될 수 있는데, 환자는 반드시 골절과 구별되는 전흉벽통증을 호소할 것이며, 늑연골접합부에 과민압통이 국한될 것이다. 이것은 추력기법을 흉벽에 사용하는 동안 치료사의 부주의로 일어날 수도 있는데, 거의 일반적으로 추력기법을 가하는 동안 과도한 힘을 사용한 결과이며, 추력 힘이 흉벽을 통과한 합병증을 나타낸다.

이러한 상태는 자가-제한되는 것으로 약간의 진통제와 안정을 시키면, 별다른 치료없이도 몇 주 이내에 치유될 것이다.

■ 골절
FRACTURES

늑골들은 그것의 크기 때문에 다른 큰 뼈들보다 보다 더 작은 외상으로도 골절될 수가 있으며, 그것들은 종종 골다공증의 초기에 영향을 받게 되므로 골절이 되기 쉽다. 가슴에 가해진 외상과 관련된 병력이 있으면, 필연적으로 늑골 골절을 의심해야 한다. 방사선촬영이 도움이 될 것이지만, 그러나 기억해야 될 중요한 것은 골절면에서 가골이 형성될 때까지는 머리카락같은 골절선이 보이지 않을 수도 있다는 것이다. 늑골 샤프트의 바늘 끝같이 작은 압통은 외상성 병력의 존재를 나타내는 최고의 징후이다

골절의 기미가 있을 때나 골다공증 또는 골감소증이 존재할 가능성이 강하게 있을 때는 흉곽에 힘을 적용하는 것은 피해야 한다. 일정기간 동안 스테로이드 약물을 복용해 왔던 사람, 폐경기 후의 여성, 노인에게는 골밀도가 평가되지 않았으면, 절대로 흉곽에 추력을 적용하지 말아야 한다.

흉골, 견갑골 또는 쇄골의 골절들도 또한 일어날 수 있지만, 그러나 일반적으로 성인에서 발생하려면 보다 더 강력한 외상이 필요하다. 하지만, 쇄골은 아이들에게서 가장 흔하게 골절되는 뼈이다.

일단 골절이 치유되면, 그 부분을 부드러운 정골도수치료기법으로 치료해서 관련된 체성기능부전을 교정할 수 있다.

■ 횡격막
DIAPHRAGM

흉추 횡격막은 중요한 호흡근육으로 흉강 또는 복강에 병적 진행이 있으면, 그것의 정상기능에 악영향을 줄 수 있다. 횡격막의 긴장도가 증가되면 그것은 평편해지는 경향이 있고, 그것이 평편해짐에 따라 하부늑골의 움직임은 역전되어 흉강의 횡경이 감소되고, 그것으로 인해 급성 또는 만성 폐색성 폐질환이 생기게 되는 결과를 초래할 것이며, 호흡능률이 떨어지고 림프이동에 필요한 압력증감변화도를 감소시키기는 결과를 가져 올 것이다.

횡격막 반구형(doming the diaphragm)은 횡격막을 신장시켜서 근육 과긴장을 감소시키는데 이용되는 일종의 정골도수기법이다. 횡격막이 반구형으로 됨에 따라 그것이 부착되어 있는 늑골들은 자유롭게 되어 호흡하는 동안에 최대로 움직일 수 있게 되어야 한다.

■ 체성기능부전
SOMATIC DYSFUNCTION

흉곽 체성기능부전은 늑골, 흉골, 쇄골에 영향을 주게 되는 전방으로 발생되거나 늑추관절, 견갑골에 영향을 주게 되는 후방으로 발생할 수도 있다. 근육 부착으로 흉곽은 경추, 흉추, 요추, 무명골, 상지 등에 연결되어 있으므로 흉곽에 문제가 발생되면, 반드시 이러한 부위도 평가해야 한다.

제1늑골은 아마 모든 늑골 중에서 체성기능부전에 가장 흔히 이환되는 것으로 외상, 스트레스, 자세, C7-T1 복합체의 기능부전 등에 의

해 영향을 받는다. 환자가 호소하는 것으로는 어깨 통증. 경부 경직감, 상배부 또는 목의 통증, 차를 운전할 때 머리를 돌릴 수 없다는 것 등이 있다. 제1늑골은 신경혈관다발이 늑골과 쇄골사이에서 늑쇄공간을 통과하므로 그것을 포착(impinge)할 수도 있다. 전사각근과 중사각근은 제1늑골을 들어 올리는 작용을 하므로 그것들이 경련되어 있으면 상완신경총을 압박하는 것과 마찬가지로 되어 그 결과로 흉곽출구증후군이 초래되게 된다. 그러면 환자는 이환된 팔 또는 손에서 이상감각, 통증, 무감각과 같은 증상을 호소하게 된다. 치료사는 환자가 자기공명촬영(MRI)에서 경추 추간판탈출증으로 나타날 수도 있으므로 이것이 혼동을 야기할 수도 있다는 것을 깨닫는 것이 필요하다. 그 증상은 추간판탈출 보다는 오히려 늑골기능부전에 의해서 일어나는 것이므로 이러한 경우에는 늑골의 정상적인 움직임에 대한 평가와 어떤 기능부전이 있으면, 그에 대한 치료가 시행 되어야 한다. 정골요법적 도수치료가 환자를 불필요한 외과수술에서 구할 수도 있을 것이다.

사례 1 Case 1

R.T는 48세의 남자로 병원에 내원하여 오른쪽 팔과 손에서 "핀과 바늘로 찌르는 느낌"과 무감각을 호소했다. 이러한 증상은 몇 달 동안 계속 되었던 것으로 그는 약 1년 전에 교통사고을 당한 병력이 있었고, 1개월 전에 MRI를 촬영한 결과에 의하면 경추 6~7번 사이에서 추간판이 탈출된 것이 추간공을 명확하게 침해했다. 그는 협압이 약간 높은 병력이 있어서 베라파밀(협심증 · 부정맥의 치료에 쓰는 칼슘 차단제)로 혈압을 조정하고 있었다. 그는 다음 주에 경추 추간판수술이 예정되어 있었는데 수술에 앞서 도수교정치료를 시도할 것을 요청했다.

R.T는 검사에서 과체중으로 나타났고, 앉은 자세로 그의 왼팔에서 측정한 혈압은 134/84 이었으며, 그의 심장과 폐의 소리는 정상이었고, 경추운동범위는 우회전과 우측굴이 감소되어 있었다. 오른쪽 제1늑골은 하강되어 반동(spring)에 전혀 움직임이 없었고 우측 승모근, 극상근, 능형근은 과긴장 되어 있었다. C7-T1과 T3-T4에서 체성기능부전이 나타났고, 양쪽 상지에서 심부건반사가 나타났지만, 오른쪽에서 약간 감소되어 있었다. 맥박은 정상이었고, 늑쇄관절검사는 우측에서 양성으로 나타났으며, 스퍼링검사(Spuring maneuver)는 음성 이었다.

R.T를 정골도수교정기법으로 치료하였다. 목과 상배부에 연부조직 근막치료를 시술했고, 체성기능부전은 제1늑골과 마찬가지로 자세이완촉진법으로 치료했으며, T3-4 체성기능부전은 고속저폭 추력기법으로 치료하였다.

그는 치료 후 1주일되는 날에 내원해서 최초 치료한 다음날부터 오른팔에서 더 이상 증상이 없었다고 보고하였으므로 수술은 취소했으며, 내원한 그 날에 약간 남아 있는 근육 과긴장을 연부조직기법으로 치료했다. 제1늑골의 움직임은 훨씬 더 좋아졌지만, 여전히 스프링검사에 저항이 있으므로 2차 치료를 받았다.

그는 거의 3년 동안은 내원한 적이 없었다가 딸의 측만증 검사를 하기 위해 병원에 와서 보고하기를 그 동안 우측 팔에서 이상감각 또는 무감각증상이 있던 적은 전혀 없었으며, 수술도 받은 적이 없었다고 말했다.

■ 토론
DISCUSSION

이 경우는 MRI에서 경추 디스크로 진단되어 제1늑골 체성기능부전에 의해 야기된 것을 혼동한 예를 나타낸 것으로 실제로 이 남자에게는 수술이 예약되어 있었다. 그의 증상 원인은 추간판이 절대로 아니었기 때문에 아마도 수술을 했으면 실패로 끝나게 되었을 것이다. 제1늑골 체성기능부전의 증상이 아주 심하게 되면 어떤 환자의 경우에는 기능부전된 늑골 쪽으로 머리를 돌릴 수도 없고, 통증, 상지로 가는 신경혈관다발의 포착 등으로 무능력하게 되기도 한다. 정골도수교정요법으로 간단하게 치료하는 것으로 이러한 증상들이 빠르게 완화될 수 있다.

참고문헌

DiGiovanna EL. Schiowitz S. *An Osteopathic Approach to Diagnosis and Treatment, 2nd ed*. Philadelphia: Lippincott-Raven, 1997.

Schumacher HR. Klippel JH. Koopman WJ. *Primer on the Rheumatic Diseases, 10th ed*. Atlanta: Arthritis Foundation, 1993.

Ward RC. *Foundations for Osteopathic Medicine*. Philadelphia: Lippincott Williams & Wilkins, 2003.

VIII부

상 지
(Upper Extremities)

79

견관절의 해부학적 고찰
(Shoulder Anatomical Considerations)

어깨관절은 견갑골의 관절와와 상완골두 사이의 관절이다. 어깨관절은 인체에서 운동성이 가장 큰 관절이며, 그 만큼 불안정한 관절이다. *상완관절*(glenohumeral joint)은 견갑대에서 기능하다. *견갑대*(shoulder girdle)는 세 개의 뼈(쇄골, 상완골, 견갑골)와 세 개의 활액막관절(상완관절 glenohumeral, 흉쇄관절 sternoclavicular, 견쇄관절 acromio-clavicular), 두 개의 기능적인 관절(상상완 관절 suprahumeral artculation, 견갑흉곽관절 scapulothoracic), 두 개의 부수관절(늑흉관질costosternal, 늑척주관절 costovertebral) 그리고 세 개의 뼈를 움직이는 근육들로 이루어져 있다.

■ 뼈
BONES

실제 어깨관절의 뼈는 상완골두와 특히, 견갑골 견봉 바로 아래 외측면에 위치한 관절와 이다. 쇄골은 어깨에서 중요한 역할로써 작용한다. 그래서 견갑대의 세 번째 뼈로 간주되어진다.

상완골은 상완의 장골이고, 상완골의 근위단은 연골로 덮여진 부드러운 둥그런 골두를 가진 골경이고, 실제 어깨관절의 관절 표면의 하나를 형성한다. 견갑골은 편평하고 삼각형의 뼈로서 늑골 후면에 얹어있다. 견갑골의 연(borders)과 후극 후면, 오훼돌기 전면, 견봉 상외측면은 쉽게 만져진다.

쇄골은 양 끝에 관절을 가지며 상흉부에 놓여있다. 쇄골은 'L자형(crank)' 모양으로 쇄골 외측단에서의 큰 움직임을 허용하게 한다. 쇄골은 흉골의 내측과 견봉의 외측에서 관절한다.

■ 관질
JOINTS

5개의 관절이 견갑대 기능에 일차적으로 관계되어진다. 상완관절과 견쇄관절, 흉쇄관절 이 세 개가 실제 관절이다. 상상완관절(suprahumeral jt.)과 견갑흉곽관절(scapurothoracic jt.)은 가성관절(pseudojoints)이다(그림 79-1). 이들 관절은 두 개의 기능적 그룹으로 분류되어질 수 있다. 첫 번째 그룹의 관절들은 상완관절(glenohumeral jt.)과 상완상관절(suprahumeral jt.)로 어깨 외전의 초기 움직임을 만드는데 같이 작용한다. 두 번째 관절 그룹은, 견갑흉관절(scapulothoracic)과 흉쇄관절(stenoclavicular),

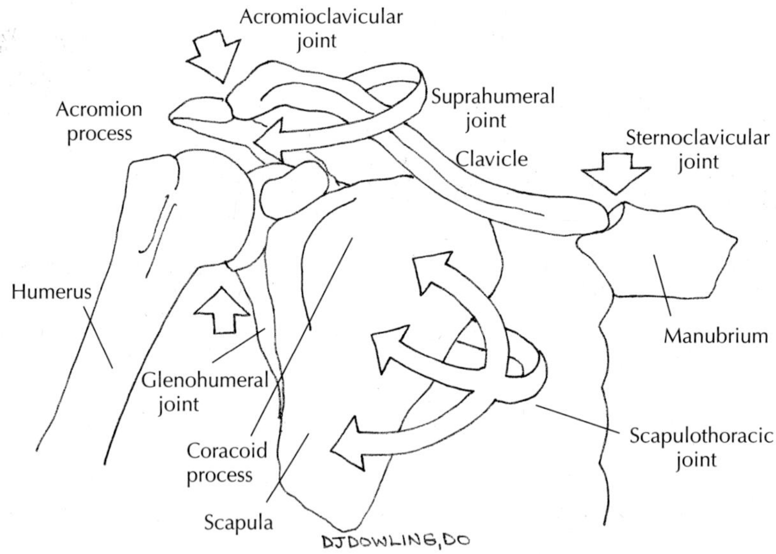

■ **그림 79-1** 견갑대,전면 ; 견쇄관절, 상완상관절, 쇄골, 흉쇄관절, 병골, 견갑흉관절, 견갑골, 오훼돌기, 상완관절, 상완골, 견봉

그리고 견봉쇄관절(acromioclavicular)로 어깨 외전의 중간에서부터 나중까지의 움직임을 만드는데 같이 작용한다.

흉쇄관절(sternoclavicular jt.)은 안장모양(sellar 또는 saddle-shaped)의 관절면을 가지고 있고, 빈번하게 반월판(meniscus)이 사이에 끼어있다. 이 관절은 쇄골 장축에서의 회전과 같은 전두면과 수평면에서의 쇄골의 움직임의 세 면을 제공하다.

견쇄관절(acromioclavicular jt.)은 평면관절(planar jt.)이다. 때때로 관절면 사이에 디스크처럼 중요하게 작용하는 관절내판(intra-articular plate)이 있다. 견쇄관절은 회전과 두측-미측 방향(cephalad-caudal direction)이나 전후방향으로 쇄골의 외측단이 움직이는 것을 허용한다. 쇄골의 외측단에서 더 많은 움직임이 가능한 것은 뼈가 'L'자 모양(crank-like shape)이기 때문이다.

상완관절(glenohumeral jt.)은 인체의 다른 어떤 관절보다도 가장 큰 자유도를 허용한다. 골두는 볼록(convex)하고 골두가 움직이는 오목(concave)한 골두와(glenoid fossa)보다 더 큰 면적을 가진다. 골두는 와의 표면을 따라 미끄러지고 다양한 각 움직임에 따라 구르기가 나타난다.

상완관절의 관절낭은 느슨하고 주름이 잡혀있다. 관절낭을 두껍게 덮고 있는 인대들은 적은 지지를 제공한다. 상완을 관절와에 유지시키는 대부분은 회선근개(rotator cuff) 근육들에 의해 제공되어진다. 이 근육들은 극상근, 극하근, 소원근(teres minor) 그리고 견갑하근이 포함된다. 병진활주(translatory slides)가 수반되어지는 외전-내전 그리고 축회전과 수평회전은 각 운동에서 연합되어진다.

외전과 함께 일어나는 골두의 미측(caudal) 활주는 견봉인대(coracoacromial lig.) 바로 아래의 극상근 건의 증가된 자유도를 부여한다.

각각의 관절들의 움직임은 다음과 같다:

1. 상완관절은 기본적인 동작으로 3°를 가진다: 굴곡-신전, 외전-내전, 내회전-외회전
2. 상완상관절(suprahumeral jt.)은 오훼견봉인대가 골두와 관절되어 있는 것으로 상완관절과 같이 작용하다.
3. 견갑흉관절 움직임은 견갑골의 동작과 관련이 있다. 동작들은 흉곽위에서 견갑골의 내-외측 움직임(외전-내전), 견갑골의 거상(elevation), 그리고 견갑골의 상방과 하방회전(경사 tilt)이 있고, 모두 관절와와 관련된다.
4. 흉쇄관절은 전두면에서 두측과 미측으로 움직이고, 수평면에서 복측-배측(ventral-dorsal) 그리고 역학적 축(mechanical axis)에서의 회전이 있다(그림 79-2). 모든 두측-미측, 복측-배측 움직임들은 병진운동과 연합되어진다.
5. 견쇄관절의 일차적인 동작은 축성 회전(axial rotation)이다.

어깨 관절의 전체 외전은 3단계로 나누어질 수 있다. **1단계**(0~90°) 동안, 극상근과 삼각근이 관계하게 된다. 움직임의 시작에서 극상근이 외전에 많은 영향을 준다. 그리고 관절이 안정성을 유지한 상태에서 삼각근이 작용하지 않는다면, 상방탈구를 발생시키는 경향이 있다. 외전의 진행에서 삼각근의 영향은 증가하는 반면, 극상근은 감소한다. 이런 활동(action)들은 동작을 수반하는 근육들의 기시점과 부착점 위치 변화에 의한 직접적 결과이다.

2단계(90~150°)에서 상완이 관절와를 따라가기 때문에 견갑골의 상방회전이 상방으로 관절와가 기울어지게 만든다. 승모근과 전거근이 일차적으로 기여한다. 그 움직임은 대흉근과 광배근이 약간 신장 되면서 제한되어지나, 흉쇄관절과 견쇄관절에서 동시에 일어나는 회전 때문에 촉진되어진다.

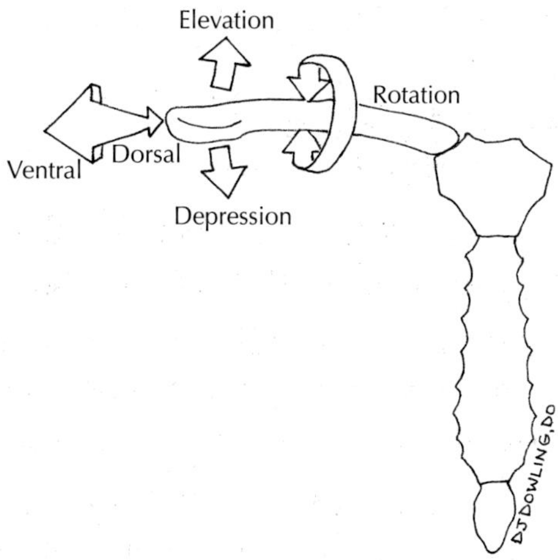

■ **그림 79-2** 흉쇄관절 동작 ; 복측, 배측, 거상, 하강, 회전

3단계(150~180°)에서 척수가 반대측 척추근육들의 작용에 의해 외측으로 기울어지게 된다. 양측 외전의 경우, 요추전만의 과장이 요구되어질 것이다. 왜냐하면 척주는 다른 방법으로 상조적으로 균형되어질 것이다. 이러한 결합되어진 동작들은 *견갑상완 리듬*(scapulohumeral rhythm)이라 알려져 있다.

어깨 관절의 전체 굴곡 또한 3단계로 나누어질 수 있다. **1단계**(0~60°), 사용하는 근육은 삼각근 전부섬유와 오훼상완근(coracobrachialis) 그리고 대흉근의 쇄골섬유이다. 동작은 오훼상완인대의 긴장과 소원근, 대원근, 극하근에 의해 제공되는 저항에 의해 제한되어진다.

2단계(60~120°)는 기능이 외전의 2단계와 유사하여 견갑골 회전이 추가되어져 관절와가 전상방을 향하게 된다. **3단계**(120~180°), 완전히 외전 되었을 때, 같이 척주가 같은 동작으로

한쪽이나 양쪽 동시에 굴곡이 요구된다.

기능상의 관절 (가관절)
Functional Joints (Pseudojoints)

견갑대에서 두개의 기능상의 관절은 상완상관절(suprahumeral jt.)과 견갑흉곽관절(scapulothoracic jt.)이 있다. 언급되었던 것처럼 둘 다 어깨의 생체역학과 병리학에서 현저하게 나타난다. 상완상관절은 견봉과 오훼돌기 그리고 그 사이의 인대로 구성된 오훼견봉(coracoacromial arch)와 같이 상완 골두의 관절에 의해 형성되어진다. 관절은 외전동안에 발생한다.

휴식 시에 관절에 공간이 있어 상완이두근 장두의 건, 극상근과 그 건 그리고 견봉하 활액낭, 관절낭이 지나간다. 모두 중요하고 민감한 구조들이다. 이런 연부조직들은 약 90° 정도로 외전하는 동안에 정상적으로 압박되어진다(그림 79-3). 상완의 내회전은 약 60°에서 발생하는 충돌(impingement)을 야기한다. 외회전하는 동안, 상와의 골두가 후하방으로 활주 되어져 외전의 120° 까지는 충동이 발생하지 않는다. 이런 이유 때문에 습관적으로 어깨를 앞으로 구부리거나 팔을 내회전 하는 사람들은 건염(tendinities)과 활액낭염(bursitis) 같은 퇴행성으로 진행하는 경향이 더 많다.

두 번째 기능상의 관절은 견갑흉곽관절이다. 이 관절은 견갑골과 흉곽 뒷부분의 늑골들에 의해 형성되어진다. 근육과 근막들이 관절면 사이에 놓여져 있기 때문에 접근된 관절면을 가지는 진정한 관절이 아니고 관절낭 또한 없다.

부수관절 Accessory Joints

부수관절엔 앞쪽에 *늑흉관절*(costosternal jt.)이 있는데 특히, 첫 번째과 두 번째 늑골의 관절이고 뒤쪽에 *늑척추관절*(costovertebral jt.)이 있다. 부수관절은 해부학적으로 어깨관절이나 견갑대에 영향을 미치지 않지만, 이 관절들의 기능부전은 자연스런 어깨 동작을 방해할 수 있다.

동작의 작은 각도는 흉골의 몸체에 병골(manubrium)이 붙는 지점인 *루이스 각*(Angle of Louis)에서 또한 일어난다. 상완의 외전과

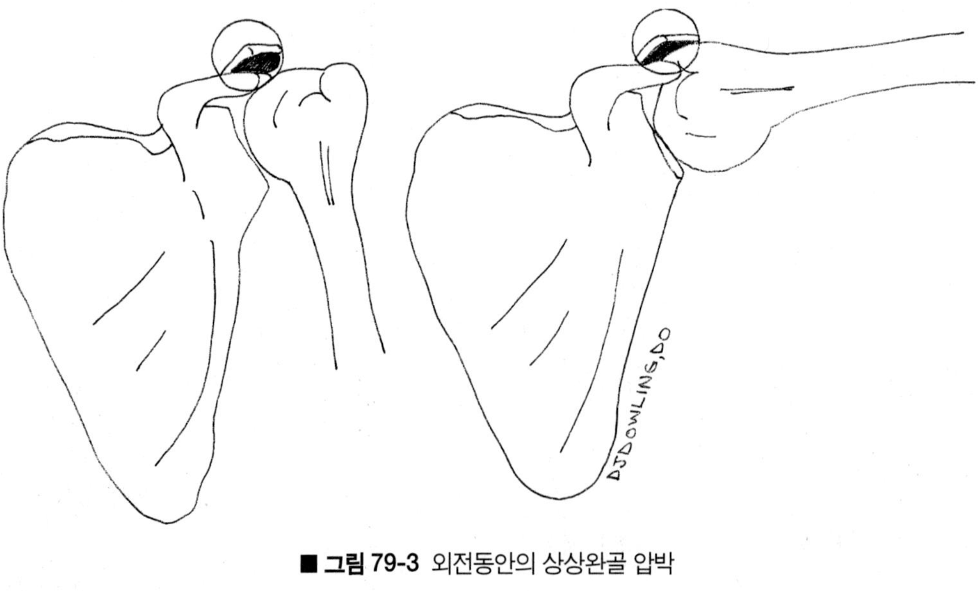

■ **그림 79-3** 외전동안의 상상완골 압박

함께 호흡하는 동안 여기에서 약간의 동작이 있다. 여기서 동작의 제한은 아마도 정상적인 상완 동작에 영향을 줄 것이다.

■ 어깨 뼈들의 동작
MOTION OF THE SHOULDER BONES

상완골 Humerus

1. 굴곡은 시상면에서 180° 까지
2. *신전*, 시상면에서 45° 까지
3. *외전*, 전두면에서 180° 까지. 180°에서는 굴곡과 같은 위치에 반듯이 위치한다.
4. *내전*, 전두면에서. 체간을 비켜가기(clear) 위해 약간 굴곡 또는 신전되면서 이루어진다.
5. *수평굴곡과 수평신전*, 수평면에서. 팔이 90° 외전된 후에
6. *내회전과 외회전*은 수평면에서 상완골의 장축 주변에서 전체 180° 까지
7. *원회전*(circumduction)은 불규칙한 고깔 모양을 그리는 팔의 연합된 움직임으로 작은 불규칙한 원에서 움직이고, 손은 넓은 폭의 원 동작에서 움직인다.

견갑골 Scapular

견갑골의 동작은 견갑대의 정상 기능을 위해서 필수적이다. 견갑골의 동작들은 다음과 같다:

1. *거상*(elevation), 척추에 대해 수평이고 상방으로. 하강(depression), 거상으로부터 복귀(그림 79-4)
2. *외전이나 전인*(protraction)은 척주에서 견갑골이 멀어지는 것으로 흉곽 주변에서 외측으로 기우러어지는 동작과 결합되어 나타난다(그림 79-5).
3. *내전 또는 후인*(retraction)은 척주에 가까워지는 것이다(그림 79-6).
4. *상방 또는 전방경사*(upward or forward rot.), 수평축에 대한 회전으로 견갑골의 후면이 상방을 향하고 하각(inf. angle)이 불쑥 튀어나온다. 이러한 동작은 쇄골의 장축 회전을 동반한다(그림 79-7).
5. *상방회전과 하방회전*(upward and downward rot.)은 관절와의 거상이나 하강에 관한 것으로 전두면 회전(그림 79-8)

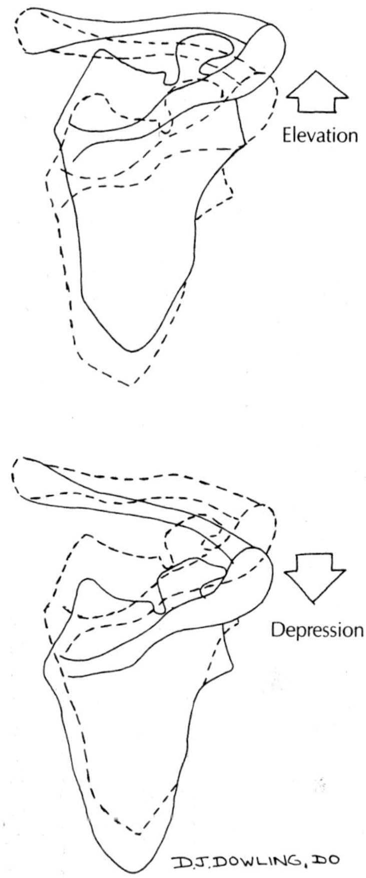

■ **그림 79-4** 견갑골의 거상과 하강

관절와는 외전하는 동안 상방으로 회전하고 이 움직임은 몇가지 중요한 기능을 달성한다.

1. 상완은 90°에 견봉궁에서 충돌이 일어난

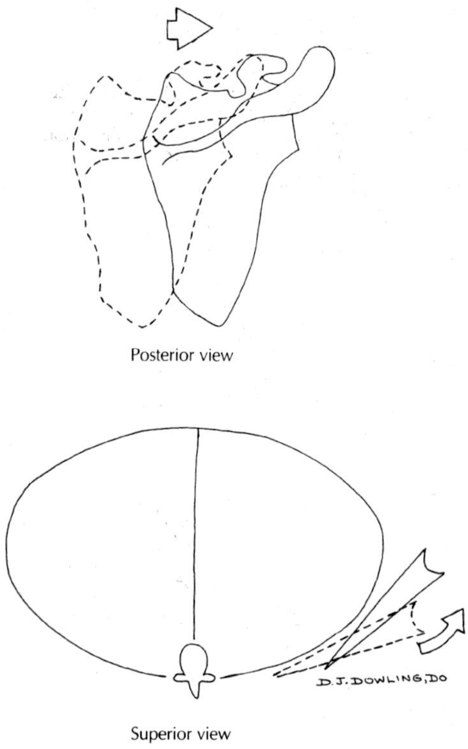

■ **그림 79-5** 견갑골의 외전(전인)

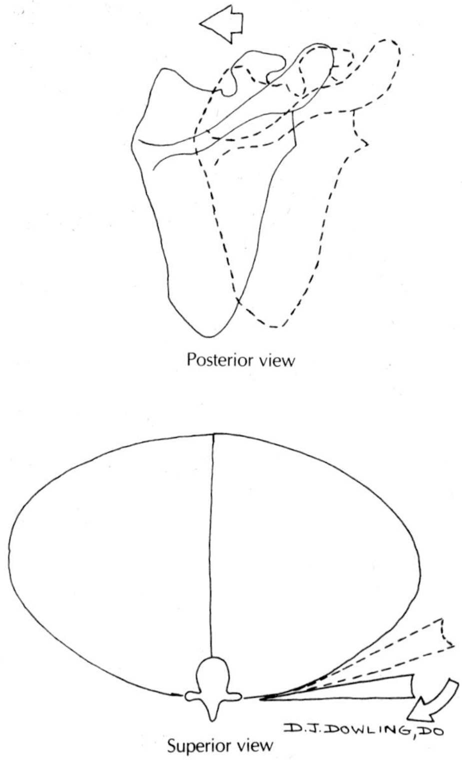

■ **그림 79-6** 견갑골의 내전(후인)

다. 충돌을 예방하고 180° 까지 외전을 허용하기 위해서 견갑골이 회전되어야 한다.

2. 관절와는 상완골두 아래에서 움직이고 팔이 거상되어질 때, 관절의 안정성이 증가되어 하방 탈구가 예방되어진다.
3. 삼각근의 섬유들은 견갑골로부터 상완골에 붙고 팔을 180° 까지 외전시키기 위해 수축한다. 90° 에 삼각근의 최대 수축지점이다. 관절와가 상방으로 회전되면서 삼각근의 최대 수축을 위한 자세가 유지됨으로써 상완이 180° 까지 계속 움직일 수 있게 된다.

■ 관절 리듬과 기전
JOINT RHYTHMS AND MECHANISMS

견갑상완 리듬(scapulohumeral rhythm)은 자연스런 흐름이고, 견갑골과 상완의 합성된 움직임이다. 외전하는 동안, 견갑골은 상완을 거상 시키면서 회전하다. 외전 15° 마다 상완의 거상은 10° 씩 발생하고, 견갑골을 5° 회전한다. 상완 거상이나 견갑골 회전의 기능부전은 이 리듬을 방해하고, 어깨의 기능을 방해할 수 있다. 쇄골 동작의 기능부전 또한 이 리듬을 방해할 수 있다.

상완의 움직임(glenohumeral movement)은 오훼견봉궁에서의 충돌을 예방하기 위해서 외전하는 동안에 상완골두가 동시에 후,하방으로 미끄러지는 것이 요구된다. 이것은 궁으로부터

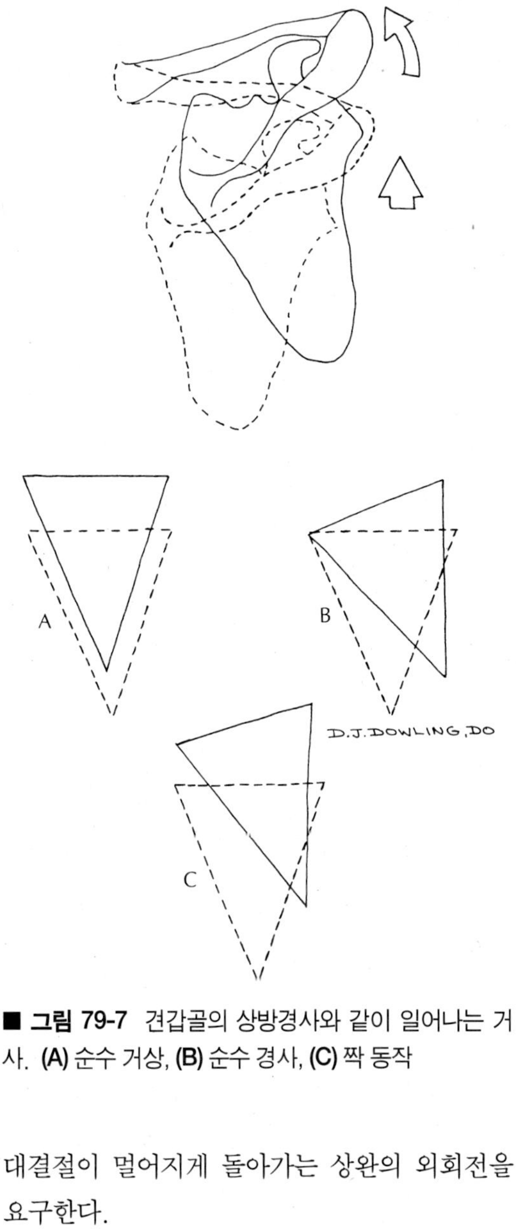

■ **그림 79-7** 견갑골의 상방경사와 같이 일어나는 거사. **(A)** 순수 거상, **(B)** 순수 경사, **(C)** 짝 동작

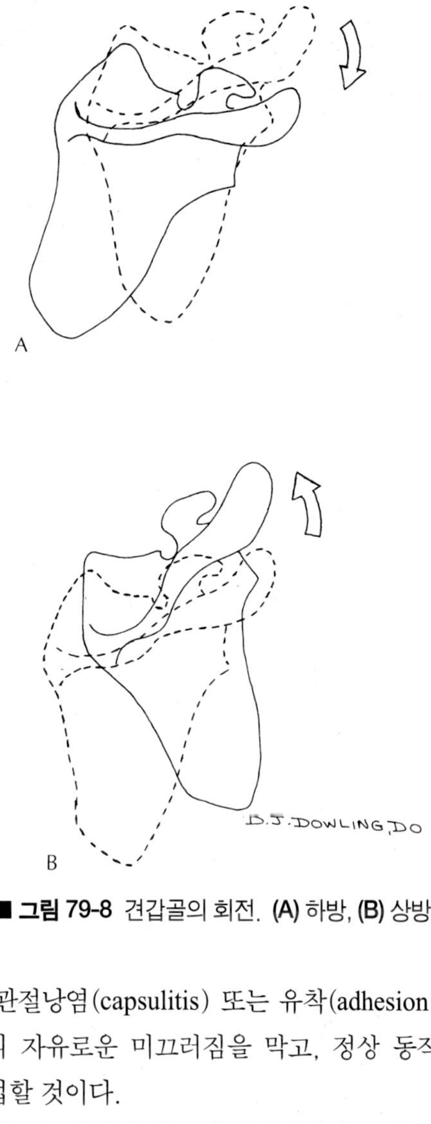

■ **그림 79-8** 견갑골의 회전. **(A)** 하방, **(B)** 상방

대결절이 멀어지게 돌아가는 상완의 외회전을 요구한다.

어깨 기능에 간접적으로 영향을 주는 다른 기전은 *이두근 기전*(bicipital mechanisms)이다. 이두근 장두의 건은 상완의 대결절과 소결절 사이의 구를 통과해 지나가서 관절순에 부착한다. 건은 상완이 움직여질 때마다 구 내에서 미끄러진다. 근육의 수축은 건을 움직이는 것은 아니다. 이두근 건염(bicipital tendinitis)나 관절낭염(capsulitis) 또는 유착(adhesion)은 건의 자유로운 미끄러짐을 막고, 정상 동작을 간섭할 것이다.

쇄골은 어깨의 활동의 대부분에서 움직인다. 쇄골 동작의 기능부전은 정상 어깨 움직임을 방해할 수 있다. 결합된 흉쇄관절의 축회전(30°)과 견쇄관절의 축회전(30°)은 어깨의 완전 외전에서 견갑골 회전의 정상 60°를 허용한다.

참고문헌

Bateman JE. The *Shoulder and Neck*, Philadelphia: WB Saunders, 1978.

DiGiovanna E. Shoulder kinetics. *Osteopath Ann* 1981;9:

75–79.
DiGiovanna E, Schiowitz S. *An Osteopathic Approach to Diagnosis and Treatment, 2nd ed.* Philadelphia: Lippincott-Raven, 1997.
Kapandji IA. *The Physiology of the Joints, vol. i.* Upper Limb. Edinburgh: Churchill Livingstone, 1972.
Quiring DP. *The Extemities.* Philadelphia: Lea & Febiger, 1960.

80

견관절 평가
(Evaluation of the Shoulder)

Eileen DiGiovanna

어떤 의학적 검사에서도 평가의 첫단계는 환자의 증상에 대한 충분한 병력이다. 가장 일반적인 어깨 증상은 통증이고, 2차적으로 바로 동작의 제한이 함께 할 것이다. 질문은 반드시 외상에 의한 것인지 최근인지, 오래되었는지 그리고 갑자기 발병했는지 서서히 시작되었는지에 대한 질문들과 같이 통증과 제한의 병력을 포함해야 한다. 환자의 직업과 취미, 스포츠 활동들 그리고 자세는 상태에 영향을 줄 수 있어 반드시 고려되어져야 한다.

이학적검사(physical examination)에서 견갑대를 평가할 때, 조직화된 면을 가지는 것이 도움이 될 것이다. 다음 것들은 아마도 학생들이 검사의 부분에서 대충 보여지지 않는 것을 확인하기 위해 따라 할수 있는 모델이다.

■ 관찰
OBSERVATION

관찰은 견갑대 평가에 첫단계이다. 치료사는 어깨 사이의 대칭과 윤곽이 부드러움을 찾아야 할 것이다. 상처(blemishes)나 타박, 부종 또는 열상(laceration)과 같은 외상의 징후는 기록되어져야 할것이다. 정상측 어깨와 항상 비교되어야 할 것이다. 일상적인 팔 동작도안 걸을 때나 옷을 벗을 때 같이 팔을 움직이는 환자의 능력도 기록되어져야 할 것이다.

■ 촉진
PALPATION

관찰 다음에 어깨가 촉진 되어져야 한다. 치료사가 환자 뒤에서 서서 시작하는게 가장 좋다. 대칭과 윤곽의 부드러움, 부종 그리고 압통이 기록되어져야 할 것이다. 근 긴장도의 질도 평가 되어져야 할 것이다. 비정상적인 온도의 증가도 기록되어져야 하는데 특히 관절 주변을 유의해야 할 것이다. 검사의 이 부분에서 중요한 뼈의 경계표(bony landmark)를 알아두는 것이 도움이 될 것이다.

■ 관절가동범위 검사
RANGE OF MOTION TESTING

관절가동범위는 어떤 제한이 있는 상태에서 수동적인 움직임과 능동적인 움직임 모두 검사되어질 것이다. 일반적인 동작 선별 검사는 두 팔을 천천히 들어올려 머리 위를 지나 손으로 등을 만지도록 환자에게 요구하는 것으로 수행되어진다. 치료사는 견갑골 동작과 어깨와 팔꿈치 그리고 손목 각의 대칭성을 관찰한다. 이 검사를 수행할 수 없는 것은 상지의 동작 제한을 나타낸다. 그 후에 제한 되는 부위가 밝혀져야만 한다.

아플레이 긁기 검사(Apley scratch test)는 능동적 관절가동범위를 검사하는데 좋은 방법이다. 환자는 가슴 앞을 지나 어깨를 넘어 반대편 견갑골에 닿도록 지시를 받는다. 그런 다음 손을 등 뒤로 돌려 반대편 견갑골에 닿게한다. 마지막으로 손을 머리 뒤로 뻗어 반대편 견갑골에 닿게한다. 이런 방법들은 견관절의 관절가동범위를 모두 능동적으로 검사한다. 만약 이 방법들 중 하나가 수행되어질 수 없다면, 어깨 동작이 제한 되어진다는 것을 알 수 있고, 더 주의깊은 평가가 필요하다.

그리고 나서 치료사는 관절가동범위내에서 상지를 수동적으로 검사한다. 이는 관절 통증이나 제한으로부터 근육을 구별하는 것을 돕는다. 수동적 동작은 작업에서 근육을 사용하지 않아서 만약 통증의 원인이 근육에 있다면, 환자는 능동적 동작시 아마도 기록 되었던 어떤 통증도 경험하지 않을 것이다.

■ 근력 검사 MUSCLE STRENGTH TESTING

근력이 검사되어져야 할 것이다. 각 근육 그룹은 각각 검사 되어져야 하는데 예를 들어, 굴곡근, 신전근 등이다. 근육들 가운데 한 그룹이 약해진 것이 발견되어졌다면 각각의 근육들이 검사되어질 것이다. 근육 약화는 아마도 근육의 손상, 과사용, 또는 긴장도의 부족으로부터나 기시부에서 신경학적인 것이 있을 것이다.

감각 검사 Sensation Testing

어깨와 연관된 특별한 신경학적 반사는 없으나 감각 검사는 아마도 만약 경추적 문제가 의심되어질 경우, 도움이 될 것이다. 어깨와 상완에 걸쳐 피부의 피절 패턴의 검사는 날카로운 물건이나 솜 조각으로 수행되어질 것이다. 이것은 어깨 평가에서 일반적인 부분은 아니다.

어깨의 정밀 검사 Special Tests for the Shoulder

몇개의 특별한 검사가 아마도 어깨 기능부전의 부분을 결정하기 위해 사용되어질 것이다. 이것들이 설명되어져 있다.

팔 떨어뜨리기 검사 Arm Drop Test

환자의 팔은 90° 외전까지 거상되어져 놓아졌을 때 만약 회선근개 근육들에 파열이 있다면, 팔이 떨어질 것이다. 부분 파열이라면, 치료사가 살짝 툭 쳤을 때 팔이 뚝 떨어지는 것을 야기할 것이다.

불안검사 Apprehension Test

이 검사는 만성적인 어깨 탈구를 위한 것이다. 어깨는 외전, 신전 그리고 외회전되어진다. 어깨가 거의 탈구되어질 것 같은 시점에서 환자는 회피동작을 나타낼 것이다. 많은 환자들은 그들의 어깨가 자연적으로 탈구가 된다는 것을 이미 알고 있고, 검사 전에 병력에서 언급할 것이다.

요르가손 검사 Yergason Test

요르가손 검사는 이두근 구에서 이두근 건의 안정성을 평가하기 위해 진행 되어진다. 치료사는 팔꿈치를 견인하고 팔을 외전 시킨다. 환자는 제한에 대항해서 팔을 내회전으로 돌리려한다. 건이 구 안에서 안정되지 않았다면, 뚝

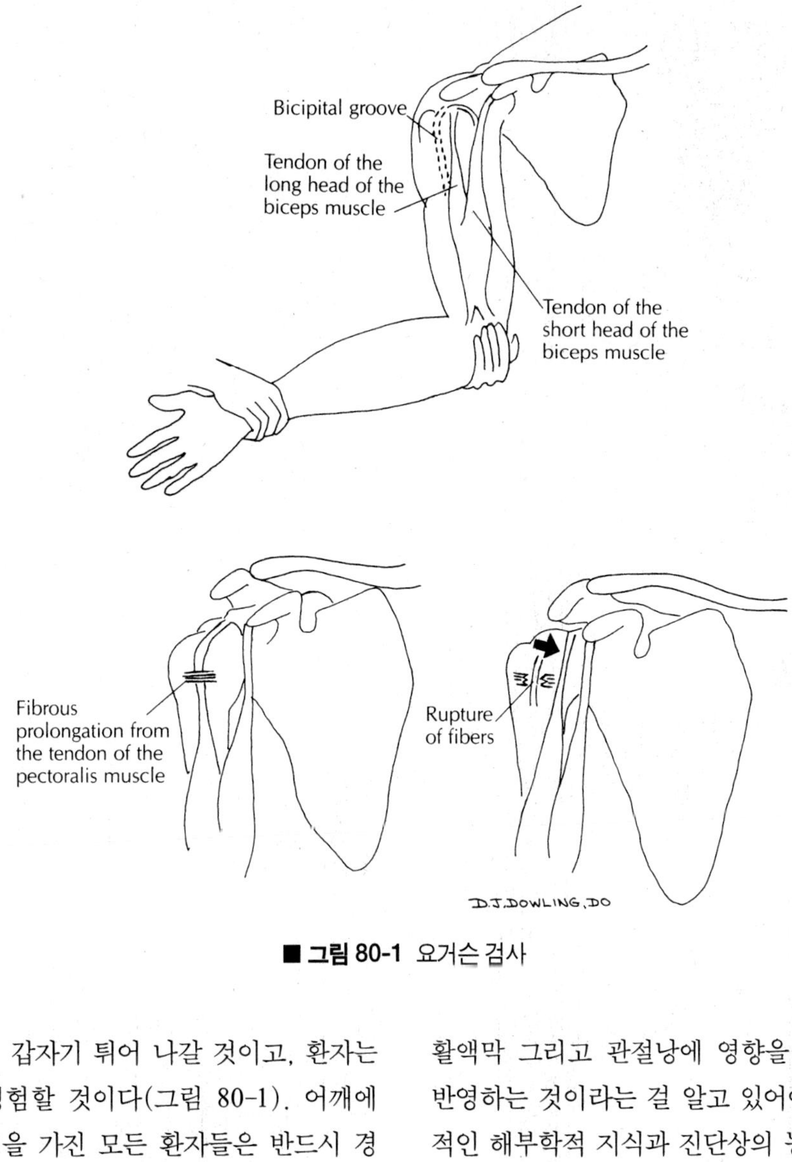

■ **그림 80-1** 요거슨 검사

소리와 함께 갑자기 튀어 나갈 것이고, 환자는 불편함을 경험할 것이다(그림 80-1). 어깨에 문제의 병력을 가진 모든 환자들은 반드시 경추과 상부흉추, 흉골 그리고 상부늑골의 기능부전에 대해 평가 되어져야 한다.

■ 체성기능부전의 평가 EVALUATION FOR SOMATIC DYSFUNCTION

견갑대 동작에 영향을 주는 것으로 진단된 체성기능부전에서 검사자는 동작을 제한하는 기능부전이 다수의 관절들과 근육들, 건, 인대, 활액막 그리고 관절낭에 영향을 주었다는 걸 반영하는 것이라는 걸 알고 있어야 한다. 기능적인 해부학적 지식과 진단상의 능력은 다음의 지식을 포함한다.

1. 부수적 동작과 짝지어진 동작의 기능
2. 어깨 근육들의 기시와 정지
3. 전체 척추에 대한 이 근육들의 영향
4. 모든 견갑골 동작에 대한 흉곽과 늑골의 관계
5. 첫 번째 늑골의 흉골 부착이 쇄골과 흉골의 동작에 얼마나 직접적으로 영향을 받

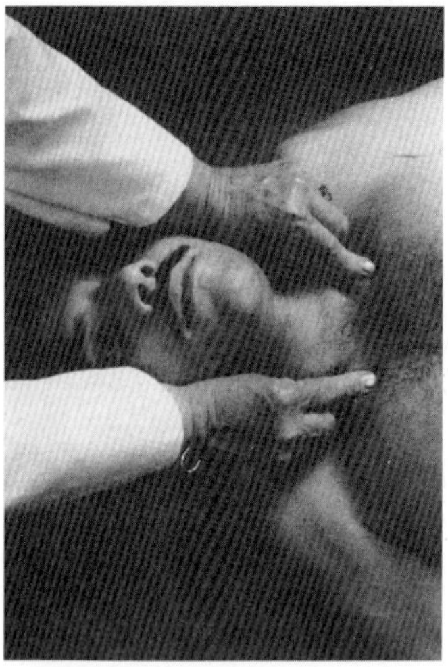

■ **그림 80-2** 쇄골 외전 검사

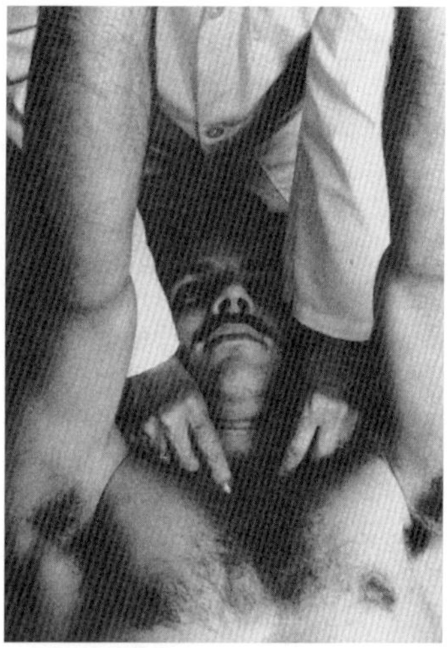

■ **그림 80-3** 쇄골 굴곡 검사

는지...

상완관절 Glenohumeral Joint

상완관절은 관절 가동범위 검사 동안 평가되어질 수 있다. 체성기능부전은 만약 관절에 병변이 없다면, 진단되어질 관절염(arthritis), 건염(tendinitis) 또는 다른 병변은 아마도 적절한 골병증적 처치로 치료되어 진다. 그러나 대부분의 반응은 실제 체성기능부전일 것이다.

쇄골 동작 검사 Test for Clavicular Motion

외전(abduction)시 쇄골의 원위단은 상방으로 움직이고 근위단은 하방으로 움직인다. 치료사는 외전상태에서 검사를 하는데 손가락을 데고 검사한다. 그리고 나서 치료사는 환자에게 어깨를 으쓱하도록 요구한다(그림 80-2). 미측으로의 움직임은 흉쇄관절에서 정상적인 동작으로 촉진되어질 것이다.

굴곡(flexion) 시에는 쇄골의 원위단이 전방으로 움직이고, 근위단이 흉골에 대해 후방으로 움직인다. 치료사는 흉골에서 쇄골두 바로 옆에 손가락을 데고 굴곡 움직임을 검사한다. 그리고 나서 치료사는 환자에게 어깨를 90°까지 굴곡시키고, 천장쪽으로 강하게 뻗도록 시킨다(그림 80-3). 쇄골의 후방 움직임은 흉쇄관절에서 정상적인 동작으로 촉진되어진다.

전체적으로 견갑대와 흉곽, 늑골, 그리고 척추는 견갑대 기능부전에서 체성으로 영향을 받는 부위(somatic involvement)의 포괄적인 진단으로 평가되어져야만 한다. 치료를 위한 계획은 유사하게 포괄적으로 되어질 것이다.

참고문헌

Bateman JA. *The Shoulder and Neck.* Philadelphia: WB Saunders, 1982.

DiGiovanna E. Schiowitz S. *An Osteopathic Approach to Diagnosis and Treatment.* Philadelphia: Lippincott-Raven, 1997.

Hoppenfeld SA. *Physical Examination of the Spine and Extremities.* Norwalk, CT: Appleton-Century-Croft, 1995.

Polley HF, Hunder GA. *Physical Examination of the Joints.* Philadelphia: WB Saunders, 1987.

81

주관절의 해부학적 고찰
(Elbow Anatomic Considerations)

주관절은 상완과 전완을 연결하고 어깨와 함께 공간 속에서 손의 동작을 허용한다. 주관절은 경첩관절(ginglymus 또는 hinge jt.)로써 기능한다. 상완의 원위단과 요골과 척골의 근위단이 관절하여 형성된다.

상완의 원위단은 요골, 척골과 관절하여 두 개의 관절이 형성된다: 상완골의 활차와 척골의 활차절흔 사이의 상완척골(humeroulnar)과 상완골의 소두와 요골두 사이의 상완요골(humeroradial)(그림 81-1).

주관절에서 관찰되어진 동작은 굴곡, 신전 그리고 회전(회외와 회내)이다. 굴곡과 신전은 상완과 척골의 *실제 주관절*(true elbow joint)에서 작용하는 유일한 동작이다. 주관절은 혼합된 동작을 가지는데 주관절의 굴곡과 전완의 회외가 같이 일어나고, 주관절 신전이 전완의 회내를 동반한다. 그래서 상부 요척관절과 그것의 동작이 복잡하고, 주관절 동작의 일부가 된다.

굴곡은 능동과 수동 굴곡이 있을 것이다. 능동 굴곡은 대략 145°에서 끝나고, 이는 상완과 전완의 수축된 근육이 대치되어서(opposition) 일차적으로 제한되어진다. 수동굴곡의 범위는 근육의 이완으로 약간 더 크고 평편해진다. 상완골의 얕은 화관모양의 함몰에 척골의 튀어나온 구상돌기의 접근에 의해 약간의 제한이 있다. 뼈의 대립과 후부의 관절낭, 인대와 삼두근의 긴장에 의해서 또한 굴곡이 제한된다. 일차적인 굴곡근육은 상완근이고, 이 근육은 상완이두근과 상완요골근에 의해 보조되어진다.

해부학적 자세에서 주관절의 신전은 와 내에 주두돌기의 접촉에 의해서 전부 인대의 긴장, 그리고 전부 근육의 저항에 의해 제한되어진다(5~10°). 상완 삼두근은 신전 기능을 하는 유일한 중요한 주관절의 근육이다. 주근이 약간의 기여를 한다. 대부분의 주관절의 신전은 중력에 의해서 성취되어진다. 삼두근의 기능은 근본적으로 저항에 대항하는 것이다.

굴곡과 신전외에도 전완은 그것의 장축 주변으로 회전을 할 수 있다. 회전은 주관절의 근위 요척관절과 손목 위에 있는 원의 요척관절에서 영향을 끼친다. 이 동작은 전완이 90°까지 굴곡된 상태에서 관찰되어진다.

회외는 손바닥을 천장쪽으로 돌리는 회전 동작이다; 회내는 손바닥을 바닥쪽으로 돌리는 회전동작이다. 중립 회전(neutral rot.)에서 손

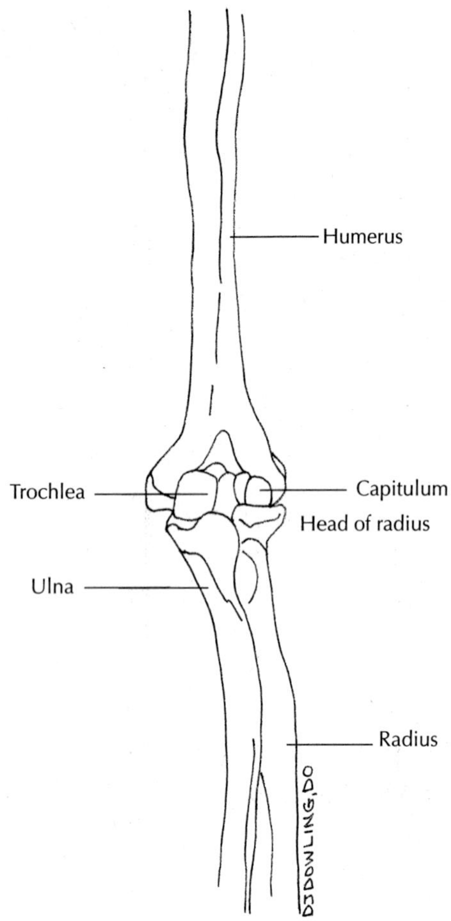

■ **그림 81-1** 주관절의 골관절 ; 상완, 활차, 척골, 요골, 요골두, 소두

바닥은 엄지가 위를 향하고 있을 때, 내측을 향하고 있다. 회전의 전체 범위는 대략 180° 이다. 근위부의 주두 돌기가 회내와 회외 동안에 약간의 동작을 가진다. 회외는 주두돌기에서 아주 약간의 내전을 동반하는 반면, 회내동안에는 약간의 외전이 발생한다.

회외 동안, 요골과 척골 사이의 골간막이 팽팽해진다. 회외는 회외근과 이두근의 수축에 의해 일어난다. 회내는 방형회내근과 원회내근에 영향을 받는다. 회내근은 회외근보다 힘이 좀더 약하다.

회내와 회외동안, 컵 모양의 요골두는 상완골의 외측면에서 둥근부분인 소두(capitulum)의 혹(knob)에 대해 회전한다. 요골두는 윤상인대에 의해 공간에서 유지되어지는데 윤상인대의 양끝은 척골에 붙어 있고, 요골경 부위를 감싸고 있다. 또한 이차적인 동작으로 상완요골 동작의 굴곡, 신전, 회외 그리고 회내의 동작들을 동반한다. 왜냐하면 요-철 연관성(concave-convex relationship) 때문에 회전(roll)과 활주(slide) 대부분 전형적으로 주관절이 굴곡되어지거나 신전되어질 때, 같은 방향으로 발

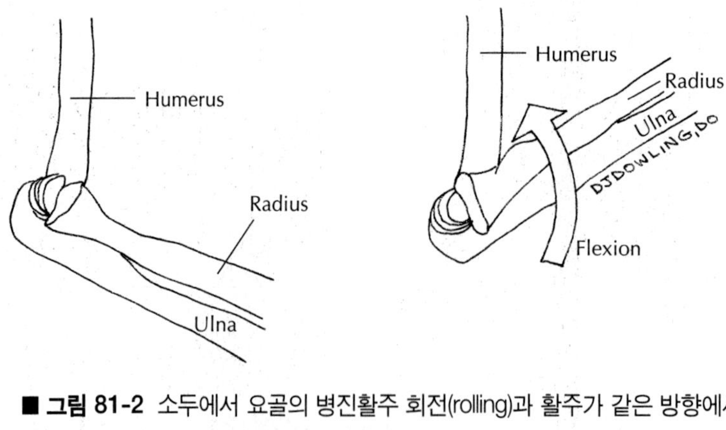

■ **그림 81-2** 소두에서 요골의 병진활주 회전(rolling)과 활주가 같은 방향에서 발생: 상완, 척골, 요골/상완, 요골. 척골. 굴곡

생한다. 회내는 후방활주와 회외는 전방활주와 짝을 이룬 동작이다. 이차적으로 약간 적은 동작들은 체성기능부전에서 제한되어지는 것들 가운데 하나이다.

■ 관절
JOINTS

상완요골 관절(Humeroradial articulation)은 요골두의 오목한 면과 상완의 볼록한 모양의 소두가 관절하여 구성된다. 이 관절의 동작은 상완척골의 굴고-신전을 동반한다. 각동작(angular motion)은 상완에서 요골의 복측과 배측으로의 병진활주를 수반한다: 배측 요골 활주는 주관절 신전 시에, 복측 활주는 굴곡 시에 발생(그림 81-2). 신전 스트레스는 후방 요골두 체성기능부전의 가장 큰 원인이다.

근위 요척관절은 척골의 요골절흔과 관절하는 요골두의 가장자리(cylindrical rim)로 구성된다. 윤상인대는 요골드를 에워싸고 요골절흔의 앞쪽과 뒤쪽 가장자리에 부착된다. 원위 요척관절에 관하여 주요 동작은 회외나 회내이다. 이 동작의 축은 요골두의 중심을 통과해서 요골의 흔들리는 주변(swinging around)의 원위단과 척골 앞으로 그어진 선으로 나타내어진다. 척골의 근위단은 회내하는 동안 외측 후방으로 움직이고, 회외동안에는 내측 전방으로 움직인다(그림 81-3). 이것은 요골두의 회전축이 일정하지 않다는 것을 의미한다. 그래서 부

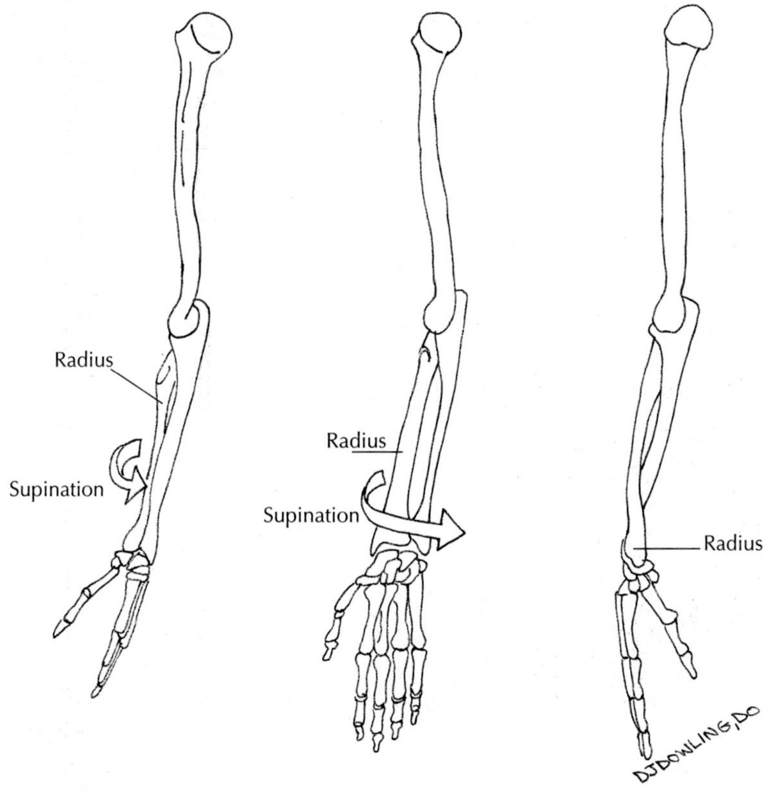

■ 그림 81-3 회외에서 회내까지. 요골두가 외측하방으로 경사진다; 요골, 회외/ 요골, 회외/요골

수적인 동작들을(accessory motion) 요골절흔에서와 유사한 동작인 이전에 언급된 소두에서의 요골의 복측-배측 활주로 이루어져 있다. 이 모든 동작들은 체성기능부전의 원인이 될 수 있을 것이다.

관절낭과 몇 개의 인대들이 주관절을 지지한다. 대부분의 지지를 유지하는 것과 외반(valgus)과 내반(varus)에 저항하는 것은 각각 내·외측 측부인대가 있다. 다른 해부학적 고찰들은 상완의 내측 상과 융기부에서 기시한다. 몇 개의 신경들은 팔꿈치 부분을 통과해 근위 팔에서 손으로 지나간다. 가장 주의해야 할 것들은 척골 신경이 상완의 구를 통과하고, 정중신경은 전주관절와(antecubital fossa)에서 원회내근의 두 개의 머리 사이로 지나가는 것이다.

■ 운반각
CARRYING ANGLE

팔이 해부학적 자세에 있을 때, 상완과 전완은 팔꿈치에서 각을 형성하여 전완이 외반자세로 몸으로부터 떨어지는 방향으로 각이 생긴다. 이것이 운반각(carrying angle)로 알려져 있고, 정상적으로 여자는 남자보다 더 크다(여자 10~15°, 남자 5°). 운반각이 15°보다 크다면 외반주(capitus valgus)라고 한다. 각이 감소 되었거나 반대로 되면, 내반주(capitus varus) 또는 "총상(gunstock)"변형이라 알려져 있다.

■ 체성기능부전
SOMATIC DYSFUNCTION

체성기능부전은 관련된 근육의 수축이나 신경 구성요소의 압박, 인대의 측면 염좌 그리고 관절 구성성분의 이차적인 동작의 일차적 제한데 영향을 줄 수 있다. 요골두는 일반적으로 뒤쪽이나 앞쪽에 기능부전을 수반하고 근육들이나 윤상인대 그리고 외측 측부인대에 영향을 줄 수 있고, 상완주두(humeroolecranon) 기능부적은 근육들과 내측측부인대에 영향을 줄 수 있어 척골신경이 영향을 받은 증상과 연관되어질 수 있다. 팔꿈치 신전의 제한(굴곡 기능부전)과 회외 제한은 굴곡근들이 영향을 받았거나, 정중신경의 압박에 의할 수 있다. 신전 기능부전은 아마도 상완 삼두근의 치료가 가장 요구되어질 것이다. 왜냐하면 그 부분의 신경이나 근막 그리고 특히 두 개의 관절을 지나는 근육들을 포함하는 구조물들이 겹쳐져 있기 때문이다. 기능부전의 원인을 찾는데 어깨와 손목이나 손의 인접한 부분들이 가장 빈번하게 영향을 받는다.

참고문헌

DiGiovanna EL, Schiowitz S. *An Osteopathic Approach to Diagnosis and Treatment, 2nd ed.* Philadelphia: Lippincott-Raven, 1997.

Greenman PE. *Principles of Manual Medicine, 2nd ed.* Baltimore: Williams & Wilkins, 1996.

Kapandji IA. *The Physiology of the Joints,* Vol 1. Upper Limb. Edingburgh: Churchill-Livingston, 1972.

82

주관절 평가
(Evaluation of the Elbow)

팔꿈치 문제의 병력은 가장 먼저 고려되어져야 할 것이다. 통증병력은 그것이 주호소 증상이면, 필수적이다. 팔꿈치는 다양한 팔 움직임들에서 급성 또는 만성의 병력이 기록되어져야 할 것이다. 직업과 취미, 스포츠 활동들 그리고 일상 생활의 활동들도 평가 되어져야 할 것이다. 이것은 팔꿈치의 위 · 아래 관절에서와 마찬가지로 팔꿈치의 검사를 통해서 반드시 평가되어져야만 한다.

■ 관찰
OBSERVATION

팔꿈치는 제일 먼저 관찰에 의해 검사되어져야 할 것이다. 팔꿈치의 운반각은 후부의 주두 활액낭(olecranon bursa)에 국소적이거나 확산되어졌을 수 있는 어떤 종창(swelling)이 있을 수 있기 때문에 기록되어져야 한다. 오래되었거나 새로운 외상의 징후들은 예를들어, 반흔, 찰과상, 좌상 그리고 그런 유사한 것들은 기록되어져야 한다.

■ 촉진
PALPATION

연부조직과 뼈 구조들이 그 후에 평가되어지는데 뼈의 모양과 어떤 압통이나 덩어리, 비대칭성 또는 염발음(crepitus)이 있는지 평가하기 위해 촉진되어진다. 어떤 온도 변화는 기록되어야 하는데 특히, 활액낭위나 관절 주변을 유의해야 한다. 뼈의 경계표(bony landmark)들을 확인해 두고 주두 사이를 비교해야 할 것이다. 특히, 주두 활액낭위의 종창은 기록되어져야 할 것이다. 주두활액낭은 체액으로 차있거나 두꺼워지지 않는 이상 촉진되어지지 않을 것이다.

척골신경은 아마도 내측상과와 주두 사이에서, 그리고 구에서 촉진되어질 것이다. 치료사는 신경 주변에서 신경을 손상시킬수 있는 상흔조직을 확인한다.

관절가동범위 검사 Range of Motion Testing

관절 가동범위는 능동과 수동적 범위를 모두 검사해야 한다. 신전은 뼈의 충돌 때문에 범위가 적다. 굴곡은 상완 이두근의 크기에 의해 제한되어질 것이다. 굴곡, 신전, 회외 그리고 회내의 전체의 동작 외에 요골두의 동작이 척골의 외측에서 활주하는 것에 대해서도 평가되어져야만 한다. 상완에서 척골의 외전과 내전 동작도 평가되어져야 한다.

근력 검사 Muscle Strength Testing

각 근육근의 근력이 검사되어야 할 것이다. 약증이 발견된다면, 각각의 근력을 평가해야 할 것이다. 검사되어야 할 근육은 굴곡근과 신전근, 회외근 그리고 회내근이다.

신경학적 검사 Neurologic Examination

팔꿈치 주변과 전완에서 피부의 감각을 검사해야할 것이다. 특히 지각이상이나 마목감을 호소할 경우 중요하다.

팔꿈치를 검사할 때, 팔꿈치와 전완에서 심부건 반사 검사가 사용되어질 것이다. 이것은 가장 일반적으로 경추의 추간공에서부터 나오는 신경의 압박/충돌을 제외하기 위해 실행되어진다.

1. **이두근 반사:** 전주관절와(antecubital fossa)에서 이두근 건을 톡 쳐서 이끌어 낸다: 일차적인 C5 검사
2. **상완요골근 반사:** 손목 위, 전완 아래의 외측면에서 건을 톡 쳐서 이끌어낸다: C6 검사
3. **삼두근 반사:** 주두 바로 위, 뒤쪽 팔에서 삼두근 선을 톡 쳐서 이끌어낸다: C7 검사

■ 정밀검사 SPECIAL TESTS

1. *티넬 검사*(Tinel Test): 주두와 내측 상과 사이를 지나가는 척골신경을 두드려서 검사한다. 현저한 민감도는 아마도 척골 신경의 염증이나 신경종을 나타내는 것이다.
2. *테니스주 검사*(Tennis Test): 이 검사는 전완을 고정시켜서 검사한다. 환자는 주먹을 쥐고 손목을 신전시키게 된다. 저항을 주기위해 환자의 손등을 누른다. 테니스주(외측상과염, lateral epicondylitis)가 있다면 환자는 외측 상과에서 통증을 느낄것이다.
3. *인대의 안정성*(Ligamentous stability): 이것은 인대의 안정성에 대해 팔꿈치를 검사하기 위해 필수적일 것이다. 이것은 우선 외반 긴장(valgus stress)을 주는 것으로 실행되어진다. 그리고 나서 팔꿈치에 내반 긴장(varus stress)을 준다. 이때 한 손을 축으로 사용하고 다른 한 손은 반대 힘으로 사용항다.

■ 체성기능부전에 대한 평가 EVALUATION FOR SOMATIC DYSFUNCTION

팔꿈치의 내전/외전 Adduction/Abduction of the Elbow

내전과 외전은 활차에서 척골 상부의 부수적인 잠김동작(accessory rocking motion)이다. 외전은 회내의 부수적 동작이고 내전은 회외의 부수적 동작이다.

환자는 팔꿈치를 약 45° 정도 반굴곡(semi-flexion) 시킨다. 치료사는 팔꿈치의 요골과 척골 옆의 배측면에 손가락을 데로 관절을 촉진한다. 그리고 나서 활차까지 촉진하기 위해 시도한다. 치료사는 다른 한 손으로 환자의 전완을 잡고, 중립위에서 시작해서 척골의 내전동작으로 잠길때까지 전완을 완전히 회외시킨다. 반대로 전완을 완전히 회내시켜 잠김외전 동작(rocking abduction motion)을 일으킨다. 팔꿈치가 전처적으로 동작에서 제한이 되는지 검사되어진다.

요골두의 동작 Radial Head Motion

요골두는 팔꿈치를 굴곡하거나 신전하는 것

에 의해 촉진되어진다. 치료사는 요골두를 잡고 전방과 후방으로 움직여서 전체적인 동작에 어떤 제한도 없는지 살펴본다. 요골의 후방활주는 회내/신전과 짝을 이루게 되고, 전방 활주는 회외/굴곡과 짝을 이루게 된다.

가장 일반적인 기능부전은 후방 요골두이다. 이것은 요골두의 복측으로의 동작이 제한되는 배측에 있는 요골두를 움직이는 능력으로부터 진단되어진다. 전방 요골두는 배측 동작에서 제한되어지고, 복측으로의 동작은 자유롭다.

참고문헌

DiGiovanna EL. Schiowitz S. *An Osteopathic Approach to Diagnosis and Treatment, 2nd ed.* Philadelphia: Lippincott-Raven, 1997.

Hoppenfeld SA. *Physical Examination of the Spine and Extremities.* Norwalk, CT: Appleton-Century-Croft, 1995.

83

완관절과 수지의 해부학적 고찰
(Wrist and Hand Anatomic Considerations)

■ 손목
THE WRIST

뼈 Bones

손목 또는 수근(capus)은 요골과 수근골 근위열의 관절원판(articular disk)의 원위 관절이다. 관절원판은 척골과 요골을 연결하고 척골과 수근골 근위열 사이에 놓여있다. 외측에서부터 내측으로 수근골은 주상골(scapoid/navicular), 월상골(lunate) 그리고 삼각골(triquetrium)이다. 작은 뼈인 두상골(pisiform)은 삼각골에서 약간 앞쪽에 놓여있다.

손목 관절은 15개의 뼈로 구성되어 있고, 각각 많은 관절을 가진다. 좋은 예로, 유두골(capitate)은 2, 3, 4번째 중수골과 관절하고, 월상골, 주상골, 소능형골(trapezoid),유구골과 관절한다(그림 83-1). 손목은 굴곡, 신전, 내전(척측편위 ulnar deviation), 외전(요골측 편위, radial deviation), 그리고 원회전(circumduction)을 나타내는 기능적 단위로 작용한다.

관절 Joint

손목 관절의 복합성은 3가지 기능적 단위로 나뉘어질 수 있다 :

1. 요골수근 관절(radiocarpal jt.)은 요골의 원위단과 주상골과 월상골의 관절로 구성
2. 중수관절(midcarpal jt.)은 수근골의 원위열과 근위열 사이의 연합된 관절들의 구성(그림 83-2).
3. 척골반원삼각 가관절(ulnomeniscotriquertal pseudojoint)은 척골의 원위단과 삼각골, 그리고 그 사이의 반월판으로 구성

요골수근관절과 중수관절에서 일어나는 움직임은 같이 고려되어질 수 있는데, 이는 이 관절들의 연합된 기전으로 작용하기 때문이다. 굴곡은 요골수근 동작과 때에 따라 요골수근 동작보다 더 큰 중수관절 동작에 의해 두 단위의 연합된 동작을 수반한다(그림 83-3). 게다가 동작의 대부분은 요골수근 관절과 척골반월삼각골 관절(ulomeniscotriquetral jt.)에서 발생한다. 외전도 일차적으로 중수골 관절에서 수

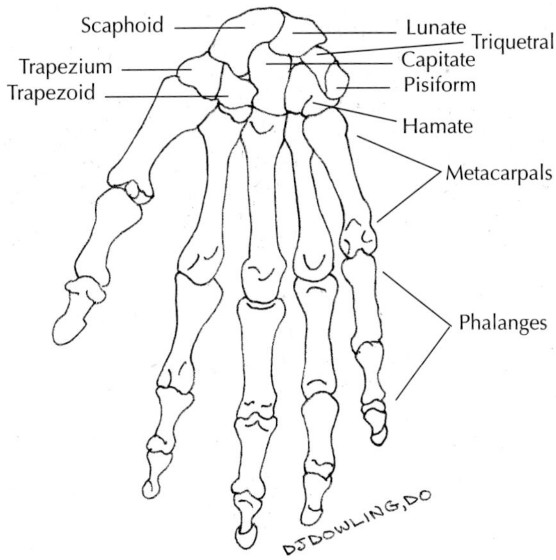

■ **그림 83-1** 손목의 뼈 관절: 주상골, 월상골, 감각골, 대능형골, 소능형골, 유두골, 두상골, 유구골, 중수골, 지골

반된다. 내전과 외전을 하는동안에 수근골의 장축에 대해 수근골의 복잡한 염전(torsion) 움직임이 있다. 손의 원회전은 축성 회전이 아니고, 움식임늘의 연속이다: 굴곡 다음으로 내전, 신전, 그리고 외전이 이어지거나 또는 같은 움직임이 역순서로 이어진다.

손목은 두 개의 면에서 움직인다. 시상면에서 굴골은 약 85°까지, 신전은 45°까지 된다. 굴곡과 신전은 하나의 축보단 그 이상의 주변에서 발생하는 것으로 나다닌다. 판상년에서는 손목이 외전(요골측 편위)과 내전(척골측 편위)으로 움직인다. 외전은 약 15°, 그리고 내전은 45° 정도 된다. 회내와 회외는 요척간절에시 발생하고, 굴곡, 신전, 외전과 내전이 연합되어 원회전이 허용되고, 그러므로 손이 어떤 면에서도 놓일 수 있다.

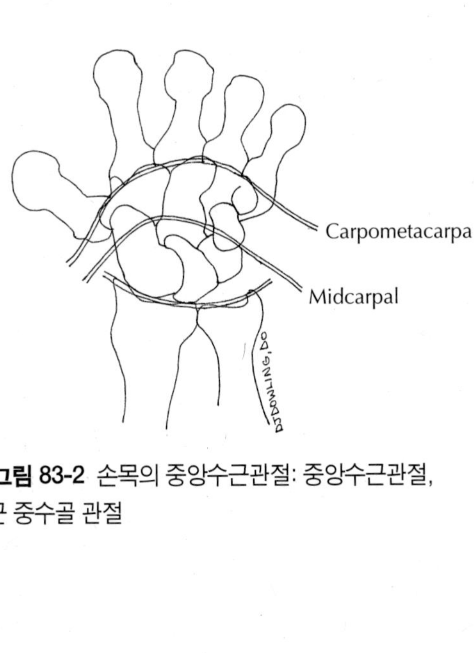

■ **그림 83-2** 손목의 중앙수근관절: 중앙수근관절, 수근 중수골 관절

부수적인 움직임(accessory movement)은 요골주상골(radioscaphoid)과 요골월상골 (radiolunate) 관절에서 제일 크다. 이 움직임들은 복측-배측 활주, 축성 회전, 약간의 측면에서 측면으로의 활주, 그리고 장축 견인이 있다. 유사한 부수적인 동작들이 모든 수근 관절들에서 발견되어질 수 있으나, 움직임의 정도는 크게 감소된다.

손목의 닫혀진 관절자세(close-pack position)는 완전 신전 상태이다. 이 자세에서 손목으로

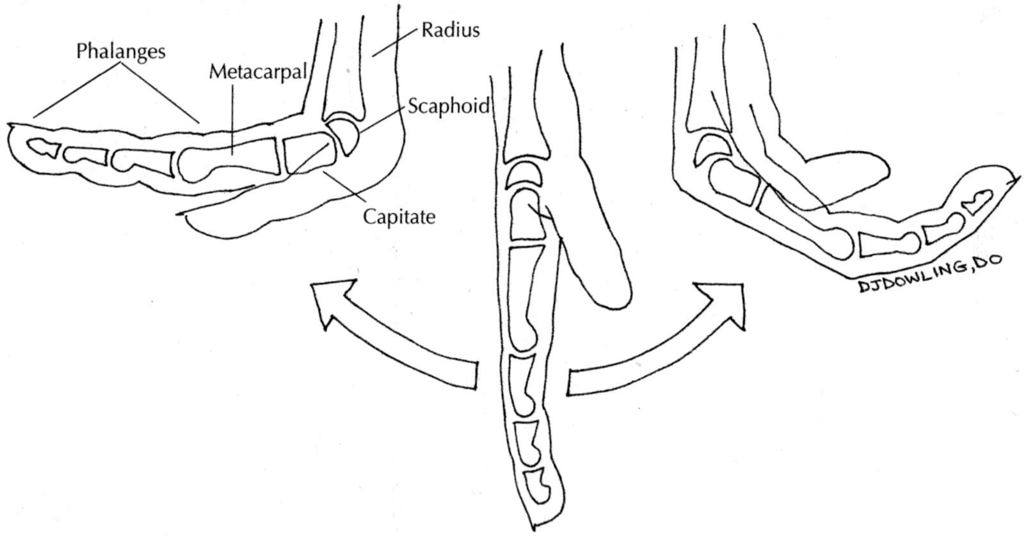

■ **그림 83-3** 주요 손목 관절 동작: 지골, 중수골, 요골, 주상골, 유두골

넘어지면 쉽게 골절이 일어날 것이다. 이완된 상태인 느슨한 관절자세(loose-pack position)에서 관절은 운동성과 연관된다. 손목 활동에서 일어나는 어떤 작업의 수행을 위해서 관절들은 서로 돕는 잠긴 자세의 연합에 반드시 들어가고, 이는 염전 동작(torsion motion)의 염좌를 버틸수 있는 견고한 구조를 창조한다. 예를들어, 문고리를 돌릴 때 손목 관절은 느슨한 뼈들의 자루(sack)로 되었다가 힘의 전달을 위해 견고한 기능적 단위로 변한다.

손목 관절에서 부분적으로 닫혀진 관절자세의 무한에 가까운 수는 근육의 수축이나 인대의 긴장에 의해서 생길 수 있다. 닫혀진 관절은 그것의 전체 단위의 끝으로 힘을 전달한다. 그래서 지렛대처럼 작용해서 처음으로 열린 관절인 한쪽 끝에 영향을 주어 최대 힘을 생산한다. 체성기능부전은 아마도 관절에 영향을 주는 직접적인 외상이 지속되지 않더라도, 이런 방법에 의해서 쉽게 발생될 것이다.

근육 Muscles

손목은 근육들이 네 개의 그룹으로 움직여진다.

1. **척측 수근굴근**(Flexor carpi ulnaris): 손목 굴곡과 손의 내전
2. **척측 수근신근**(Extensor carpi ulnaris): 손목의 신전과 손의 내전
3. **요측 수근굴근과 장장근**(Flexor carpi radialis and plmaris longus): 손목을 굴곡하고 손의 외전
4. **장요측 수근신근과 단근**(Extensor carpi radialis longus and brevis): 손목 신전과 손의 외전

이러한 근육들의 몸체는 팔꿈치에 가로질러 놓여있다. 그리고 공동의 건은 길고 손목에 부착하기 위해 전완 아래로 지나간다.

터널 Tunnels

아치를 형성하는 수근골은 굴근지대(flexor retinaculum)에 의해 연결되어진다. 아치의 오

목한 곳은 횡인대(transverse lig. 굴근지대)와 뼈들 사이의 손바닥쪽 면에 놓여있고, 이곳을 수근관(carpal tunnel)이라고 부른다. 이 터널 들 속으로 손목의 건들과 손가락 굴근과 정중 신경이 통과한다. 또 무지구(thenar)와 소지구 (hypothenar) 근육들의 기시부이다.

다른 터널로 가이언 터널(tunnel of Guyon)이 두상골(pisiform)과 유구골(hamate)의 갈고리 부위에 붙는 인대에 의해 형성되어진다. 이 터널 속으로 척골 신경과 동맥이 통과한다.

이 두 개의 터널이 특히 손의 중요한 신경을 각각 포함하고 있다는 중요성이 있는데 비해 그 신경들이 지나가는 통로는 작은 직경이다. 손목과 손가락의 건들은 그 공간 속에서 큰 부분을 차지하고 있다. 이것은 터널의 직경이 종창이나 뼈의 편위(displacement), 섬유질의 띠 (fibrous band) 또는 상흔 조직에 의해 좁아지면, 신경의 충돌 가능성이 생긴다.

해부학적 코담배갑 Anatomic Snuffbox

손목의 외측면에는 해부학적 코담배갑(anatomic snuffbox)라고 알려진 작은 함목부가 있다. 코담배갑의 바닥은 주상골이 있다. 요골의 경상돌기에서 원위에 놓여있고, 엄지가 최대한 신전 되어졌을 때 두드러지게 된다. 장무지 외전근(abductor pollicis longus), 단무지 신근 (extensor pollicis brevis), 그리고 장무지 신근 (extensor pollicis longus)의 건이 그것의 경계를 만든다. 만약 주상골의 골절이 있다면, 이곳에서 촉진되어질 것이다.

■ 손
THE HAND

사람 손은 다른 종에서는 도달되어지지 않는 각도까지 잡기에 적합하다. 오직 사람에서만 엄지 손가락이 각각의 다른 손가락과 대립 (opposition)할 수 있다. 이는 가벼운 촉감 (touch)과 온도를 지각하는 것 만큼이나 두께나 거리를 측정할 능력이 되는 감각 기관임을 주목할 만하다. 손의 섬세한 움직임은 쥐는 것 (grasping)과 작은 움직임(fine movement)들을 허용한다.

뼈와 관절 Bones and Joints

손은 다섯 개의 중수골이 수근골 원위열의 네 개의 뼈와 근위에서 관절하여 구성된다. 첫 번째, 네 번째, 다섯 번째 중수골이 이것이 고정된 부분 주변에서 움직이는 동안 두 번째와 세 번째는 상대적으로 고정되어 남아있다. 다섯 번째 중수골은 손가락의 근위 지골과 원위에서 관절한다. 이는 대개 경첩관절(ginglymus or hinge jt.)로 고려되어진다. 그들은 굴곡-신전, 외전, 내전, 원회전을 허용한다.

신전근 건은 각 관절의 손등 면을 따라 놓여있고 수장판(palmar or volar plate)이라고 알려진 손바닥 면을 넓고 있는 섬유연골성 판이 있다. 이 판들은 관절과 굴근 건 사이에 놓여있다.

엄지를 제외한 각각의 손가락들은 근위와 원위 지절간 관절을 가진다. 엄지는 오직 두 개의 지절골로만 이루어져 있기 때문에 오직 한 개의 관절만 있다. 지절간 관절은 경첩 관절로 약간의 축성 회전을 동반하는 굴곡과 신전을 허용한다. 엄지를 제외하고는 중수관절의 움직임은 오직 굴곡-신전 그리고, 외전-내전이 대부분으로 구성된다. 부수적인 동작으로 배측-복측 활주와 축성 회전 그리고, 장축 견인이 있다. 이는 구조들이 목적에 따라 움직이거나 수동적으로 소개되었을 때 모두 일어난다. 엄지는 안장관절(sellar articulation)이고, 굴곡-신전, 외전-내전, 회전 그리고, 원회전을 허용한다. 부수적인 동작은 축성 회전과 장축 견인이 있다.

중수골 사이의 관절(intermetacarpal jt.)은 다른 것에 대해 하나가 약간 활주하는 것이 제한되어진다. 부수적인 동작은 축성 회전이 있다. 중수지절 관절은 다음 움직임을 가진다: 굴곡-신전, 내전-외전, 제한적 회전과 원회전. 부수적인 동작은 축성 회전과 배측-복측 활주 그리고, 장축 견인이 있다.

지절간 관절(interphalangeal jt.)은 굴곡-신전 동작으로 제한되어진다. 굴곡은 대개 엄지와 손가락이 모이기(thumb-finger appoximation) 위해 회전과 결합하여 동반되어진다. 부수적인 동작은 배측-복측 활주, 외전-내전, 축성 회전 그리고, 장축 견인이 있다. 초기 동작 기능부전은 부수적인 동작의 소실이 나타나게 되는 손에 생긴 관절염에 의해 야기된다.

근육 Muscles

손가락의 근육들은 전완에 놓여있다. 건들은 손목 근육의 건들과 함께 손목을 가로지른다. 굴곡근은 다수의 섬유성 골 터널(fibrous osseous tunnel)을 통해 손바닥을 가로지른다. 신전근 건은 소수의 터널을 통해 손들을 따라 지나간다. 굴곡근과 신전근은 모두 외재성의 근육들이다.

내재성 근육들은 골간근(interosseous)과 충양근(lumbrical m.)이 포함된다. 굴곡과 신전을 보조하는 것 외에도 그들이 손가락을 외전, 내전 시킨다. 손바닥 면에 엄지의 기부는 무지구(thenar eminence)이 있다. 무지구는 엄지의 내인성 근육들로 구성되어 있다: 무지 내전근, 무지 대립근, 단무지 내전근 그리고, 단무지 굴근. 이 근육들은 정중신경에 의해 지배된다. 무지구는 수근관 증후군(carpal tunnel syndrom)에서와 같이 정중신경이 막혔을때 위축된다. 수장의 내측면에 다섯 번째 지절 기부에는 소지구(hypothenar eminence)가 있고, 세 개의 근육을 포함한다. "소지굴근, 소지 외전근, 소지 대립근."

손의 파악 동작 Prehensile Motion of the Hand

손바닥을 덮고 있는 피부는 손등을 덮고 있는 피부보다 더 두껍고, 손바닥 주름의 근막에 단단하게 부착된다. 이는 손이 사물을 안전하게 잡을 수 있게 한다. 또한 알려진 중요한 것은 사물이 잡혀지는 것에 따라 손의 모양이 변하는 능력이다. 그것은 편평한 표면을 따라 편평해지고 꽉 펼칠 수 있거나 함몰된 것 같이 오목한 컵을 형성할 수도 있다.

Kapandji에 따르면, 손이 물건을 잡는데 6가지 방법이 있다고 한다: 무지는 잡는 동작 중 4가지에서 작용되어진다.

1. **손가락끝 잡기**(Prehension by terminal opposition)에 의한 잡기는 잡기의 형태 중 가장 정교하고 정밀하다. 무지와 시지(index finger)로 얇은 물건을 잡을 때 지두 첨단 또는 손톱 끝을 접촉해서 만든다.
2. **지두잡기**(Prehension by subterminal opposition)에 의한 잡기는 잡기의 가장 일반적인 형태이다. 물건을 무지와 시지의 지두 사이로 잡는 것이다.
3. **지두-측면잡기**(Prehension by subtermino-lateral opposition)에 의한 잡기는 무지의 지두가 시지의 제1지절의 요골측면을 누르며 동전같은 물건을 잡고있는 것이다.

4. **손바닥 잡기**(Palmar prehension)은 상대적으로 크기가 큰, 무거운 물건을 잡을 때 사용되어진다. 손 전체가 물건을 감싸게 되어진다. 무지는 다른 네 손가락의 힘에 대립한다.
5. **손가락-손바닥 잡기**(Prehension by digitopalmar opposition)는 손바닥에 대항해서 손가락으로 압력을 가해서 작은 직경의 물건을 잡을 때 수반된다.
6. **손가락 사이의 측면잡기**(Prehension by between lateral aspects of the fingers)는 담배를 잡는 것이 좋은 예가 되어진다. 잡기는 약하고 물건이 작아야한다. 무지는 사용되지 않는다.

체성기능부전 Somatic Dysfunctions

관절염 상태의 많은 경우처럼 손목과 손의 일차적인 기능부전은 일차적인 동작보다 더 이차적인 동작에 수반되어 나타난다. 수근관절의 약간의 기능부전은 다수의 관절에 발생한다. 수근관절 기능부전의 가장 전형적인 것 중 하나가 월상골의 활주 제한이 생기는 것이다. 그것은 복측 방향에서 활주에 우선적으로 생기는 경향이 있고, 수근관의 공간이 좁아지는 것에 기여할 수 있다. 중수골의 기능부전은 있을수는 있으나, 기능부전이 존재하지 않는 것처럼 세 번째 중수골에 매우 거의 드물고, 두 번째는 불가능하다고 기록된다.

참고문헌

DiGiovanna EL, Schiowitz S. *An Osteopathic Approach to Diagnosis and Treatment, 2nd ed.* Philadelphia: Lippincott-Raven, 1997.

Kapandji IA. *Physiology of the Joints, Vol 1.* Upper Limb. Edinburgh: Churchill-Livingstone, 1972.

Sucher BM, Hinrichs RN. Manipulative treatment of carpal tunnel syndrome: biomechanical and osteopathic intervention to increase the length of the transverse carpal ligament. *J Am Osteopath Assoc* 1998;98:679–686.

84

손목과 손의 평가
(Evaluation of the Wrist and Hand)

손목과 손은 일상 생활동작 기능에서 사람의 능력 가운데 중요한 부분이다. 어떤 통증이나 기능부전 또는 무능력은 그 부분의 신중하고 철저한 평가가 요구된다. 이 검사는 아마도 전완과 상지 그리고 목의 다른 관절 조차 포함되어질 것이다. 상지의 다른 관절에서와 마찬가지로 증상의 병력과 관련된 정보는 평가 과정에서 가장 우선이다. 그리고 나서 검사가 진행될 것이다.

■ 관찰
OBSERVATION

손은 셔츠의 단추를 끌르는 것 같은 사용중과 휴식중에 관찰 되어야한다. 휴식중에 손을 손목에서 약간 신전된 상태로 살짝 굴곡되어 놓여진다. 모든 손가락의 존재도 기록되어져야 할 것이다.

다른 관절이나 연부조직의 종창은 기록되어져야 할 것이다. 감염은 손의 연부조직을 통해 빠르게 퍼질 수 있다. 그리서 종창과 같은 염증의 증상은 평가되어져야 한다. 근위지절간 관절의 방추 모양의 종창은 류마티스성 관절염을 나타낸다. 원위 지절간 관절에서 분리된 골 소결절(discrete bony nodules)은 하버디안 결절(Heberden's nodes)이라고 불려지고 골 관절염을 나타낸다. 손의 류마티스성 관절염은 백조목 변형(Swan's neck deformity)나 척측 편위을 포함하는 다른 주목할만한 변형을 야기할 수 있다.

손톱은 곤봉모양, 색깔(비정상적으로 창백하거나 청색증(cyanosis) 또는 손톱 주위염(paronychia)에 대해 면밀하게 검사해야 한다. 손가락 지두위 피부경결(calluses)이 기록되어져야 한다. 소지구나 무지구 부분의 어떤 위축이 있었는지 기록해야 한다.

■ 촉진
PALPATION

손목과 손의 관절들은 종창과 비대칭 그리고 압통(tenderness)에 대해 촉진되어져야 할 것이다. 손과 손목의 피부는 온도와 수분의 변화에 대해 평가 되어져야 한다. 건이나 관절은 주의해야 할 것이다. 해부학적 코담배갑은 촉진되어져야 한다. 외상의 경우, 이 부분에 어떤 압통이 기록되어져야 한다. 왜냐하면 주상골이 수근골 중에서 가장 일반적으로 골절 되어지기 때문이다.

손목의 배측을 지나가는 터널에 종창이나 압통이 있는지 촉진되어져야 한다. 장측 터널도 유사하게 평가되어질 것이다. 결절종(gangilon)은 건초에서 발생되어질 것이다. 이것은 단단하고 때때로 부드럽기도 한다. 소결절은 일반적으로 생길수 있고, 중요한 의미가 있는 것은 아니지만 환자에게는 염려가 될 것이다.

관절가동범위 검사 Range of Motion Testing

손목은 굴곡, 신전, 척골 편위 그리고, 요골측 편위의 가동범위를 검사 받게 된다. 척측편위는 요골측 편위보다 좀 더 크다. 이것은 수동과 능동 모두 실시하게 된다.

모든 그들의 수동 관절범위를 검사받게 될 것이고, 환자는 능동 관절범위를 시범보이도록 요구되어진다. 손가락들은 다 함께 각각 평가되어진다. 손가락과 무지는 굴곡되어지고 신전되어질 것이다. 그리고 외전과 내전이 검사되어질 것이다. 환자가 무지로 각각의 다른 손가락의 첨단을 만질 때 손목은 굴곡, 신전, 내전 그리고, 외전 될 것이다.

근력김사 Muscle Strength Testing

손 근력의 선별 검사(screening)는 환자에게 검사자의 손가락 두개나 세 개를 꽉 쥐도록 요구한다. 만약 약증이 발견되면, 각각의 손가락 굴근이 개별적으로 검사되어진다. 신전근은 검사자의 저항에 대항해서 굴곡상태로 손가락에 힘을 주는 것으로 검사되어진다.

내재근 검사를 위해 검사자가 그들의 손을 오므리려 하는 동안 그들의 손가락을 쫙편다. 그리고 나서 환자는 검사자의 저항에 대항해서 그들의 손가락을 오므리기 위해 노력한다.

집기(pinch) 기전은 환자가 무지와 시지로 "O" 모양을 만들고 있는 것으로 검사되어진다. 이때 검사자는 손가락으로 "O"에 걸고 당긴다.

손목 굴곡과 신전 근력은 주먹을 쥔 상태로 검사된다.

감각검사 Sensation Testing

말초신경은 다음 부분에서 감각에 대해 검사되어질 것이다 :

1. **요골신경**: 무지와 시지 사이의 피막(web) 공간의 배측
2. **정중신경**: 시지의 첨단
3. **척골신경**: 다섯 번째 손가락의 첨단

피절(dermatome)은 다음을 따른다:

1. C6: 무지와 시지 그리고, 외측 손바닥
2. C7: 중지
3. C8: 네 번째와 다섯 번째 손가락과 바닥 내측

■ 정밀검사 SPECIAL TESTS

버넬 리트너 검사(Bunncl Little test)는 손의 내재근의 긴장을 평가한다. 중수근지절 관절은 신전 상태로 유지하고 환자는 근위지절간 관절을 굴곡 상태로 움직이려고 노력한다. 근위지절간 관절이 굴곡되지 않는다면, 내재근이 긴장되었거나 관절낭이 구축된 것이다. 중수근지절 관절은 살짝 풀어주고 나면 구부러진다. 근위지절간 관절이 여전히 굴곡되지 않는다면, 관절낭의 문제이다.

알렌 검사(Allen test)는 정중 동맥과 척골 동맥의 기능을 평가하는 것이다. 두개의 동맥을 막고 환자는 주먹을 쥐었다 폈다 한다. 손바닥이 창백하게 되어질 것이다. 한쪽 동맥을 풀어

주면 손이 회복되어질 것이다. 다른 동맥에도 반복한다.

팔렌 검사(Phalen' s test)는 수근관 증후군에 대한 것이다. 환자는 손목을 굴곡시키고, 그들의 손등을 서로 압박한다. 그는 이 자세로 1분 정도 유지한다. 수근관 증후군이 있다면, 이때 통증이나 영향을 받는 손에 이상 감각이 발생될 것이다(그림 84-1)

티넬 징후(Tinnel sign): 장측 수근인대(volar carpal lig.) 위를 톡톡 두드려서 검사한다. 이때 통증이나 이상감각은 수근관 증후군의 경우에서 정중신경의 분포를 따라 발생 되어질 것이다(그림 84-2)

핀켈스테인 검사(Finkelstein test)는 건초염(de Quervain' s disease)을 제외하기 위해서 사용된다. 환자는 그의 무지 주변으로 손가락을 감싸고 나서 손목을 척측으로 편위한다. 손목의 외측을 따라 통증이 있으면, 검사에 양성이다.

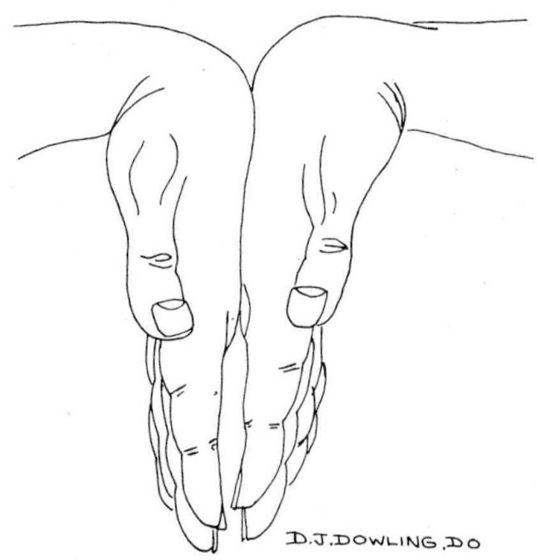

■ **그림 84-1** 팔렌 검사

■ 손목의 체성기능부전 평가 EVALUATION FOR WRIST SOMATIC DYSFUNCTION

전체적인 동작은 굴곡, 신전, 요측과 척측편위 내에서 검사되어진다. 수동과 능동 기술 모두 사용되어질 것이다.

손목의 체성기능부전은 기능부전 쪽으로 동작을 허용한다: 기능부전으로부터 멀어지는 동작은 제한 되어질 것이다. 기술의 묘사는 요골주상골관절과 각각의 수근간 관절의 동작을 검사하는데 사용되어질 것이다. 그것은 또한 수근중수 관절과 중수지절간 관절의 검사에 사용되어질 것이다.

1. **치료사 자세:** 환자를 마주보며 앉는다.
2. **기법:**

a. 치료사는 그의 무지와 시지(forefinger) 사이에 검사하고자 하는 관절의 인접한 뼈를 잡는다.

b. 뼈를 관절 가동범위 내에서 움직여 보고 어떤 제한을 기록한다.

c. 동작들은 모든 방향으로의 활주, 장측

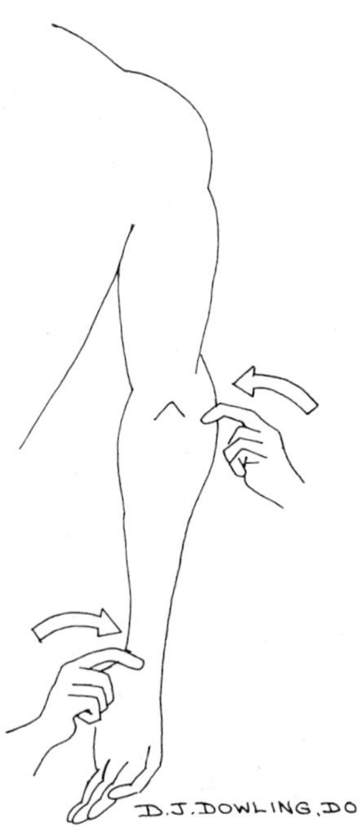

■ **그림 84-2** 손목과 팔꿈치의 티넬 징후

견인이 검사되어진다.

전체적인 동작은 굴곡, 신전 그리고, 요측과 척측 편위에서 검사되어진다. 수동과 능동 기법이 사용되어질 것이다.

■ 손의 체성기능부전에 대한 검사 TESTS FOR HAND SOMATIC DYSFUNCTION

1. **치료사 자세:** 환자를 마주보고 앉는다
2. **기법:**
   a. 치고사는 무지와 시지 사이에 검사되어지는 관절에 인접한 뼈를 잡는다.
   b. 뼈는 그들의 관절 가동범위 내에서 움직여지고, 이때 약간의 견인이 제공되어진다.

참고문헌

DiGiovanna EL. Schiowitz S. *An Osteopathic Approach to Diagnosis and Treatment, 2nd ed*. Philadelphia: Lippincott-Raven, 1997.

Hoppenfeld SA. *Physical Examination of the Spine and Extremities*. Norwalk, CT: Appleton-Century-Croft, 1995.

85

상지의 근에너지기법
(Muscle Energy Treatment of the Upper Extremities)

근육 에너지는 상지 관절에 능률적이고 효과적으로 제공되어진다. 그것은 빠른 속도와 낮은 강도의 기술을 위한 준비의 기술로써 일차적인 치료로 유용하다.

■ 견갑대
SHOULDER GIRDLE

상완관절 제한 Glenohumeral Joint Restriction

제88장의 스펜서 기술(Spencer techniques)에서 등척성 저항 변형(isometric resistance modification)을 참고.

흉쇄관절의 제한된 외전(내전 기능부전)
Restricted Abduction of the Sternoclavicular Joint (Adduction Dysfunction)

1. **환자 자세:** 앙와위(supine)
2. **치료사 자세:** 환측 어깨쪽으로 치료대의 옆에 선다.
3. **기법:**
   a. 치료사는 한 손을 근위 쇄골두에 놓고 다른 한 손으로는 환자의 손목을 잡는다. 그리고 팔을 신전과 내회전 상태로 유지한다(그림 85-1).
   b. 환자는 치료사의 손에 대항해 그의 팔을 들어올리도록 지시되어지고, 그 자세에서 3~5초 유지하면, 점차적으로 이완된다. 치료사는 환자의 각각의 운동에 대해 등척성 저항을 제공한다.
   c. 관절은 각 운동 후 제한되는 방향으로 가져가질 수 있다.
   d. 기술은 두 번 이상 반복되어지고, 관절 동작은 재평가되어진다.

흉쇄관절의 제한된 굴곡(신전 기능부전)
Restricted Flexion of the Sternoclavicular Joint(Extension Dysfunction)

1. **환자 자세:** 앙와위
2. **치료사 자세:** 환측 어깨쪽, 치료대 옆에 선다.
3. **기법:**
   a. 치료사는 한 손을 제한되는 쇄골 근위부에 놓고 다른 한 손으로는 견갑골을 감싸서 액와 뒤쪽까지 오게 잡는다
   b. 환자는 환측의 손을 치료사의 어깨에

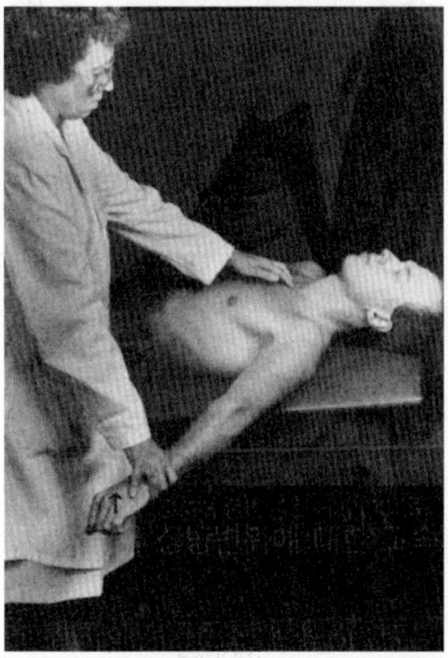

■ **그림 85-1** 흉쇄관절의 외전 제한을 위한 근에너지 치료

놓는다(그림 85-2)

c. 치료사는 흉쇄관절에서 움직임이 촉진되어질때까지 흉골병 쪽으로 쇄골을 굴곡시킨다. 이는 몸을 바로 세운 상태에서 견갑골을 전면으로 당기는 것으로 수행되어진다,

d. 환자는 어깨를 아래로 당기고, 3~5초

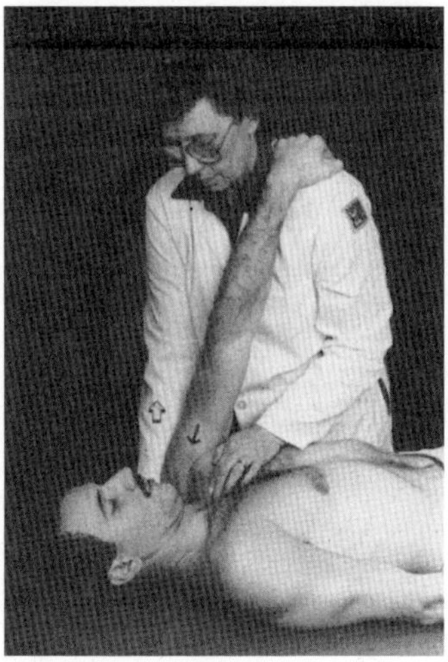

■ **그림 85-2** 흉쇄관절의 굴곡 제한을 위한 근에너지 치료

유지한 후 이완하도록 지시받는다. 치료사는 환자의 각 운동에 대항하여 등척성 저항을 제공한다.

e. 관절은 각 운동 후에 제한되어지는 방향으로 가져가질 수 있다.

f. 그 운동을 두 번 이상 반복되어지고, 관절동작은 재평가되어진다

■ 팔꿈치
ELBOW

외전(회내) 기능부전 — 내전(회외) 제한
Abduction (Pronation) Dysfunction — Adduction (Supination) Restriction

1. **환자 자세**: 앉거나 앙와위
2. **치료사 자세**: 치료대 옆에 앉거나 선다.
3. **기법**:
   a. 치료사는 환자의 굴곡된 팔꿈치를 완전회외 상태에 놓는다.
   b, 환자는 부드럽게 치료사의 막는 등척성 힘과 같은 정도록 그의 전완을 회내하도록 시도한다.
   c. 이 자세를 3~5초 유지하면, 점차적으로 이완된다.
   d. 관절은 각 운동 후 제한되어지는 방향까지 가져갈 수 있다.
   e. 이 기술은 두 번 이상 반복되어지고, 관절동작은 재평가되어진다.

내전(회외) 기능부전 — 외전(회내) 제한
Abduction (Supination) Dysfunction — Adduction (Pronation) Restriction

1. **환자 자세**: 앉거나 앙와위
2. **치료사 자세**: 치료대 옆에 앉거나 선다.
3. **기법**:
   a. 치료사는 환자의 굴곡된 팔꿈치를 완전

회내시켜 놓는다.

b. 환자는 부드럽게 치료사가 막는 등척성 힘과 같은 힘으로 전완을 회외하도록 노력한다.

c. 자세는 3~5초 동안 유지하면 점차적으로 이완된다.

d. 관절은 각 운동 후 제한되어지는 방향까지 가져갈 수 있다.

e. 이 기술은 두 번이상 반복되어지고, 관절동작은 재평가되어진다.

■ 손목
WRIST

요골측 편위된 손목 기능부전 — 척측 편위 제한
Wrist Dysfunction in Radial Deviation — Wrist Restriction in Ulnar Deviation

1. **환자 자세:** 앉거나 앙와위
2. **치료사 자세:** 치료대 옆에 앉거나 선다.
3. **기법:**
   a. 관절은 동작이 제한되는 척골측 편위로 움직여진다.
   b. 환자는 치료사가 주는 등척성 저항에 대해 요골측으로 밀도록 지시받는다.
   c. 이 자세는 3~5초 동안 유지하면, 점차적으로 이완된다.
   d. 관절은 그것의 새로운 제한지점(barrier)까지 움직여진다.
   e. 이 기술은 3~4번 이상 반복되어지고, 관절의 동작이 재평가되어진다.

척골측 편위된 손목 기능부전 — 요골 편위 제한
Wrist Dysfunction in Ulnar Deviation — Restriction in Radial Deviation

1. **환자 자세:** 앉거나 앙와위
2. **치료사 자세:** 치료대 옆에 앉거나 선다.
3. **기법:**
   a. 관절은 동작이 제한되는 요골측 편위로 움직여진다.
   b. 환자는 치료사가 주는 등척성 저항에 대해 측골측으로 밀도록 지시받는다.
   c. 이 자세는 3~5초 동안 유지하면 점차적으로 이완된다.
   d. 관절은 그것의 새로운 제한 지점까지 움직여진다.
   e. 그 기술은 3~4번 이상 반복되어지고, 관절의 동작이 재평가되어진다.

손목이나 손의 다른 제한되는 동작들도유사한 방법에서 치료되어질 것이다. 관절은 동작이 제한되는 지점까지 가서 등척성 저항에 대해 동작이 자유스런 쪽으로 밀고, 이완하기를 세 번 반복하는 과정이다. 어떠한 근에너지 기법도 수동적 신장에 의해 수행되어질 것이다.

86

상지의 역스트레인기법
(Counterstrain of the Upper Extremities)

■ 어깨
SHOULDER

압통점의 위치 Tender Point Locations

어깨 전면에서의 일반적인 압통점(그림 86-1)은 다음을 따른다:

1. 전부 견봉쇄골: 원위 쇄골의 전면
2. 상완 이두근의 장두: 건 위쪽
3. 상완 이두근의 단두: 오훼돌기에서 하외측

후면의 압통점(그림 86-2)은 다음을 따른다:

1. 후부 견봉쇄골: 외측 쇄골단 뒤
2. 극상근 :극상근와에서

다음은 액와에 놓여있다:

1. 견갑하근의 압통점: 견갑골의 전면에
2. 광배근 압통점: 상완의 내측면에서 액와 심부에

전부 견봉쇄골의 압통점
Anterior Acromioclavicular Tender Point

1. **환자 자세:** 앙와위
2. **치료사 자세:** 압통점 반대편 치료대 옆에
3. **기법:** 압통점은 팔을 가슴 앞으로 30~50° 정도 내전한 상태에서 살짝 내회전 시 촉진 되어진다. 치료사는 손목을 잡고 팔을 잡아당겨 견인을 제공한다(그림 86-3). 그 자세에서 90초 동안 유지하고, 그리고 팔을 중립위로 되돌리고 압통점을 재평가 한다.

상완 이두근의 장두
Long head of Biceps Tender Point

1. **환자 자세:** 앙와위
2. **치료사 자세:** 압통점쪽 치료대 옆에서 치료대의 머리쪽을 바라보고
3. **기법:** 환자 팔을 회외시켜서 팔꿈치와 어깨를 90°로 굴곡, 회외시킨다.치료사는 손가락으로 촉진하면서 상완을 따라 팔꿈치를 아랫방향으로 누른다(그림 86-4). 그 자세를 90초 동안 유지하고 나서 팔을 중립위로 되돌리고 재평가한다.

상완 이두근의 단두의 압통점
Short head of Biceps Tender Point

이두근 단두의 압통점은 장두와 같은 방법으로 치료되어진다. 단, 내전으로 약간의 정교한

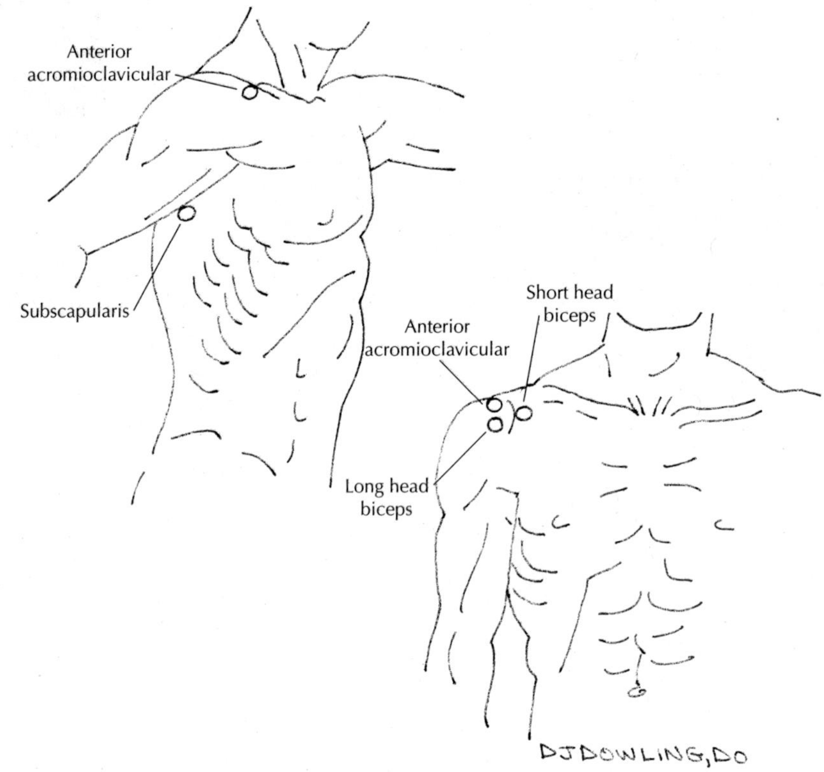

■ **그림 86-1** 견갑대의 전부 압통점의 위치: 전부 견봉쇄골, 견갑하근, 상완이두근 장두, 단두

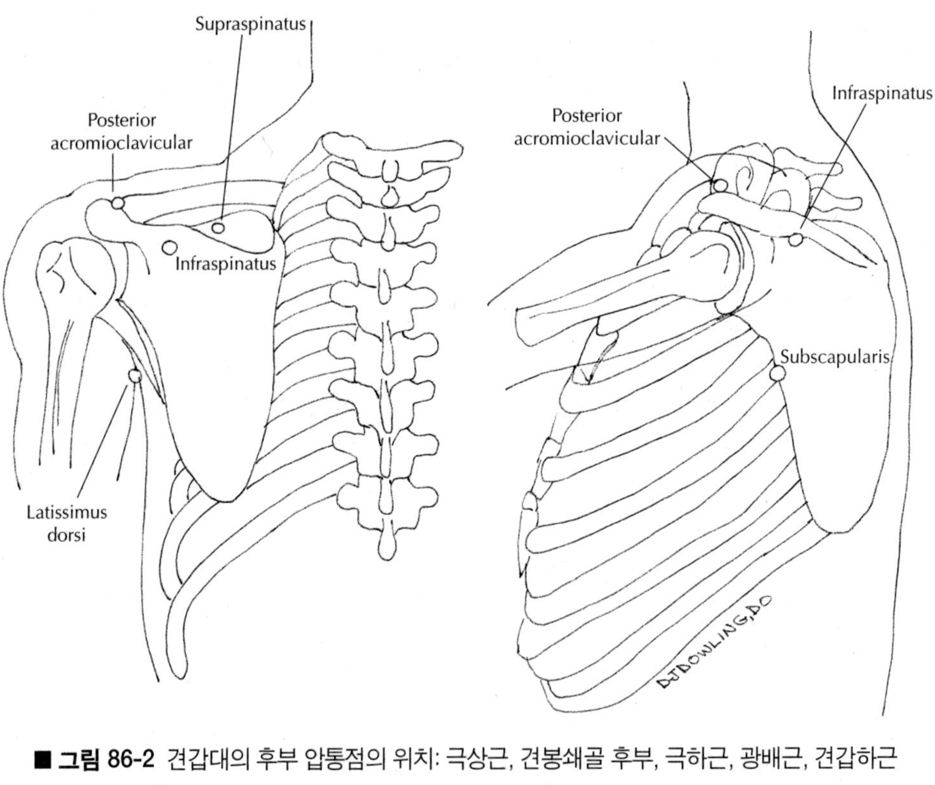

■ **그림 86-2** 견갑대의 후부 압통점의 위치: 극상근, 견봉쇄골 후부, 극하근, 광배근, 견갑하근

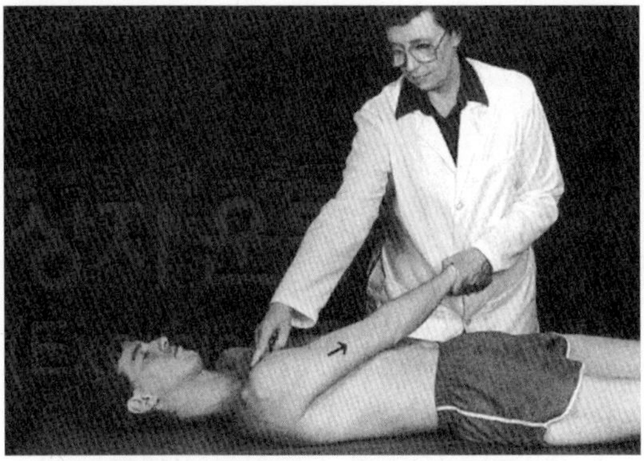

■ 그림 86-3 전부 견봉쇄골의 압통점 치료

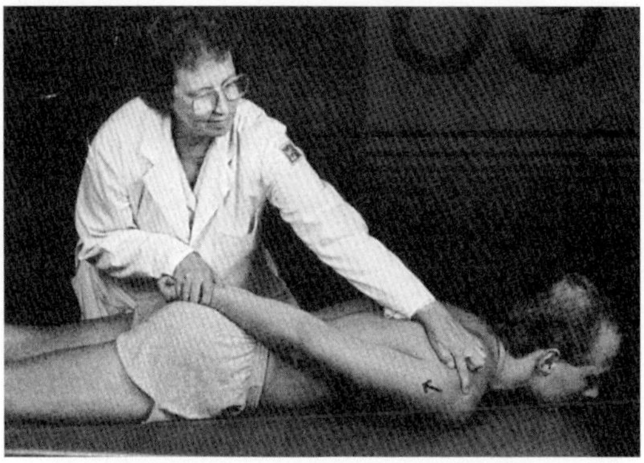

■ 그림 86-5 후부 견봉쇄골의 압통점 치료

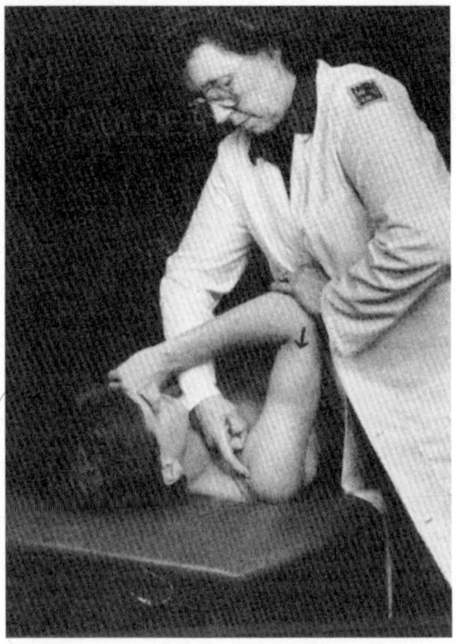

■ 그림 86-4 상완 이두근 장두의 압통점 치료

조정이 요구되어지는 차이가 있다. 완전하게 하기 위해서는 약간의 내회전이 아마도 더해질 것이다.

후부 견봉쇄골의 압통점
Posterior Acromioclavicular Tender Point

1. **환자 자세:** 복와위
2. **치료사 자세:** 압통점 반대편 치료대 옆에
3. **기법:** 환자의 팔을 등 뒤로 돌아가게 내전시킨다. 치료사는 환자의 손목을 당겨서 견인을 제공한다(그림 86-5). 그 자세에서 90초 동안 유지한 다음에 팔을 중립위로 다시 되돌리고 압통점을 재평가한다.

극상근의 압통점 Supraspinatus Tender Point

1. **환자 자세:** 앙와위
2. **치료사 자세:** 압통점 쪽의 치료대 옆에
3. **기법:** 팔을 120°까지 굴곡과 외전시킨다. 상완을 현저하게 외회전 시킨다. 근육은 이 자세에서 매우 부드럽게 될 것이다(그림 86-6). 90초 후에 팔을 중립위로 되돌리고, 압통점을 재평가한다.

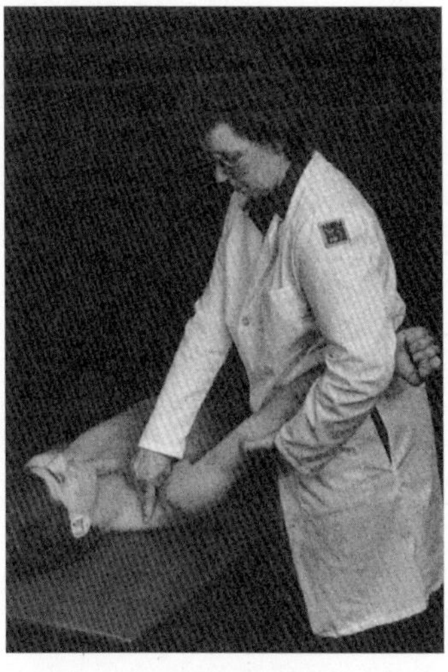

■ 그림 86-6 극상근 압통점의 치료

견갑하근의 압통점 Subscapularis Tender Point

1. **환자 자세:** 앙와위
2. **치료사 자세:** 압통점쪽 치료대 옆에
3. **기법:** 환자의 팔을 치료대 옆에 걸치고 환자의 발쪽으로 유지시킨다. 환자의 팔은 내회전 되어진다. 견인은 제공되어지지 않는다. 그 자세는 90초 동안 유지되어 지고나서 팔을 중립위로 올려놓고, 압통점은 재평가되어진다.

광배근의 압통점 Latissimus Dorsi Tender Point

광배근의 압통점은 견갑하근 압통점에서 처럼 같은 방법으로 치료되어지는데 이때 팔의 길이를 따라 견인을 제공하는 것만 다르다. 90초 후에 팔을 중립위로 올리고, 압통점을 재평가한다.

■ 팔꿈치 ELBOW

팔꿈치에 나타나는 압통점은 그림 86-7에서 보여진다. 요골두나 외측상과 압통점은 같은 방법으로 치료되어질 것이다.

요골두/외측상과 압통점 Radial head/lateral epicondyle tender points

1. 팔꿈치는 완전히 신전시킨 상태에서 치료사의 손이나 무릎 또는 치료대의 가장자리로 받쳐서 걸쳐놓는다.
2. 그리고나서 변화하는 양의 힘(varying amount of force)으로 팔을 회외와 외전을 시킨다.
3. 그 자세를 90초 동안 유지하고 나서 팔을 천천히 중립 위로 되돌리고 압통점을 재평가한다(그림 86-3).

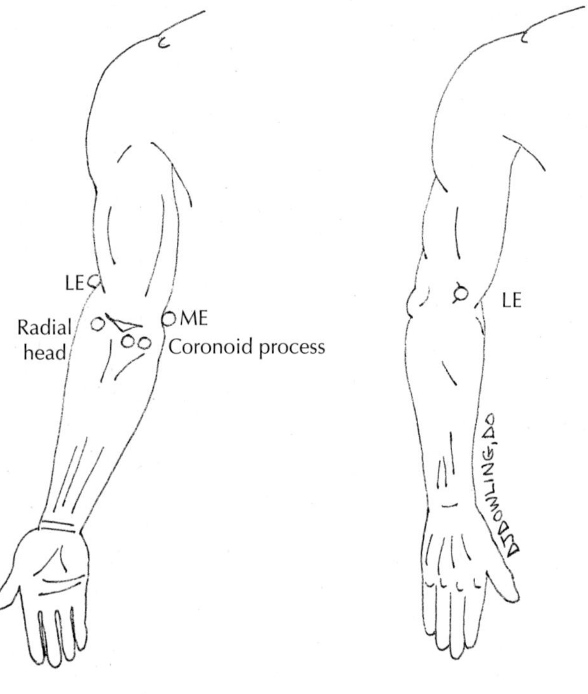

■ **그림 86-7** 팔꿈치에 수반되는 압통점. LE. 외측상과, ME. 내측상과

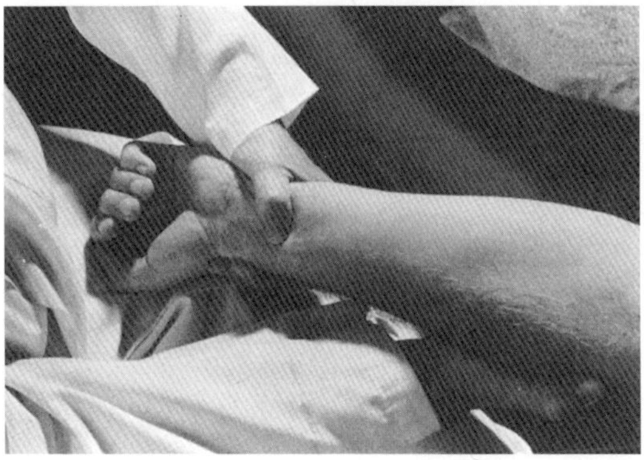

■ **그림 86-8** 외측상과나 요골두 압통점의 치료

오훼돌기 압통점 Coronoid Tender Points

1. 팔꿈치는 완전히 굴곡되어진다.
2. 전완은 회내되어지고 약간 외전되어진다.
3. 그 자세는 90초 동안 유지되어지고, 그리고 나서 팔은 천천히 중립위로 되돌려지고 압통점은 재평가되어진다.

주두 Olecranon

팔꿈치는 과신전되이지고, 선완은 약간 외전되어지고 회외되어진다.

■ 손목 WRIST

손목에 수반되는 압통점의 위치는 그림 86-9와 86-10에서 보여진다. 이 모든 압통점들은 압통점들을 포함하는 손목을 굴곡시키거나(전면의 압통점), 신전(후면의 압통점)시키는것에 반응한다(그림 86-11와 86-12). 더 많은 내측 압통점을 위해 손목을 척측 편위와 회내시켜 도울수 있고, 더 많은 외측 압통점을 위해 손목을 요측 편위와 회외시켜 도울수 있을것이다. 각 자세는 90초 동안 유지되어진다. 그리고나서 손은 중립위로 되돌려지고, 압통점은 재평가되어진다.

■ 손 HAND

손에 수반되어지는 압통점의 위치는 그린 86-9와 86-10에서 보여진다.

수근중수 관절 Carpometacarpal Joint

무지의 통증과 약증을 수반하는 첫 번째 수근중수관절의 압통점은 무지를 약간 굴곡된 상

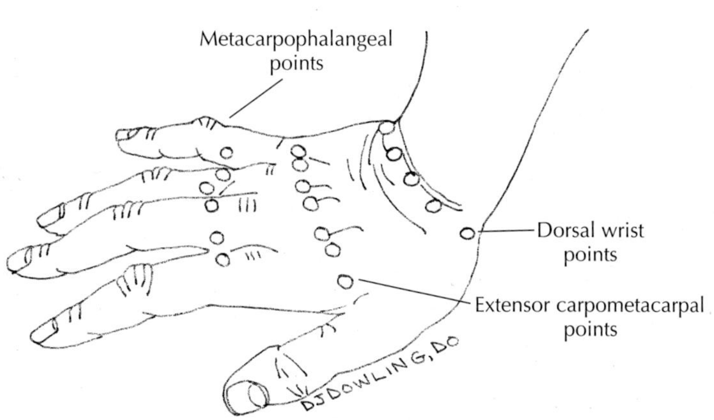

■ **그림 86-9** 손목과 손의 배측 압통점: 중수지절 점, 배측 손목점, 수근중수 신전근점

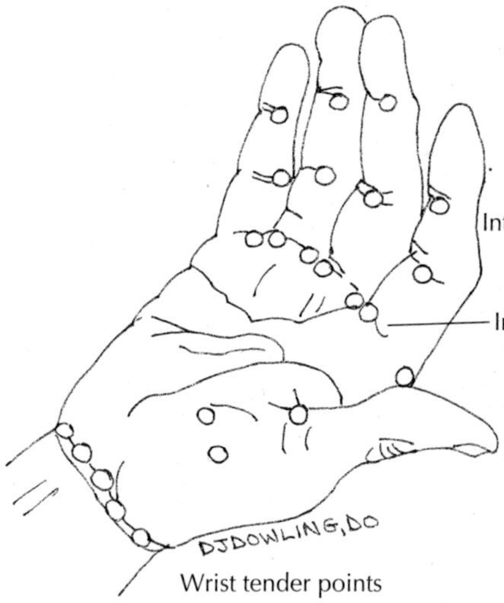

■ **그림 86-10** 손목과 손의 복측 압통점: 지절간 점, 골간근 점, 손목 압통점

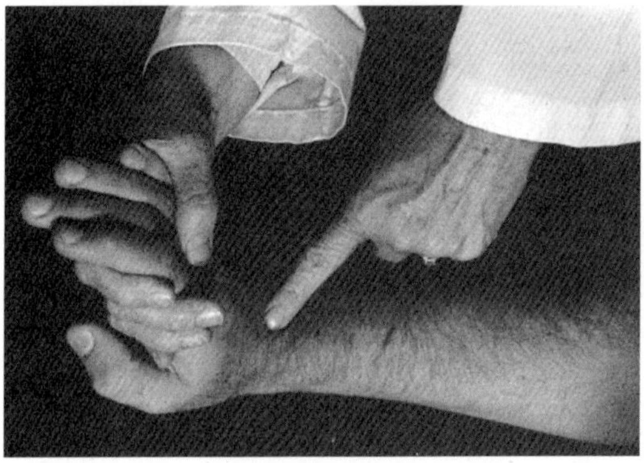

■ **그림 86-11** 손목신전을 이용해서 손목배측 압통점을 치료하는 역스트레인 기법

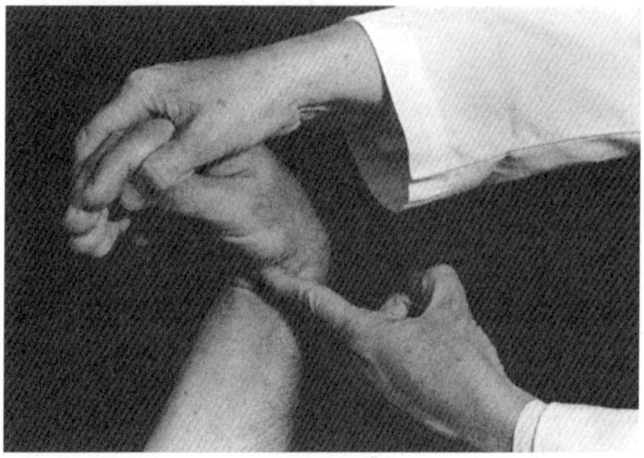

■ **그림 86-12** 손목굴절을 이용해서 손목복측 압통점을 치료하는 역스트레인 기법

태에서 장측으로 현저하게 회전시킴으로써 치료되어진다.

골간 압통점 Interossei Tender Points

골간근의 압통점은 굴곡이나 신전(전면이나 후면) 모두에 수반되어질 것이다. 전면이나 장측의 골간 압통점은 약간의 견인을 제공하고 관절을 굴곡하는것으로써 치료되어질 것이다. 후면이나 배측 수근중수 관절의 압통점은 견인을 제공하고 관절을 신전하는것으로써 치료되어진다.

참고문헌

DiGiovanna EL, Schiowitz S. *An Osteopathic Approach to Diagnosis and Treatment, 2nd ed*. Philadelphia: Lippincott-Raven, 1997.

Jones L. *Strain and Counterstrain*. Colorado Springs: American Academy of Osteopathy, 1981

Yates HA, Glover JC. *Counterstrain Handbook of Osteopathic Technique*. Tulsa, OK: Y Knot Publishers, 1995.

87

상지의 자세이완촉진기법
(Facilitated Positional Release of the Upper Extremities)

■ 어깨
SHOULDER

우측 어깨병변의 근육 과긴장(압통점)
Muscle Hypertonicity(Point Tenderness) of the Shoulder Region (Right)

1. **환자 위치**: 팔을 옆에 놓고 데이블 위에 앙아위
2. **치료사 위치**: 환자의 머리를 마주보고 테이블 우측 옆으로 서 있는다
3. **기법**:
   a. 치료사는 오른손의 한 손가락을 과긴장된 근육 위에 위치시켜서 움직임과 조직변화를 촉진한다.
   b. 치료사는 왼손을 사용해서 환자의 오른쪽 어깨를 90° 굴곡한다.
   c. 치료사는 환자의 오른쪽 주관절을 테이블을 향하여 하방으로 밀어서 촉진하는 손가락에서 압박력을 느끼도록 한다.
   d. 치료사는 촉진하는 손가락에서 움직임과 조직이 부드럽게 느껴질 때까지 환자의 어깨를 내전과 내회전으로 위치시킨다. 치료사는 과긴장이 이완되는 것을 느껴야 한다.
   e. 그 자세를 3~5초간 유지하면, 점차적으로 이완되고, 재평가한다.

주의 : 과긴장 근육이 견관절의 중선(mid-line)위에 위치한다면, 굴곡의 사용은 감소된다. 과긴장된 근육이 견관절의 중선(mid-line) 아래에 위치한다면, 굴곡은 90° 이상으로 증가된다.

기능부전이 견관절의 중심에서 외측이라면 마지막 움직임은 외전과 외회전이다.

■ 팔꿈치
ELBOW

우측 외측상과에서 근육 과긴장(압통점)
Muscle Hypertonicity(Tenderness) at the Radial Epicondyle (Right)

1. **환자 위치**: 팔을 옆에 놓고 테이블 위에 앙아위
2. **치료사 위치**: 환자의 머리쪽으로 마주보고 테이블 오른쪽에 앉는다.

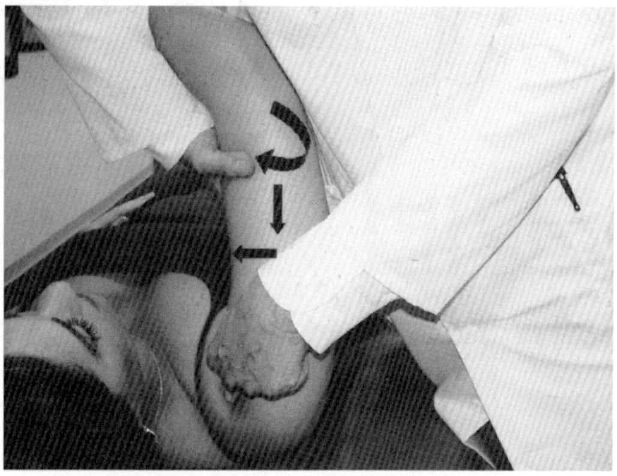

■ **그림 87-1** 우측 어깨 내측면의 과긴장을 치료하기 위한 자세이완촉진기법

3. **기법:**
   a. 치료사는 왼손의 한 손가락을 과긴장된 근육 위에 위치시켜서 움직임과 조직변화를 촉진한다.
   b. 치료사는 오른손을 사용해서 환자의 주관절을 90° 굴곡한다.
   c. 치료사는 환자의 오른쪽 손을 테이블을 향하여 하방으로 밀어서 촉진하는 손가락에서 압박력을 느끼도록 한다.
   d. 치료사는 손가락에서 촉진하기 위해서 주관절을 외회전과 외전으로 위치시킨다. 치료사는 과긴장이 이완되는 것을 느껴야 한다(그림 87-2).
   e. 그 자세를 3~5초간 유지하면, 점차적으로 이완되고, 재평가한다.

주의: 굴곡과 외전 — 외회전이든지 내전 — 내회전의 양의 적용은 견관절에서와 같은 주의를 따라야 한다.

■ 손목
WRIST

수근골의 요골중간측에서 수근관절의 근육 과긴장(압통점)
Muscle Hypertonicity(Point Tenderness) of the Wrist Joint at the Mid-Radial Side of the Carpal Bones (Right)

1. **환자 위치:** 테이블 위에 앉아서 치료사를 마주본다.
2. **치료사 위치:** 환자를 마주보고 서 있는다.
3. **기법:**
   a. 치료사는 환자의 오른팔 손목관절 바로 아래와 오른손을 붙잡고 다른 손으로 손목관절 바로 위 환자의 손을 단단히 붙잡는다.
   b. 치료사는 왼손의 한 손가락를 이용해서 기능부전에 움직임과 조직변화를 촉진

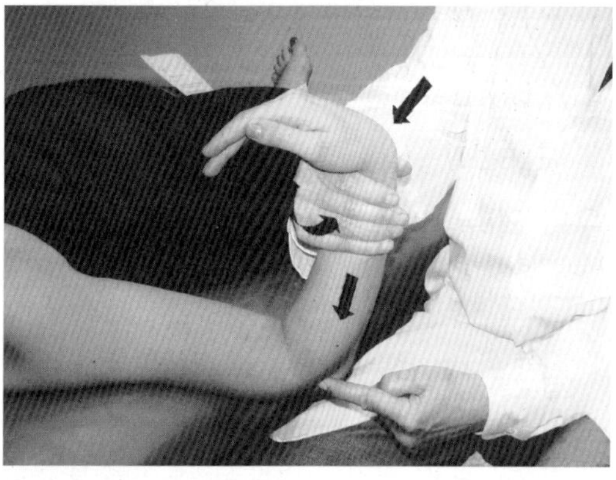

■ **그림 87-2** 우측 주관절 요측면의 과긴장을 치료하기 위한 자세이완촉진기법

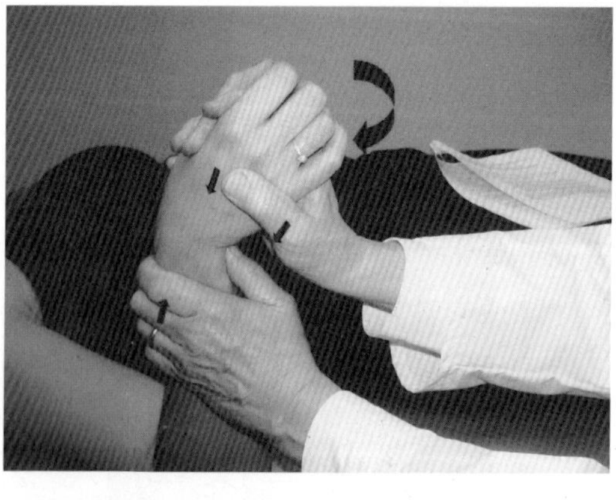

■ **그림 87-3** 우측 주관절 내측면의 과긴장을 치료하기 위한 자세이완촉진기법

한다.

c. 치료사는 손들을 서로를 향해 밀어서 손목 관절에 압박이 일어나도록 한다.

d. 치료사는 촉진하는 손가락 위로 환자의 손목이 요측편위와 약간 회내되게 위치시킨다(그림 87-3).

e. 그 자세를 3~5초 동안 유지하면, 점차적으로 이완되고, 재평가한다.

주의: 과긴장 변화의 위치시킴과 같이 손목의 회내-회외와 편향과 방향은 변할 것이다. 촉진하는 손가락 위쪽으로 과긴장이 이완되게 하는 움직임을 기억하는 것은 가장 좋은 방법이다.

치료사의 손으로 조정해서 변경하라. 보여주었던 것 같은 과정으로 압박력을 적용해서 수정할 수 있고, 각각의 환자의 손가락관절은 마찬가지로 치료될 수 있다.

88

상지 관절기법과 추력기법 (Articulatory and Thrusting Techniques for the Upper Extremities)

상지의 정골 수기요법에서 중요한 두 가지 목표는 기능의 회복과 움직임 소실을 방지하는 것이다. 관절기법 또는 추력기법으로 치료할 때는 일반적으로 상지를 하나의 조합으로 고려해야한다. 각 제한된 관절들은 정상기능을 회복할 것이다.

■ 견관절 SHOULDER GIRDLE

스펜서 기법 Spencer Techniques

Spencer기법은 근육의 과긴장, 초기 유착성 활액낭염, 치료되어진 골절과 탈구 그리고 움직임 향상이 필요한 다른 외상 또는 퇴행성 상태로 인해 발생한 어깨의 제한을 방지하거나 치료하기 위해 사용되는 일곱 개의 일반적인 스트레칭과 관절기법이다.

비록 Spencer 기법이 임상의가 상완관절의 수동적 가동범위를 평가하기 위해 사용될지라도, 중요한 것은 치료이며 진단과정이 아니다.

그들은 관절주변의 연부조직이 스트레칭 되는 동안에 관절와(fossa)에서의 움직임을 통하여 상완골두가 연결되도록 디자인했다.

다음과 같이 모두 7단계의 기법을 수행하기 위한 일반적 지침이 있다.

1. **환자 위치**: 손상받은 어깨를 위쪽으로 해서 옆으로 기대누운 자세를 취한다. 환자의 무릎과 힙은 굴곡되고, 허리는 곧게 펴져야 하며 침대에 수평이어야 한다. 전완은 편안하게 아래로 내려놓고 머리는 베개로 지지한다.
2. **치료사 위치**: 테이블 옆에 서서 환자를 마주본다.
3. **기법**: 치료사는 한 손으로 환자의 전완을 붙잡고 주관절을 굴곡시킨다. 다른 한손으로는 환자의 어깨 위에 위치시켜 견관절을 고정하고 견갑골의 움직임을 제한한다.

각 기법은 6~8회 반복한다. 환자가 아파하거나 뚜렷하게 움직임의 제한이 있을 때는 중지해야 한다. 각 움직임에서 치료사는 이전 편위운동에서 도달한 지점보다 더 증가되도록 노력해야 한다.

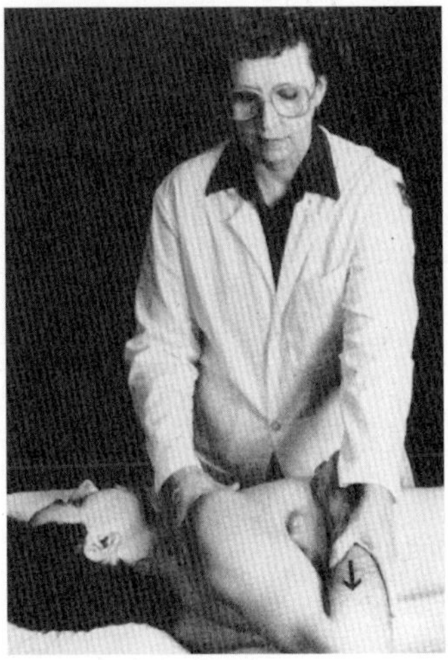

■ **그림 88-1** 견관절 신전을 증가시키기 위한 스펜서 기법

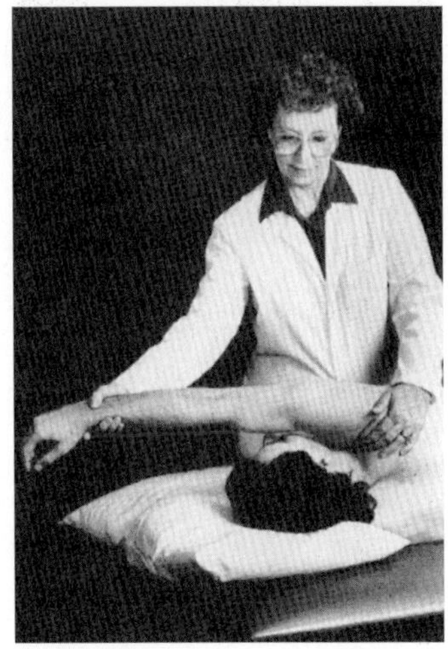

■ **그림 88-2** 견관절 굴곡을 증가시키기 위한 스펜서 기법

1. **신전을 증가시키기 위해서:** 치료사는 환자의 팔을 수평으로 이동시키며 어깨는 신전과 중립위치로 되돌리며 부드럽게 편위운동을 증가시킨다. 환자의 주관절은 굴곡상태를 유지한다(그림 88-1).
2. **굴곡을 증가시키기 위해서:** 치료사는 환자의 어깨를 굴곡 시키고, 주관절을 곧게 펴서 환자의 팔이 귀를 넘어서게 한다(그림 88-2). 이 방법은 매번 어깨관절이 잠기도록 중립위치로 되돌리며 부드럽게 리듬감 있는 움직임을 반복한다. 치료사는 이 방법을 하는 동안 견갑골이 편안해지도록 고정하는 손의 위치를 변경해야 할 수도 있다.
3. **회전을 증가시키기 위해서:** 환자의 주관절은 예각으로 굴곡하고, 견관절은 90° 외전한다. 치료사는 이 위치에서 환자의 어깨를 고정하고 환자의 주관절을 회전축으로 사용해서 점진적으로 원을 증가시키면서 어깨를 부드럽게 시계방향으로 회전한 다음 반시계 방향으로 회전한다(그림 88-3).
4. **견인과 함께 회전:** 치료사는 주관절을 신전키고 팔을 90° 외전시킨다. 그다음 이 위치에서 환자의 견갑골을 고정하고 환자의 전완을 회전축으로 사용해서 점진적으로 원을 증가시키면서 상완골을 부드럽게 시계방향으로 회전한 다음 반시계 방향으로 회전한다. 환자의 손목에 견인력을 유지한 상태로 시행한다(그림 88-4).

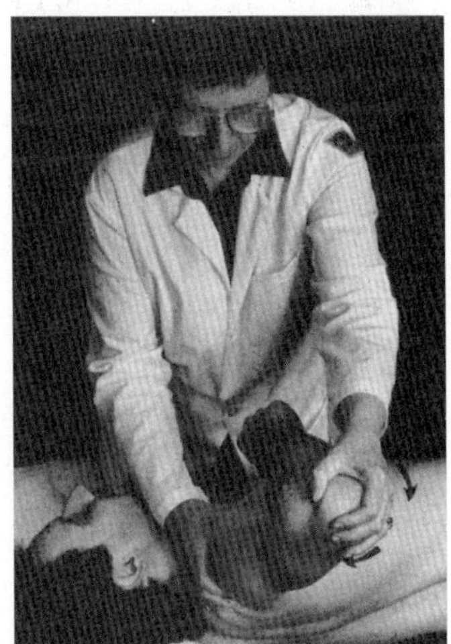

■ **그림 88-3** 견관절 회선을 증가시키기 위한 스펜서 기법

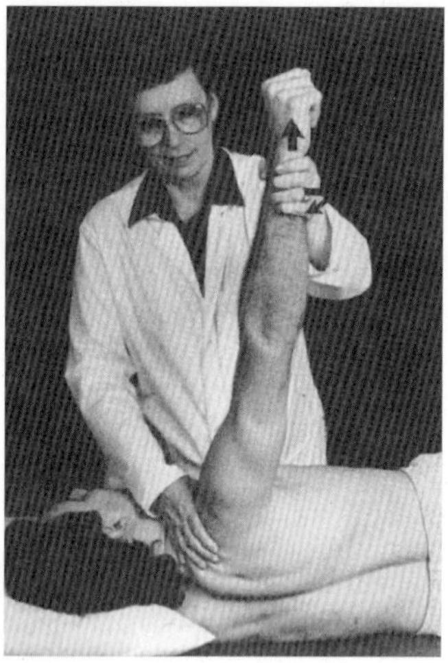

■ **그림 88-4** 견인하면서 견관절 회선을 증가시키기 위한 스펜서기법

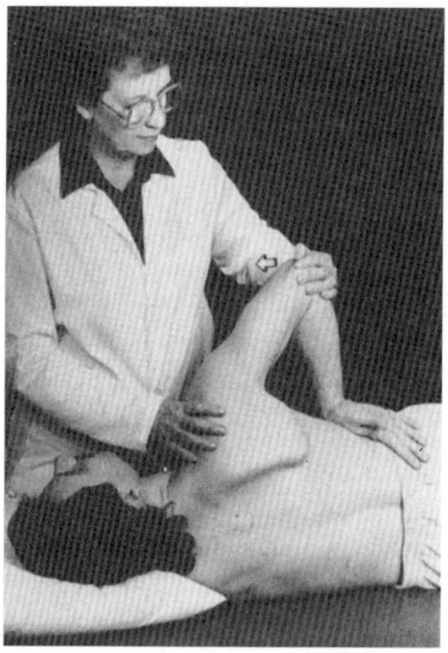

■ **그림 88-6** 견관절 내회전을 증가시키기 위한 스펜서기법

5a. **외전을 증가시키기 위해서:** 치료사의 손은 환자의 어깨위에 놓는다. 환자의 주관절은 굴곡하고, 손은 치료사의 주관절 아래 전완위에 놓게 한다. 치료사는 팔로 환자의 굴곡한 주관절 위에 위쪽으로 압을 주어서 어깨가 외전을 일으키게 한다(그림 88-5).

5b. **내전을 증가시키기 위해서:** 위의 자세를 유지하면서 치료사의 손은 환자의 굴곡한 주관절위에 아래쪽으로 부드럽게 압을 가해서 환자의 상완이 내전을 일으키게 한다.

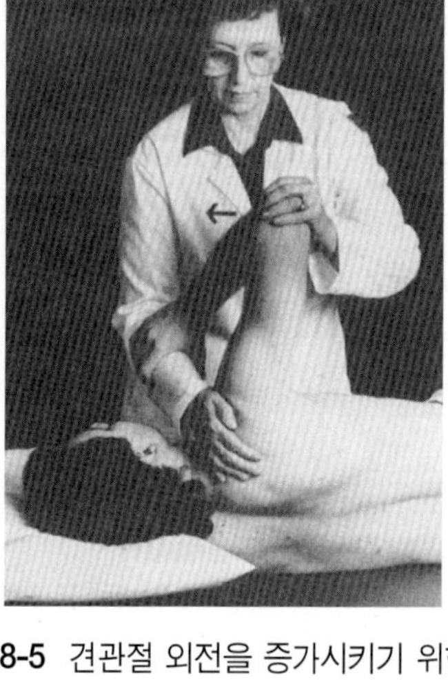

■ **그림 88-5** 견관절 외전을 증가시키기 위한 스펜서기법

6. **내회전을 증가시키기 위해서:** 환자의 주관절은 굴곡하고서 손은 뒤쪽 하부 늑골에 놓는다. 치료사의 윗쪽 손은 견갑골을 고정하고; 아래쪽 손은 환자의 주관절을 전방과 하방으로 부드럽게 끌어당긴다(그림 88-6).

환자의 주관절은 이완되고 이 방법은 반복된다. 이러한 동작 시에는 환자가 가장 아플 수 있기 때문에 주의해야 한다. 이 자세에서 외회전력 또한 사용되어질 수 있다.

7. **견인 신장:** 환자는 팔꿈치를 편 채로 손은 치료사의 어깨위에 놓는다. 의사는 환자의 상완 둘레에 두손을 깎지를 낀다. 의사는 상완골두를 들어올려 관절와 로부터 떨어지도록 가볍게 잡아당길 수 있다. 치료사는 허리를 구부려서 자신의 체중을

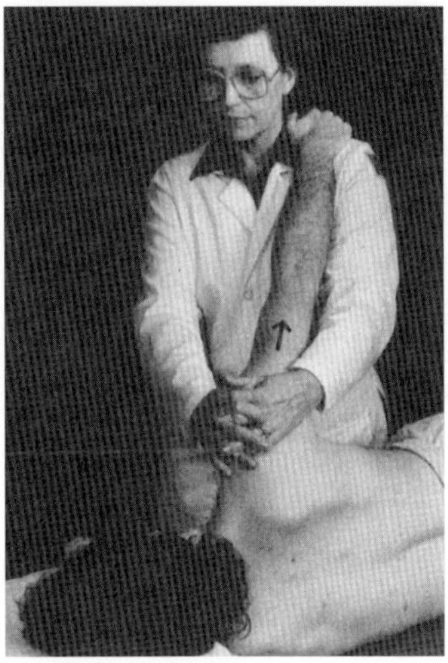

■ **그림 88-7** 견인 신장시키기 위한 스펜서기법

이용해야지 근육의 힘으로 잡아당기지 않는다(그림 88-7).

주의: Patriquin은 보고하기를 Spencer에 의해 고안된 본래 기법 다섯 번째 단계는 테이블 쪽으로 주관절을 움직여서 견관절 내전을 수행한다. 시간이 지나서 이 기법은 외전력을 만들도록 변화되었다. 지금은 외전과 내전 모두 일반적으로 다섯 번째 단계의 일부로 가르쳐 지고 있다.

스펜서 기법의 등척성 변화
Isometric Variations of Spencer Techniques

Spencer기법에 사용되어진 자세는 등척성 또는 근에너지 치료로 어깨치료에 사용되어질 수 있다. 환자는 신전, 굴곡, 외전, 내전, 내회전 또는 외회전에 같은 저항력을 대항하여 한계벽으로부터 멀리 떨어지도록 능동적으로 움직인다.

예를 들면, 신전 움직임에 제한이 있는 경우에 환자는 먼저 최대로 편한 신전 위치를 취한다. 그 다음 치료사가 약하게 등척성 저항력을 적용하는 동안에 환자는 팔을 굴곡시키려고 노력한다. 이 자세에서 4초동안 유지한 다음 환자는 이완을 한다. 치료사는 환자의 팔의 신전을 증가시키고 이 방법을 반복한다.

■ 쇄골 운동 제한에 대한 관절기법
ARTICULATORY TECHNIQUES FOR CLAVICULAR RESTRICTIONS

쇄골은 흉골 끝에서 상승하거나 하강할 수 있다. 이 기법은 쇄골 상승을 묘사했다.

기법 1 Technique 1

1. **환자 위치**: 바로 누운자세
2. **치료사 위치**: 테이블 머리 쪽에 앉는다.
3. **기법**: 환자는 목을 완전히 굴곡시켜서 치료사의 가슴에 대고 눕는다. 이 자세는 척추의 움직임을 제동하는 자세이다. 치료사는 엄지손을 흉골 끝을 지나서 위치시키고, 쇄골 위에서 하방과 미측으로 압력을 가한다(그림 88-8).
   환자는 깊은 흡기와 호기를 교육받는다.

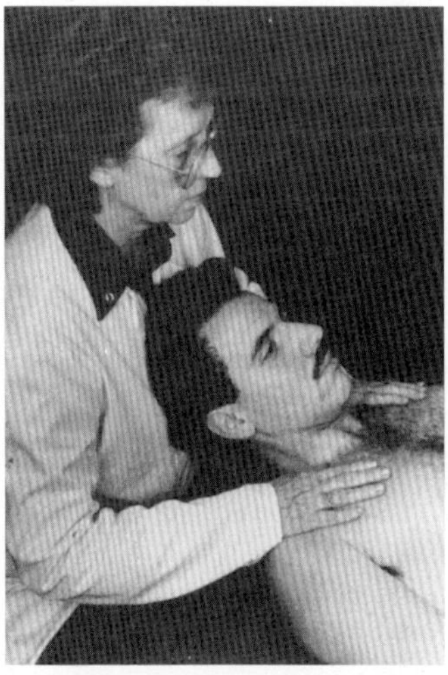

■ **그림 88-8** 환자 앙와위, 거상된 쇄골에 대한 관절기법

치료사는 환자가 호기를 하는 동안에 솟아 오른 쇄골의 제한을 이완한다.

기법 2 Technique 2

1. **환자 위치:** 앉는다.
2. **치료사 위치:** 환자 뒤에 가까이 선다.
3. **기법:** 치료사는 환자의 손상 받은 팔 아래에 손을 뻗어 상완골을 외전 시켜 붙잡는다. 치료사의 다른 손은 환자의 어깨를 지나서 뻗어 엄지 또는 소지구를 쇄골의 흉골 끝 위에 위치시킨다. 상완골을 붙들고 있는 손은 외측으로 견인을 적용한다. 다른 손은 쇄골위에 하방으로 힘을 가한다. (그림 88-9) 이것은 관절기법이거나 고속 · 저 진폭력 일 수 있다.

■ 견갑대에 대한 고속저폭 추력기법 HIGH-VELOCITY, LOW-AMPLITUDE THRUSTING TECHNIQUES FOR THE SHOULDER GIRDLE

견관절의 추력기법
Glenohumeral Thrusting Technique

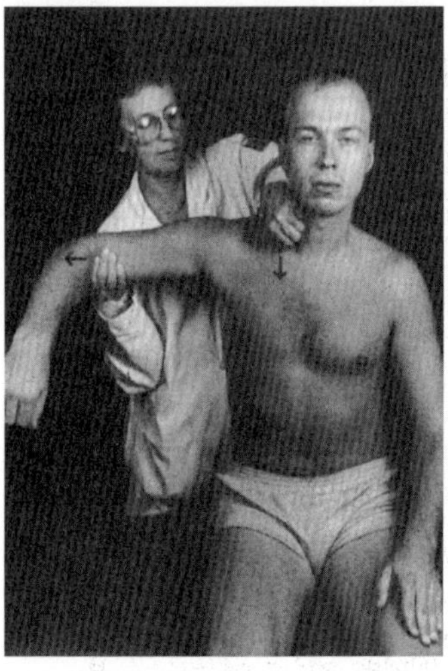

■ **그림 88-9** 환자좌위, 쇄골거상변위에 대한 관절 기법

1. **환자 위치:** 엎드려 눕는다.
2. **치료사 위치:** 기능부전있는 쪽으로 침상끝에 선다.
3. **기법:**
   a. 치료사는 상완견관절을 양손으로 둘러싸서 잡는다.
   b. 치료사의 엄지는 환자 상완견관절의 후면위에 교차해서 놓는다.
   c. 치료사는 환자의 상완견관절에 빠르게 하방과 약간 외측으로 힘을 발휘한다(그림 88-10).

쇄골 상방변위 체성기능부전
Superior Clavicular Somatic Dysfunction

1. **환자 위치:** 똑바로 누운자세(supine)
2. **치료사 위치:** 기능부전있는 쪽으로 침상끝에 선다.
3. **기법:**
   a. 치료사는 제한된 쇄골의 윗면을 잡고 손가락으로 관찰(촉진)을 한다.
   b. 다른 한 손으로 치료사는 환자의 팔을 90° 굴곡시킨다(기능부전과 같은 쪽).
   c. 치료사는 쇄골위에서 하방으로 추력기법을 발휘함과 동시에 환자의 팔을 외

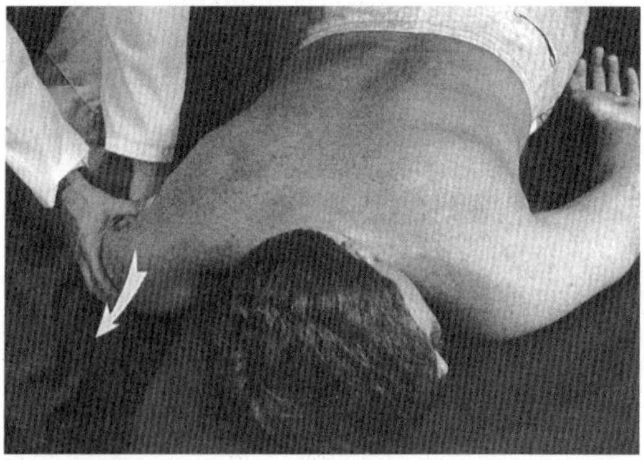

■ **그림 88-10** 견관절 체성기능부전에 대한 고속저폭 추력기법

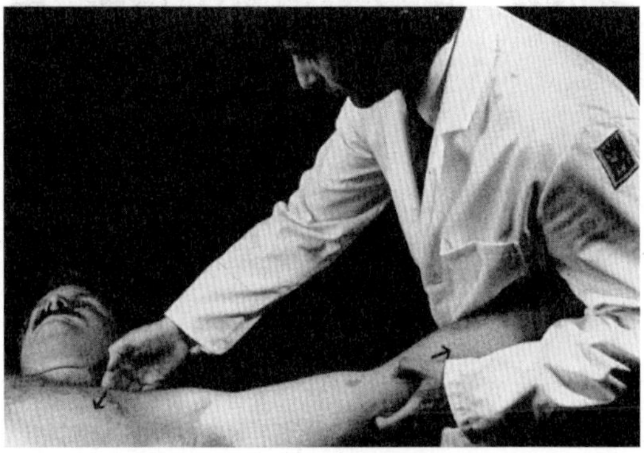

■ 그림 88-11 쇄골 상방변위에 대한 고속저폭 추력기법

측으로 견인하는 교정력을 일으킨다(그림 88-11).

흉쇄관절의 체성기능부전
Sternoclavicular Somatic Dysfunction

1. **환자 위치:** 똑바로 누운자세(supine)
2. **치료사 위치:** 침상 머리쪽에 서 있는다.
3. **기법:**
   a. 치료사는 촉진하는 손의 무지구를 제한이 있는 흉쇄관절 위에 놓는다.
   b. 치료사는 기능부전 쪽의 환자의 팔을 잡고서 머리방향으로 팔에 견인력을 발휘한다.
   c. 치료사는 환자의 팔에 빠른 속도로 견인력을 일으킴과 동시에 흉쇄관절에 하방으로 추력기법을 발휘하여 교정을 한다(그림 88-12).

■ 주관절
ELBOW

주관절에 대한 고속, 저폭의 추력기법
High-Velocity, Low-Amplitude Thrusting Technique for Elbow

외전/내전 제한

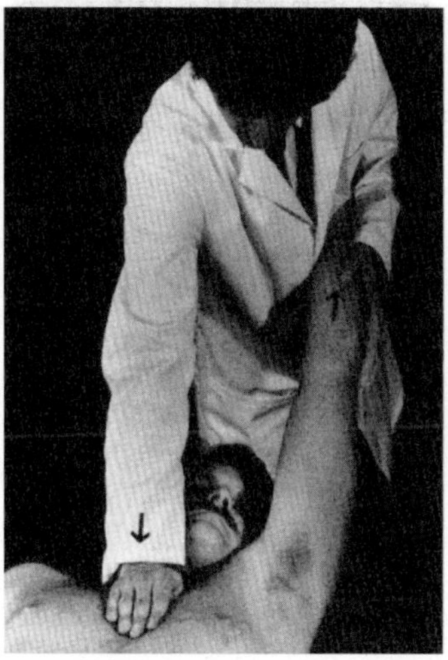

■ 그림 88-12 흉쇄관절 체성기능부전에 대한 고속저폭 추력기법

1. **환자 위치:** 앉은 자세
2. **치료사 위치:** 환자를 마주보고 선다.
3. **기법:**
   a. 치료사는 환자의 주관절을 잡는다. 주두의 각각의 측면에 촉진하는 손가락을 위치한다. 다른 손은 환자의 전완을 신전하고, 회외 한 채로 고정하고, 유지하는데 사용한다.
   b. 치료사는 요척관절의 내전과 외전의 움직임을 검사한다.
   c. 외전에 주목할만한 움직임의 제한이 있다면, 치료사는 환자의 주관절을 외전시키고 추력기법을 통해 과외전을 일으켜서 교정한다. 이 동작은 주관절을 신전해서 잠근 상태에서 수행한다.
   d. 내전에 주목할만한 움직임의 제한이 있다면, 치료사는 환자의 주관절을 내전시키고, 추력기법을 통해 과내전을 일으켜서 교정한다. 이 동작은 주관절을 신전해서 잠근 상태에서 수행한다(그림 88-13).

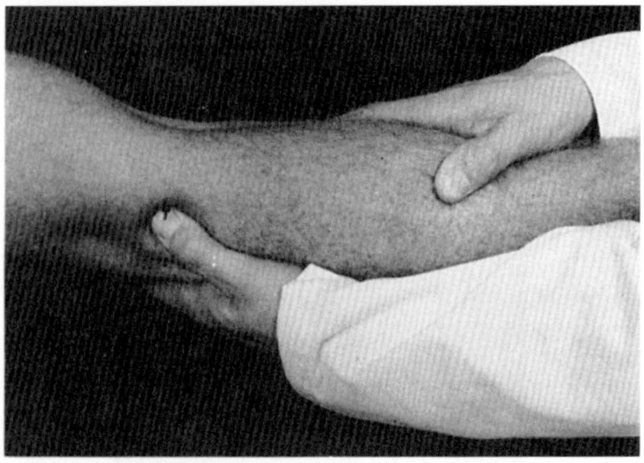

■ 그림 88-13 주관절 내전제한에 대한 고속저폭 추력기법

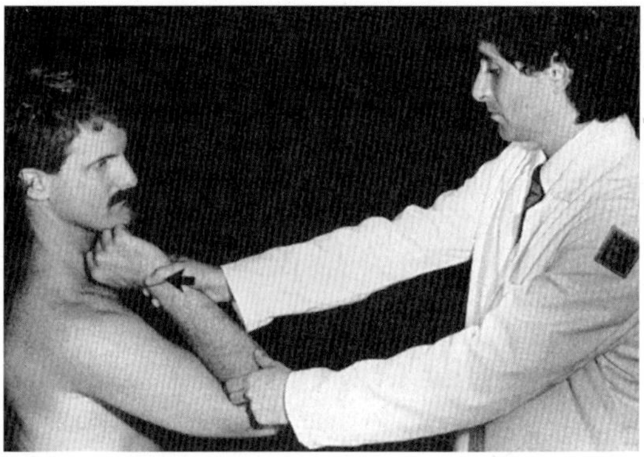

■ 그림 88-14 요골두 전방변위에 대한 고속저폭 추력기법

요골두 전방변위 기능부전

1. **환자 위치:** 앉은 자세
2. **치료사 위치:** 환자를 마주보고 선다.
3. **기법:**
   a. 치료사는 환자의 기능부전이 있는 팔을 붙잡고, 손목을 회내한 채로 주관절을 굴곡시킨다.
   b. 치료사의 다른 손의 2, 3번째 손가락 지절을 환자의 주관절 주름진 사이 속으로 넣어 요골두 바로 위에 위치시킨다.
   c. 치료사는 다른 손가락들로 요골두를 배측으로 추력기법을 함과 동시에 빠른 속도로 주관절 위에서 과굴곡력을 발휘한다(그림 88-14).

요골두 후방변위 기능부전
Posterior Radial Head Dysfunctions

1. **환자 위치:** 앉은 자세
2. **치료사 위치:** 환자를 마주보고 선다.
3. **기법:**
   a. 치료사는 환자의 기능부전이 있는 주관절을 신전시키고, 양손으로 주관절을 감싼다.
   b. 치료사의 엄지손가락은 요골두의 앞쪽 위에 위치시키고, 시지의 지절은 요골두의 후면위에 위치시킨다.
   c. 치료사는 요골두에 복측 반대력을 일으킴과 동시에 환자의 주관절위에 빠른 속도로 과신전력을 일으킨다(그림 88-15).

■ 손에 이용되는 관절기법
ARTICULATORY TECHNIQUE FOR THE HAND

분절간 관절 Intersegmental Articulations

1. **치료사 위치:** 환자를 마주보고 서거나 앉

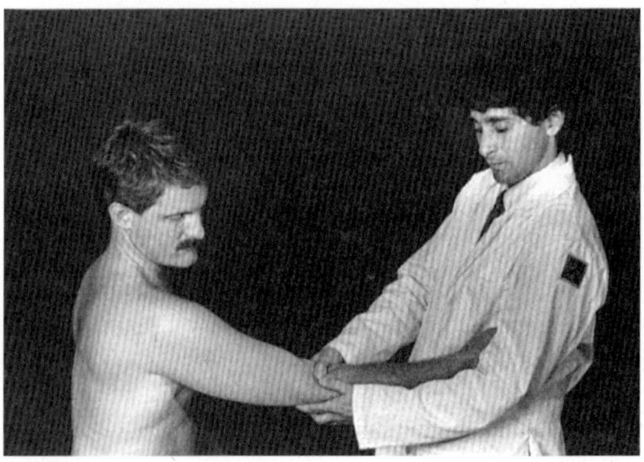

■ 그림 88-15 요골두 후방변위에 대한 고속저폭 추력기법

는다.

2. **기법:**
   a. 치료사는 한쪽 손의 엄지와 시지 사이에 중수골 하나를 고정시킨다.
   b. 치료사는 다른 손의 엄지와 시지로 인접한 중수골을 원하는 만큼 전,후방 활주운동 또는 회전운동 시킨다.

손가락 Fingers

1. **치료사 위치:** 환자를 마주보고 서거나 앉는다.
2. **기법:**
   a. 이러한 경우에 치료사는 한손의 시지와 엄지 사이에 2번째 중수를 고정한다.
   b. 치료사는 다른 손으로 첫 번째 지절골의 손바닥면 위에 시지를 놓고, 첫 번째 지절골의 배측위에 엄지를 위치시킨다.
   c. 치료사는 장축의 신전(직선 견인) 또는 회전이나 전후방 활주운동을 적용한다.

■ 고속 저폭의 추력기법
HIGH-VELOCITY, LOW-AMPULATUDE THRUSTING TECHNIQUE

수근골 체성기능부전
Carpal Somatic Dysfunction

1. **환자 위치:** 탁자 위에 앉는다.
2. **치료사 위치:** 환자를 마주보고 선다.
3. **기법:**
   a. 치료사는 환자의 기능부전된 손을 잡고 엄지로 배측요수관절을 국소화시킨다.
   b. 치료사는 수근골 체성기능부전에 대해 하방으로 반대력을 일으킴과 동시에 채찍질 하는 것 같이 추력기법을 적용하여 수근골이 과굴곡되게 한다(그림 88-16).

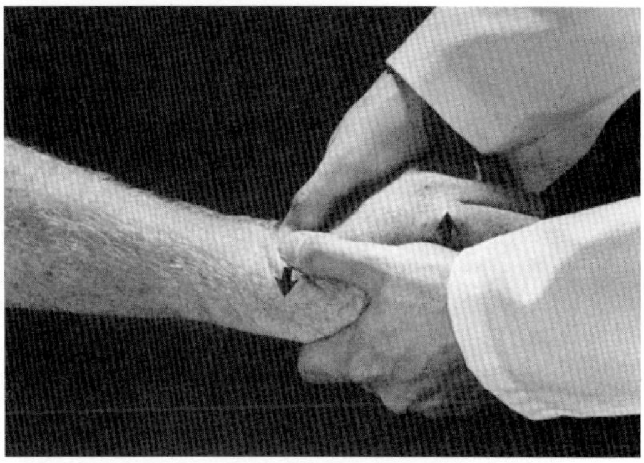

■ **그림 88-16** 수근골 기능부전에 대한 고속저폭 추력기법

지골 체성기능부전
Phalangeal Somatic Dysfunction

1. **환자 위치:** 탁자 위에 앉는다.
2. **치료사 위치:** 환자를 마주보고 선다.
3. **기법:**
   a. 치료사의 한손은 환자의 손목을 고정하고 유지한다.
   b. 치료사는 기능부전 관절을 국한시키고 체성기능부전에 견인과 과굴곡의 추력기법을 동시에 일으킨다(그림 88-17).
   c. 2번째 또는 3번째 지절골을 치료하기

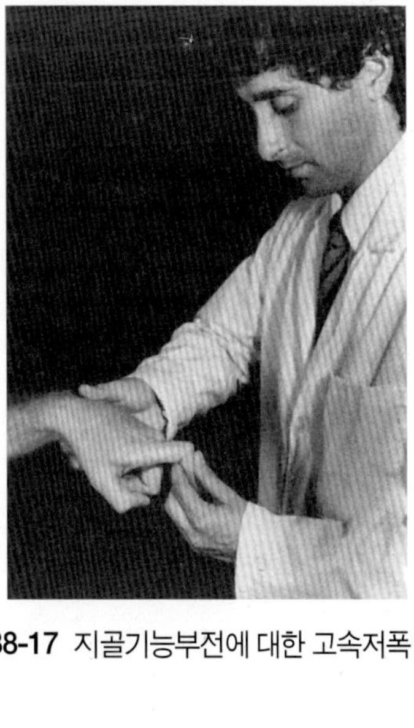

■ **그림 88-17** 지골기능부전에 대한 고속저폭 추력기법

위해서 치료사는 관절위에 지절골을 붙잡고 원하는움직임으로 원위지절골을 유도한다.

참고문헌

DiGiovanna EL Schiowitz S. *An Osteopathic Approach to Diagnosis and Treatment, 2nd ed.* Philadelphia: Lippincott-Raven, 1997.

Patriquin D. Evolution of osteopathic manipulative techniques: the Spencer technique. *J Am Osteopath Assoc* 1992;92:1134–1136, 1139–1146.

89

상지 운동치료
(Exercise Therapy for the Upper Extremity)

■ 견갑대
THE SHOULDER GIRDLE

견관절의 생역학과 기능은 제79장에서 재검토 되어졌다. 임상치료사는 3개의 진성관절, 2개의 가성관절 그리고 관절기능에 사용되며 기시 정지되는 모든 근육들에 운동치료 처방을 고려해야 한다.

견관절 운동 Glenohumeral Joint Exercises

A. **진자운동, 급성기-수동적**(그림 89-1)

1. **환자 위치:** 한 팔로 테이블 또는 의자를 잡고, 체간을 지지하며 허리를 편안히 한 채로 앞으로 구부린다.
2. **교육:**
   a. 통증 있는 팔을 체간으로부터 멀리해서 하방으로 늘어뜨린다.
   b. 체간을 전 · 후방, 측면에서 측면으로 이동한다. 이렇게 하면 어깨 근육들의 능동적인 사용없이 견관절의 움직임이 일어난다.
   c. 통증을 발생시키지 않으며 점진적으로 체간의 움직임을 증진시킨다. 5~10초의 운동으로 시작한다.
   d. 천천히 체간을 뒤로 들어올려 정위자세를 취한다. 만약 필요하다면, 건측의 팔을 사용해서 아픈 팔을 수동적으로 들어올릴 수 있다.
   e. 이완, 휴식하고 반복한다.

B. **진자운동, 급성기 이후-능동적**(그림 89-2)

1. **환자 자세:** 한 팔로 테이블 또는 의자를 잡고, 체간을 지지하며 허리를 편안히 한 채로 앞으로 구부린다.
2. **교육:**
   a. 통증 있는 팔을 체간으로부터 멀리해서 하방으로 늘어뜨린다.
   b. 팔을 전 · 후방, 측면에서 측면으로, 원을 그리면서 흔든다.
   c. 팔의 움직임 진폭이 점진적으로 증가되도록 한다.
   d. 손에 무게나가는 것을 쥐고서 사용하는 힘을 증진시킬 수 있다. 5~15초 동안 계속한 후, 천천히 체간을 들어올려 정위자세를 취한다.
   e. 이완, 휴식하고 반복한다.

주의: 이 운동을 수행할 때 통증이 발생하거

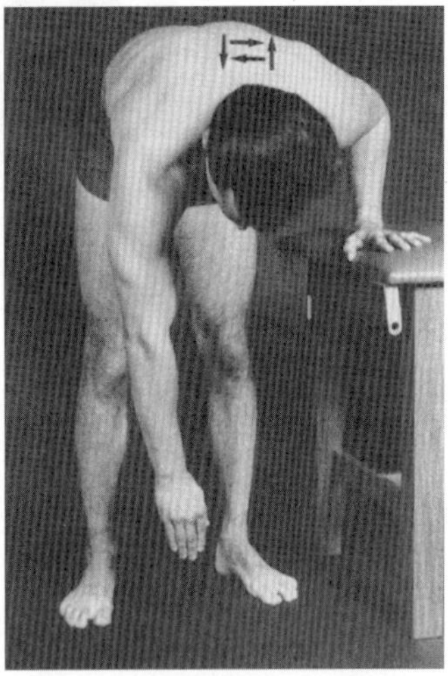

■ 그림 89-1 진자운동. 급성기-수동동작

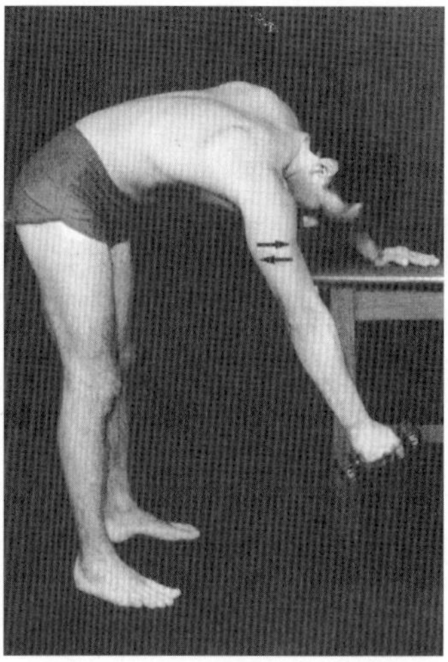

■ 그림 89-2 능동적인 견관절 진자운동

나 증가해서는 안된다.

C. **굴곡 신장**(그림 89-3)

1. **환자 위치:** 벽에 마주보고 서서 팔을 뻗는다.
2. **교육:**
   a. 주관절을 완전히 신전한 채로 벽을 향하여 운동할 수 있도록 팔과 손을 위치한다.
   b. 벽 위로 천천히 손가락을 올려서 어깨 굴곡을 증가시킨다.
   c. 통증없이 굴곡의 한계에 도달한 후에 이 자세로 팔을 10~15초간 유지한다. 그다음에 천천히 손가락을 벽 위로 더 높이 올린다. 한번에 1인치씩 굴곡을 증가시킨다. 각 굴곡의 새로운 한계(마루)에 도달해서 10~15초간 팔을 유지한다. 그 다음에 손가락을 더 높이 올린다.
   d. 피로하다면, 2~3분에 끝내고 천천히 벽에서 팔을 내린다.
   e. 이완, 휴식하고 반복한다.

D. **외전 신장**(그림 89-4)

1. **환자 위치:** 벽을 향하여 통증 있는 팔을 옆으로 해서 선다.
2. **교육:** 팔을 외전하면서 위로 올리고 굴곡 신장에 기술한 방법을 반복한다.

임상의 주의점: 만약 극상근 충돌증후군(supraspinatus impingement) 기능부전이 있으면, 이 운동을 처방하지 않는다.

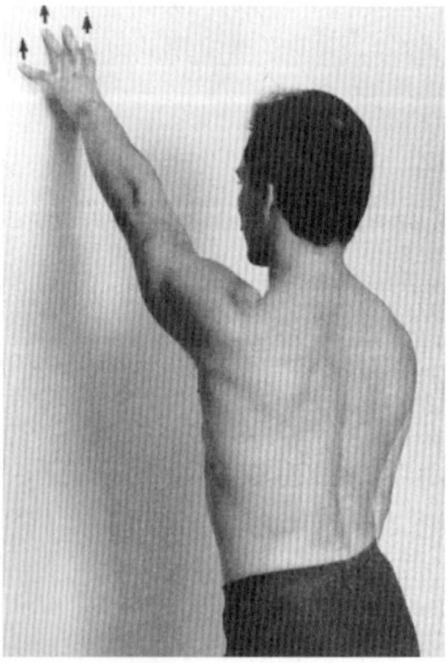

■ 그림 89-3 굴곡 신장

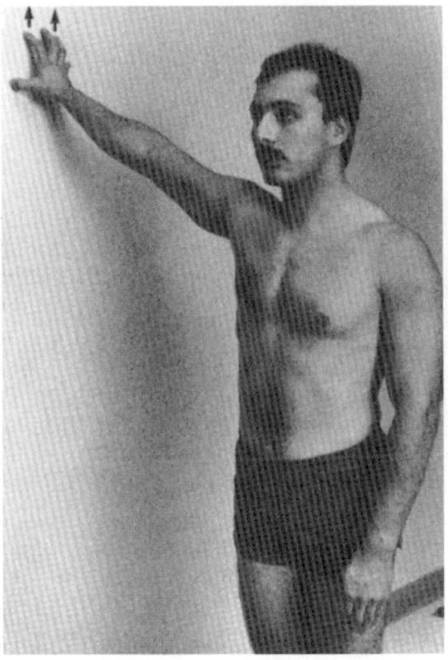

■ **그림 89-4** 외전 신장

E. **외전-외회전 신장**(그림 89-5)

1. **환자 위치:** 양손을 깎지 끼워서 머리 뒤로 한 채로 서있거나 앉고, 체간의 앞으로 팔꿈치들을 모은다.
2. **교육:**
   a. 통증없이 신장될 수 있는만큼 가능한 뒤쪽 멀리 팔꿈치들을 천천히 분리시킨다.
   b. 이 자세로 5~15초 동안 유지한다.
   c. 처음자세로 돌아간다.
   d. 이완, 휴식하고 반복한다.

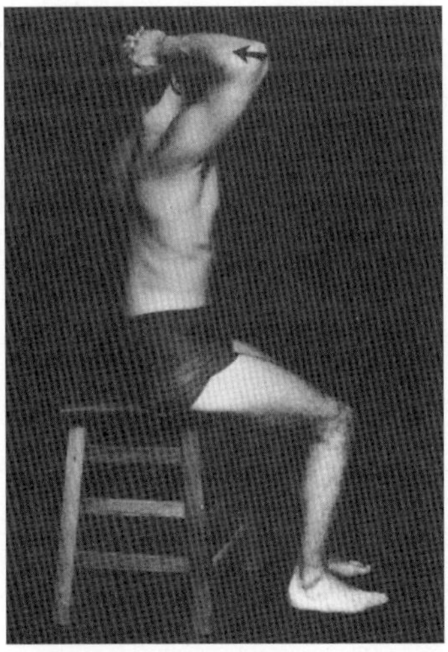

■ **그림 89-5** 외전-외회전 신장

F. **내전-내회전 신장(수동적)**: 그림 89-6

1. **환자 위치:** 팔을 양 옆에 내리고 서 있는 자세
2. **교육:**
   a. 내회전으로 치료될 수 있도록 팔과 손을 회전시킨다.
   b. 다른 쪽의 손을 이용해서 손목을 붙잡고 어깨높이로 가슴 쪽을 가로질러 천천히 당긴다.
   c. 통증 없이 신장될 수 있는 최대범위까지 점진적으로 잡아당기는 것을 증가시킨다.
   d. 처음 자세로 팔을 위치시킨다.
   e. 이완, 휴식하고 반복한다.

G. **내전-내회전 신장(능동적)**: 그림 89-7

1. **환자 위치:** 양팔을 옆으로 내리고 서 있는 자세
2. **교육:**
   a. 체간을 가로지르고 반대편 어깨를 지나 위쪽으로 가서 치료될 수 있도록 팔을 가져간다.

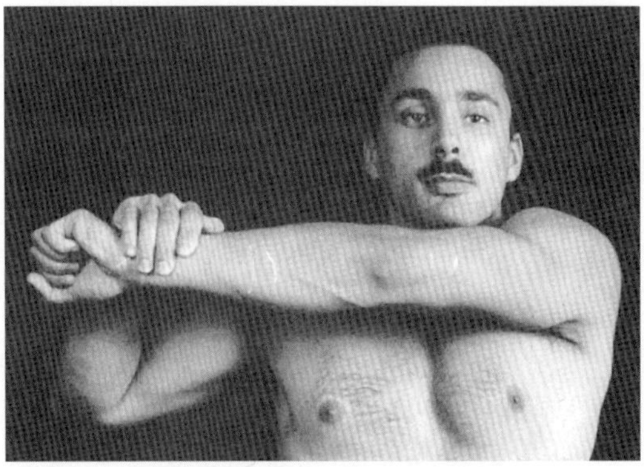

■ **그림 89-6** 내전-내회전 신장

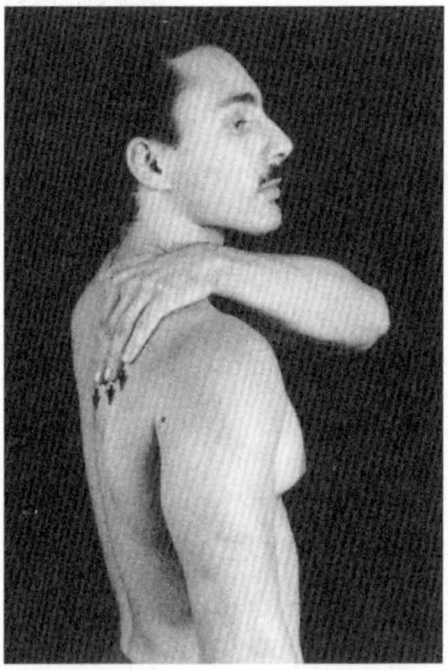

■ **그림 89-7** 내전-내회전 신장

b. 어깨를 지나 뒤쪽으로 뻗어서 견갑골에 갖다댄다.

c. 손가락을 견갑골 아래로 내려서 통증없는 최대범위까지 신장시킨다. 5~15초간 유지한다.

d. 처음 자세로 팔을 위치시킨다.

e. 이완, 휴식하고 반복한다.

■ 동결(오십)견에 대한 강제적인 신장운동
FROZEN SHOULDER FORCED STRETCH EXERCISES

이들 운동들은 급성기 손상 동안에는 수행하지 않는다. 환자가 운동을 시작하기 전에 근육이완을 돕기 위해서 중등도의 습열을 적용해야 한다. 진통제 또는 비스테로이드성 소염제를 처방받았다면, 운동하기 20분 전에 복용해야 한다. 이들 운동이 끝난 후에 아이스팩을 20분 동안 적용해야 한다.

A. **강제적인 굴곡신장**(그림 89-8)

1. **환자 위치:** 테이블 위에 타월을 놓고 그 위에서 어깨와 팔꿈치가 치료될 수 있도록 테이블을 쳐다보며 앉는다.

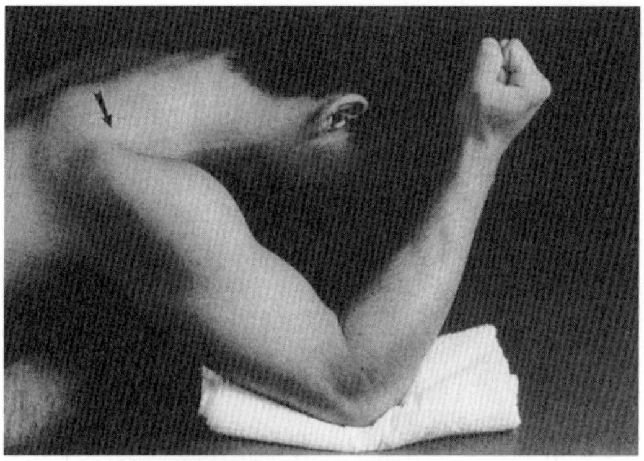

■ **그림 89-8** 강제적인 굴곡 신장

2. **교육:**
   a. 전완과 팔꿈치 사이 각을 90°로 만들고 테이블 위에 주관절의 뒷면이 닿도록 위치시킨다.
   b. 체중을 전방과 하방으로 하강시켜 어깨굴곡을 증진시킨다. 이 자세로 15초 동안 유지한다.
   c. 체중 전체를 주관절 위에 싣도록 한다. 굴곡이 증가됨(신장)과 함께 경증의 불편감을 느낄 수도 있다.
   d. 이 자세를 15초 동안 유지한다. 체간을 위로 들어올린다.
   e. 이완 휴식하고 반복한다.
   f. 각각의 반복에서 굴곡 움직임이 증가되도록 유도하라.

B. **강제적인 회전 신장**(그림 89-9)

1. **환자 위치:** 테이블 위에 타월을 놓고 그 위에서 어깨와 팔꿈치가 치료될 수 있도록 테이블을 쳐다보며 앉아 있는다. 손에 3~5파운드 무게를 잡는다.
2. **교육:**

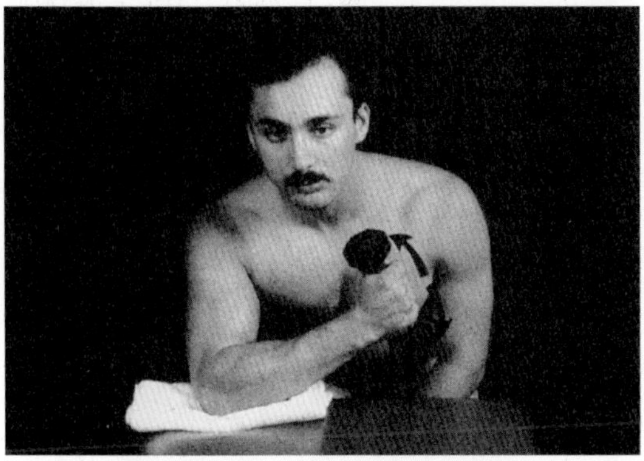

■ 그림 89-9 강제적인 회전신장

a. 팔꿈치를 축으로 테이블쪽으로 팔을 내측으로 회전시킨다. 무게를 쥐고서 천천히 내회전을 강화한다.
b. 이 자세에서 10초 동안 유지한 다음, 팔을 외측으로 회전시켜 외회전을 만든다.
c. 팔을 다시 중립선상으로 위치한다.
d. 이완, 휴식하고 반복한다.
e. 점진적으로 손에 쥐는 무게를 늘려가고 회전을 강화한다.

C. **강제적인 신전 신장**(그림 89-10)

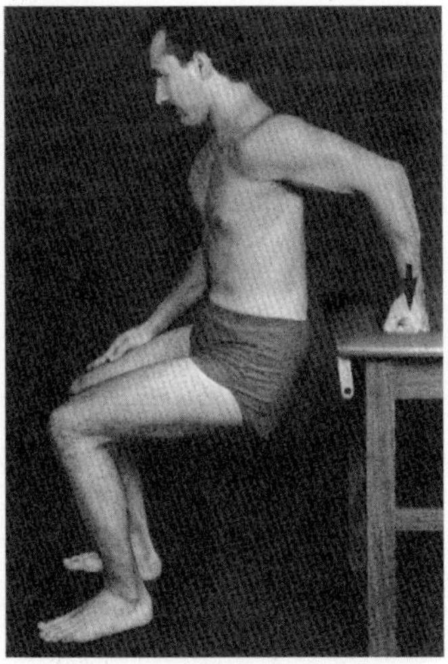

■ 그림 89-10 강제적인 신전 신장

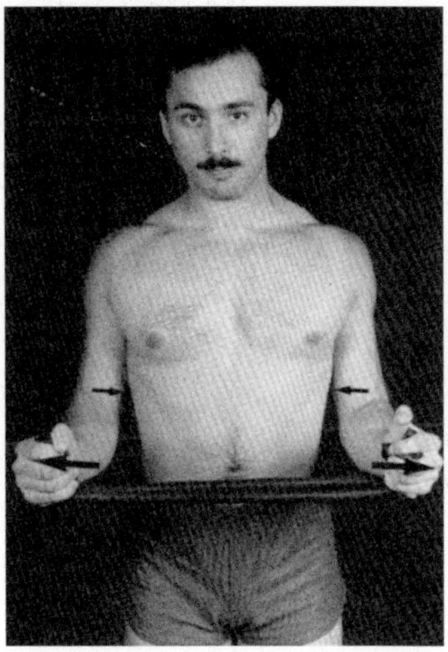

■ 그림 89-11 외회전근 강화

a. 무릎을 깊게 구부리고 체중을 주먹에 기대서 가볍게 수행한다. 이 방법은 어깨 신전을 증가시킨다.
b. 점진적으로 무릎을 깊게 구부리는 것을 늘리고 주먹에 전체 체중을 기대도록 한다.
c. 이 자세를 15초 동안 유지해서 신전을 강화한다.
d. 정위 자세로 돌아간다.
e. 이완, 휴식하고 반복한다.

■ 기구를 이용한 스트레칭 운동 STRENGTHENING EXERCISES WITH MECHANICAL AIDS

A. **외회전근**(그림 89-11)

1. **환자 위치**: 팔꿈치를 90° 구부리고, 양팔을 옆에 두며 양손은 고무튜브를 늘린채로 서있는다.
2. **교육**:
   a. 양손 사이에서 가능한 한 멀리 수평으로 튜브를 잡아당긴다. 양 팔꿈치와 팔은 체간을 향하여 힘을 유지한다.

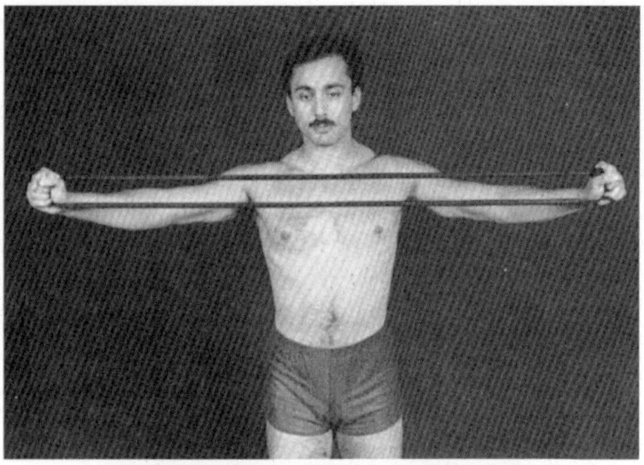

■ **그림 89-12** 신전근 강화

b. 이 위치로 5~15초 동안 유지한다.
c. 처음위치로 돌아간다.
d. 이완, 휴식하고 반복한다.

B. **신전근**(그림 89-12)

1. **환자 위치:** 양 팔을 옆에 두고 양손에 고무튜브를 늘린 채로 서 있는다.
2. **교육:**
   a. 양 팔을 어깨 높이로 올림과 동시에 고무튜브를 가능한 한 멀리 잡아당긴다. 완전히 팔이 바깥으로 신장되도록 노력한다.
   b. 이 외측신장 자세로 5~15초간 유지한다.
   c. 처음 위치로 돌아간다.
   d. 이완, 휴식하고 반복한다.

C. **굴곡근**(그림 89-13)

1. **환자 위치:** 한 손은 체간의 정중선에서 손목아래를 고정해 고무튜브를 늘려서 붙잡고 서 있는다.
2. **교육:**
   a. 팔이 치료 될 수 있도록 고무튜브의 다른 쪽 끝을 붙잡는다.
   b. 팔꿈치가 완전히 신전될 때까지 전방으로 튜브를 잡아당긴다.

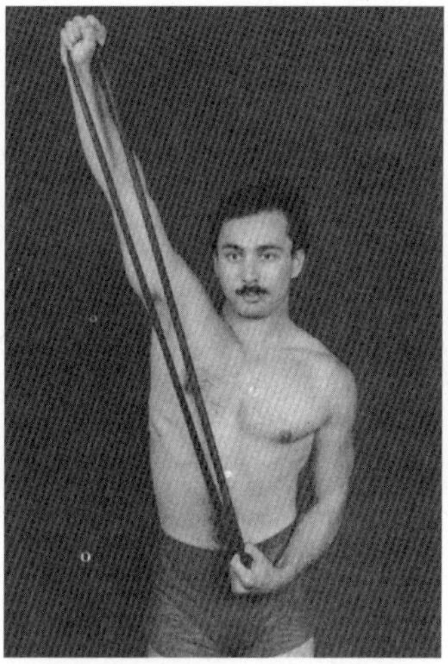

■ **그림 89-13** 굴곡근 강화

   c. 팔이 완전히 신전되어지고 머리를 지나서 어깨가 완전히 굴곡 되도록 치켜 올린다.
   d. 이 위치에서 15초간 유지한다.
   e. 천천히 처음 자세로 돌아간다.
   f. 이완, 휴식하고 반복한다.

D. **외전근**(그림 89-14)

1. **환자 위치:** 한 손은 체간의 정중선에서 손

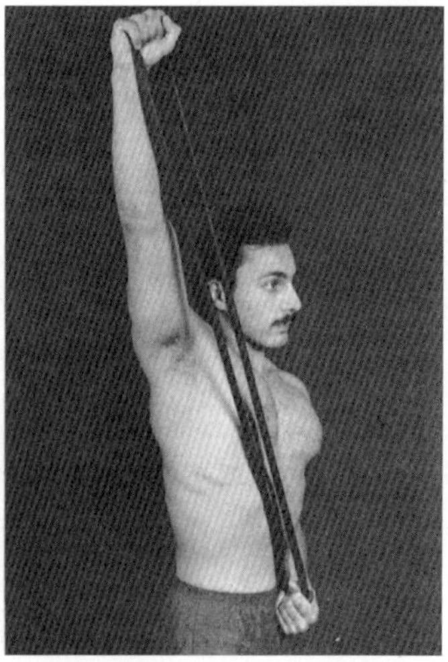

■ **그림 89-14** 외전근 강화

목아래를 고정해 고무튜브를 늘려서 붙잡고 서 있는다.

2. **교육:**
   a. 팔이 치료 될 수 있도록 고무튜브의 다른 쪽 끝을 붙잡는다.
   b. 팔꿈치가 완전히 신전될 때까지 튜브를 신장시키며 측면방향으로 잡아당긴다.
   c. 팔이 완전히 신전되어지고 머리를 지나서 어깨가 완전히 외전되도록 치켜 올린다.
   d. 이 위치에서 15초간 유지한다.
   e. 천천히 처음 자세로 돌아간다.
   f. 이완, 휴식하고 반복한다.

E. **내전근**(그림 89-15)

1. **환자 위치:** 테이블 다리 곁에서 치료가 되도록 거의 테이블 옆에 앉는다.
2. **교육:**
   a. 테이블 다리 주위에 고무 튜브를 늘려서 위치시키고, 테이블 다리 옆에서 손으로 쥔다.
   b. 팔꿈치를 90° 구부려 유지하고, 체간을 향하여 단단하게 붙잡는다.
   c. 손을 체간의 정중선 쪽으로 회전시켜서 튜브가 신장되도록 잡아당긴다. 이것은 내회전을 만든다.
   d. 이 자세에서 15초 동안 유지한다.
   e. 천천히 처음 자세로 돌아온다.
   f. 이완, 휴식하고 반복한다.

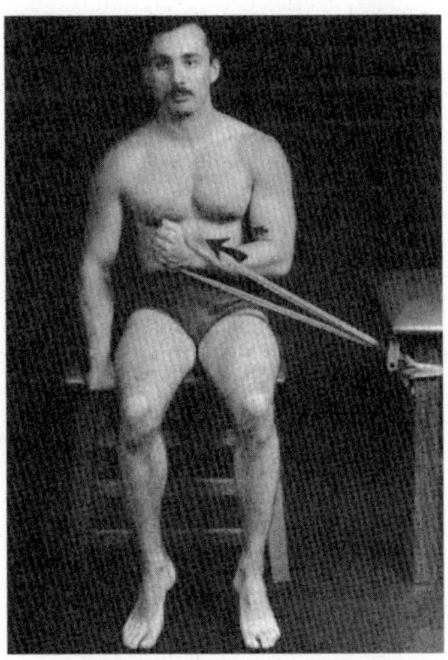

■ **그림 89-15** 내회전근 강화

■ 주관절
ELBOW JOINT

이 부분에서 묘사하는 운동들은 길항근을 강화하는 동안에 주동근을 신장하는 것이다. 각 동작은 천천히 수행한다. 이 운동의 어려움은 환자가 사용하는 무게를 증가하는 것처럼 향상하는 것이다. 최대신장을 안전하게 하기위해서 환자는 능동적으로 팔을 신장해서 뻗은 후에 다른 팔을 이용해서 증가시킨다.

A. **굴곡-신전 회내 신장** (그림 89-16)

1. **환자 위치:** 거의 테이블 옆에서 운동이 되도록 옆에 앉는다. 팔꿈치와 테이블 사이에 작은 베개나 수건을 대고, 팔꿈치를 거의 침대 가장자리에 위치시킨다.
2. **교육:**
   a. 손에 3~5파운드 무게를 쥔다. 손을 뒤

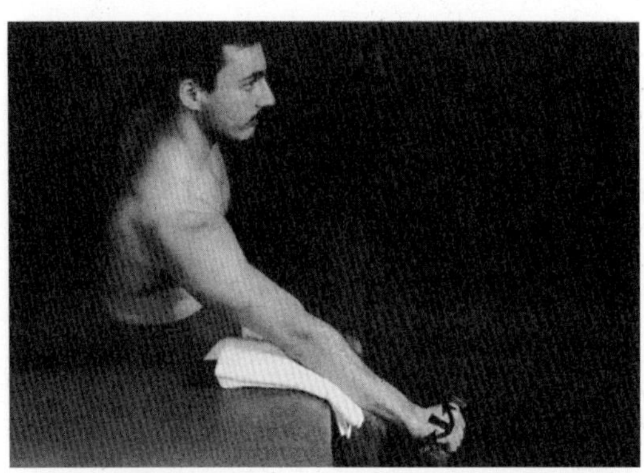

■ **그림 89-16** 굴곡-신전 회내 신장

집어서 손바닥 면이 바닥을 향하도록 한다(회내).

b. 테이블 너머로 신전되게 만드는 무게를 이용하여 팔꿈치를 테이블 아래로 신전시킨다. 팔꿈치는 지렛대로써 작용한다. 다른 손을 이용해서 팔꿈치가 신전되는 힘이 강화되도록 가볍게 민다. 이 자세로 5초 동안 유지한다.

c. 팔을 테이블로부터 들어올려서 주관절이 완전 굴곡되도록 한다. 다른 손을 이용해서 주관절 굴곡이 강화되도록 가볍게 민다. 5초 동안 유지한다.

d. 전체 동작을 반복한다. 모든 동작에서 손목을 완전 회내하고, 손바닥을 바닥으로 유지하는 것을 기억하라.

B. **굴곡-신전 회외 신장**(그림 89-17)

1. **환자 위치:** 테이블 옆에서 운동이 되도록 테이블 옆으로 앉는다. 팔꿈치와 테이블 사이에 작은 베개나 접은 수건을 놓고 테이블 가장자리에 팔꿈치를 위치한다.
2. **교육:**

a. 3~5 파운드의 무게를 손에 쥔다. 손을 회전해서 손바닥면이 위로 향하게 한다(회외).

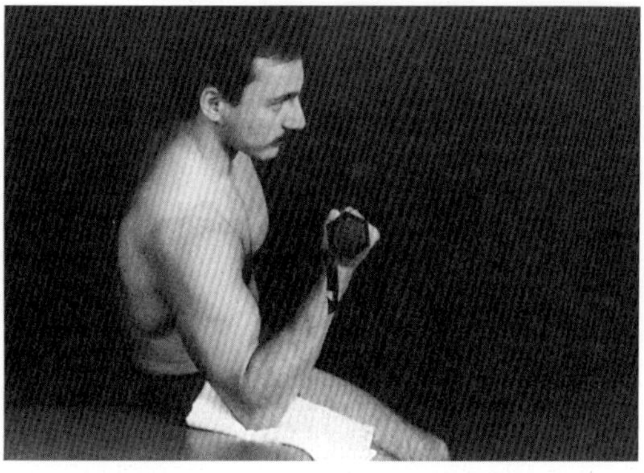

■ **그림 89-17** 굴곡-신전 회외 신장

b. 테이블 너머로 신전되게 만드는 무게를 이용하여 팔꿈치를 테이블 아래로 신전시킨다. 팔꿈치는 지렛대로써 작용한다. 다른 손을 이용해서 팔꿈치가 신전되는 힘이 강화되도록 가볍게 민다. 이 자세로 5초간 유지한다.

c. 팔을 테이블로부터 들어올려서 주관절이 완전 굴곡되도록 한다. 다른 손을 이용해서 주관절 굴곡이 강화되도록 가볍게 민다. 5초 동안 유지한다.

d. 전체 동작을 반복한다. 모든 동작에서 손목을 완전 회외하고 손바닥을 위쪽으로 유지하는 것을 기억하라.

■ 수근관절 WRIST

수근관절 신장 Wrist Stretch

A. **신전-배측굴곡 신장** (그림 89-18)

1. **환자 위치:** 팔꿈치가 완전 신전 되도록 충분한 거리가 떨어진 채로 벽 옆에서 치료

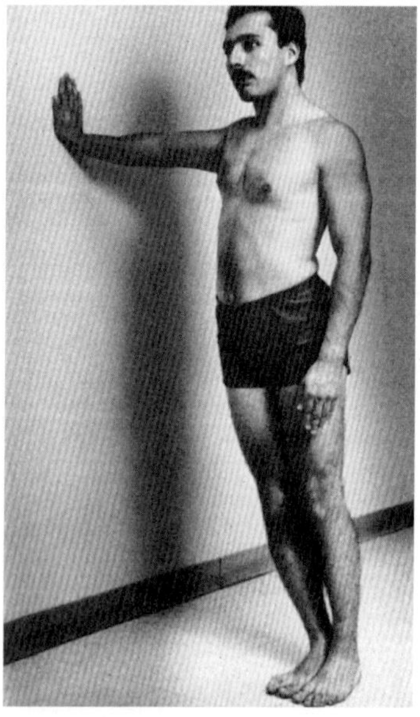

■ **그림 89-18** 완관절 신전-배측굴곡 신장

될 수 있게 측면으로 서 있는다.

2. **교육**:
   a. 손가락 끝이 위쪽을 향하게 손바닥을 벽에 평편하게 위치시켜서 주관절이 완전히 신전되게 한다.
   b. 벽에 기대서 손목의 신전 스트레칭을 일으킨다. 5초간 유지한다.
   c. 이완 휴식하고 반복한다.

B. **신전-장측굴곡 신장** (그림 89-19)

1. **환자 위치**: 팔꿈치가 완전 신전 되도록 충분한 거리가 떨어진 채로 벽 옆에서 치료될 수 있게 측면으로 서 있는다.
2. **교육**:
   a. 손가락 끝이 아래쪽을 향하게 손바닥을 벽에 평편하게 위치시켜서 주관절이 완전히 신전되게 한다.
   b. 벽에 기대서 손목의 신전 스트레칭을 일으킨다. 5초간 유지한다.
   c. 이완 휴식하고 반복한다.

C. **굴곡-장측굴곡 신장** (그림 89-20)

1. **환자 위치**: 팔꿈치가 완전 신전 되도록 충분한 거리가 떨어진 채로 벽 옆에서 치료될 수 있게 측면으로 서 있는다.
2. **교육**:
   a. 손가락 끝이 위쪽을 향하게 손등을 벽에 평편하게 위치시켜서 주관절이 완전히 신전되게 한다.
   b. 벽에 기대서 손목의 굴곡 스트레칭을 일으킨다.
   c. 5초동안 유지한다.
   d. 이완 휴식하고 반복한다.

D. **굴곡-배측굴곡 신장** (그림 89-21)

1. **환자 위치**: 팔꿈치가 완전 신전 되도록 충분한 거리가 떨어진 채로 벽 옆에서 치료될 수 있게 측면으로 서 있는다.
2. **교육**:
   a. 손가락 끝이 아래쪽을 향하게 손등을 벽에 평편하게 위치시켜서 주관절이 완

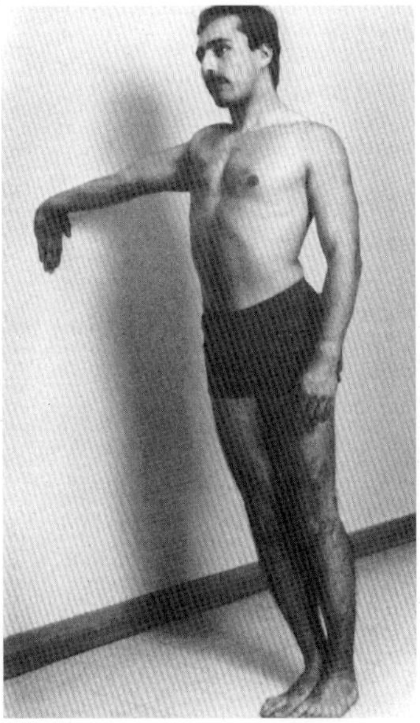

■ **그림 89-19** 완관절 신전-장측 굴곡 신장

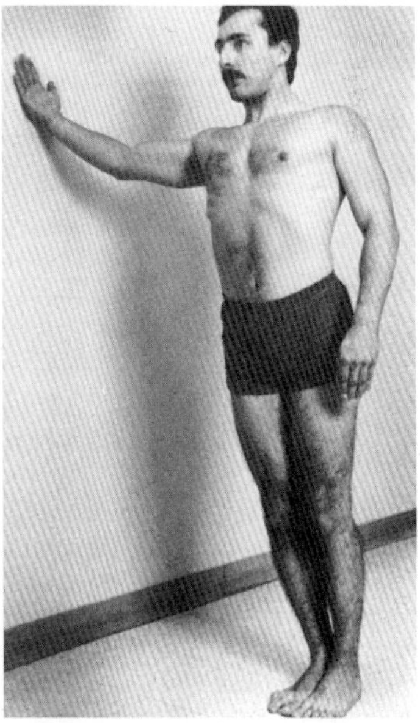

■ **그림 89-20** 완관절 굴곡-장측굴곡 신장

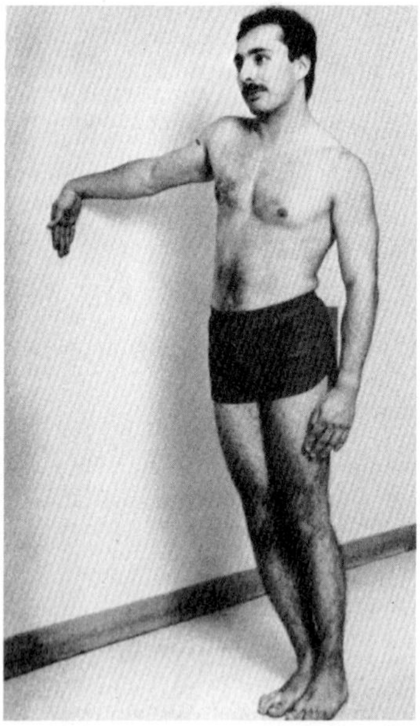

■ **그림 89-21** 완관절 굴곡-배측 굴곡 신장

전히 신전되게 한다.

b. 벽에 기대서 손목에 굴곡 스트레칭을 일으킨다.

c. 5초 동안 유지한다.

d. 이완 휴식하고 반복한다.

수근관절 강화 Wrist Strengthening

A. **손목 굴곡근**(그림 89-22)

1. **환자 위치:** 테이블 옆에서 치료되도록 측면에 앉는다. 팔꿈치는 거의 90° 굴곡해서 테이블 위에 수건을 올려놓고 그 위에 위치시킨다. 손목은 테이블에 내려놓는다.

2. **교육:**

a. 3~5파운드의 무게를 손에 쥔다. 손바닥면을 위로해서 손목을 회외 위치로 놓는다.

b. 전완은 테이블에 평편하게 유지한 채로 손에 쥐고 있는 무게를 천정 쪽으로 들어올린다(손목굴곡).

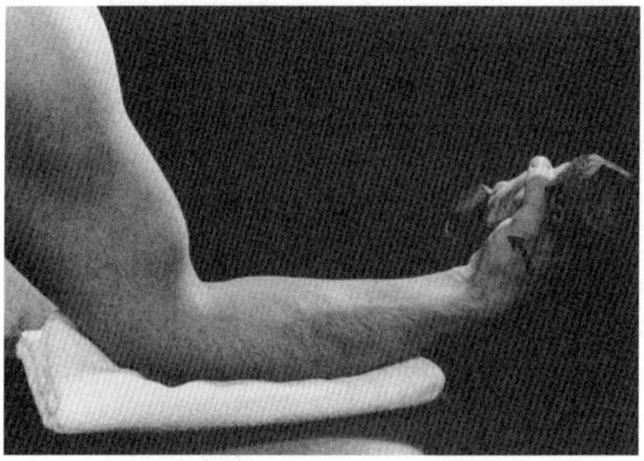

■ **그림 89-22** 완관절 굴곡근 강화

c. 5~15초 동안 유지한다.

d. 천천히 무게를 테이블 아래로 내려놓아 완전히 손목을 신전시킨다.

e. 이완, 휴식하고 반복한다.

B. **손목 신전근**(그림 89-23)

1. **환자 위치:** 테이블 옆에서 치료되도록 측면에 앉는다. 팔꿈치는 거의 90° 굴곡해서 테이블 위에 수건을 올려놓고 그 위에 위치시킨다. 손목은 테이블에 내려놓는다.

2. **교육:**

a. 3~5파운드의 무게를 손에 쥔다. 손바닥면을 아래로 해서 손목의 회내로 위치시킨다.

b. 전완은 테이블에 평편하게 유지한 채로

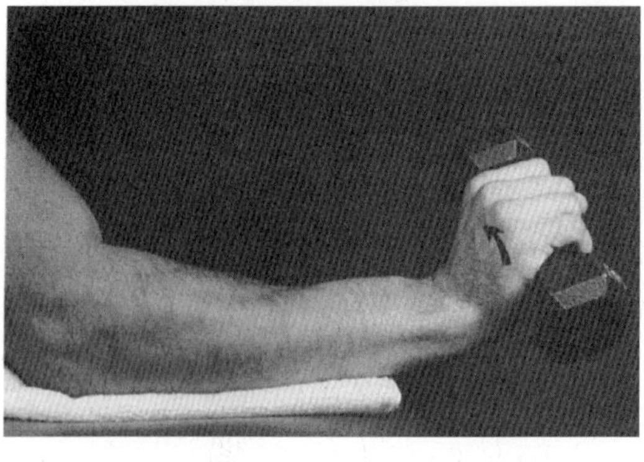

■ **그림 89-23** 완관절 신전근 강화

손에 쥐고 있는 무게를 천장 쪽으로 들어올린다(손목 신전).

c. 이 위치에서 5~15초 동안 유지한다.

d. 천천히 무게를 테이블 아래로 내려놓아 완전히 손목을 굴곡시킨다.

e. 이완, 휴식하고 반복한다.

C. **손목 회전근**(그림 89-24)

1. **환자 위치:** 테이블 옆에서 치료되도록 측면에 앉는다. 팔꿈치는 거의 90° 굴곡해서 테이블 위에 수건을 올려놓고 그 위에 위치시킨다. 손목은 테이블에 내려놓는다.

2. **교육:**

a. 3~5파운드의 무게를 손에 쥔다. 손바닥 면을 아래로 향한다.

b. 손바닥면이 위로 될 때까지 손목은 움직이지 않게 유지하고 천천히 전완을 회전한다.

c. 이 자세를 5초 동안 유지한다.

d. 처음 자세로 돌아가게 천천히 손목을 회전한다.

e. 이 위치에서 5초 동안 유지한다.

f. 이 방법을 반복한다.

D. **척골-요골 내전**

1. **환자 위치:** 테이블 옆에서 치료되도록 측면에 앉는다. 팔꿈치는 거의 90° 굴곡해서 테이블 위에 수건을 올려놓고 그 위에 위치시킨다. 손목은 테이블에 내려놓는다.

2. **교육:**

a. 3~5파운드의 무게를 손에 쥔다. 손바닥 면 아래로 향하게 한다. 손목은 움직이지 않게 유지한다.

b. 손목을 옆으로 구부려서 엄지손가락이 팔에 닿도록 노력한다.

c. 이 위치에서 5초 동안 유지한다.

d. 손목을 반대쪽 방향 측면으로 굴곡해서 약지(새끼손가락)가 팔에 닿도록 노력한다.

e. 이 위치에서 5초 동안 유지한다.

f. 이 방법을 반복한다.

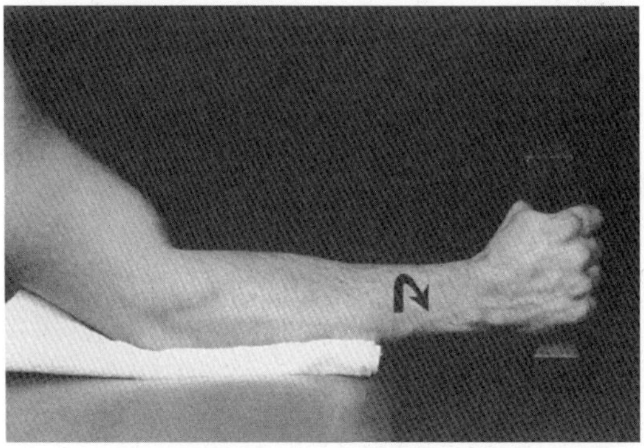

■ 그림 89-24 완관절 회전근 강화

■ 손
THE HAND

A. **손가락 신장**(그림 89-25)

1. **환자 위치:** 앉거나 선다.

2. **교육:**

a. 단단하게 주먹을 쥐고 5초 동안 유지한다.

b. 주먹을 펴고 가능한한 손가락을 바깥으로 멀리 스트레칭한다.

c. 이 위치에서 5초 동안 유지한다.

d. 순서를 반복한다.

B. **손가락 협응운동**(그림 89-26)

1. **환자 위치:** 앉거나 선다.

2. **교육:**

a. 손바닥을 아래로 한 채로 손을 유지한다.

b. 엄지손가락과 손가락 끝 사이에 카드를 단단하게 쥔다. 갑자기 손에서 놓아서

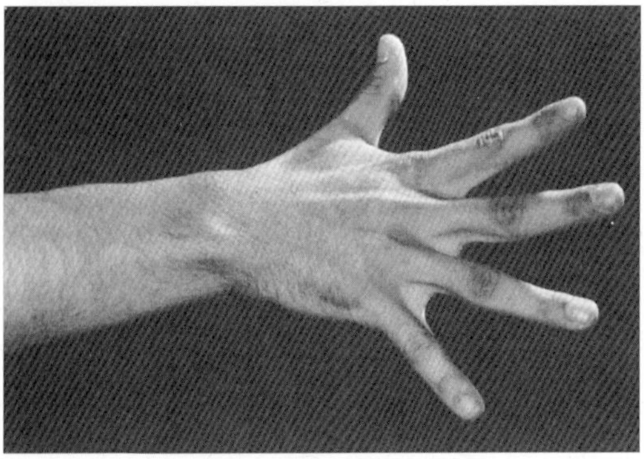

■ **그림 89-25** 수지 신장

카드가 바닥에 떨어지게 한다.

c. 엄지와 다른 손가락을 사용해서 반복한다.

d. 전체 과정을 반복한다.

C. **손가락 협응운동**(그림 89-27)

1. **환자 위치**: 앉거나 선다.
2. **교육**:

a. 손바닥을 아래로 한 채로 손을 유지한다.

b. 각 손가락 사이에 카드를 끼운다.

c. 손가락을 분리해서 한번에 하나의 카드를 떨어뜨린다.

d. 다른 순서로 카드를 손에서 놓는 방법으로 반복한다.

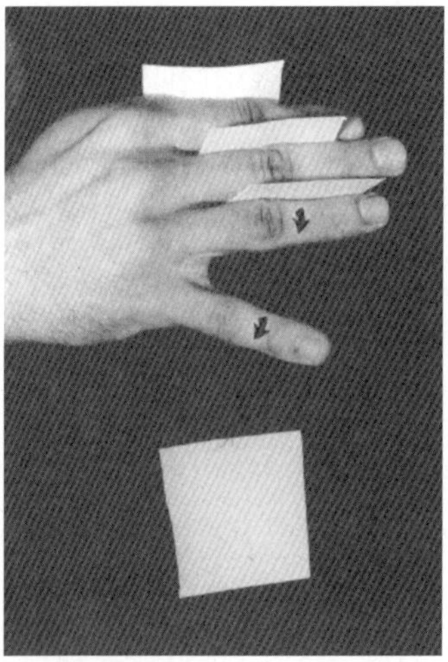

■ **그림 89-27** 수지 협응

D. **손가락 근력강화**(그림 89-28)

1. **환자 위치**: 앉거나 선다.
2. **교육**:

a. 치료할 수 있도록 고무공을 손에 쥔다.

b. 엄지와 소지, 엄지와 약지, 엄지와 중지, 엄지와 시지 사이로 번갈아가며 공을 꽉 쥔다.

c. 모든 손가락으로 공을 꽉 쥔다.

d. 각각의 꽉 쥐는 동작에서 3~5초 동안 유지한다.

e. 단계를 반복한다.

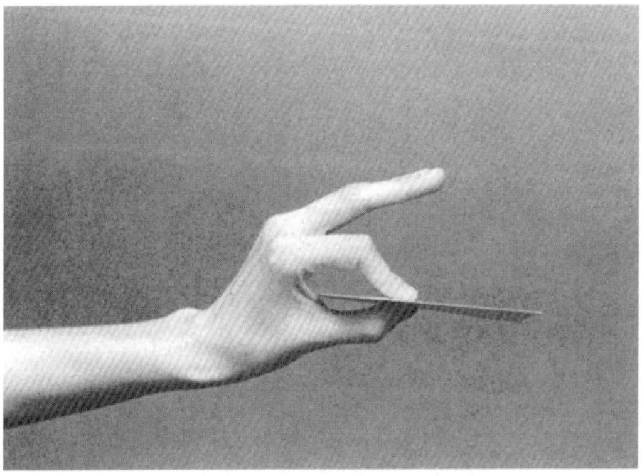

■ **그림 89-26** 수지 협응

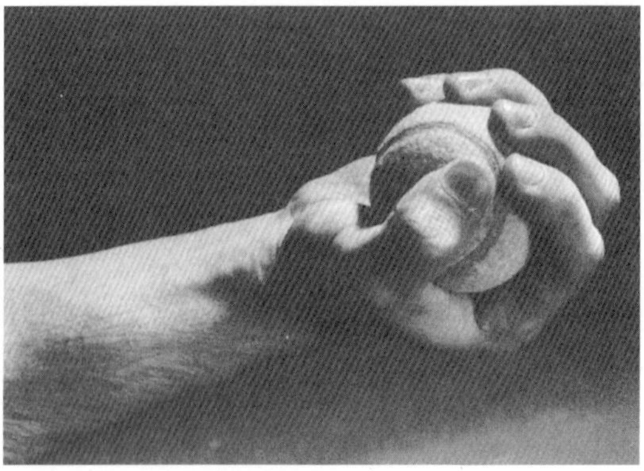

■ **그림 89-28** 수지-수장 강화

90

상지에 대한 임상적용과 증례병력

(Practical Applications and Case Histories of the Upper Extremities)

상지는 감염이나 급성 외상처럼 급성적인 문제를 일으킨다. 상지 또한 퇴행성 과정과 과사용에 의해 영향을 받는다. 손을 사용하는 능력의 중요성 때문에 치료사는 상지의 어느 관절에서 움직임의 어떤 작용도 방심하지 말아야 하다. 그리고 가능하면 영구적인 장애의 예방책을 찾아야 한다.

팔의 통증이 어떤 관절 또는 연부조식의 내적인 문제에 의해 유발되었을지라도, 몇 가지 내제적인 요인, 즉, 경추병변, 윗 관절 혹은 아래 관절에 영향을 주어 연관된 문제, 심장병변, 심근경색 또는 협심증, 늑막염, 또는 당남염에 의한 횡격막의 불규칙, 복막염, 또는 복강경 수술 후 가스 거품에 의해 나타 날수 있음을 명심해야 한다. 특히 어깨는 신체에서 가장 많은 연관통이 나타나는 부위이다.

■ 감염
INFECTION

상지에서의 피부나 다른 연부조직의 감염은 급성기의 염증기와 같은 증상 즉, 통증에 증상이 있고 발열, 종창, 발적 그리고 촉진 시에 압통이 나타난다. 감염은 국소적이거나 봉와직염처럼 보다 퍼질 것이다.

손의 감염은 근막의 개방된 신경망과 손의 구획 터널을 통해 급속도로 펴져 나가기 때문에 상지에서 손의 감염은 가장 중요히다. 손가락 패드의 총맥(모세혈관 속)의 국소적인 감염은 표저(손가락 말지골 골수를 침범하는 화농성 감염)로 알려졌다. 손톱주변의 감염은 손톱주위염 이라 부른다. 감염의 말단부위와 붉은 줄이 전완 쪽으로 펴져있을 것이다. 이런 경우 액와의 림파절을 평가해야 한다. 모든 감염은 적극적으로 치료를 해야 한다.

■ 급성외상
ACUTE TRAUMA

급성 외상은 보통 환자로부터 병력을 쉽게 얻게 될 것이다. 직업, 다양한 운동, 자동차 사고, 팔위로의 낙상, 팔의 비틀림 그리고 상지의 타격이 급성외상의 대부분을 차지한다. 환자에게서 진술을 받지 못해 확인 할 수 없는 경우에 관찰은 중요한 도움을 준다. 좌상, 찰과상, 열상 그리고 종창은 목록에 기록을 해놓아야 한다.

골절 Fractures

성인의 경우, 대부분 일반적으로 어깨 골절은 상완골의 외과경에 나타난다. 소아의 경우 쇄골 골절이 보다 잘 발생한다. 팔을 뻗친 채로 떨어졌으면 아마도 대부분의 경우 견갑대에서 골절이 나타난다. 견갑대에서 동작이 정상 움직임으로 돌아오는 것이 골절의 회복보다 빨리 나타날 것이다.

팔꿈치의 골절은 상지에서 가장 적게 나타난다. 그러나 팔꿈치에 골절이 일어나면 적합한 진단과 치료를 하지 못하면, 심각한 결과를 초래한다.

손과 손목은 팔을 뻗은 상태에서 떨어지면서 골절이 일어난다. 척골, 요골 또는 양쪽은 떨어질 때 짚으려고 하면서 파열 된다. 해부학적 코담배갑(anatomic snuff box) 기저부의 주상골 골절은 회복이 늦거나 불 유합을 초래할 수 있기 때문에 주의 깊게 지켜보아야 한다.

탈구 Dislocations

상지에서 어떠한 관절에서든지 충분한 힘이 가해지게 되면 탈구가 될 수 있다. 견관절은 특히 전방으로 탈구되기가 쉽다. 돌출된 쇄골단과 어깨에서 둥그스럼이 소실되는 부위에 탈구가 될 수 있고, 빈번하게 관절낭의 파열과 관련되어진다. 모든 관절에서의 탈구는 방사선 영상에서 골절과 연관 된 것을 알 수 있을 것이다. 최초 손상시기에 관절낭의 파열이 있었다면. 만성탈구 문제가 될 수 있다. 상완골두의 탈구는 팔의 신전, 외전, 그리고 외회전의 움직임을 할때 파열을 통하여 나타날 수 있다. 환자가 통증 원인에 대해 인식을 하지 못했다면, 불안검사(apprehension test)는 진단을 확정하는데 도움을 준다.

연부조직 손상 Soft tissue injuries

견관절은 두 종류의 연부조직 손상이 흔히 일어나기 쉽다. 견봉의 충격으로부터 발생될 수 있는 견봉쇄골 관절의 분리는 오구돌기 주변의 견갑골의 염력(torque)를 일으킨다. 견쇄인대는 관절의 불안정성 때문에 파열이 일어난다. 그 견쇄인대는 완전한 파열이거나 부분적인 파열일 것이다. 동측손에 체중부하를 해서 x-ray 촬영을 하는 것은 이러한 진단을 확정하는데 요구되어질 수 있다.

두 번째 손상은 회전근육들의 파열이다. 이것은 근육자체가 손상을 입었을지라도, 빈번한 건의 파열이다.

파열은 젊은 사람들에게서 어깨에 의미있는 힘이 가해져서 일어날 수 있고, 노인에게서는 건의 섬유가 닳아 없어져 약해지고, 보다 적은 힘에도 건 파열이 일어날 수 있다. 회전근개 파열은 심각함의 정도가 다양할 수 있다. 극상근은 상상완(suprahumeral)공간을 통하여 상완골두와 견쇄인대와 견봉 사이를 지나며 부적절한 혈액공급에 의해 회전근개 근육 손상중 가장 많다.

일반적이지는 않지만, 이두근 또는 이두건 또한 파열 될 수 있다. 이렇게 일어나게 되면, 근육의 근복의 위치는 정상보다 원위에 위치해 보이게 된다.

때때로 외상 또는 반복적인 미세손상에 의해 낡아져서 횡인대가 손상을 입게될 때, 상완골이두근구에서 이두건은 불정하다. 건은 Yergason 검사처럼 일정한 움직임에서 상완이두근구의 찝힘이 나타나게 될 것이다.

■ 퇴행성 과정 DEGENERATIVE PROCESSES

건염 Tendinitis

비외상성 어깨 통증의 거의 90%는 건염에 의해 나타난다. 염증과정을 포함한 가장 일반적인 어깨의 대표적 2개의 건은 이두근 장두와 극상근 건이다. 두개의 건은 모두 상상완(suprahumeral)의 공간을 지나가고 견관절의 외전동안 압박을 받는다.

특히 극상근 건은 근육으로부터 건으로 들어가는 혈관과 뼈로부터 들어가는 혈관 사이의 간격에서 적절한 순환이 부족하다. 이 지역은 위험지역(critical zone)으로 알려져 있다. 이 위험지역은 석회화 건염으로 칼슘이 침착할 가능성이 가장 많은 위치이다. 건에 침착하는 칼슘, 석회화 건염은 건염으로부터 회복이 지연되고 만성이 될 수 있다.

견 관절 주변 모든 압통점의 정골의학적 치료는 특히 건과 연관된 통증을 줄이는데 도움을 준다. 모든 움직임 제한과 순환의 제한은 제거될 것이다.

관절낭염 Capsulitis

어깨의 관절낭염은 드물게 분리되어 발생하며 항상 어깨의 다른 염증성 과정과 관련되어 있다. 유착성 활액낭염이 대표적인 형태이다(예: 오십견).

활액낭염 Bursitis

활액낭염이 어깨 통증에서 일반적 진단일 지라도, 활액낭염으로 발생하는 실제적 어깨통증은 아주 적은 비율을 갖는다. 견봉하 활액낭은 상상완(suprahumeral)의 공간에 위치하기 때문에 가장 일반적으로 영향을 주는 활액낭이다. 때때로 건에 침착한 칼슘은 활액낭속으로 통과하여 파열을 일으킬 것이고 석회성 활액낭염을 초래 한다.

동결(오십)견 Frozen shoulder

유착성 관절염으로 알려진 동결견은 어깨의 오랫동안 움직임이 없을 때 나타난다. 동결견은 어깨의 외상으로부터의 통증이나 염증성 과정으로 발생된 어깨의 잘못된 움직임 또는 부목 또는 거는 붕대의 적용으로 나타날 수 있다. 염증과 섬유의 변화는 모든 관절주변의 연부조직에서 발생한다. 어깨의 운동범위는 현저하게 제한이 되고, 외전과 내회전은 가장 많이 영향을 받는다. 환자는 어깨운동 교육을 받아야 한다. 치료사의 관리를 제외하고는 완벽한 부동자세를 48시간 이상 지속해서는 안되며 물리치료를 가능한 한 최대한 빨리 시작해야 한다.

예방은 최고의 치료이다. Spencer 기법은 특히 통증이 있는 어깨에 움직임 소실을 예방하고, 어깨의 유착성 관절낭염과 관련된 움직임의 회복에도 도움을 준다.

상과염 Epicondylitis

주관절의 일반적인 문제인 상과염은 바깥쪽 상과에 문제가 있을 시 테니스 엘보우로 불리고 안쪽 상과에 문제가 있을 시 골퍼스 엘보우로 불린다. 이것은 테니스 라켓을 쥐거나 골프의 클럽, 나사 돌리기 또는 문을 여는것과 같이 내·외회전이 반복적으로 요구되는 생활동작과 관련된 과사용 증후군이다. 손목의 신전근들은 바깥쪽 상과염과 관련이 있다.

통증은 상과 주변에 나타나고, 팔 아래로 방사된다. 이것은 손목을 신전하는 것에 대한 저항 또는 물체를 쥐는 동안 손목의 배측 굴곡에 의해 악화가 된다. 건의 석회화 없이 이 부위에 퇴행이 나타날 수 있다.

요골두의 체성기능부전은 종종 외측 상과 염으로 오인하게 된다. 팔의 외측에 통증이 있을 때와 쥐는 힘이 약해지면, 요골두를 평가 해봐야 한다. 역스트레인(counterstrain) 치료는 진성 염증과정의 통증을 감소시킨다. 문제의 원인을 잡아주는 것이 재발방지에 가장 중요하다.

수근관 증후군 Carpal tunnel syndrome

수근관 증후군에서 터널 안에 정중신경은 만성 염증으로부터의 반흔조직, 섬유 띠 혹은 미세손상, 관절염 또는 갑상선 기능 저하 증에 의해 일어나는 점액수종(myxedema) 등에 의해 압박되게 된다. 임신의 부종은 수근관 증후근을 유발 할 수 있다. 수근골의 체성기능부전은 수근관 증후군을 일으킬 수 있다.

수근관 증후군은 손에서 따끔거리는 같은 이상감각과 통증에 의해 특성화 되었고 특히 정중신경의 분지를 따라서 나타난다. 저린 느낌의 증상이 나타날 수 있다. 손의 근력 약화는 자주 일어난다. 검사상 무지구(thenar eminences)는 위축 될 수 있다. 굴곡 건들은 아마도 약간 부풀어 올랐을 것이다. 틴넬징후(Tinel sign)와 팔렌검사(Phalen test)는 양성으로 나타나 진단을 증명해준다.

정골의학적 치료는 연부조직의 스트레칭, 수근골 제한의 해방, 부종액의 제거와 순환과 신경기능 증진을 목적으로 한다.

드퀘르벵 증후군 Dequervain syndrome

이것은 엄지의 협착성 건초염이다. 남자보다 여자에 더 많고 엄지의 반복적인 동작으로 건초에 염증을 일으킨다. 주요 증상은 통증과 엄지 움직임의 어려움이다. 해부학적 코담배갑(anatomical snuffbox)주변의 부종을 주의해야 한다. 엄지의 회선동작 에서 통증이 있다. 이러한 상태를 위한 특별한 검사로는 휜켈스테인 검사(Finkelstein test)가 있다. 스테로이드 주사가 필요할 수 있다. 정골의학적 치료는 직접적으로 관절 동작의 증가와 종창의 감소, 그리고 역스트레인과 함께 압통점을 치료한다.

듀퓨이트랭 구축 Dupuytren' s contracture

듀퓨이트랭 구축은 손바닥에서 결절형성과 수장근막 구축이 특징이다. 이것은 발생학적 경향(genetic predisposition)의 질병이다. 이 질환은 음주자들에게서 자주 발생하며 외상에 의해서 발통되거나 악화 된다. 결절은 압통이 있다. 수장 근막의 구축, 손가락의 굴곡, 특히 척골 측에서 증상이 있다. 손가락과 손의 기능은 심각하게 제한될 수 있다. 정골의학적 치료의 목적은 수장 근막이 가능하면 자유롭게 유지할 수 있도록 한다. 중수지절골과 근위지절골 사이 관절은 이차적 관절 부동과 굴곡건들의 제한을 예방하기 위해 움직여야 한다. 근막이완기법과 스트레칭은 유용하며 수술적인 중재가 필요 할 수 있다.

관절염 Arthritis

어떤 관절염의 유형이든 견관절에 영향을 줄 수 있다. 흉쇄관절은 가장 일반적으로 영향을 받는다. 상완견관절의 골관절염은 보통 다른 상지의 관절에서보다 적다.

류마티스 관절염과 골관절염은 손목과 손의 관절에 영향을 줄 것이다. 건선관절염 과 통풍성 관절염 또한 손목과 손의 관절에 영향을 준다. 많은 소견들과 특별한 변형은 이전에 언급을 했었다. 관절염증에서 관절의 작은 부수적 움직임은 먼저 소실된다. 정골의학 치료사는 모든 관절에서 급성염증이 발생하자마자 명료하게 가라앉혀야 한다. 관절을 견인하는 위치해 놓으면 환자의 불편은 분명하게 감소된다. 환자는 관절의 부드러운 움직임을 유지하기위해 운동을 권장 받아야 한다.

■ 체성기능부전 SOMATIC DYSFUNCTION

견관절의 대부분 관절 체성기능부전 발생은 흉쇄관절 또는 견봉쇄골 관절에서 발생한다. 이들 기능부전들은 관절을 포함한 통증과 한 면 또는 그 이상의 면의 관절움직임 제한이 특징이다. 요골 두를 포함한 주관절에서의 관절 체성기능부전이 가장 일반적이다. 전방 이나 후방의 움직임 제한은 요골 두를 전,후방으로 움직여서 검사한다. 이러한 상태는 종종 테니스 엘보우의 모방통증이다. 요골 두의 전방 활주는 회외운동과 굴곡, 그리고 후방 활주는 회내운동과 신전이 같이 일어난다. 압통점은 외측상과나 요골두 위, 전척골근와(antecubital fossa) 혹은 주두위에 위치한다.

체성기능부전은 수근 혹은 손의 뼈 사이에서 일어날 수 있다. 압통 점은 손목의 복측과 배측 표면에 위치한다. 손의 일반적인 압통점은 무지구에 나타난다.

■ 병력사례 — 어깨통증 CASE HISTORY—SHOULDER PAIN

24세 남자는 3일 전부터 오른쪽 어깨에 통증이 있어 개인병원에 내원하였다. 통증은 의사의 처방없이 사는 약 복용으로 둔감해졌다. 그는 통증이 발생하기 전날에 조카와 공을 던지고 받기를 했다. 그는 통증 때문에 잠을 자기가 힘들었고 물건을 들어 올리거나 셔츠입기, 그리고 머리위로 팔 뻗기 동작이 가장 힘들었다.

어깨 검사 상 타박, 부종, 염증은 보이지 않았다. 수동적이거나 능동적 움직임 둘 다 왼쪽 어깨에 비해 오른쪽 어깨에서 굴곡, 외전 신전 그리고 외회전에 제한이 있었다. 그는 아플레이 긁기검사(Apley scratch test)를 완전히 수행할 수가 없었다. 비록 통증 때문에 검사 하기가 어려웠지만 근력은 정상 이었다. 검사 상 목과 팔꿈치, 손목은 정상이었다. 촉진시에 이두근 건의 현저한 압통과 회외근 건에 약간의 압통이 나타났다. 어깨의 활액낭에 압통과 부종은 없었다.

이두근과 극상근 건염으로 진단을 내렸다. 환자에게 비스테로이드 계열의 항 염증성 약을 처방해주었고 하루에 2-3회 정도 어깨에 아이스를 권유했으며 물건을 들기나 잡으려고 팔을 뻗는 동작을 삼가하고 정상적인 동작들을 수행하라고 하였다. 이두근 건의 장 · 단두와 극상근의 압통점은 역스트레인(conterstrain)으로 치료 하였고 승모근, 능형근, 그리고 흉근은 가볍게 스트레칭을 해주었다.

다음 1주일 후에 방문 했을 때 그는 많이 좋아졌고 어깨근력 강화와 유착성 활액낭염 예방, 움직임 회복을 위해 가정운동 프로그램을 점진적으로 증가시켰다.

토의 discussion

건염은 어깨에 흔히 발견되는 통증이다. 이

두근건과 극상근과 극상건은 상상완(supra-humeral) 공간을 지나가기 때문에 어깨 사용을 위해 힘을 주면, 자극이 되며 특히 준비 되지 않은 활동을 할 때 자극이 된다. 어깨를 격렬하게 사용하기 전에는 모든 어깨 근육의 준비운동과 회전근개근육의 근력 강화를 해야한다.

건염는 염증성 과정이기 때문에 항염증성 약물치료와 얼음치료가 유용하다. 정골의학적 치료는 직접적으로 염증과 관련된 통증을 감소시켜주고 순환을 증진 시킨다. 인접한 근육의 스트레칭은 견관절의 더 이상의 상해를 예방하는데 도움을 준다. 가정운동 프로그램은 스트레칭과 근력강화운동이 포함되어야 한다.

어깨 통증 환자에 대해 평가를 할 때, 모든 어깨 통증은 어깨 자체의 문제로만 적용해서는 안된다. 경추의 병변, 심근경색, 늑막염, 또는 방광에 의한 횡격막의 불규칙, 농양 또는 복강경 수술후 가스 거품과 같은 외재적인 요인이 있을 수 있다는 것을 기억해야한다.

■ 병력사례 — 테니스 엘보우
CASE HISTORY — TENNIS ELBOW

R.F는 54세의 남자로 일주일에 2~3번 테니스를 즐긴다. 특히 격렬한 경기을 한후 오른쪽 팔꿈치의 통증이 증가된다. 그는 팔꿈치에 얼음을 대고, 아세트아미노펜(진통해열제)을 복용 후 통증이 약간 진정되었다. 그는 테니스를 할 수 없었고, 문고리를 잡거나 병 뚜껑을 열 때 힘이 약해진 것을 느꼈다. 그는 오른쪽 상지를 다친적이 전혀 없었고, 항상 활동 전에 스트레칭을 했었다.

검사상 그는 적절한 건강을 가진 중년 남성이었고, 팔꿈치 통증이외에는 좋은 건강 상태를 유지하고 있었다. 외측상과는 촉진 시 압통이 있었고, 전완의 외측근육에도 압통이 있었다. 그의 파악(grip)은 왼손보다 오른손이 더 약해졌고 회외에 저항하는 동작에 통증이 있었다.

그는 소염제를 처방받았고, 팔꿈치에 얼음을 권유받았으며 정골의학적 수기요법으로 치료받았다. 외측상과 전반적인 압통점은 역스트레인 기법(counterstrain technique)으로 치료받았다. 그는 통증이 완전히 사라질 때까지 테니스 엘보우 보호대를 착용하라고 권유받았다. .

토의 discussion

테니스 엘보우는 일반적으로 주관절 회외 동작에서 과사용으로 발생하게 된다. 그것은 백핸드 동작을 잘못 사용한 테니스 선수들에게서 발생한다. 외측상과에서 건의 부착점에 염증이 생기게 되고, 회외 시 통증이 발생한다. 이것은 가장 일반적인 염증과정이고, 소염 약물치료나 때때로 스테로이드 주사요법이 필요하다. 얼음을 적용하는 것은 염증을 감소시키는 것을 돕고 전완의 보호대는 때때로 유용하다. 테니스가 이 문제의 원인이라면, 백핸드 스윙을 전문적으로 평가하는 것은 잘못된 라켓의 사용으로부터 상태의 악화를 예방할 것이다. 정골의학적 치료는 상과에 있는 압통점에 직접적인 치료이나 일부분일뿐 완전히 감소되는 것은 아니다.

자주 테니스엘보우와 혼동되며 정골의학적 수기요법치료에 잘 반응하는 요골두의 체성기능부전 같은 요골두의 평가는 중요하다.

치료사는 또한 테니스를 치지 않는 사람들에게서의 "테니스 엘보우"를 생각해야 한다. 그것은 나사드라이버(screwdriver)의 사용이나 문고리나 병뚜껑 같은 물체에 회전저항을 주는 것처럼 팔에 회외와 회내동안에 강한파악을 할 때마다 발생할 수 있다.

■ 병력사례 — 충돌증후군
CASE HISTORY — IMPINGEMENT SYNDROMES

A.M. 50세의 우편배달부는 거의 8개월 동안 오른쪽 팔과 손에 통증과 저린증상이 나타났었다. 그는 오른쪽 팔을 뻗친 채로 떨어진 병력이 있었다. 그 후로 그는 손목과 어깨에 통증을 경험했다. 그는 예전에 버터란 병원(Verteran' s hospital)에서 수근관증후군 진단으로 치료받은 적이 있었다.

상지의 평가는 기능부전의 몇가지 부분을 나타낸다. 팔 근육군의 대부분은 왼쪽팔보다 오른쪽이 더 약해졌다. 관절가동범위는 손목의 내전, 외전 제한을 제외하고는 정상이었다. 손의 감각은 감소되어졌다. 경추의 관절 가동범위는 감소되어졌고 오른쪽 첫 번째 늑골은 거상되어지고 제한되었다. 반사는 정상이었다. 무지구는 위축되었고, 무지파악력(thumb grip)은 약화되었다. 원회내근에 압통점이 있었고 회내는 약화되고 통증이 있었다.

그는 다양한 정골의학적 치료를 받았다. 경추는 근에너지 기법으로 치료받아 정상 동작을 회복하였다. 첫 번째 늑골은 자세이완촉진법으로 치료받았고, 원회내근과 손목은 역스트레인 기법으로 치료받았다. 손목은 관절기법으로 치료받았다.

두 번째 방문 시에 그는 통증이 감소되고, 매우 좋아졌다. 그는 여전히 손가락에 마목감과 손끝저림이 있었고 근육들은 약했다.

토의 discussion

이 경우는 복합성 충돌증후군의 좋은 예이다. A.M은 명백한 수근관증후군 외에도 원회내근에 의해 지나가는 정중신경의 약간의 추가적인 충돌을 가졌다. 흉곽입구에서 연부조직의 긴장은 늑골과 쇄골 사이의 공간을 통과하는 완신경총의 신경이 충돌된다. 팔을 뻗치고 떨어졌을 때 힘이 목에 여러 가지로 전해진 것을 기억하는 것은 중요하다. A.M의 경우에서는

다양한 신경 충돌: 흉곽출구증후근, 원회내근증후근, 수근관증후근에 의해 생긴 뼈와 연부조직의 기능부전의 결과이다.

참고문헌

Arminio JA. DeQuervain's disease: The forgotten syndrome. *Resident Staff Physician* 1982;28:84–88.

Cailliet R. *Shoulder Pain*. Philadelphia: F.A. Davis, 1966.

DiGiovanna E, Schiowitz S. *An Osteopathic Approach to Diagnosis and Treatment, 2nd ed.* Philadelphia: Lippincott-Raven, 1997.

Hoppenfeld S. *Physical Examination of the Spine and Extremities*. Norwalk, CT: Appleton-Century-Crofts, 1995.

Janecki CJ, Field JH. Washerwoman's sprain, working woman's pain. *Aches Pains* 1984;14:20.

Leddy JP, Hamilton JJ. Tennis elbow: Not just a case for the courts. *Aches Pains* 1984;14:21.

Lipscomb PR. Carpal tunnel syndrome: Guide to office diagnosis. *J Musculoskel Med* 1984;35:41.

Nirschl RP. The prevention and management of tennis elbow. *Pain Analg* 1984;6:10.

Paletta FX. Dupuytren's contracture. *Am Fam Physician* 1981; 23:85–90.

Roland AC, Cawley PW. Common elbow injuries. *Family Practice Recertifications*. MRA Publications, Inc., September 1984.

Salter RB. *Textbook of Disorders and Injuries of the Musculoskeletal System, 3rd ed.* Baltimore: Williams & Wilkins, 1999.

Sucher BM, Hinrichs RN. Manipulative treatment of carpal tunnel syndrome, Biomechanical and osteopathic intervention to increase the length of the transverse carpal ligament. *J Am Osteopath Assoc* 1998;98:679–686.

Weiss TE. Painful hands: Differential diagnosis by physical examination only. *Consultant* 1984;24:51–65.

IX 부

하 지

(Lower Extremities)

91

고관절 해부학적 고찰
(Anatomical Considerations of the Hip)

■ 관절
ARTICULATION

고관절은 골반과 하지를 연결해주며, 세 가지 모든 면에서의 움직임과 회선 움직임이 가능한 구상관절이다. 이 관절은 장골, 좌골, 치골이 연결된 관골구와 대퇴골두로 이루어지는데 볼록한 대퇴골두는 오목한 관골구에 들어맞는다. 관절면은 상호적으로 구부러져 있지만 동시간대에 움직이거나 완전히 일치하지는 않는다. 고관절은 완전한 신전, 외전, 그리고 내회전시에 관절잠김 위치가 된다.

고관절의 해부학적 관계는 상완관절과 유사해서, 3면 운동과 원회선운동까지 가능한, 볼과 소켓으로 이루어진 관절이다(그림 91-1). 우리 몸의 전체 무게가 고관절에 전달되기 때문에 고관절은 상완관절보다 더 큰 안정성이 필요한데 깊은 관골구와 관절순, 그리고 강한 인대들이 안정성을 높여주고 있다. 관골구는 무명골에 있으며 척추, 천골, 장골의 움직임과 연관되어 있다.

■ 인대
LIGAMENTS

고관절은 관절낭과 여러 인대들(장골대퇴인대, 치골대퇴인대, 좌골대퇴인대, 대퇴골두의 인대)로 강하게 유지된다. 이 인대들은 느슨해지거나 팽팽해짐에 의해 안정성을 유지하며 고관절의 움직임을 제한한다.

■ 골학
OSTEOLOGY

바로 선 자세에서 대퇴골두와 대퇴경부는 내측으로, 전방으로 그리고 두측으로 향하는데 이런 방향변화는 골반경사와 보행에 영향을 미치게 된다.

대퇴골면이 내측으로 기울어졌다면, 역학적으로 외반슬이 된다. 대퇴과상돌기와 경골과상돌기가 전두평면에서 관절면을 이루기 위해 대퇴골간은 비틀림의 골성변화가 일어나는데, 과도한 외반슬은 골반넓이를 증가시키고 중년여성의 보행형태를 불안정하게 한다.

중요한 골경계 부위인 대전자는 골간의 외측 상부에서 쉽게 만져진다. 소전자는 대퇴경부 말단 아래쪽, 내측에 있는데 만져지지는 않지만 장요근건이 붙는 자리이므로 매우 중요하다. 대퇴골의 아래쪽 말단인 과상돌기와 상과

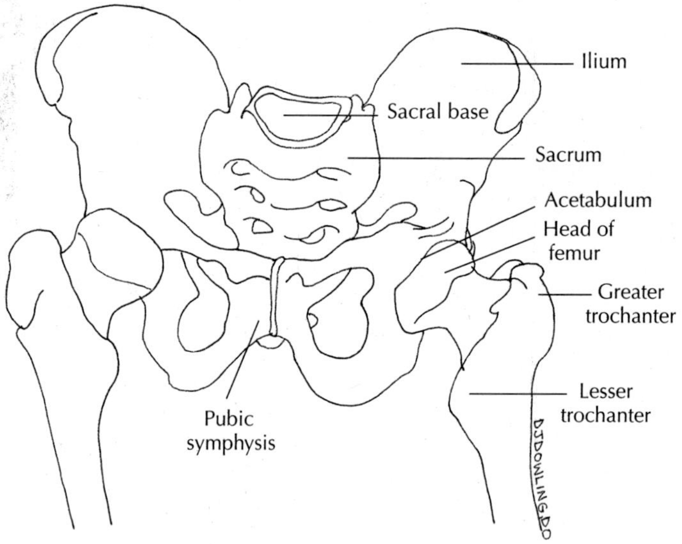

■ **그림 91-1** 고관절의 골해부학

상돌기는 슬관절에서 쉽게 만져진다.

■ 총체적 운동
GROSS MOTION

고관절의 움직임은 굴곡-신전, 내회전-외회전, 외전-내전은 모두 포함해 측정되어야 한다. 고관절 굴곡의 범위는 슬관절 운동에 의해 결정되는데 슬관절 굴곡 시에 더 크고(그림 91-2) 능동적일 때보다 수동적일 때 더 크다. 양 무릎을 가슴으로 밀착시키면, 양 고관절은 완전한 수동적 굴곡자세가 되는데 이는 골반을 후방으로 경사지게 하고, 요추를 편평하게 한다. 고관절의 신전은 슬관절 신전상태에서 더 커지고(그림 91-3), 수동적 신전이 능동적 신전보다 크다.

모든 고관절의 운동은 한손으로 골반을 고정시킨 상태에서 측정해야 하는데 정상 측정치의 평균은 다음과 같다.

1. 고관절, 슬관절 굴곡상태에서 외전-내전:

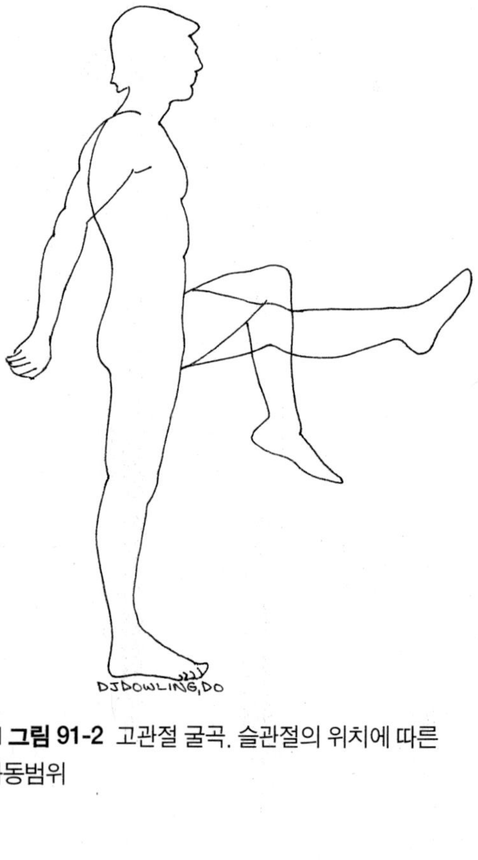

■ **그림 91-2** 고관절 굴곡. 슬관절의 위치에 따른 가동범위

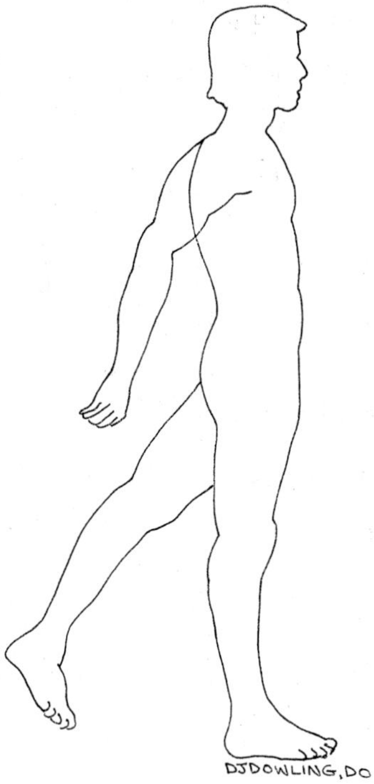

■ **그림 91-3** 고관절 신전

70～75°

2. 고관절, 슬관절 신전상태에서 외전: 40～45°
3. 서 있는 반대쪽 다리 전면을 가로질러서 내전: 20～30°
4. 고관절과 슬관절을 신전 혹은 약간 굴곡시킨 상태에서 외회전: 45° 내회전: 35°
5. 슬관절 굴곡상태에서 굴곡: 120～130°
6. 슬관절 신전상태에서 굴곡: 신전근으로 인한 제한 때문에 보통 90° 이하이다.
7. 환자 복와위에서 신전: 20～30°
   반대쪽 다리가 90°로 굴곡된 상태라면, 신전: 90～120°

부차적인 고관절의 운동으로는 종축방향의 견인과 외전-내전, 외회전-내회전의 활주운동이 있다.

■ 주요 근육 MAJOR MUSCLES

1. **장요근.** 장요근은 체간에 있는 주요한 고관절 굴곡근이다. 이 근육의 기시점은 매우 광범위해서 12번째 흉추부터 천골까지의 척추와 추간판, 그리고 장골과 천골의 전면부를 포함한다. 장요근은 다양한 종류의 기능부전에 영향을 받는데, 신경손상인 경우를 제외하고는 약간의 과긴장 상태에 있다. 치료사들은 이것을 인지하여 운동 프로그램을 처방하여야 하는데 특히, 요통환자에 대해서는 장요근의 수축운동이나 근육강화 프로그램은 피해야 한다. 스케이팅이나 축구, 육상등의 고관절 굴곡운동을 많이 하게 되는 운동선수들은 장요근이 과도하게 발달되어서 흉-요추의 전만이 과도해지는 현상이 나타난다.
2. **대퇴근막장근.** 대퇴근막장근은 장골릉 외측 가장자리의 전면부와 대퇴근막의 상부에서 기시해서 대퇴근막의 장경인대에 정지하며, 고관절을 굴곡, 내회전, 외전시킨다. 이 근육의 만성적인 기능부전은 겉으로는 관련 없는 듯이 보이는 무릎통증(특히 비골두에서)이나, 둔부통, 대퇴외측 상부의 타는 듯한 통증을 유발시킨다.
3. **중둔근.** 중둔근은 장골의 바깥면, 장골릉과 후방 둔선 사이 바로 아래에서 기시해서, 대전자의 바깥면에 정지하며, 고관절의 주된 외전근으로 약간의 내회전과 굴곡을 돕는다. 이 근육의 저긴장성 기능부전은 서기와 보행에 영향을 주며 과긴장 기능부전일 때에는 좌골신경의 증상과 흡사한 과민점을 나타내는 경우가 많다.

4. **대둔근.** 대둔근의 기시점은 장골의 후방둔선, 후방 아래쪽 천골과 미골, 직립근의 건막과 천골결절 인대, 그리고 둔근의 건막이고, 주된 작용은 고관절의 신전과 외회전이다. 저긴장성 기능부전은 선 자세와 보행에 영향을 주고, 과긴장성 기능부전은 중둔근보다 넓은 부위에 영향을 미쳐서, 고관절 운동뿐만 아니라 천골과 장골의 운동도 포함한다. 대둔근은 '근육 감념의 법칙(the law of muscle detorsion)'을 따르는데, 발레 동작처럼 고관절의 신전이 증가되면, 반드시 장골의 회전이 함께 일어난다. 요추의 체성 기능부전은 요부 움직임 뿐 아니라, 골반의 회전, 고관절의 신전도 제한한다.
5. **슬괵근.** 슬건근은 반막양근, 반건양근, 대퇴이두근의 세 근육으로 이루어져 있는데, 이들 모두는 좌골 조면에서 기시해서 경골과 비골의 여러 부분에 정지한다. 이들은 고관절의 신전과 슬관절의 굴곡에 관여하는 두관절 근육인데, 두가지 운동은 상호독립적이고 서로의 기능에 영향을 끼친다. 병변의 대부분은 좌골과 무릎의 바깥쪽, 그리고 거위발(pes anserinus) 활액낭에서 찾을 수 있다.
6. **이상근.** 이상근은 천골의 골반면 대좌골공의 가장자리, 천골결절 인대에서 기시해서 대전자의 상부면에 정지하고, 고관절의 외회전근이다. 이근육의 근위부는 좌골신경 병변이 자주 일어나는 부위인데, 과긴장일 경우, 바깥쪽 직장점막에서 쉽게 만져볼 수 있다. 이상근 증후군은 좌골신경염의 통증분포를 따른다. 특징적인 압통은 후상장골극과 대전자의 상외측부 사이의 둔부 중앙에서 나타난다.

고관절의 기능과 병변을 검진 시에 고려해야 할 가장 중요한 것은 슬관절과 고관절 모두에 걸쳐있는 큰 근육들이다. 이들 근육의 수축은 항상 두관절 운동을 모두 일으키게 되는데 한 관절의 움직임을 제한하려면, 다른 근육들이 나머지 한 관절을 고정시켜줘야 한다.

고관절 기능부전과 관계된 체성 기능부전은 요추, 천추, 장골, 관골구대퇴관절, 대퇴골, 슬관절을 모두 포함한다.

92

고관절의 평가
(Evaluation of the Hip)

완전한 구상관절인 고관절 검진 시에 중요하게 고려해야 할 점들은 신경학적 상태, 정형외과적 기능부전이 있는지, 근육의 비대칭이나 국소적인 역스트레인 압통점이 있는지, 그리고 이러한 국소적 문제들이 다른 부위와 통합되어 나타나는지 등이다.

■ 관찰
OBSERVATION

고관절의 시진은 환자가 선 자세나 보행 시에 시행한다. 치료사는 환자가 서있을 때 종창이나 근육의 비대칭, 외상의 증거 등이 없는지 검사한다. 고관절이 굴곡상태로 계속된다면, 그 자세는 일반적으로 통증이나 관절의 기능부전이 있음을 암시하고 하지가 외회전 되어 있다면 장요근에 경련이 있음을 나타낸다. 보행 시에는 절뚝거림이나 경직 등의 비정상적인 골반 움직임이 있는지 관찰해야 하고, 환자의 몸이 한쪽으로 기울어져 있다면, 같은쪽 고관절의 통증으로 인한 것일 수 있다.

■ 촉진
PALPATION

치료사는 고관절 주변의 연부조직을 만져보면서 근육의 변성, 근막의 긴장도, 압통 특히 염증의 진행여부를 나타내는 국소적인 압통이나 피부온도의 변화 등을 찾아낸다. 대퇴근막장근과 장경인대를 촉진하고, 서혜인대에 압통이 있는지 만져본다. 골반주변의 여러 근육들과 인대들이 붙는 대전자와 골반구조를 포함한 골경계부들 또한 촉진해본다.

압통이나 종창을 알아보기 위해 촉진해야 할 두개의 활액낭이 있다.

1. 고관절의 대전자 위에 있는 전자활액낭
2. '베짜는 사람 엉덩이(weaver's bottom)'로도 알려진 좌골조면 위에 있는 좌골활액낭

■ 관절 가동범위 검사
RANGE OF MOTION TESTING

고관절의 큰 움직임에는 굴곡-신전, 외전-내전, 내회전-외회전 그리고 원회선이 있는데, 일반적으로 수동운동이 능동운동보다 그 범위가 크다. 두 경우 모두 슬관절이 어떤 자세에 있는지가 중요한 영향을 미친다. 두 관절에 걸쳐있는 몇몇 근육들은 슬관절이 굴곡상태인지 신전상태인지에 따라 다른 결과를 보이는데, 예를

들어 슬관절 굴곡 시의 고관절 굴곡이 슬관절 신전 시보다 크다.

고관절 운동 중 대부분은 한손으로 골반을 고정시킨 후 측정해야 하고, 운동범위의 절대적인 기준치보다 양쪽을 측정해서 비대칭을 알아보는 것이 더 중요하다.

평균 측정치는 다음과 같다.

■ 기준치
PARAMETERS

1. 슬관절 굴곡 시 고관절 외전-내전: 70~75°
2. 슬관절 신전 시 고관절 외전: 40~45°
3. 반대쪽 다리 전면으로 교차한 내전: 20~30°
4. 외회전: 45°, 내회전: 약 35°
5. 슬관절 굴곡 시 고관절 굴곡: 120~130°
6. 슬관절 신전 시 굴곡: 신전근에 의한 제한으로 대개 90°보다 작다.
7. 환자 복와위에서 고관절 신전: 20~30° 반대쪽 다리를 90° 굴곡시켜 놓은 상태라면, 고관절 신전은 90~120°

앉은자세-능동운동검사
Seated-Active Motion Testing

1. **외회전**
   a. 과정
      (1) 환자는 족관절의 외과를 반대쪽 다리의 슬관절 위에 놓는다.
      (2) 반대쪽 다리도 반복하고 회전의 정도를 비교한다.
   b. 해석
      (1) 환자는 발목을 무릎 위에 올렸을 때 어느쪽이 더 편안한 지 가리킬 수 있다.
      (2) 수평면에 좀 더 가까운 쪽 다리가 가동범위가 더 크다.
2. **내전**
   a. 과정
      (1) 환자는 한쪽 다리의 슬와부가 반대쪽 다리의 무릎 전면에 놓이도록 교차시킨다.
      (2) 반대쪽 다리도 반복하고 그 정도를 비교한다.
   b. 해석
      (1) 환자는 다리를 교차했을 때, 더 편안한 쪽을 가리킬 수 있다.
      (2) 교차하기가 더 수월한 쪽이 가동범위가 더 크다.

앙와위-수동운동검사
Supine-Passive Motion Testing

1. **굴곡**
   a. 환자 다리를 들어올린다:
      (1) 슬관절 신전 상태
      (2) 슬관절 굴곡 상태
2. **외전**
   a. 검사하지 않는 다리는 중앙선에 두고,
   b. 검사하는 다리를 외측으로 이동시킨다.
3. **내전**
   a. 검사하지 않는 다리는 중앙선에 두고,
   b. 검사하는 다리의 고관절을 약간 굴곡시킨 상태에서 반대쪽 다리 전면으로 가져온다.
   c. 검사하는 다리를 반대쪽 다리 전면으로 교차시켜 내측으로 이동시킨다.
4. **내회전**
   a. 환자의 슬관절과 고관절 모두 90° 굴곡시켜 놓는다.
   b. 치료사는 환자 두측 방향에 있는 손으로 환자 무릎을 고정하고,
   c. 치료사의 다른 손으로 환자의 발을 외

측으로 당겨서 내회전을 유도한다.

5. **외회전**

a. 환자의 슬관절과 고관절 모두 90° 굴곡시켜 놓는다.

b. 치료사는 환자 두측 방향에 있는 손으로 환자 무릎을 고정하고,

c. 치료사의 다른 손으로 환자의 발을 내측으로 밀어서 외회전을 유도한다.

복와위-수동운동검사
Prone-Passive Motion Testing

1. **신전**

a. 환자는 슬관절을 신전한 상태에서 다리를 들어올린다.

b. 슬관절 굴곡상태에서도 시행한다.

2. **외전**

a. 검사하지 않는 다리는 중앙선에 두고,

b. 검사하는 다리를 외측으로 이동시킨다.

3. **내전**

a. 검사하지 않는 다리는 중앙선에 두고,

b. 검사하는 다리를 약간 신전시킨 상태에서 반대쪽 다리 후면으로 가져온다.

c. 검사하는 다리를 반대쪽 다리 후면으로 교차시켜 내측으로 이동시킨다.

4. **내회전**

a. 환자의 슬관절을 90° 굴곡시킨다.

b. 치료사는 환자 두측 방향에 있는 손으로 천골을 잡아 골반을 고정시키고

c. 치료사의 다른 손으로 환자의 발을 외측으로 당겨서 내회전을 유도한다.

5. **외회전**

a. 환자의 슬관절을 90° 굴곡시킨다.

b. 치료사는 환자 두측 방향에 있는 손으로 천골을 잡아 골반을 고정시키고,

c. 치료사의 다른 손으로 환자의 발을 내측으로 밀어서 외회전을 유도한다.

■ 근력검사
MUSCLE STRENGTH TESTING

근력검사는 각 근육의 그룹별로 행해져야 한다. 근력검사를 할 때 고관절의 위치는 검사하고자 하는 방향의 반대방향에서 시작된다(예로, 굴곡근력검사 시에는 고관절을 신전상태에 위치시키고 환자가 고관절을 굴곡한다).

주된 굴곡근은 요근과 장골근으로, 환자가 앉은 자세에서 무릎을 위로 들어올릴 때, 치료사는 환자의 골반을 고정시킴과 동시에 무릎에 점차적으로 저항을 주면서 근력을 검사한다. 환자가 앙와위로 누운 상태에서 슬관절을 신전시켜 시행할 수도 있다.

대둔근과 대퇴이두근, 반건양근, 반막양근은 신전근으로, 환자가 복와위에서 슬관절을 신전한 채로 검사하는 것이 가장 좋다.

고관절 외전의 주동근에는 중둔근과 대퇴근막장근, 소둔근이 있고, 내전근에는 대내전근, 단내전근, 장내전근, 박근, 치골근이 있다. 외전과 내선의 검사는 환자를 검사하려는 반대쪽이 아래로 가도록 옆으로 눕게 하여 시행하는데, 치료사는 점차적인 저항을 가하도록 한다.

내회전과 외회전은 환자 앉은 자세에서 그 발목에 치료사가 저항을 주면서 검사한다. 외회전근은 외폐쇄근, 내폐쇄근, 이상근, 대둔근, 쌍자근이고, 내회전근은 소둔근, 대퇴근막장근이다.

■ 근력검사-환자 앙와위
STRENGTH TESTING-PATIENT SUPINE

1. **신전**

a. 환자는 슬관절 신전 상태로 다리를 들어올린다.

b. 환자는 치료사의 저항에 대항해서 다리

를 하방으로 민다.

2. **내전**
   a. 검사하지 않는 다리는 중앙선에 두고,
   b. 검사하는 다리를 외측으로 이동시킨다.
   c. 환자는 치료사의 저항에 대항해서 다리를 내측으로 민다.
3. **외전**
   a. 검사하지 않는 다리는 중앙선에 두고,
   b. 검사하는 다리의 고관절을 약간 굴곡시켜 반대쪽 다리 전면으로 가져온다.
   c. 다리를 내측으로 이동시키고
   d. 환자는 치료사의 저항에 대항해서 다리를 외측으로 민다.
4. **외회전**
   a. 환자는 고관절과 슬관절 모두 90° 굴곡시킨다.
   b. 치료사는 환자 두측 방향에 있는 손으로 환자 무릎을 고정하고,
   c. 치료사의 다른 손으로 환자의 발을 외측으로 당겨서 내회전을 유도한다.
   d. 환자는 치료사의 저항에 대항해서 발을 내측으로 민다.
5. **내회전**
   a. 환자는 고관절과 슬관절 모두 90° 굴곡시킨다.
   b. 치료사는 환자 두측 방향에 있는 손으로 환자 무릎을 고정하고,
   c. 치료사의 다른 손으로 환자의 발을 안쪽으로 당겨서 외회전을 유도한다.
   d. 환자는 치료사의 저항에 대항해서 발을 외측으로 민다.

■ 복와위
PRONE

1. **굴곡**
   a. 환자는 슬관절 신전 상태로 다리를 들어올린다.
   b. 환자는 치료사의 저항에 대항해서 다리를 하방으로 민다.
2. **내전**
   a. 검사하지 않는 다리는 중앙선에 두고,
   b. 검사하는 다리를 외측으로 이동시킨다.
   c. 환자는 치료사의 저항에 대항해서 다리를 내측으로 민다.
3. **외전**
   a. 검사하지 않는 다리는 중앙선에 두고,
   b. 검사하는 다리도 중앙선에 둔 상태에서
   c. 환자는 치료사 저항에 대항해서 다리를 외측으로 민다.
4. **외회전**
   a. 환자는 슬관절을 90° 굴곡시킨다.
   b. 치료사는 환자 두측 방향에 있는 손으로 천골을 잡아 골반을 고정시키고
   c. 치료사의 다른 손으로 환자의 발을 외측으로 당겨서 내회전을 유도한다.
   d. 환자는 치료사의 저항에 대항해서 발을 내측으로 민다.
5. **내회전**
   a. 환자는 슬관절을 90° 굴곡시킨다.
   b. 치료사는 환자의 두측방향에 있는 손으로 천골을 잡아 골반을 고정시키고,
   c. 치료사의 다른 손으로 환자의 발을 내측으로 밀어서 외회전을 유도한다.
   d. 환자는 치료사의 저항에 대항해서 발을 외측으로 민다.

■ 특수검사
SPECIAL TESTING

다음의 검사들은 고관절과 그 주변 연부조직의 특수한 문제점들을 검진해 낼 수 있다.

패트릭 또는 파베르 검사 Patrick or Fabere Test

패트릭 검사는 파베르 검사로도 알려져 있는데 검사하는 동안 굴곡, 외전, 외회전, 신전을 증가시키면서 진행하게 된다.

1. **환자 자세:** 앙와위
2. **치료사 자세:** 환자의 무릎 옆에서 환자를 향해 선다.
3. **과정:**
   a. 치료사는 환자 두측 방향에 있는 손을 환자 무릎에 놓는다.
   b. 다른 손으로 환자의 발목을 잡고,
   c. 다음과 같이 진행한다.
      (1) 굴곡-고관절과 슬관절을 해부학적 제한점까지 굴곡시킨다.
      (2) 외전-발은 그 상태로 두고 슬관절만 외전시킨다.
      (3) 외회전-슬관절의 외전을 더욱 증가시켜 외회전을 유도하고, 해부학적 제한점까지 가도록 한다.
      (4) 신전-치료사는 슬관절을 테이블 방향으로 밀어서 긴장시킨다(그림 92-1).
   d. 반대쪽도 반복한다.
4. **해석:**
   a. 치료사는 움직임의 양, 질, 대칭성 모두를 검사한다.
   b. 움직임의 감소가 일어난다면, 천장관절의 병변을 의심할 수 있다.
   c. 가동범위의 감소가 딱딱한 느낌이나 마찰에 의한 제한이라면, 이는 움직임에 대한 골성저항임을 가리킨다.
   d. 부드러운 느낌의 제한이라면, 근육의 구축, 특히 내전근이나 장요근의 구축을 의미한다.

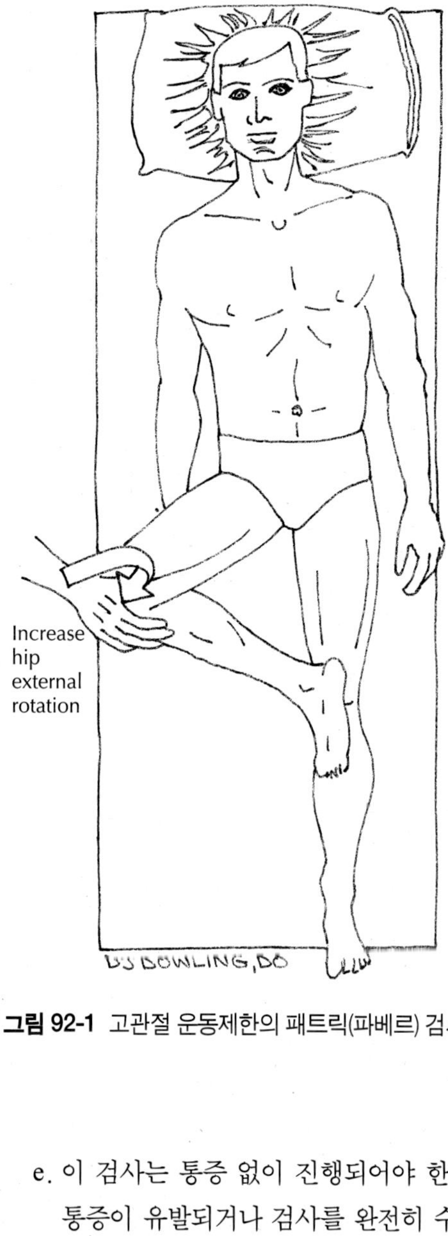

■ **그림 92-1** 고관절 운동제한의 패트릭(파베르) 검사

   e. 이 검사는 통증 없이 진행되어야 한다. 통증이 유발되거나 검사를 완전히 수행할 수 없다면, 고관절에 어떤 병변이 있는 것이다.
   f. 천장관절의 병변이 이 검사에 영향을 미칠 수 있으므로 통증이 어디에서 일어나는지 문제가 되는 부위를 구별할 필요가 있다.

오버 검사 Ober Test

1. **환자 자세:** 검사하고자 하는 반대 방향으로 측와위
2. **치료사 자세:** 환자 뒤에 선다.
3. **과정:**
   a. 위에 있는 다리를 구부려서 들어올린다.
   b. 이제 다리를 천천히 놓는다.
4. **해석:**
   a. 다리는 바로 떨어져야 한다.
   b. 천천히 떨어지거나 그대로 있다면 대퇴근막장근이나 장경인대의 구축을 의미한다.

오토라니 징후 Ortolani's Sign

오토라니 클릭(Ortolani click)으로도 알려진 이 검사는 고관절의 선천성 이형성 또는 탈구를 검사하는데, 신생아에게 다음과 같이 시행한다.

1. **환자 자세:** 앙와위
2. **치료사 자세:** 환자를 바라보고 선다.
3. **과정:**
   a. 치료사는 환자의 양쪽 대퇴를 고관절에 가깝게 잡는다.
   b. 검사자의 검지 손가락 패드를 고관절의 대전자 위에 놓는다.
   c. 손가락을 둔부 밑으로 넣고,
   d. 환자의 고관절과 슬관절을 굴곡시킨다.
   e. 고관절을 살며시 외회전, 외전 시키고,
   f. 치료사는 고관절에서 염발음이나 과도한 움직임이 있는지 살핀다.
4. **해석:**

염발음은 고관절의 이형성이나 탈구를 의미한다.

텔레스코핑 징후 Telescoping Sign

텔레스코핑 징후는 선천성 탈구 여부를 파악한다. 대퇴골을 골반으로부터 당겼다 밀어보면 관절와 안으로 과도하게 밀리게 되고, 다리는 짧아짐을 볼 수 있다.

토마스 검사 Tomas Test

토마스 검사는 요근의 수축 시나 구축이 있을 때 양성이다.

1. **환자 자세:** 앙와위. 환자가 완전히 치료대 위에 누울 수도 있고, 다른 방법으로는, 환자의 머리, 목, 체간, 골반은 테이블 위에 두고 다리와 하지는 테이블 밖으로 떨어뜨려 놓는 방법도 있다.
2. **치료사 자세:** 검사하고자 하는 쪽 옆으로 선다.
3. **과정:**
   a. 환자는 양쪽 고관절과 슬관절을 모두 구부리고, 두 손으로 가슴쪽으로 당긴다.
   b. 환자는 한쪽 다리는 가슴쪽에 당긴 채로 두고, 나머지 다리의 고관절과 슬관절 모두를 천천히 신전시킨다.
   c. 치료사는 환자의 구부러진 다리를 밀어서 굴곡을 증가시킨다.
   d. 치료사는 환자의 신전된 다리가 가능한 만큼 모두 신전되었는지 테이블 방향으로 밀어본다.
   e. 치료사는 한손을 환자의 요추 아래에 넣어 전만의 변화를 확인한다.
   f. 치료사는 손을 환자의 신전된 다리 아래에 넣어서 슬와선과 치료대 사이의 거리를 손가락 넓이 또는 자로 측정한다.
   g. 반대쪽도 반복한다(그림 92-2).
4. **해석:**

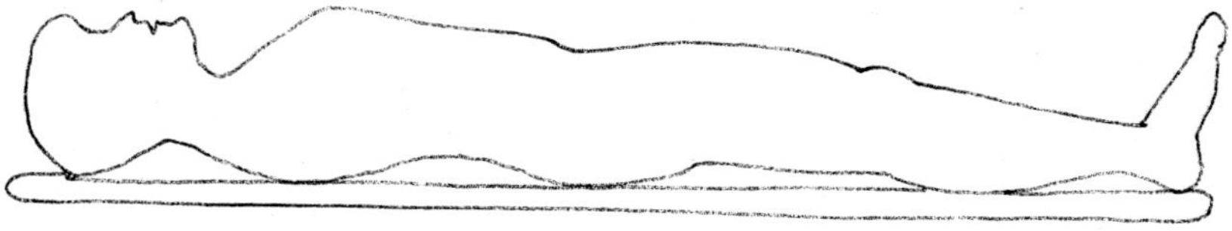

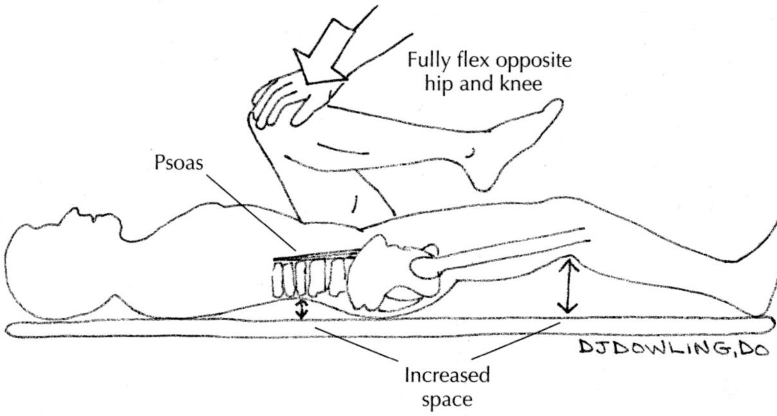

■ **그림 92-2** 고관절 굴곡 구축의 토마스 검사 (Tomas Test)

a. 전만이 증가된다면, 그 쪽의 요근 경련이 있음을 의미한다.

b. 환자의 신전된 다리가 테이블에 닿지 못한다면 슬와선과 테이블 사이의 공간은 장요근의 경련을 보여주는 것이다.

c. 무릎 아래의 공간을 비교하는데, 그 높이가 차이가 있다면 경련 정도의 차이를 의미하는 것이다. 더 높은 무릎의 근육이 더욱 단축되어 있음을 알 수 있다.

트렌델렌버그 검사 Trendelenberg Test

트렌델렌버그 검사는 중둔근의 약화, 고관절의 탈구 혹은 대퇴골두의 유착결여를 검사한다.

1. **환자 자세:** 바로 선다.
2. **치료사 자세:** 환자 뒤에서 무릎꿇거나 구부리고 서서 시선을 환자의 골반 높이에 둔다.
3. **과정:**
   a. 치료사는 손을 환자의 골반 옆에 대고 환자가 균형을 유지하도록 돕는다.
   b. 치료사는 환자의 장골릉의 위치를 기억해 둔다.
   c. 환자는 반대쪽 다리의 고관절과 슬관절을 구부려 바닥으로부터 들어올린 채로 한쪽 다리로 선다.
   d. 바닥에 닿지 않은 다리의 장골릉의 위치를 본다(그림 92-3).
   e. 반대쪽도 반복한다.
4. **해석:**
   a. 체중이 병변 있는 쪽 다리로 이동되었을 때 반대쪽 골반이 아래로 떨어진다. 정상이라면 반대쪽 골반은 약간 위로

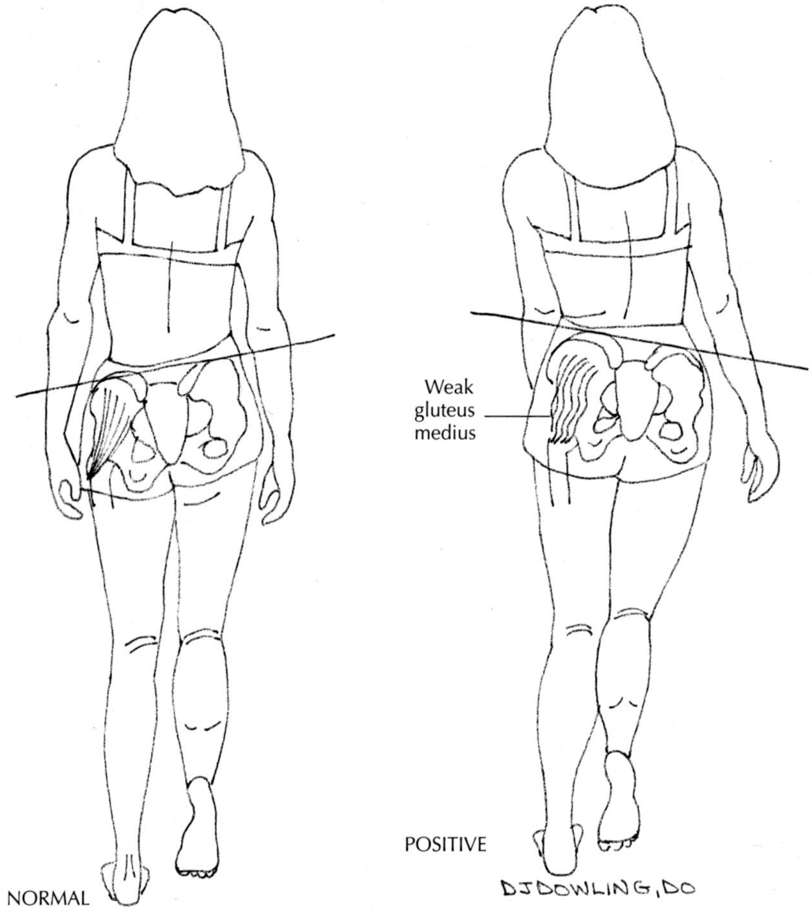

■ **그림 92-3** 중둔근 약화 또는 선천성 고관절 탈구의 트렌델렌버그 검사(Trendelenberg Test)

올라가야 한다.

b. 다리를 구부린 쪽의 장골릉이 반대쪽 보다 아래에 위치한다면 서 있는 다리쪽 근육의 약화를 의미한다.

c. 약화된 근육은 서 있는 다리쪽의 중둔근이다.

d. 중둔근의 기능이 정상이라면, 반대쪽 장골릉은 서 있는 쪽보다 높이 있거나 같은 높이에 있어야 한다.

스쿼팅 검사 Squatting Test

1. **환자 자세:** 바로 선 자세
2. **치료사 자세:** 환자를 보고 바로 선다.
3. **과정:**
   a. 치료사는 환자가 균형을 유지하도록 손을 잡아준다.
   b. 환자는 발은 땅에 붙인 채로 몸을 웅크렸다가 다시 선자세로 일어선다(그림 92-4).
4. **해석:**
   a. 웅크리는 자세는 요추의 신경다발, 특히 요추 4번 신경이 정상임을 보여준다.
   b. 고관절에 제한이 있으면, 이 동작을 못하거나 비대칭이 생긴다.

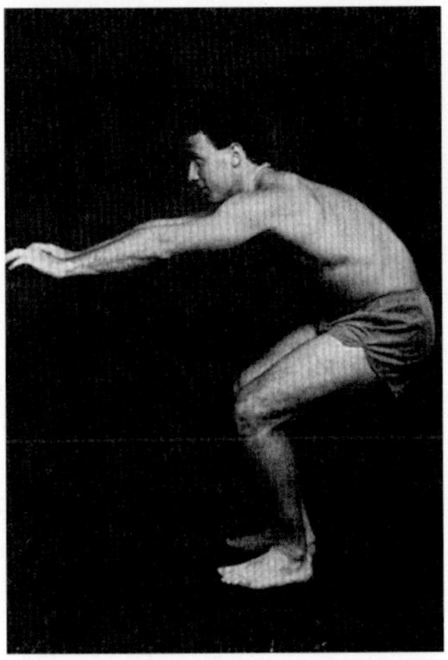

■ **그림 92-4** 고관절 제한의 스쿼팅 검사(Squatting Test)

c. 중둔근이 약화된 경우일 수도 있다.
d. 다시 바로 서기를 수행하지 못하는 것은 대퇴사두근의 약화를 의미한다.

에릭센 검사 Erichsen' s Test

1. **환자 자세:** 앙와위
2. **치료사 자세:** 환자의 골반 옆에서 환자의 두측을 바라보고 선다.
3. **과정:**
   a. 치료사는 양 손을 환자의 양 장골 부위에 각각 놓는다.
   b. 치료사는 양쪽에서 천장관절을 향해 내측으로 압력을 준다(그림 92-5).
   c. 환자에게 어느 쪽에 통증이 있는지 묻는다.
4. **해석:**
   a. 한쪽에 통증이 있다면, 그쪽에 천장관절염이 있을 수 있다.
   b. 천장관절의 염증성 변화는 방사선 소견으로 알아낼 수 있다.

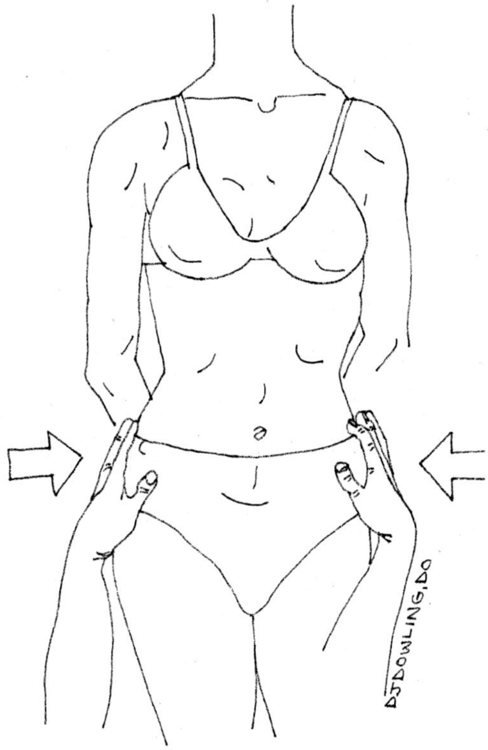

■ **그림 92-5** 천장관절 기능부전의 Erichsen test

하지직거상 검사—좌위
Straight Leg Raising—Seated

1. **환자 자세:** 좌위
2. **치료사 자세:** 환자를 바라보고 선 자세 또는 무릎 꿇거나 구부린 자세
3. **과정:**
   a. 환자는 상체를 바로 세우고 앉는다.
   b. 환자는 테이블의 가장자리를 붙잡는다.
   c. 치료사는 환자의 한쪽 발을 잡고, 슬관절 신전시킨다.
   d. 반대쪽도 반복한다.
4. **해석:**
   a. 방사되는 통증이 있으면, 신경근 질환일 수 있다.
   b. 환자가 똑바로 앉은 자세를 유지하지 못하거나 무릎을 완전히 신전시키지 못

하는 것은 슬괵근에 구축이 있음을 의미한다.

하지직거상 검사 — 앙와위
Straight Leg Raising—Supine

1. **환자 자세:** 앙와위
2. **치료사 자세:** 검사하고자 하는 다리 바로 옆에 선다.
3. **과정:**
   a. 치료사의 환자 두측 방향에 있는 손으로 검사할 다리의 전상장골극을 잡는다.
   b. 치료사의 다른 손으로 환자의 발목을 잡고
   c. 슬관절은 신전시킨 채로 고관절을 굴곡시키면서 다리를 들어올린다(그림 92-6).
4. **해석:**
   a. 다리 뒤쪽으로 방사되는 통증은 신경근 질환을 의미한다.
   b. 무릎이 구부러진다면('bow sign' 양성) 슬괵근의 구축을 의미한다.

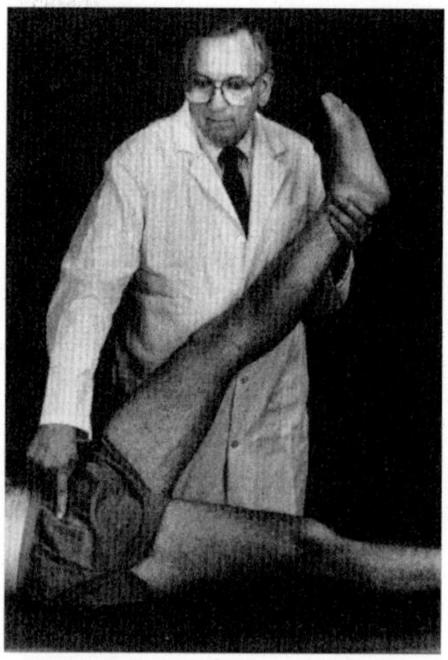

■ **그림 92-6** 하지직거상 검사

루들로프 징후
Ludloff Sign

1. **환자 자세:** 앙와위
2. **치료사 자세:** 환자 옆에 서거나 앉는다.
3. **과정:**
   a. 치료사는 환자 위에서 대퇴삼각을 관찰한다.
   b. 양쪽 모두 검사한다.
4. **해석:**
   a. 대퇴삼각 내에 반상출혈이 보이면, 고관절 골절일 수 있다.
   b. 소전자의 전위골절일 경우, 다음과 같은 특징이 같은쪽 다리에 나타난다.
      (1) 외관상 분명한 단축
      (2) 내회전
      (3) 고관절 굴곡의 약화

티넬 검사 Tinel Test

1. **환자 자세:** 앙와위
2. **치료사 자세:** 검사하는 다리 대퇴부 바로 옆에 서거나 앉는다.
3. **과정:**
   a. 치료사는 환자의 전상장골극과 대전자 사이 부위에 위치하고,
   b. 치료사는 손끝이나 반사망치로 전상장골극으로부터 2/3 정도 내려온 위치를 가볍게 두드린다.
   c. 검사 후 환자의 느낌을 묻는다.
4. **해석:**
   a. 통증이 재발되거나 이상감각이 있으면 지각이상성 대퇴신경통을 의심할 수 있다.

참고문헌

DiGiovanna EL. Schiowitz S. *An Osteopathic Approach to Diagnosis and Treatment 2nd ed.* Philadelphia: Lippincott-Raven, 1997.

Hoppenfeld S. *Physical Examination of the Spine and Extremities*. Norwalk, CT: Appleton-Century-Crofts, 1986.

Kapandji KA. *The Physiology of the Joints*, Vol. II. Edinburgh: Churchill-Livingstone, 1970.

Polley HF. Hunder GG. *Rheumatologic Interviewing and Physical Examination of the Joints, 2nd ed.* Philadelphia: WB Saunders Co., 1978.

Schiowitz S. The lower extremity: The hip joint. In: *An Osteopathic Approach to Diagnosis and Treatment 2nd ed.* DiGiovanna EL, Schiowitz S, eds. Philadelphia: Lippincott-Raven, 1997:319–324.

Schiowitz S. Diagnosis and treatment of the lower extremity: The hip. In: *An Osteopathic Approach to Diagnosis and Treatment, 2nd ed.* DiGiovanna EL, Schiowitz S, eds. Philadelphia: Lippincott-Raven, 1997:339–340.

93

슬관절에 대한 해부학적 고찰
(Knee Anatomic Considerations)

슬관절은 우리 몸중 가장 크고 복잡한 관절 중 하나이다. 슬관절은 내측 대퇴경관절, 외측 대퇴경관절 그리고 대퇴슬개관절이 하나의 관절낭 안에서 조합되어 이루어지는데, 무게중심이 이동하거나 운동 시에 몸의 중립을 유지하기 위해서 과도한 스트레스를 받을 수밖에 없다. 해부학적으로 이 관절은 두개로 나누어 단순화시킬 수 있는데, 그중 하나는 대퇴골과 경골 사이에 대응하는 두개의 관절구로 이루어진 대퇴경관절이고, 두 번째는 슬개골과 대퇴골 사이의 대퇴슬개관절이다.

■ 대퇴경관절
THE FEMOROTIBIAL JOINT

대퇴과는 양쪽면에서 볼록하고 외측에서 봤을 때는 나선형이다. 외측과의 전후방면은 내측과보다 빠르게 편평해지는데, 이로인해 관절면 길이의 불균형이 생긴다. 이는 슬관절이 완전 신전했을 때 뚜렷이 나타나는데, 이러한 불균형은 자동적으로 결합되는 회전에 의해 조절된다. Hoppenfeld는 내측과의 완전한 신전을 위해 경골의 내측면이 대퇴외과 둘레를 외회전하는 모양을 '스크류 홈(screw home)' 이라 묘사했다. 관절닫힘 위치에 가까운 이 자세는 근육의 작용에 많이 의지하지 않고도 오래 서 있을 수 있도록 해준다.

경골 관절구는 오목한데, 경골 중심선상에 있는 과간융기로 인해 둘로 나뉘어진다.

대퇴경관절은 반월판이 있는 몇 안되는 관절 중 하나이다. 내측 반월판은 반원모양으로 앞부분 말단이 과간 전방의 전십자인대 바로 앞에 붙고, 외측 반월판은 거의 원에 가까운 모양으로 그 앞부분 말단이 경골의 과간융기에 붙으면서 부분적으로 전십자인대와 합쳐진다.

슬관절이 굴곡, 신전하는 동안 대퇴과는 경골 관절구 위에서 구르고 활주하게 되는데, 이때 반월판의 유사한 운동이 동반된다. 신전 시에는 반월판이 전방으로 밀리고, 굴곡 시에는 후방으로 움직인다.

대퇴경관절의 안정성은 관절낭과 주변 인대, 그리고 근육의 부착점 등으로 유지된다. 이 부착점들이란 외측으로는 비골측부인대, 이두근건, 슬와근건, 장경인대로, 내측으로는 거위발, 비복근의 내측두, 경골측부인대 그리고 사두근의 한부분으로 이루어진다. 관절의 후면은 비복근의 양측두, 반건양근, 이두근건, 사슬와인대, 궁상인대로, 전면부는 사두근, 사두근건, 슬개골, 슬개건 그리고 내외측 지대 등으로 그 안정성이 유지된다.

십자인대는 관절내에 있으면서 활액의 바깥쪽에 위치하는데, 슬관절의 전후방향으로 안정성을 주고 관절이 경첩운동을 하는 동안 두 관절면이 일치하도록 해준다. 경골에서 기시해서 후방으로, 상방으로 그리고 외측으로 진행해 대퇴외측과에 정지하는 전십자인대는 슬관절 굴곡 시에 대퇴과를 전방으로 활주시킨다. 후십자인대는 경골의 후면부에서 기시해서 전방으로, 비스듬히 상방으로 진행해서 내측 대퇴과의 외측면에 정지하는데, 슬관절 신전 시에 대퇴골과를 후방으로 활주시킨다.

■ 대퇴슬개관절
THE FEMOROPATELLAR JOINT

대퇴슬개관절은 안형요와관절인데, 슬개골의 관절면이 대퇴골의 슬개면과 맞닿는다. 대퇴관절면은 두 관절과 전면부 모두를 포함하는데, 사이에 사선으로 난 홈은 외측을 조금 더 크게, 내측은 조금 작게 나눈다. 사두근과 사두근건 그리고 슬개건은 관절의 안정성을 유지한다. 대퇴슬개관절의 주요운동은 대퇴골상에서의 수직적 상하운동과 경골에 대한 시상면상의 운동인데, 이는 슬관절이 굴곡, 신전하는 동안 도르래 기능을 한다.

주요 근육 Major Muscles

슬관절의 신전근인 대퇴사두근은 4가지 근육으로 구성되는데, 총건을 이루어서 경골의 전면에 있는 조면에 정지한다. 대퇴직근은 두개의 건두로부터 기시하는데, 하나는 전장골릉에서, 다른 하나는 고관절의 관절낭과 관골구 바로 위 홈에서 시작되어 대퇴전면부를 따라 하방으로 향해 총건에 정지한다. 대퇴직근은 두 관절을 지나는 근육으로 고관절 굴곡과 슬관절 신전 모두에 관여한다. 외측광근은 사두근중 가장 큰 부분을 차지하는 근육으로 전자간선의 상부와 대전자의 전면과 하부면에서부터 기시하고, 내측광근은 전자간선의 하부와 나선면, 골조선의 내측순, 내측상과선 그리고 대내전근과 장내전근의 건에서부터 기시하며, 중간광근은 대퇴골간 상부의 전면과 외측면으로부터 기시한다.

슬관절의 굴곡근은 대퇴부의 후면에 자리잡고 있는데 슬괵근들과 박근, 봉공근, 슬와근 그리고 비복근이 있는데, 슬와근과 이두근의 단두를 제외한 모든 근육이 두관절근육으로, 고관절의 위치와 연관되어 슬관절의 굴곡에 관여한다. 슬관절의 회전 또한 이 굴곡근들의 작용으로 이루어진다.

슬관절의 움직임 Knee Movements

슬관절의 움직임은 굴곡-신전 운동과 내회전-외회전 운동으로 분류된다. 정상적인 슬관절의 굴곡 각도는 135°이고, 신전은 굴곡으로부터 0°로 되돌아오는 것을 말한다. 슬관절을 굴곡한 상태에서 내회전, 외회전은 각각 10°이다. 발이 땅에 닿아있는 동안 슬관절 신전의 마지막 30°는 대퇴골이 내회전 함으로써 이루어지고, 발이 땅에서 떨어져 있다면 경골이 외회전 함으로써 완전한 신전이 이루어진다.

슬관절을 약간 굴곡했을 때 부차적인 운동에는 전 · 후방 활주, 외전-내전 그리고 종축 신전이 있다.

발이 땅에 닿아있는 동안 슬관절 신전의 마지막 30°는 대퇴골의 내회전으로 이뤄진다고

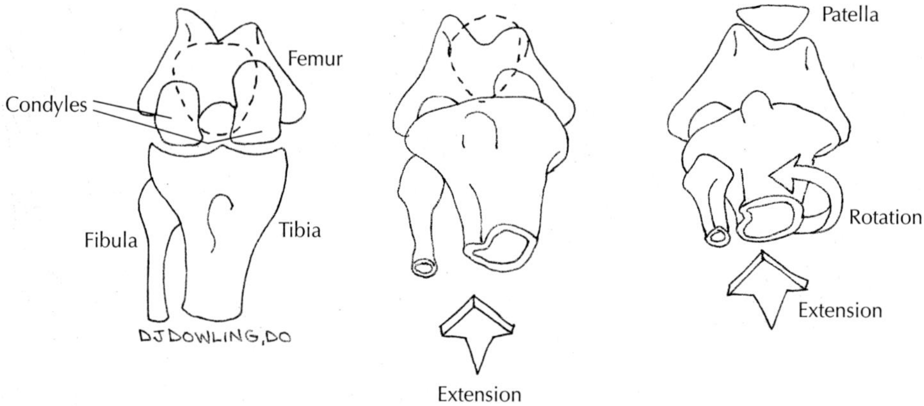

■ **그림 93-1** 경골의 협력적 회전과 동반된 경골-대퇴골 신전

했는데(그림 93-1), 이러한 협력적 회전은 관절면의 결합구조와 인대의 작용의 결과이다. 완전신전 시에 슬관절은 관절닫힘 위치가 되는데, 이것은 관절에 큰 안정성과 힘을 부여한다. 관절이 관절닫힘 위치에 있을 때 외부에서 충격이 가해지면 골절이 되기 쉬운데, 반대로 대부분의 인대손상은 관절이 느슨한 상태에서 일어난다. 발이 땅에서 떨어져 있는 동안의 신전 움직임은 경골의 외회전이 동반된다.

슬관절에서는 종축방향에서의 자의적인 내 · 외회전도 일어나는데, 이 움직임은 슬관절이 굴곡된 상태에서 가장 잘 볼수 있다. 수동적 내회전, 외회전의 각도는 각각 10° 정도 된다.

대퇴경관절의 부차적 운동에는 수동적 내 · 외회전, 협력적 회전, 경골의 배측 · 복측 활주, 외전, 내전, 그리고 종축으로의 견인 등이 있다.

체성기능부전 외에도 관절 주변에 생길 수 있는 다양한 연부조직의 병변은 슬관절의 외전, 내전 또는 배측 · 복측 활주에 영향을 미친다.

슬관절이 부분적으로 굴곡되어 있을 때, 슬개골은 배측, 복측으로 그리고 두측, 미측, 양외측 방향으로 움직일 수 있다.

■ 경비관절
TIBIOFIBULAR JOINTS

상경비관절은 평면 난형관절이다. 경골의 관절면은 경골 관절구의 외측단 후외측에 있는데, 사선방향으로, 후하방으로 그리고 외측으로 놓여있다. 하경비관절은 인대결합으로 이루어져 있으며, 경골측 관절면은 거칠면서 오목한 형태로 볼록한 비골측 관절면과 일치한다. 비골은 경골과 족관절의 거골과 함께 원위부 관절을 형성한다.

족관절이 배측 · 복측 굴곡하게 되면 자동적으로 두개의 경비관절에서 움직임이 일어난다. 배측굴곡은 외측과를 외측으로, 종축으로는 두측으로 이동시키고 내회전시키는데, 내회전하는 동안에 상경비관절은 후상방으로 움직이게 된다. 저측굴곡은 그 반대이다.

상경비관절의 비골 후방은 체성기능부전이 종종 일어나는 부위인데 이는 족관절의 병변과 내번, 저측굴곡을 야기할 수 있다. 상경비관절의 기능부전을 해결하기 위해서는 족관절을 검진하고, 그 부분의 병변을 찾아서 치료하는 것이 중요하다.

참고문헌

Basmajian JV. *Muscles Alive*. Baltimore: Williams & Wilkins, 1978.

Cailliet R. *Foot and Ankle Pain*. Philadelphia: F.A. Davis, 1968.

D'Ambrosia RD. *Musculoskeletal Disorders*. Philadelphia: J.B. Lippincott, 1977.

Hoppenfeld S. *Physical Examination of the Spine and Extremities*. Norwalk, CT: Appleton-Century-Crofts, 1986.

Jones L. *The Postural Complex*. St. Louis: Charles C Thomas, 1955.

Kapandji IA. *The Physiology of the Joints*. Vol II. Edinburgh: Churchill Livingstone, 1970.

MacConaill MA. The Movement of Bones and Joints. *J. Bone Joint Surgery* (AM) 1949;1:100–104.

MacConaill MA, Basmajian JV. *Muscles and Movements*. New York: Robert E. Krieger, 1977.

O'Donoghue DH. *Treatment of Injuries to Athletes*. Philadelphia: W.B. Saunders, 1970.

Rasch PJ, Burke RK. *Kinesiology and Applied Anatomy*. Baltimore: Lea & Febiger, 1978.

Warwick RB, Williams PL. *Gray's Anatomy*, 35th British ed. Philadelphia: W.B. Saunders, 1973.

Wells KF, Luttgens K. *Kinesiology*. Philadelphia: W.B. Saunders, 1976.

Wilson FC. *The Musculoskeletal System, 2nd ed.* Philadelphia: J.B. Lippincott, 1983.

94

슬관절의 평가
(Evaluation of the Knee)

슬관절과 관련한 가장 일반적인 증상은 통증이다. 슬관절은 다양한 손상들이 일어나기 쉽고 관절염이 호발하는데, 체성기능부전에 의한 것일 수도 있고, 고관절이나 족관절과 발로부터 시작된 문제들에 영향을 받기도 한다.

■ 관찰
OBSERVATION

검진은 시진으로부터 시작되는데, 타박상, 찰과상, 반흔 등의 외상이 없는지 살펴본다. 부종은 슬관절 주변에서 종종 발견될 수 있는데 염증이나 감염이 진행되어 있다면, 홍반을 동반한다.

환자가 서있을 때 치료사는 전면, 후면, 측면에서 어떤 비정상적 자세가 있는지 관찰한다. 노크니(knock-knee)라고도 불리는 외반슬은 무릎이 서도 붙고 발은 떨어져 있는 자세를 말하는데, 정상적인 변형일 수도 있으며 대개 여자에게 더 많다. 내반슬은 발을 서로 붙이고 섰을 때, 무릎이 서로 닿지 않게 되는 것을 말하는데 이 모양이 활처럼 생겼다 해서 구어체로는 보우렉(bow-leg)이라고 부르기도 한다. 임상적으로 이것은 구루병과 관련이 있을 때도 있다. 외측면에서 봤을 때 슬관절이 후방으로 구부러져 있는 경우가 있는데 전반슬이라 불리는 이 자세는 관절면에 비정상적인 스트레스를 주게 된다. 굴곡변형은 골관절염이 생겼음을 의미하고, 평상 시 경계표가 되는 뼈에 골성변화가 생길 수 있다.

슬관절은 정적일 때 뿐만 아니라, 보행중에도 관찰해봐야 한다. 유각기 동안의 운동범위와 한 발자국의 길이를 측정하고, 절뚝거림이나 진통성 보행이 없는지 관찰한다.

■ 촉진
PALPATION

슬관절은 만져보고 경계표들을 확인해야 한다. 종창은 슬관절의 내측이나 하부, 혹은 슬개골 외측이나 슬와부에서 만져질 수 있다. 촉진하는 동안 압통이 발견되면, 그 자리에 통증의 원인이 있다는 것 의미한다. 오스구드쉴라터(Os-good-Schlatter) 병일 때 경골조면 위에서 압통이 발견되듯이 말이다. 확인해야 할 경계표들은 다음과 같다.

1. 슬개골과 슬개건
2. 비골두

3. 경골관절판
4. 내측관절선, 내측측부인대
5. 외측관절선, 외측측부인대
6. 경골 조면

슬관절 주변 근육과 근막을 촉진하여 긴장도와 질감을 확인해야 한다.

1. 대퇴사두근은 대퇴 전면부의 4가지 근육으로 구성된다. 이들 슬관절 신전근들은 눈으로 확인하기가 가장 쉬우며 대퇴사두근의 약화시에는 슬관절의 안정성이 감소하고 외상에 쉽게 노출된다.
2. 슬괵근은 대퇴 후면부에 놓여있으며 슬관절의 굴곡근이고, 과긴장에 쉽게 걸릴 것 같지만, 약화되기가 더 쉽다. 슬괵근건에 압통이 없는지 확인한다.
3. 반건양근, 봉공근, 박근 등의 굴곡근들의 정지점인 슬관절의 하부 내측에 압통을 느끼면, 거위발 부위의 활액낭염일 수 있다.
4. 장딴지 근육 중 두관절 근육인 비복근은 슬관절 후면에서 만져볼 수 있다.
5. 슬관절 굴곡근 중 슬와근과 이두근의 단두, 두가지 근육만이 한 관절 근육이고, 나머지는 모두 두관절 근육이다.
6. 대퇴 외측면은 따라 위치한 장경인대에 자주 일어나는 압통은 고관절과 슬관절 사이 연부조직이 과도하게 긴장되어 있음을 보여준다.

■ 관절가동범위 검사 RANGE OF MOTION TESTING

슬관절의 가동범위는 능동과 수동을 모두 검사한다. 환자는 앉은 상태에서 슬관절을 굴곡, 신전하고 서있는 상태에서 구부려 앉았다가 다시 일어서도록 지시받는다. 가동범위검사 후에는 근력검사를 시행하는데, 노약자 검사시에는 넘어지지 않도록 치료사가 손을 잡아준다.

수동검사는 치료사가 슬관절을 잡고, 전 범위에 걸쳐 굴곡, 신전, 내회전, 외회전시킨다. 슬관절의 정상 굴곡범위는 135°이고, 신전은 0°로 되돌아가는 것을 말한다. 슬관절의 완전 신전은 고관절이 얼마나 굴곡되어 있는지에 따라 달라지는데, 이는 슬괵근이 두 관절에 걸쳐 넓게 분포되어 있기 때문이다. 슬관절 굴곡 상태에서의 내·외회전은 각 방향으로 10° 정도인데, 치료사는 슬관절이 움직이는 동안 어떤 염발음이 없는지 신경써야 한다.

슬개골의 관절면에서도 통증이나 염발음이 있는지 살핀다. 슬관절이 부분 굴곡되었을 때 부차적인 운동으로는 전후방활주, 외전, 내전 그리고 종축으로의 신전이 있다. 이들 움직임은 대퇴경관절에 체성기능부전이 있을 때 제한되기 쉽다.

비골두는 슬관절 외측에서 전후방 활주하면서 관절하는데, 족관절 모티스(mortice)와 역학적으로 결합되어 있기 때문에 후방활주의 체성기능부전은 대개 그 다음의 전방활주의 기능부전을 동반한다.

■ 특수 검사 SPECIAL TESTING

슬관절의 기능부전을 검진하는 여러 가지 특수검사들은 문제가 인대에 있는지, 반월판에 있는지 혹은 그 외에 문제가 있는지에 따라 유형이 달라진다.

내반-외반 스트레스 검사 Varus-Valgus Stress Test

이 검사는 슬관절의 내외측 구조물에 대한 검사이다. 환자는 앙와위로 눕게하고, 족관절을 치료사의 옆구리와 팔 사이에 끼워넣어 치

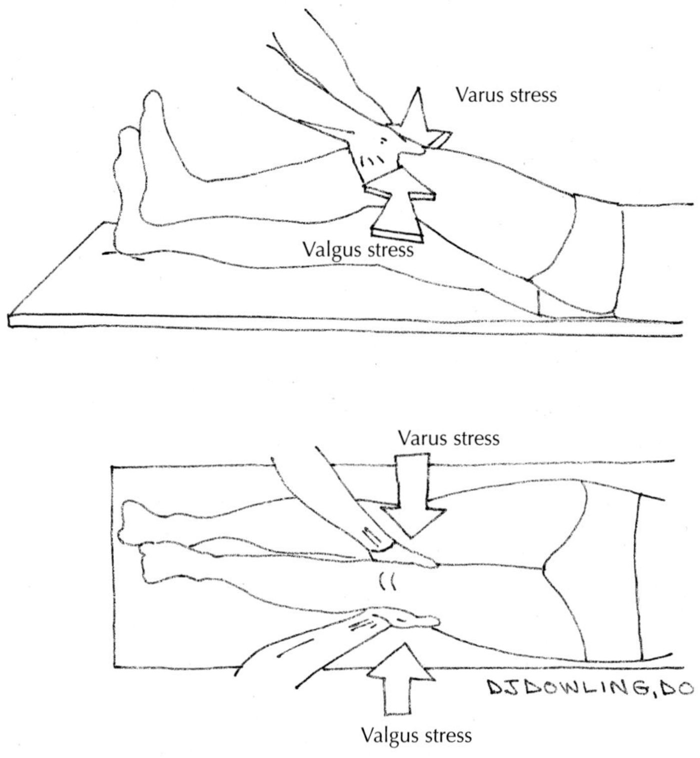

■ **그림 94-1** 측부인대 기능부전의 내반-외반 스트레스 검사

료사의 두 손이 자유롭도록 한다. 슬관절을 완전 신전시킨 상태에서 경골 근위부에 치료사가 외반력과 내반력을 적용하여 검사한다(다리의 외전, 내전 운동과 같다)(그림 94-1). 어느 한 방향으로 힘을 적용했을 때, 불안정성이나 증가된 운동성이 있는지 관찰한다. 그리고 슬관절을 약간 굴곡시킨 상태에서 검사를 반복한다. 십자인대가 정상이라면, 측부인대가 파열되었더라도 슬관절 완전신전 상태에서는 안정성이 확보될 수 있다.

회전 안정성 검사 Rotary Instability Testing

전방끌림 검사 Anterior Draw Test

전방끌림검사는 전십자인대의 기능부전을 검진하는 검사이다. 환자는 앙와위로 누워서 발을 테이블에 놓은 채로 슬관절을 90° 굴곡한다. 치료사는 환자의 발위에 앉거나 단단히 잡아서 다리를 고정한다. 치료사는 한손 혹은 양손으로 경골 근위부의 후면을 잡고 앞으로 당긴다(그림 94-2). 환자의 다리와 발을 30° 내회전 시켜보고 15° 외회전 시켜본 후, 다시 중립자세에 둔다. 내회전 시 내회전과 함께 외측 경골 관절판이 전방으로 밀리면, 전십자인대와 외측측부인대의 손상을 의미하고, 외회전시 내측 경골 관절판이 외회전과 함께 전방으로 밀린다면, 전십자인대와 내측측부인대의 손상을 의미한다. 발이 중립자세일 때 경골골간이 전방으로 이동한다면, 전십자인대의 기능부전을 의미하는데 대개 내외측 측부인대의 손상을 동반하게 된다.

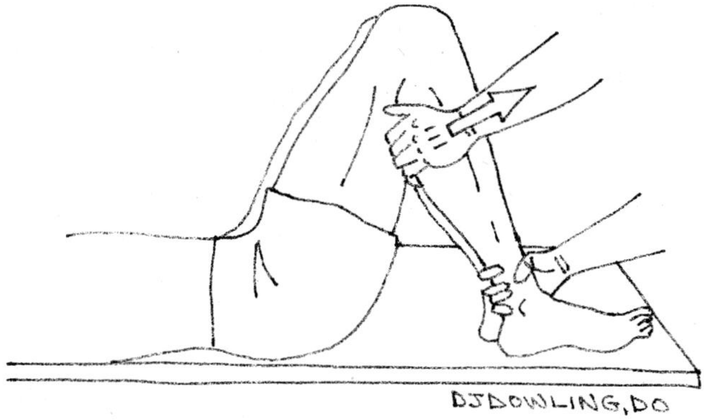

■ **그림 94-2** 전십자인대 기능부전의 전방끌림 검사

라크만 조작 Lachman Maneuver

라크만 조작은 전방끌림검사와 유사한 방식으로 진행하는데 슬관절은 10° 정도 굴곡시킨다. 전십자인대의 파열에 대해 이 검사는 전방끌림검사보다 민감한 반응을 보인다. 인대 파열로 인한 부종으로 부피의 변화가 있다면, 두 검사 모두에서 민감성이 떨어질 수 있으므로 손상받은 즉시 시행하고나 부종이 가라앉은 후에 시행한다.

후방끌림 검사 Posterior Draw Test

후방끌림검사는 후십자인대의 기능부전을 검사한다. 환자의 발은 전방끌림검사 때처럼 바닥에 중립 위치로 두고, 치료사는 경골 전면부에 후방향을 힘을 가한다(그림 94-3). 경골을 후방으로 밀었을 때, 대퇴 관절구가 전방으로 돌출된다면 후십자인대의 기능부전일 수 있다.

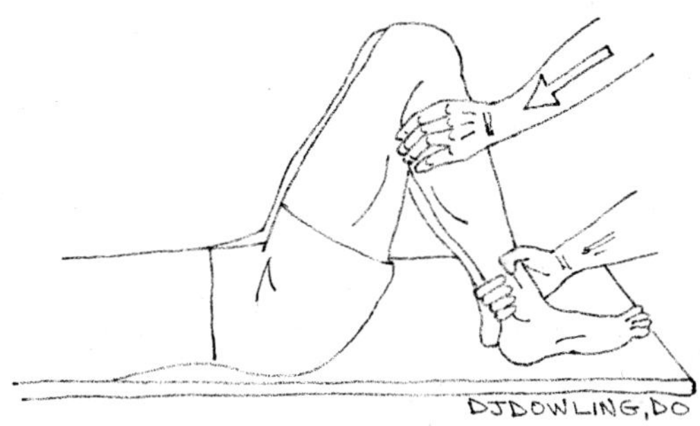

■ **그림 94-3** 후십자인대 기능부전의 후방끌림 검사

외회전–전반 검사 External Rotation-Recurvatum Test

환자는 앙와위로 누운자세로 치료사의 한손은 발뒤꿈치에 놓고, 나머지 손으로는 장딴지를 잡고 지지한다. 슬관절을 10° 굴곡시킨 상태로부터 완전 신전 시켜보는데(그림 94-4) 슬관절이 경골의 외회전과 함께 과신전되고 경골이 내번된다면, 이 검사의 양성반응이다. 이것은 궁상인대, 슬와근 그리고 비골 측부인대의 손상이 있음을 가리킨다.

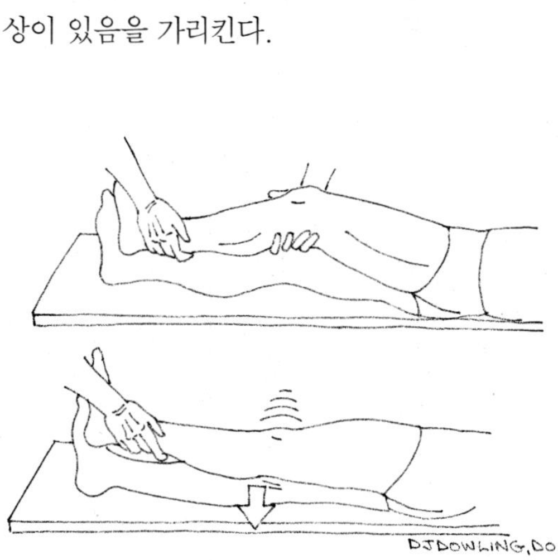

■ **그림 94-4** 전반 또는 "바운스 홈(bounce home)" 검사

맥머리 검사 McMurray Test

맥머리 검사는 반월판 열상을 검사한다. 환자는 앙와위로 눕고 치료사는 한손으로는 발을 잡고 나머지 손으로는 슬관절의 관절선을 촉진한다. 치료사는 슬관절을 굴곡시킨 채로 경골을 외측으로 내측으로 회전시켜본다. 경골을 외회전 시킨 상태에서 치료사의 손으로 외반력을 주면서 슬관절을 신전시킨다(그림 94-5). 이 과정을 경골을 내회전시킨 상태에서도 반복하는데, 내반력을 주면서 신전시킨다. 관절에서 염발음이 느껴지거나 들리는 경우, 특히 통증이 있는 경우는 반월판 열상을 의심할 수 있다.

아프레이 압박 검사 Apley' s Compression Test

환자는 복와위로 눕고 슬관절을 90° 굴곡시킨다. 치료사는 환자 대퇴를 고정시킨 후 발뒤꿈치를 잡고 대퇴골과 경골 사이에 있는 반월판에 압을 가하는데, 이 압을 유지한 채로 경골을 내측으로 회전시킨다(그림 94-6). 이 과정에서 관절 내측에 통증이 유발되면 내측 반월판 열상일 가능성이 있고, 반대로 관절 외측에 통증이 있다면 외측 반월판 열상일 수 있다.

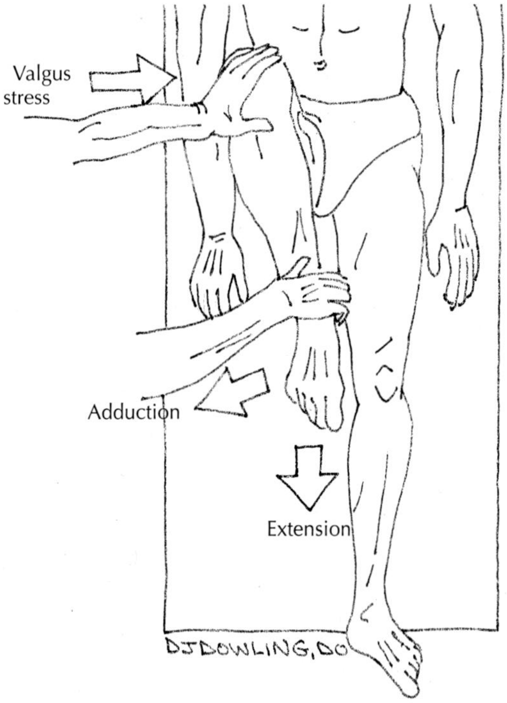

■ **그림 94-5** 반월판 파열의 맥머리 검사

아프레이 견인 검사 Apley' s Distraction Test

환자는 복와위로 누워서 슬관절을 90° 굴곡시킨다. 치료사는 자신의 무릎을 환자 대퇴에 올려놓아 고정하고, 경골을 내 · 외측으로 회전시키면서 견인한다(견인은 반월판의 압력은 감소시키지만 인대의 장력은 증가시킨다)(그림 94-7). 이 과정에서 나타나는 통증은 내측 혹은 외측의 인대성 기능부전에 의한 것일 수 있다.

슬관절 삼출액 검사
Knee Joint Effusion Test (Bounce-Home Test)

슬관절 삼출액 검사는 전반검사(Recurvatum test)와 같은 방법으로 시행한다. 환자 무릎은 약간 굴곡 시켜놓고, 치료사 한손은 환자의 뒤꿈치를 잡고, 한 손은 장딴지에 둔 상태에서 장딴지에 있는 손을 천천히 움직여 슬관절을 신전시킨다. 완전한 신전이 되지 않는다면, 관절에 체액의 양이 증가되었기 때문일 수 있다. 정상인 슬관절은 완전 신전 시에 마지막 지점에서 살짝 되튀김을 볼 수 있다.

슬개 대퇴골 분쇄 검사
Patella Femoral Grinding Test

환자는 앙와위로 누워 슬관절을 신전한 상태로 이완한다. 치료사는 슬개골을 미측 방향으로 밀어 활차구에 오게 한 후 그 상태를 유지하여 잡고, 환자에게는 치료사 힘에 대항해서 대

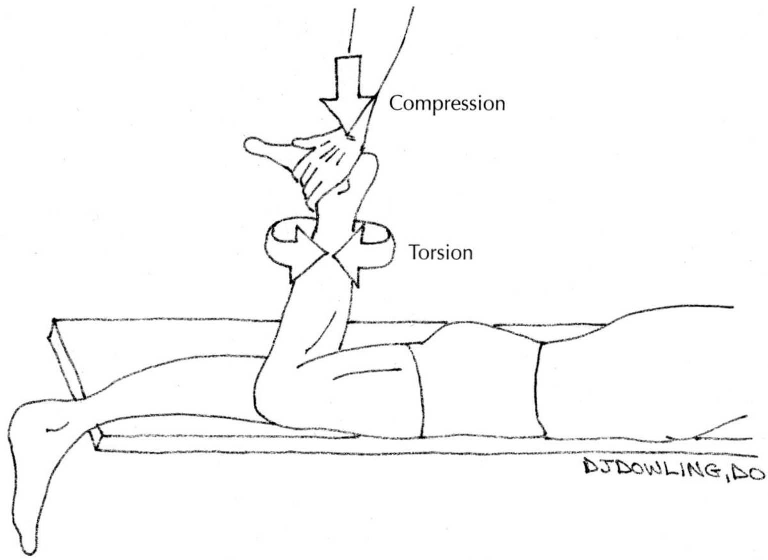

■ **그림 94-6** 반월판 파열의 아프레이 압박검사

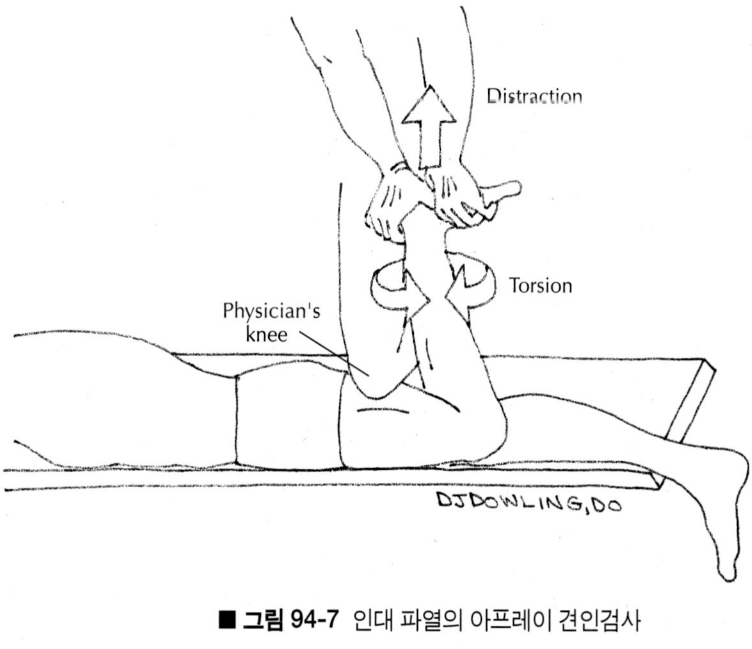

■ **그림 94-7** 인대 파열의 아프레이 견인검사

퇴사두근을 수축시키도록 지시한다. 슬개골의 움직임 도중에 염발음이 느껴지거나 통증이 있다면, 관절 표면이 거칠거칠해졌음을 의미할 수 있고 슬개골의 연골연화증일 가능성도 있다.

■ 슬관절 체성기능부전에 대한 진단 DIAGNOSIS OF SOMATIC DYSFUNCTIONS OF THE KNEE JOINT

대퇴골에 대한 경골의 외전 기능부전 Abduction of Tibia on Femur

대퇴골에 대해 경골이 내반력을 받은 상태로, 내측 슬관절에 타격을 당하거나 비트는 동작 시에 일어나며 외측 인대에 염좌를 일으킨다. 관절 외측구조는 멀어지고, 내측구조는 서로 가까워지는데 대퇴골상에서의 경골의 움직임은 내측 평행 활주운동이 제한된다.

1. **환자 자세:** 슬관절 완전신전한 상태로 앙와위
2. **치료사 자세:** 기능부전이 있는 쪽 옆에서 테이블을 바라보고 선다.
3. **과정:**
   a. 치료사는 두측에 있는 손으로 환자 대퇴의 원위부를 잡고 움직임이 일어나지 않도록 단단히 고정한다.
   b. 치료사는 다른 한 손으로 환자의 족관절을 잡고 외반-내반력을 준다. 내반운동이 외반운동보다 더 크게 나타난다.
   c. 치료사는 족관절에 있던 손을 경골 근위부로 옮겨 대퇴골상에서 경골을 내측-외측으로 평행 활주운동시킨다(그림 94-8). 외측 평면 활주운동이 내측 평행 활주운동보다 크게 나타난다.

대퇴골에 대한 경골의 내전 기능부전 Adduction—Tibia on Femur

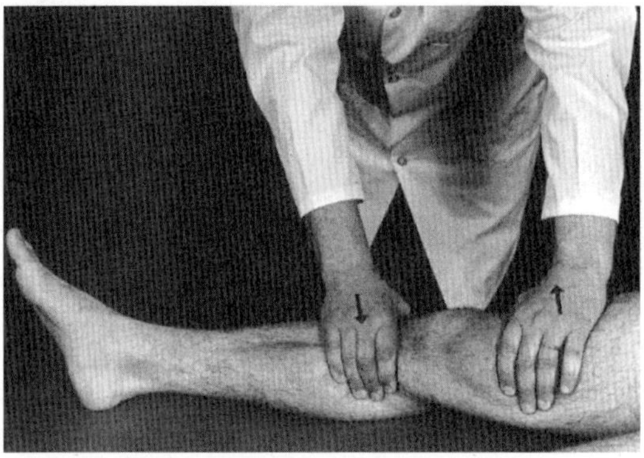

■ **그림 94-8** 내측-외측 평행 활주 기능부전의 운동검사

대퇴골에 대해 경골이 외반력을 받은 상태로, 외측 슬관절에 타격을 당하거나 비트는 동작시에 일어나며 내측 인대에 염좌를 일으킨다. 관절 내측구조는 멀어지고 외측 구조는 서로 가까워지는데 대퇴골상에서의 경골의 움직임은 외측 평행 활주운동이 제한된다.

1. **환자 자세:** 슬관절 완전신전상태로 앙와위
2. **치료사 자세:** 기능부전이 있는 쪽 옆에서 테이블을 바라보고 선다.
3. **과정:**

모든 동작이 내전 검사 때와 같으나 결과는 반대이다. 외반운동이 내반운동보다 크고, 내측 평행 활주운동이 외측 평행 활주운동보다 크게 나타난다.

대퇴골에 대한 경골의 내 · 외회전 기능부전 Internal and External Rotation—Tibia on Femur

1. **환자 자세:** 앙와위. 베개를 환자 무릎 아래에 놓아 검사하는 동안 약간 굴곡한 상태가 유지되도록 한다.
2. **치료사 자세:** 기능부전이 있는 쪽 옆에서 테이블을 바라보고 선다.
3. **과정:**
   a. 치료사는 두측에 있는 손으로 환자 대

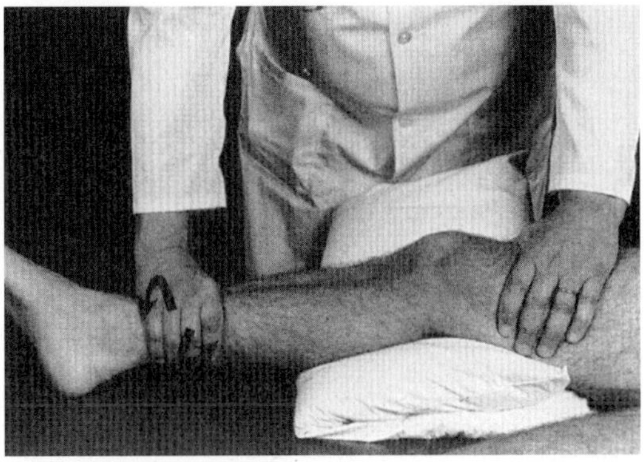

■ **그림 94-9** 대퇴골에 대한 경골의 내 · 외회전 기능부전의 운동 검사

퇴의 원위부를 잡고 움직임이 일어나지 않도록 단단히 고정한다.

b. 치료사는 다른 한손으로 족관절을 잡고 대퇴골상에서 경골의 내 · 외회전을 유발시킨다(그림 94-9).

4. **해석:**

외회전은 제한되고 내회전이 증가되었다면 내회전 기능부전을 나타내는 것이고, 내회전은 제한되고 외회전이 증가되었다면, 외회전 기능부전을 나타내는 것이다.

대퇴골에 대한 경골의 전후방 활주 기능부전
Anteroposterior Slide Dysfunction—Tibia on Femur

경골의 전방 혹은 후방으로의 활주운동이 제한된 상태를 말하는데, 이 운동은 슬관절의 굴곡-신전과 짝을 지어 일어난다. 대퇴골에 대한 경골의 신전은 전방활주와, 대퇴골에 대한 경골의 굴곡은 후방활주와 함께 일어나게 된다. 첫 번째로 발견할 수 있는 증상은 굴곡 또는 신전의 제한으로 치료사는 이러한 기능부전을 찾아낼 수 있어야 한다.

1. **환자 자세:** 발은 테이블에 놓고 슬관절은 굴곡한 상태로 앙와위로 눕는다.
2. **치료사 자세:** 환자의 발 위에 앉아서 테이블에 고정시킨다.
3. **과정:**
   a. 치료사는 양손으로 경골 근위부를 잡는데, 양 엄지는 슬관절 전면의 내 · 외측 관절구 위에서 압력을 가하고 나머지 손가락으로는 슬와부 밑에서 에워싼다.
   b. 치료사는 뒤에서 감싸쥔 손을 전방으로 당겼다가 다시 양 엄지를 후방으로 미는 방법으로 경골의 전 · 후방 평면 활주를 유발시킨다(그림 94-10).

주의: 이 검사를 시행하는 동안에는 십자인대에 대한 검진은 시행하지 않는다. 전 · 후방 운동력이 크게 감소할 수 있다.

4. **해석:**

후방 활주운동이 감소하고 전방 활주운동이 증가되었다면 전방 활주 기능부전이고, 전방 활주운동은 감소하고 후방 활주운동이 증가되었으면 후방 활주 기능부전이다.

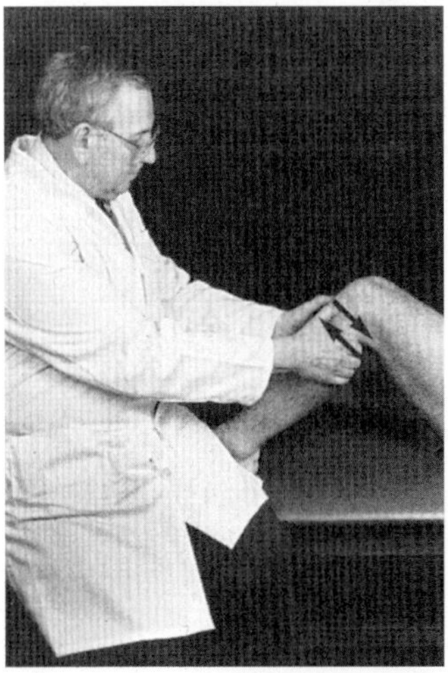

■ **그림 94-10** 대퇴골에 대한 경골의 전후방 활주 기능부전의 운동 검사

경골에 대한 근위부 비골두의 기능부전
Proximal Fibular Head Dysfunction—Tibia on Femur

비골은 해부학적으로 슬관절에 속하지는 않지만, 비골두의 체성 기능부전의 증상은 가까이에 위치한 슬관절과 중복되어 복합적으로 나타난다. 비골두의 기능부전을 검진하거나 치료할 때, 치료사는 족관절과의 원위부관절 또한 완벽히 검진해야 한다.

1. **환자 자세:** 발은 테이블에 놓고 슬관절은 굴곡한 상태로 앙와위로 눕는다
2. **치료사 자세:** 환자의 발 위에 앉는다.
3. **과정:**
   a. 첫 번째 단계는 전후방 활주 기능검사 시와 같다.
   b. 치료사는 엄지와 검지손가락을 이용해 비골두를 잡는다(그림 94-11).
   c. 경골상에서 비골두를 전 · 후 방향으로 활주운동시킨다.
4. **해석:**

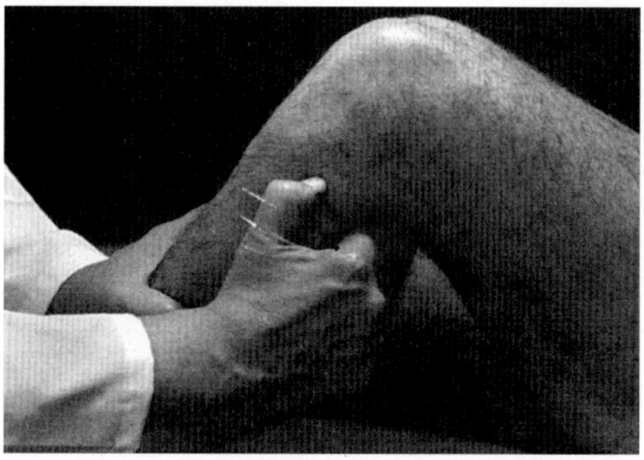

■ **그림 94-11** 근위부 비골두 기능부전의 운동검사

후방 활주운동이 감소하고 전방 활주운동이 증가되었다면 비골두 전방변위 기능부전이고, 전방 활주운동은 감소하고 후방 활주운동이 증가되었으면 비골두 후방변위 기능부전이다.

참고문헌

DiGiovanna EL, Schiowitz S. *An Osteopathic Approach to Diagnosis and Treatment, 2nd ed*. Philadelphia: Lippincott-Raven, 1997.

Hoppenfeld S. *Physical Examination of the Spine and Extremities*. Norwalk, CT: Appleton-Century-Crofts, 1986.

95

족관절과 족부의 해부학적 고찰
(Foot and Ankle Anatomic Considerations)

발과 족관절은 28개의 뼈로 구성된 복합체이다. 이 복합체는 체중신기의 기능과 걷거나 뛸 때 지면에 적응하는 기능을 수행하며, 추가적인 스트레스를 조절하기에 충분한 탄성을 항상 가지고 있다. 전체 인구의 약 40% 가량이 발의 변형을 가지고 있으며, 이 사실은 이 분야의 학문을 대단히 중요하게 만들었다.

■ 족관절
THE ANKLE

족관절은 경골의 원위부 말단과 내측과, 외측과로 구성되며, 이 부분들이 모여 거골 체부에 꼭 맞는 오목한 모양의 하퇴궁을 이룬다. 이 뼈들은 관절낭과 삼각인대, 전거비인대, 후거비인대, 종비인대로 연결된다. 경골과는 거골 내측면의 1/3가량 아래로 내려와 있고, 외측과보다 전방에 있다. 비골과는 거골 외측면의 전면에 걸쳐 내려간다. 따라서 위에서 봤을 때 전체적인 관절이 외측으로 기울게 되고, 결과적으로 발가락이 15° 바깥쪽을 향하게 된다(그림 95-1).

거골의 체부는 전면이 넓은 쐐기모양이다. 배측굴곡은 하퇴궁에서 거골을 닫힘 위치로 가져간다. 그 이상의 배측굴곡은 비골 원위부를 외측, 미측으로 전위시키고, 경골을 중심으로 내회전하게 되어 경비관절을 분리시킨다. 비골의 이 움직임은 비골두 기능부전의 가장 중요한 원인이 될 수 있다.

족관절의 주된 관절 움직임은 장측굴곡(50°)과 배측굴곡(20°)이다(그림 95-2). 그리고 관절이 장측굴곡 된다 하더라도, 좌우 활주, 회전, 외전, 내전의 보조 움직임이 나타난다.

삼각인대는 내측에 위치하고 있으며 위로는 내측과에 부착하고 아래로는 주상골돌기, 종골의 재거돌기, 거골의 내측결절에 부착한다. 삼각인대는 매우 강하기 때문에 외상으로 인대가 파열되는 것보다 오히려 뼈의 부착부가 골절되는 경우가 종종 있다.

전거비인대는 외측과의 전면 가장자리에서 전방으로 주행하여 거골의 외측관절돌기와 거골경의 외측면에 부착한다. 후거비인대는 외측과에서 거골 후부돌기의 외측결절로 이어진다.

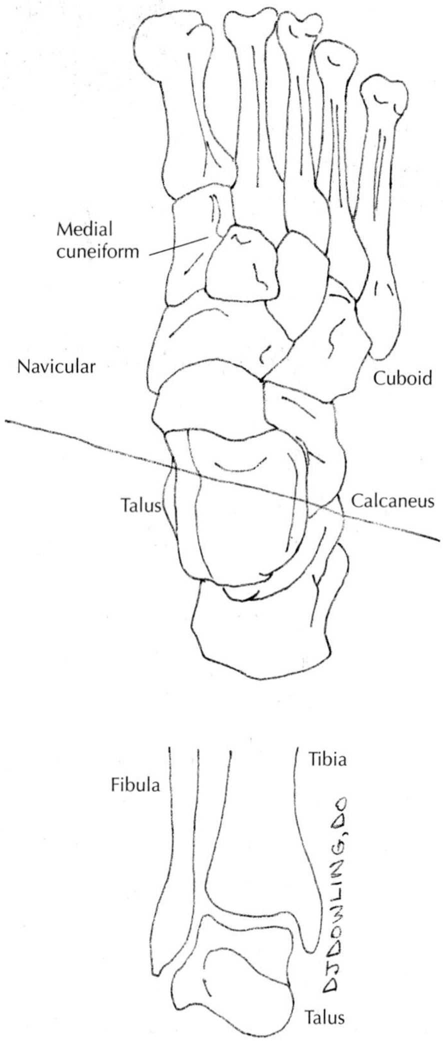

■ **그림 95-1** 족관절의 국소 기능해부학

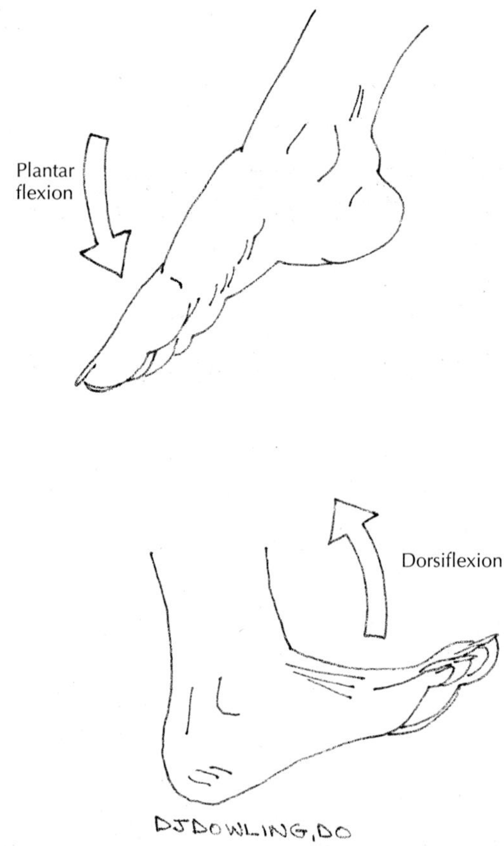

■ **그림 95-2** 족관절의 주움직임

종비인대는 외측과의 첨부에서 후하방으로 주행하여 종골의 외측면 결절로 이어진다(그림 95-3).

하퇴 함몰부의 모양과 외측과의 길이 그리고 강한 인대의 부착이 과의 골절이 동반되지 않는 한 관절탈구를 방지한다.

가장 흔한 염좌는 내번손상이 대표적이며 일반적으로 장측굴곡, 내회전, 내번이 결합되어 발생한다. 그러면 족관절의 외측인대가 제일 처음으로 충격을 받는다. 이로 인한 인대 파열이나 골절-탈구의 유형은 가해진 힘의 정도에 따라 다르다(그림 95-4).

족관절 배측굴곡의 주동근은 전경골근이며, 장지신근, 장무지신근, 제3비골근이 보조한다. 족관절 장측굴곡의 주동근은 비복근과 가자미근이며, 족척근, 후경골근, 장무지굴근, 장지굴근이 보조한다.

거골하 관절은 거골과 종골로 이루어진다. 이 뼈들은 두개의 분리된 요철면의 관절을 가지고 있는데, 주된 움직임은 거골을 중심으로 종골외전(외반)과 종골내전(내반)이다. 그리고 거골은 주상골과 관절을 이루고 종골은 입방골과 관절을 이룬다.

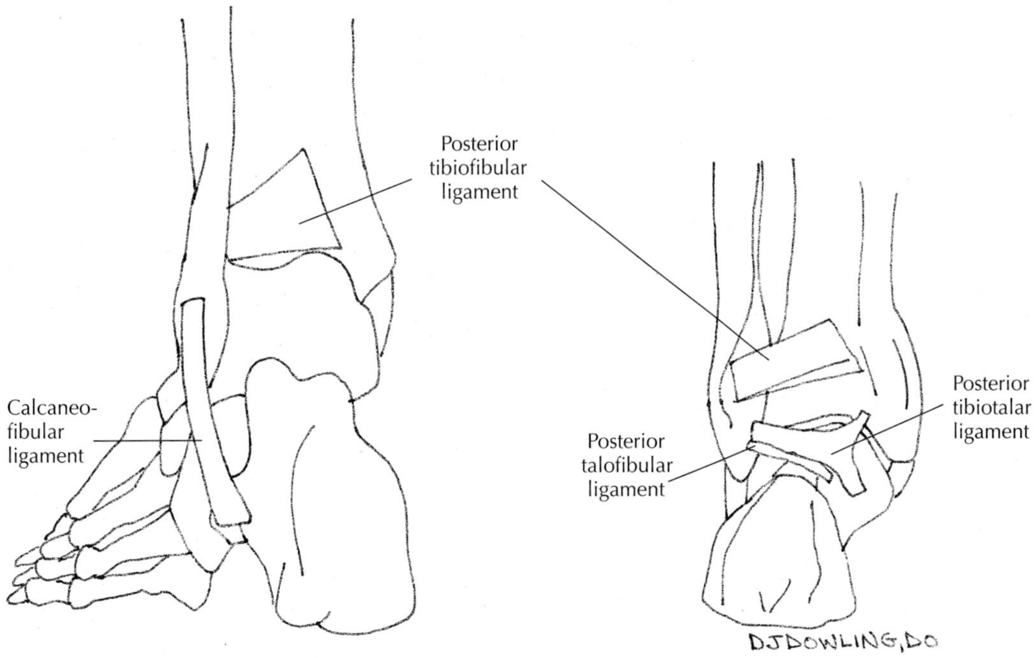

■ **그림 95-3** 족관절의 인대부착, 후면

■ 발
THE FOOT

발의 뒷부분은 거종골 관절, 거주상골 관절, 종입방골 관절로 구성된다. 종골은 거골과 연곽되어 외전(외반) 또는 내전(내반)으로 움지일 수 있다(그림 95-5). 그 외의 다른 움직임들은 거종골-주상입방골 작용이 결합된 것으로 가장 잘 설명된다. 고정된 거골과 연관된 내번은 종골과 주상골의 내회전, 내측족궁의 높이 증가로 설명할 수 있고, 종골 위로 입방골의 히

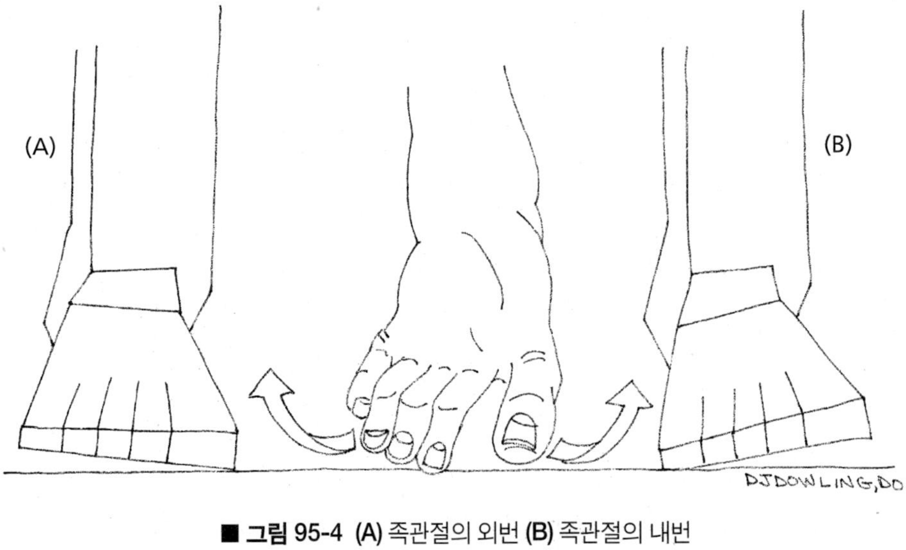

■ **그림 95-4** **(A)** 족관절의 외번 **(B)** 족관절의 내번

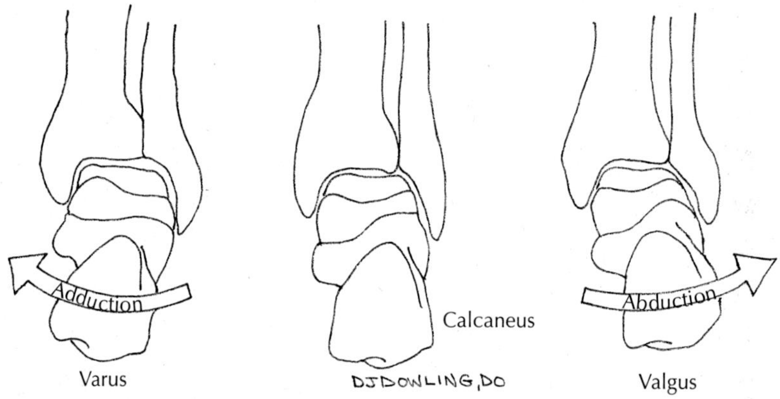

■ **그림 95-5** 후면에서 바라본 거골을 축으로 한 종골움직임

방회전이 동반되어 일어난다(그림 95-6). 그리고 앞쪽 족근골의 움직임과 장측굴곡이 이 움직임을 증가시킨다. 외번은 정반대의 움직임이다.

거주상골 관절과 종입방골 관절의 움직임이 결합되어 발의 내번과 외번 움직임을 만들어 낸다(그림 95-4). 내번은 종골 내전, 주상골 회전, 거골에 접한 활주움직임으로 만들어 진다. 이 움직임은 주상골과 내측연을 위로 올리고 발의 외측연은 아래로 내린다. 외번은 정반대 움직임의 연속으로 만들어진다. 내번움직임에 필요한 근육은 전경골근과 후경골근이고, 외번 움직임에 필요한 근육은 장비골근과 단비골근

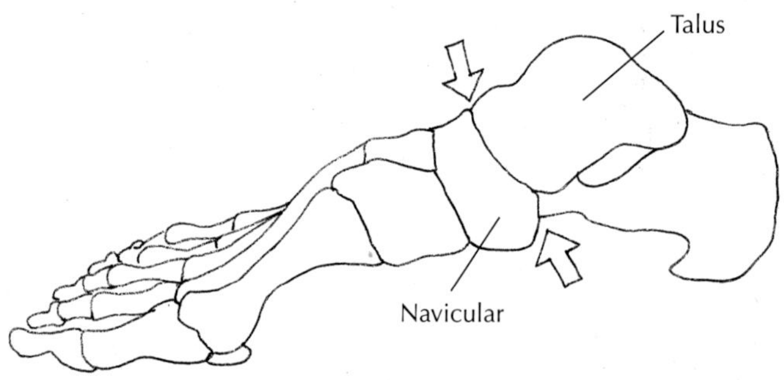

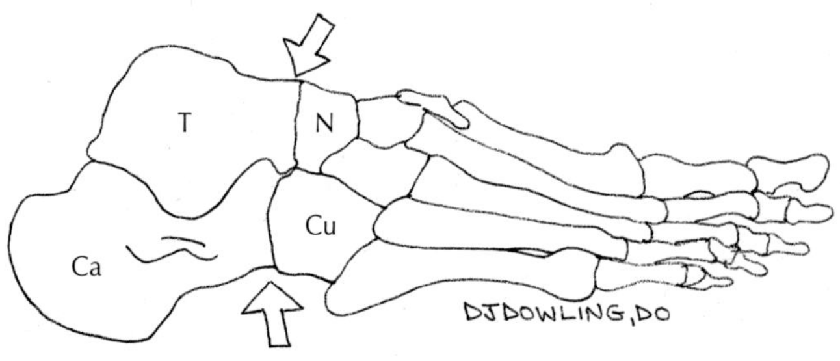

■ **그림 95-6** 전족 내번은 종골(Ca)과 접한 입방골(Cu)과 거골(T)과 접한 주상골(N)의 내회전을 만든다.

이다. 종골과 접한 입방골의 움직임은 회전이 동반된 활주이다. 이것은 보통 모두 결합된 관절의 내번-외번움직임과 동반되어 나타난다.

체중을 실으면, 원위 족근골과 중족골이 포함되어 결합된 회내와 회외의 움직임이 만들어진다. 발의 회내는 종골 외전(외반), 외번, 발 외전, 배측굴곡이 결합되어 만들어진다. 그 반대 움직임인 종골 내전(내반), 내번, 발 내전, 장측굴곡은 회외움직임을 만든다.

이 관절들의 종속운동은 활주와 회전이다.

전족은 중족골과 지골들로 이루어진다. 이 뼈들은 결합하여 전족의 외전과 내전 움직임을 만든다(그림 95-7). 족근중족골 관절의 주된 움직임은 굴곡와 신전이다. 네 번째와 다섯 번째 중족골의 굴곡과 신전의 축은 사선방향이다. 그래서 이 중족골의 굴곡과 신전움직임으로 횡축 중족골궁이 올라가고 내려가는 것이다. 중족골간 관절의 움직임은 주로 활주움직임이다. 족근중족골 관절과 중족골간 관절의 보조움직임은 모든 활주움직임이 과장되면서 만들어지는데, 특히 장축 견인이 동반되었을 때 나타난다. 중족지골 관절은 능동적인 신전-굴곡, 내전-외전의 움직임을 허용한다. 종속운동은 활주, 축회전, 장축견인이다.

능동적인 지골간 관절 움직임은 굴곡과 신전이고, 보조움직임은 외전과 내전, 축회전, 장축신전이다.

발의 족궁 Arches of the Foot

발의 종축 만곡은 내측과 외측 종축족궁으로 나뉜다. 체중싣기와 탄력적이고 유동적인 움직임을 수행하기 위해 종축족궁은 두개의 다른 해부학적 형태로 구성된다. 외측 종축족궁은 종골, 입방골, 네 번째와 다섯 번째 중족골같은 단단한 뼈구조로 이루어져 있다. 그리고 아치 이맛돌(입방골)과 양옆의 측면돌(종골과 중족골)로 구성되는 고전적 건축아치의 정의와 매우 흡사하다. 이 족궁은 낮고 가동성이 제한되어 있으며, 체중과 바닥으로부터 미는 힘을 그대로 전달하는 구조이다(그림 95-8). 이 족궁에서 가장 중요한 관절은 움직임이 제한되어 있는 종입방골 관절이다. 따라서 족궁에 외력

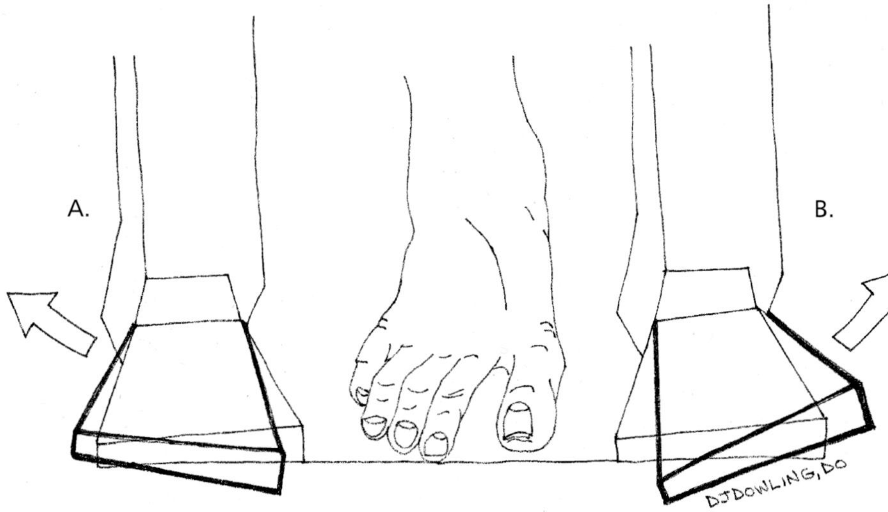

■ **그림 95-7** **(A)** 전족의 외전 **(B)** 전족의 내전

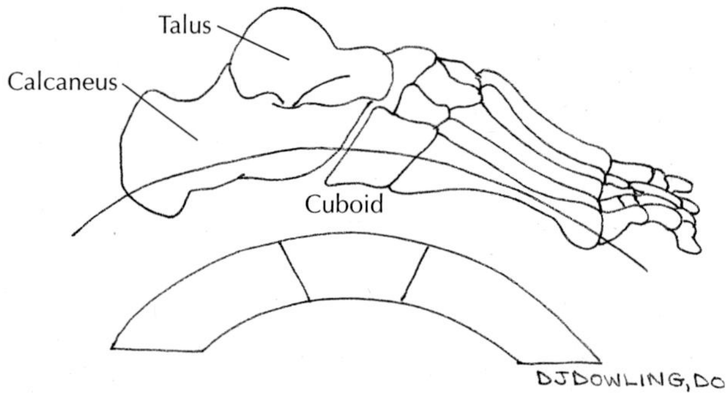

■ **그림 95-8** 발의 외측 종축족궁

이 가해지면 전형적인 입방골 기능부전을 일으키고, 족궁의 전면에 염전력이 가해지면 다섯 번째 중족골의 골절이 쉽게 일어난다.

내측 종축족궁은 종골, 거골, 주상골, 설상골, 1번~3번 중족골로 구성되고, 반대쪽 족궁에 비해 상당히 높고 가동성이 좋다. 그리고 장측인대, 장측근막, 후경골근, 장지굴근, 장무지굴근, 발의 내재근들이 내측족궁을 조절하는데 보조한다. 따라서 내측족궁은 단단한 골격의 지지없이 움직임이나 지형에 맞게 증가되거나 감소된다. MacConaill은 비틀린 판 구조로 거골하 부분이 기능하는 것으로 설명하였는데, 이 판은 중족골 골두의 라인을 따라 횡방향으로 펴져있으면서 종골을 따라 종방향으로도 펴져 있다. 따라서 회내움직임으로 길어지거나 비틀림이 풀리면서 내측 아치가 내려앉게 되고, 회외움직임으로는 비틀림이 증가하고 높이가 높아진다(그림 95-9).

내측족궁은 종축(종골외반-내반)으로 종골이 회전되어 조절된다. 선 자세에서 발을 최대한으로 내전(다른 발 위로 한쪽 발을 교차)하면 종골의 후방회전(외반)이 일어나고 내측족궁이 높아지며, 반대로 발을 최대한 외전하면 종골의 전방회전(내반)이 일어나고, 내측족궁이 내려간다. 따라서 내측족궁의 구조와 움직임은 발의 다양한 움직임에 따라 비틀어지고 풀린다고 할 수 있다.

분명히 족궁을 유지시키기 위한 근육의 지지 역할은 골격구조와 인대의 수동적지지에 비해 크지 않다. 오히려 근육들은 균형과 보행에서

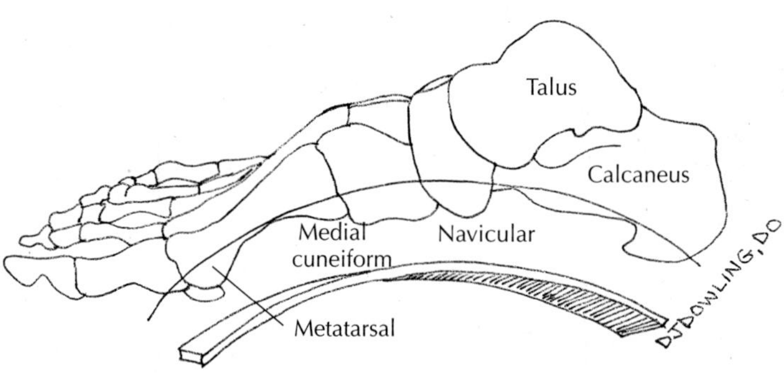

■ **그림 95-9** 발의 내측 종축족궁과 연관된 염전

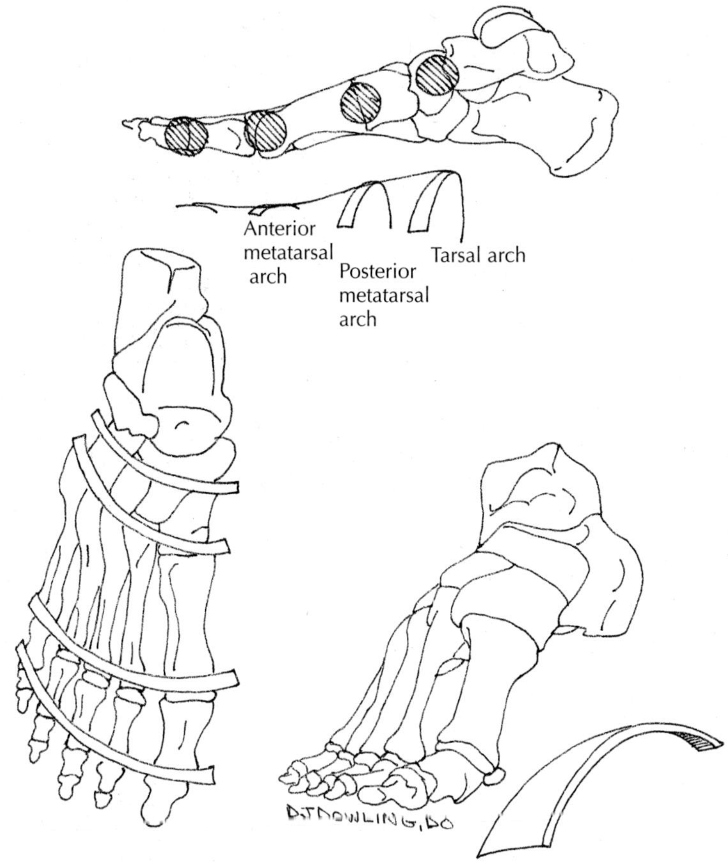

■ **그림 95-10** 발의 횡축족궁

능동적인 역할을 수행한다.

많은 저자들이 횡축족궁의 갯수를 설명하는데(그림 95-10), 중족골 골두가 제외된다면, 이 족궁은 지면으로 힘을 전달하지 못한다. 전중족골 횡축족궁은 다섯 개의 중족골 골두로 이루어지며, 두 번째 중족골 골두가 가장 높은 점을 이룬다. 그리고 체중을 실으면 평평해 진다. 전중족골 횡축족궁이 함몰되면, 중족골 골두의 체중부하가 늘어나면서 기능부전을 일으킨다. 두 번째인 후중족골 횡축족궁은 다섯 개의 중족골로 구성된다. 세 번째 족근골 횡축족궁은 주상골, 설상골, 입방골로 이루어지며, 발의 유연성과 회전움직임에 기여한다. 그리고 족근골 족궁이 사라지거나 감소되는 것이 편평족(평발)이다.

이 원리에 따라서 족궁의 변화를 검사한다면, 발은 구조적으로는 평발이 아니다. 왜냐하면 종골외반이 구조적이고 역학적인 영향을 폭넓게 줄 수 있기 때문이다. 내측족궁을 감소시킬 수 있고, 발의 회외를 과도하게 하며, 발가락을 외전시킬 수 있고 또 외번되는 경향을 띄게 할 수 있다. 이것은 보행을 관찰할 때 매우 뚜렷하게 나타난다. 게다가 종골외반은 외반슬, 골반전방경사, 요추전만도 증가시킨다. 따라서 발 불균형의 평가와 치료는 정골요법 검사에서 필수적인 부분이다.

관절움직임을 제한시키는 체성기능부전은 활주와 연결된 회전의 움직임에 영향을 준다. 발의 외번과 내번움직임에서 종골과 접한 입방골의 공동 회전이 그 예이다.

참고문헌

Basmajian JV. *Muscles Alive*. Baltimore: Williams & Wilkins, 1978.

Cailliet R. *Foot and Ankle Pain*. Philadelphia: F.A. Davis, 1968.

D'Ambrosia RD. *Musculoskeletal Disorders*. Philadelphia: J.B. Lippincott, 1977.

DiGiovanna EL, Schiowitz S. *An Osteopathic Approach to Diagnosis and Treatment, 2nd ed*. Philadelphia: Lippincott-Raven, 1997.

Hoppenfeld S. *Physical Examination of the Spine and Extremities*. Norwalk, CT: Appleton-Century-Crofts, 1986.

Jones L. *The Postural Complex*. St. Louis: Charles C Thomas, 1955.

Kapandji IA. *The Physiology of the Joints. Vol II*. Edinburgh: Churchill Livingstone, 1970.

MacConaill MA, Basmajian JV. *Muscles and Movements*. New York: Robert E. Krieger, 1977.

O'Donoghue DH. *Treatment of Injuries to Athletes*. Philadelphia: W.B. Saunders, 1970.

Rasch PJ, Burke RK. *Kinesiology and Applied Anatomy*. Baltimore: Lea & Febiger, 1978.

Warwick RB, Williams PL. *Gray's Anatomy*, 35th British ed. Philadelphia: W.B. Saunders, 1973.

Wells KF, Luttgens K. *Kinesiology*. Philadelphia: W.B. Saunders, 1976.

Wilson FC. *The Musculoskeletal System, 2nd ed*. Philadelphia: J.B. Lippincott, 1983.

96

족관절과 족부의 기능부전 평가
(Evaluation of Foot and Ankle Dysfunctions)

발은 걸을 때 지형에 지속적으로 적응한다. 종골, 족근골, 중족골, 지골들이 안정장치로서의 역할만 하는 것이 아니라, 도로에서의 모든 변화나 움직임의 유형에 적응하기 위해 상승, 하강, 선회, 회전하게 된다. 이 움직임들은 차례대로 종골, 거골, 족관절 모티스(mortice)를 통해 전달된다. 그리고 마지막 관절의 움직임은 부가적인 안정장치로서 족관절이 배측굴곡, 장측굴곡, 회전, 외전, 내전을 허용하는 것이다.

예기치 않거나 보상되지 못하는 스트레스 또는 발의 염좌가 기능부전을 일으키며, 이런 기능부전들은 발의 관절들이나 족관절에서 발생할 수 있다. 진단은 관절가동성의 소실과 조직의 변화를 바탕으로 한다. 그리고 발과 족관절은 몸체에 이어져 있기 때문에, 치료사는 항상 이차적인 기능부전들을 찾아내야 한다.

철저한 병력, 이학적 검사, 부가적인 조사들이 치료하기 전에 반듯이 이루어져야 한다. 족관절은 외번과 내번 염좌뿐만 아니라, 복사뼈 골절도 흔히 일어나며, 고정시키는 치료기간에 뒤이어 기능부전이 종종 발생한다. 따라서 골절이 치유된 사람도 여전히 해결되지 않은 체성기능부전을 가지고 있게 된다.

■ 관찰
OBSERVATION

발의 피부에서 감염, 진균성 감염, 외상 징후의 흔적을 검사해야 하고, 족관절에서는 부종이나 염증 여부를 관찰해야 한다. 또 발톱은 조갑주위염(발톱각피의 감염)이나 진균성 감염을 검사해야 한다. 못박힌 피부나 티눈도 발바닥이나 발가락에 있을 것이다.

발과 족관절은 선 자세와 앉은 자세 그리고 보행하는 동안에도 관찰하는 것이 중요하다. 선 자세에서는 양다리에 각각 체중이 균등하게 분산되는지, 발가락이 안쪽을 향하는지 또는 바깥을 향하는 지와 내측 족궁의 높이를 관찰해야 한다. 이때 족궁이 편평하다면, 이것이 구조적인 것인지 또는 발의 회내로 인한 것인지를 확인할 필요가 있다. 환자가 앉은 자세에서도 족궁이 편평하다면 구조적인 문제이고, 또 족궁이 회복되면 기능적인 문제점이 있는 것이다. 발이 회내된 것이라면 체중을 싣고 서있을 때 아킬레스건이 휘는 것을 볼 수 있다. 가끔씩 족궁이 너무 높은 것도 발에 문제점을 일으키기 때문에 기록해두어야 한다.

발과 족관절은 보행하는 동안에도 관찰된다. 처음 발의 뒤꿈치가 바닥에 닿고 발의 외측가장자리를 지나고 나면, 체중이 다시 발의 볼(횡축족궁)을 지나고 엄지발가락으로 지면에서 발을 밀어 올린다. 이 과정에서 족관절의 유연성에 주목해야하고, 발에서 문제가 되는 비정상적인 회전(내번과 외번)이나 회내가 있는지도 관찰해야 한다.

뼈와 관절의 비대칭도 주목해야 한다. 망치발가락은 세 번째 지골관절이 굴곡변형되고 원위 지골관절이 신전변형된 것이다. 갈퀴발가락은 두개의 관절 모두 굴곡변형이 있는 것이다. 흔히 이런 경우 세 번째 지절관절의 끝에 못이 박힌다. 건막류은 엄지발가락 근위지절골의 내측변위와 함께 첫 번째 중족골의 외측변위가 함께 일어난 것처럼 보이며, 근위 중족지골관절이 커지고 부종이 있으며 압통이 나타난다.

■ 촉진 PALPATION

발과 족관절은 앉은 자세 또는 앙와위 자세에서 촉진한다. 연부조직에서 압통과 부종을 촉진하고, 조직질감 변화에 주목해야 한다. 골경계부위도 다른 비대칭이나 관절염의 변화를 확인하기 위해 촉진해야 한다.

■ 운동검사 MOTION TESTING

치료사는 먼저 정상적인 다리를 먼저 검사하고 운동검사를 실시해야한다. 정상인 다리의 소견이 기능부전인 다리와 비교할 수 있는 기준을 제시해주기 때문이다. 발과 족관절의 제한된 움직임이 있고 특히 관절염의 변화가 촉진되지 않는 경우, 종종 체성기능부전이 있음을 말해준다.

배측굴곡과 장측굴곡 Dorsiflexion and Plantar Flexion

1. **환자 자세:** 앙와위 자세에서 베개로 슬관절을 받쳐 약간 굴곡되도록 한다.
2. **치료사 자세:** 환자를 마주보고 발쪽으로 선다.
3. **기법:**
   a. 치료사는 한쪽 손으로 족관절 앞쪽을 잡아 양측 복사뼈를 고정한다.
   b. 치료사는 나머지 손으로 거골은 잡지 말고 근접하여 전족을 잡는다.
   c. 치료사는 전족을 내번시키고, 이 자세를 유지하면서 발을 배측굴곡시킨 다음 장측굴곡시킨다(그림 96-1).
   d. 다른 발과 비교하여 각도와 운동자유(freedom of motion)를 기록한다.

외전-내전(거골하) Abduction-Adduction(Subtalar)

1. **환자 자세:** 앙와위 자세에서 베개로 슬관절을 받쳐 약간 굴곡되도록 한다.

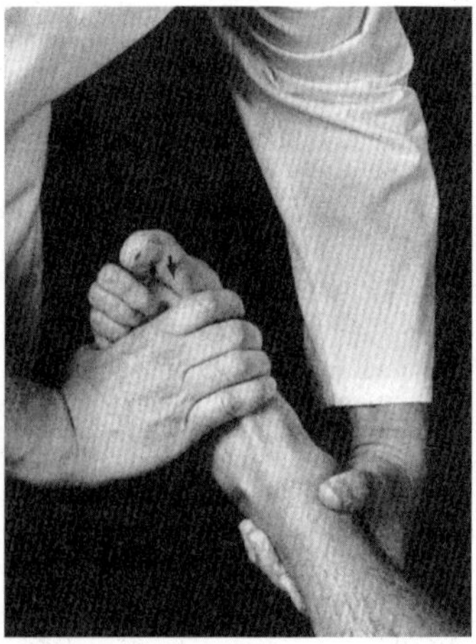

■ **그림 96-1** 배측굴곡과 장측굴곡 운동검사

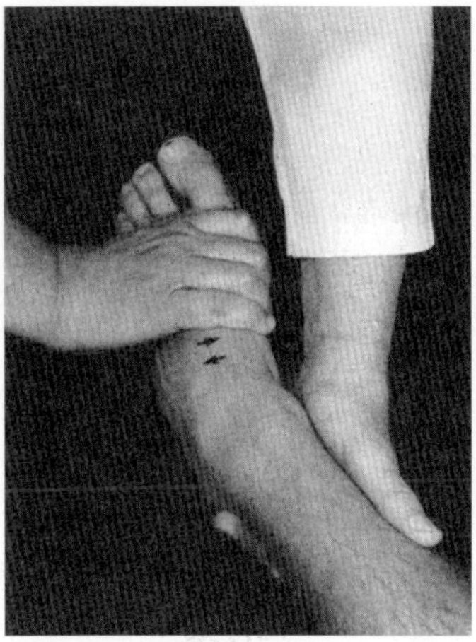

■ **그림 96-2** 거골하 관절 외전-내전 운동검사

2. **치료사 자세:** 환자를 마주보고 발쪽으로 선다.
3. **기법:**
   a. 치료사는 전족을 잡고 외전과 내전위치로 가져간다(그림 96-2).
   b. 다른 발과 비교하여 각도와 운동자유(freedom of motion)를 기록한다.

종골 내번-외번 Calcaneal Incersion-Eversion

1. **환자 자세:** 앙와위 자세에서 베개로 슬관절을 받쳐 약간 굴곡되도록 한다.
2. **치료사 자세:** 환자를 마주보고 발쪽으로 선다.
3. **기법:**
   a. 치료사는 한손으로 종골을 잡고, 다른 손으로는 전족을 잡아 거골을 고정한다.
   b. 치료사는 거골을 중심으로 종골을 내번, 외번시킨다(그림 96-3).
   c. 다른 발과 비교하여 각도와 운동자유(freedom of motion)를 기록한다.

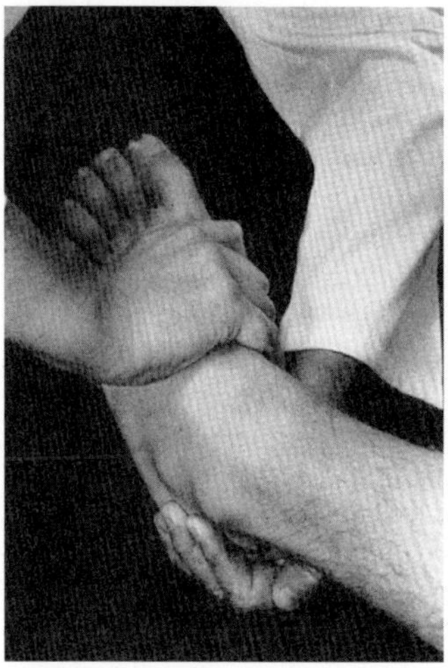

■ **그림 96-3** 종골 내번-외번 운동검사

입방골 기능부전 Cuboid Dysfunction

1. **환자 자세:** 복와위
2. **치료사 자세:** 한쪽 무릎을 올리고 테이블 옆에 선다.
3. **기법:**
   a. 환자의 슬관절을 굴곡시키고, 치료사의 무릎에 발을 올려놓는다.
   b. 치료사는 한손으로 종골을 잡아 고정한다.
   c. 치료사는 나머지 손의 엄지와 두 번째 손가락으로 입방골을 잡아 배측과 복측으로 움직인다(그림 96-4).
   d. 다른 발과 비교하여 각도와 운동자유(freedom of motion)를 기록한다.

제5중족골 기능부전 Fifth Metatarsal Dysfunction

1. **환자 자세:** 복와위
2. **치료사 자세:** 한쪽 무릎을 올리고 테이블 옆에 선다.
3. **기법:**

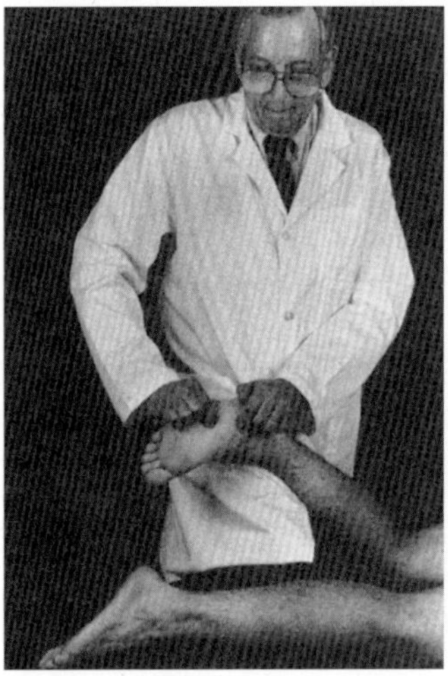

■ **그림 96-4** 입방골 기능부전의 운동검사

a. 치료사는 한손으로 입방골을 잡아 고정시킨다.

b. 나머지 손으로 제5중족골을 잡고, 배측과 복측으로 움직인다(그림 96-5).

c. 중족골의 회전운동을 검사하려면, 치료사는 제4중족골을 고정하고, 제5중족골의 운동을 검사한다. 또 제4중족골을 검사하려면, 제3중족골을 고정한다.

d. 다른 발과 비교하여 각도와 운동자유 (freedom of motion)를 기록한다.

주상골 기능부전 Naviclar Dysfunction

1. **환자 자세:** 앙와위
2. **치료사 자세:** 환자를 등지고 테이블의 발쪽으로 앉는다. 검사할 발은 치료사의 무릎 위 베개에 올려놓는다.
3. **기법:**

   a. 치료사는 한손으로 거골을 고정함과 동시에 발을 잡는다.

   b. 나머지 손으로는 주상골을 잡아 배측과 복측으로 움직인다(그림 96-6).

   c. 다른 발과 비교하여 각도와 운동자유

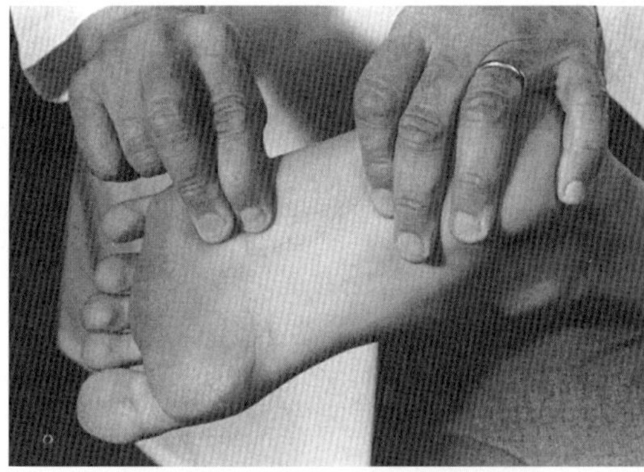

■ **그림 96-5** 제5중족골 기능부전의 운동검사

(freedom of motion)를 기록한다.

설상골 기능부전 Cuneiform Dysfunction

1. **환자 자세:** 앙와위
2. **치료사 자세:** 환자를 등지고 테이블의 발쪽으로 앉는다. 검사할 발은 치료사의 무릎 위 베개에 올려놓는다.
3. **기법:**

   a. 치료사는 주상골을 잡아 고정한다.

   b. 치료사는 주상골을 중심으로 설상골을 움직인다.

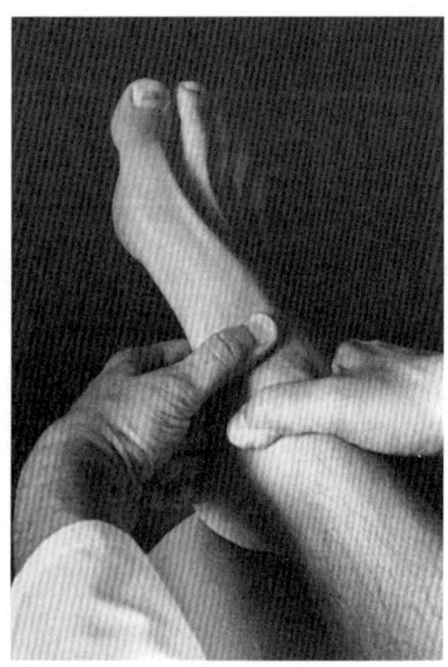

■ **그림 96-6** 주상골 기능부전의 운동검사

제1중족골 기능부전 First Metatarsal Dysfunction

1. **환자 자세:** 앙와위
2. **치료사 자세:** 환자를 등지고 테이블의 발쪽으로 앉는다. 검사할 발은 치료사의 무릎 위 베개에 올려놓는다.
3. **기법:**
   a. 치료사는 제1설상골을 잡아 고정한다.
   b. 치료사는 제1중족골을 잡고 배측과 복측으로 움직인다.
   c. 중족골의 회전운동을 검사하려면, 치료사는 제2중족골을 고정한 다음 제1설상골을 검사하고, 제3중족골을 고정한 다음 제2설상골을 검사한다.
   d. 다른 발과 비교하여 각도와 운동자유(freedom of motion)를 기록한다.

지골 기능부전 Phalangeal Dysfunction

1. **환자 자세:** 앙와위
2. **치료사 자세:** 환자를 등지고 테이블의 발쪽으로 앉는다. 검사할 발은 치료사의 무릎 위 베개에 올려놓는다.
3. **기법:**
   a. 치료사는 한손으로 중족골을 잡아 고정한다.
   b. 나머지 손으로 중족골과 관절을 이루는 제1지골을 잡는다.
   c. 치료사는 약간의 견인 후 배측, 복측, 외전, 내전, 회전운동을 검사한다(그림 96-7).
   d. 다른 발과 비교하여 각도와 운동자유(freedom of motion)를 기록한다.

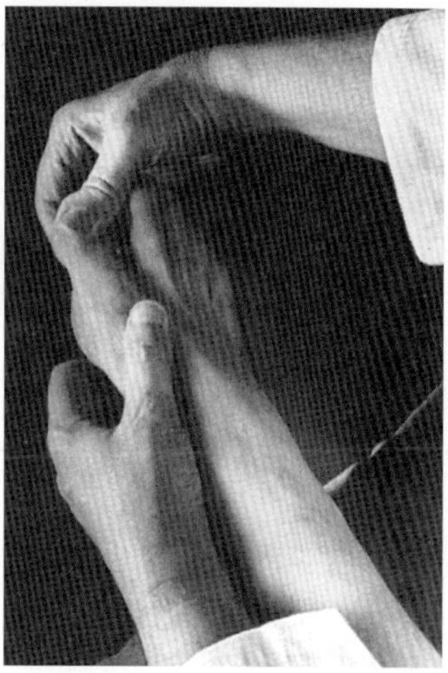

■ **그림 96-7** 지골 기능부전의 운동검사

97

하지의 근에너지 기법
(Muscle Energy of the Lower Extremity)

하지의 근에너지 기법은 앙와위 또는 복와위 자세에서 사용하는 것이 가장 적합하다. 그러나 일정한 방식의 원리만 적용된다면 다른 어떤 자세에서도 가능해진다. 근에너지 기법을 성공적으로 적용하기 위해서는 치료하고자 하는 관절이나 근육을 분리시켜 장벽에 위치시키고 환자에게 반대 방향으로 힘을 주게끔 지시한 후 점진적으로 변화된 장벽으로 이동하는 단계를 거쳐야 한다. 관례상으로 체성기능부전의 표기는 운동자유와 상대적이다(즉, "굴곡"이라는 것은 굴곡운동은 자유롭지만 신전운동은 제한된 것을 의미한다). 이번 장에서 표기된 진단은 운동방향과 관절에 따른 것이며, 특정근육에 대해 보다 더 특수화된 적용이 시행될 수도 있다.

■ 고관절
HIP

1. **굴곡-복와위**
   a. **환자 자세:** 복와위
   b. **치료사 자세:** 치료사는 환자를 마주보고 기능부전이 있는 다리의 반대쪽에 선다.
   c. **기법:**
   (1) 치료사의 두측 손을 천골위에 올려놓고, 검지는 치료하고자 하는 쪽의 후상장골극에 위치한다.
   (2) 치료사의 나머지 한손은 환자의 다리를 가로질러 무릎 바로 위 대퇴부의 전면을 잡는다.
   (3) 치료사의 두측 손에 장골의 움직임이 감지될 때까지 고관절을 신전 시킨다.
   (4) 환자에게 다리를 테이블을 향해 아래쪽으로 누르도록 지시하고, 3~5초간 등척성 저항을 준다.
   (5) 3~5초간 환자가 이완하게 한 다음 다리를 새로운 장벽으로 이동한다.
   (6) 이 과정을 정상가동범위가 완전히 이루어지거나 정상범위에 가깝게 될 때까지 반복한다.

2. **굴곡-앙와위**
   a. **환자 자세:** 앙와위 자세로 테이블 끝에 무릎이 위치하고, 하퇴는 테이블 끝에서 떨어지게끔 눕는다.
   b. **치료사 자세:** 치료사는 테이블 끝에서

치료해야 하는 다리 쪽에 선다.

c. **기법:**

(1) 환자에게 양쪽 고관절과 슬관절을 굴곡하게 하고, 양팔을 이용해서 가슴 쪽으로 끌어안도록 지시한다.

(2) 환자에게 치료해야 될 다리의 고관절이 신전되고, 하퇴가 테이블 끝으로 떨어지게끔 다리를 내려놓도록 지시하고, 나머지 한쪽 다리는 계속 가슴 쪽에 끌어안고 있도록 한다.

(3) 치료사는 내려놓은 다리를 테이블/바닥 쪽으로 누른다.

(4) 환자는 다리를 천장 쪽으로 올리도록 지시하고, 3~5초간 등척성 저항을 준다.

(5) 환자가 3~5초간 이완하게 한 다음 다리를 아래로 더 눌러 새로운 장벽으로 이동한다.

(6) 이 과정을 정상가동범위가 완전히 이루어지거나 정상범위에 가깝게 될 때까지 반복한다.

3. **신전**

a. **환자 자세:** 앙와위

b. **치료사 자세:** 치료사는 환자를 마주보고 기능부전이 있는 다리 쪽에 선다.

c. **기법:**

(1) 치료사의 두측 손을 치료하고자 하는 쪽의 전상장골극에 위치시킨다.

(2) 치료사의 나머지 손은 족관절 바로 윗부분을 잡는다.

(3) 움직임에 제한이 올 때까지 고관절을 굴곡시킨다. 때때로 슬관절이 구부러질 수 있는데, 장벽은 항상 이 움직임이 일어나기 직전에 있다. 치료사는 환자의 다리를 팔이나 어깨로 받쳐줘도 좋다.

(4) 환자에게 다리를 테이블 쪽으로 누르도록 지시하고 3~5초간 등척성 저항을 준다.

(5) 환자가 3~5초간 이완하게 한 다음 다리를 새로운 장벽으로 이동시킨다.

(6) 이 과정을 정상가동범위가 완전히 이루어지거나 또는 정상범위에 가깝게 될 때까지 반복한다.

4. **내전**

a. **환자 자세:** 앙와위자세로 테이블의 반대쪽에 가깝게 눕는다.

b. **치료사 자세:** 치료사는 테이블 다리 쪽에서 치료하게 될 다리 쪽에 선다.

c. **기법:**

(1) 치료사의 손은 반대쪽 다리의 슬관절 또는 족관절에 위치한다.

(2) 치료사의 나머지 한손은 치료할 다리의 족관절 바로 윗부분을 잡는다.

(3) 치료할 다리를 움직임의 제한이 촉진될 때까지 외전 시킨다. 치료사는 치료하는 다리에 내전 저항을 주기 위해 환자의 다리 사이에 위치하면 좋다.

(4) 환자에게 다리를 내측으로 밀도록 지시하고 3~5초간 등척성 저항을 준다.

(5) 환자가 3~5초간 이완되게 한 다음 다리를 새로운 장벽으로 이동시킨다.

(6) 이 과정을 정상가동범위가 완전히 이루어지거나 정상범위에 가깝게

될 때까지 반복한다.

5. **외전**

a. **환자 자세:** 앙와위자세로 치료하려는 다리 쪽의 테이블 끝에 가깝게 눕는다.

b. **치료사 자세:** 치료사는 테이블 다리 쪽에서 치료할 다리의 반대쪽에 선다.

c. **기법:**

(1) 치료사의 손으로 치료하지 않는 다리의 슬관절이나 족관절을 잡는다.

(2) 치료사의 나머지 한손은 치료할 다리의 족관절 바로 윗부분을 잡는다.

(3) 치료할 다리를 반대쪽 다리에 방해받지 않도록 충분히 굴곡시킨 다음 움직임의 제한이 촉진될 때까지 내전시킨다.

(4) 환자에게 다리를 외측으로 밀도록 지시하고, 3~5초간 등척성 저항을 준다.

(5) 환자가 3~5초간 이완되게 한 다음 다리를 새로운 장벽으로 이동시킨다.

(6) 이 과정을 정상가동범위가 완전히 이루어지거나 정상범위에 가깝게 될 때까지 반복한다.

6. **외회전-앙와위**

a. **환자 자세:** 앙와위

b. **치료사 자세:** 치료사는 환자를 마주보고 기능부전이 있는 다리 쪽에 선다.

c. **기법:**

(1) 환자의 고관절과 슬관절을 90° 굴곡시킨다.

(2) 치료사의 두측손으로 환자의 굴곡된 슬관절을 지지한다.

(3) 치료사의 나머지 손으로 고관절이 내회전이 되도록 발과 하퇴를 외측으로 당긴다.

(4) 환자에게 발을 내측으로 밀도록 지시하고, 3~5초간 등척성 저항을 준다.

(5) 환자가 3~5초간 이완하게 한 다음 다리를 새로운 장벽으로 이동시킨다.

(6) 이 과정을 정상가동범위가 완전히 이루어지거나 정상범위에 가깝게 될 때까지 반복한다.

7. **외회전-복와위**

a. **환자 자세:** 복와위

b. **치료사 자세:** 치료사는 환자를 마주보고 기능부전이 있는 다리 쪽에 선다.

c. **기법:**

(1) 환자의 슬관절을 90° 굴곡시킨다.

(2) 치료사의 두측손으로 환자의 굴곡된 슬관절을 지지한다.

(3) 치료사의 나머지 손으로 고관절이 내회전이 되도록 발과 하퇴를 외측으로 당긴다.

(4) 환자에게 발을 내측으로 밀도록 지시하고 3~5초간 등척성 저항을 준다.

(5) 환자가 3~5초간 이완되게 한 다음 다리를 새로운 장벽으로 이동시킨다.

(6) 이 과정을 정상가동범위가 완전히 이루어지거나 정상범위에 가깝게 될 때까지 반복한다.

8. **내회전-앙와위**

a. **환자 자세:** 앙와위

b. **치료사 자세:** 치료사는 환자를 마주보고

기능부전이 있는 다리 쪽에 선다.

c. **기법:**

(1) 환자의 고관절과 슬관절을 90° 굴곡시킨다.

(2) 치료사의 두측손으로 환자의 굴곡된 슬관절을 지지한다.

(3) 치료사의 나머지 손으로 고관절이 외회전되도록 발과 하퇴를 내측으로 민다.

(4) 환자에게 발을 외측으로 밀도록 지시하고 3~5초간 등척성 저항을 준다.

(5) 환자가 3~5초간 이완되게 한 다음 다리를 새로운 장벽으로 이동시킨다.

(6) 이 과정을 정상가동범위가 완전히 이루어지거나 또는 정상범위에 가깝게 될 때까지 반복한다.

9. **내회전-복와위**

a. **환자 자세:** 복와위

b. **치료사 자세:** 치료사는 환자를 마주보고 기능부전이 있는 다리 쪽에 선다.

c. **기법:**

(1) 환자의 슬관절을 90° 굴곡시킨다.

(2) 치료사의 두측손으로 환자의 굴곡된 슬관절을 지지한다.

(3) 치료사의 나머지 손으로 고관절이 외회전되도록 발과 하퇴를 내측으로 민다.

(4) 환자에게 발을 외측으로 밀도록 지시하고 3~5초간 등척성 저항을 준다.

(5) 환자가 3~5초간 이완되게 한 다음 다리를 새로운 장벽으로 이동시킨다.

(6) 이 과정을 정상가동범위가 완전히 이루어지거나 정상범위에 가깝게 될 때까지 반복한다.

■ 슬관절
KNEE

1. 굴곡

a. **환자 자세:** 앙와위

b. **치료사 자세:** 치료사는 환자를 마주보고 기능부전이 있는 다리 쪽에 선다.

c. **기법:**

(1) 환자의 슬관절을 가능한 만큼 신전시킨다.

(2) 치료사의 두측손으로 환자의 굴곡된 슬관절을 지지한다.

(3) 치료사의 나머지 손으로 환자의 족관절 바로 위 하퇴를 잡는다.

(4) 환자에게 슬관절을 굴곡하도록 지시하고 3~5초간 등척성 저항을 준다.

(5) 환자가 3~5초간 이완되게 한 다음 다리를 새로운 장벽으로 이동시킨다.

(6) 이 과정을 정상가동범위가 완전히 이루어지거나 또는 정상범위에 가깝게 될 때까지 반복한다.

2. **신전**

a. **환자 자세:** 복와위

b. **치료사 자세:** 치료사는 환자를 마주보고 기능부전이 있는 다리 쪽에 선다.

c. **기법:**

(1) 환자의 슬관절을 가능한 만큼 굴곡시킨다.

(2) 치료사의 두측 손으로 환자의 굴곡된 슬관절을 지지한다.

(3) 치료사의 나머지 손으로 환자의 족관절 바로 위 하퇴를 잡는다.

(4) 환자에게 슬관절을 신전시키도록 지시하고 3~5초간 등척성 저항을 준다.

(5) 환자가 3~5초간 이완되게 한 다음 다리를 새로운 장벽으로 이동시킨다.

(6) 이 과정을 정상가동범위가 완전히 이루어지거나 정상범위에 가깝게 될 때까지 반복한다.

3. **비골두 후방변위**

비골두 후방변위 체성 기능부전은 발의 내번과 전족의 내전 그리고 하퇴의 내회전이 동반된다.

a. **환자 자세:** 앙와위

b. **치료사 자세:** 치료사는 환자를 마주보고 기능부전이 있는 다리 쪽에 선다.

c. **기법:**

(1) 환자의 고관절과 슬관절을 90° 굴곡시킨다.

(2) 치료사의 두측 손으로 환자의 굴곡된 슬관절을 지지하고 엄지와 검지 사이로 후방 비골두를 잡는다(그림 97-1).

(3) 치료사의 나머지 손으로 환자의 발을 잡는다.

(4) 치료사는 환자의 발을 외번, 배측굴곡시키고 하퇴는 외회전시킨다.

(5) 환자에게 발을 내측으로 밀도록 지시하고 3~5초간 등척성 저항을 준다.

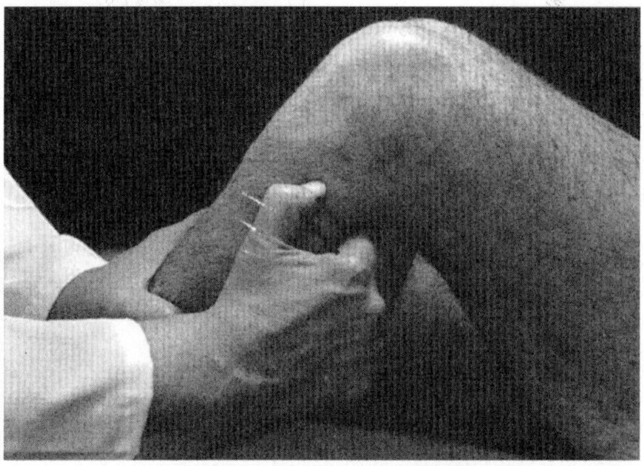

■ **그림 97-1** 비골두 후방변위에 대한 근에너지 기법

(6) 환자가 3~5초간 이완되게 한 다음 발을 새로운 장벽으로 이동시킨다.

(7) 이 과정을 정상가동범위가 완전히 이루어지거나 정상범위에 가깝게 될 때까지 반복한다.

4. **비골두 전방변위**

비골두 전방변위는 발의 외번과 전족의 외전 그리고 하퇴의 외회전이 동반된다.

a. **환자 자세:** 앙와위

b. **치료사 자세:** 치료사는 환자를 마주보고 기능부전이 있는 다리 쪽에 선다.

c. **기법:**

(1) 환자의 고관절과 슬관절을 90° 굴곡시킨다.

(2) 치료사의 두측 손으로 환자의 굴곡된 슬관절을 지지하고 무지구로 전방 비골두를 잡는다.

(3) 치료사는 환자의 발을 내번시키고 하퇴는 내회전시킨다.

(4) 환자에게 발을 외측으로 밀도록 지시하고 3~5초간 등척성 저항을 준다.

(5) 환자가 3~5초간 이완되게 한 다음

발을 새로운 장벽으로 이동시킨다.

(6) 이 과정을 정상가동범위가 완전히 이루어지거나 또는 정상범위에 가깝게 될 때까지 반복한다.

■ 족관절
ANKLE

1. **배측굴곡**

a. **환자 자세:** 앙와위, 좌위, 복와위

b. **치료사 자세:** 치료할 발쪽에 위치한다.

c. **기법:**

(1) 치료사는 한쪽 손으로 환자의 복사뼈 부근 족관절을 잡는다.

(2) 치료사의 나머지 손을 발의 배측면을 잡는다(그림 97-2).

(3) 환자의 발을 장벽이 느껴질 때까지 장측굴곡시킨다.

(4) 환자에게 발을 배측굴곡 하도록 지시하고 3~5초산 등척성 저항을 준다.

(5) 환자가 3~5초간 이완하게 한 다음 발을 새로운 장벽으로 이동시킨다.

(6) 이 과정을 정상가동범위가 완전히 이루어지거나 또는 정상범위에 가깝게 될 때까지 반복한다.

2. **장측굴곡**

a. **환자 자세:** 앙와위, 좌위, 복와위

b. **치료사 자세:** 치료할 발쪽에 위치한다.

c. **기법:**

(1) 치료사는 한쪽 손으로 환자의 복사뼈 부근 족관절을 잡는다.

(2) 치료사의 나머지 손으로 발의 장측면을 잡는다.

(3) 환자의 발을 장벽이 느껴질 때까지 배측굴곡시킨다.

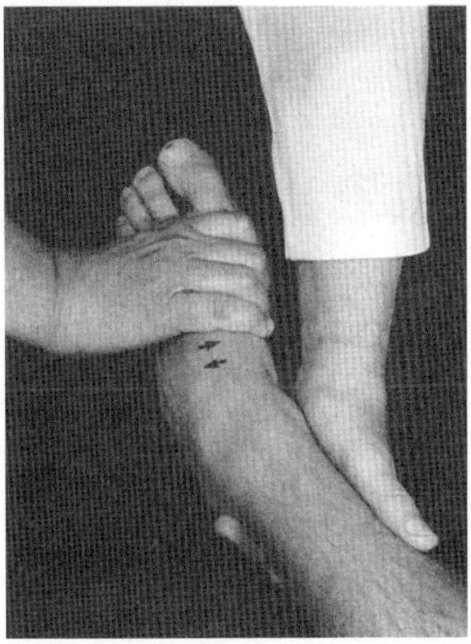

■ 그림 97-2 족관절 배측굴곡 기능부전에 대한 근에너지 기법

(4) 환자에게 발을 장측굴곡 하도록 지시하고 3~5초산 등척성 저항을 준다.

(5) 환자가 3~5초간 이완되게 한 다음 발을 새로운 장벽으로 이동시킨다.

(6) 이 과정을 정상가동범위가 완전히 이루어지거나 정상범위에 가깝게 될 때까지 반복한다.

3. **거골하관절 내전**

a. **환자 자세:** 앙와위, 좌위, 복와위

b. **치료사 자세:** 치료할 발쪽에 위치한다.

c. **기법:**

(1) 치료사는 한쪽 손으로 환자의 족관절에서 하퇴부분을 잡는다.

(2) 치료사의 나머지 손으로 환자의 발뒤꿈치를 잡는다.

(3) 환자의 종골을 장벽이 느껴질 때까

지 외측으로 편위시킨다.

(4) 환자에게 발을 내측으로 밀도록 지시하고 3~5초간 등척성 저항을 준다.

(5) 환자가 3~5초간 이완되게 한 다음 발을 새로운 장벽으로 이동시킨다.

(6) 이 과정을 정상가동범위가 완전히 이루어지거나 정상범위에 가깝게 될 때까지 반복한다.

4. **거골하관절 외전**

a. **환자 자세:** 앙와위, 좌위, 복와위

b. **치료사 자세:** 치료할 발쪽에 위치한다.

c. **기법:**

(1) 치료사는 한쪽 손으로 환자의 족관절에서 하퇴부분을 잡는다.

(2) 치료사의 나머지 손으로 환자의 발뒤꿈치를 잡는다.

(3) 환자의 종골을 장벽이 느껴질 때까지 내측으로 편위시킨다.

(4) 환자에게 발을 외측으로 밀도록 지시하고 3~5초간 등척성 저항을 준다.

(5) 환자가 3~5초간 이완되게 한 다음 발을 새로운 장벽으로 이동시킨다.

(6) 이 과정을 정상가동범위가 완전히 이루어지거나 정상범위에 가깝게 될 때까지 반복한다.

5. **종골 외번**

a. **환자 자세:** 앙와위, 좌위, 복와위

b. **치료사 자세:** 치료할 발쪽에 위치한다.

c. **기법:**

(1) 치료사는 한쪽 손으로 환자의 발뒤꿈치를 잡는다.

(2) 치료사의 나머지 손으로 환자의 전족을 잡는다.

(3) 환자의 종골을 장벽이 느껴질 때까지 내측으로 편위시킨다(그림 97-3).

(4) 환자에게 발뒤꿈치를 외측으로 밀도록 지시하고 3~5초간 등척성 저항을 준다.

(5) 환자가 3~5초간 이완하게 한 다음 발을 새로운 장벽으로 이동시킨다.

(6) 이 과정을 정상가동범위가 완전히 이루어지거나 또는 정상범위에 가깝게 될 때까지 반복한다.

6. **종골 내번**

a. **환자 자세:** 앙와위, 좌위, 복와위

b. **치료사 자세:** 치료할 발쪽에 위치한다.

c. **기법:**

(1) 치료사는 한쪽 손으로 환자의 발뒤꿈치를 잡는다.

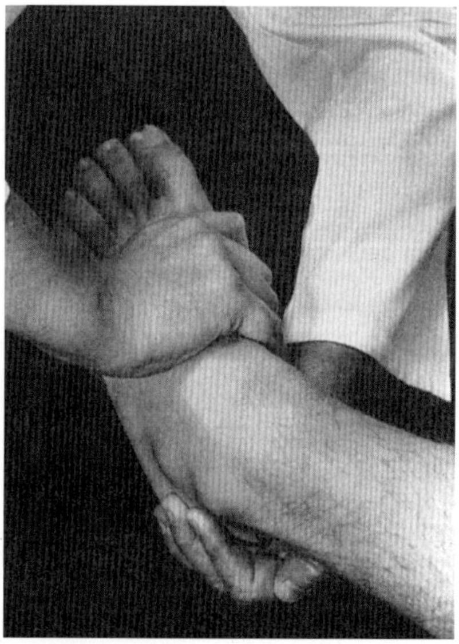

■ **그림 97-3** 종골 외번에 대한 근에너지기법

(2) 치료사의 나머지 손으로 환자의 전족을 잡는다.
(3) 환자의 종골을 장벽이 느껴질 때까지 외측으로 편위시킨다.
(4) 환자에게 발뒤꿈치를 내측으로 밀도록 지시하고 3~5초간 등척성 저항을 준다.
(5) 환자가 3~5초간 이완되게 한 다음 발을 새로운 장벽으로 이동시킨다.
(6) 이 과정을 정상가동범위가 완전히 이루어지거나 정상범위에 가깝게 될 때까지 반복한다.

■ 발
FOOT

1. **전족 배측굴곡**
   a. **환자 자세:** 앙와위, 좌위, 복와위
   b. **치료사 자세:** 치료할 발쪽에 위치한다.
   c. **기법:**
   (1) 치료사는 한쪽 손으로 환자의 발뒤꿈치를 잡는다.
   (2) 치료사의 나머지 손으로는 발의 배측면을 잡는다.
   (3) 환자의 발을 장벽이 느껴질 때까지 장측굴곡시킨다.
   (4) 환자에게 발을 배측굴곡하도록 지시하고 3~5초간 등척성 저항을 준다.
   (5) 환자가 3~5초간 이완되게 한 다음 발을 새로운 장벽으로 이동시킨다.
   (6) 이 과정을 정상가동범위가 완전히 이루어지거나 정상범위에 가깝게 될 때까지 반복한다.

2. **전족 장측굴곡**
   a. **환자 자세:** 앙와위, 좌위, 복와위
   b. **치료사 자세:** 치료할 발쪽에 위치한다.
   c. **기법:**
   (1) 치료사는 한쪽 손으로 환자의 발뒤꿈치를 잡는다.
   (2) 치료사의 나머지 손으로는 발의 장측면을 잡는다.
   (3) 환자의 발을 장벽이 느껴질 때까지 배측굴곡시킨다.
   (4) 환자에게 발을 장측굴곡하도록 지시하고 3~5초간 등척성 저항을 준다.
   (5) 환자가 3~5초간 이완하게 한 다음 발을 새로운 장벽으로 이동시킨다.
   (6) 이 과정을 정상가동범위가 완전히 이루어지거나 또는 정상범위에 가깝게 될 때까지 반복한다.

3. **지골관절 장측굴곡**
   a. **환자 자세:** 앙와위, 좌위, 복와위
   b. **치료사 자세:** 치료할 발쪽에 위치한다.
   c. **기법:**
   (1) 치료사는 한쪽 손의 엄지와 나머지 손가락으로 환자의 중족골 골두를 잡는다. 즉, 치료할 지골관절의 근위부를 잡는 것이다.
   (2) 치료사의 나머지 손으로 치료할 지골을 잡는다.
   (3) 환자의 발가락을 장벽이 느껴질 때까지 배측굴곡시킨다.
   (4) 환자에게 발가락을 장측굴곡하도록 지시하고 3~5초간 등척성 저항을 준다.
   (5) 환자가 3~5초간 이완되게 한 다음 발가락을 새로운 장벽으로 이동시

킨다.

(6) 이 과정을 정상가동범위가 완전히 이루어지거나 정상범위에 가깝게 될 때까지 반복한다.

4. **지골관절 배측굴곡**

a. **환자 자세:** 앙와위, 좌위, 복와위

b. **치료사 자세:** 치료할 발쪽에 위치한다.

c. **기법:**

(1) 치료사는 한쪽 손의 엄지와 나머지 손가락으로 환자의 중족골 골두를 잡는다. 즉, 치료할 지골관절의 근위부를 잡는 것이다.

(2) 치료사의 나머지 손으로 치료할 지골을 잡는다.

(3) 환자의 발가락을 장벽이 느껴질 때까지 장측굴곡시킨다(그림 97-4).

(4) 환자에게 발가락을 배측굴곡하도록 지시하고 3~5초간 등척성 저항을 준다.

(5) 환자가 3~5초간 이완하게 한 다음 발가락을 새로운 장벽으로 이동시킨다.

(6) 이 과정을 정상가동범위가 완전히 이루어지거나 정상범위에 가깝게 될 때까지 반복한다.

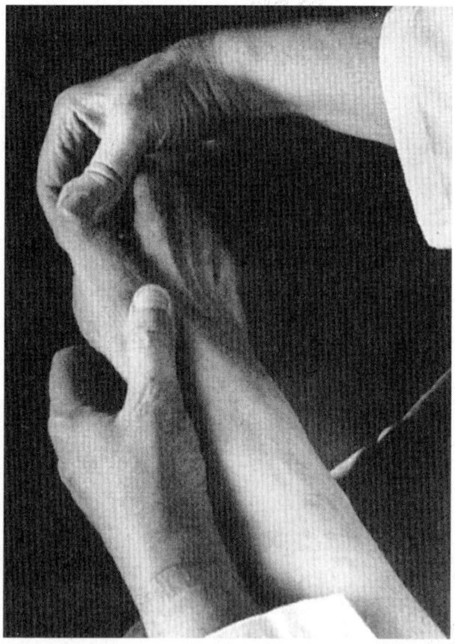

■ **그림 97-4** 지골관절 배측굴곡에 대한 근에너지기법

5. **지골관절 내전 또는 외전**

a. **환자 자세:** 앙와위, 좌위, 복와위

b. **치료사 자세:** 치료할 발쪽에 위치한다.

c. **기법:**

(1) 치료사는 한쪽 손의 엄지와 나머지 손가락으로 환자의 중족골 골두를 잡는다. 즉, 치료할 지골관절의 근위부를 잡는 것이다.

(2) 치료사의 나머지 손으로 치료할 지골을 잡는다.

(3) 환자의 발가락을 장벽이 느껴질 때까지 내전 또는 외전시킨다.

(4) 환자에게 발가락을 반대 방향으로 밀도록 지시하고 3~5초간 등척성 저항을 준다.

(5) 환자가 3~5초간 이완되게 한 다음 발가락을 새로운 장벽으로 이동시킨다.

(6) 이 과정을 정상가동범위가 완전히 이루어지거나 정상범위에 가깝게 될 때까지 반복한다.

참고문헌

DiGiovanna EL, Schiowitz S. *An Osteopathic Approach to Diagnosis and Treatment, 2nd ed*. Philadelphia: Lippincott-Raven, 1997:339-360

Graham K. *Outline of Muscle Energy Techniques*. Tulsa, OK: Oklahoma College of Osteopathic Medicine, 1985.

Mitchell FL Jr, Moran PS, Pruzzo NA. *An Evaluation and Treatment Manual of Osteopathic Muscle Energy Procedures*. Valley Park, MO: Mitchell, Moran, and Pruzzo Associates, 1979.

98

하지 역스트레인기법 (Counterstrain Treatment for Lower Extremities)

■ 고관절 HIP

고관절과 관련된 과민압통점은 3가지가 있다(그림 98-1). 이중 한가지는 고관절 통증을 치료할 때, 이상근 과민압통점으로도 고려할 수 있다. 62장에서 이미 설명되었듯이, 이상근 과민압통점은 천골 기능부전과 가장 밀접한 관련이 있지만, 이상근이 대전자의 후외측에 붙어 있기 때문에 종종 고관절 통증과 관련된 것으로 설명한다. 그래서 가끔은 대전자의 압통점을 치료하기 위해 이상근 과민압통점을 치료하는 것이 필요하다.

후외측 대전자 과민압통점
Posterolateral Trochanteric Tender Point

이상근 증후군이 있거나, 이상근 근복에 과민압통점이 있을 때는 언제나 이 압통점을 찾아야 한다.

1. **과민압통점:** 대전자의 후외측 표면
2. **환자 자세:** 복와위
3. **치료사 자세:** 테이블 옆에 서거나 앉는다.
4. **기법:**
   a. 치료사는 한쪽 손의 손가락으로 과민압통점을 촉진한다.
   b. 환자의 고관절을 과민압통점의 조직이 부드러워져 더 이상 긴장감이 없을 때까지 신전, 외전시킨다(그림 98-2).
   c. 필요하다면, 외회전시킨다.
   d. 이 자세를 90초 동안 유지하고 난 다음 다리를 다시 중립위치로 내려놓고, 과민압통점을 재평가한다.

외측 대전자 과민압통점
Lateral Trochanteric Tender Point

1. **과민압통점:** 대퇴부 외측, 대전자로부터 5~6 인치 아래
2. **환자 자세:** 복와위
3. **치료사 자세:** 테이블 옆에 서거나 앉는다.
4. **기법:**
   a. 치료사는 한쪽 손으로 과민압통점을 촉진한다.
   b. 환자의 다리를 과민압통점의 조직이 부드러워져 더 이상 긴장감이 없을 때까

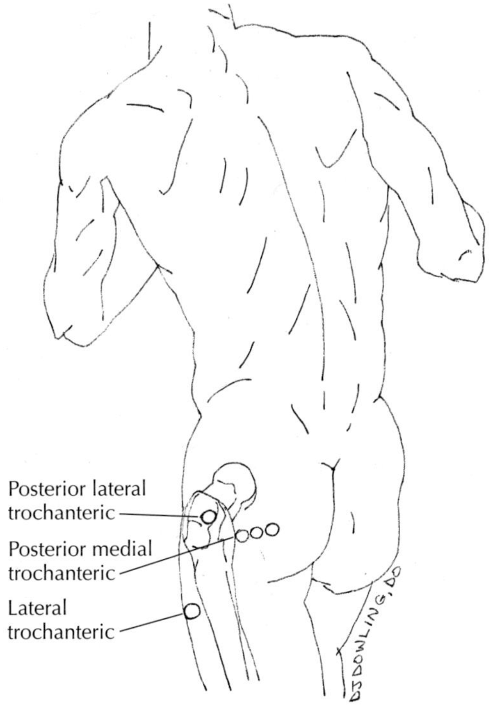

■ **그림 98-1** 고관절 과민압통점의 위치

지 외전시킨다(그림 98-3).

c. 필요에 따라 약간에 굴곡을 할 수도 있다.

d. 이 자세를 90초 동안 유지하고 난 다음

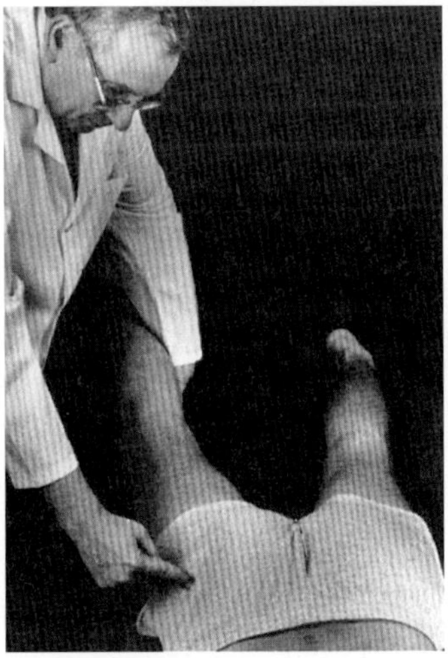

■ **그림 98-2** 후외측 대전자 과민압통점의 역스트레인 기법

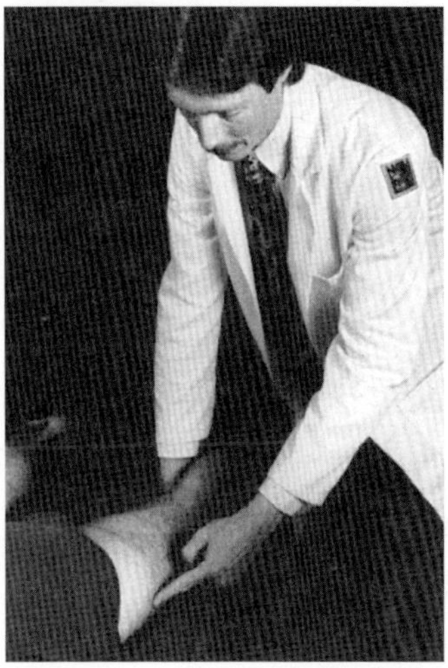

■ **그림 98-3** 외측 대전자 과민압통점의 역스트레인 기법

다리를 다시 중립위치로 내려놓고, 과민압통점을 재평가한다.

후내측 대전자 과민압통점
Posteromedial Trochanteric Tender Point

1. **과민압통점**: 대전자로부터 2~3 인치 아래 대퇴골 후면에서부터 좌골결절까지 걸쳐 있다.
2. **환자 자세**: 복와위
3. **치료사 자세**: 과민압통점의 반대쪽 테이블 옆에 선다.
4. **기법**:
   a. 치료사는 한쪽 손의 손가락으로 과민압통점을 촉진한다.
   b. 환자의 대퇴부를 과민압통점의 조직이 부드러워져 더 이상 긴장감이 없을 때까지 신전, 내전, 외회전시킨다(그림 98-4).
   c. 이 자세를 90초 동안 유지하고 난 다음 다리를 다시 중립위치로 내려놓고, 과민압통점을 재평가한다.

■ 슬관절
KNEE

슬관절 주변의 과민압통점 위치는 그림 98-5에 나타내었다.

전방 과민압통점 Anterior Tender Points

내측 또는 외측 슬개골 과민압통점

1. **과민압통점**: 슬개골 바로 아래 슬개건
2. **환자 자세**: 앙와위
3. **치료사 자세**: 테이블 옆에 선다.
4. **기법**:
   a. 베개를 동그랗게 말아 환자의 족관절 근처 종아리 아래에 받친다.
   b. 치료사는 한쪽 손의 손가락으로 과민압통점을 촉진한다.

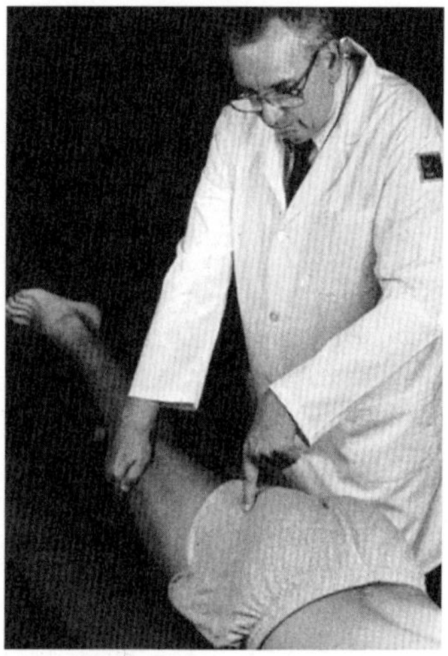

■ **그림 98-4** 후내측 대전자 과민압통점의 역스트레인 기법

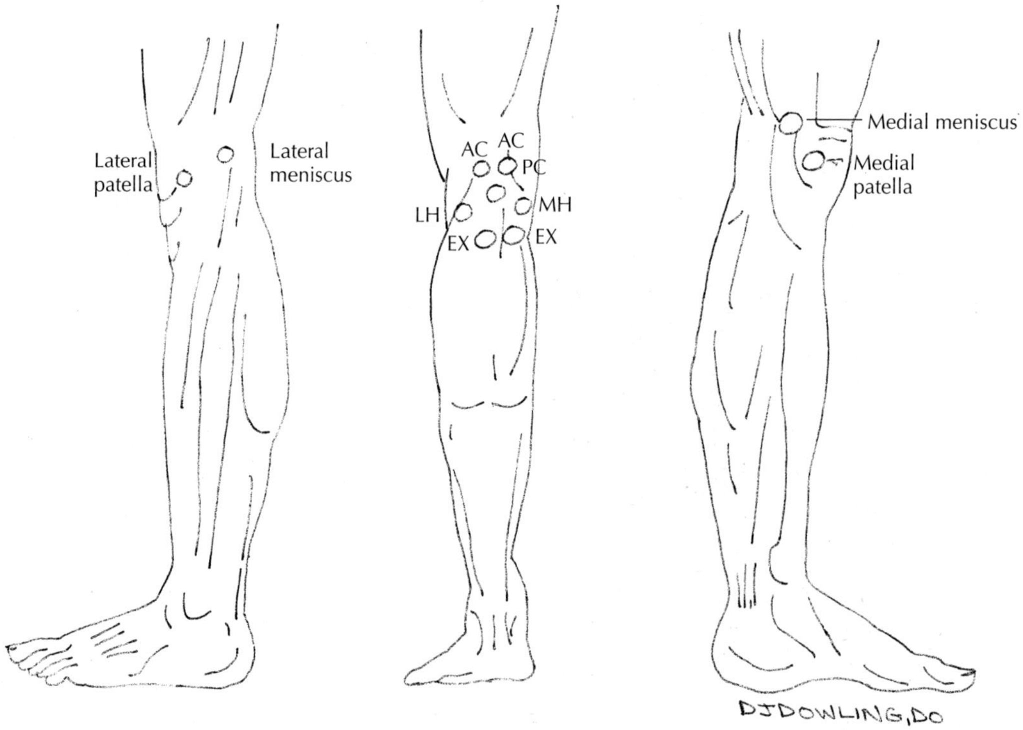

■ **그림 98-5** 슬관절 주변의 과민압통점 위치. PAT, 슬개골; LM, 외측반월판; LH, 외측슬괵근; MM, 내측반월판; MH, 내측슬괵근; EX, 비복근; AC, 전십자인대; PC, 후십자인대

c. 치료사는 슬개골 바로 위 대퇴부 전면을 적절한 힘으로 눌러 과민압통점의 조직이 부드러워져 더 이상 긴장감이 없을 때까지 슬관절을 과신전시킨다(그림 98-6).

d. 필요에 따라 발을 내회전 시킨다.

e. 이 자세를 90초 동안 유지하고 난 다음 누르는 힘을 제거하고, 과민압통점을 재평가한다.

내측과 외측의 슬개골 과민압통점
Medial and Lateral Patellar Tender Points

1. **과민압통점:** 슬개골의 내측 또는 외측 표면
2. **환자 자세:** 앙와위
3. **치료사 자세:** 테이블 옆에 선다.
4. **기법:**
   a. 치료사는 한쪽 손의 손가락으로 과민압통점을 촉진한다.
   b. 외측 과민압통점을 치료하기 위해서는 환자의 슬개골을 외측으로 밀고, 내측 과민압통점을 치료하기 위해서는 슬개골을 내측을 민다. 그리고 과민압통점에 더 이상 긴장감이 없이 부드러워지는 것을 느껴야 한다.

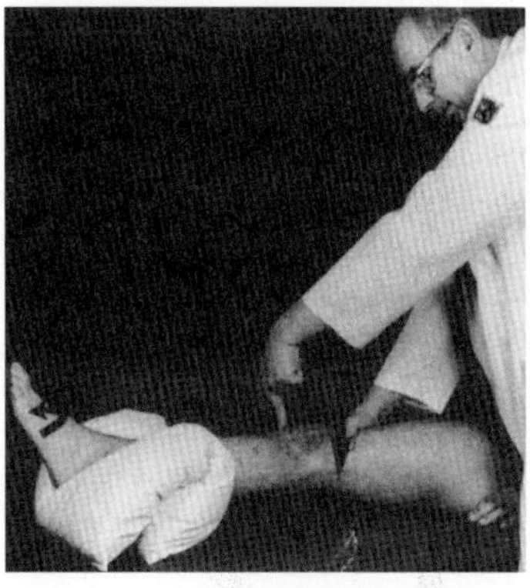

■ **그림 98-6** 슬개골 과민압통점의 역스트레인 기법

c. 이 자세를 90초 동안 유지하고 난 다음 누르는 힘을 제거하고, 과민압통점을 재평가한다.

후방 과민압통점 Posterior Tender Points

전십자인대 과민압통점 Anterior Cruciate Tender Points

1. **과민압통점:** 슬와부 상단에 내측 또는 외측 슬괵근
2. **환자 자세:** 복와위
3. **치료사 자세:** 테이블 옆에 선다.
4. **기법:**
   a. 치료사는 한쪽 손의 손가락으로 과민압통점을 촉진한다.
   b. 베개를 동그랗게 말아 치료할 다리의 대퇴부 아래를 받친다.
   c. 치료사는 전십자인대가 단축되도록 강한 힘으로 슬관절의 바로 아래 하퇴부위를 누른다(그림 98-7). 그리고 과민압통점에 더 이상 긴장감이 없이 부드러워지는 것을 느껴야 한다.
   d. 이 자세를 90초 동안 유지하고 난 다음 누르는 힘을 제거하고, 과민압통점을 재평가한다.

후십자인대 과민압통점
Posterior Cruciate Tender Points

1. **과민압통점:** 슬와부의 중앙
2. **환자 자세:** 앙와위
3. **치료사 자세:** 테이블 옆에 선다.
4. **기법:**
   a. 베개를 동그랗게 말아 슬관절 아래를 받친다.
   b. 치료사는 한쪽 손의 손가락으로 과민압통점을 촉진한다.
   c. 치료사는 후십자인대가 단축되도록 강

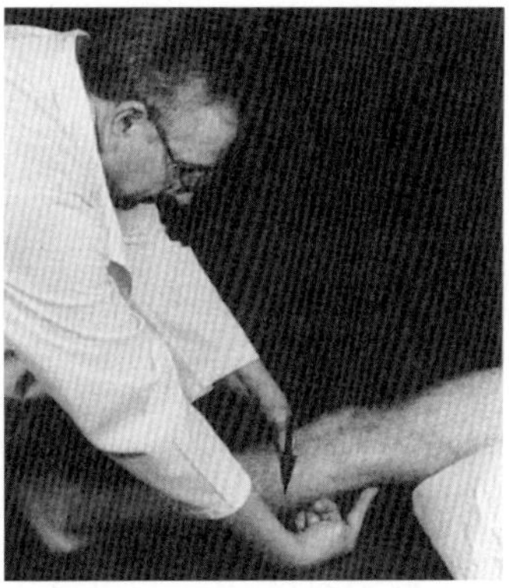

■ **그림 98-7** 전십자인대 과민압통점의 역스트레인 기법

한 힘으로 족관절의 배측면을 누른다.

d. 필요에 따라 발은 내회전시킨다(그림 98-8). 그리고 과민압통점에 더 이상 긴장감이 없이 부드러워지는 것을 느껴야 한다.

e. 이 자세를 90초 동안 유지하고 난 다음 누르는 힘을 제거하고, 과민압통점을 재평가한다.

비복근 과민압통점 Gastrocnemius Tender Points

1. 과민압통점: 슬와부 하단의 내측과 외측 비복근 부착부
2. **환자 자세:** 복와위
3. **치료사 자세:** 테이블 위에 발을 올려놓고 옆에 선다.
4. **기법:**

a. 치료사는 한쪽 손의 손가락으로 과민압통점을 촉진한다.

b. 치료사는 비복근이 단축되도록 환자의 슬관절을 굴곡시킨 다음, 발을 치료사의 무릎 위에 걸쳐놓고 족관절이 과신전되도록 족관절 후부를 누른다(그림 98-9). 그리고 과민압통점에 더 이상 긴장감이 없이 부드러워지는 것을 느껴야 한다.

c. 이 자세를 90초 동안 유지하고 난 다음 누르는 힘을 제거한다. 그리고 다리를 다시 중립위치로 내려놓고, 과민압통점을 재평가한다.

내측 과민압통점 Medial Tender Points

내측 반월판 과민압통점
Medial meniscus tender point

1. **과민압통점:** 내측 슬개골 후방, 내측 슬관

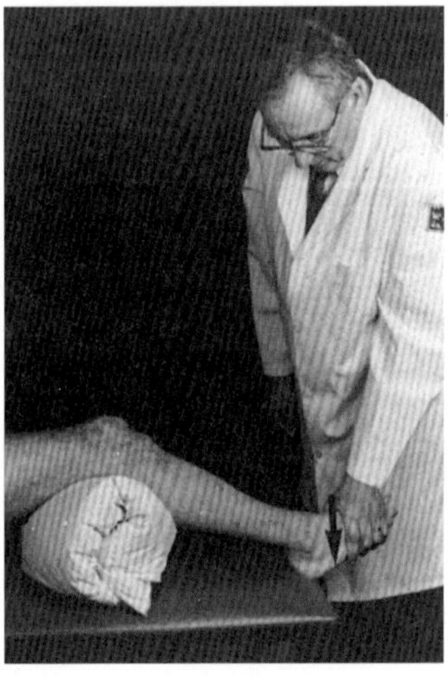

■ **그림 98-8** 후십자인대 과민압통점의 역스트레인 기법

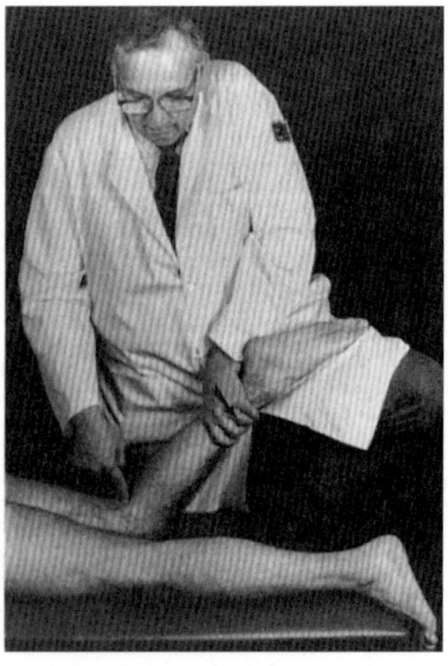

■ **그림 98-9** 비복근 과민압통점의 역스트레인 기법

절 라인

2. **환자 자세:** 앙와위, 치료할 다리를 테이블 밖으로 떨어뜨린다.
3. **치료사 자세:** 테이블 옆에 앉는다.
4. **기법:**
   a. 치료사는 한쪽 손의 손가락으로 과민압통점을 촉진한다.
   b. 치료사는 환자의 발을 잡고 슬관절을 40° 가량 굴곡시킨 상태에서 하퇴를 내회전시킨다.
   c. 슬관절을 테이블의 안쪽으로 내전시킨다(그림 98-10). 그리고 과민압통점에 더 이상 긴장감이 없이 부드러워지는 것을 느껴야 한다.
   d. 이 자세를 90초 동안 유지하고 난 다음 다리를 다시 중립위치로 내려놓고, 과민압통점을 재평가한다.

내측 슬괵근 과민압통점 Medial Hamstring tender point

1. **과민압통점:** 내측 슬괵근의 원위 부착부
2. **환자 자세:** 앙와위

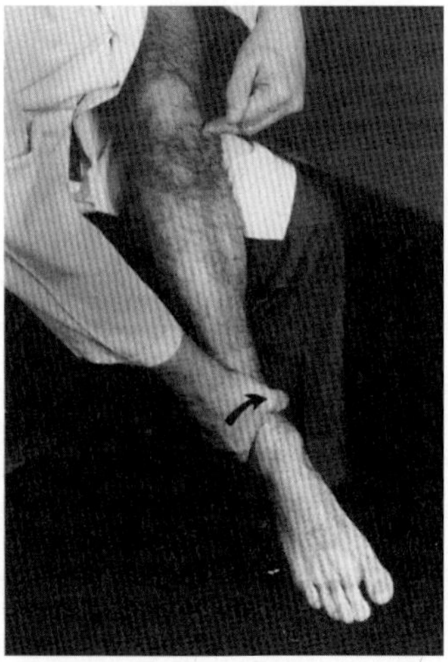

■ **그림 98-10** 내측 반월판 과민압통점의 역스트레인 기법

3. **치료사 자세:** 테이블 옆에 선다.
4. **기법:**
   a. 치료사는 한쪽 손의 손가락으로 과민압통점을 촉진한다.
   b. 슬관절을 60° 정도로 굴곡시킨다.
   c. 환자의 발이나 족관절을 잡아 지렛대로 이용하여 다리를 약간 내전시키면서 외회전시킨다. 그리고 과민압통점에 더 이상 긴장감이 없이 부드러워지는 것을 느껴야 한다.
   d. 이 자세를 90초 동안 유지하고 난 다음 다리를 다시 중립위치로 내려놓고, 과민압통점을 재평가한다.

외측 과민압통점 Lateral Tender Points

외측 반월판 과민압통점
Lateral meniscus tender point

1. **과민압통점:** 외측 슬개골 후방, 외측 슬관절 라인
2. **환자 자세:** 앙와위, 다리를 테이블 밖으로 떨어뜨린다.
3. **치료사 자세:** 테이블 옆에 앉는다.
4. **기법:**
   a. 치료사는 한쪽 손의 손가락으로 과민압통점을 촉진한다.
   b. 다리는 슬관절을 약간 굴곡시킨 상태로 테이블 밖으로 떨어뜨린다.
   c. 치료사는 환자의 발을 잡고 내회전시킨다(그림 98-11).
   d. 하퇴는 약간 외전시키고 과민압통점에 더 이상 긴장감이 없이 부드러워지는 것을 느껴야 한다.
   e. 가끔 외회전이 필요할 수도 있다.
   f. 이 자세를 90초 동안 유지하고 난 다음

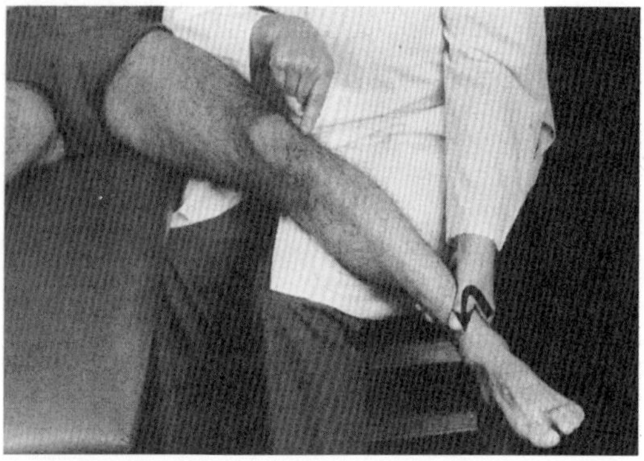

■ **그림 98-11** 외측 반월판 과민압통점의 역스트레인 기법

다리를 다시 중립위치로 내려놓고, 과민압통점을 재평가한다.

외측 슬괵근 과민압통점
Lateral Hamstring tender point

1. **과민압통점:** 비골두 근처, 외측 슬괵근 부착부
2. **환자 자세:** 앙와위, 다리를 테이블 밖으로 떨어뜨린다.
3. **치료사 자세:** 테이블 옆에 앉는다.
4. **기법:**
   a. 치료사는 한쪽 손의 손가락으로 과민압통점을 촉진한다.
   b. 치료사는 환자의 발을 잡고 외회전시킨다.
   c. 슬관절을 30° 가까이 굴곡시킨 상태에서 외전시킨다(그림 98-12).
   d. 이 자세를 90초 동안 유지하고 난 다음 다리를 다시 중립위치로 내려놓고, 과민압통점을 재평가한다.

■ 발과 족관절
FOOT AND ANKLE

족관절의 내외측면과 발의 배측면에 있는 과

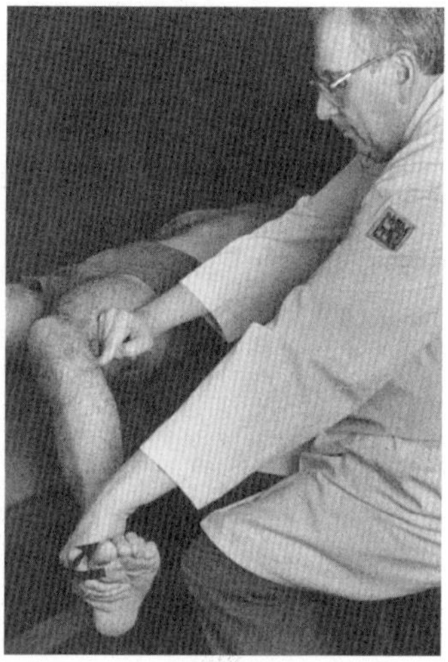

■ **그림 98-12** 외측 슬괵근 과민압통점의 역스트레인 기법

민압통점의 위치는 그림 98-13에 나타내었다. 그리고 종골 결절의 원위부 끝에 있는 발바닥면의 과민압통점도 같이 나타내었다.

종골 과민압통점 Calcaneal Tender Point

1. **과민압통점:** 발의 바닥면에서 종골의 원위부 말단
2. **환자 자세:** 복와위
3. **치료사 자세:** 테이블 옆에 서서 한쪽 무릎을 테이블 위에 올려놓는다.
4. **기법:**
   a. 치료사의 무릎 위에 환자의 발을 올려놓는다.
   b. 치료사는 한쪽 손의 손가락으로 과민압통점을 촉진한다.
   c. 과민압통점의 조직이 부드러워져 더 이상 긴장감이 없을 때까지 족관절 상부를 아래로 누르고, 동시에 치료사의 무릎을 밀어 올려 발을 장측굴곡시킨다(그림 98-14).

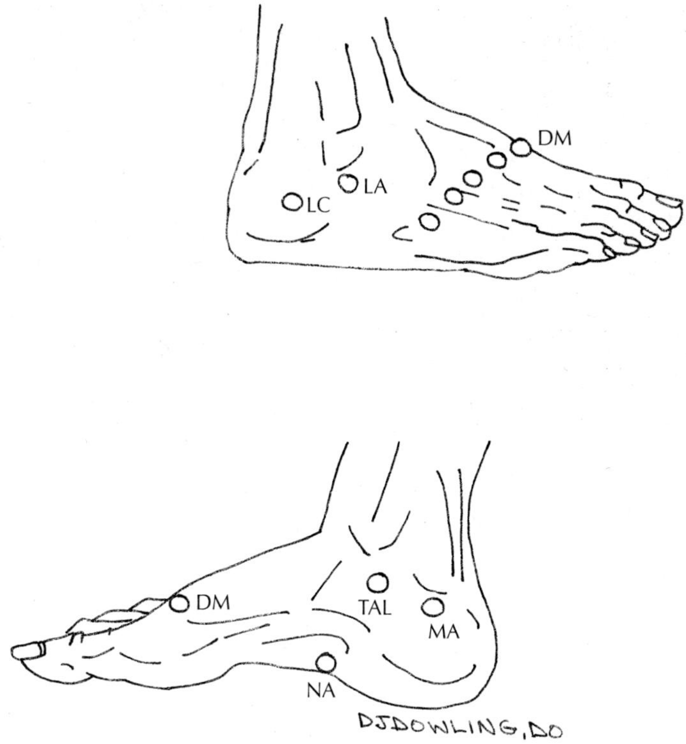

■ **그림 98-13** 발과 족관절의 과민압통점 위치. DM, 배측중족골; MA, 내측족관절; LA, 외측족관절; TAL, 거골; DC, 배측입방골; NA,주상골; LC, 외측종골

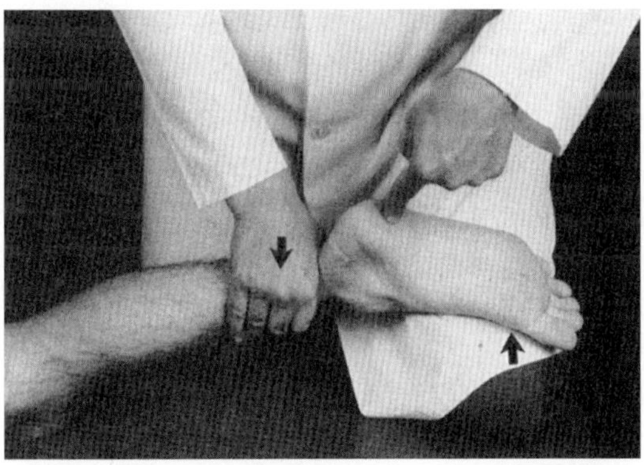

■ **그림 98-14** 종골 과민압통점의 역스트레인 기법

d. 이 자세를 90초 동안 유지하고 난 다음 누르는 힘을 제거하고, 다리를 다시 중립위치로 내려놓는다.

e. 과민압통점을 재평가한다.

배측중족골 과민압통점

Dorsal Metatarsal Tender Point

1. **과민압통점:** 발의 배측면, 첫 번째~다섯 번째 중족골 근위부 말단
2. **환자 자세:** 복와위, 슬관절을 90° 굴곡
3. **치료사 자세:** 테이블 옆에 선다.
4. **기법:**

a. 치료사는 한쪽 손의 손가락으로 과민압통점을 촉진한다.

b. 치료사는 과민 압통점의 조직이 부드러워져 더 이상 긴장감이 없을 때까지 발바닥을 아래로 눌러 발을 강하게 배측굴곡시킨다(그림 98-15).

c. 이 자세를 90초 동안 유지하고 난 다음 발과 다리를 다시 중립위치에 내려놓고

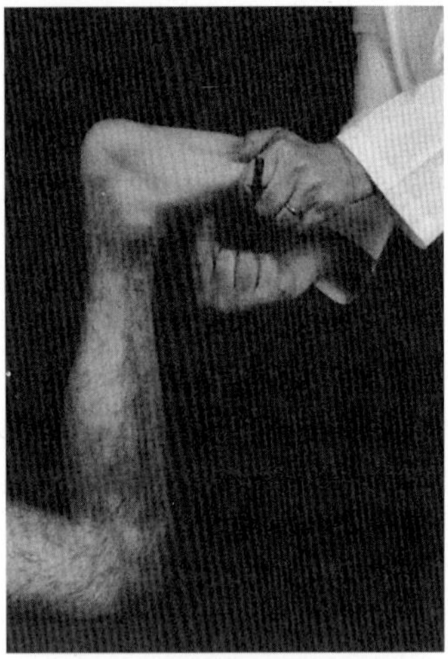

■ 그림 98-15 배측중족골 과민압통점의 역스트레인 기법

과민압통점을 재평가한다.

내측족관절 과민압통점
Medial Ankle Tender Point

1. **과민압통점:** 내측 복사뼈 하방, 내측종골의 약간 후방
2. **환자 자세:** 치료할 다리를 위로하고 옆으로 눕는다.
3. **치료사 자세:** 테이블 옆에 앉는다.
4. **기법:**
   a. 치료사는 한쪽 손의 손가락으로 과민압통점을 촉진한다.
   b. 환자의 발을 테이블과 떨어뜨린다.
   c. 베개를 동그랗게 말아 족관절 아래를 받친다.
   d. 치료사는 과민 압통점의 조직이 부드러워져 더 이상 긴장감이 없을 때까지 발의 외측면을 강하게 밀어 발을 내번시킨다(그림 98-16).
   e. 이 자세를 90초 동안 유지하고 난 다음 누르는 힘을 제거하고, 발과 다리를 다시 중립위치에 내려놓는다. 그리고 과민압통점을 재평가한다.

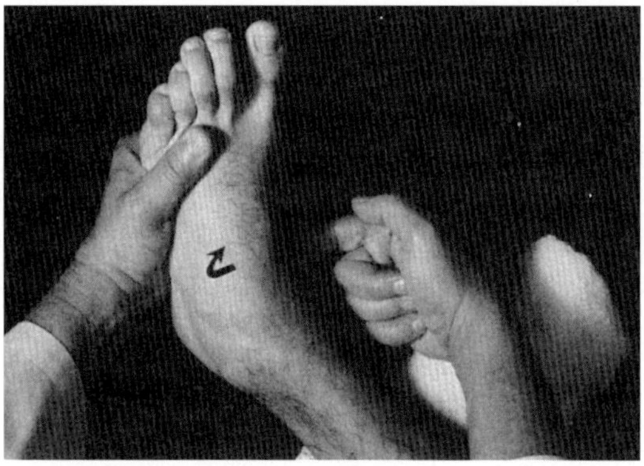

■ 그림 98-16 내측족관절 과민압통점의 역스트레인 기법

외측족관절 과민압통점
Lateral Ankle Tender Point

1. **과민압통점:** 외측 복사뼈 하방
2. **환자 자세:** 치료할 다리를 위로 하고, 옆으로 눕는다.
3. **치료사 자세:** 테이블 옆에 앉는다.
4. **기법:**
   a. 치료사는 한쪽 손의 손가락으로 과민압통점을 촉진한다.
   b. 환자의 발을 테이블과 떨어뜨린다.
   c. 베개를 동그랗게 말아 족관절 아래를 받친다.
   d. 치료사는 과민압통점의 조직이 부드러워져 더 이상 긴장감이 없을 때까지 발을 강하게 외번시킨다(그림 98-17).
   e. 이 자세를 90초 동안 유지하고 난 다음 누르는 힘을 제거한다. 그리고 발과 다리를 다시 중립위치에 내려놓고, 과민압통점을 재평가한다.

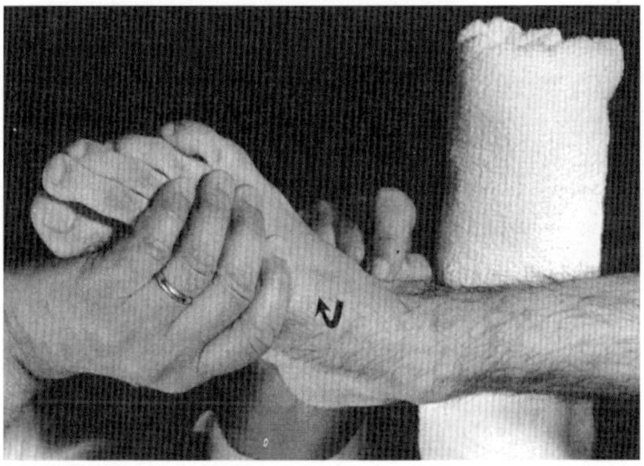

■ **그림 98-17** 외측족관절 과민압통점의 역스트레인 기법

거골 과민압통점 Talar Tender Point

1. **과민압통점**: 족관절의 전내측 거골에 깊숙이 위치한다.
2. **환자 자세**: 앙와위
3. **치료사 자세**: 테이블 옆에 앉는다.
4. **기법**:
   a. 치료사는 한쪽 손의 손가락으로 과민압통점을 촉진한다.
   b. 과민압통점의 조직이 부드러워져 더 이상 긴장감이 없을 때까지 발을 배측굴곡, 내번, 내회전시킨다(그림 98-18).
   c. 이 자세를 90초 동안 유지하고 난 다음 발과 다리를 다시 중립위치에 내려놓고 과민압통점을 재평가한다.

배측입방골 과민압통점 Dorsal Cuboid Tender Point

1. **과민압통점**: 발의 외배측면, 입방골의 상부 표면
2. **환자 자세**: 앙와위
3. **치료사 자세**: 테이블 옆에 선다.
4. **기법**:
   a. 치료사는 한쪽 손의 손가락으로 과민압통점을 촉진한다.

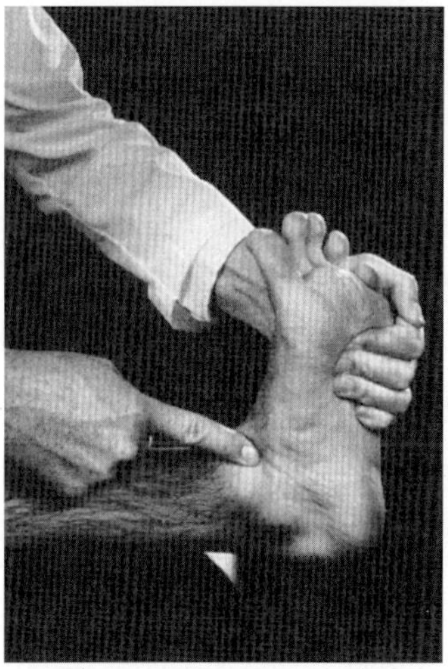

■ **그림 98-18** 거골 과민압통점의 역스트레인 기법

   b. 치료사는 과민압통점의 조직이 부드러워져 더 이상 긴장감이 없을 때까지 발의 외측면을 밀어 내번시킨다(그림 98-19).
   c. 이 자세를 90초 동안 유지하고 난 다음 발을 다시 중립위치에 내려놓고, 과민압통점을 재평가한다.

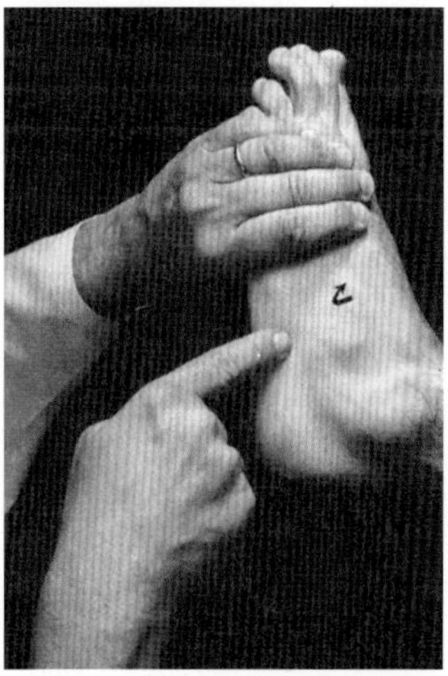

■ **그림 98-19** 배측입방골 과민압통점의 역스트레인 기법

주상골 과민압통점 Navicular Tender Point

1. **과민압통점:** 발의 내측 족궁, 주상골
2. **환자 자세:** 앙와위
3. **치료사 자세:** 테이블 옆에 앉거나 선다.
4. **기법:**
   a. 치료사는 한쪽 손의 손가락으로 과민압통점을 촉진한다.
   b. 치료사는 엄지손가락 또는 두개의 손가락으로 주상골을 잡고 주상골을 내번시킨다.
   c. 치료사는 과민압통점의 조직이 부드러워져 더 이상 긴장감이 없을 때까지 약간 굴곡시킨다(그림 98-20).
   d. 이 자세를 90초 동안 유지하고 난 다음 누르는 힘을 제거한다. 그리고 발을 다시 중립위치에 내려놓고, 과민압통점을 재평가한다.

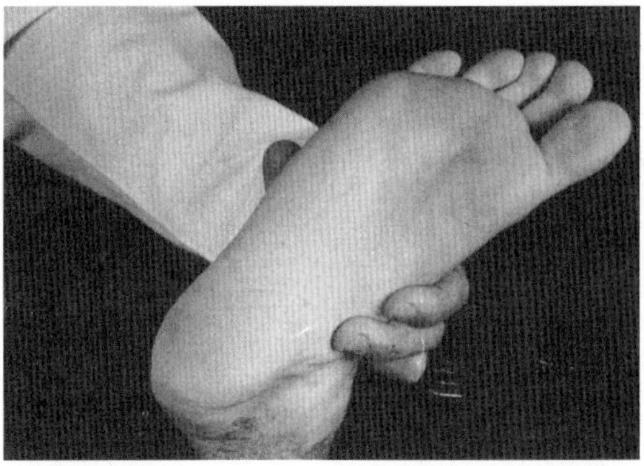

■ **그림 98-20** 주상골 과민압통점의 역스트레인 기법

99

하지 자세이완촉진기법
(Facilitated Postional Release of the Lower Extremities)

■ 고관절
HIP

우측 고관절 근육의 과긴장(과민압통)
Muscle Hypertonicity (Tenderness) of the Right Hip

1. **환자 자세:** 앙와위
2. **치료사 자세:** 테이블 우측에서 환자의 머리 방향으로 선다.
3. **기법:**
   a. 치료사는 좌측 손의 손가락으로 과긴장된 근육의 움직임과 조직변화를 촉진한다.
   b. 치료사는 우측 손으로 환자의 우측 고관절을 90° 굴곡시킨다.
   c. 치료사는 환자의 우측 다리를 테이블 방향으로 누르고, 촉진하는 손으로 근육의 변화를 감지한다. 이 경우에 치료사의 체중을 환자의 우측 무릎에 실어주면 보다 쉽게 테이블 방향으로 누를 수 있다.
   d. 치료사는 환자의 다리를 촉진하는 손에 감지될 때까지 외전, 외회전시킨다. 그리고 치료사는 과긴장된 근육이 이완되는 것을 느껴야 한다(그림 99-1).
   e. 이 자세를 3~5초 동안 유지하여 이완시킨 다음 근육을 재평가한다.

주의: 과긴장된 근육이 고관절의 중간선보다 위쪽에 있다면, 그에 맞게 굴곡을 감소시켜야 한다. 반대로 과긴장된 근육이 고관절의 중간선보다 아래쪽에 있다면, 그만큼 굴곡을 증가시켜야 한다. 또 과긴장된 근육이 고관절의 중간선에 위치한다면, 마지막에 내선, 내회선시켜야 한다.

■ 슬관절
KNEE

슬관절(좌측) 중간 내측 근육의 과긴장(과민압통점)
Muscle Hypertonicity (Point Tenderness) of the Knee at the Level of and Medial to the Midpoint of the Knee Joint (Left)

1. **환자 자세:** 복와위
2. **치료사 자세:** 테이블 옆에서 환자의 좌측 다리와 나란하게 머리 방향으로 선다.
3. **기법:**
   a. 치료사는 좌측 손의 손가락으로 과긴장

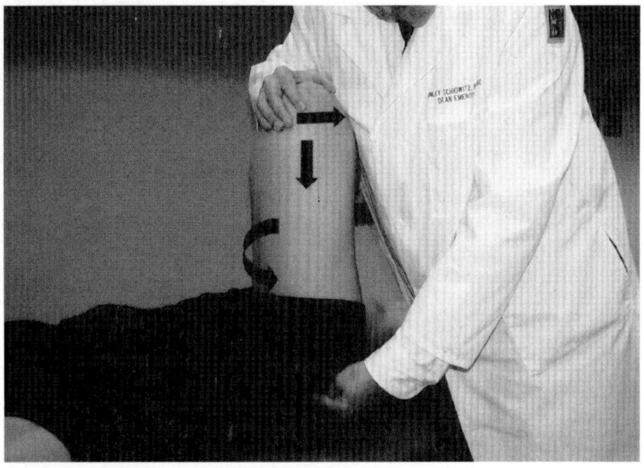

■ **그림 99-1** 우측 고관절의 외측면 과긴장의 자세 이완 촉진 치료

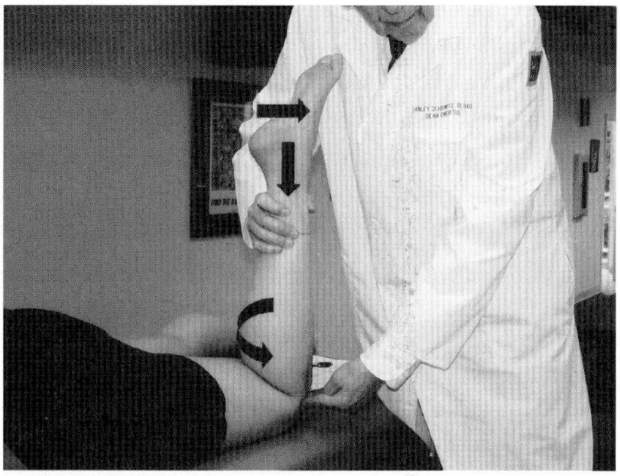

■ **그림 99-2** 좌측 슬관절의 외측면 과긴장의 자세 이완 촉진 치료

된 근육의 움직임과 조직변화를 촉진한다.

b. 치료사는 우측 손으로 환자의 좌측 슬관절을 90° 굴곡시킨다.

c. 치료사는 환자의 좌측 다리를 테이블 방향으로 누르고 촉진하는 손으로 근육의 변화를 감지한다.

d. 치료사는 환자의 다리를 촉진하는 손에 감지될 때까지 내전, 내회전시킨다. 그리고 치료사는 과긴장된 근육이 이완되는 것을 느껴야 한다(그림 99-2).

e. 이 자세를 3~5초 동안 유지하여 이완시킨 다음 근육을 재평가한다.

주의: 굴곡과 외전-외회전 또는 굴곡과 내전-내회전의 정도는 고관절에서와 같이 적용하면 된다.

■ 족관절과 발
ANKLE AND FOOT

족관절(좌측) 내측면과 중간점 근육의 과긴장(과민압통)
Muscle Hypertonicity (Tenderness) of the Ankle Joint at the Midpoint and on Its Medial Aspect (Left)

1. **환자 자세:** 복와위
2. **치료사 자세:** 테이블 좌측에서 환자의 머리 방향으로 선다.
3. **기법:**

a. 치료사는 환자의 좌측 슬관절을 90° 굴곡시킨다.

b. 치료사는 좌측 손의 손가락으로 과긴장된 근육의 움직임과 조직변화를 촉진한다.

c. 치료사는 좌측 족관절에 압이 가해지도록 우측 손으로 발을 테이블 방향으로 누르고 촉진하는 손으로 근육의 변화를 감지한다.

d. 치료사는 환자의 족관절을 촉진하는 손에 감지될 때까지 내회전, 내측측굴 시킨다. 그리고 치료사는 과긴장된 근육이 이완되는 것을 느껴야 한다(그림 99-3).

e. 이 자세를 3~5초 동안 유지하면, 점차적으로 이완되고 그 후 근육을 재평가한다.

주의: 족관절의 움직임은 촉진하는 손가락을

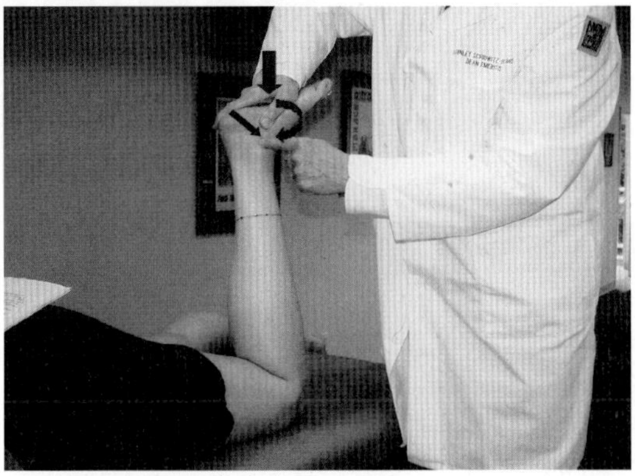

■ **그림 99-3** 좌측 족관절의 외측면 과긴장의 자세이완 촉진 치료

향하여 내측측굴-내회전 또는 외측측굴-외회전이 조절되야 한다.

발(좌측) 근육의 과긴장(과민압통점)
Hypertonicity (Point Tenderness) of the Foot (Left)

1. **환자 자세**: 복와위
2. **치료사 자세**: 테이블의 좌측에서 테이블을 마주보고 선다.
3. **기법**:
   a. 치료사는 우측 손의 손가락으로 과긴장된 근육의 움직임과 조직변화를 촉진한다.
   b. 치료사는 우측 손을 전족 부근에 올려놓고 좌측 손으로 뒤꿈치를 잡는다.
   c. 치료사는 촉진하는 손에 감지될 때까지 각각의 압이 가해지도록 양손으로 누른다.
   d. 치료사는 양손으로 촉진하는 손이 있는 외측으로 발을 측굴시킨 다음 근이완이 감지될 때까지 전족을 외회전시킨다(그림 99-4).
   e. 이 자세를 3~5초 동안 유지하면, 점차적으로 이완되고 그 후 근육을 재평가한다.

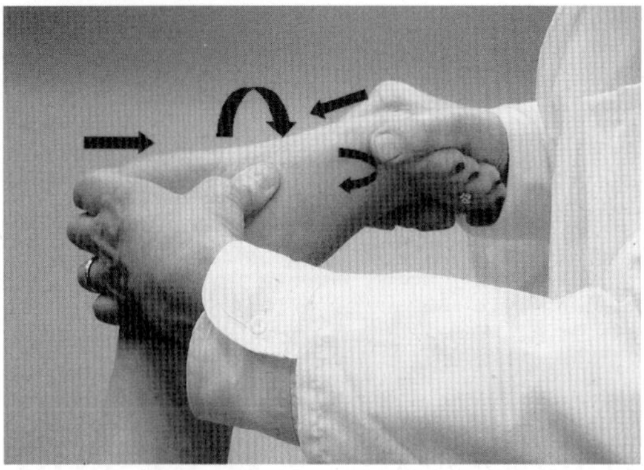

■ **그림 99-4** 좌측발 외측면 과긴장의 자세이완 촉진 치료

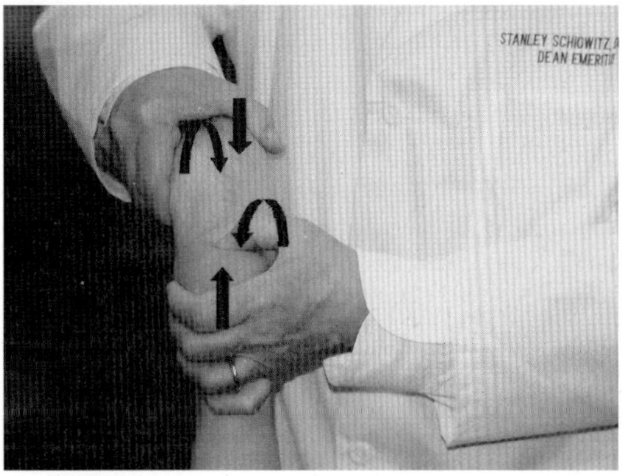

■ **그림 99-5** 좌측발 족저근막 과긴장의 자세이완 촉진 치료

주의: 과긴장이 족저근막에 있다면, 촉진하는 손은 발의 족저면에 위치하고, 앞에서 설명된 것처럼 압축력이 가해지도록 양손으로 누른 다음, 근막의 변화가 감지될 때까지 발의 족저면을 굴곡시킨다. 그리고 과긴장점이 족저면의 중간에서 내측에 있는지 또는 외측에 있는지에 따라 발을 내측 또는 외측측굴시킨다(그림 99-5).

100

하지 관절기법과 추력기법

(Articulatory and Thursting Techniques for the Lower Extremities)

추력기법은 다른 사지관절들 보다 몇몇 사지관절에 더 유용하게 쓰인다. 예를 들어, 고관절의 경우 추력기법은 흔하게 사용되지는 않는다. 흔하게 사용되는 추력기법들은 이번 장에 설명되었다.

■ 슬관절
KNEE

비골두 체성기능부전은 슬관절에서 흔하게 볼 수 있는 기능부전이며 종종 슬관절 외측통증을 일으킨다.

전방 비골두 체성기능부전
Anterior Fibular Head Somatic Dysfunction

1. **환자 자세:** 앙와위
2. **치료사 자세:** 기능부전이 있는 쪽, 테이블 옆에 선다.
3. **기법:**
   a. 치료사는 보조수로 기능부전이 있는 환자의 발을 잡아 내번, 내회전, 약간의 장측굴곡을 시킨다.
   b. 치료사는 주동수의 무지구를 비골두의 전외측에 댄다.
   c. 환자의 슬관절을 잠긴위치 상태로 만들고 난 다음, 약간 굴곡시킨다.
   d. 치료사는 슬관절을 빠르게 신전시킴과 동시에 비골두에 내측, 하방으로 추력을 가한다(그림 100-1).
   e. 경골을 약간 내회전시키면, 움직임이 보다 잘 유도된다.

후방 비골두 체성기능부전
Posterior Fibular Head Somatic Dysfunction

1. **환자 자세:** 앙와위
2. **치료사 자세:** 기능부전이 있는 쪽을 마주보고 테이블 옆에 선다.
3. **기법:**
   a. 치료사는 보조수로 기능부전이 있는 환자의 발과 족관절을 잡는다.
   b. 치료사는 환자의 고관절과 슬관절을

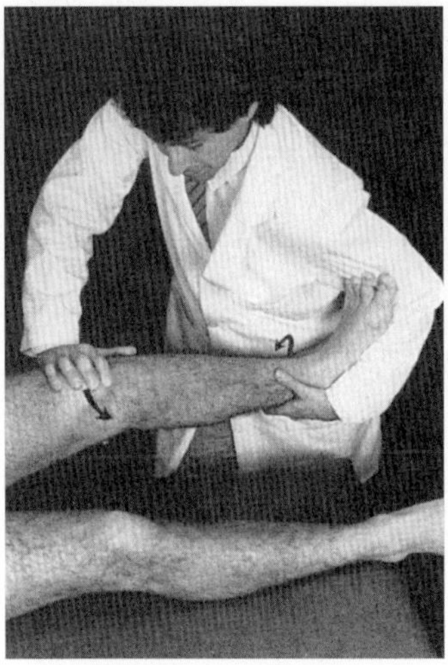

■ **그림 100-1** 전방 비골두 기능부전의 고속, 저폭 추력기법

90° 굴곡시킨다.

c. 치료사는 주동수의 검지손가락을 환자의 슬와주름에 대고, 중수지절 관절 부위로 비골두를 촉진한다.

d. 치료사는 기능부전이 있는 환자의 발을 외번, 배측굴곡, 외회전시키고, 치료사의 손이나 액와부로 고정한다.

e. 치료사는 경골과 비골의 원위부를 아래로 눌러 슬관절을 빠르게 굴곡시킴과 동시에 검지손가락으로 비골두를 끌어당긴다(그림 100-2).

f. 경골을 약간 외회전시키면, 움직임이 보다 잘 유도된다.

■ 슬관절과 족관절이 결합된 — 장축 신전
COMBINED KNEE AND ANKLE — LONG-AXIS EXTENSION

이 기법은 근막인대 이완과 슬관절과 족관절의 관절가동이 결합된 기법이다. 특히 같은 쪽 다리의 슬관절과 족관절에 기능부전이 있을 때

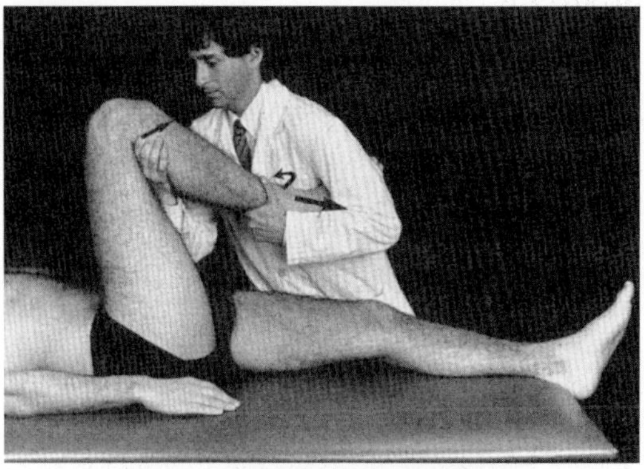

■ **그림 100-2** 후방 비골두 기능부전의 고속, 저폭 추력기법(치료사는 손의 위치를 보이기 위해 반대쪽에 위치한다)

유용하게 쓰이며 추력없이 움직임만 향상시키도록 고안되었다.

1. **환자 자세:** 앙와위자세에서 기능부전이 있는 쪽의 고관절과 슬관절을 90° 굴곡시킨다.
2. **치료사 자세:** 환자의 발쪽을 바라보고 기능부전이 있는 쪽에 선다.
3. **기법:**

a. 치료사는 주관절(테이블에 가까운)을 굴곡하여 환자의 슬와부에 대고 손으로는 종골을 잡는다.

b. 치료사는 나머지 손으로 거골이 있는 족관절의 앞부분을 잡는다. 환자의 다리가 치료사의 팔보다 길거나, 보다 편안하게 하려면 작은 수건이나 베개를 주관절과 슬와부 사이에 끼운다.

c. 치료사는 몸을 뒤로 이동함으로써 주관절에 의해 경골이 대퇴골로부터 분리되도록 하고, 동시에 종골과 거골에 위치한 손으로 하퇴관절 궁으로부터 거골을 분리한다(그림 100-3).

d. 이 자세를 3초 정도 유지한 다음 치료

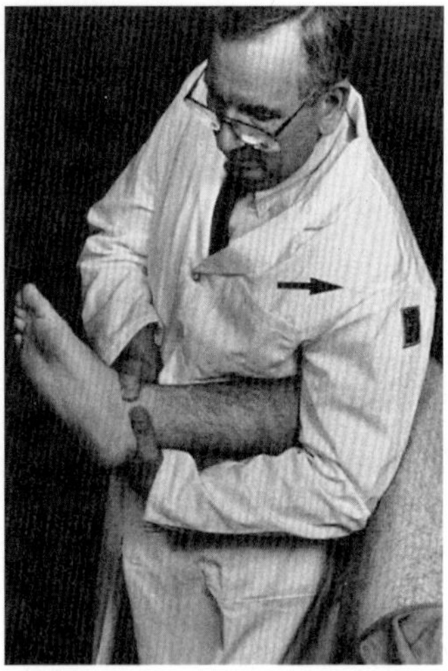

■ **그림 100-3** 장축 견인을 이용한 슬관절과 족관절의 관절가동기법

사는 몸을 앞으로 이동하여 견인력을 제거한다.

e. 잠시 후 동작을 반복한다.

■ 족관절
ANKLE

족관절의 외번-내번 체성기능부전
Eversion-Inversion Somatic Dysfunction of the Ankle

1. **환자 자세:** 앙와위
2. **치료사 자세:** 환자의 발쪽에 선다.
3. **기법:**
   a. 치료사는 환자의 기능부전이 있는 발을 잡는다. 한 손은 배측면의 중간 거골부위를 잡고, 나머지 손은 종골부위를 잡는다.
   b. 치료사는 환자의 다리를 견인한다(그림 100-4).
   c. 내번 기능부전(외번움직임 제한)이 있다면, 치료사는 종골에 빠른 장축 견인력을 가하는 동시에 족관절을 과외번시켜야 한다.
   d. 외번 기능부전(내번움직임 제한)이 있

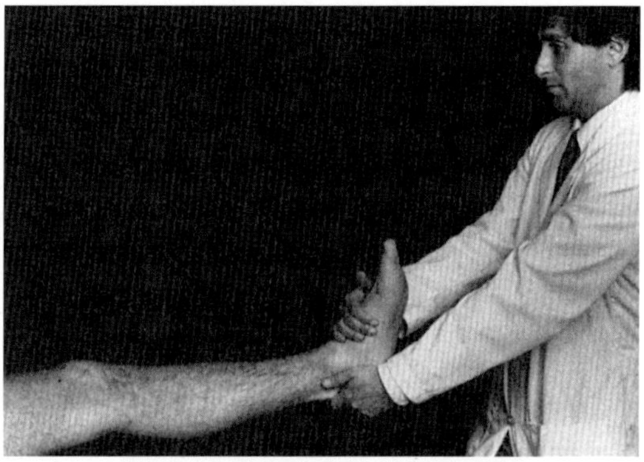

■ **그림 100-4** 외번-내번 족관절 기능부전의 고속, 저폭 추력기법

다면, 치료사는 종골에 빠른 장축 견인력을 가하는 동시에 족관절을 과내번시켜야 한다.

경종골 체성기능부전
Tibiocalcaneal Somatic Dysfunction

1. **환자 자세:** 앙와위
2. **치료사 자세:** 기능부전이 있는 쪽 테이블 옆에 선다.
3. **기법:**

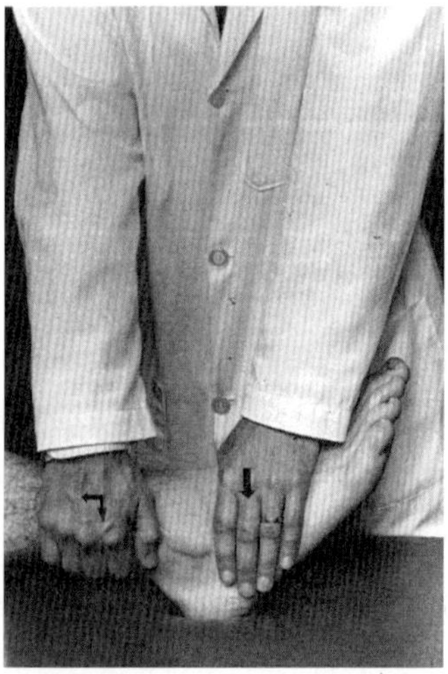

■ **그림 100-5** 경종골 체성기능부전의 고속, 저폭 추력기법

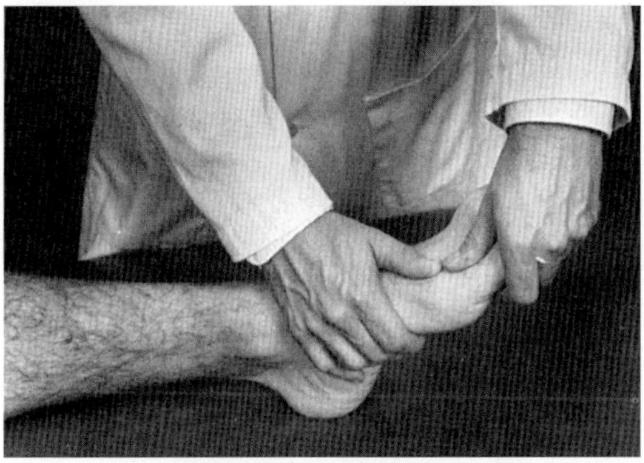

■ **그림 100-6** 중족골 체성기능부전의 고속, 저폭 추력기법

a. 치료사는 환자의 경골과 비골을 한 손으로 잡고, 나머지 손의 무지구를 전족의 배측면에 댄다.

b. 치료사는 환자의 경골과 비골을 두측으로 견인한다.

c. 치료사는 견인력과 빠른 후방추력을 전족에 위치한 손으로 가한다. 치료사의 나머지 손으로는 족관절을 지지한다(그림100-5).

■ 발
FOOT

중족골 체성기능부전
Metatarsal Somatic Dysfunction

1. **환자 자세:** 앙와위
2. **치료사 자세:** 기능부전이 있는 쪽 테이블 옆에 선다.
3. **기법:**
   a. 치료사는 환자의 발을 잡고 양 엄지손가락의 패드를 중족골 연접부에 댄다.
   b. 치료사는 양 엄지손가락으로 하방 추력을 가하여 관절을 분리시킨다(그림 100-6).

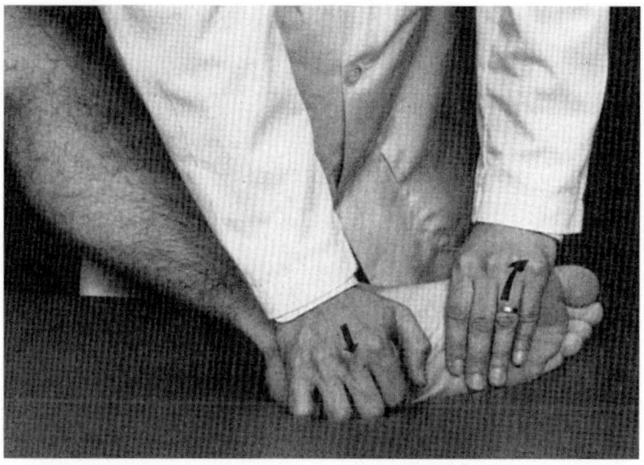

■ **그림 100-7** 횡족근골 체성기능부전의 고속, 저폭 추력기법

횡족근골 체성기능부전
Transtarsal Somatic Dysfunction

1. **환자 자세:** 앙와위
2. **치료사 자세:** 기능부전이 있는 쪽 테이블 옆에 선다.
3. **기법:**
   a. 치료사는 환자의 슬관절을 굴곡, 외전, 외회전시킨다.
   b. 치료사는 한 손의 무지구를 종골부위에 대고, 나머지 손은 첫 번째 중족골과 거골을 잡는다.
   c. 치료사는 거골을 잡고 있는 손으로 시계방향 또는 반시계방향으로 회전 추력을 가한다. 그리고 동시에 나머지 손으로는 종골에 하방으로 추력을 가한다(그림 100-7).

횡족근골 체성기능부전의 변형된 기법
Modified Technique for Transtarsal Somatic Dysfunction

1. **환자 자세:** 고관절을 굴곡, 외전, 외회전시키고 앙와위 자세로 눕는다.
2. **치료사 자세:** 테이블 옆에 선다.
3. **기법:**

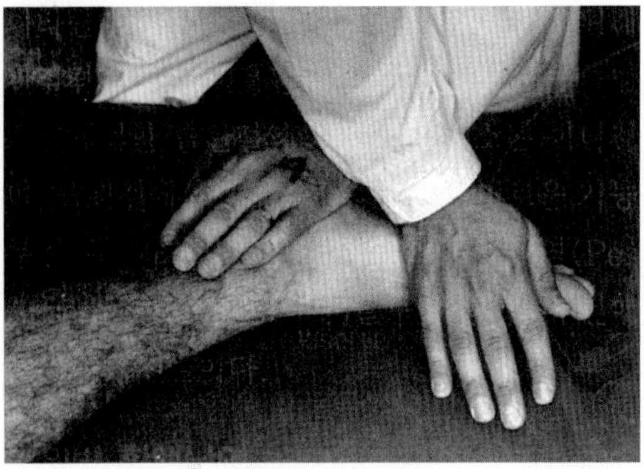

■ **그림 100-8** 횡족근골 체성기능부전의 변형된 고속, 저폭 추력기법

a. 치료사는 종골에 위치한 손으로 하방, 외측, 회전 추력을 동시에 가한다. 나머지 손은 발을 고정한다(그림 100-8).

입방골-주상골 체성기능부전
Cuboid-Navicular Somatic Dysfunction

이 기법은 때때로 Hiss whip technique으로 불리우는 기법으로 J. M. Hiss, DO가 처음 소개하였고, 채찍질과 유사한 추력기법이다. 적용부위는 주로 주상골 또는 설상골에 사용한다.

1. **환자 자세:** 복와위
2. **치료사 자세:** 기능부전이 있는 쪽 테이블 옆에 선다.
3. **기법:**
   a. 치료사는 환자의 고관절과 슬관절을 굴곡시킨 다음, 테이블 옆으로 다리를 떨어뜨린다.
   b. 치료사는 양 손으로 환자의 발을 잡고 입방골 또는 주상골의 장측면에 양 엄지 손가락을 V자 모양으로 잡는다. 그리고 연결된 중족골을 아래 쪽으로 떨어뜨린다.
   c. 치료사는 엄지손가락으로 하방 추력을 가하는 동시에 환자의 족관절과 슬관절을 채찍같은 움직임으로 유도한다(그림 100-9).
   d. 보다 내측으로 가하는 추력기법은 내측 족근골에 적용되고, 외측으로 가하는 추력기법은 외측 족근골에 사용한다.

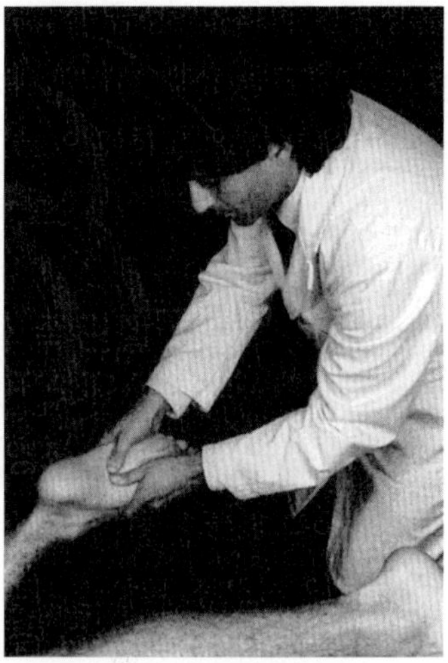

■ **그림 100-9** 입방골-주상골 체성기능부전의 고속, 저폭 추력기법(Hiss whip technique)..

참고문헌

DiGiovanna EL, Schiowitz S. *An Osteopathic Approach to Diagnosis and Treatment.* Philadelphia: Lippincott-Raven, 1997.

DiGiovanna EL. *An Encyclopedia of Osteopathy.* Indianapolis, IN: American Academy of Osteopathy, 2001.

101

하지의 운동치료
(Exercise Therapy for the Lower Extremity)

■ 고관절
THE HIP

67장("천골과 골반의 운동치료")에서 연관된 운동을 설명하였다. 본 운동은 고관절의 운동치료를 처방할 때, 반드시 재검토해야 한다.

근육신장 Muscle Stretch

A. **서혜부 근육신장** (그림 101-1)

1. **환자 자세:** 테이블을 견고하게 고정하고 마주선다.
2. **지시:**
   a. 치료할 다리의 발바닥을 테이블 끝에 올려놓는다(좌측 발일 경우). 나머지 발은 바닥에 내려놓은 상태로 슬관절을 완전히 신전한다.
   b. 좌측 고관절과 슬관절을 굴곡시키고, 체중을 테이블 쪽으로 기댄다. 좌측 서혜부에 최대한 통증이 없이 신장될 때까지 자세를 유지한다.
   c. 이 자세를 5~15초 동안 유지한다.
   d. 좌측 다리를 바로하고 이완, 휴식, 그리고 반복한다.
   e. 이 신장법은 내측, 전방, 후방 서혜부 근육에 영향을 줄 수 있다. 우측 서혜부를 신장하려면, 우측 발을 테이블에 올려놓고 동작을 반복한다.

B. **서혜부 근육신장** (그림 101-2)

1. **환자 자세:** 테이블을 견고하게 고정하고 마주선다.
2. **지시:**
   a. 정상인 다리의 발바닥을 테이블 끝에 올려놓는다(좌측 다리일 경우). 우측 발은 테이블에 평행하게 내려놓은 상태로 완전히 신전한다.
   b. 좌측고관절과 슬관절을 굴곡시키고, 체중을 테이블 쪽으로 기댄다. 우측 서혜부에 최대한 통증이 없이 신장될 때까지 자세를 유지한다.
   c. 이 자세를 5~15초 동안 유지한다.
   d. 좌측 다리를 바로하고, 이완, 휴식, 그리고 반복한다.
   e. 좌측 서혜부를 신장하려면, 우측 발을 테이블에 올려놓고 동작을 반복한다.

C. **양측 서혜부 근육신장** (그림 101-3)

1. **환자 자세:** 바닥에 앉아 고관절과 슬관절

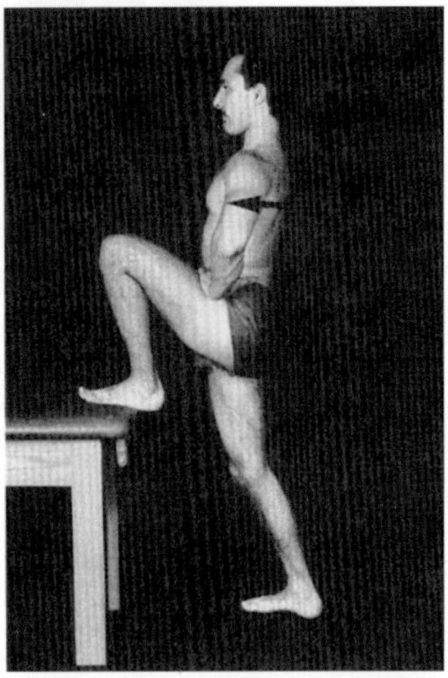

■ **그림 101-1** 서혜부 근육신장

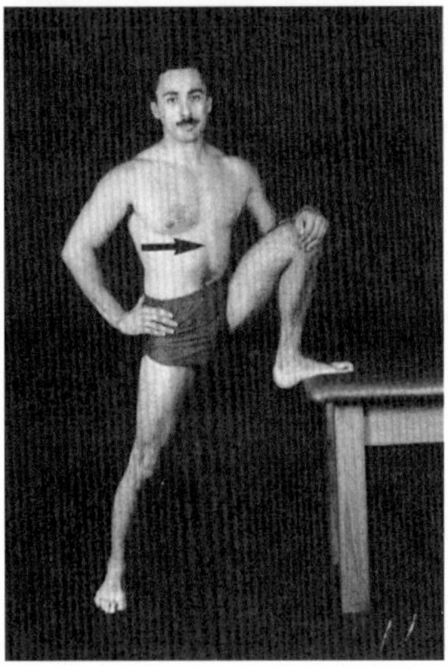

■ **그림 101-2** 서혜부 근육신장

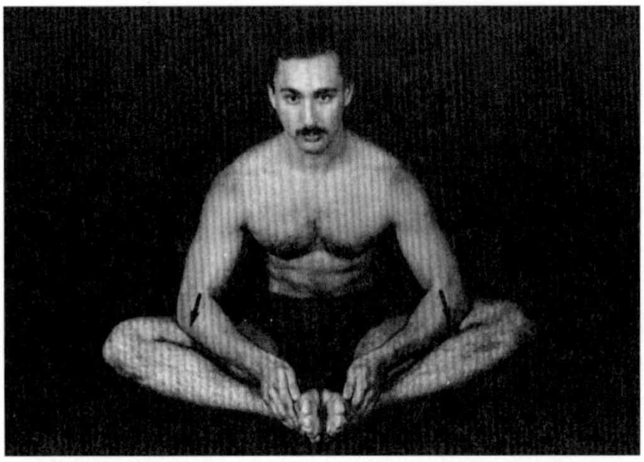

■ **그림 101-3** 양측 서혜부 근육신장

을 굴곡시키고, 양쪽 발바닥이 서로 마주 보게 하여 양 손으로 발가락 또는 족관절을 고정한다.

2. **지시:**
   a. 고관절이 굴곡되도록 상체를 전방으로 밀면 서혜부가 신장된다. 이때 손상을 방지하기 위해 허리를 편평하게 유지한다.
   b. 주관절을 전방으로 가져와 다리 위에 올려놓는다. 그리고 체중을 실어 대퇴부를 바닥 쪽으로 누른다.
   c. 5~15초간 최대한 통증이 없이 신장될 때까지 자세를 유지한다.
   d. 이완, 휴식, 그리고 반복한다.

근육강화 Muscle Strengthening

A. **고관절 굴곡근** (101-4)

1. **환자 자세:** 환자는 뒤쪽에 테이블을 지지하고 서거나, 높은 테이블에 앉아 테이블 바깥으로 다리를 떨어뜨린다. 치료할 다리의 족관절에는 3~5파운드의 웨이트를 부착한다.

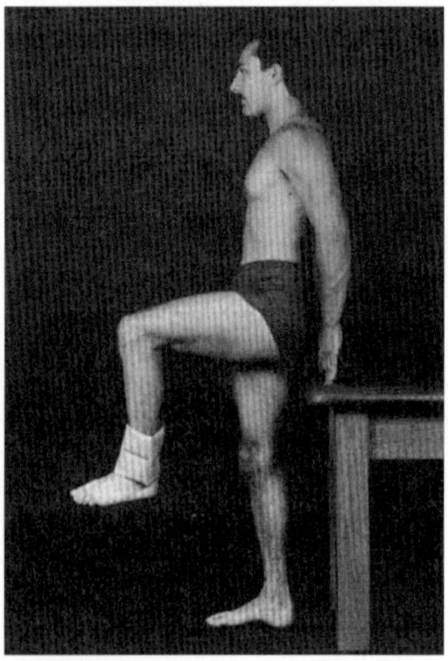

■ **그림 101-4** 고관절 굴곡근 강화

2. **지시:**
   a. 고관절과 슬관절을 서서히 90° 굴곡시킨다.
   b. 이 자세를 5~15초간 유지한다.
   c. 발을 바닥에 내려놓는다.
   d. 이완, 휴식, 그리고 반복한다.

B. **고관절 신전근** (101-5)
1. **환자 자세:** 치료할 다리의 반대측 손으로 테이블을 지지한 채로 서거나, 복와위 자세를 취한다. 족관절에는 3~5파운드의 웨이트를 부착한다.
2. **지시:**
   a. 허리를 편평하게 유지하면서 슬관절이 완전히 신전된 상태로 고관절을 신전시킨다.
   b. 이 자세를 5~15초간 유지한다.
   c. 시작 자세로 서서히 돌아온다.
   d. 이완, 휴식, 그리고 반복한다.

C. **고관절 외전근** (그림 101-6)
1. **환자 자세:** 치료할 다리의 반대측 손으로 테이블을 지지한 채로 서거나, 측와위 자세를 취한다. 족관절에는 3~5파운드의 웨이트를 부착한다.
2. **지시:**
   a. 치료할 다리의 슬관절이 완전히 신전된 상태로, 몸의 중심선에서 다리가 멀어지도록 고관절을 외전시킨다.
   b. 이 자세를 5~15초간 유지한다.
   c. 시작 자세로 서서히 돌아온다.
   d. 이완, 휴식, 그리고 반복한다.

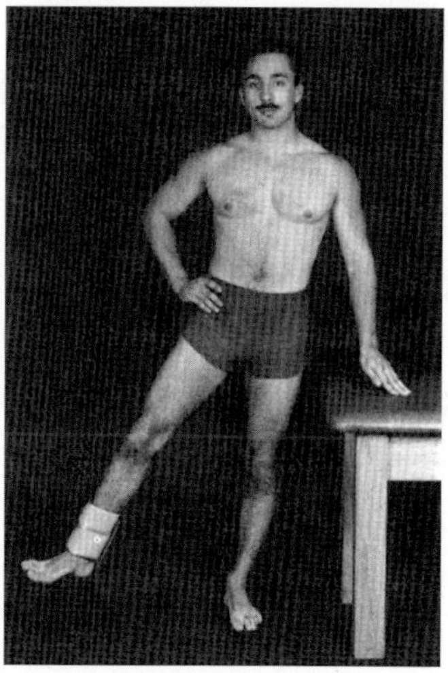

■ **그림 101-6** 고관절 외전근 강화

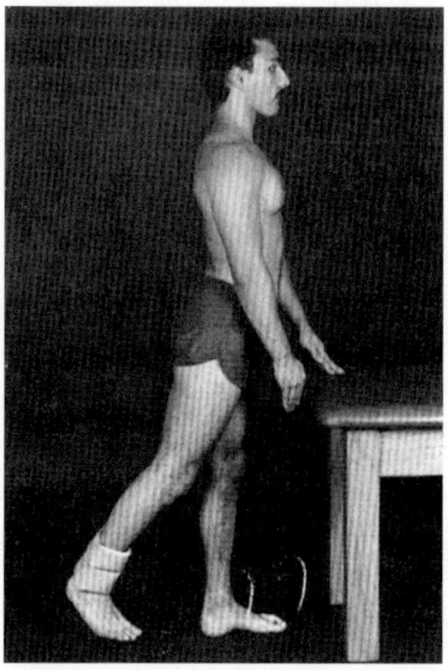

■ **그림 101-5** 고관절 신전근 강화

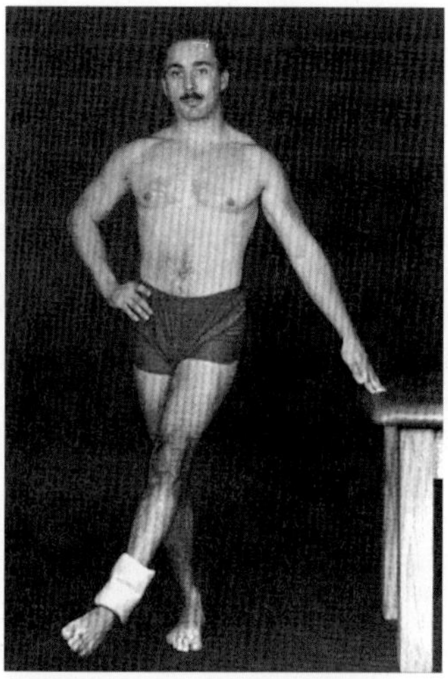

■ **그림 101-7** 고관절 내전근 강화

D. **고관절 내전근** (그림 101-7)

1. **환자 자세:** 치료할 다리와 같은 쪽 손으로 테이블을 지지하고 선다. 족관절에는 3~5 파운드의 웨이트를 부착한다.
2. **지시:**
   a. 치료할 다리의 슬관절을 신전시키고, 몸의 중심선을 지나가도록 나머지 다리의 앞쪽으로 고관절을 내전시킨다.
   b. 이 자세를 5~15초간 유지한다.
   c. 서서히 시작자세로 돌아온다.
   d. 이완, 휴식, 그리고 반복한다.

E. **고관절 내전근** (그림 101-8)

1. **환자 자세:** 치료할 다리가 아래에 위치하게끔 옆으로 눕는다. 위에 있는 다리는 높이가 8~10인치 정도되는 의자나 박스에 올려놓는다. 족관절에는 3~5파운드의 웨이트를 부착한다.
2. **지시:**
   a. 치료할 다리의 슬관절을 신전한 상태로 위에 있는 다리 쪽으로 들어 올린다.
   b. 5~15초간 자세를 유지한다.
   c. 서서히 시작자세로 돌아온다.
   d. 이완, 휴식, 그리고 반복한다.

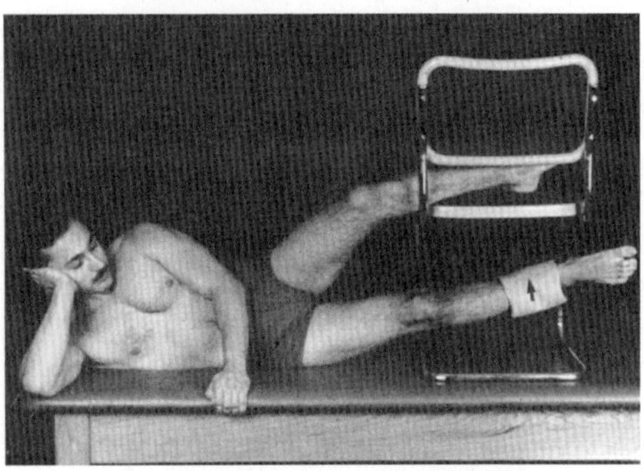

■ **그림 101-8** 고관절 내전근 강화

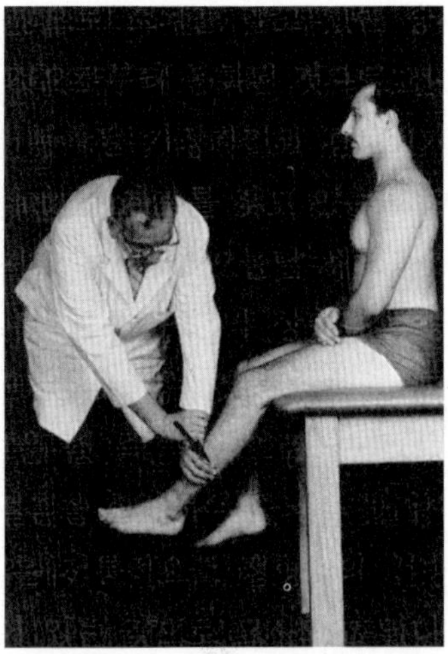

■ **그림 101-9** 대퇴사두근 신장

■ 슬관절
THE KNEE

근육신장 Muscle Stretch

A. **대퇴사두근** (그림 101-9)

1. **환자 자세:** 테이블에 앉아 고관절과 슬관절을 굴곡시킨다. 단축된 대퇴사두근이 있는 쪽 슬관절은 90°로 완전하게 굴곡되지 않을 것이다.
2. **지시:**
   a. 족관절에 무거운 웨이트를 실어주면, 슬관절이 굴곡되어 대퇴사두근이 신장된다. 또는,
   b. 보조자가 다리를 서서히 눌러 대퇴사두근을 신장시킨다.
   c. 자세를 5~15초간 유지하고, 시작자세로 돌아온다.
   d. 이완, 휴식, 그리고 반복한다.

근육강화 Muscle Strengthening

A. **슬관절 굴곡근** (그림 101-10)

1. **환자 자세:** 전방에 있는 테이블을 지지하

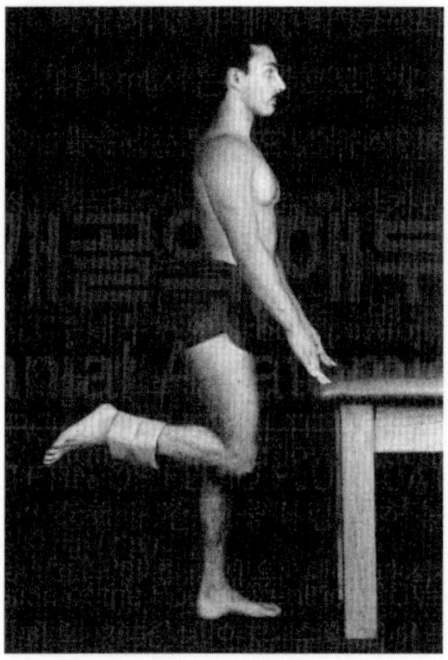

■ **그림 101-10** 슬관절 굴곡근 강화

고 선다. 3~5파운드의 웨이트를 족관절에 부착한다.

2. **지시:**
   a. 허리를 중립상태로 유지하고, 슬관절을 최대한 굴곡한다.
   b. 발을 아래로 내려 서서히 슬관절이 펴지도록 한다. 천천히 10까지 세는 속도로 발을 바닥에 내려놓는다.
   c. 이완, 휴식, 그리고 반복한다.

B. **슬관절 굴곡근-복와위 자세**(그림 101-11)
1. **환자 자세:** 3~5파운드의 웨이트를 족관절에 부착하고 복와위 자세를 취한다.
2. **지시:**
   a. 슬관절을 90° 굴곡한다.
   b. 매우 천천히 다리를 아래로 내려 완전히 신전시킨다.
   c. 이완, 휴식, 그리고 반복한다.

C. **슬관절 완전 신전의 마지막 자세**(그림 101-12)
1. **환자 자세:** 바닥 또는 테이블에 앉아 둥글게만 타올이나 베개(6인치 정도의 높이)를 치료할 다리의 슬관절 아래에 놓는다. 3~5 파운드의 웨이트를 족관절에 부착한다.
2. **지시:**
   a. 슬관절을 바닥 쪽으로 누르면, 슬관절이 펴지면서 웨이트가 들어올려진다. 슬관절을 신전시키려 하지 말고, 반드시 슬관절을 아래로 누르도록 집중해야 한다.
   b. 이 자세를 5~15초간 유지한다.
   c. 웨이트를 테이블에 서서히 내려 놓는다.
   d. 이완, 휴식, 그리고 반복한다.

D. **대퇴사두근의 등척성 수축**(그림 101-13)
1. **환자 자세:** 앉은 자세에서 한쪽 손을 치료

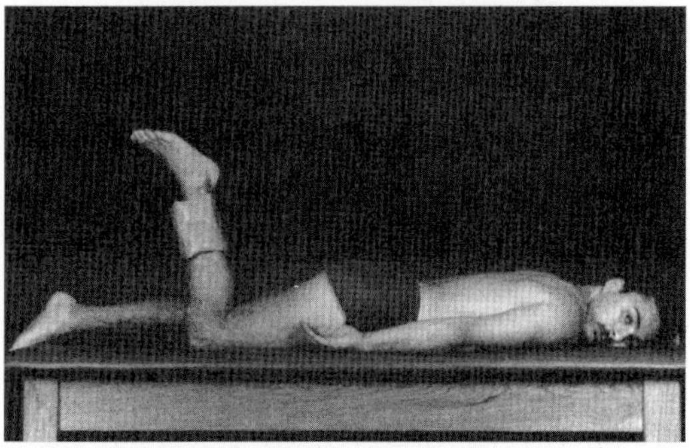

■ **그림 101-11** 슬관절 굴곡근 강화

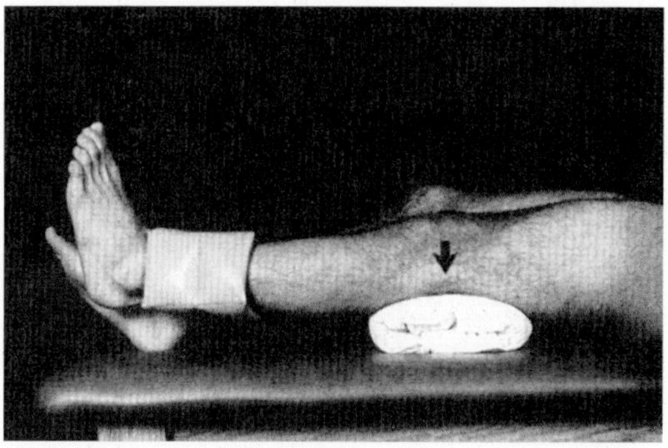

■ **그림 101-12** 슬관절 완전 신전의 마지막 자세

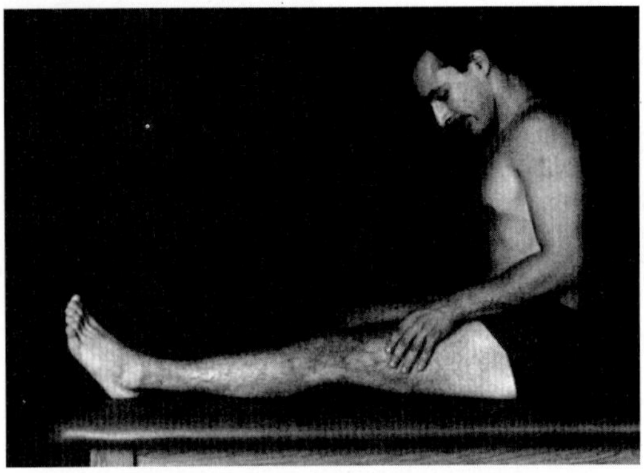

■ 그림 101-13 대퇴사두근의 등척성 수축

할 다리의 대퇴사두근에 올려놓는다.

2. **지시:**
   a. 다리의 움직임 없이 슬개골이 위로 올라가도록 접촉한 근육을 수축시킨다.
   b. 운동이 정확하게 이루어졌다면, 슬개골이 움직이고 근육이 단단해지는 것을 느낄 수 있다.

■ 발과 족관절 THE FOOT AND ANKLE

신장 Stretch

A. **발과 족관절의 수동적 신장** (그림 101-14)
1. **환자 자세:** 앉은 자세에서 치료할 발의 족관절 상단을 잡고, 나머지 손은 전족에 위치시킨다.
2. **지시:**
   a. 전족을 아래로 눌러 3초간 유지시킨 다음 이완한다.
   b. 전족을 위로 밀어 3초간 유지시킨 다음 이완한다.
   c. 전족을 안쪽으로 밀어 3초간 유지시킨 다음 이완한다.
   d. 전족을 바깥쪽으로 밀어 3초간 유지시킨 다음 이완한다.

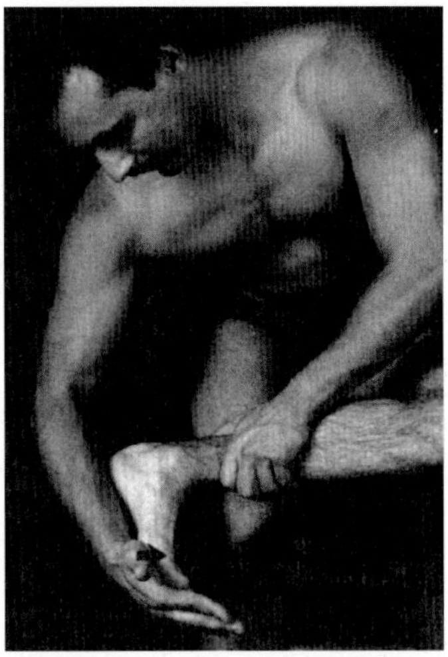

■ 그림 101-14 발과 족관절의 수동적 신장

   e. 전족을 시계방향으로 회전시키고, 그 다음엔 반시계방향으로 회전시키는 동작을 각각 4회씩 실시하고 이완한다.
   f. 휴식하고 전과정을 반복한다.

신장-강화 Stretch-Strengthening

A. **뒤꿈치 들어올리기** (그림 101-15)
1. **환자 자세:** 선 자세에서 양 발을 6~8인치

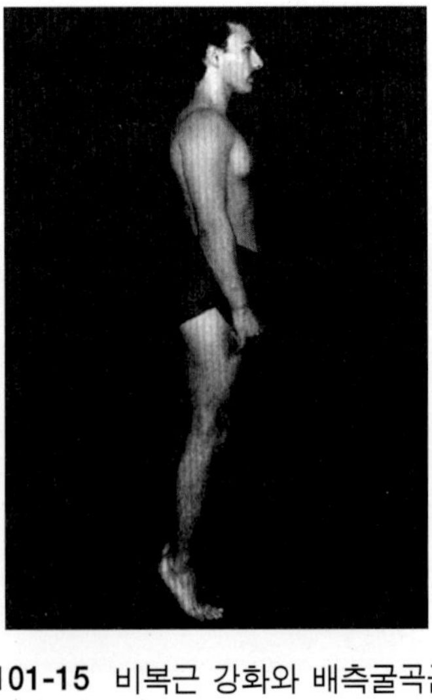

■ 그림 101-15 비복근 강화와 배측굴곡근 신장을 위한 뒤꿈치 들어올리기

간격으로 벌린다.

2. **지시:**
   a. 발가락으로 뒤꿈치를 들어올린다. 필요하다면, 균형을 유지하기 위해 지지할 수 있는 것을 잡는다.
   b. 이 자세를 5~15초간 유지한다.
   c. 시작 자세로 돌아온다.
   d. 이완, 휴식, 그리고 반복한다.

B. **발가락 보행**

1. 발가락 보행은 뒤꿈치 들어올리기와 같은 자세로 이루어진다. 열 걸음 정도 앞으로 전진한다.

C. **발가락 들어올리기** (그림 101-16)

1. **환자 자세:** 선자세에서 양발을 6~8인치 간격으로 벌린다.
2. **지시:**
   a. 뒤로 기대어 뒤꿈치에 체중을 싣는다.
   b. 이 자세를 5~15초간 유지한다.
   c. 시작 자세로 돌아온다.
   d. 이완, 휴식, 그리고 반복한다.

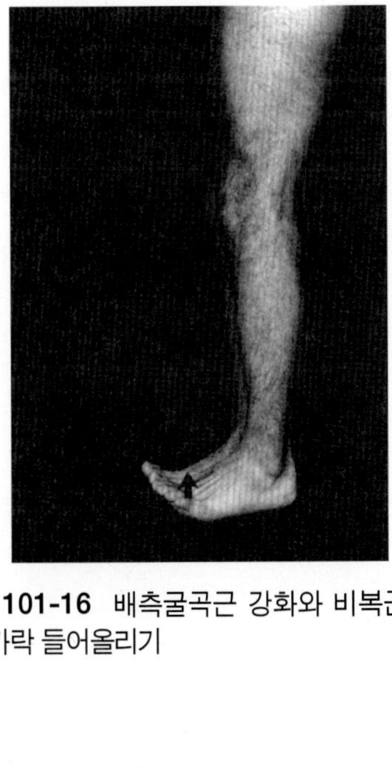

■ **그림 101-16** 배측굴곡근 강화와 비복근 신장을 위한 발가락 들어올리기

D. **뒤꿈치 보행**

1. 발가락을 들어 뒤꿈치에 체중이 실리도록 하고 열 걸음 정도 뒤로 걸어간다.

E. **공깃돌 줍기** (그림 101-17)

1. **환자 자세:** 주위 물건을 지지하고 선다. 치료할 발이 닿을 수 있는 범위로 바닥에 공깃돌을 놓는다.
2. **지시:**
   a. 발가락으로 공깃돌 한 개를 집어 올린다.
   b. 반대쪽 다리 옆에 위치한 6~8인치 높이의 박스로 공깃돌을 옮겨 넣는다. 이때 발을 들어 올려 반대쪽 다리 전면을 지나 이동한다.
   c. 바닥에 있는 모든 공깃돌을 옮겨 넣는다. 이 운동은 1회만 실시한다.

F. **발가락 신장** (그림 101-18)

1. **환자 자세:** 앉은 자세에서 양발을 바닥에 놓여져 있는 책 위에 올려놓는다.
2. **지시:**
   a. 오직 발가락만을 들어올려 3초간 유지

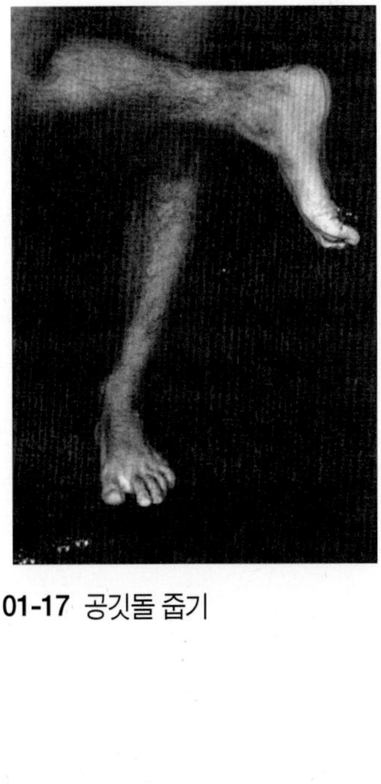

■ **그림 101-17** 공깃돌 줍기

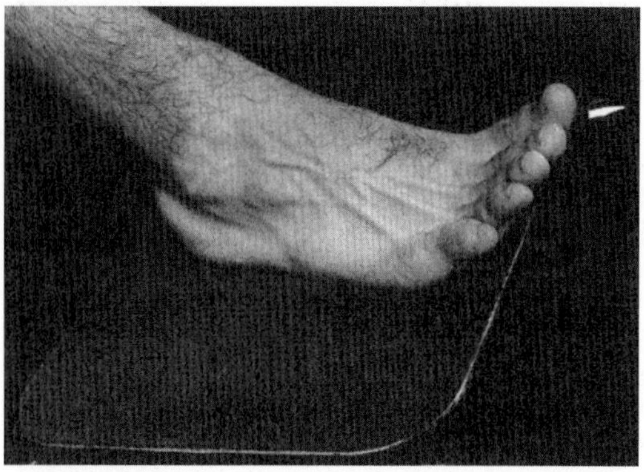

■ **그림 101-18** 족궁신장과 장비골근 강화를 위한 발가락 신장

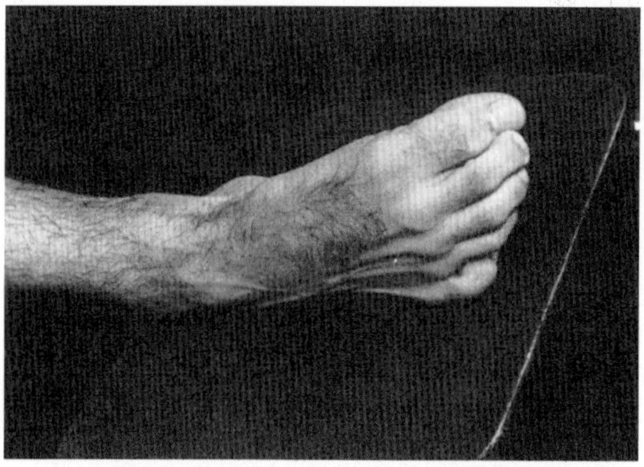

■ **그림 101-19** 발가락 구부려 말기

한 다음 이완한다.

b. 발가락을 책의 끝단으로 가져가 아래로 누른다. 3초간 유지한 다음 이완한다.

c. 발가락들을 쫙 펴서 3초간 유지한 후 발가락들을 안정되게 한다.

d. 발가락 말기는 발이 내측을 바라보도록 내려놓아 발의 외측면에 무게가 실리도록 한다(그림 101-19). 3초간 유지하고 이완한다.

e. 한쪽 발을 앞쪽으로 이동하고 발과 발가락이 위를 향하도록 뒤꿈치를 바닥에 내려놓는다. 발을 시계방향과 반시계방향으로 돌릴 때, 뒤꿈치를 아래로 누른다. 그래서 엄지발가락이 완전한 원을 그리도록 해야 한다. 이 운동을 3회 반복한다.

f. 이완, 휴식하고 전과정을 반복한다.

102

하지에 대한 임상적용과 증례병력
(Practical Applications and Case Histories of the Lower Extremities)

■ 고관절
HIP

다양한 근골격계 질환이 고관절과 연관되어 나타난다. 이제부터 검토할 내용은 소아환자에 대해서, 그리고 성인 층에서 가장 흔하게 발견되는 근골격계 질환에 대해서 재검토한 내용들이다. 단, 이것이 모든 내용을 새롭게 검토한 것을 의미하지 않는다. 골절, 탈구, 염좌, 외상에 의한 질환 등이 모든 연령 대에서 나타나기 때문이며, 이 내용들은 검토하지 않았다. 치료사는 소아환자의 재발성 골절과 그 밖의 손상들이 아동학대로 인한 것은 아닌지 철저하게 조사해야 한다는 점을 잊지 말아야 한다. 많은 주에서, 아동학대의 기미는 관련기관에 반드시 신고해야 되는 것으로 되어 있다.

소아과적 고려사항 Pediatric Considerations

1. **신생아의 선천성 고관절 탈구**

이 질환은 체중 싣기를 시작하기 이전에 진단되는 것이 가장 중요하다. 진단 시기에 따라 간단하게 보존적 치료를 할 것인지, 아니면 외과적 수술을 할 것인지가 결정된다.

유일하게 검토할 수 있는 병력 정보로는 형제 중에 이 질환이 있는지 여부이다. 이 질환은 대략 5% 가량 발생하고, 여아의 경우에서 6배 가량 더 많이 발생한다. 확연한 다리길이차이와 둔부 피부주름의 비대칭이 주요한 징후이며, 고관절의 외전제한이 나타난다. 오토라니 염발음 검사(Ortolani "click" test)와 텔레스코핑 징후(Telescoping sign)로 고관절 탈구의 양성 반응을 확인할 수 있으며, 골반 X-ray로 확진한다.

오토라니 염발음 검사는 다음과 같이 실시한다. 먼저 아기를 눕히고, 양측 고관절을 90° 굴곡시킨다. 그리고 양측 고관절을 외전시키고 마지막에 한쪽 고관절을 완전히 외전시킨다. 이때 탈구된 고관절이 관골구로 정복되는 염발음이 분명하게 들릴 것이다.

텔레스코핑 검사는 아기를 눕혀놓고 한손으

로 고관절을 고정함과 동시에 나머지 손으로 고관절을 견인해야 한다. 그리고 손가락 하나를 펴서 대전자 위에 놓는다. 견인력을 적용했을 때, 대전자가 원위부로 이동하는 것이 느껴지고, 견인력이 제거되면 다시 되돌아가는 것이 느껴진다면, 고관절 탈구의 징후이다.

2. **일과성 활액막염**

이 질환은 3세~12세 사이에 발생하며, 여자아이보다 남자아이에게 4배 정도 많이 발생한다. 가장 주된 증상은 절뚝거리면서 걷는 것이며, 일반적으로 외상의 병력은 없다. 검사를 통해 아이가 고관절을 굴곡, 외전, 외회전을 유지하려고 할 때, 고관절 움직임의 제한이 나타난다. 일반적으로 고관절에 압통이 있고 온도가 낮게 나타난다. 전체적인 혈구산정에서는 백혈구 수치가 약간 상승된 것을 볼 수 있다. 고관절 X-ray에서는 관절낭의 부종이 나타나며 관절 간격이 넓어진 것이 나타난다. 이 질환은 약 3주 동안 침상안정을 해야 하는 자기한정성 질환이다. 근본적으로는 이 질환의 본질적인 원인을 확인하는 것이 필요하다.

3. **연소성 변형성 골연골염**

이 질환은 보통 4~12세 사이의 남자아이에게서 편측성으로 발생하며, 주된 증상은 고관절 통증과 두드러지게 다리를 저는 것이다. 이 통증은 서혜부와 슬관절 주위로 방사된다. 고관절의 외전, 신전, 내회전이 제한되고, 대퇴부 상부에 무용성 위축이 나타난다.

토마스(Thomas) 검사(92장에서 설명)에서 장요근과 내전근의 구축으로 인해 양성반응이 나타나며, 혈액 침강검사 수치는 상승된다. 마지막으로 고관절 X-ray로 확진한다.

이 질환은 4단계로 발전하는데, 처음에는 대퇴골두의 변형 없이 부종만 있다가 심각한 대퇴골두 변형이 나타난다. 치료는 진단할 때 발견된 진행단계에 따라 결정된다. 경미한 경우에는 고관절에 체중이 실리는 모든 동작을 금할 것을 권고한다. 그리고 일단 대퇴골두가 파괴되었다면 고관절 치환수술이 필요하다.

4. **대퇴두골단 변위**

이 질환은 보통 4~12세 사이에 발생하는데, 여자아이들보다 남자아이에게서 거의 4배 정도 더 많이 발생한다. 여자아이의 경우는 매우 어린나이에 발견되며, 남자아이들은 여자아이의 지방분포와 생식기 발육부전이 특징적으로 발견된다. 환자의 약 40%가 양측성으로 나타나며, 다리를 절고 고관절, 서혜부 주위, 대퇴부, 슬관절에 약간의 통증이 있다. 그리고 관절 주위로 압통도 나타난다.

고관절이 외회전되어 발도 바깥쪽으로 돌아가며, 고관절의 움직임이 제한된다. 심한 경우에는 두드러진 골단의 변위가 일어나 걸을 때 동요성 보행이 나타난다. 트렌델렌버그(Trendelenburg) 검사는 양성으로 나타나고, 고관절 X-ray로 확진할 뿐만 아니라 질환의 심각성도 판단한다. 치료는 연소성 변형성 골연골염의 치료방법과 유사하며, 진행단계에 따라 결정된다.

성인에서의 고려사항 Considerations in the Adult

1. **좌골둔부 활액낭염**

좌골둔부 활액낭염은 주로 앉아서 일하는 직업을 가진 사람에게서 발생한다. 한때 "재봉사 엉덩이(tailor bottom)"라고 불리기도 했는데, 그 이유는 재봉사는 하루 종일 딱딱한 의자에 앉아 일하기 때문이다. 단단한 표면에 앉으면 통증을 느끼며 통증은 주로 편측성으로 나타난다. 좌골 결절에 압통점이 나타나며 일어서면 통증이 완화된다. X-ray상에서는 아무런 흔적을 발견할 수 없고 MRI 또는 CAT scan으로 활액낭이 두터워진 것을 볼 수 있다. 치료는 통증부위에 국소 마취제를 주사해서 통증을 완화시키고 비스테로이드성 항염제(NSAID)를 처방해준다. 그리고 앉을 때 쿠션을 사용하도록 할 뿐만 아니라, 직장에서 일할 때 매 시간마다 1분간 일어나도록 교육한다.

2. 대전자 활액낭염

대전자 활액낭염은 고관절 대전자 외측에 있는 활액낭의 비감염성 염증이 원인이다. 환자는 통증이 외측 대전자 부위에서 다리의 바깥쪽을 따라 아래까지 방사되어 나타난다고 이야기한다. 통증은 체중을 실거나 걸을 때 또는 활액낭염이 있는 쪽으로 누울 때 나타난다. 그리고 외상의 병력은 없다.

가장 중요한 소견은 활액낭 바로 위에 압통점이 있다는 것이다. 일반적으로 X-ray로는 흔적을 찾을 수 없으나, 앞에서 언급된 바와 같이 MRI 또는 CAT scan으로는 활액낭이 두터워진 것을 발견할 수 있다.

진단할 때 반드시 짚고 넘어가야 하는 질문은 이 질환을 일으키는 근본적인 질환이 무엇인가? 하는 것이다. 활액낭의 역할은 근육의 기능과 밀접한 관련이 있다. 그 근육들은 고관절의 움직임뿐만 아니라, 슬관절의 움직임에도 사용되며 게다가 골반의 기능과 균형까지도 잡아준다. 따라서 체성기능부전은 일반적인 소견이면서 반드시 역점을 두어 치료해야 한다. 해부학적 다리길이 차이의 소견을 반드시 찾아봐야 한다. 간단한 국소증상의 치료로는 이 질환을 치료할 수 없다.

3. 지각이상성 대퇴신경통

지각이상성 대퇴신경통은 대퇴부 외측 경피신경에 염증이 발생한 것이다. 이 신경은 요근의 외측 가장자리에서 나와 전상장골극을 향해 장골근의 심부근막을 지나간다. 그리고 두개의 가지로 나뉘어 전방가지와 후방가지를 이룬다. 이 중에 크기가 큰 전가지는 서혜부 인대 아래를 지나 대퇴부 외측면에서 슬관절까지의 피부를 신경지배한다. 그리고 후가지는 외측 원위둔부에서 대전자까지의 피부를 신경지배한다. 이 질환은 신경에 염증을 일으킬 수 있는 직접적인 외상이 원인이기 때문에, 외상의 과거력이 없이 증상이 나타나는 경우는 거의 없다. 이러한 외상들은 벨트나 타이트한 옷으로 인해 신경이 직접적으로 문질러지는 것처럼 만성적으로 발생할 수 있고, 임상적으로는 비만이나 임신과도 연관이 있을 수 있다. 환자들은 둔부외측과 대퇴부에서 슬관절까지 지속적인 이상감각, 무감각, 지각감퇴를 호소하며, 외관상의 증상은 나타나지 않는다. 그리고 압통점이나 절뚝거림, 보행의 변화는 없다. 신경에서 티넬(Tinel) 징후가 양성으로 나타나고, X-ray와 MRI 또는 CAT scan은 확진하는데 도움이 되지 못한다.

이 질환의 원인으로 의심할 수 있는 사건들이 주의 깊은 과거력 조사를 통해 드러나며, 무엇이든 간에 원인이 되는 외상은 제거되어야 한다. 또 원인이 될 수 있는 요추부의 다발성 체성기능부전도 반드시 치료되어야 한다.

4. 요근 기능부전

요근 기능부전을 일으키는 원인에는 요추나 소전자 또는 치골의 외상, 근염이나 요근성 활액낭염이 있고 급성 충수염, 신장이나 요도의 기능부전, 난관염, 장골동맥 또는 대퇴동맥 염증 같은 요근과 연관된 장기기능부전이 있다. 또 요부의 불균형을 일으키는 근골격계 질환과 요추와 골반의 체성기능부전도 반드시 평가하고, 발견된 소견을 모두 치료하는 것이 중요하다.

환자들은 서혜부에서 다리 아래로 내려가는 통증을 호소한다. 그리고 발과 고관절이 외전되면서 상체가 같은 쪽으로 굴곡되어 다리를 저는 전형적인 요근성 보행이 나타난다. 선 자세에서는 골반이 같은 쪽으로 기울어지며 굴곡된 상태로 고관절과 슬관절이 고정된다. 또 앙와위 자세에서는 요추 전만이 과도하게 나타나며 Thomas 검사는 양성으로 나타난다.

5. **고관절의 골관절염**

고관절의 골관절염은 노인환자에게서 흔하게 발견되는 질환이다. 그러나 골관절염은 모든 연령에서 발견될 수 있으며, 일반적으로 관절의 외상으로 인한 것이다. 주된 증상은 움직일 때 악화되고 휴식 동안에는 완화되는 진행성의 통증이다. 일반적으로 환자들은 휴식 후에 관절 경직이 나타나면, 보행과 같은 움직임으로 관절이 부드러워지지만, 다시 또 통증이 나타난다고 호소한다. 그리고 서혜부를 촉진했을 때 압통이 나타나며, 고관절의 능동, 수동 움직임 모두 제한된다. 또 고관절을 움직이면 귀로 들을 수 있을 정도의 염발음이 마치 갈리는 듯한 느낌으로 나타나면서 진통성 보행이 나타난다. 이런 상태가 장기간 지속되면 근육이 위축될 수 있다.

골관절염은 X-ray를 통해서 관절 간격이 좁아지고 연골 밑에 있는 뼈가 변화된 것을 발견할 수 있다. 그러나 초기에는 이런 변화들을 찾을 수 없고, MRI 또는 CAT scan을 통해서만 연골조직의 변화를 발견할 수 있다. 다리길이 차이 또는 만성적인 골반 불균형도 만성적인 외상을 일으키기 때문에 골관절염의 원인에 포함된다. 그리고 자세, 체중지지, 보행의 변화를 초래하는 슬관절, 발, 족관절의 기능부전도 고관절 기능부전의 원인이 된다. 따라서 발생되는 연령에 상관없이 전체적인 자세 평가가 이루어지고 체성 소견을 포함한 모든 변화를 교정하는 것이 중요하다.

하지에 영향을 주는 모든 질환들의 경우 치료사는 필요한 운동을 처방해야 한다. 침상에서 안정을 취하는 경우에도 무용성 위축을 예방해야 한다. 그리고 나머지 경우에서는 움직임이나 근력을 향상시킬 수 있는 운동이 필요하다.

■ 슬관절 KNEE

경골결절의 골연골염
Osteochondritis of the Tibial Tubercle (Osgood-Schlatter Disease)

오스구드 쉴라터 병은 보통 청소년기에 경골결절 골절이나, 건부위의 골근부착부 질환이 있는 경우에 발생하는 질환이다. 주로 양측성이며 자각증상이 없이 시작되다가 시간이 지나면 경골결절에 통증, 압통, 부종을 자각하게 된다. 일반적으로 외상의 병력이 없이 골극이 자라 슬개골 인대의 긴장도가 높아져서 발생한다. 증상은 무릎을 꿇는 자세처럼 직접적으로 압력이 가해지면 악화된다. 초기에는 아무런 흔적을 볼 수 없다. 그러나 초기단계라 할지라도 MRI로는 이 질환의 흔적을 찾을 수 있고, 그 이후에는 X-ray 검사만으로도 식별이 가능하다. 이 질환은 경골결절을 고정해야 하는 자기한정성의 질환이다.

치료는 보통 보존적인 방법으로 증상을 만들어내는 과도한 활동을 피하는 것이다. 따라서 아이와 부모에게 이 질환에 대해 설명함으로써 통증의 원인과 치유기간동안 슬관절의 안정이 왜 필요한지를 이해시키면 도움이 된다. 가끔씩 빠른 융합을 위해 핀으로 결절을 고정하기도 한다.

슬개전낭염 Prepatellar Bursitis

이 질환은 슬개골을 감싸고 있는 활액낭에 염증이 발생한 것을 말한다. 환자들은 활액낭 주위에 부종과 압통을 호소하며, 통증은 부종으로 인해 슬관절을 굴곡하면 심해진다. 일반적으로 염증은 급성손상으로 나타나지만 만성적인 손상(무릎 꿇기)으로도 일어날 수 있다. 이것이 바로 슬개골을 감싸고 있는 활액낭에 염증이 발생하는 질환이며, 가끔씩 "가정부 무릎(housemaid' s knee)"으로 불리기도 한다. 치료는 주로 보존적인 치료를 하는데 가끔씩 활액낭의 압력을 줄여주기 위한 배농법이 필요하다. 또 염증과 통증을 완화시키기 위한 비스테로이드성 항염제(NSAID)가 처방되기도 한다.

제빵사 낭종 Baker' s Cyst

제빵사 낭종은 보통 자각증상이 없고, 환자가 주로 호소하는 증상으로는 슬관절 후부의 부종과 큰 덩어리가 있는 것이다. 이 활액낭 부종은 슬관절 사이로 침범하여 골관절염으로 발전하기도 한다. 이 질환은 치료가 요구되지는 않으며, 가끔씩 관절기능을 방해하는 정도가 되면 흡출기로 빨아내야 한다. 때로는 스테로이드를 주사하면 효과를 보기도 한다.

슬개골 연골연화증 Chondromalacia Patella

슬개골 연골연화증은 슬개골 안쪽면의 관절연골이 연화되는 것으로 약간의 섬유화, 균열, 침식이 동반된다. 따라서 심한 경우에는 전체적인 슬개골의 관절면이 파괴된다. 원인이 되는 요소는 슬관절의 불안정성(외반슬, 내반슬, 경골염전, 반월판 변형을 동반한 골관절염)을 초래하는 급성 또는 만성손상으로 다양하다.

환자들은 앉을 때와 계단 오를 때 그리고 장시간 걷거나 뛸 때 통증을 호소한다. 그리고 슬관절을 구부릴 때나 무리하게 스쿼트를 할 때 또는 슬관절 전면에 부종이 심할 경우 삐걱거리거나 갈리는 소음을 듣는다. 슬개대퇴 문지름검사(grinding test)에서 양성반응이 나타나고 X-ray, MRI, CAT Scan에서도 양성징후를 볼 수 있다.

치료는 관절의 상태에 따라 달라지는데 중요한 것은 발병 시기를 진단하고 모든 원인요소들을 제거하는 것이다. 특히, 슬관절을 불안정하게 하는 요소를 반드시 제거해야 하는데, 고관절과 마찬가지로 슬관절의 안정성 역시 신체 다른 부위에 영향을 미쳐 문제를 발생시킬 수 있기 때문이다. 그리고 발이나 족관절같은 슬관절이하에서 발견되는 문제점들도 반드시 고려해야한다.

반월판의 파열 Tears of the Menisci

내측 또는 외측 반월판의 파열은 슬관절을 내측 변위시키는 가장 큰 원인이나. 내측 반월판은 주변에 부착된 조직들이 있고 외측 반월판보다 움직임이 적어 가장 큰 손상을 입으며, 그 원인은 다양하다. 일반적으로 "물통 손잡이(bucket handle)" 손상은 젊은 연령기에서 발생되는 반면, 횡단면과 후면손상은 중년에서 노년기에 주로 나타나는 경향이 있다. 그리고 보통 슬관절에 부종, 통증, 무능력을 일으켰던 급성 손상의 병력을 가지고 있다.

손상이 일어났다면, 우선 부종만 감소시킨 다음에 MRI로 쉽게 파열정도를 확인할 수 있다. 발병 당시 검진을 통해 부종, 염증, 압통점이 발견되고, Mcmurray검사에서는 양성으로 나타난다. 그리고 진단과 외과적 복원을 위해 관절경 수술이 이용된다.

실제적인 슬관절의 기능적인 요소는 아니지만, 슬관절에서 가끔 볼 수 있는 흥미로운 기능부전 두 가지가 있다. 거위발 활액낭염(Pes Anserine Bursitis)과 비골두 체성기능부전이 그 기능부전들이다.

거위발 활액낭염 Pes Anserine Bursitis

이 활액낭은 슬관절의 바로 아래 내측 면에 위치해 있으며, 반건양근의 정지부와 관련이 있다. 반건양근은 좌골결절에서 기시하여 슬관절 바로 아래 경골의 내측면에 정지한다. 또 봉공근과 박근도 같은 부위에 부착한다.

이 활액낭염은 급성 또는 만성의 직접적인 외상뿐만 아니라, 좌골이나 슬관절의 구조적 안정성에 영향을 주는 기능부전도 원인이 된다. 환자들은 슬관절 아래 내측부위에 통증을 호소하지만 조심스럽게 촉진하면, 매우 명확하고 국소적인 압통점을 찾을 수 있다. 통증은 반건양근, 봉공근, 박근이 수축하면 증가하게 된다. 검진 시에는 골반, 천골, 요추부위의 체성기능부전뿐만 아니라, 하지의 자세균형도 반드시 평가해야 한다.

치료는 스테로이드 주사요법, 비스테로이드성 항염제 처방, 냉찜질, 운동치료 그리고 슬관절, 고관절, 골반을 포함한 전체적인 체성기능부전 치료를 할 수 있다.

후방 비골두 체성기능부전
Posterior Fibular Head Somatic Dysfunction

이 기능부전은 진단과 치료 모두 이미 앞 장에서 설명되었다. 진단은 슬관절 바로 아래 외측면에 통증을 호소하는 경우에 고려해야 하며, 이런 기능부전의 발생과 배측굴곡 상태로 손상된 족관절 급성염좌와의 관련성을 알고 있어야 한다. 따라서 항상 족관절이 그 위로 만성 기능부전을 야기하고 있지는 않은지 검진해야 한다.

■ 발과 족관절
FOOT AND ANKLE

족관절 염좌 Ankle Sprain

족관절에서 가장 흔하게 일어나는 손상이 급성염좌이다. 손상의 정도는 인대의 경미한 염좌에서부터 인대가 부착된 뼈가 결출되어 파열되는 염좌까지 다양하다. 게다가 심한 외상은 골절이나 탈구를 일으키기도 한다. 가장 많이 발생하는 염좌는 내번 스트레스로 인해 발생하는데, 발이 약간 장측굴곡되고 내번된 상태에서 외측측부인대가 신장되는 것이다. 환자들은 급성으로 발병하는 것을 경험하고, 족관절의 외측면에 통증과 부종 그리고 반상출혈이 있음을 호소한다. 그리고 체중을 싣거나 걸을 때, 증상이 악화되고 다리를 절게 된다. 내번되었을 때 뚝 소리를 들었다면, 골절이나 인대 파열의 가능성을 고려해야 한다. 치료는 손상의 심각성에 따라 결정되지만 손상발생 당시 체중 싣기를 금하고, 부종을 위해 냉찜질을 했는지 여부가 더 중요하다. 족관절의 현저한 배측굴곡 기능부전은 관절닫힘 상태와 후방비골두 체성기능부전으로 인해 발생하는데, 후방비골두 체성기능부전은 쉽게 진단과 치료가 가능하다. 만성적으로 재발한다면, 치료사는 발의 자세적인 균형을 평가해야 한다. 족관절 만성염좌의 가장 흔한 원인은 종골 외반이다.

■ 발
FOOT

소아환자 Pediatric Patient

편평외번족 Pes planus

편평외번족은 발의 종축족궁이 편평해지는 것을 말한다. 아이에게 이 증상이 나타나는 것은 걷기 시작하면서 좋아지기 때문에 정상적인 소견이다. 정상적인 편평족을 검사하기 위해서는 발의 배측면을 종축족궁이 생기도록 그 형태를 만들어보면 된다. 정상인 발은 가능하지만, 비정상인 발은 뼈가 내려앉아 있기 때문에 형태가 만들어지지 않는다. 이러한 시도는 내려앉은 뼈에 움직임을 만들어 주고, 족궁의 형태를 형성해주기 위해서 반드시 해야 한다. 따라서 이 방법을 부모에게 교육하고 집에서 매일 아이에게 해줄 수 있도록 해야 한다.

내번첨족(만곡족) Talipes equinovarus (club foot)

내번첨족 또는 만곡족의 경우, 발이 내번, 전족내전, 종골내반되어 있으면서 첨족의 형태를 띄고 있기 때문에 종아리 근육이 구축된다. 유아의 경우, 종아리 근육을 손으로 직접 신장시킬 수 있는데 부모에게 교육을 시켜 집에서도 할 수 있게 한다. 그리고 어린이는 치료 후 교정효과를 유지시키는 데니스 브라운 부목(Dennis Brown splint)을 적용하여 치료할 수 있고, 이 부목은 부모가 탈부착을 시킬 수 있다. 발과 다리에 부드러운 정골수기요법치료를 하면, 보다 빨리 회복하는데 도움이 된다.

중족골 내반 Metatarsus varus

이 질환은 종골 외반의 특징을 가지고 있다. 전족은 내전되고 발의 외측면이 볼록하게 변형된다. 초기에는 매일 근육을 직접 신장시키는 것이 치료방법이다. 데니스 브라운 부목(Dennis Brown splint)도 적용할 수 있다.

경골 염전 Tibial torsion

경골 염전은 경골이 종축을 중심으로 비틀어지는 것으로 보통 내회전되고 슬개골과 발사이의 관계가 비정상적이다. 그리고 대퇴부의 염전이 원인일 수 있다. 염전은 양발의 발가락이 내측을 향하도록 만들기 때문에 유아의 경우 발과 다리의 근육을 매일 신장시켜 주어야 한다. 특히, 정골수기요법중에서 근막이완기법이 유용하다.

■ 성인 ADULTS

모톤의 신경종 Morton' s Neuroma

모톤의 신경종은 세 번째와 네 번째 중족골 골두 사이에 섬유-건성 반응(fibro-tendinous reaction)이 일어나는 것으로 작고 염증을 일으키는 신경종의 형태를 띤다. 통증은 신경염의 유형으로 발가락에 방사된다. 환자들은 신발을 벗으면 그 즉시 완화된다고 호소하며, 신경종 부위에 격심한 압통점이 있다. 치료는 신경종에 스테로이드를 주사하는 것이 효과적이다. 그리고 신발유형에 변화가 필요한지를 판단하기 위해 환자의 발을 평가해야 한다. 이런 신발들은 너무 꼭 끼거나, 부적절한 골이 있거나 중족골 골두를 올려주어야 하는 경우이다.

행군 골절 March Fracture

행군 골절은 압박골절로서 보통 두 번째 또는 세 번째 중족골 골간부에 발생한다. 행군 골절이란 이름은 높은 부츠를 신고 장거리 행군을 하고 난 군인에게서 빈번하게 발견되어 붙여진 이름이다. 골절은 아주 가는 금으로 나타나기 때문에 X-ray상으로는 진단이 어렵고, MRI 또는 골스캔으로 확인할 수 있다. 그러나

X-ray에서 쉽게 관찰할 수 있는 가골이 형성되는 단계라면 진단이 쉬워진다. 그리고 직접적인 외상의 병력은 거의 얻을 수 없다. 골절된 중족골의 중간골간부에 압통점이 있고, 발가락을 굴곡하거나 신전하면 악화된다. 3~4주간 발의 안정이 필요하고, 그 이상의 재발을 방지하는 것이 중요하다. 또 신발이 발에 맞는지와 발의 기형이 있는지도 확인해야 한다. 모든 발의 뼈가 자유롭게 움직일 수 있도록 정골수기요법치료를 하는 것도 도움이 된다.

무지 외반증 Hallux Valgus

무지 외반증은 첫 번째 발가락의 근위지골이 외측으로 편위된 것을 말하며, 가끔씩 건막류와 연관되어 있기도 한다. 이 변형은 매우 극심한 통증을 동반한다. 지골의 근위부 말단이 돌출되어 그 부위가 압박되고, 결국은 건막류가 형성된다. 그리고 첫 번째 발가락이 짧아지고 외반구조가 형성되는 경향이 있다. 치료사는 여성이 주로 신는 하이힐이나 뾰족한 구두가 엄지발가락에 영향을 준다는 것을 알아야 한다. 따라서 적절한 신발을 신는 것과 그 이유에 대해서 환자에게 교육하는 것이 중요하다. 치료에는 보통 보존적인 방법으로 발 운동치료, 비스테로이드성 항염제(NSAIDs), 습열, 적절한 신발 착용이 포함된다. 심한 변형이 일어나기 전이라면, 정골수기요법치료가 좋은 교정치료가 된다. 그러나 변형이 많이 진행된 단계라면 외과적 수술방법으로 제거하는 것이 필요하다.

족저근막염 Plantar Fascitis

족저근막염은 발의 장측 근막에 염증이 발생한 것으로 주로 종골에 있는 정지부에 나타난다. 만성일 경우에는 건의 정지부에 석회화가 일어나 발뒤꿈치 골극의 진단이 나오게 된다. 통증은 근막의 어느 한부분에서 나타난다. 그리고 대부분의 환자들은 마치 발가락이나 뒤꿈치로 걷는 것과 같은 특정한 업무나 보행을 할 때마다 발의 장측면에 통증을 호소한다. 환자들은 중앙에 구멍이 있거나 없는 뒤꿈치 쿠션을 사용함으로써 통증이 완화된다. 또 국소적인 스테로이드 주사요법도 통증을 경감시킨다. 적절하게 맞는 신발이 필요하듯 정골수기요법치료를 통해 발 뼈의 자유로운 움직임을 치료하고, 과긴장된 종아리 근육뿐만 아니라 근막까지도 신장시켜주는 것이 필요하다. 그리고 발의 유연성을 증가시키기 위한 운동과 종아리 근육과 아킬레스건의 스트레칭이 중요하다.

편평족(평발) Pes Planus (Flat Feet)

흔히 평발이라 불리는 편평족은 환자들과 치료사들에 의해 만들어진 매우 흔한 진단이다. 이 질환은 내측 종축족궁이 내려앉은 것으로, 환자들은 서거나 걷고 난 후에 발이 피로하고 결국에는 통증으로 이어진다고 호소한다. 환자들은 자신의 발을 보고 족궁이 내려앉은 것을 인지하게 되면, 문제가 있는 것으로 단정한다.

많은 사람들이 처방을 받아오거나 제한된 경우에만 사용되는 족궁 지지대를 아무런 처방 없이 구입한다.

가장 먼저 결정해야 하는 것은 실제로 족궁이 내려앉았는 지의 여부이다. 환자는 바로 선 자세에서 우측다리를 좌측다리 앞으로 교차하여 좌측발의 외측면과 나란하게 우측 발을 바닥에 내려놓는다. 이때 실제로 족궁이 내려앉은 것이 아니라면, 내측 족궁의 높이가 높아지면서 정상적인 변화가 나타난다. 그러나 이 반응은 근기능의 영향으로 나타날 가능성이 있다. 따라서 이와 같은 소견에는 족궁 지지대가 권할만한 치료방법이 아니다.

첫 번째로 종골의 위치가 평가되어야 한다. 외반 위치에 있다면, 내측 뒤꿈치 쐐기로 교정해야 한다. 게다가 근육강화 운동까지 처방되어야 한다. 내측 뒤꿈치 쐐기를 이용한 종골외반 교정은 즉각적인 보행의 변화가 나타나는데, 환자가 걸을 때 발을 더 이상 외전시키지 않기 때문이다. 그리고 더 중요한 것은 쐐기를 처방할 때, 신고 있는 신발의 크기와 형태를 평가하는 것이다. 신발은 골이 일직선이어야 하고, 크기가 정확해야 한다. 그리고 뒷굽이 필요 이상으로 넓은 신발은 내측 쐐기를 정확하게 고정할 수 없다.

■ 사례 1
CASE 1

64세 노인이 우측 고관절 통증을 주된 증상으로 병원을 찾았다. 통증은 방문하기 6개월 전부터 시작되어 통증이 계속 지속되고 무력함이 느껴질 때까지 점차 악화되었다. 그는 서혜부에 연관된 통증이 있었고, 그 통증이 다리 아래까지 내려가지는 않았다. 게다가 최근 한달 사이에 고관절의 움직임이 현저하게 제한되었다고 한다. 그는 더 이상 장거리 걷기를 할 수 없었고 테니스도 포기하였다. 교직에서 은퇴한 이후에도 줄곧 활동적이었고, 최소한 일주일에 세 번이상 테니스를 쳤다고 한다.

그는 이미 수차례 의사를 찾아갔고, 그때마다 다른 비스테로이드성 항염제를 처방받았다. 이런 약제들은 통증을 완화시켜주었지만, 복용을 중단하게 만들만큼 심각한 위장 장애를 가져왔다.

그 외의 병력은 도움이 되지 않았다.

이학적 검사에서는 우측 골반의 경사가 있어 보였고, 보상작용으로 우측 볼록한 요추측만이 바로 선 자세에서 나타났다. 입위전방굴곡검사에서는 우측이 양성이었고, 별 어려움 없이 모든 방향의 굴곡이 가능했다. 보행에서는 우측 고관절 움직임이 현저하게 제한되어 있어 우측으로 절었다.

허리와 하지의 검사에서는 우측 천골의 제한과 요추1번, 5번 기능부전이 있었고, 우측 고관절이 모든 방향에서 수동움직임의 심각한 제한을 보였다.

그는 이전에 촬영한 X-ray뿐만 아니라, MRI도 가지고 왔는데, 이미 우측 대퇴골두가 납작해진 상태로 골관절염이 있었다.

단족증후군의 가능성을 판단하는 검사는 골반 경사의 대부분이 고관절 기능부전으로 인한 것으로 짐작되기 때문에 다음으로 연기하였다. 그리고 고관절과 천골 움직임이 향상되었을 때 추가로 평가하였다.

환자는 체성기능부전을 해결할 뿐만 아니라 우측고관절의 전방향 움직임을 향상시키기 위해 정골수기요법치료를 받았다. 그리고 고관절 움직임 증가뿐만 아니라, 근력강화를 목적으로 한 고관절 운동을 계속 처방받았다.

논의 Discussion

이것은 전형적인 고관절의 편측성 골관절염 병력이다. 왜 한쪽 관절에만 일어났는 지에 대한 질문에는 답할 수 없다. 그 이유는 환자가 활동적인 테니스동호인이기 때문에 고관절의 낙하손상 경험이 있을 수 있으며, 그 사실을 기억하지 못할 수도 있기 때문이다. 그리고 해부학적 단족증후군으로도 수 년에 걸쳐 한 쪽 고관절에만 스트레스가 가해져 골관절염성 변화가 일어날 수 있기 때문이다. 근본적인 치료와 운동처방만이 복잡한 증상을 감소시키고 진행 속도를 늦출 수 있다. 따라서 고관절의 움직임이 향상되면, 곧바로 입위 X-ray 촬영을 하여 단족증후군의 가능성을 평가해야 한다.

■ 사례 2
CASE 2

25세 여성이 좌측 슬관절 통증을 주된 증상으로 병원에 내원하였다. 통증은 갑작스럽게 시작되었고 2주 전에 조깅을 하던 도중 족관절이 비틀려서 발생된 것으로 믿고 있었다. 통증은 앉아 있거나 누워 있으면 감소되고, 슬관절에 부종은 없었으며, 한 시간 정도 서있거나 걸으면 통증으로 다리를 절었다고 한다. 그녀는 거의 매일 조깅을 했지만, 통증이 증가되어 중지하였고, 이전의 슬관절 통증이나 손상의 병력은 부인하였다. 그 외의 병력은 도움이 되지 않았다.

슬관절의 검사를 실시하였다. 뚜렷한 부종이나 발적 또는 반흔조직은 없었고, 관절의 내측면에 압통점이 나타났다. 다양한 검사를 통해 수동움직임과 능동움직임 검사 그리고 인대와 반월판 기능부전을 평가하였다. 외반-내반스트레스 검사를 적용할 때, 외반스트레스 검사 시에 통증이 악화되었다. 이 검사 방법은 내측측부인대의 신장과 통증을 유발시켰다. 경골 위에서의 대퇴골 평행활주 움직임은 양 방향 모두 제한되어 있었다. 근력상태는 양호하였다.

검사결과 슬관절 체성기능부전이 동반된 내측측부인대 염좌로 진단되었다. 환자는 슬관절 움직임을 개선시키기 위한 정골수기요법치료를 받고 안정을 취하도록 하였으며, 비스테로이드성 항염제 복용하고, 근력 유지와 관절움직임 유지를 위한 운동처방을 받았다.

논의 Discussion

이 환자의 문제점은 슬관절의 비틀림으로 인한 경미한 염좌가 원인이 되었다. 통증이 지속되었다면, MRI촬영으로 인대나 반월판 파열을 우선 확인해야 한다. 환자는 몇 주에 걸쳐 완전히 회복해야 일상생활에 점차적으로 복귀할 수 있다. 이런 유형의 손상을 평가할 때, 치료사는 족관절과 비골두가 동반될 수 있다는 사실을 알고 있어야 한다.

■ 사례 3
CASE 3

32세 남성이 우측 족관절의 부종과 통증으로 내원하였다. 그는 아침에 달리기를 하다가 족관절이 비틀렸다고 하였고, 이전의 족관절 손상병력은 부인하였다. 그 외의 병력은 도움이 되지 않았다.

그의 족관절을 검사한 결과, 족관절 전체에 부종이 있었고, 약간의 발적과 피부온도가 높은 상태였다. 그리고 반상출혈의 징후는 보이지 않았다. 부종은 관절 외측에 크게 형성되어 있었고, 격심한 압통점이 족관절 외측에 있었다. 움직임은 모든 방향에서 제한되어 있었고, 경골이나 비골 골간부에 압통점은 없었다.

X-ray검사에서 골절이나 탈구의 흔적은 보이지 않았고, MRI검사는 부종이 감소될 때까지 연기하였다. 슬관절이나 비골두의 체성기능부전도 없었다.

검사결과 우측 족관절 급성 내번염좌로 진단되었다. 염좌의 정도는 부종이 감소되고 움직임이 개선되어 인대파열을 평가할 수 있을 때까지 확인할 수 없다.

환자는 3일 동안 발을 안정시키는데 하루정도 냉찜질을 적용하고, 비스테로이드성 항염제를 복용하도록 하였다. 그는 3일 후 다시 내원하였고, 추가적인 진단 절차를 통해 재평가하거나 필요한 치료를 하였다.

논의 Discussion

족관절 염좌는 매우 흔한 진단이며 사람이 사는 동안 거의 모든 사람들이 경험하게 된다. 대부분이 수일간 안정과 냉찜질을 통해 스스로가 해결한다. 가장 큰 문제점은 염좌의 발생횟수가 만성적인 성향이 띠게 되어 점점 더 작은 뒤틀림에도 급성으로 일어나는 것이다. 이것은 매번 진료를 받지 않았거나 추가 내원을 하지 않기 때문이다. 그러나 추가 내원을 하였다면, 치료사는 만성으로 발전할 수 있다는 사실을 알고 있어야 한다. 따라서 경미한 파열도 평가해야 하고, 근력유지운동과 관절움직임유지운동 수행정도도 직접 관찰해야 한다. 그리고 치료사는 족관절의 뒤틀림을 일으키는 근본적인 구조적 변화들을 평가해야 한다. 근본적으로 미진단된 질환으로는 종골외반이 주로 발견된다. 이 질환은 체성기능부전을 찾음으로써 치료할 수 있다.

■ 사례 4
CASE 4

46세 여성이 발바닥 쪽의 통증으로 내원하였다. 통증은 최소 6개월 가량 지속되었고, 환자는 이 통증 지속기간을 수개월 또는 1년에 걸쳐 점차적으로 증가되었기 때문에 확신하지 않았다. 통증은 걷거나 조깅할 때 악화되지만, 휴식하면 완화되었다. 환자는 이전의 발 질환이나 상해의 병력을 부인하였고, 그 밖의 병력은 도움이 되지 않았다.

그녀의 발을 검사한 결과 양측 발에 경미한 종골외반이 있었고, 또 초기단계의 무지외반증이 나타났다. 그러나 좌측발 장측면 종골 결절의 원위부 약 2 인치 부위에서 격심한 압통점이 있었다. 결절 주위는 만져도 압통이 없었고, 우측 발에 비해서 근막주위가 단단하고 단축되어 있는 듯 보였다. 좌측 비복근에 경미한 압통이 있었고, 발과 족관절의 움직임은 전방향에서 모두 양호하였다. 하지에 체성기능부전의 흔적은 없었으나, 천골과 요추부위에는 체성기능부전이 있었다. X-ray검사에서 음성으로 나왔으며, 보행평가에서는 좌측 발에 체중 싣기를 주저하였다. 그녀의 신발을 검사하고 함께 논의 하였는데, 하루 종일 착용하는 신발들은 대게 내회전되어 있었고, 무지외반증을 증가시키는데 기여하는 것으로 나타났다.

진단은 장측근막염좌와 요천추의 복합된 체성기능부전이었다. 환자는 근막치료를 포함한 정골수기요법치료를 받았고, 뿐만 아니라 발과 족관절이 움직임을 증가시키고 근력을 향상시킬 수 있는 운동과 비스테로이드성 항염제도 처방받았다. 그리고 더 이상의 발가락 변형을 예방할 수 있는 적합한 신발에 대해 교육을 받았다. 종골외반증은 추가방문을 했을 때 치료를 받았다.

논의 Discussion

이 환자는 한쪽 발에 초기단계의 근막기능부전을 가지고 있었다. 그녀는 편평족이나 그 외의 발 변형은 없었고, 하루 종일 일하면서 착용하는 신발로 인해 변형이 진전되는 경우였다. 더군다나 그녀는 조깅을 하는 사람이다. 따라서 내측종골 지지대를 맞추어 넣은 고무바닥운동화를 신어야 한다. 이런 유형의 고무바닥운동화는 상업적으로도 유효하다. 이 질환은 수주일간 한두 가지 치료를 받고, 적절한 신발이나 고무바닥운동화를 착용하며, 처방된 운동을 수행하면 해결된다. 이렇게 처방된 요법은 장차 만성기능부전으로 발전되는 것을 예방할 수 있다.

X 부

두개골의 정골요법
(Cranial Osteopathy)

103

두개골의 해부학적 고찰
(Cranial Anatomic Considerations)

일차호흡기전(primary respiratory mechanism; PRM) 및 두개정골요법과 연관된 기능부전을 진단하고 치료할 수 있으려면, 두개골과 중추신경계, 대뇌, 척수 등의 해부학에 대한 정확한 지식이 필요하다.

■ 뇌척수액의 파동과 흐름증감의 잠재력
THE FLUCTUATION OF THE CEREBROSPINAL FLUID AND THE POTENCY OF THE TIDE

뇌척수액(CSF)의 파동은 일차호흡기전의 제1원리로 간주되고 있으며, 순환과 파동은 둘 다 뇌척수액의 이동과 연루되고, 뇌척수액의 순환이 맥락총과 거미막 과립에서의 정수역학적 힘을 통해 발생된다는 것은 이미 아주 잘 증명되었다. 뇌척수액의 70%는 뇌실의 맥락총에서 형성되고, 맥락총은 유막(연뇌막)과 두개내 모세혈관상에 의해 형성되며, 혈액-뇌 장벽의 일부분이 되고, 나머지 30%는 중추신경계의 세포외액이 지주막하 공간(뇌에 통로를 제공하는)으로 이동되면서 형성된다(그림 103-1). 뇌실내와 지주막하의 뇌척수액 분포는 제 4뇌실에 있는 두개의 작은 구멍 즉, 마젠디공(Magendie foramen)과 루시카공(Luschka foramen)에 의해 연결되며, 뇌척수액은 경막내층과 거미막으로 이루어진 거미막 과립을 통해서 배출되고, 지주막 과립은 상시상정맥동에서 그리고 척수의 후근 신경절 근처에서 발견된다.

뇌척수액의 이동이 맥락총과 지주막과립의 정수역학적 증감(변화도)에 의해 발생된 힘에 의한 것이라고만 설명하는 것은 불충분한 것이며, 이러한 과정에는 파동, 즉 액체의 전-후 이동이 기여하고 있는 것이다.

최근 MRI (자기 공명 영상)연구에 의해 뇌척수액의 파동에 관한 것이 입증되었으며, 이러한 연구들에 의해 뇌척수액의 파동적 움직임은 호흡과 맥박에 반응한다는 것이 증명되었다. 일차호흡기전도 또한 뇌척수액을 파동치게 하는 원인이며, 이러한 파동이 순환적인 작은 힘과 결합되어 뇌척수액의 이동을 적절하게 일어나게 하고, 뇌척수액이 신체의 순환과 교환되게 하며, 계속 섞이게 한다. 순환하는 힘 자체만으로는 이러한 과정을 설명하는데 불충분하다.

Sutherland 박사는 뇌척수액의 파동을 바다

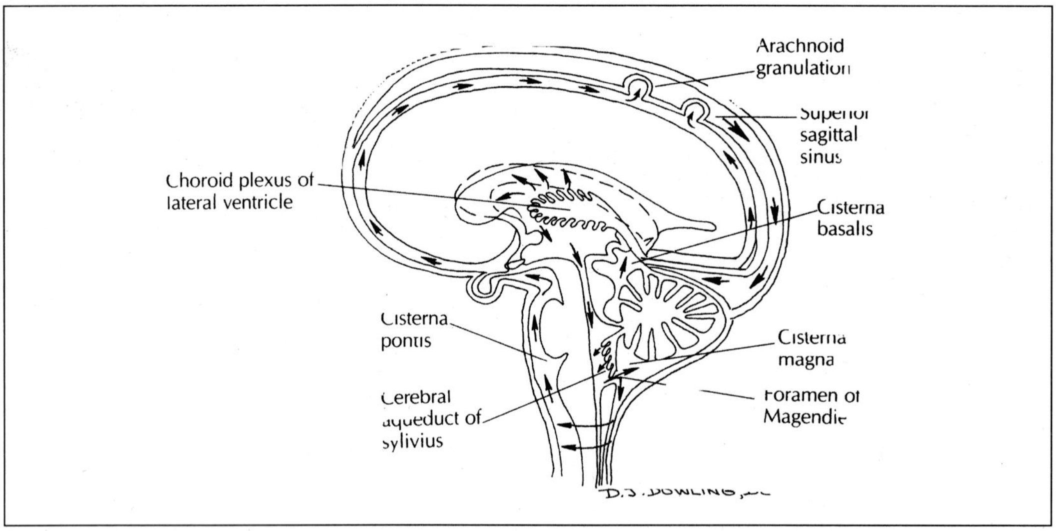

■ **그림 103-1** 뇌척수액의 순환

에서의 조수에 비유했다. 우리를 둘러싼 바다라는 책을 쓴 Rachel Carson은 그녀의 책에서 파도, 해류 그리고 조수 사이의 차이점을 기술했으며, 그녀의 유추는 또한 인체에서의 순환과 파동에 적용되는 개념들을 실례를 들어 설명했다.

> 바다에서는 물의 낙하가 전혀 없다. 조수를 일으키는 신비한 힘을 알지 못하며, 힘에 반응하는 심해의 가장 깊은 곳에서 조차도 물의 낙하는 없다. 바다에 영향을 주는 그 어떤 다른 힘도 절대로 그렇게 강하지 않다. 조수와 비교하면, 파도를 일으키는 바람은 표면이동이다. 바람의 강력한 휘몰이에도 불구하고, 지구의 조류는 좀처럼 수 십 수 백길보다 더 깊은 곳에는 영향을 미치지 않는다 — 우리를 둘러싼 바다, Rachel Carson, 149

상대적으로 빠른 속도로 액체를 한 곳에서 다른 장소로 이동시킨다는 점에서 조류와 순환은 비슷하다. 조수는 파동이다. 그것은 액체의 전-후 움직임에 의해 서로 섞이게 한다. Carson 박사는 계속해서 다음과 같이 말했다:

> 조수가 인간뿐만 아니라, 바다 생물에 미치는 영향을 전 세계 곳곳에서 볼 수 있다. 진주조개, 홍합, 그리고 삿갓조개와 같은 수십억의 고착동물들의 생존은 조수가 쓸어주는 덕택이다. 조수는 패류들에게 그것들이 찾으러 갈 수 없는 먹이를 갖다 준다.

중추신경계의 고착세포(sessile cells)들도 또한 그것을 둘러싸고 있는 액체의 끊임없는 섞임에 의존해서 노폐물 배설과 영양분에 적합하도록 농도증감변화를 유지하며, 뇌척수액의 파동이 이러한 증감변화기울기를 유지하는데 도움을 준다.

Sutherland박사는 뇌척수액의 파동이 신체의 생리학적 중추에 미치는 효과에 대해 다음과 같이 언급했다:

"일차호흡기전의 기능을 통해서 수질(medulla)은 살아있는 인체의 이차적인 생리적 기능과 연결된다." Sutherland가 발표하고 30~40년 후에 제3, 4뇌실의 벽에서 순환-뇌실 기관(circumventricular organ)을 발견한 것은 이러한 관계의 기전 가능성에 밝은 빛을 주게 되었다. 이러한 기관들은 중추신경계의 다양한 되먹임 기전의 작동을 위해 뇌척수액을 감지하도록 고안된 감각기관이다. 순환-뇌실 기관은 온도, 전해질의 균형, 사상하부- 뇌하수체 기능의 통제 조절과 관련된 것으로 보이며, 이러한 기관들이 적절한 정보를 받아들이고 신체기능을 알맞게 조절하는데 필수적인 것은 뇌척수액의 교환이 적절하게 일어나는 것이다. 신체의 항상성 되먹임 기전은 임상시술의 영역을 근골격계의 생체역학을 훨씬 넘어선 범위로 확장시켰다.

■ 두개내막, 척수내막, 상호긴장막
THE INTRACRANIAL AND INTRASPINAL MEMBRANES AND THE RECIPROCAL TENSION MEMBRANE

인체의 막구조물들은 모두 태아의 간엽조직에서 유래된 결합조직으로 이루어져 있으며, 모든 막들은 간엽성으로 분화된 신체의 모든 다른 결합조직과 연결되어 있다. 두개내막은 두개기저부에 있는 구멍을 통해서 그리고 척추 전체와 대후두공, 두개기저부 하면에 접지하는 모든 결합조직에 걸쳐서 신체 다른 부위의 결합조직막과 밀접하게 연관되어 있다.

신생아의 두개골의 봉합부는 서로 맞물려 조금도 닫혀 있지 않다. 두개골에서 완전히 형성된 관절은 오직 후두골의 과상돌기와 환추사이의 관절뿐이다. 신생아의 두개골은 경막내에서 발육되고 두개골의 모양은 경막에 의해서, 체액에 의해서, 중추 신경계의 움직임에 의해서 유지된다. 발생학적으로 골형성이 되기 전에 막구조물은 골의 모양과 보호작용을 하고 또한 움직임을 안내하고 제한하는 역할을 한다.

연막은 두께가 세포 하나 정도의 얇은 막으로 뇌와 척수에 붙어 있는 것이며, 혈관이 아주 풍부하게 분포되어 있다. 두개골 부분의 연막은 아래로 퍼져 열(fissure)과 구(sulci)로 들어가서 신경근을 둘러싸는 초가 되고, 뇌실 맥락총의 맥관이 된다. 척추부분의 연막은 척추신경을 둘러싸는 초가 되며, 외측으로 연장되어 치상인대를 형성하고 종사(filum terminale)와 섞이게 된다.

지주막은 엷게 비치는 막으로 경막 안쪽에 달라붙어 있고, 지주막과 연막사이에 그리고 지주막하 공간에는 뇌척수액이 내포되어 있다. 지주막하 수조는 지주막하강의 확장부로 뇌척수액이 들어있으며, 수조는 물침대처럼 기능하여 뇌를 충격으로부터 보호한다. 지주막 과립은 또한 파치오니안체로도 불리는 것으로 종열(longitudinal fissure)를 따라 놓여 있으며 뇌척수액을 재흡수하는 기능을 한다. 또한 척수강에는 지주막층을 따라서 척수 지주막 과립이 있다.

경막은 두개골 부분과 척수 부분을 가지고 있는 것으로 묘사되지만, 실제로는 하나로 연속된 막이며, 단지 해부학적 편의를 위해 두 부분으로 명명된 것이다(그림 103-2).

두개골 경막은 두개의 층으로 되어 있는 거

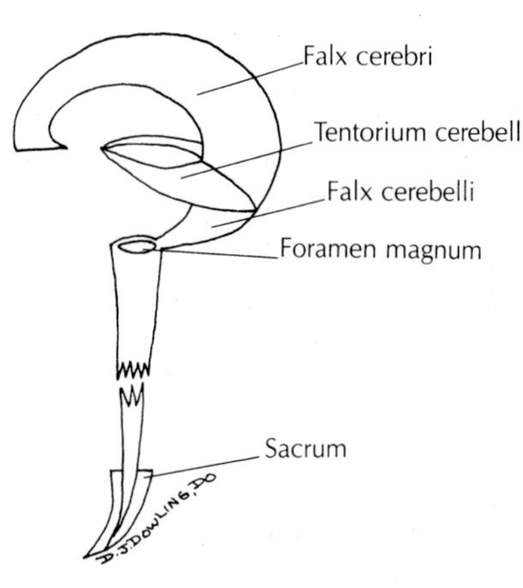

■ **그림 103-2** 경막, 측면도

칠고 비탄력적인 막으로 성인에서는 두개 층이 그것들이 정맥동을 형성하는 곳을 제외하고는 서로 단단하게 달라붙어 있다.

경막의 외층은 두개골의 내측 골막, 즉 두개 골막이고, 두개골막은 봉합부와 두개공의 골막, 그리고 두개골 외측 골막으로 이어져 계속되며, 뇌의 성장으로 인해 경막에 가해지는 압력과 장력이 막성결합조직을 자극하여 두개 경막의 이러한 층 사이에 골이 형성되게 된다. 그러므로 두개골의 뼈들은 두개 경막의 층 사이 내에서 발생되는 것이다.

모든 두개골들의 골막은 모든 경막과 이어져 있고, 인접한 모든 막(membranous)과 막(fascial)의 구조물들은 서로 이어져 있다. 두개골과 경막은 서로 다른 밀도의 결합조직이 이어져 계속되는 것의 예가 된다.

■ 경막에 의해 형성된 두개골의 구조물 CRANIAL STRUCTURES FORMED BY DURA

경막의 내층은 뇌막(수막)층으로 불리는 것으로 뇌을 감싸고 있으며, 복제된 2개 층이 함께 와서 대뇌겸, 소뇌천막, 소뇌겸을 형성한다.

대뇌겸은 대뇌의 두 반구 사이에 있는 낫모양의 궁형으로 3개의 지주에 부착되어 있다(그림 103-3). 전-하방 지주는 사골의 계관에 붙어 있고, 상방지주는 전두와 시상봉합을 따라 두개골 표면에 붙어 있으며, 후방지주는 후두골에 붙어서 수직동(straight sinus)과 후두돌기 내부에서 소뇌천막의 상부표면으로 섞여 들어간다.

소뇌천막은 후와(posterior fossa)에 있는 두 겹의 낫 모양으로 된 막으로 수평으로 지향되고 전방으로 오목하게 형성되어 있다. 그것을 형성하는 2개의 경막층은 상방으로 후두엽을 덮고, 하방으로 소뇌를 덮고 있는 중간엽조직으로 된 것으로부터 분화된 것으로 전통적으로 자유롭게 부착된 가장자리와 관련된 부착지주(pole of attachment)를 갖고 있는 것으로 묘사되고 있지만, 그러나 오늘날 해부학적 연구에 의하면, 부착지주가 경막 상층과 하층의 가장자리에 근거하고 있는 것으로 조사되고 있다.

자유로운 것 즉, 안쪽으로 오목한 가장자리는 천막절흔을 형성하여 중뇌를 둘러싸고 있는데, 그것은 전통적으로 접형골의 전방 상상돌기에 붙어 있는 것으로 묘사되고 있다. 부착된 것 즉, 바깥쪽으로 볼록한 가장자리는 전통적으로 5곳(후두골의 횡단동 열구의 횡단 고랑, 성상점에서 두정골의 후하각, 측두골의 유돌기 부분, 측두골의 암석 이랑, 접형골의 뒤쪽 상상돌기)에 붙어 있는 것으로 설명되고 있다.

소뇌겸은 소뇌의 두 반구 사이에 뻗쳐있는 작은 낫 모양으로 된 경막이다. 그것의 상방 부착점은 수직동 부위에서 소뇌천막 하면과 뒤섞이고, 하방 부착점은 후두골 내면의 수직 능에 붙으며, 부착점의 하면은 후방으로 뻗쳐서 그곳에서 대후두공에 강력하게 부착되고, 그것 척수경막으로 이어진다.

경막은 주머니를 만들어 3개의 중요한 구조물을 형성한다. 안장가로막은 접형골 터어키안의 뇌하수체와를 덮고, 뇌하수체를 싸고 있는 작은 경막주름이다. 경막은 뇌하수체를 완전히 감싸고 뇌하수체 주머니와 섞여 혼합되어 있다. 이러한 배열에 의해서 일차호흡기전에 따라 뇌하수체의 형태가 교대로 변화하게 되어 그것의 문맥 순환을 보조한다. 멕켈동굴(Meckel’ cave)은 경막주름으로 형성된 것으로 측두골 추체부(petrous portion)의 전면에 위치하며, 그것은 제5뇌신경 즉, 삼차신경의 감각분지 3

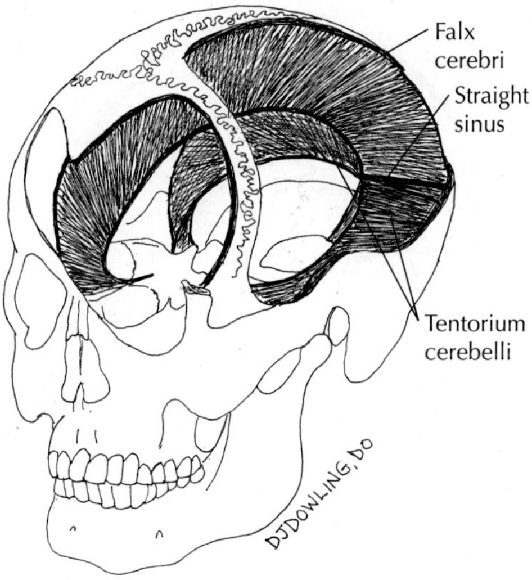

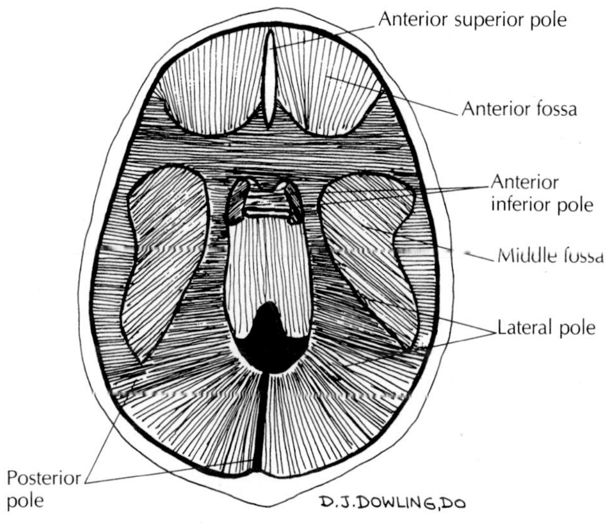

■ **그림 103-3** 상호긴장막 체계

개로 구성된 반월신경절(semilular ganglion)을 감싸고, 경막은 그 신경절의 앞쪽 끝에서 신경절의 주머니와 한데 섞인다. 이 부분의 경막이 스트레인을 받게 되면, 삼차신경통이 발생되거나 원인이 될 수 있다. 내림프낭(endolymphatic sac)은 내이의 막성 미로계 일부분으로 경막으로 구성되고, 측두골 추체부의 하면에 매달려 있다.

척추부분의 경막은 두개 경막의 내층과 이어져 있는 것으로 오직 한 층만 척수강으로 뻗치게 되고, 다른 층은 두개골 외측 골막과 이어진다. 척수 경막은 척수강 내에서 척수를 둘러싸고, 척수강 내에 많은 부착점을 갖고 있다. 척수경막이 단단하게 부착되는 지점으로는 대후두공과 치상돌기 후면, 제3경추체 후면, 제2천골체 후면, 종사를 거쳐 미골 후면, 척추전체를

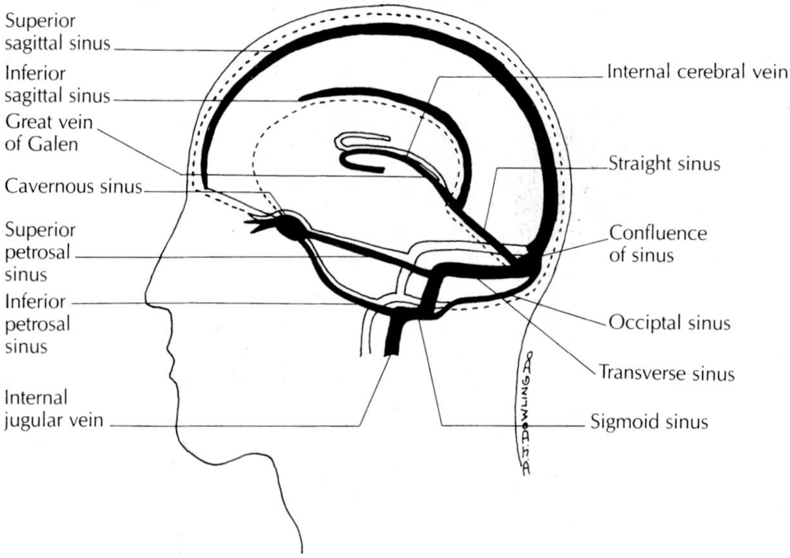

■ **그림 103-4** 정맥동 체계

따라 후종인대의 미세섬유스립, 반월부위의 가장 두드러진 곳 등이 있다.

경막으로 공급되는 동맥은 내/외경동맥의 종말가지로 부터 파생된다. 경막을 지나는 동맥은 뇌에는 공급되지 않으며, 경막은 그 자체에 혈액 공급이 풍부하게 되고 있다.

경막으로 공급되는 신경은 삼차신경의 3가지 모두로부터 그리고 총경신경총과 상부경추 신경절의 교감신경으로부터, 제1, 2경추신경의 감각신경으로부터 파생된다.

■ 경막 정맥동 DURAL VENOUS SINUSES

정맥동은 경막층 내의 공간에 있는 것으로 두개골 내의 정맥으로부터 정맥혈을 정맥대순환(systemic circulation)으로 운반한다(그림 103-4). 정맥동은 다른 모든 정맥에서 발견되는 탄력성 근육조직이 없기 때문에 탄력성과 근육수축이 전혀 없으므로 배출을 향상시킬 수가 없고, 순환은 움직임에 따라 좌우된다. 흡기 동안에 정맥동은 'V' 자형에서 계란모양으로 바뀌게 되어 그 결과로 용적이 증가하게 되고, 정맥지맥이 정맥동으로 배출을 증가시킨다.

정맥동은 내경정맥을 통해 두개골로부터 혈액의 95%를 배출한다. 경정맥공이 후두골과 측두골의 사이에서 구성되므로 정맥배출이 방해받지 않도록 양쪽 뼈 사이에서 적절한 관련성과 움직임이 있는 것이 극도로 중요하다. 나머지 5%의 정맥혈은 안면정맥과 외경정맥을 통해 배출된다.

상시상정맥동은 대뇌겸의 가장자리가 부착된 곳에 있는 것으로 주로 우측 횡정맥동, S자형 정맥동, 그 다음에 내경정맥으로 배출한다. 하시상정맥동은 대뇌겸의 자유로운 가장자리 후방 3/2되는 곳에 있는 것으로 Galen 대정맥과 합쳐져서 직정맥동(straight sinus)를 형성하며, 좌측 횡정맥동, S자형 정맥동, 그 다음에 내경정맥으로 배출한다. 직정맥동은 대뇌겸과 소뇌천막의 접합부에 있으며, 또한 Galen 대정맥과 하시상정맥동이 결합되는 지점에도 있는데, 이러한 정맥동들은 주로 좌측횡정맥동, S자형 정맥동, 그 다음에 내경정맥으로 배출한다. 후두정맥동은 대후두공으로부터 후두융기 내면으로 뻗쳐 있는 소뇌겸의 가장자리가 부착된 곳에 있는 것으로 주로 좌측 횡정맥동, S자형 정맥동, 그 다음에 내경정맥으로 배출한다.

양쪽으로 한쌍을 이룬 해면정맥동은 터어키안 외측에 있으며 접형골 열구로부터 측두골 추체첨부(apex of the petrous portion)로 뻗쳐 있고, 제3, 4, 6뇌신경과 제5뇌신경의 안신경분지, 내총경동맥은 모두 해면정맥동과 관련되어 발견된다. 이러한 정맥동들은 안정맥(ophthalmic vein)에 의해 공급되고, 상/하 측두골추체 정맥동, S자형 정맥동, 그 다음에 내경정맥으로 배출한다. 측두골의 추체첨부에 기능장애가 있으면 좁은 측두골추체로 해면정맥동이 배출하는 것을 방해한다.

환상정맥동 또는 해면사이정맥동은 뇌하수체로 둘러싸고 있는 것으로 2개의 횡맥관을 통해 해면정맥동과 연결된다. 환상정맥동은 상/하 추체정맥동, S자형 정맥동, 그 다음에 내경정맥으로 배출한다. 환상정맥동은 뇌하수체의 모든 호르몬을 포함해서 뇌하수체로 부터 유출되는 것을 운반한다.

상추체정맥동은 측두골의 추체부상단을 따라 소뇌천막의 가장자리가 부착된 곳에 있는 것으로 S자형 정맥동, 그 다음에 내경정맥으로 배출한다. 하추체정맥동은 측두골의 추체부 후단이 후두골의 기저돌기와 접합되는 곳에 있는 것으로 내경정맥으로 배출한다.

횡정맥동은 소뇌천막의 가장자리가 부착된 곳에 있는 것으로 정맥동들이 합류하는 곳(후두융기 내면)으로부터 경와(jugular fossa)까지 뻗쳐있으며, 후두린과 측두골 유양각(mastoid angle)에 있는 구(groove)에 놓여있다. 횡정맥동은 측두골의 유양돌기와 후두골의 경돌기(jugular process)를 따라 S자형정맥동이 되며 내경정맥으로 배출한다.

기저정맥동 또는 기저총은 하추체정맥동의 기저접형골과 기저후두골 연결부를 덮고 있는 것으로 경막층 사이에서 소통하고 있는 여러 정맥으로 구성되고, 환상정맥동을 내추골정맥총(internal vertebral venous plexus)으로 연결한다.

■ 상호긴장막
RECIPROCAL TENSION MEMBRANE (RTM)

상호긴장막은 구조와 기능의 단일단위이다. 모든 막들은 일차호흡기전 현상동안에 형태가 변하며, 일차호흡기전단계의 율동적이고 동시적인 형태변화가 교대하는 동안에 막들은 지속적으로 일정한 긴장수준을 유지하고 균형을 이룬다. 인대가 관절가동범위를 통해 관절을 움직이게 하는 것과 마찬가지로 두개내막과 척추내막도 두개골의 가동범위를 허용한다. 이러한 상호작용은 두개골에서 움직임을 인도하고 세한하며 신체전체를 통해 움직임으로 반응하는 그러한 동적 관계에서 지렛점으로 기능한다.

상호긴장막은 흡기와 호기의 단계에서 자동적으로 이동하는 매달린 지렛점으로 기능한다. Magoun박사는 그것의 발견자에 경의를 표하고자 이 지렛점을 "Sutherland 지렛점"이라고 명명했다. 이 지렛점은 정상동작이나 외상에 반응하여 균형된 긴장을 유지하기 위해 방향을 바꾸거나 조정되고, 대뇌겸과 소뇌천막의 접합부을 따라, 직정맥동을 따라 어딘 가에서 정상적으로 기능하는 것으로 해부학적으로 고착된 지점이 아니고, 변화하는 힘에 적응할 수 있도록 매달려 있으며 자동적으로 방향을 바꾸거나 이동할 수 있는 것이다.

Sutherland박사는 지렛점 기능의 관찰에 대한 학습의 중요성을 강조했다. 막이 막성 긴장을 균형된 상태로 가져올 수 있다면, 인체내 본유의 힘은 가능부전에 영향을 줄 수 있는 기회를 갖게 된다.

■ 중추신경계의 고유가동성 THE INHERENT MOTILITY OF THE CENTRAL NERVOUS SYSTEM

막, 뼈, 체액의 움직임이 동시에 발생하는 일차호흡기전 현상동안에 중추신경계는 뇌와 척수의 율동적인 팽창과 수축을 나타낸다. 이것으로 인해 신경계의 풀림과 꼬임(coiling)이 시상하부종판에 위치한 지렛점 주변에서 발생하게 된다.

두개골과 봉합 Cranial Bones and Sutures

두개골의 태생학적 발생에 대한 연구는 그것의 형태와 기능에 관한 중요한 정보를 제공했다. 발육초기에 압축력(compressive force)은 두개골기저가 되는 부위에서 연골성 세포간질이 생성되게 하고, 장력(tensile force)은 두개골원개로 발육되는 부위에서 막이 생성되게 한다. Sutherland박사는 두개저의 움직임을 일차적으로 간주하고, 두개원개에서의 움직임은 두개저의 움직임에 적응하는 것으로 생각하였다.

일차호흡기전은 신생아에서 촉지될 수 있는데, 그것은 신생아의 두개골이 주로 연골과 막이고 뼈 사이의 봉합이 없기 때문이다. 두개골이 골화됨에 따라, 봉합은 형성되어 이러한 움직임에 적응하게 된다. 그러므로 봉합의 형태는 그것이 수용할 수 있는 움직임을 나타낸 것이다. 기본적인 봉합형태와 그것들 각각의 움직임은 그림 103-5에 나타나 있으며, 여기에 그 목록을 나열하면 다음과 같다.

1. **거치상**(serrate): 톱니모양(예, 시상봉합)으로 흔들거리는 움직임을 허용한다.
2. **판상**(squamous): 측두-두정(두정린)봉합같이 그러한 비늘 모양 또는 중복된것. 두 표면의 사단과 구 모양에 의해 결정되는 활주운동을 허용한다.
3. **조화된 모양**(harmonic): 가장자리 대 가장자리(예, 누관-사골 봉합), 전단을 허용한다.
4. **거린상**(squamoserrate): 혼합형, 람다형봉

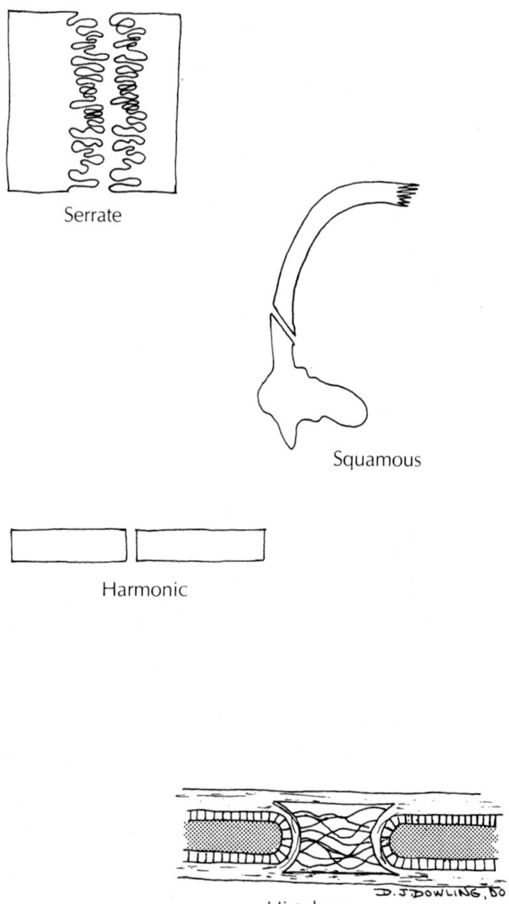

■ 그림 103-5 두개골의 봉합유형

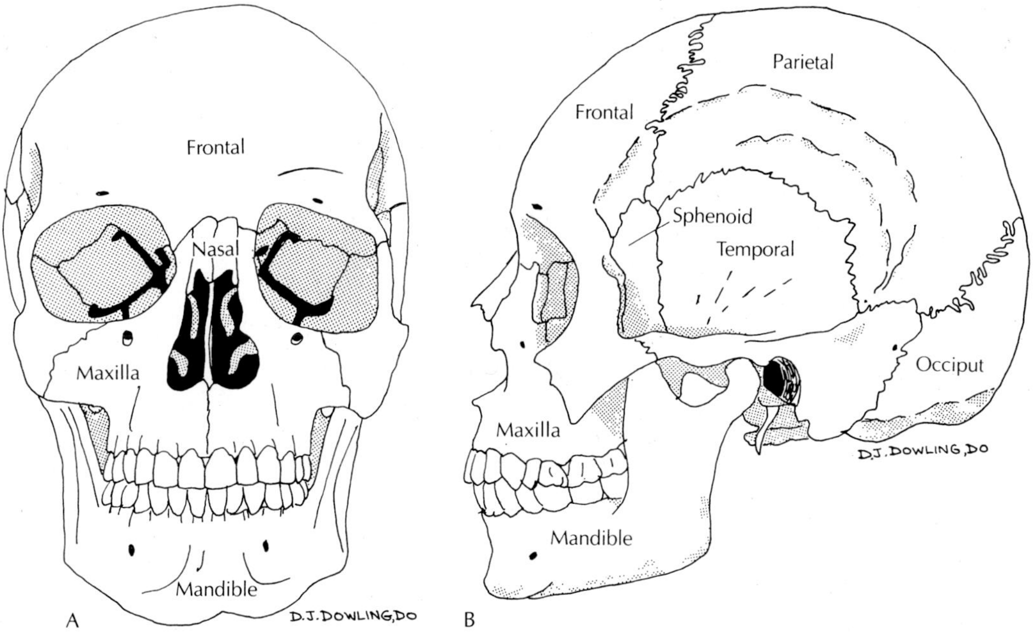

■ **그림 103-6** 두개골. **(A)** 전면도, **(B)** 측면도

합과 관상봉합에서 볼 수 있다.

뼈의 움직임은 그것의 봉합형태로부터 유추될 수 있는데, 그것은 봉합은 두개골이 골화되기 전에 존재했던 움직임에 적응되도록 형성되기 때문이다(그림 103-6). 봉합선을 가로지는 운동축으로 인해 봉합은 형태를 바꾸게 되고 사단(bevel)이 발달되게 되는데, 그것은 축의 반대쪽에서 움직임이 다르기 때문이다. 이러한 지점을 첨축(pivot)이라고 한다(그림 103-7).

접형골 The Sphenoid

접형골은 12개 뼈와 관절을 형성하는 것(그림 103-8)으로 전두골과 안면골의 움직임에 영향력이 있다. 주목해야 하는 중요한 것은 그 뼈들이 주동골(prime mover)이 아니라는 것이다. 그것들은 가동성을 가지고 형태를 바꿀 수 있는 능력이 있으므로 실제로 움직이지 않아도 그것들이 접촉하고 있는 다른 구조물에 영향을 미친다.

구조적으로, 접형골은 몸체, 측면의 대익과 소익, 하면의 익상판으로 구성된다.

관절 Articulations

1. **후두골**: 접형골은 후두골의 기저부와 관절을 이루는데(접형기저관절), 그것은 20~25세까지 연골성인 연골결합이고, 그 다음에는 해면골로 전환되며, 유연성은 있으나 관절가동성은 없다.
2. **측두골**: 접형골은 측두골과 세 부분에서 관절을 이루고 있는데, 측두린 하단과 접형골 대익의 비늘모양 가장자리의 관절이 중요하다. 이 관절 내에는 접린첨축(sphenosquamous pivot, 그림 103-9)이라고 불리는 사단에 변화가 있다. SS첨축을 뼈의 어느 한쪽에 연결하는 선은 접형골의 운

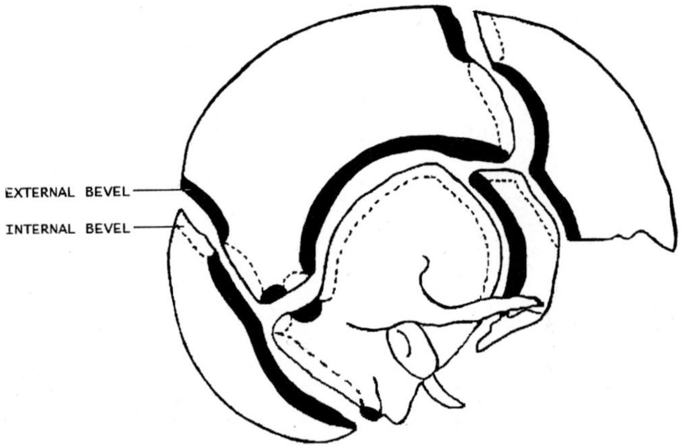

■ **그림 103-7** 두개골 봉합의 사단변화

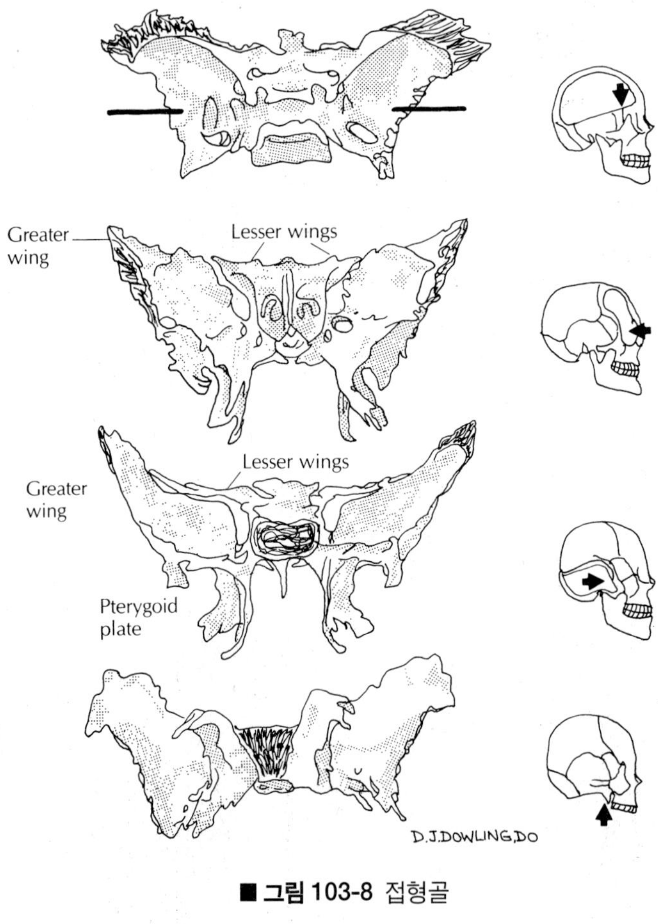

■ **그림 103-8** 접형골

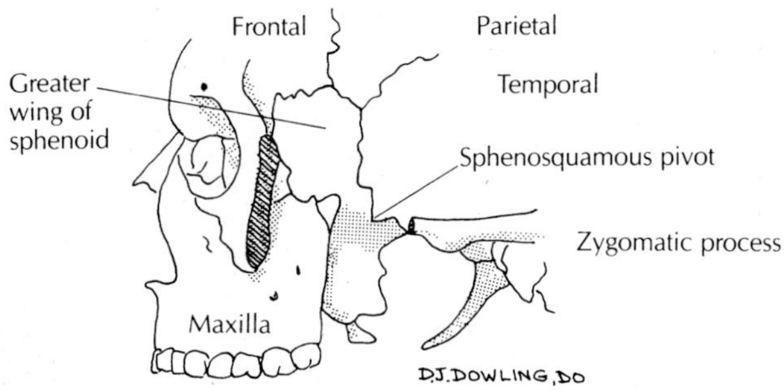

■ **그림 103-9** 접린첨축

동축을 나타내는데, 그것은 관골궁의 바로 뒤에서 발견된다. 접린첨축 위에서 관절은 거의 비늘모양이고, 접형골은 외측면이 사단으로 되어 있으며, 측두골은 내측면이 사단으로 되어 있다. 더 단순하게 말하자면, 여기에서 측두골은 접형골과 일부분이 겹치고 주로 활주운동이 일어난다. 접린첨축아래에서 관절은 더욱 톱니모양이고, 덜 수직적이며, 더욱 평탄하게 경사되고, 운동은 더욱 흔들거리는 움직임(rocking motion)이다.

3. **두정골:** 작은 관절이 두정골 전-하방 각의 접형골대익 후상면 사이의 후상정(pterion)에 있는데, 그것은 비늘모양의 봉합으로 활주운동을 한다. 접형골은 두정골과 일부분이 겹쳐 중복된다.
4. **전두골:**
   a. 'L' 자형의 관절은 전두골 하-외측면 접형골대익의 전-상면 사이에 있는데, 그것이 톱니모양의 봉합이다.
   b. 또한 톱니 모양인 2개의 다른 관절이 외측으로는 접형골 소익의 전방 모서리와 전두골의 안와면 사이에 있고, 내측으로는 접형골체의 전-상면과 전두골의 안와면 사이에 있다. 이러한 두 관절은 함께 접형골이 굴곡함에 따라 그것이 전-외측으로 그리고 약간 상방으로 전두골의 외측면에 영향을 미치게 한다.
5. **사골:**
   a. 접형골의 앞쪽 몸통(사골 가시)은 사상판의 후방 모서리와 관절을 이루는데, 이 관절을 못박이관절이라고 한다.
   b. 또 다른 두 개의 관절은, 모두 조화로운 모양으로, 이러한 접촉부위에서의 움직임에 유연성을 허용한다(외측으로 수평면에 있고, 정중선은 수직면에 있다.).
6. **구개골**(2)
7. **서골**
8. **관골**(2)

구개골, 서골, 관골은 접형골과 상악골 사이에서 중개를 한다.

움직임 Motion

이 책에서는 초보자 학습을 위해 뼈 각각의 움직임을 간략하게 설명하였다. 전반적인 움직임에 대한 설명을 하였지만, 생체에서 그것을 고려하는 것이 중요하며, 다른 기형이 있으면 뼈가 움직이는 능력에 영향을 미칠 수도 있다.

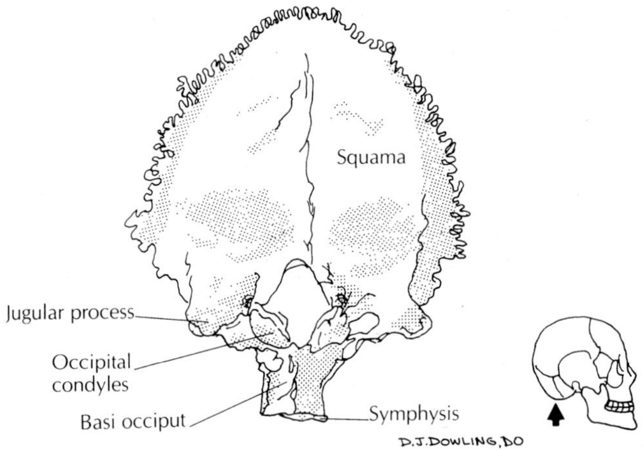

■ **그림 103-10** 후두골

후두골 The Occiput

후두골은 두개골 후부의 움직임에 영향을 미친다.

부분구조 Parts

후두골의 구조는 그림 103-10과 103-11에 나타나 있다.

1. **후두기저**(basiocciput): 후두대공의 전방 모서리를 형성하며 그것의 앞쪽에 있다
2. **후두과상돌기**(condyles): 후두대공 외측 모서리를 형성하며, 그것에 인접해 있다.

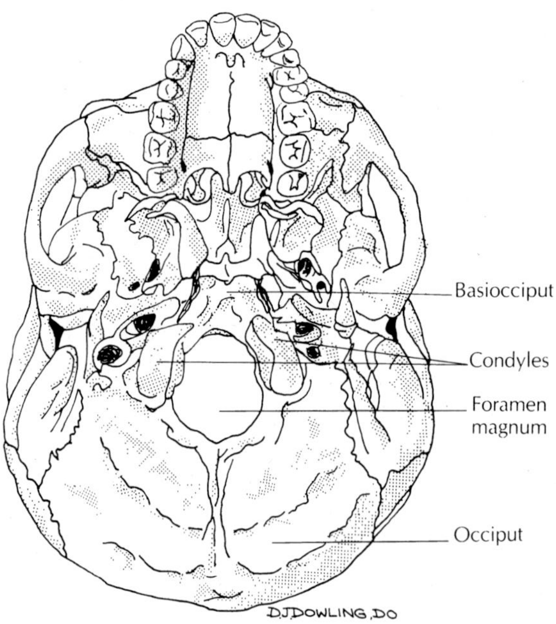

■ **그림 103-11** 두개골기저-후두골

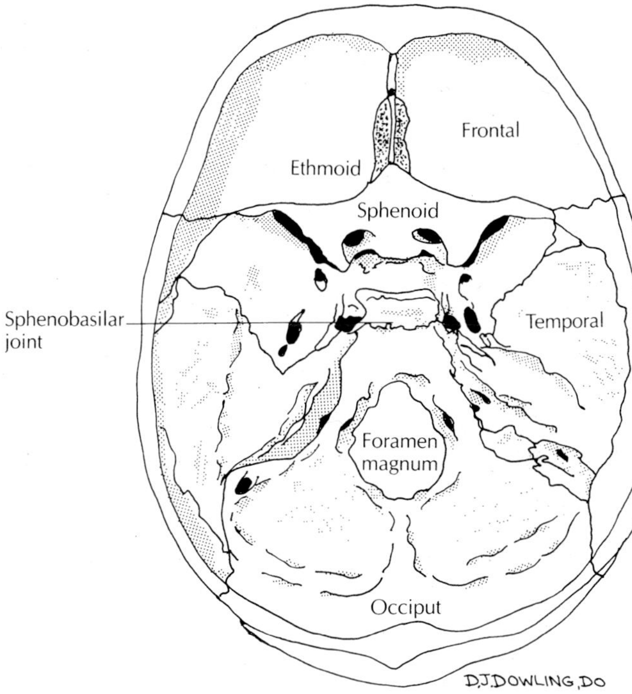

■ **그림 103-12** 두개골에서 두개관이 제거된 상태의 상면도. 후두골의 관절형성이 보인다.

3. **후두린**(squama): 후두대공의 후방모서리를 형성하는 후두골의 몸체.

모든 부분의 골화는 대략 5세까지는 완성되지 않는다. 이것은 소아의 어떤 문제를 치료하는 시기에 임상적으로 중요한 의미를 지닌다.

관절 Articulations

후두골은 6개 뼈와 관절을 형성하여 측두골과 두정골의 움직임에 영향을 준다(그림 103-12).

1. **접형골:** 후두골과 접형골과의 관절형성은 이미 앞에서 접형골 제목으로 논의되었다.
2. **두정골(2)**: 후두골의 상면과 두정골의 후-하면사이에 있는 인자봉합은 관절형성의 흔적이다. 이 관절을 따라 있는 사단변화(bevel change)는 두정골로부터 후방으로 이 봉합까지 뻗쳐있는 상방 측두골선에 의해 나타나있다(그림 103-13). 사단변화는 두 뼈의 방향이 주로 관상면(상방)에서 수평면(하방)으로 바뀌는 지점에서 일어

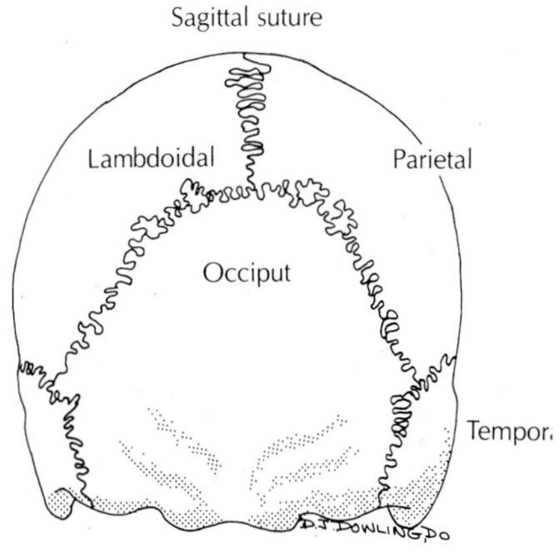

■ **그림 103-13** 두개골 후면도의 후두골 관절형성

난다. 정중선에서 이 지점까지, 후두골은 내측으로 비스듬히 경사되어 두정골과 일부가 겹치고, 봉합은 비늘-톱니모양이지만 보다 더 톱니모양으로 되어 있다. 이 지점의 외측에서 후두골은 바깥쪽으로 경사되어 두정골과 일부가 겹치고, 봉합은 여전히 비늘-톱니모양이기는 하지만, 톱니모양이 보다 덜하다(그림 103-13 참조). 움직임은 주로 흔들거리는 것이지만, 후두골이 전방활주하여 굴곡됨에 따라 약간 활주된다. 두정골의 움직임은 거의 완전히 측방으로 일어난다.

3. **측두골(2)**: 측두골과 후두골은 3곳의 뚜렷한 부위에서 접촉되어 맞닿고 있다(그림 103-14).
   a. 후두골의 후-외측면은 측두골의 유양돌기 일부와 관절을 형성하고 있다. 측두골쪽의 관절은 볼록하고 후두골쪽의 것은 오목하여 거의 "L" 자형을 하고 있다. L자의 양다리가 만나는 지점이 사단변화가 일어나는 지점으로 후두린유양첨축(condylosquamomastoid)이라고 한다. 이 지점의 상-후방에서 후두골은 외측으로 비스듬히 경사되고, 이 지점 전방에서는 내측으로 경사되거나 편평해진다. 관절은 톱니모양으로 되어 흔들거리는 움직임을 수용할 수 있게 되어 있다.
   b. 후두골의 경정맥절흔(jugular notch)은 측두골의 경정맥면(jugular surface)과 관절형성을 하는데, 이 관절형성은 2부위에서 이루어진다.
      (1) 후두골의 경정맥절흔은 측두골의 경정맥와(jugular fossa)와 관절형성을 하여 관상면에서 매끄러운 사각형태의 관절을 이루고 있다.
      (2) 경정맥절흔 후방의 불규칙하게 편평하고 거친 면은 측두골의 면과 관절을 이루는데 그것은 수평면에 있다. 이것은 대단히 중요한 관절인데 왜냐하면 그것은 후두골과 측두골이 서로 연관되어 움직이는 지렛점이 되기 때문이다. 측두골은 이 지점의 후방에서 전-상방으로 움직이고, 이

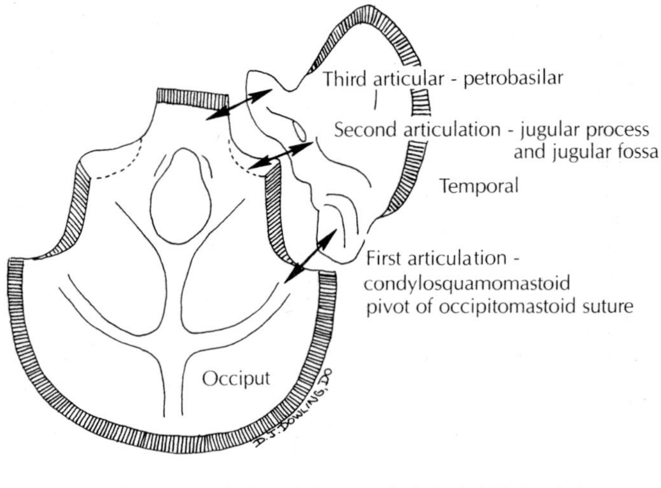

■ **그림 103-14** 후두골과 측두골 사이의 관절형성, 상면도

지점의 전방에서 하방으로, 이 지점의 위에서는 외측으로, 이 지점의 아래에서는 내측으로 움직인다.

(3) 후두골기저 외측 가장자리의 상방 모서리는 측두골(아래 가장자리)의 추체부위(petrous portion)와 관절을 이루는데, 이것은 갑구관절(tongue-and-groove articulation)로 경첩과 활주 움직임을 허용한다.

5. **환추**: 후두환추관절은 활액관절이며, 그 관절면은 전-하방으로 수렴되어 채찍손상이나 출산과정에서와 같이 그렇게 과신전될 때 관절이 압박받기 쉽게 되어 있고, 두개골에서 유일하게 출생시에 완전히 형성되어 있는 관절이다. 출산외상으로 두개경추접합부가 손상되면 임상적으로 심각한 결과가 초래될 수 있는데, 그것은 후두골의 과상돌기부위가 아직까지 분리되어 있어서 내측으로 밀려가게 되면, 내후두공의 크기와 형태가 변할 수도 있기 때문이다. 환추는 출산외상에 의해서 보다 덜 영향을 받게 되는데, 그것은 환추의 횡인대가 환추후관절면이 넓게 되는 것을 막아주기 때문이다.

움직임 Motion

환추 위에서 후두골의 주된 움직임은 굴곡과 신전으로 후두골의 볼록한 과상돌기가 환추의 오목한 관절면과 관절을 형성하고 있다.

측두골 The Temporal Bone

부분부위 Parts

측두골의 구조는 그림 103-15에 나타나 있다.

1. **비늘(린)부분**: 측두골의 매끄러운 몸체
2. **유양 부분**: 후방에 위치, 유양돌기를 포함한다.
3. **관골궁 부분**: 전-외측에 위치
4. **추체 부분**: 내측에 위치, 청각과 전정기관을 포함한다. 소뇌천막이 부착되는 면이다.

관절형성 Articulation

측두골은 7개의 다른 뼈와 관절을 형성한다.

1. **접형골**: 측두골이 접형골과 이루는 관절은 앞서 접형골에서 논의되었다.
2. **후두골**: 측두골이 후두골과 이루는 관절은 이미 후두골에서 논의되었는데, 이것은 측두골의 움직임에 큰 영향을 미치는 관절이다.
3. **관골(2)**: 측두-관골관절은 관골궁을 형성하며, 거치상의 톱니모양 봉합으로 흔들거리는 움직임을 허용한다.
4. **두정골(2)**: 측두-두정관절은 두개의 분리된 관절로 간주되거나 또는 측두골의 유양부와 추체부가 만나는 곳에서 사단변화가 있는 한 개의 관절로 볼 수도 있지만, 현재의 의도는 두개의 분리된 관절로 간주된다.
   a. 측두골의 상면은 대체로 내측으로 비스듬히 경사되어 있으며, 대체로 외측으로 경사된 두정골의 전-하면과 관절을 이룬다. 이 봉합은 비늘모양이며, 양쪽의 뼈가 내/외측으로 회전됨에 따라 내/외측으로 활주될 수 있다.
   b. 측두골 유양부분의 상면은 두정골의 후-하면과 관절을 이루는데 그것은 불규칙한 조약돌(cobbleston)모양의 관절로 중심부에 사단변화가 있다. 이 봉합

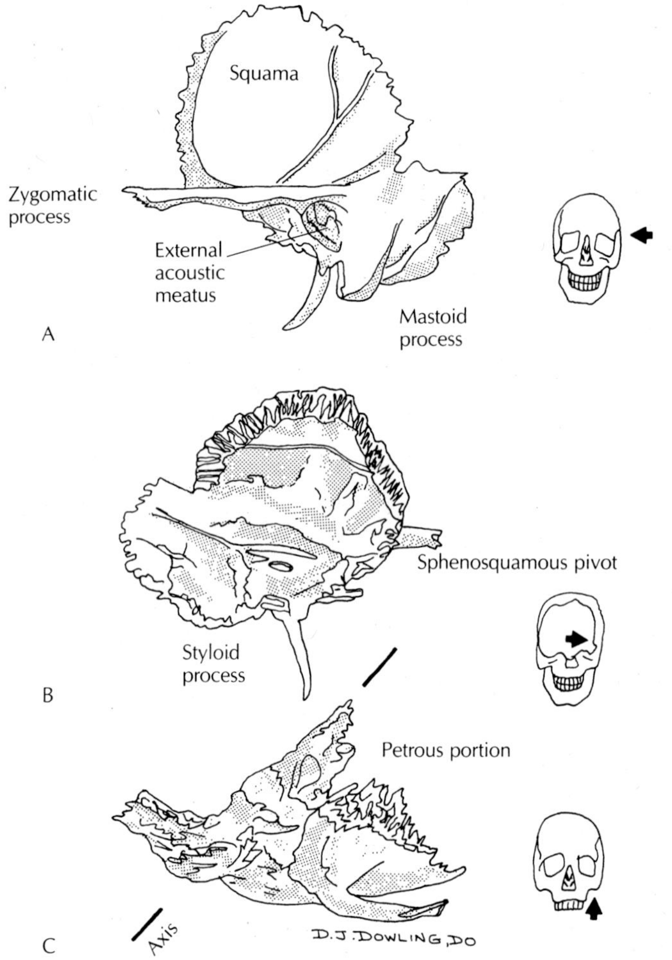

■ **그림 103-15** 측두골의 구조. **(A)** 외측면도, **(B)** 내측면도, **(C)** 하면도

은 측두골 추체부의 회전 움직임을 조절한다.

5. **하악골:** 측두-하악관절은 활액관절로 관골궁의 최후방부위 밑에 있다.

두정골 The Parietal Bones

부분부위 Parts

두정골은 오직 단 하나의 부분으로 되어 있다(그림 103-16).

관절형성 Articulations

두정골은 5개의 뼈와 관절을 형성한다(그림 103-17).

1. **두정골:** 두정골 사이(시상)봉합은 톱니모양으로 두정골이 내/외 회전함에 따라 흔들거리는 움직임을 허용한다.
2. **전두골:** 관상봉합은 비늘-톱니모양이며, 두정골에서 내측으로 외측 사단, 외측으로는 내측사단으로 경사되어 있다.
3. **접형골**

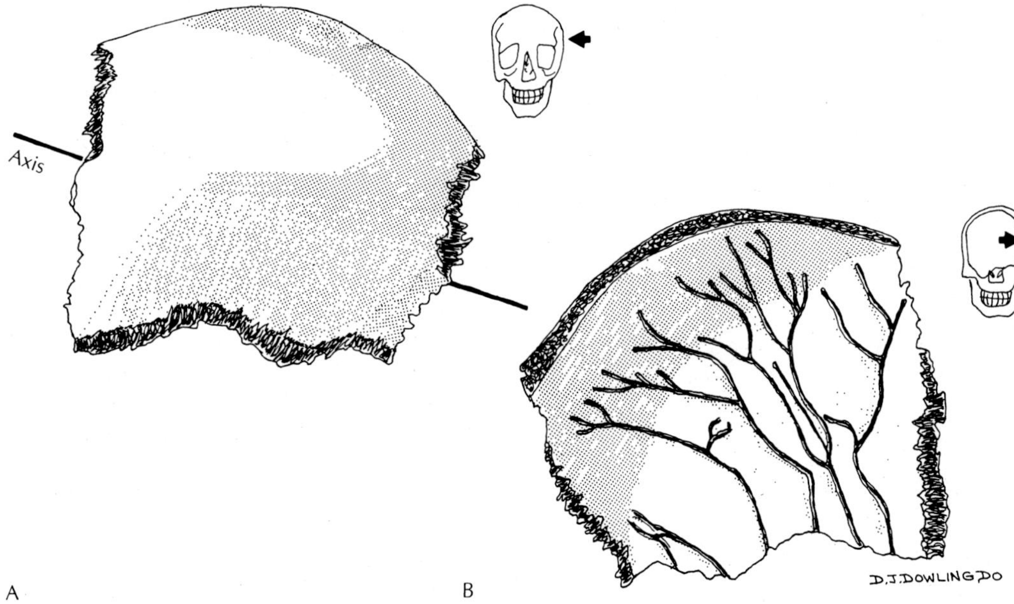

■ **그림 103-16** 두정골의 구조. **(A)** 외측면도, **(B)** 내측면도

4. **후두골**
5. **측두골**

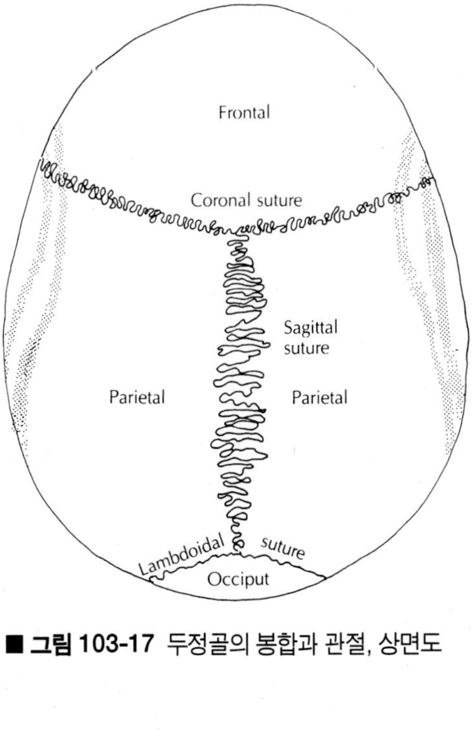

■ **그림 103-17** 두정골의 봉합과 관절, 상면도

전두골 Frontal Bone

부분부위 Parts

1. **비골 부분**: 하방 정중선에 위치하며, 사골과 관절을 이루고 있다.
2. **안와 부분**: 외측 하방에 위치하며, 안와의 천정을 형성한다.
3. **린 부분**: 이마 부분이며, 외측으로 전두융기를 형성한다. 전두봉합(metopic suture)은 성인의 10%에서 정중선에 존재한다.

관절형성 Articulations

전두골은 12개의 뼈와 관절을 이룬다(그림 103-18).

1. **두정골(2)**
2. **접형골**

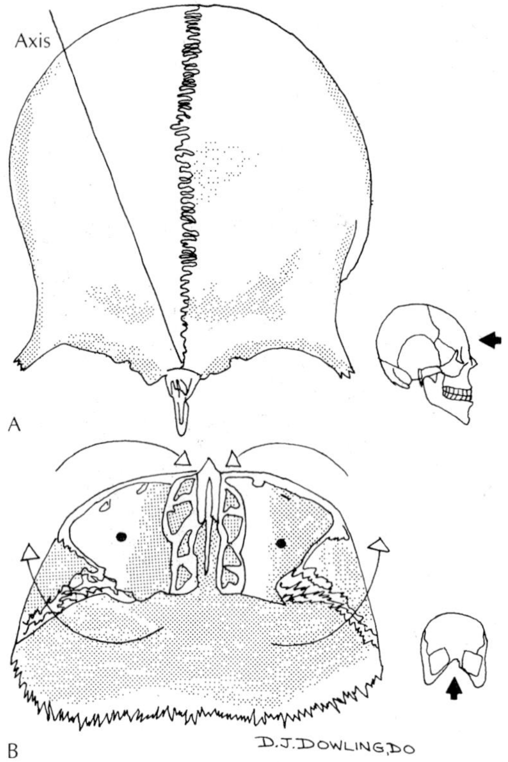

■ **그림 103-18** 전두골. **(A)** 전면도, **(B)** 하면도

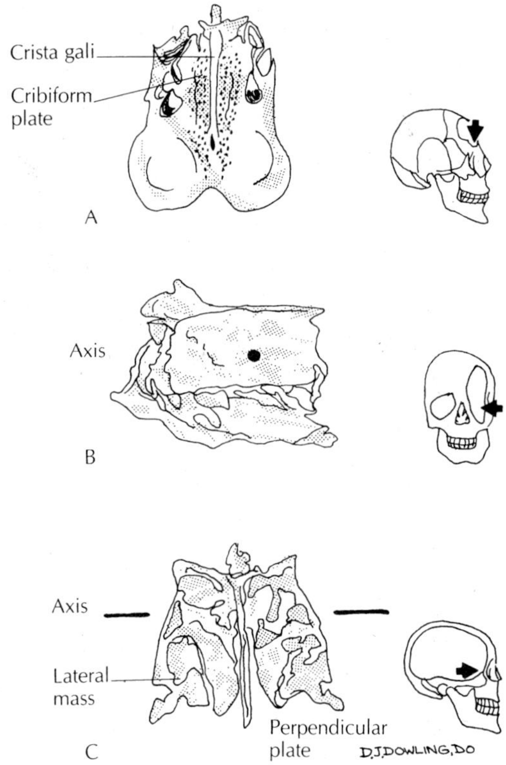

■ **그림 103-19** 사골의 봉합과 관절. **(A)** 상면도, **(B)** 측면도, **(C)** 하면도

3. **사골:** 3개 봉합, 2개는 외측에서, 하나는 전방으로 정중선에 있으며, 모든 것이 조화되어 활주운동을 조정하고 있다.
4. **누골(2)**
5. **상악골(2)**
6. **비골(2)**
7. **관골(2)**

사골 Ethmoid

부분부위 Parts

1. **수평 사골판:** 대뇌겸이 부착되는 곳 (그림 103-19)
2. **누골 덩어리**(lacrimal masses)**(2)**
3. **수직판**

관절형성 Articulations

사골은 13개의 뼈와 관절을 이룬다.

1. **전두골**
2. **접형골**
3. **구개골(2)**
4. **비골(2)**
5. **서골**
6. **하갑개**(inferior conchae) **(2)**
7. **상악골**
8. **누골(2)**

장골사이에서 천골의 불수의적 움직임 Involuntary Motion of Sacrum Between Ilia

천골은 천골 제2분절의 관절지주를 통과하는

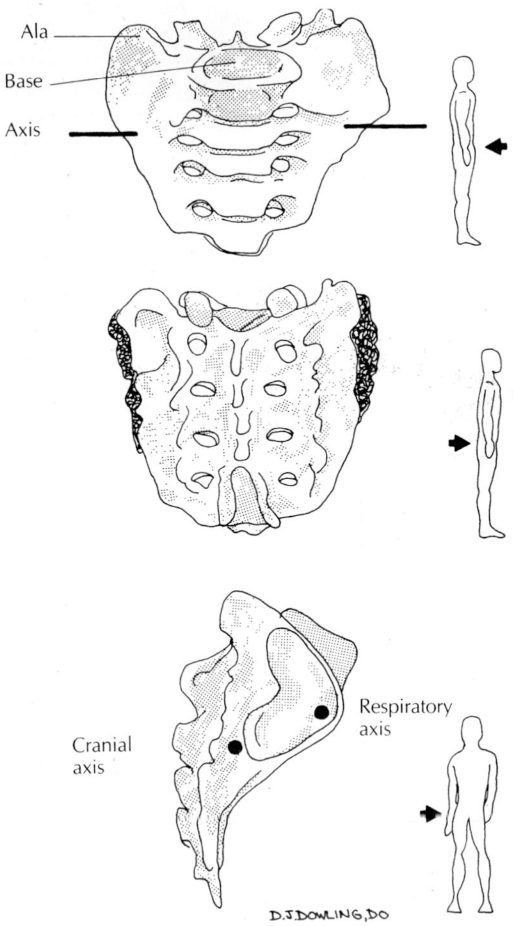

■ 그림 103-20 천골 움직임의 축

횡축을 중심으로 흔들거리며, 그 움직임은 경막연결을 통해 후두골기저의 흔들거림과 함께 발생된다.

104

두개골의 움직임과 기능부전
(Cranial Motions and Dysfunction)

■ 두개골의 움직임 패턴
PATTERNS OF MOTION IN THE CRANIUM

두개골은 전혀 개별적으로 움직이지 않으므로 두개골의 어느 부분에서든지 제한이 발생되면 전체 두개골의 움직임에 변화를 일으킬 것이다. 이 장에서 설명하는 기능적 움직임과 기능 부전 움직임의 두 가지 패턴은 전반적인 움직임에 영향을 주는 여러 가지 변화된 상황에서 고려되어야 한다. 이러한 접근법은 임상적으로 존재할 수도 있는 다양한 패턴에 대한 이해를 깊게 하는데 훌륭한 근거를 제공한다.

Magoun은 두개골 관절 움직임에 필수적인 세 가지 요소를 확인했다.

1. **가소성 복원력:** 모든 뼈들은 본질적으로 충분히 탄력성이 있고 봉합부에서 가동할 수 있어서 스트레인을 받지 않고 그것의 정상 범위를 통해 움직일 수 있어야 한다.
2. **인접한 뼈들의 복원력:** 인접한 뼈들은 비슷하게 탄력성과 가동성이 있어서 스트레인을 받지 않고 움직임에 동반하거나 또는 보상할 수 있어야 한다.
3. **제한되지 않은 경막 움직임:** 경막은 그것들의 상호긴장부위에서 제한되지 않아서 그러한 움직임이 정상범위 이내에서 일어날 수 있게 되어야 한다.

이러한 목록에 더하여 천골관절의 가동성, 척수액 파동패턴의 효과, 두개골기저에 부착하는 경추근육과 근막의 영향을 추가할 수도 있다.

Magoun은 두개골 촉진에 참조해야 되는 것을 한 가지 더 강조했는데, 그것은 "신체의 다른 관절에서와 같은 움직임을 찾지 말라"는 것이다. 이것은 단지 일종의 복원력이다-탄력있고 나긋나긋한 뼈의 유연성에 더하여 관절에서의 순응성이 결합된 것이다.

접형기저연접부(sphenobasilar junction)는 그것을 중심으로 묘사되는 진단적 움직임 패턴의 참고점이며, 이것은 기능부전이 그 지점으로부터 시작되거나 또는 발생된다는 것을 의미하는 것은 아니다. 이러한 일반적인 패턴들은 두개골이 스트레인에 적응되는 것을 나타내며, 스트레인은 신체 어느 부분이 기능부전된 결과일

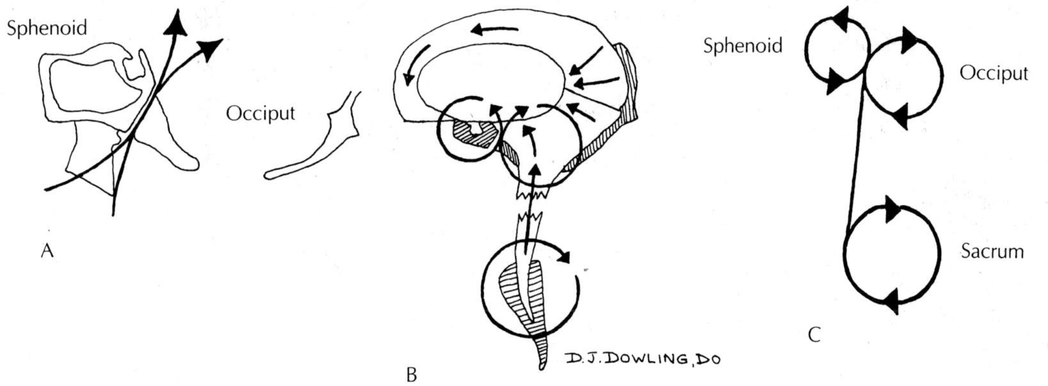

■ **그림 104-1** PRM 굴곡단계. **(A)** 후두골에 대한 접형골의 관계, **(B)** 상호긴장막조직에 대한 영향, **(C)** 굴곡에서 힘의 방향

수도 있다. 두개골 치료는 그것이 완벽한 정골요법적 치료계획의 일부일 때 가장 효과적이다.

접형기저연접부는 두개골의 생리학적 그리고 비생리학적인 움직임 패턴을 논의하는데 참고점이 된다.

굴곡과 신전 Flexion and Extension

접형기저연접부가 굴곡되면 결과적으로 그 관절은 약간 상대적으로 거상되게 되고, 정중선의 뼈들은 모두 횡축을 중심으로 회전되어 굴곡되게 되며(그림 104-1), 한쌍을 이룬 양측면의 뼈들은 외회전하게 된다. 신전 동안에는 반대 움직임이 일어난다(그림 104-2). 모든 움직임은 미세하지만 손의 접촉으로 느낄 수 있다. 이러한 움직임은 일반적으로 시진으로는 인식할 수 없다.

후두골 Occiput

굴곡에서 후두골은 정맥동(sinuses)의 합류점 높이 수준에서 대후두공의 직상방의 횡축을 중심으로 회전한다. 그것이 회전됨에 따라 기저무와 과상돌기 부위는 전-상방으로 움직여서

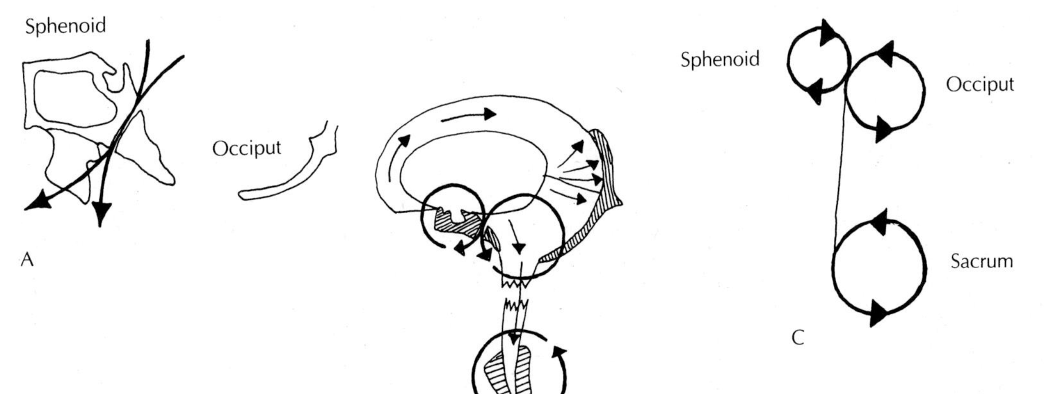

■ **그림 104-2** PRM. **(A)** 후두골에 대한 접형골의 관계, **(B)** 상호긴장막조직에 대한 영향, **(C)** 신전에서 힘의 방향

측두골에 직접 영향을 주고, 후두린(squma)은 후방, 약간 외측으로 움직인다. 외측으로 가장 크게 편위되는 것은 외측각(lateral angle)에서 일어난다.

접형골 Sphenoid

접형골은 터어키안(sella turcica)의 바닥수준(floor level)에서 접형골 몸체중심을 통과하는 횡축을 중심으로 회전한다. 대익(greater wings)은 전방, 약간 외측, 하방으로 움직여서 전두골의 외측 모서리에 전-외측으로 영향을 주고, 익상돌기(pterygoid process)는 후방, 약간 내측으로 움직인다.

측두골 Temporal bone

측두골은 경정맥면(jugular surface)으로부터 추체첨(petrous apex)으로 주행하는 축을 중심으로 외회전하며, 이렇게 되면 추체를 통과해서 그것의 장축을 따라 주행하는 선(line)에 접근하게 된다. 측두린(squamous portion)부위와 관골궁은 전방, 외측, 하방으로 움직이고, 유양돌기는 내측, 상방, 약간 후방으로 움직이며, 추체부의 꼭대기는 외측, 약간 상방으로 회전한다. 측두골의 움직임은 흔들거리는 바퀴에 비유되어 왔다.

두정골 Parietal bones

두정골의 하면은 전방과 후방 사단변화(bevel changes)를 연결하는 축을 중심으로 외측으로 움직이고, 후면은 전면보다 더 외측으로 움직인다.

사골 Ethmoid

사골은 접형골과 대뇌겸에 의해 영향을 받으며, 후두골과 같은 방향에서 사골의 중간을 통과하는 횡축을 중심으로 회전하고, 측방 덩어리(lateral masses)는 한쌍의 뼈로 움직여서 외회전하게 된다.

전두골 Frontal bone

전두골은 쌍으로 된 뼈가 하는 것과 같이 움직여서 접형골의 영향을 받고 외회전된다. 운동 축은 전두융기로부터 안와판(orbital plate) 중심을 통해 주행한다. 하외각(inferior lateral angles)은 외측, 전방으로 움직이고, 미간은 대뇌겸의 영향을 받아 약간 움푹하게 들어간다.

천골 Sacrum

경막에 의해 영향을 받게 되어 굴곡단계동안에 천골 기저부는 천골 제2분절을 통과하는 횡축을 중심으로 후방으로 움직이고 천골첨은 전방으로 움직인다. 비록 굴곡과 신전이 정상적인 생리학적 움직임으로 나타나는 것이지만, 그것들은 어느 한 방향에서 제한될 수도 있으며, 그런 기능부전은 다른 비생리학적 기능부전과 연관되지 않고도 일어날 수 있다.

일반적인 검사소견과 관찰
General Findings and Observations

굴곡 또는 신전 기능부전의 일반적인 검사소견은 표 104-1에 목록으로 나열되어있다.

■ 염전
TORSION

두개골 염전은 접형기저결합(sphenobasilar symphysis)이 전-후축을 따라 회전된 것이다(그림 104-3). 접형골과 후두골은 반대 방향으로 회전되며, 그 축은 비근점으로부터 후두점으로 주행된다. 염전은 접형골익(wing)이 높은 쪽을 따라 명명된다(그림 104-4와 104-5).
(표 104-2에 중요한 검사소견의 목록이 나열되어 있다).

표 104-1 접형기저결합에서 신전 또는 굴곡 기능부전의 검사소견

평가변수	굴곡기능부전	신전기능부전
운동제한	신전	굴곡
머리직경	횡직경증가	세로직경증가
이마	넓어지고 경사진다	수직
눈	돌출된다	움푹 들어간다
한쌍으로 된 뼈	외회전	내회전
귀	내밀어진다	머리에 밀착된다

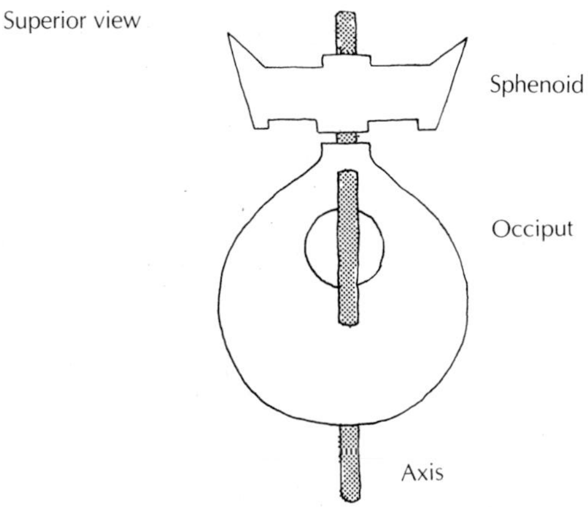

■ **그림 104-3** 염전축

다음과 같은 상대적인 변화가 다른 뼈와 막에서 발생된다.

1. **측두골**: 염전된 쪽에서 상대적인 외회전
2. **두정골**: 염전된 쪽에서 상대적인 외회전
3. **하악골**: 염전된 쪽을 향해 이동
4. **안와**: 염전된 쪽에서 더 작아짐
5. **뇌척수막**:
   a. 대뇌겸 또한 염전되어 전방 끝은 접형골이 회선되는 것과 똑같은 방향으로 비틀어지고 후방 끝은 후두골이 회전되는 것과 같은 방향으로 비틀어지게 된다.
   b. 소뇌천막: 천막은 후두골이 회전되는

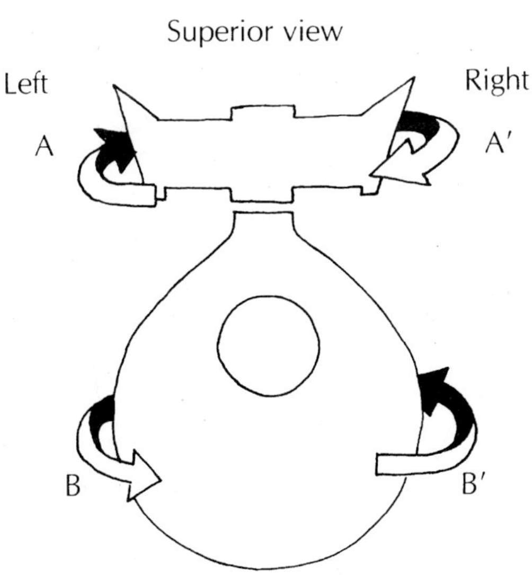

■ **그림 104-4** 우염전

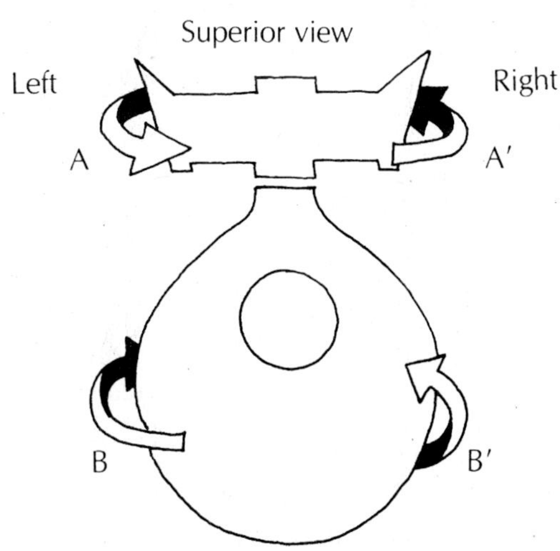

■ **그림 104-5** 좌염전

표 104-2 접형기지결합의 염전기능부전에 대한 검사소견

병가된 매개 변수	접형골의 높은 쪽	접형골의 낮은 쪽
전외각	전방	후방
안와	넓어짐	좁아짐
전두관골각	증가	감소
안구	돌몰	움푹 들어감
관골 안와륜	외번, 외회전	내번, 내회전
하악 결합	동측으로	반대쪽으로
유양첨단	후-내방	전-외방
귀	돌출	머리쪽으로 밀착

것과 같은 방향으로 측굴된다.

c. 척수경막: 후두골이 낮은 쪽에서 하방으로 움직이게 되고, 그 쪽에서 천골기저부가 하방으로 움직이게 한다.

■ 측굴과 회전
SIDE-BENDING AND ROTATION

측굴과 회전은 접합기저결합에서 동시에 일어나는 2개의 분리된 움직임이다(그림 104-6). 측굴은 2개의 수직축을 중심으로 한 회전에 의해서 일어나게 되는데, 그 축의 하나는 접형골 몸체의 중심을 통과하고, 다른 하나는 대후두공의 중심을 통과한다(그림 104-7과 104-8). 접형골과 후두골은 이러한 축을 중심으로 서로 반대 방향으로 회전함으로서 측굴이 일어나게 된다.

회전은 염전과 동일한 축을 중심으로 일어나지만, 그러나 접형골과 후두골은 같은 방향으로 회전되며, 회전은 볼록한 쪽으로 일어나는데, 그것은 상대적으로 하방이다. 측굴과 회전의 기능부전은 측굴 움직임의 볼록(convexity)으로 명명된다.

다음과 같은 상대적인 움직임이 다른 뼈와 막에서 발생된다.

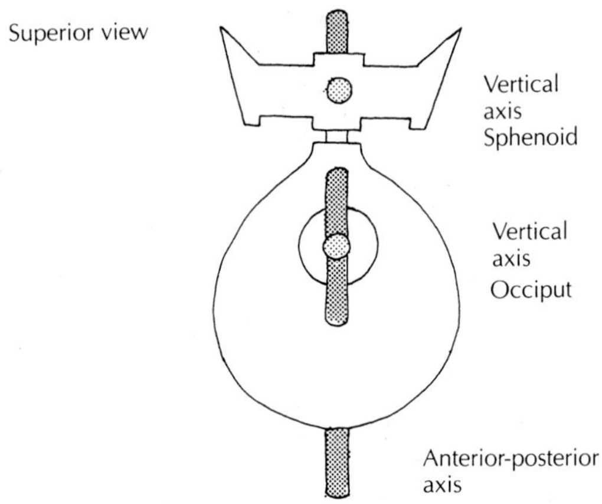

■ **그림 104-6** 측굴과 회전 축

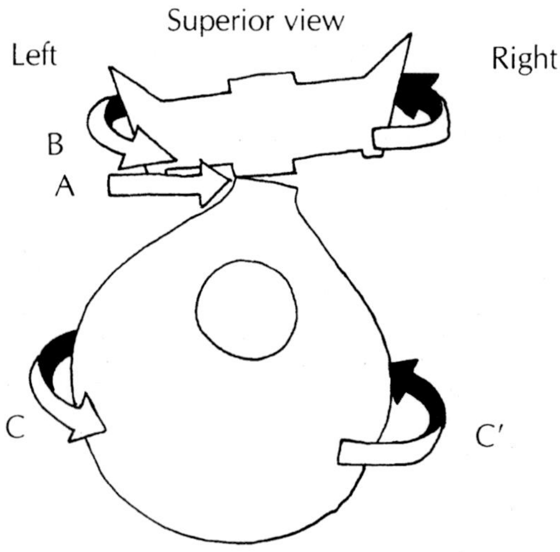

■ **그림 104-7** 우측굴과 회전

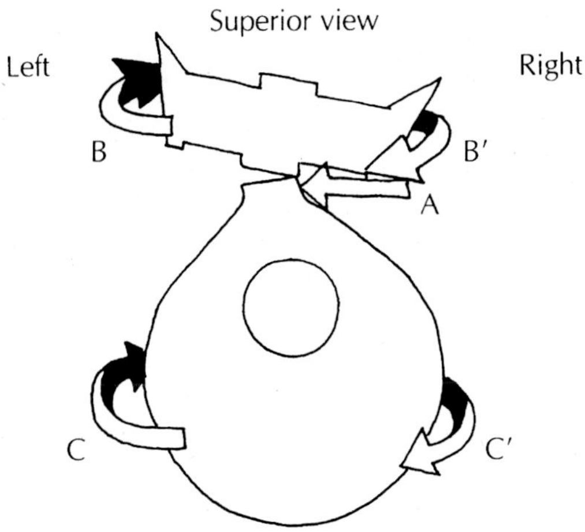

■ **그림 104-8** 좌측굴과 회전

1. **측두골**: 볼록 쪽에서 외회전된다.
2. **두정골**: 볼록 쪽에서 외회전된다.
3. **하악골**: 볼록 쪽으로 이동된다
4. **전두골**: 볼록 쪽에서 전방
5. **안와**: 볼록 쪽에서 전방
6. **뇌척수막**:
   a. 대뇌겸이 접형기저결합의 측굴 볼록을 따라 측굴된다.
   b. 소뇌천막: 후두골 움직임을 따라간다.
   c. 척수 경막: 볼록 쪽(하방 후두골)에서 하방, 그 쪽에서 천골기저부가 하방으로 떨어진다.

일반적인 검사소견과 관찰
General Findings and Observations

측굴과 회전 기능부전에서 머리 한 쪽이 상대적으로 볼록하고 다른 쪽은 상대적으로 편평하다. 표 104-3에 중요한 검사소견들이 목록으로 나열되어 있다.

비생리학적 움직임 패턴
Non-physiologic Motion Patterns

스트레인은 비생리학적인 기능부전이므로 항상 외상 또는 내장계통 질환에 의해 유발되며, 그것에는 수직 스트레인, 외측 스트레인, 전반적인 압박 스트레인이 있다. 안면골의 기능부전은 그것이 비록 두개골의 진단과 치료를 완벽하게 하는 것과 관련된 것이기는 하지만, 이 장(chapter)의 범위를 벗어난 것이다.

■ 수직 스트레인
VERTICAL STRAIN

표 104-3 접형기저결합의 측굴과 회전 기능부전에 대한 검사소견

경계표지	볼록	오목
전외각(lateral frontal angle)	후방	전방
안와(orbit)	폭이 좁아짐	폭이 넓어짐
전두관골각 (frontozygomatic angle)	감소	증가
안구(eyeball)	움푹 들어감	돌출됨
관골안와륜 (zygomatic orbital rim)	튀어나옴	평편함
하악결합(symphysis menti)	볼록한 쪽으로	반대쪽으로
유양첨단(mastoid tip)	후-내방	전-외방
유양부(mastoid portion)	전-외방	후-내방
귀(ear)	튀어나옴	머리쪽에 밀착됨

수직 스트레인은 접형기저부의 위치에 따라 명명되며, 그것은 상대적으로 상방 또는 하방으로 이동되어 상방과 하방 수직 스트레인을 생성한다.

일반적인 검사소견과 관찰
General Findings and Observations

수직 스트레인은 후두골 신전에 동반된 접형골의 굴곡 또는 후두골 굴곡과 함께 하는 접형골의 신전이다. 측면 대 측면의 검사소견은 대칭이다. 외회전에서 전방 사분면의 흔적(evidence)은 상방 수직 스트레인을 의미하는 것이고(그림104-9), 만약 그것들이 내회전에서 있다면, 하방 스트레인이 있는 것이다(그림104-10).

■ 외측 스트레인
LATERAL STRAIN

외측 스트레인은 접형기저결합이 좌우 옆으로 전단된 것이다(그림 104-11). 그것은 항상 전방 두개골 또는 반대편 후방 두개골의 한쪽 측면에 외상을 받은 것에 의해 생기게 된다(접형기저결합의 전방 또는 후방)(그림 104-11과 104-12).

일반적인 검사소견과 관찰
General Findings and Observations

2개 뼈 모두 같은 방향에서 수직축을 중심으로 회전한다(그림104-13). 머리는 평형사변형의 형상을 가지게 될 것이다(유아기에 특히 현저하다). 나이에 관계없이 좌-우 검사소견은 대칭적이 아닐 것이다.

■ 접형기저결합의 압박
COMPRESSION OF THE SPHENOBASILAR SYMPHYSIS

이 기능부전은 머리 전면이나 안면 또는 머리

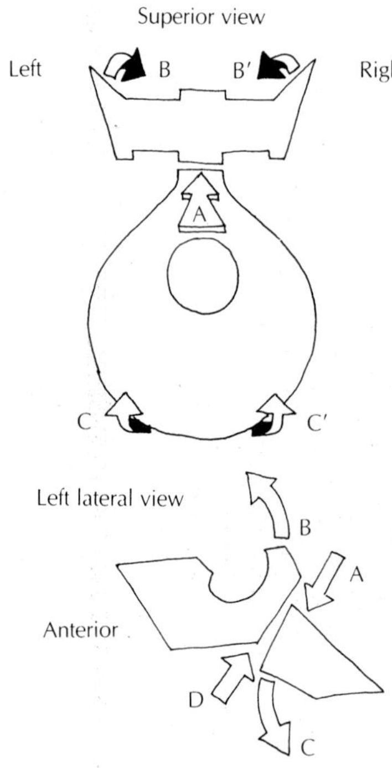

■ **그림 104-9** 상방 스트레인

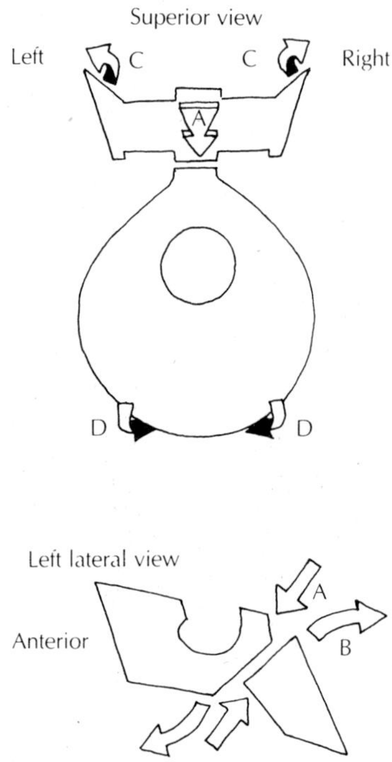

■ **그림 104-10** 하방 스트레인

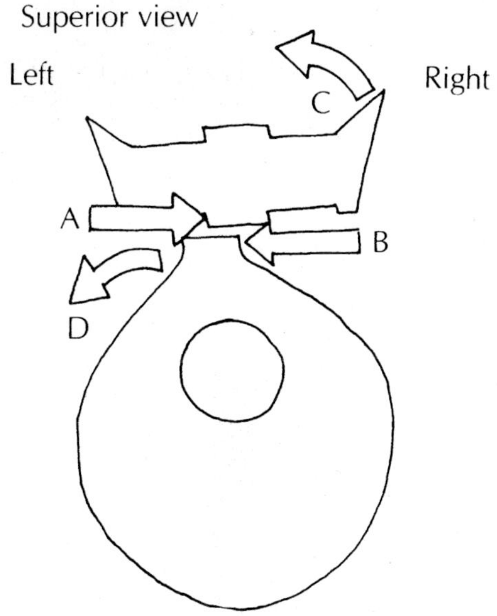

■ **그림 104-11** 좌측 스트레인

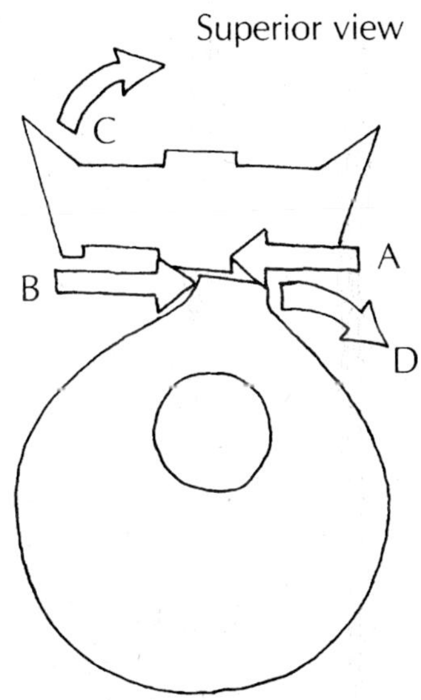

■ **그림 104-12** 우측 스트레인

후면에 외상이나 압박, 또는 머리 전체 표면에 외상이나 압박(예로, 난산동안 유아 두개골의 압박)을 받은 결과로 발생된다(그림 104-14).

일반적인 검사소견과 관찰
General Findings and Observations

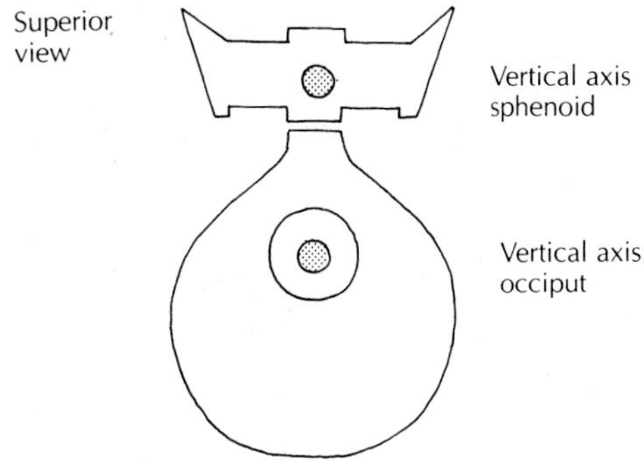

■ **그림 104-13** 외측 스트레인 축

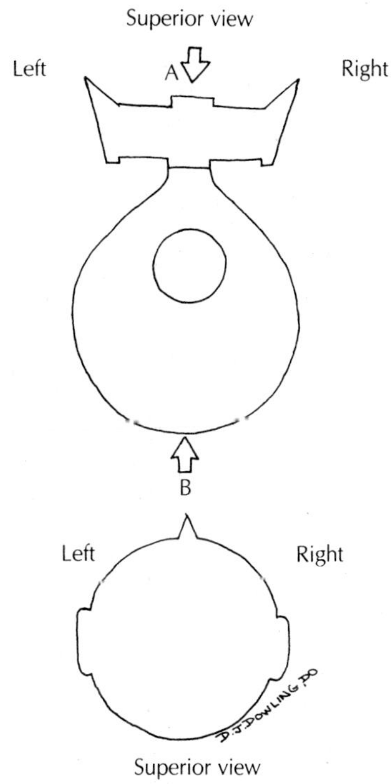

■ **그림 104-14** 압박

기능부전은 접형기저결합에서 모든 움직임의 제한(경도, 중등도, 극심함)으로 나타나고, 심한 압박으로 두개골이 경직되게 느껴진다.

참고문헌

Magoun HI. *Osteopathy in the Cranial Field, 3rd ed.* Kirksville, MO: The Journal Printing Co, 1976.

Sutherland WG. *Teachings in the Science of Osteopathy*. Cambridge, MA: Rudra Press, 1990.

105

진단과 치료
(Diagnosis and Treatment)

Hugh Ettlinger and Gintis

■ 진단 원리
PRINCIPLES OF DIAGNOSIS

Andrew Tallor Still은 정골요법의 철학이라는 그의 연구서에서 "건강을 발견하는 것이 의사의 목적이 되어야 한다. 어느 누구도 질병은 발견할 수 있는 것이다."라고 했다. 우리는 현재의 진단과 치료 환경에서 이 어휘들의 느낌을 어떻게 만들을 것인가? 정골요법적 진단과 치료의 어떠한 것이라도 개인의 건강을 유지하는 것의 관점에서 환자의 전체적으로 고려하는데 이용해야 한다. 심지어는 질병, 외상 또는 기능부전이 있다고 하더라도 말이다. 환자의 질병을 이용하는 것이 아니고 환자의 건강을 참고항목으로 이용하여 그들을 진단하고 치료하는 정골요법사의 능력은 비정골요법사와 구별되는 것으로 건강관리에 독특한 견해가 추가되는 것이다.

전통적으로 진단을 내리는 것에는 병력, 관찰, 이학적 검사에 의해 평가로부터 얻은 정보를 종합적으로 다루는 것을 필요로 한다. 진단의 이 세 가지 부분들에 대한 정골요법적 접근법은 전통적인 방법으로 얻은 임상정보의 질을 높여준다.

두개골의 기능부전을 진단하는 목적으로, 정골요법사는 반드시 출산 병력과 외상에 대해

물어야 한다. 종종 놀라운 것은 상당히 광범위하게 다양한 증상들이 물리적 외상 그리고 촉진될 수 있는 조직변화와 일시적으로 연관되어 있다는 것이다.

또한 연관된 부위 또는 조직계통, 가능한 보상기전, 이환된 부분 또는 조직계통의 해부학적인 "용기(컨테이너)" 또는 기관계, 이환된 결합조직, 근막연결, 혈액공급과 림프, 신경지배, 체성과 자율신경성 두 가지 모두 그리고 호르몬 또는 면역 영향과 함께 일차적인 증상에 연루된 부위, 구조, 기관이나 계통도 고려되어야 한다. 고려사항들은 근골격계와 두개골을 넘어서 충분히 확대되어야 한다.

시각적 단서는 이학적 검사에서 더 추구해야 하는 정보를 제공하고, 환자의 걸음과 전반적인 외모는 유용한 정보를 보여준다. 비대칭은 기능적으로 정상적인 해부학적 변형을 나타낼 수도 있으므로 기능과 기능부전의 비대칭성은 반드시 구별되어야 한다.

조직의 기능성을 변화 시키지 않고 정보를 받아들이려면 가볍고 부드럽게 접촉해야 한다.

과도한 압력은 마치 꼭 묵직하게 압박을 가한 손가락에 의해 맥박이 없어지게 되는 것처럼 찾고 있는 정보를 말소시킬 것이다 .

일차적으로 기능부전된 부위 즉, 근원적인 손상 또는 외상 부위가 어떤 부위 또는 조직기관계에 존재 할 수도 있으며, 뒤이어 보상 반응이 신체 어느 곳에서 일어나거나 전혀 일어나지 않을 수도 있다. 다른 기능부전이 두개골에서 유사하게 나타나는 운동변화를 생성할 수도 있지만, 그러나 완전히 다른 치료가 요구 될 수도 있다. 예를 들면, 두개기저부에서 측굴하는 회전 패턴이 발목염좌 또는 머리타박상으로부터 일어날 수도 있는데, 그것들은 각각 아주 서로 다른 치료법이 요구되는 것이다.

관찰과 운동검사가 두 가지 모두 진단과정에서 이용된다. 운동검사가 두개골에서 사용될 때, 그것은 반드시 환자를 최대로 존중하고 검사자의 접촉이 그것에 대한 환자의 반응에 미치는 영향을 고려하여 실시되어야 한다. 두개골 또는 뇌척수막의 운동범위는 일차호흡기전(PRM)의 환경 내에서 검사된다. 움직임은 그것을 가장 근접하게 닮은 PRM 단계 동안에 시작하고, 그 다음에 끝점(endpoint)으로 따라 가는데, 치료사의 부드러운 촉진으로 시작된 것으로 뇌척수액이 운반될 때 발생하는 범위를 넘어서 강제적으로 움직이지 않게 해야 한다.

가능하면 언제든지, 시험된 움직임(motion begin tested)에 대해 PRM이 그 위상을 검사되고 있는 움직임에 가장 근접하게 시작할 때, 운동평가를 해야 한다. 움직임은 천천히 부드럽게 촉진되어야 한다. 반응이 관찰될 때, 치료사는 고유의 힘(inherent force)이 그것을 그것의 한계로 이동시킴에 따라 움직임을 단순히 따라가야 하며, 만약 반응이 전혀 관찰되지 않았다면 검사되고 있는 움직임은 나타나지 않는 것이므로 검사를 계속해야 한다. 조직계통(system)은 그것의 정상 움직임을 여러 주기로 회복시키고 나서 또 다른 검사를 시작하게 할 것이다. 운동검사가 너무 빠르게 또는 강하게 시행된다면, 아주 쉽게 검사자 자신의 진단과정을 방해하게 될 것이다. 경고하건대, 두개골은 외부 힘의 도입에 아주 민감해서 만약 과도한 힘을 사용되었다면, 오히려 해로운 역반응이 이어져 나타날 것이다.

방법 Methods

진단과 치료를 하는 동안에 두개골을 접촉하는 가장 일반적 방법 두 가지는 두개관 잡기(vault hold)와 전두-후두골 잡기(fronto-occipital hold)이며, 각각의 접근법은 치료사에게 그 조직계통에 대한 관점을 약간 다르게 줄 것이다. 가장 효과적인 접근법의 선택은 치료사가 각각의 임상적 상황에 맞게 결정하는 것이다.

1. **두개관잡기:** 치료사는 그의 양손을 각각 머리 측면에 대고 양 엄지손가락은 각각 시상봉합 바로 위에 갖다 댄다(그것들이 환자의 머리를 접촉하고 있지 않아야 한다). 양 검지손가락은 각각 접형골 대익(greater wings)에 대고, 양 소지손가락은 후두골에 대며, 양 중지손가락은 각각 측두골과 두정골(귀의 각 측면에 하나씩)에 댄다. 손가락은 끝이 아니고, 지문두를 사용하며, 손가락과 손바닥 전체가 머리에 접촉되어야 된다.
2. **전두-후두골잡기:** 치료사는 한 손을 환자의 머리 아래에 대고 후두린을 감싼다. 다른 한손은 그 손의 엄지와 검지 또는 중지가 외측으로 대익에 접촉되도록 이마를 가로

질러서 댄다. 단순히 손가락 지문두가 아니고 손 전체가 환자 머리에 접촉되어야 한다.

■ 치료 원리
PRINCIPLES OF TREATMENT

Still은 그의 저술에서 정골요법치료는 단순히 기법을 수집한 것이 아니고 일정한 원리의 임상적 적용을 근거로 한 것이라는 것을 명백하게 밝혔다. 정골요법적 원리에 기본을 둔 치료에는 많은 접근법이 있다.

William Sutherland는 그가 관찰했던 것에 기초로 해서 전신을 치료하기 위한 그만의 접근법을 고안하였다. 그는 내부에서 교정하는 힘에서 이러한 파워(power)원리를 이용한 많은 치료법을 고안했는데, 이것들로는 직접작용(direct action), 악화(exaggeration), 그것은 현재 흔히 "간접"이라고 언급되고, 해방(disengagement), 조형(molding), 반대적인 생리적 움직임(opposite physiologic motion) 등이 있다.

이 장에서는 조형과 반대적인 생리적 움직임은 설명하지 않을 것이다.

1. **간접(악화)**: 기능부전이 자유롭게 움직이는 방향으로 유도된다. 그것은 막긴장의 균형점이 일반적으로 발견되는 방향이다.
2. **직접작용**: 기능부전은 운동장벽으로 제한된 방향에서 움직이게 된다. 이완이 생길 때까지 제한장벽에 저항하는 힘을 부드럽게 유지한다. 조직에서 느껴지는 저항 방향과 그에 적합한 치료 힘에 의해 직접치료가 균형점으로부터 실행되게 해서 치료 과정을 촉진할 것이다.
3. **해방**: 관절이 분리되어 있다. 이환된 관절의 해부학에 따라 해방시키는데 견인 또는 압박이 필요하게 될 것이다.

그 외 다른 추가된 힘들이 치료 질을 높이기 위해 사용될 수도 있는데, 다음과 같은 것이 포함된다:

1. **조수안내**(Directing the tide): 뇌척수액 파동의 힘을 이용해서 치료가 요구되는 특정한 부위에 필수적인 변화를 달성하는 것이다. 이러한 접근법은 다음 장에 설명되어 있다.
2. **호흡보조**(Respiretory assit): 비록 PRM의 양상이 호흡의 양상과는 별개로 독립적이기는 하지만(Sutherland는 이것을 제2호흡이라고 부른다), 그것들은 각각 서로 다른 영향력을 가지고 있다. 호흡보조를 이용하면 PRM의 어느 한 위상을 향상시킬 수가 있다. 흡기를 이용하면 굴곡과 외회전을 강조할 수 있고, 호기를 이용하면 신전과 내회전을 강조할 수 있다. 치료사가 환자에게 치료의 특정한 순간에 그의 제2호흡을 협응하라고 요청하면, 이완을 향상시키게 되거나 치료적 동작을 지지하게 할 수 있다.

■ 막긴장 균형
BALANCED MEMBRANEOUS TENSION

뇌척수막의 관절성 스트레인은 막긴장 원리를 이용으로 치료될 수 있다. 이것은 일종의 과장기법으로 두개골을 패턴방향에서 가장 용이한 지점(point of ease)으로 안내하는 것이다. 이것은 두개관 접촉, 전두-후두골 접촉 또는 측두골 접촉을 이용해서 시행될 수 있으며, 고유힘(inherent force)이 기능부전을 교정할 때, 자세를 유지하는 것이다. 호흡적 보조 그리고/또는 조수안내를 이용해서 치료를 향상시킬 수도 있다. 만약 하나 이상의 패턴이 존재하면, 각각의 패턴을 개별적으로 치료하거나 모든 패턴을 동시에 치료할 수도 있는데, 동시에 하는 과정을 정체(stacking)라고 일컫는다.

■ 뇌척수액 파동패턴을 변화시키기 위한 접근법
APPROACHES TO ALTERING THE PATTERN OF FLUID FLUCTUATION

제4뇌실 압박(CV-4)
Compression of the Fourth Ventricle (CV-4)

이 기법은 일반적으로 CV-4기법이라고 부르는데, 왜냐하면 그것의 효과가 4뇌실 안에 있는 유체압력에 의해서 유발되는 것이라고 주장되기 때문이다. 제 4뇌실은 후두린 전방에 있는 것으로 제4뇌실의 바닥에 위치한 생리적 중추에 미치는 영향이 현저하다. 이 기법은 모든 두개골 기법 중에서 가장 유용한 것이며, 그것의 상대적 금기증에는 급성뇌출혈과 두개내압 증가가 있다.

이 기법은 두통완화, 체열하강, 난산보조, 정맥동과 폐의 울혈완화, 부종감소, 신체전역에서 전반적인 체액교환 촉진 등에에 성공적으로 이용되어 왔으며, 또한 편타성 손상과 같은 외상의 영향을 감소시키는데도 사용될 수 있고, CV-4의 시행으로 또한 신체 전역에서 이차적인 체성기능부전의 해결을 보조할 수도 있다.

CV-4를 시행하는 한 가지 방법은 치료사가 그의 무지구를 상항선 아래 후두린에 대는 것이다. 양손은 절대로 측두골 또는 후두유양(OM)봉합에 있지 않아야 하는데, 왜냐하면 이렇게 되면 기능부전이 생성되기 때문이다. OM봉합의 위치를 확인하고 나서 양손을 놓아 그것으로 인해 압박되지 않게 해야 한다. 그 다음에 손가락들을 겹치거나 깍지를 끼워서 후두골을 받쳐 안을 수도 있는데, 극히 중요한 것은 이 기법의 목적이 제4뇌실의 뇌척수액에 영향을 주는 것이지 연관된 두개골과 뇌척수막을 압박하는 것이 아니라는 것을 기억하는 것이다.

치료사는 몇 번의 순환 주기를 통해 일차호흡기전을 감지하는 것으로 시작한다. 그 다음에 기전은 시술자가 흡기 위상을 향하는 그것의 움직임을 부드럽게 저항하면서 호기 위상으로 따라가는 것이다.

시간이 지난 후에 뇌척수액 파동은 느리게 되면서 파동을 전혀 촉진할 수 없는 스틸점(still point)으로 될 것이다. 이 시점에서 시술자는 그의 손바닥에서 따뜻해지는 열감이나 환자 이마에서 땀이 나는 것을 느끼게 될 것이며, 환자의 호흡은 변하게 될 것이다. 마지막까지 시술자는 그의 손 위치를 유지하고 전혀 압력을 가하지 않으면, 정상적인 위상의 뇌척수액 파동이 회복될 것이다. 이것은 15초에서 수 분 정도 걸릴 수 있으며, 이것으로 치료는 끝이 난 것이다. 급성적인 머리 외상 또는 과민압통의 경우에, 이러한 접근법을 천골에 적용해서 천골기저부를 전방으로 인도하여 굴곡에 저항함으로써 신전을 촉진시킬 수도 있다.

정맥동 배액 Venous Sinus Drainage

이것은 상대적으로 부드러운 기법으로 두개골내의 정맥동 배액을 증가시킬 수 있다. 두개골 외측에서 손을 두개골에 접촉해서 정맥동을 구성하는 경막에 영향력을 발휘하는 것이다. 치료를 시작하기 전에 흉곽출구, 경추, 그리고 후두환추 관절기능부전을 가동시켜서 정맥동으로부터 내측 경정맥을 벗어나 흉강으로 배액될 수 있게 해야 한다.

1단계: 시술자는 손가락 4개를 상항선을 가로질러서 환자의 안면 쪽을 향해 곧바로 전방을 가르키게 댄다. 약간 압력을 주면서(대개 머리무게로 충분하다) 손가락 아래에서 이완 또는 뼈의 연화가 분명하게 느껴질 때까지 이 자세를 유지한다. 이렇게 이완된 다음에는 양측이 이완될 때까지(몇 분) 긴장의 균형을 유지한다.

2단계: 정맥동 합류점의 배액을 촉진하기 위해, 양손으로 머리 후면을 안고 받친 상태에서 한 손가락을 외후두융기점, 정점(뒤통수점)에 댄다. "연화"반응(softening response)이 느껴질 때까지 동일한 과정이 따르게 된다.

3단계: 후두정맥동의 배액을 촉진하기 위해, 손가락 2개 또는 3개를 외후두융기점으로부터 후두하 조직까지 정중선의 어느 한 쪽으로 정렬시키고, 이 접촉을 "연화" 반응이 느껴질 때까지 유지한다.

4단계: 상시상정맥동의 배액을 촉진시키기 위해, 봉합의 어느 한쪽에 대고 있는 교차된 두개의 엄지손가락을 가지고 람다로부터 전-상방으로 움직임에 의해 봉합의 연결을 풀어서 시상봉합이 벌려질 수도 있다 국소적인 이완이 일어난 후에, 한 번에 한쪽 엄지손가락 하나씩을 브레그마(시상 봉합과 관상 봉합의 접합점)을 향하게 하여 치료를 봉합 위쪽으로 진행한다. 반응이 느껴질 때까지 정중선의 양쪽을 따라 정렬시킨 손가락을 가지고 전두골 전방으로 계속한다

V-Spread

V-Spread는 해방(disengagement)과 조수안내(directing tide)를 합친 것이다. 시술자는 한 손의 손가락 2개를 이완되어야 하는 봉합의 어느 한 쪽에 대고, 봉합의 연결이 풀어지도록 부드럽게 견인을 시행하고, 그와 동시에 손가락 1개 또는 2개를 반대쪽으로 봉합으로부터 가장 떨어져 있는 지점에 댄다. 만약 필요하다면 부드럽게 압력을 결합시켜서 해도 되지만, 이 손가락들로 뇌척수액을 안내하는 목적은 그 봉합을 향해 뇌척수액 파동을 보내는 것이므로 이러한 액체 파동이 V-Spread된 손가락에 의해 촉진되어야 하며, 계속해서 어떤 효과가 인도하고 지도하는 두 손 사이에서 나타나게 될 것이다. 시술자는 안내하는 손가락을 조정해서 어떤 반응이 V-Spread된 두 손가락 사이에서 촉진되게 해야 한다. 조직에서 반응이 느껴질 때 까지 치료하는 손가락을 조절한다.

이완 또는 분명한 연화가 일어날 것이다.

외측 파동 Lateral Fluctuation

외측 파동은 외측 파동의 기능부전이 지속되거나 또는 치료적 움직임이 전혀 나타나지 않는 그러한 외상성 또는 그 외 다른 스트레스성 상황 후에 진정하고 있는 환자에 유용 할 수 있다. 외측 파동은 양측 측두골 잡기(엄지손가락은 유양 돌기의 전면 위에 대고, 그 외 손가락들로는 후두린을 감싼다)로 시작될 수도 있으며, 한쪽 측두골은 외회전을 향하게 하고, 다른 쪽은 내회전을 향하게 하여 뇌척수액이 외회전 쪽을 향해 이동되게 함으로써 움직임은 시작된다. 집중력은 측두골의 회전에 두는 것이 아니고 뇌척수액의 이동에 두어야 한다. 움직임의 끝점까지 천천히 따라가야 하며, 그 다음에는 다시 뇌척수액의 이동에 집중하면서 반대방향으로 움직임을 시작하고, 뇌척수액 이동이 보

조없이도 지속될 때 까지 이 과정을 반복한다. 이 시점에서 스틸 포인트에 도달될 때까지 각 위상(phase)에 부드럽게 저항하면서 파동이 지속되게 한다. PRM이 그것의 정상적인 위상성 움직임을 다시 회복하였을 때 치료가 완료된 것이다.

참고문헌

Magoun HI. *Osteopathy in the Cranial Field, 3rd ed.* Kirksville, MO: The Journal Printing Co. 1976.

Still AT. *Philosophy of Osteopathy*. Kirksville, MO: Published by the author, 1889.

Sutherland WG. *Teachings in the Science of Osteopathy*. Cambridge, MA: Rudra Press, 1990.

106

두개정골요법의 실제적용 (Practical Applications of Cranial Osteopathy)

정골요법사의 추론은 질서(order)와 건강은 양분될 수 없는 것이며, 인체 모든 부위에서 질서가 확립되면 질병은 유행할 수 없다는 것이다. *Andrew Taylor Sill*

William G. Sutherland 때부터 지금까지 정골요법사는 두개골 개념을 임상에서 귀중한 치료방식으로 인식하고 있었으며, 다양한 장애에 대한 진단과 치료를 묘사한 증례병력이 정골요법 서적에 기록되었다. 이 장에서는 이러한 임상적용에 대한 것의 몇 가지를 논의하고자 한다.

■ 알러지성 결막염 ALLERGIC CONJUNCTIVITIS

이러한 유형의 결막염은 공중에 떠있는 항원에 대한 알러지에 의해 유발되는 것으로 급성으로 발병하고, 재발성이며 계절적으로 주기적으로 발병되며, 대부분의 환자들은 양쪽 눈으로 결막염이 번지고, 안구가 가려우며, 눈물이 나게 되면서 또한 비염도 동반되는 것으로 보고된다. 진단은 임상적 기준을 근거로 이루어지며, 치료의 큰 줄기는 자극성 항원의 회피, 알레르기 과민성둔화, 항히스타민 등이다. 구조적인 기능부전은 알러지에 대한 저항을 저하시키는 경향이 있다. 안면골, 특히 관골, 상악골, 비골과 눈물길(누도), 후비부 순환, 접형구개절(sphenopalatine ganglia) 등의 제한완화로 증상을 개선하거나 또는 감소시킬 수 있다.

■ 안면 비대칭 ASYMMETRY OF THE FACE

출산 과정에 의해서이든 집게 또는 진공추출 장치의 사용, 또는 외상에 의해서이든 간에 두개골에 손상을 주는 스트레스가 가해진 결과로 안면구조물의 비대칭이 초래하게 될 수도 있다. 의학문헌에서 그러한 비대칭은 단순하게 얼굴성형으로부터 임상적으로 관련된 당면문제까지 연루된 것을 폭넓게 열거하여 문서화해 왔다. 언제든지 가능하다면, 이 비대칭은 출생 후기 또는 외상이 발생된 직후에 바로 치료 되어야 한다. 유아와 아이들에서 조기 교정은 이러한 것들이 영구적으로 되는 가능성을 줄일 수 있으며, 이것으로 이러한 비대칭이 성장패턴으로 구체화되는 것이 방지된다.

■ 유아기의 음식물섭취 이상
FEEDING ABNORMALITIES IN AN INFANT

빨기와 삼키기 반사에 영향을 주는 신경과 저작근들의 적절한 기능을 방해하는 두개골의 구조적 이상으로 많은 유아가 음식물섭취에 어려움을 겪게 된다고 간주된다. 모유 수유는 구조들에 대한 변화로 인해 현저한 영향을 받는다. 왜냐하면 그것들은 빨기와 삼키기 기전들의 더 큰 사용을 일으키고, 강한 저작근들을 필요로 하기 때문이다. 빨기 기능장애를 가진 아기들에 대한 평가에서 다른 고려사항은 모유수유 기법과 접촉방법에 대한 평가이다. 신생아의 빨기 반사는 출생 후 30분 안에 가장 강하고 성공적인 수유는 신생아 기간동안 시작되는 것에 의해 크게 좌우된다. 두개 체성기능부전을 출생 후 조기에 치료하면, 수유와 꽉쥐고 놓지 않는 문제들을 피할 수 있을 것이다.

■ 편두통
MIGRAINE HEADACHE

접형기저결합과 측두골의 체성기능부전은 편두통에서 흔히 나타난다. 그의 관찰에서, Magoun은 접형골 대익이 편두통 있는 면에서 항상 높게 있는 것으로 묘사했다. 이 위치에서 막성 긴장으로 기저부위와 혈관상(vascular beds)이 제한되는 경향이 있으며, 공동정맥동이 바로 근처에 있는 것으로 되면, 접형골의 해부학적인 위치 변화로 정맥순환이 잠재적으로 붕괴될 수도 있다. 그 결과에 의한 울혈과 부종으로 통증-민감 구조물이 둘러싸여지면 삼차혈관계를 거쳐 편두통을 발생시키는 사건을 활성화시킬 수도 있다. 두개기능부전에 대한 도수교정치료를 현명하게 적절한 시간에 설정하게 되면, 편두통을 종결시키거나 그 발통을 선제할 수도 있다.

■ 사시
STRABISMUS

사시는 안구근육들의 불균형 또는 마비로 초래될 수 있다. 안구운동신경의 손상으로 마비가 유발되고, 상핵이상(supranuclear abnormalities)이 긴장도 불균형의 통상적인 원인이다. 만약에 4-6세 이전에 사시를 교정하지 않으면, 영구적인 시각 소실이 뒤이어 일어나게 될 것이다. 의학적인 치료선택으로는 교정렌즈와 시각 교정훈련과 안구근육의 균형을 교정하기 위한 수술 등이 포함된다. 안구왜곡으로 안구 근육의 기시부와 정지부가 변경될 수 있으며, 이렇게 되면 그 근육이 타고난 긴장성을 상실하여 흐느적거리게 될 수도 있다. 게다가 두개 체성기능부전으로 아마도 안구근육들로 들어가는 뇌신경들에 영향을 주는 신경의 영양이 부족하게 될 수도 있으며, 그것에 의해 사시 단계가 정착될 수도 있다. 정골요법적 치료는 이러한 연관성을 교정하는 것에 집중되어야 한다.

■ 이명
TINNITUS

이명은 귀에 공명, 윙윙거림, 굉음, 휘파람소리, 쉿쉿하는 소리로 특징지을 수 있는 주관적인 경험이며, 그러한 잡음의 인식은 청각을 자극하지 않고 일어나며, 간헐적으로, 계속적으로 또는 심박동과 동시발생적으로 일어날 수도 있다. 이러한 장애와 함께 항상 청각 소실이 존재하게 되며, 귀의 질병은 거의 모두 이명과 연관될 수도 있다. 청력을 돕는 보조도구들과 배경음악들은 아마도 불쾌한 소리를 참는 것을 도와줄 것이며,두개를 견인하여 측두골 기능부전을 교정하는 것과 경추근막을 이완시키는 것으로 이명이 진정될 수도 있다.

증상의 이런 감소는 쉽게 설명되어 지는데, 왜냐하면 측두골의 위치가 유스타키오관(이관)의 연골성 부분의 개방과 폐쇄에 영향을 주게 되는 사실 때문이다. 고음소리는 유스타키오관의 열리는 것을 돕는 측두골의 외회전으로 일어나고, 내회전에서 측두골은 유스타기오관이 닫히는 것을 유지하도록 하며, 저음소리가 발생된다.

■ 현기증 VERTIGO

내이, 제8뇌신경, 전정와우핵의 병변이나 장애의 결과로 현기증이 초래하게 되며. 현기증의 종류는 마치 사람들이 빙글 도는 것처럼 환자가 느끼는 주관적인 형태와 주변환경이 도는 것으로 나타나는 객관적인 형태가 있다.

치료 항목으로 급성기에는 약물이 포함되고, 만성기에는 전정기관과 보행훈련이 효과적인 것으로 될 수 있다. 현기증을 가진 환자에서 보이는 일반적인 두개골 기능장애는 측두골의 한쪽이 내회전되고 있는 동안에 다른 한쪽은 외회전되고 있는 것이다. 이런 기능장애적 정렬로 세반고리관의 방위측정이 붕괴되게 되며 현기증이 발생하게 된다. 측두골과 그것과 연관된 경추근육의 균형을 잡는 것으로 현기증은 경감하게 될 것이다.

사례 1 Case 1

L.D는 생후 12시간이 지난 신생여아로 엄마 가슴에 달라붙어 젖을 빠는 것에 어려움을 갖고 있었는데, 이러한 문제가 적절한 모유수유 기법과 접근방법을 위해 모유 수유 전문가의 도움을 받은 후에도 지속되었다. 아기 엄마는 좌절했는데, 왜냐하면 이전의 두 아이는 편하게 모유로 키웠기 때문이었다. 엄마에 의하면, 그 신생아는 가슴과 입 사이에 알맞은 밀봉을 형성하지 못했고, 이것으로 인해 빨아들이는 압력이 부족하게 되었으며, 엄마에게 가장 헷갈리게 하는 것은 아기가 병으로부터의 음식물을 먹을 때는 성공적이라는 것이었다.

출생 시, 아기의 인체측정 수치와 APGAR 점수들은 정상(체중 3,702 g, 신장 53.2 cm 머리원주 33 cm; APGAR 10 그리고 1에 9 그리고 5분)이었다. 그녀는 임신 39주에 자연분만(두정부 우측 후두골 전방태위)으로 태어났다. 진통 2단계는 1시간 10분이었고, 회음부 절제술이 시행되었으며, 모체가 지쳤기 때문에 진공 추출기를 이용하여 이차적 분만을 보조했다. 출산 과정 처음부터 끝까지 경막 마취는 전혀 실시되지 않았다. 임신합병증은 없어 모체는 어떠한 질병도 없었다. 단지 약물요법으로는 출생전에 비타민을 투여받은 것뿐이었다. 엄마는 아기가 병에 든 모유를 잘 빨고 있으며, 식욕, 배뇨, 배변이 정상인 것으로 보인다고 했다.

이학적 검사에서 L.D는 경계상태로 활동적이고 사지 모두 자유롭게 움직였다. 생체징후들은 안정적이었고, 전방 정문(頂門)은 열려있었고 평편했으며, 적색반사(red reflex)는 양측으로 기록됐으며, 쇄골은 완전하였고, 모로반사는 나타났다. 뇌혈종, 결막하출혈 또는 두상돌기 대용물이 없는 것으로 기록되었다. 안면신경 또는 상완 신경총과 연관된 마비 또는 출생 염증의 다른 것을 암시하는 징후들이 관찰되었다는 것은 없었다. 그렇지만 구강검사에서는 약한 빨기반사가 보였으며, 더 이상의 선천적인 안면결핍은 관찰되지는 않았다(갈라진 입술 등등).

정골요법검사에서 관찰된 소견으로는 후두융기 양쪽의 압박(오른쪽보다 왼쪽이 더함), 왼쪽 두정골의 외회전, 오른쪽 내측 익상근의 경련, 그리고 전방으로 된 천골기저부가 있었다. 전두골과 두정골들은 잘못된 것이 없었으며, 봉합이 겹치는 것은 없었다.

L.D에 대한 정골요법적 도수치료가 아기가 자는 동안에 시행되었다. 두개 움직임에 대한 촉진과 두개기법으로 신생아를 치료하는 것은 두개골의 대부분이 지속적으로 움직이기 때문에 어렵다. 이런 이유로 신생아가 젖을 빨거나 잠들었을 때, 두개골 검사와 치료를 실행하는 것이 가장 좋다. L.D에 대한 정골요법적 검사에서 발견된 기능부전은 막성긴장의 균형, 후두융기의 감압, 그리고 천골균형 맞추기, 그 외 다른 두개골 기법들로 접근했다. 두개골 치료 결과로, L.D는 처음으로 엄마의 젖에 성공적으로 달라붙어 놓지 않을 수 있었다. 그녀는 그이상의 증상이 없어서 12시간 후에 퇴원했고, 1주 후에 재진하러 오도록 지시했다. 그 후 내원했을 때 L.D는 어려움 없이 모유수유가 계속되었고, 출생체중이 회복된 것으로 나왔다.

정골요법적 검사결과 처음에 발견되었던 기능부전이 재발되지 않은 것으로 나타났다.

■ 논의
DISCUSSION

산후 조기에 아기가 엄마 가슴에 있게 하는 것은 엄마-아기의 유대, 성공적인 모유수유, 엄마가 모유수유를 할 수 있다는 확신을 촉진하는데 중요하다는 것은 널리 인식되어 있다. 가능 하다면, 정기적인 체중측정을 연기하는 것과 같은 그러한 일정배열로 신생아들이 출생후 조기에 엄마 젖에 달라붙게 되는 것을 늦추지 않게 될 수 있다. 아기의 빨기 반사는 출생 후 30분 동안이 가장 강하다고 알려져 있는데, 이러한 시간의 틀은 아기가 가장 경계하고 있는 때와 일치된다.

모유수유는 엄마와 아기의 적극적인 참여가 필요한 과정이다. 아기의 빨기 반사의 평가, 접촉방법에 따른 엄마의 모유수유 기술은 아기의 출산 후 바로 실행되어야 한다. 아기의 빠는 것에 대한 기능부전에 대한 적합한 평가로 아기가 몸으로 모유를 취하는 것에서 가능한 것이 어떤 것인지 그리고 그 과정에서 필요한 해부학적 구조들의 역할 기전을 이해하는 것이 필수적이다. 적절한 모유수유동안, 신생아의 입술과 입술은 반드시 유두주위와, 유륜 그리고 유방조직 아래에서 밀봉을 형성해야 한다. 아기의 입에서 만들어진 빨기로 엄마의 가슴 조직들은 늘어나게 될 것이고, 연구개를 향해 연장될 젖꼭지를 형성하게 될 것이다. 그 때 유륜에 대한 아기의 턱과 혀의 압력은 모유를 젖을 내는 구멍으로부터 아기의 입을 움식이노록 반든다. 다음에 아기는 혀를 파동치는 연동운동으로 하강시키고 후퇴시켜서 모유가 구강 후방(삼키는 반사수용기들이 자극받는 곳)으로 이동되게 한다. 한번 삼키는 반사가 시작되면 아기 혀, 연구개, 그리고 후두의 부가적인 움직임들이 코의 통로 폐쇄와 함께 일어나고 기도는 모유가 식도로 흘러가게 한다.

이와 대조적으로 병을 통한 수유는 더 수동적인 과정이다. 모유는 병으로부터 신생아에 의한 혀와 턱 움직임 또는 많은 빨기 없이도 쉽게 흘러가게 될 것이다.

모유 수유의 이런 설명과 복잡한 수많은 해

부학적 구조물들과 협력하는 빨기 기전은 근골격계가 적절하게 기능하는 것의 중요성을 강조한다. 다른 사람들 중에서도 Drs Viola Frymann과 Harlod Magoun는 출산과 분만 동안에 겪게 되는 두개골 외상을 신생아의 음식섭취 이상이 가능하게 되는 원인으로 기술했다. 핀셋 또는 진공 추출기의 사용은 두개골에 대한 상처를 주는 또 다른 원인이 될 것이다. L.D의 경우에서와 같이 가장 흔하게 나타나는 부분이 후두골이며, 후두골은 분만에서 가장 큰 힘의 충격을 받는다. 출생 시 후두골은 4부분 즉, 후두기저, 양측 과상융기부, 후두상부으로 되어 있다. 출산동안에 발생되는 후두골 손상은 주로 과상융기 또는 외측괴에 영향을 미치며, 그것은 환추 상관절면 쪽으로 밀려가게 된다. 후두골의 4부분은 대후두공을 둘러싸고 설하신경과 해부학적으로 밀접하게 연관되어 있다. 이 신경은 혀로 가는 운동 신경 분지를 제공한다.

설명된 바와 같이, 혀는 빨기반사와 삼키기 반사에서 중요한 역할을 한다. 삼키는 과정과 연관된 그 외 다른 신경으로는 설인신경과 미주신경이 있다. 후두골의 구조적 관계에서 변화는 이 신경들을 방해할 것이며, 그것에 의해 빨기 기능장애가 일어나게 될 것이다. 후두과 상융기를 감압시키고, 저작근 기능부전을 치료하게 되면 그 결과로 이 장의 후반에 인용된 시험연구에서의 신생아와 L.D 경우에서 봤었던 것과 같은 그러한 빨기기능장애가 완화하게 될 것이다.

요약하면, 빨기 기능장애에 대한 치료와 평가는 산후 조기에 시행하는 것이 필수적이다. 적합한 정골두개기법으로서 시기에 맞게 치료하는 것이 수유를 성공으로 도와줄 것이고, 그 결과로 더 건강한 신생아로 만들어 줄 것이다.

사례 2 Case 2

W.R은 그녀가 15살이었을 때부터 만성 편두통 증상을 가진 사무직의 32세의 백인 여성이다. 그녀의 두통은 일주일에 2~3번까지 일어났지만, 그러나 그녀가 생리중이었거나 긴장이 많은 기간 이었을 때는 매일 발생했다. 그녀는 편두통을 욱씬 욱씬 쑤시는 것으로 설명했고, 활동, 안구운동, 밝은 빛, 그리고 시끄러운 소리에 악화되며, 그것은 항상 4-8시간 지속되었고, 메스꺼움, 어지러움, 어떤 때는 구토가 함께 동반되었다. 그것들의 침범은 드물게는 오른쪽이었고 주로 그녀의 왼쪽 머리에 악영향을 미쳤다. W.R은 전조증상이 없다고 확언했으며, 이전의 신경화상(neuroimaging)는 음성이었다. 그녀는 여러 유형의 약물처방을 받았는데, 처음에는 통증이 경감되지만 시간이 가면 더 이상 통증완화작용을 하지 않는 것들이었다. 그녀는 신경과에서 평가도 받고 치료도 받았고, 침구사, 그리고 정말 통증을 감소시킨다고 하는 다른 많은 이들을 찾아가서 치료를 받았었다. 몇 달이 지나서, 그녀의 편두통 빈도는 약간 증가되었으며, 때때로 그녀는 매일 일상적으로 하는 달리기가 편두통을 악화시키기 때문에 하지 않게 되었고, 더욱이 통증을 경감시키는 약들의 효과도 더 줄어들었다.

발생이 약간 증가한 것 외에는 편두통의 증상들과 징후에 변화는 없었으며, 통증으로 수면 중에 깨어나지는 않았지만, 그러나 두통의 침습이 그녀의 일을 더 방해하게 되는 것을 알게 되었고, 직장에서 해고되지 않을까 걱정하게 되었다. 그녀의 편두통은 최고 통증을 10, 최저 통증을 1로 기준할 때 7 정도였다.

그녀의 과거 내/외과 기록에 의하면 베타 수용제 차단약으로 조절해야 하는 고혈압이 현저했었고, 5살 때 편도선 절제술을 했다고 되어 있었다. 그녀는 큰 대학에서 수석 도서관원으로 일했고 정기적으로 운동했다.

그녀는 알콜, 카페인, 담배, 또는 불법적인 마약의 사용과 머리외상 병력은 없었다고 했다. 가족력이 의미가 있었는데, 왜냐하면 그녀의 엄마와 형제들도 비록 심각하거나 빈번하지는 않았지만 편두통을 가지고 있었기 때문이었다. 그녀의 복용약에는 매일 고혈압에 대한 베타수용차단제와 편두통을 위해 필요한 만큼 선택되는 항세로토닌이 포함되었다. W,R은 알러지는 없었다.

이학적 검사에서는 특이한 것이 없었다. 그녀의 생체징후는 안정적이었으며, 신경학적 검사에서 그녀는 자각이 있고, 조심스럽고, 순응적인 것으로 나타났고, 뇌신경 2번에서 12번까지 모두 완전하고 운동과 감각 부족이 나타나지 않았다. 상지와 하지에 대한 심부건반사와 운동 강도는 정상 범위였다.

구조적 검사에서, 경추전만은 평편했고, 요추 전만은 증가되어 있었다. 입위굴곡검사는 왼쪽이 양성이었으며, 왼쪽 장골이 내회전되어 있었고, LOL천골염전, OA FS_RR_L, AAR_L, $C3ES_RR_R$, $T2FS_LR_L$, $L5FS_RR_R$ 등이 있었고, Sibson 막이 양쪽으로 스트레인되었다. 경추와 흉추부분의 양측 부척추근들과 승모근의 상태가 나빴고 양쪽으로 부드럽지 않았다. 두개골 검사에서는 좌측에서 상안와절흔, 접형골, 인상봉합에 과민압통점이 있었고, 우측에서는 이개후방에 과민압통점이 나타났다. 이에 더해서 후두하악봉합이 압박되어 있었고, 왼쪽 측두골이 내회전되었으며, 접형기저 연골결합(SBS)의 좌측 염전패턴이 나타났다.

1차 내원했을 때 인대긴장균형기법, 근막이완법, 근에너지기법, 역스트레인기법, 점진적 신경근육구조억제기법 그리고 V-spread,, 이개(distraction), 균형(balancing)같은 그러한 두개정골요법을 이용하여 W.R을 치료하였다. PINS를 머리와 두피의 삼차신경 분포점을 따라 적용했는데, 그녀는 치료에 잘 반응하여 편두통이 완전히 감소되었다고 보고했다. 상부흉추와 경추에 대한 스트레칭 운동은 권장하였다. 일주 후, 재진하러 왔을 때, W.R은 지난 번 내원한 이래로 편두통의 단 한번 있었으며 전과 비교해서 강도가 약해졌고, 복용약의 용량도 적게 되었다고 했다. 구조적인 검진 동안에 오른쪽 머리에 압통점들이 다시 생겼다고 기록되었다. 그녀는 4개월 동안 매달 한번씩 치료를 받았으며, 그녀가 마지막 내원했을 때, 편두통의 빈도가 한달에 한 번 이하로 줄어들었으며, 통증은 이부프로펜(ibuprofen)의 소량복용으로 쉽게 완화되었고, 압통점은 더 이상 나타나지 않았다. W.R은 신장운동을 계속하며, 기본적으로 필요한 때 재진받도록 지시받고 퇴원했다.

■ 논의
DISCUSSION

편두통은 미국에서 두 번째로 가장 흔한 두통으로 대략 미국 인구의 10-20%가 편투통을 가지고 있으며,

전조가 없는 편두통이 편두통의 가장 흔한 형태이다. 최초 편두통은 종종 유년기 또는 사춘기에 발생하고 50대 이후에 시작되는 것은 적은 것 같다. 전조없는 편두통은 특발성의 재발성 두통장애로 정의되며, 전형적으로 발통은 4~72시간 사이에서 지속되고 편측부위가 욱씬욱씬 쑤시는 통증이 특징이며, 소량의 신체

활동으로도 악화되고, 그 강도는 중등도 또는 격심하며, 메스꺼움, 구토, 광선 공포증, 음성 공포증과 관련된다. 전조가 있는 편두통도 또한 유사한 특징적인 증상과 함께 재발되는 두통이지만, 그러나 발병은 60분(전조)이하로 지속되는 신경학적인 증상에 의해 선행된다. 편두통의 발병이 심해져서 몸이 쇠약하게 될 수도 있으며, 생활 양식의 붕괴되고, 직장을 장기 결근하게 될 수도 있다. 전형적으로 편두통의 발병은 수면으로 완화된다.

편두통을 발병시키는 발통요인은 여러가지가 확인되었다. 스트레스는 가장 일반적인 발통요인이며, 남성과 여성 모두 스트레스를 받는 기간동안에 빈도가 증가된다고 보고했다. 여성에서는 특히 초경, 임심, 수유, 폐경기에서의 호르몬 변동이 발통의 결렬함과 빈도에 특징적으로 관련되어 있으며, 심지어 구강 피임약과 에스트로겐 대체요법조차도 이러한 통증 증상에 유사한 효과를 가질 수 있다. 또 다른 발통요인으로는 우울과 분노가 있다.

편두통의 병리 생리학은 아직 충분히 이해되지 않고 있다. 뇌와 두피의 동맥혈 흐름의 혈관수축과 혈관 확장이 편두통 일어나는 동안 발생하는데, 그것들이 편두통의 영향들 또는 원인이 되는 주체인지 어떤지는 아직까지 그것이 알려지지 않았다. 편두통의 발병동안에 일어나는 몇 가지 현상은 삼차혈관계(trigeminovascular system)의 활성화로부터 나타난 결과인 것 같다. 삼차혈관계는 독소와 허혈과 같은 손상으로부터 뇌를 보호하고 경계하기 위해 통증을 일으키는 감각 기계처럼 작동한다. 직접적 또는 간접적인 수단을 통해 편두통 발통요인들은 프로스타글란딘(Prostgladins), 세로토닌(serotonin), 히스타민(histamin)과 같은 화학적 활동인자의 방출을 야기하는데, 이러한 매개 물질들이 삼차신경을 자극할 수 있다. 삼차혈관축삭(trigeminovascular axon)의 자극으로 혈관활동신경 펩타이드(substance P)의 방출이 일어나고, 물질 P는 히스타민과 세로토닌의 방출을 유도하는 비만 세포와 신경 종판에 작용하고, 궁극적으로는 그 결과로 국소혈관 확장과 염증이 초래하게 된다. 또한 세로토닌은 혈관에 위치한 통증 수용기를 민감하게 한다. 이 사건의 연속적인 진행으로 통증이 연장되고 편두통에서 나타나는 통각과민성이 나타나게 된다.

편두통 환자의 평가에서 검사자는 신경영상(neuroimaging)이 필요한지를 결정할 필요가 있다. 환자가 비전형적인 두통 양상을 나타내거나 집중된 신경학적 증상이 나타난다면, 신경영상을 요청할 것이 권장된다. 신경영상이 처방될 수 있는 그 외 또 다른 환자는 통증으로 잠을 깨는 사람, 발살바기전(Valsalva maneuver)으로 두통이 악화되는 사람, 빠르게 점진적으로 악화되는 증상을 가진 사람, 노인환자에서 새로 발병된 경우 등이다.

편두통 치료의 목표에는 두통 예방, 결렬함과 빈도 그리고 무기력의 감소, 환자의 기능 능력 회복, 다른 사람들 사이에서 환자의 삶의 질 향상 등이 포함된다. 관리와 치료는 편두통의 기간과 결렬함, 연관된 증상들과 초기 치료에 반응하는 것에 달려있을 것이다. 약리학적인 모든 설비는 맥각(ergotamine)과 그것의 파생품들, 트리프탄(triptans), 진통제(analgesic), 진정제(opiate)로 이루어 진다. 이들 약물의 어떤 것도 과다사용은 피해야 하는데, 왜냐하면 그것이 두통이 재발되는 결과를 이끌 수 있기 때문이다. 예방적인 약리학적 치료는 1주일에 2번 이상 발통되는 환자에게 요청된다.

W.R처럼 편두통을 가진 환자들은 종종 약리학적 치료와 다른 치료로 통증 감소에 실패한 후에 정골요법사를 찾아온다. 두개골 분야의 정골요법은 편두통 환자에게 제공할 것이 많이 있다. 편두통 환자에서 체성기능부전이 흔히 일어나는 부위는 두개-경추연접부(craniocervical junction), 상부 경추(C1-C3), 상부 흉추(T1-T4), 측두골, 그리고 SBS 의 염전패턴 등이 있다. C1-C3 신경근과 뇌신경 5, 6, 9, 10로부터의 구심성 통증자극이 삼차신경 척수트랙(tract)에 한데 집중되고 편두통을 부추키는 삼차혈관 축삭의 흥분을 발생시키는 요인이 될 수도 있으며, 이어서 이러한 신경들의 해부학적 관계(예를 들면, 두개골, 근골계)의 혼란이 그것들의 기능을 변화시키고, 삼차혈관축삭을 활성화시키는 것이 뒤따르게 된다. 머리의 교감신경 신경분포는 T1-T4로부터 비롯된다. 증가된 교감신경 긴장도는 혈액 흐름을 감소시키는 결과를 이끄는 혈관 축소를 일으키고 그것은 순차적으로 편두통과 혈관확대를 일으키는 후유증을 번갈아 유발시킨다. 두개골, 경추, 상부 흉추의 기능부전에 중점을 둔 적절한 도수치료는 편두통 치료에 예방적이고 병세를 저지하는 효과가 있다는 것이 입증할 수도 있다.

참고문헌

Atterberry OR. Migraine and its Treatment. *J Osteopathic Cranial Assoc* 1954;61–63.

Aukerman G, Knutson D, Miser WE. Management of the Acute Migraine Headache. *Am Fam Physician;* 2002;66: 2123–2130, 2140–2141.

Beers MH, Berkow R. *The Merck Manual*. Whitehouse Station, NJ: Merck Research Laboratories, 1999.

DiGiovanna EL, Schiowitz S. *An Osteopathic Approach to Diagnosis and Treatment, 2nd ed.* Philadelphia, PA: Lippincott-Raven, 1997.

Fraval MR. A pilot study: Osteopathic treatment of infants with a suckling dysfunction. *AAO Journal* 1998;2:25–33.

Frymann VM. The trauma of birth. *Osteopathic Annals* 1976; 5:197–205.

Kappler RE, Ramey KA. Head Diagnosis and Treatment. In: Ward RC, ed. *Foundations for Osteopathic Medicine*. Baltimore, MD: Williams & Wilkins 1997:535–536.

Magoun HI. The cranial concept in general practice. *Osteopathic Annals* 1976;5:32, 36–42.

Magoun HI. *Osteopathy in the Cranial Field, 3rd* ed. Biose, ID: Northwest Printing, 1976.

Magoun HI. *Practical Osteopathic Procedures*. Kirksville, MO: The Journal Printing Company, 1978.

Sinusas K, Gagliardi A. Initial Management of Breastfeeding. *Am Fam Physician* 2001;64:981–988, 991–992.

Ward RC. *Foundations for Osteopathic Medicine*. Baltimore, MD: Williams & Wilkins 1997:901–913.

XI 부

조직계통에 대한 고찰
(Systemic Considerations)

107

림프계통에 대한 고찰
(Lymphatics)

■ 면역계
THE IMMUNE SYSTEM

면역계는 사실상 어느 단일 장기에 위치된 조직체계가 아니고, 여러 장기에 산재된 것으로 미생물로부터 손상을 방지하고, 또한 항상성을 유지하게 하며, 그것에는 미립자와 감염인자의 유입을 삼소시키거나 제기하는 장벽 및 여과기전으로써 작용하는 1차 방어선이 포함되어 있다. 흡기동안에 비공(콧구멍)을 통해 들어간 공기는 비소포를 거치면서 여과되고, 점액에 의해 축축해진 다음에 선양과 편도림프조직을 지나 인두로 들어간다. 먼지와 박테리아 같은 그러한 공격물질들은 용해될 수 있게 되어 점액과 타액의 정균특성에 복종하게 된다. 그것들이 그것을 기관지만큼 멀리 가게 하려고 하면, 내막섬모(lining celia)의 에스컬레이터 작용으로 이러한 물질의 일부는 후인두(posterior pharynx)로 되돌려지게 되는데, 그 곳에서 그것들은 삼켜지게 되어 위산과 위효소에 복종하게 된다.

대식세포라 불리는 청소세포는 이 과정을 피하는 다른 요소들을 소멸시킨다. 그것들이 여전히 존재하게 되면, 신체는 그것들을 인지하고 인지된 항원을 처리하기 위해 항체로 알려진 무기를 보낸다.

피부는 박테리아와 바이러스 감염을 제외시키기 위한 1차 방어선이다. 대부분 종종 피부의 완전성이 파손당하면서 이 경로를 통해 감염이 유도되며, 임상적으로 각 체액은 어느 정도의 정균특성을 가지고 있으므로 보다 더 직접적으로 증식을 감소시킨다. 발한작용은 이런 잠재력을 가지는 것으로 알려진 젖산과 지방산을 포함하고 있으며, 암과 같은 그러한 이상세포(미입세포) 생성도 또한 인지되고 대부분 제거된다.

중추신경계에 의한 자동온도조절은 사실상 미생물 복제를 감소시키기 위한 기본적인 시도이며, 증상으로 나타나는 열(fever)은 침입과 반응이 있다는 증거를 나타내는 것이다. 어느 수준의 온도 증감변화는 단백질 합성을 억제한다. 감염에서 문제는 열이 있다는 것이 아니다. 환자는 열이 위험할 정도로 높거나 너무 빠르게 상승할 때 또는 감염을 적절히 관리한 뒤에도 부적절한 상승상태로 존재할 때 고통을 받게 된다. 일반적으로 나이가 매우 많거나 어릴 경우 또는 면역이 손상된 환자에게서 이런 장애가 보여 지는 경향이 있으며, 해열제 사용은 미생물에 대항하는 방어과정에 역효과를 가져온다.

현대의학의 약물학적 중재는 신체면역반응을 매우 효과적으로 촉진시켜왔다. 투약은 반응의 효율성을 증가시키지만, 그러나 그것을 대신하는 경우는 거의 없다. 특히 외래환자를 기준으로 했을 때, 공공연하게 사용되는 항생제와 항바이러스제의 대부분은 정균기능이 있다 (즉, 그것들은 미생물이 복제를 더 이상 못하도록 억제하고 침입자와 싸우고 파괴하기 위해 신체가 방어태세에 돌입하게 한다). 이러한 방어가 없거나 압도당하게 되면, 보다 더 파괴적이고 위험한 살균제가 유용하다는 것이 입증될 수도 있는데, 어떤 경우에는 순기능보다는 이러한 약물의 부작용으로 보다 더 많은 피해가 오기도 한다.

적절하게 작용할 때 신체는 스스로 방어하고 수리하는 능력을 지닌 통합기계이다. 이러한 활동은 신경계, 내분비계, 혈액계, 호흡계, 비뇨기계, 위장계, 혈관계 각각에 따라 좌우되며, 좀 더 특별한 기능으로써 면역계의 중요성은 개인의 일정한 건강과 연루되어 밀접한 관계를 가진다.

■ 림프계 LYMPHATICS

기능 Functions

림프계의 주요한 두 가지 기능은 혈관계통으로 들어가기 전에 미립자를 여과하고, 외래 물질을 처리하는 구성요소를 방출하는 것이다. 이것은 특정한 크기에 선택적으로 작용하고, 매 24시간 동안 모세여과를 빠져나오는 약 200그램의 단백질을 되돌린다.

구성요소 Components

맑고 투명하고 물기가 많은 물질인 림프는 일차적으로 간과 위장관에서 생성되며, 지방, 지방산, 글리세롤, 아미노산, 글루코스 그리고 그 외 다른 물질을 포함하고 있으므로 이러한 물질로 인해 림프가 좀 더 우유와 같은 외양을 띠게 된다. 다른 부위에서 과잉생성된 체액은 림프혈관에 의해 모세동맥말단으로부터 배액되며, 정상적인 전신 림프량은 하루에 대략 2리터다.

이물질과의 전투에서 림프계의 면역기능은 대식세포와 같은 그러한 청소세포 그리고 다양한 기능을 가지고 있는 림프구와 같은 그러한 적응세포의 식작용에 의존한다. 어떤 것은 외래 침입자와 직접적으로 상호작용을 하지만, 그 반면에 다른 것(B림프구)은 침략자의 방어를 해제하고 약화시키는 항체를 생산한다.

구조 Structure

림프계의 구조는 림프절과 채널로 이루어지고, 림프맥관(vessel)은 항상 최소 2개 이상의 림프절(lymph node)을 관통하며, 이것들 모두가 어떤 시기에 다 사용되는 것이 아니기 때문에 상당한 예비용량이 있다. 이러한 림프채널을 따라 흐르는 것은 단일방향으로 판막계(valvular system)에 의해 조절되며, 판막사이의 구획은 팽창에 연속반응적으로 수축하여 한 방향으로의 흐름을 촉진시킨다. 또한 보다 더 큰 림프관의 일부는 그들이 포함하는 물질의 양과 크기에 선택적이다.

림프관 체계는 심부와 천부 두 가지로 모두 존재하고, 그것들 각각은 특정한 부위를 공급하고 있다. 심부 림프계(그림 107-1)는 흉곽, 복부, 골반 그리고 회음 구조물들을 배액한다.

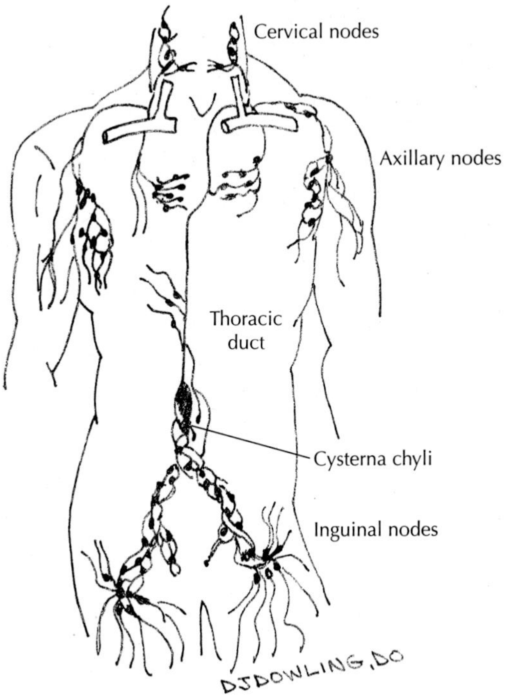

■ **그림 107-1** 심부 림프계

림프채널과 그것들이 제휴된 림프절들은 수요 장기와 혈관을 둘러싸고, 보다 더 큰 림프맥관와 합류되고 나서 우측 림프관 또는 흉관(thoracic duct) 어느 하나와 합쳐시세 된다. 친부림프맥관(그림 107-2)은 피부와 그 외 다른 근골격구조물들을 배액하고, 정맥근처에서 그것들의 절 구성요소(nodal component)와 함께 위치하며, 천부 근막을 통해 이동된다. 흐름방향은 배액이 대칭적으로 경부, 액와 그리고 서혜부로 향하면서 말초에서 중심부로 향하고, 그 후에 심부림프계로 흐른다. 모든 림프채널 중에서 가장 큰 흉관은 또한 자율신경계로부터 일부 직접적인 신경영향을 받는다.

림프흐름 Lymphatic Flow

전반적으로 건강한 사람에서 복부림프계는 림프액 생산의 대부분을 책임지고 있다. 역설

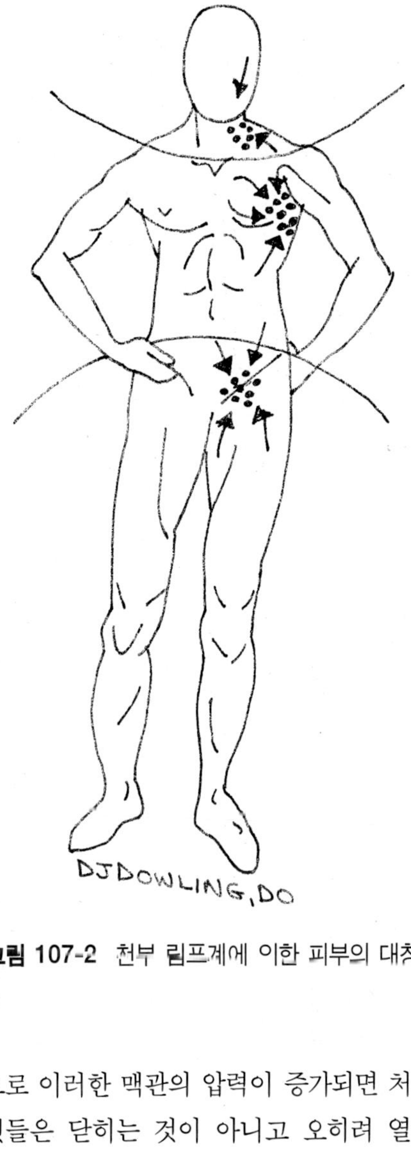

■ **그림 107-2** 천부 림프계에 이한 피부의 대칭적인 배액

적으로 이러한 맥관의 압력이 증가되면 처음에 그것들은 닫히는 것이 아니고 오히려 열리게 되고, 또한 관강내 팽창으로 맥관의 반응적 수축과 함께 일부 림프흐름이 일어나게 된다. 장의 자동운동성은 맥관에 가해지는 직접적인 압력과 림프액의 생산증가에 의해 림프흐름이 일어나게 한다.

횡격막 Diaphragm

림프계의 주요한 펌프는 근육활동으로 횡격막이 주동력장치로 작용한다. 흡기 중에 횡경

막이 복강으로 하강함에 따라 복강 내 압력은 증가되고, 그 결과로 림프맥관 그리고 림프절과 같은 그러한 다른 림프조직에 가해지는 압력이 증가된다. 상대적으로 큰 흉막 림프절의 내용물들은 확장한 폐포에 의해 압박되어 그것들의 내용물을 비우게 되고, 이것으로 인해 그 내용물들은 쇄골하정맥을 향해 두측으로 나아가게 된다. 호기 중에 횡격막 거상은 복강내압을 낮추어서 보다 많은 체액이 복부맥관으로 흡수되도록 압력변화를 일으킨다. 그러므로 호흡용적이 증가되면 림프계의 기능과 효율성이 증가된다.

골격근 Skeletal Muscle

골격근 활동은 림프계의 또 다른 주요펌프이다. 신체활동 중에 일어나는 수축과 이완의 간헐적인 작용으로 간질압력(interstitial pressure)이 변화되어 압박에 의해 특히 중력영향에 대항하여 말초에서 체간으로 림프흐름이 증가하게 된다. 심지어는 마사지 또는 수기조작과 같은 그러한 수동활동으로도 더 작은 림프맥관의 압력이 변화하게 된다.

기능부전 Dysfunction

횡격막 또는 골격근 어느 것의 기능이 약화되든지 그것의 결과로 림프계의 정체가 초래된다. 천식, 폐기종, 기관지염 그리고 급성호흡질환, 적절한 기능의 장애와 같은 만성 상태에서는 종종 흉곽움직임이 제한되는데, 이것은 국소적으로 폐에서와 마찬가지로 대칭적으로 작용한다. 말초부종은 특히 말초배액의 다른 수단인 정맥계가 결손, 차단, 경직, 손상 또는 약화되었을 경우에 근골격 활동이 손상당한 상태에서 종종 나타나는데, 이것은 하지에서 가장 빈번하게 나타나지만, 그러나 오랜 기간 앙아위로 누워있는 환자의 경우에는 천골과 둔부같이 그러한 중력-의존부위에서 발견할 수 있다.

압력 Pressures

관계통(tubes system)으로써 림프맥관은 체액과 고분자 혼합물이 침투할 수 있는 닫힌 내피관이다. 4가지 주요 압력이 작용하여 체액을 림프모세맥관 내부와 외부로 이동시킨다:

1. 모세관 압력에 의해 체액은 모세관을 통해 외부로 이동된다.
2. 간질액 압력이 양압일 때는 안으로, 음압일 때는 외부로 체액은 이동된다.
3. 혈장교질삼투압은 막을 통해서 안으로의 체액삼투를 야기한다.
4. 막을 통한 외부로의 삼투는 간질교질삼투압에 의해 야기된다.

림프절 Lymph Nodes

림프절은 크기가 다양한 림프조직의 집합이다. 콩 모양의 신장은 미발달 중추를 포함하는 피질과 내부의 수질로 각각 이루어져 있고, 세망내피세포는 소주결합조직을 따라 위치하고 특정한 물질에 대한 여과계로써 작용한다. 구심림프혈관은 문(혈관과 신경이 기관과 접하는)에서 나오고 정맥과 동맥을 동반하며, 구심림프혈관은 주머니를 통해 볼록면으로 들어간다.

비장 Spleen

비장은 림프조직 중에서 가장 큰것으로 좌측 하연골부위에서 하부늑골(제9–11), 횡격막, 위 그리고 좌측 신장에 얹혀있으며, 적수와 백수의 실질(parenchyma)은 구심성 림프, 혈관, 신경 그리고 약간의 평활근을 포함하는 섬유결합조직 주머니로 둘러싸여 있다. 적수(red pulp)는 주로 혈액제재 생산과 관련된 삭상조직(cordal system)과 동양모세혈관조직이다. 림프성 조직인 백수는 흉선의존성 T임파구와 B임파구 그리고 혈장세포를 생산하는데, 그것들 중에 마지막 것은 면역계의 상완항체구성요소(humeral antibody component)를 생산하고, T임파구는 조직의 세포-매개 팔(cell-mediated arm of system)과 관련되어 있다. 혈관구조는 복부체간(복간)에서 나오는 가장 큰 가지인 비장동맥, 그리고 장간막 정맥과 합쳐서 간문정맥을 형성하는 비장정맥으로 구성된다.

1분당 혈액량의 5%가 비장으로 들어간다. 정상적으로 비장은 이용할 수 있는 혈소판저장의 1/3과 대략 40~50 ml의 적혈구를 격리시키는데, 이것들 중에 후자는 사용대기 상태의 미성숙세포, 은퇴준비를 하고 그들의 구성요소를 새생하는 노회 세포 또는 저장실로부터 제거되어 왔던 비정상 적혈구다. 새롭게 생성되는 세포를 준비하는 장소로써 정상적으로 기능하는 양편이 오목한 디스크로 전환되기 위해 세포 중심부를 움푹 들어가게 함으로써 표면적이 증가된다.

발생학적으로 비장은 태아헤모글로빈 생성에 책임이 있고 전 생애를 통해 어느 정도의 수질조혈잠재력을 보유한다. 게다가 쇠퇴하고 덜 기능적인 세포를 제거하는 비장은 미생물과 미립물질 또한 제거한다. 옵소닌이라 불리는 젤리 같은 물질을 생산하는데 이것이 어떤 미립자와 혼합물을 감싸며, 비장은 항원항체 복합체와 불완전한 옵소닌 물질을 제거하는데 있어서 간보다 더 효율적이다.

비장활동은 여러 가지 요인에 영향을 받을 수 있다. 확장된 위 또는 가득 찬 결장은 비장을 누를 수 있다. 분당 여러 번의 횡격막 하강은 비장을 좀 더 하방으로 민다. 그리고 운동과 같은 격렬한 활동은 비장 압박 빈도와 범위를 증가시키다. 교감신경자극은 주머니수축을 야기하고 이것은 순환 속으로 혈액과 다른 내용물들을 더욱 더 방출한다. 손상기간 중에 이것은 손실에 대한 보상으로써 적혈구를 방출하고 혈소판이 일종의 붕대를 감는 과정을 시작하기 위한 자가 수혈과정으로써 작용할 수 있다. 면역능력이 있는 요소를 활동적 또는 잠재적인 감염 장소에 도달하도록 나아가게 할 수 있다.

■ 감염
INFECTION

감염에 대한 반응으로 림프조직은 수요증가에 대항해서 공장을 더 가동시키는 방법으로 대응한다. 면역능력이 있는 세포의 생산과 침입유기물 또는 물질의 파괴가 증가된다. 이전에는 촉진할 수 없었던 림프성조직이 비대화된다. 상부호흡기 감염에서 종종 경신경사슬림프절의 림프절증을 발견한다. 서혜림프절 선증이 요로 또는 골반감염의 사례에서 보여신나. 비종대로 알려진 비장팽대는 단핵세포증과 같은 질환에서 발생한다. 정상적으로 위와 늑연골로 둘러싸여 있기 때문에 비장을 촉진할 수 있다는 것은 매우 중요한 바이러스 감염의 결과이다.

비장은 골수가 더 이상 조혈작용을 수행할 수 없을 때 역시 팽대된다. 특발성 빈혈에도 불구하고 태아헤모글로빈의 초기 생성은 회복될 수 있고 혈액의 산소운반능력유지에 도움을 준다. 간을 간염 또는 다른 독성 영향 시에 크기가 증가한다. 간염 또는 간의 염증은 빈번하게 간비대를 유발한다. 감염 이후에 림프조직이 이전크기로 돌아가기까지 매우 적은 시간이 걸리거나 전혀 걸리지 않기도 한다.

■ 병력적 전망
HISTORICAL PERSPECTIVE

늑골의 척추관절에서 늑골을 대류(convecting) 시킴으로써 많은 엽성 폐렴과 흉막성 폐렴 사례를 성공적으로 치료했다. 나는 변위된 늑골을 주의 깊게 조정한다. *Andrew Taylor Still, MD, DO*

스페인 유행성 감기 Spanish Influenza

1917년부터 1919년까지의 스페인 유행성 감기는 인체 면역결핍바이러스 시대에 어떤 사람에 의해 "최후의 대전염병"이라고 불려져 왔다. 그 시대에 전 세계적으로 병으로 생명을 잃은 사망자수의 평균추정치는 대략 2,000만 명이였다. 아마도 5억 명 정도의 사람들이 일반적으로 '유행성 감기'로 알려진 병에 걸렸을 것이다. 비록 다른 전염병의 사망율이 더 높다고 하더라도 순수하게 숫자만 가지고 본다면 스페인 유행성 감기는 가장 최악은 아니더라도 최악 중의 하나라는 명성을 얻는다. 미국에서는 매년 4분의 1이(대략 2000만 명)유행성 감기에 걸린다. 증상은 다른 유행성 감기와 비슷했다. 그러나 특히 병의 치명적인 특성과 뒤에 발생하는 합병증 특히 폐렴에 걸리기 쉬운 감수성은 이환율과 사망률 양쪽을 증가시킨다.

1차 세계대전에서 죽은 미국 군인의 4분의 1은 확실히 한 두 개의 바이러스와 박테리아가 결합한 이것에 의해 죽었다. 미국에서는 500,000명에 가까운 사람들이 이 질병 또는 유행성 감기 뒤에 온 폐렴으로 죽은 것으로 추산되었다. 보험회사들은 사망자의 13%가 유행성 감기에 직접적으로 영향을 받았고, 87%가 폐렴과 합병증으로부터 영향을 받았다고 추산했다. 애틀랜틱 해안선을 따라 위치한 어떤 지역사회에서는 폐렴에 걸린 이후 죽는 경우가 50%에 달했다. 노인들과 허약한 사람들의 고통을 빨리 끝내준다고 해서 '노인들의 친구'라고 이전에 불렸던 질병은 무차별적으로 죽음을 배달했다. 그래서 대부분의 도시 시체공시소는 전체적으로 꽉 차 있었으며, 거의 사라질 때까지 공항상태는 없었다. 흑사병과는 다르게 시체를 거리에서 수거하지 않았다. 병에 걸린 사람들은 며칠 안에 호전될 거라고 예상을 하고 침대에서 지냈다. 병이 잠행적으로 진행했고 어느 정도 시간이 흐른 후에 여러 도시와 지역사회들이 스포츠 행사와 공공집회를 금지했고 침을 뱉는 사람들에게 벌금을 부과했다. 그리고 적십자사는 유행성감기 마스크를 50,000개 제작했다.

감염되면 약간 호전되는 듯하다가 극적으로 악화되면서 결국 폐렴이 되고 마는 유행성 감기의 전형적인 증상을 보인다. 유타의 아메리칸 원주민들의 대부분이 죽었고, 어떤 가족은 구성원의 4분의 3 또는 그 이상이 이로 인해 죽었다. 전에도 유행성 감기가 존재했으나 이번 경우처럼 치명적이였던 적은 없었다.

1919년 미국정골의학협회 간행물에서 조사한 내용에서 1,350명의 정골요법사들이 43,500건의 확실한 사례들을 보고했다고 밝혔다. 이 중에 폐렴으로 인한 10명과 함께 오직 160명만이 사망했다고 언급했다. 연대 말에 행해진 2,445건의 정골의학조사에서 정골요법사가 치료한 환자의 사망률이 의사들이 치료한 환자의 40분의 1정도로 낮다고 추산했다. 전형적으로 유행성 감기에 걸린 이후 폐렴에 걸린 사례는 16분의 1이다. 그러나 보험회사들은 2분의 1

정도로 높다고 보고했다. 다른 곳에서 보고한 500,000명과 비교한다면 정골요법사가 보고한 사망률을 통해서는 73,500명의 미국인들이 사망했다는 것을 잠재적으로 추산 할 수 있다. 다시 말해서 정골요법의 0.37%와 비교해서 대증요법은 2.5%의 명백한 사망률을 보인다.

정골요법사는 호흡기능을 최대화시키기 위해 늑골거상, 제한된 척추부위 움직이기 그리고 혈액과 림프흐름을 증가시키는 등의 최소 한가지의 다른 처치를 시도했다. 다시 말해서 각각의 정골요법사들의 치료처방은 대증요법 동료들과 크게 다르지 않다. 비정골요법사들이 전통적으로 사용해왔으나 어떤 잠재적인 위험성을 가진 처치들을 정골요법사들이 피하는 것은 역시 가능하다. 그러나 대부분의 경우 약학적 접근과 다른 치료적 접근은 비슷하다.

■ 정골요법적 검사 OSTEORPATHIC RESEARCH

다른 조사자들이 몇 년에 걸쳐 정골도수기법이 면역계에 미치는 효과에 대해 연구해 왔다. Castilio와 Ferris는–Swift는 비장부위의 혈액지수에 대한 도수기법의 효과에 대해 연구했다. 그들은 우측이동과 함께 사례의 80%에서 백혈구 수치가 평균 2,000 정도 증가하고 많은 사례에서 옵소닌 수치가 증가했음을 발견했다. 혈청의 정균능력이 대상자의 68%에서 증가되고 적혈구 수치가 사례의 75%에서 감소됐음을 발견했다.

Watson과 Percival은 비슷한 시내병원에 있는 아이들의 폐렴 사망률을 조사했다. 로스엔젤러스 주립 정골의학병원에서 도수기법으로 기관지폐렴을 치료받은 아이들은 10.66%의 사망률을 보였다. 대증요법 병원의 사망률은 29.6%였다. 엽성폐렴은 11.2%와 각각의 병원에서는 10.8%의 결과로 본질적으로 같은 사망률을 보였다. 항생제 이전 시대였다.

Measel은 여러 균을 혼합한 폐렴쌍구균 백신으로 관리하는 것과 동시에 일주일에 두 번 도수치료를 한 후의 항체반응에 대해 연구했다. 연구대상자들은 대조군과 비교했을 때 많은 장막하조직에 대한 항체반응이 유의할 정도로 증가했다. 이 저자의 미발간된 연구에서는 치료 후 한 시간 내에 시행된 대조군과의 비교에서 백혈구 수치가 증가하는 경향이 있음을 발견했다. 림프구의 절대적 수치가 유의하게 증가했고 헤모글로빈은 유의하지 않게 감소했음을 독립 연구소에서 측정했다.

1998년에 발간한 Lake Erie 정골의학대학에서 시행된 제한된 연구에서 림프펌프기법으로 치료한 7명의 대상자들의 호염기구가 유의하게 증가했고 5명의 비슷한 대조군에서는 변화가 없었다.

West Viginia 정골의학학교에서 B형간염 접종대상자들의 면역반응에 대한 연구를 발간했다. 이는 같은 해 13주 동안 림프펌프기법으로 치료받은 20명의 대상자 중 50%가 면역수준의 항체반응을 보였다고 증명했다. 대조군들은 16%였다. 이러한 결과는 백신자체의 효과만 기대하기 보다는 가능한 조기에 면역반응을 발생시키도록 백신접종환자에게 정식으로 림프도수 기법을 사용하는 것에 대해 임상의학에서 선호하도록 만든다.

도수처치로 인한 어떤 효과들은 문헌에서 논의되어져 왔고 탈변연화(demargination)현상의 원인이 되어왔다. 유의한 %의 혈액세포가 실제로 예비용량만큼 혈관벽 내부에 기대어 위치한다. 상당한 정도의 용량이 존재한다. 그러나 많은 동맥, 정맥, 림프혈관 보존용량이 있기 때문에 많은 세포를 공급할 수 있다. 운동과 같은 활동은 자동적으로 흐름을 증가시킨다. 면역능력이 있고 성숙한 이 세포의 대다수는 두드려 떼어진 다음 혈류로 방출된다. 이것이 유일한 효과라고 할지라도, 스스로 움직이거나 운동할 수 없는 환자에게 발생하는 정체를 여전히 향상시킨다. 도수치료는 약자와 허약자에서 이러한 자연적인 과정을 모방하는데 도움을 준다.

■ 치료 TREATMENT

정골요법사들이 역사적으로 시행해 온 치료기법은 거의 흉부펌핑이다. 림프펌핑의 다른 수단에는 흉부견인, 늑골거상, 쓰다듬기, Dalrymple 사지 펌핑, 경부림프배액, 횡격막 돔만들기와 비장과 간펌핑이 있다. 얼굴에 시행하는 기동배액기법은 생산을 증가시키고 상부호흡부위에서 축축한 점액을 제거하는데 도움을 주는 다른 기법과 결합하여 사용된다.

가장 효과적인 접근법은 중추구성요소를 첫 번째로 치료하는 것이다. 그로 인해 더 큰 림프구조물로 자유롭게 배액된다. 그 후에 말초와 바깥쪽에 적용한다. 기법은 쇄골하정맥으로 배액을 하기 위해 통로를 청소하는데 도움을 주도록 상부늑골, 특히 첫 번째 늑골을 움직이게 하고 근위에서 원위로 적용하는 것은 울혈된 체액이 보다 열린 통로를 통해 가장 잘 흐르도록 한다. 그러나 정골도수치료의 진정한 이익은 보다 정상적인 기능으로 회복되고, 환자자신의 고유의 회복과정을 촉진하는 것이다.

금기 Contraindications

어떤 기법들은 환자의 의학적 상태에 따라 제한되거나 부적절하다. 비종대, 간염, 기흉, 늑골골절, 골다공증, 신우신염, 혈전현상 그리고 최근의 수술은 합병증 위험성이 더 크기 때문에 흉부도수치료를 제외한다. 빈혈, 임신 그리고 종양진행 병력은 상대적인 금기이다.

이러한 도수치료로 인해 순환이 증가되면서 악성세포 전이가 증진된다는 어떤 증명도 없다. 사실 비정상적인 조직을 찾아내서 파괴하는 구성요소를 발달시킬 수 있는 신체기관에 종양세포를 공개하도록 만들 수 있는 지에 대한 논쟁이 유용하다. 그러나, 이 점에 대해서는 주의를 기울이도록 훈련이 이루어져야 한다. 농양 또는 다른 국소감염이 있다면, 상기의 내용은 유효하다. 때때로 구획을 부수고 더 퍼트리게 하는 것보다 침입자를 차단하고 처리하는 것이 더 현명하다.

심장과 호흡기 상태에서는 이러한 치료형태가 가장 이로울 것 같다. 그러나 다른 것을 고려하지 않고 향상을 촉진시키기 위해 치료를 진행시키기 위해서는 주의를 기울여야 한다. 흉부펌핑은 호흡용량과 체액역동성을 증가시킨다. 그러나, 극단적인 흉부압력의 감각을 한 번 경험하게 되면, 심리적 고려에 의해 이익이 더 증가하게 된다. 진단이 이루어지고 적응증과 금기증이 평가되어질 때 모든 도수치료 또는 다른 치료를 가장 잘 결정하게 된다.

사례 1 Case 1

T.Z는 오랜기간 알콜중독 병력을 가진 55세 여성으로 간부전으로 내원했다. 그녀는 황달이였다. 간은 우측늑골 가장자리에서 4손가락 아래 있었고, 중심선을 가로질러서 촉진이 잘되었다. 신경학적 검사에서 환자는 자세를 유지할 수 없을 정도의 자세곤란과 약간의 작화증

을 보였다. 피부는 밀가루반죽 같았고 하지는 부종이 있었다. 실험결과는 간염과 연관이 있었다. SGPT, SGOT, AST, 빌리루빈 그리고 LDH가 정상보다 몇 배 높았다. 치료는 대부분 신체의 생리적 밸런스를 유지하는데 도움이 되도록 행해졌고 식이 제한을 했다.

환자는 다리와 발이 너무 아프기 때문에 침대 밖으로 나오는 것을 거절했다. 족내과 높이에서 잰 발목둘레는 우측이 55cm이고 좌측이 50cm이였다. 정골의학학생들은 주치의와 환자에게 치료에 적합한 정골도수치료를 허용해 달라고 요청해서 동의를 얻었고, 레지던트는 처음 발목둘레 기록을 건네받았다.

OMT(정골도수치료)는 흉부견인, 늑골거상, 사지펌핑, 쓰다듬기 그리고 모든 사지의 수동범위운동으로 구성되었다. 대략 3시간 간격을 두고 하루에 두 번 시행했다. 두 번째 치료결과 발목둘레가 눈에 띌 만한 차이가 있었다. 환자 피부에 여전히 존재하는 펜 표시점 높이에서 다시 측정했다. 대략 각각 30cm정도의 직경이 측정됐다. 환자는 발목이 많이 좋아졌다고 표현했고, 병원 침대 밖으로 나와서 돌아다녔다. 그녀는 치료 때문에 걸을 수 있다고 의사와 다른 환자들에게 매우 열광적으로 말했다. 다음날 검사했을 때 부종이 약간 증가했다. 현재 둘레는 대략 35 cm이였다. 그러나, 환자는 기본적으로 증상은 없었다. 그녀는 다시 치료받았고 30 cm으로 되돌아왔다.

논의 Discussion

치료는 환자개인에 맞춰서 이뤄져야 한다는 것은 명백하다. 흉부와 상복부 압박은 간비대 때문에 이런 환자에게는 금기증이다. 체액환류 감소는 기능부전으로 인한 잘못된 순환기의 한 부분이다. 혈압이 높은 간문정맥은 이 경로로부터의 정맥환류를 제한했을 가능성이 있다. 불편하기 때문에 환자는 움직이지 않는다. 그리고 이 때문에 정체가 더 심해진다. OMT림프기법치료는 체액환류를 더 많이 일어나게 했다. 이것을 한번 시행했고 압박이 해제됐다. 순환이 좀 더 정상화 될 수 있었다. 거의 증상이 없는 환자는 움직일 수 있었고 보행을 통해 스스로 림프펌핑을 수행할 수 있었다.

사례 2 Case 2

V.S는 다리통증, 종창 그리고 약화에 대한 치료를 받은 65세 남성이였다. 갑작스런 배부통이 발생한 2년 전까지는 보통수준의 건강을 유지하고 있었다. 확장되고 새는 구멍이 있는 6 cm 정도의 대동맥류가 발견됐고, 응급수술을 시행했고, 대동맥에 이식을 받았다. 입원하고 있는 동안 흉부통과 양측다리통증을 호소했다. 심근과 하지에서 허혈성 변화를 발견했다. 내유동맥과 좌측다리 대복재정맥을 이용한 4개의 관상동맥혈관 우회술을 포함하여 더욱 광범위한 수술을 시행했다. 환자는 상태가 좋았고 병원에서 퇴원할 수 있었다. 그는 계속적인 마비와 양하지 부종이 있었다. 치료를 해도 양쪽 상태 어느 하나도 그다지 호전되지 않았다. 정골도수치료를 받게 하려고 가족이 환자를 데리고 왔다. 양발의 장무지 신근이 5분의 2정도의 약화가 있었고 경골조면까지 +2정도의 함요부종이 있었다. 슬개골 이하 다리털이 모두 빠졌다. 맥박은 식별하기가 어려웠다.

하지에 대한 OMT처방은 체액 움직임에 집중되었다. 사지펌핑과 쓰다듬기는 골반횡격막과 서혜부를 치료한 이후에 적용하였다. 앉거나 누워있을 때 발로 알파벳을 그리는 것을 포함한 가정 운동을 시행하라고 환자에게 지시했다. 그는 또한 탄력밴드를 사용하는 운동을 시행했다.

환자는 2달 동안 기본 주 단위로 OMT치료를 받았고 그런 다음 간격을 점점 늘려나가 최근엔 한 달 단위로 치료를 받았다. 좌측발은 5분의 3 우측은 5분의 4로 근력이 증가했다. 통증과 종창이 눈에 띄게 감소했다고 환자가 언급했다. 그는 또한 외양상 색깔이 계속 정상으로 유지되고 있다고 말했다. 또한 그는 다리에서 털이 다시 자라기 시작했다고 언급했다.

논의 Discussion

환자의 하지부종의 원인은 일차적으로 대복재정맥 제거 때문이다. 비록 이론상 여전히 정맥환류가 존재한다 하더라도, 이 계통은 아마 압도당했을 것이다. 게다가 수술로 복재정맥을 베어낸 것은 대부분의 림프혈관에도 마찬가지로 손상을 입혔을 것이다. 마비는 우선적으로 발견되지 않은 척수경색에 의해 야기된다.

림프치료는 체액환류가 원활하게 되도록 만들었다. 이것은 또한 사지로의 동맥순환증진에 기여한다. 이로 인한 순환증진과 환자가 운동을 시행함으로써 발생하는 빈번한 움직임은 근력과 순환을 촉진했다. 모발성장은 이 치료의 성과를 논증한다.

참고문헌

Castilio Y, Ferris-Swift L. Effects of splemc stimulation in normal individuals on the actual and differential blood cell count and the opsonic index. *Kansas City College of Osteopathy and Surgery Bulletin* 1932;16:10–16.

Castilo Y, Ferris-Swift L. The effect of direct splenic stimulation on the cells and the antibody content of the blood stream in acute infectious diseases. *The College Journal, Kansas City College of Osteopathy and Surgery* 1934;18(7).

Chiles HL. Editorial: a new survey of public health. *J Am Osteopath Assoc* 1919;1:227–230.

Galewaler JE. Motion, the lymphatics and manipulation. *J Am Osteopath Assoc* 1969;69:247–254.

Guyton AC. *Textbook of Medical Physiology*, 7th ed. Philadelphia: W.B. Saunders, 1986.

Jackson, et al. Effect of lymphatic and splenic pump techniques on the antibody response to hepatitis B vaccine: a pilot study. *J Am Osteopath Assoc* 1998;98:155–160.

Kapandji IA. *The Physiology of the Joints*. Vol III, Edinburgh: Churchill Livingstone, 1974.

Kohn GC. *Encyclopedia of Plague and Pestilence*. New York: Facts on File, 1995.

Langley L, Telford IR, Christensen JB. *Dynamic Anatomy and Physiology, 5th ed.* New York: McGraw-Hill, 1980.

Measel JW. The effect of the lymphatic pump on the immune response: I. Preliminary studies on the antibody response to pneumococcal polysaccharide assayed by bacterial agglutination and passive hemaglutination. *J Am Osteopath Assoc* 1982;82:28–31.

Measel JW. Introduction: thoughts on osteopathic practice and infectious diseases. *Osteopath Ann* 1982;10:92–94.

Mesina J, Hampton D, Evans R, et al. Transient basophila following the application of lymphatic pump techniques, a pilot study. *J Am Osteopath Assoc* 1998;98:91–94.

Moore KL. *Clinically Oriented Anatomy, 2nd ed.* Baltimore: Williams & Wilkins, 1985.

Robbins SL. *Pathologic Basis of Disease, 3rd ed.* Philadelphia; W.B. Saunders, 1984.

Schiowitz S, DiGiovanna E, Ausman P. *An Ostecpathic Approach to Diagnosis and Treatment.* Old Westbury, NY: New York College of Osteopathic Medicine, 1983.

Smith RK. One hundred thousand cases of influenza with a death rate one-fortieth of that officially reported under conventional medical treatment *J Am Osteopath Assoc* 2000;100:320–323.

Tasker EE. Spanish influenza:what and why? *J Am Osteopath Assoc* 1919;2:270–273.

Watson JO, Percival EN. Pneumonia research in children at Los Angeles County Osteopathic Hospital. *J Am Osteopath Assoc* 1939;39:153–159.

108

순환계
(Circulatory System)

Andrew Taylor Still은 "동맥의 통치지배는 최고이다."라고 말했는데, 그것은 동맥이 다른 모든 신체구성요소들보다 우위를 점한다기 보다는 오히려 혈액과 혈액구성성분, 혈관 등의 중요성을 지적하기 위한 의도로 언급한 것이다. 그것들이 없었다면 산소-이산화탄소 교환과 영양공급이 전혀 이뤄지지 않고 노폐물제거가 제한되어 전혀 생존할 수 없게 될 것이다. 순환계는 연료제공을 하고 몸을 따뜻하게 하는 기능과 침입자에 대항해 싸우는 면역요소를 준비하는데 기여하고, 또한 사용되었거나 쇠약한 물질을 적절한 장기로 되돌려서 재활용하거나 제거한다.

혈액은 역동적인 방식으로 움직이고 변화하며 모든 구조물에 영향을 준다. 혈액의 부재, 허혈은 최선일 경우에는 기능감소를, 그리고 최악의 경우에는 조직괴사를 초래하고, 정체 또는 느린 흐름은 영향을 받는 구조물들의 산소부족을 불러일으킬 수 있다. 징후와 증상은 외견상 창백하고, 압박이후에 쉽게 창백하게 되어 지속되는 것이다. 피부가 또한 반들반들해 질 수 있으며, 이전에 존재했던 털들이 사라질 수도 있다. 때때로 이것들은 단일 또한 국소체성기능부전의 징조가 되며, 더 이상 손상되면 그 결과로 청색증이 된다. 피부는 혈액에서 산소가 유리된 청색으로 나타나고, 세포괴사가 발생할 수 있다. 이런 현상이 다른 장기로 확장되면 무긴장증이 나타나게 되고, 장기가 사망할 수도 있다. 관상동맥이 폐색된 경우에는 심장근육 및 그것과 연관된 내재적 신경 심박동기조절이 심하게 영향을 받게 되며, 만일 혈액공급이 빠르게 회복되지 않으면 심근경색과 괴사가 발생한다. 신혈관(renal vessel)의 수축압박되면 고혈압상태가 초래되고 점진적으로 신부전이 야기된다. 장으로 가는 혈류가 손실되면 연동운동이 정지될 수 있고 심지어는 파열까지도 일어날 수도 있다. 중추와 말초신경계에 대한 영향으로는 지각중추, 의식, 기능, 반사, 근력등의 변화가 포함된다.

신체의 고유능력은 변화와 제한에 적응할 수 있다. 측부혈관(collateral vessel)의 사용과 혈관을 새로 형성하는 것은 기능부전이 계속됨에 따라 보다 정상적인 기능으로 회복하기 위한 시도를 반영하는 2개의 기전이다. 급성혈류감소에 대한 적응성 반응은 상대적으로 덜 필수적인 기능으로 가는 혈관을 수축시키는 것이지만, 그러나 이것조차도 정상활동으로 되돌리는데 효과적이 되지 못한다. 활동을 증가시키는 어떤 사건들은 혈관수축을 초래하는데, 그 결과로 국소손상지점으로 가는 혈류가 감소하고, 다른 부위로 방향을 바꾸거나 또는 계속적으로 교감신경이 수축한다. 최후의 상태는 표적조직으로 혈류를 방출하는 종결모세혈관능력에 의존한다.

신체는 체액을 배액하기 위한 두 개의 잠재적인 경로를 가지는데, 그것은 정맥계와 림프계이다. 하나가 손상되면 다른 것이 어느 정도 보상하지만, 여기에는 제한이 있고 일시적인 상태에 한해서만 기능손상, 보상 그리고 낙관할 만한 회복으로 이어지는 과정을 출발시킬 수 있으며, 너무 자주 발생하면 보상이 무력해진다.

정상에서 벗어나는 심박동률과 혈압과 같은 그러한 순환과 연관된 신체징후를 주목할 때 이 상태의 원인을 파악하는 것이 꼭 필요하다. 신경영향을 제외하고 온도와 기후, 내분비기능, 약 그리고 음식조차도 순환에 영향을 준다. 혈압감소와 심박동률 증가의 가장 명백한 이유는 혈액손실이다. 갑상성 기능항진은 전형적으로 다른 징후와 증상과 함께 심박동률 그리고 혈압증가와 연관되어 있으며, 갑상선 기능저하는 그 반대로 발생한다. 많은 약들이 미묘하거나 심각한 변화를 야기할 수 있다.

신체는 열병과 같은 내부적 문제이든 환경때문이든 과도한 열에 대한 반응을 시도하게 되며, 열을 발산하는 수단으로써 발한작용을 증가시키거나 혈관표면적을 팽창시킨다. 열은 미생물 복제를 억제하는 기능에 최소한 부분적으로 기여하는 자연적인 과정이며, 정상적인 매개변수 사이에서 가장 끝까지 남는다. 너무 어리거나 아주 나이가 들거나 어떤 선재질환(pre-existing conditions)이 있는 사람을 제외하고는 화씨 101°~102° 정도의 체온은 몇 시간 동안 참을 수 있다. 고대에는 열이 혈액과잉으로 인해 발생한다고 이해하고, 사혈을 통해 혈액을 배액함으로써 해결했는데, 그 결과는 좋지 않았다. 증상을 치료하는 것은 질병의 원인을 치료하는 것이 아니며, 그것은 확실히 환자에게 초첨을 맞춘 것이 아니었지만, 이러한 치료는 20세기까지도 의학치료의 주된 기둥이었다. 불과 몇 년 전까지만 해도 열을 치료하는 방법으로 얼음담요 안에 넣기, 피부를 알콜 스펀지로 문지르기, 심지어는 결장내로 차가운 액체를 주입하기조차 하면서 환자를 빠르게 차갑게 만들었다. 이러한 치료는 면역반응을 약하게 만들면서 너무 빠르게 체온이 변하도록 하고, 확장된 혈관으로 피부 투과성이 더 커져서 이소프로필 흡수가 증가되고, 발작역치는 낮추게 된다. 열에 대한 최근의 접근방식, 즉 체온을 억제시키지 않고 견딜 수 있을 정도까지 허용하고, 허용제한을 초과하는 체온은 천천히 낮추는 것이 정골요법 철학과 임상에 보다 더 일치되었다. 추위에 반응하여 심부온도를 유지하는 수단으로 혈관은 수축한다. 현대의 저체온증 치료는 이전에 '규격화된 치료'로 사용되어져 왔던 것과 같지만, 과정이 더 느리다. 천천히 따뜻하게 만드는 것은 조직에 손상을 덜 가한다.

혈액은 수선과 방어물질을 운반한다. 혈소판과 혈관에 작용하는 물질이 손상지역에 나타나서 일시적인 붕대로 작용하게 되고, 그 다음엔 다른 구성요소가 응혈지역으로 이동하여 치유를 촉진한다. 세포매개요소와 체액요소 양쪽 다 유기체를 방어하기 위해 침입지역으로 끌어

당겨지는데, 이것들 중에 많은 수가 가장자리로 붙임(margination)으로 알려진 과정에서 내벽을 따라 대기한다. 손상과 감염은 가장자리에서 떨어져 나가도록 촉진되고 더욱 빠른 혈류가 화학적 요소와 함께 이것에 기여한다. 순환이 손상되면 면역기능도 마찬가지로 영향을 받게 되며, 게다가 면역기능을 수행하는 비장은 50 ml 또는 그 이상의 혈액을 격리시킨다. 비록 이 혈액의 대부분이 노화된 적혈구로 구성되어 있다 하더라도, 여전히 기능에 약간의 도움을 줄 수 있다. 스트레스 상태에 놓이거나 손상을 입게 되면, 비장주머니는 수축하여 약간의 혈액을 자가 수혈할 수 있다.

순환이 시작되는 지점으로써 심장을 선택하다면, 혈액은 우심방으로 들어가서 동측의 심실로 들어가고, 산소가 제거된 혈액은 폐동맥을 통해 폐로 이동한다. 이산화탄소와는 반대로 산소에 대한 헤모글로빈의 높은 친화력은 모세혈관수준에서 쉽게 이동하도록 허용한다. 폐정맥은 혈액을 좌심방으로 안내하고, 좌심실의 승모판을 통과한 다음에 대동맥판을 거쳐 심장 밖으로 나간 다음, 심장스스로 사용하기 위해 관상동맥으로 약간의 혈액을 전환시키고, 나머지는 대동맥을 거쳐 신체의 모든 부분으로 이동시킨다. 한번 표적지역으로 가게 되면, 혈액은 일시적으로 모세혈관을 통해 나갔다가 다시 들어간다. 심장으로 환류하는 것은 정맥에서 시작하고 정맥을 거치면서 직경이 증가한다. 횡경막 운동으로 발생하는 복강내압과 흉부내압의 변화는 혈액을 하대정맥을 통해 심장으로 끌어당긴다. 보조 문맥계는 특별히 간으로부터의 혈액환류를 담당하는데, 문맥계의 혈압이 높으면 "메두사 머리"로 알려진 충혈된 복부혈관 패턴이 표면에 나타난다. 정맥사이의 판은 역류를 방지한다. 정맥사이의 흐름은 한 방향이고 심장을 향한다고 수 백년 전에 Harvey가 연구에서 최초로 입증했다. 비록 동맥과 정맥 양쪽이 평활근을 포함하고 있다 하더라도 동맥벽이 더 두껍고 이 혈관이 덜 압착된다. 국소종창이 있으면, 정맥은 보다 내강이 좁아지고 충혈이 발생하는 경향이 있으며, 혈관 염증이 발생하게 되는데, 응혈은 있을 수도 있고 없을 수도 있다.

정골요법사들의 역할은 특히 손상부위로 혈액이 흘러 들어가고 나오도록 정상과정을 촉진하는 것이다. 구조와 기능에 대한 지식을 사용하여 순환에 방해가 되는 것을 제거하는 방향으로 삼을 필요가 있다. 금기증에는 순환증가가 혈액손실 증가, 보다 더 큰 손상, 감염확산 또는 혈괴이동을 유도할 수 있는 상황이 포함되고, 림프부전 치료를 목적으로 사용할 수 있는 많은 기법을 또한 이용할 수 있다.

■ 사례 1
CASE 1

S.B는 63세 남성으로 의식불명 상태로 응급실에 실려 왔는데, 처방받은 항응고제를 과다복용해서 그 결과로 양측반구에 출혈이 일어나서 뇌실질조직을 압박하게 된 것이다. 평가를 위해 소집한 신경외과의와 신경학자는 수술이 불가능한 상태라고 결론을 내렸다.

입원 몇 시간동안 빠른 심실박동율(분당 200번)과 90/50mmHg의 혈압을 동반한 심방세동이 나타났고 화씨 106° 정도의 고열이 나타났다. 환자는 스스로 숨을 쉬었으나 가끔씩 체인스트로크 호흡(Cheyne-Stokes respration)을 보였으며, 자주 얼굴을 찌푸렸다. 약을 이용해서 심박동률을 낮추고 혈압을 높이려고 시도했으나 성공적이지 못했다. 경동맥압과 안압도 마찬가지였다. 사실 이것들은 긍정적인 방향으로 매개변수에 영향을 주지 못했고, 환자의 혈압은 낮아졌다.

가족을 다루는데 약간 모순점이 있었다. 한편으로는 희망이 없다고 그들에게 말했고, 다른 한 편으로는 주치의 중 한명이 논리적이진 않지만 좀 더 희망적인 예후를 말해주었다. 인턴 정골요법사가 환자에게 도수치료를 하는 것을 허락받았다.

환자 징후의 원인은 뇌내용물의 압박으로 인한 것이다. 심장, 호흡 그리고 체온의 변화는 모두 이것 때문이다. 두개움직임에 굴곡 양상이 있었고 진폭은 얕고 빨랐다. 치료는 CV4와 간접두개기법으로 구성했다.

치료를 시작한 지 몇 분도 안돼서 환자의 심실반응이 거의 분당 150번까지 낮아졌다. 체온은 화씨 102°까지 내려갔고, 좀 더 규칙적으로 호흡을 했으며, 환자는 얼굴를 찌푸리는 것을 중단했다. 이 효과는 8시간 동안 지속됐다. 치료를 계속했으나 비슷한 효과를 동반했다. "소생불가"결정이 내려졌고, 환자는 다음 날 사망했다.

논의 Discussion

이 환자의 상태는 뇌와 관련된 부분이 영향을 받으면서 발생되었다. 호흡변화는 뇌교압박으로 인해 가장 잘 발생한다. 뇌로부터의 자극은 또한 심방세동과 빠른 심실반응을 발생시키고, 빠른 심박동률은 낮은 혈압과 직접적으로 연관된다. 비록 환자가 얼굴을 찌푸리는 데에는 다른 이유가 있다 하더라도, 비정상적인 심장리듬은 심장의 방들을 적절하게 채우지 못하게 했고, 관상혈관은 적합한 순환을 받지 못하게 되었다. 이것은 심장율동부정을 가지는 환자에게 가슴통증을 빈번하게 발생시킨다.

두개내 출혈이 있는 환자에게 두개정골요법을 시행하는 것이 어느 정도 걱정이 있다 하더라도, 이런 극단적인 상황은 금기를 상대적으로 감소시킨다. 출혈이 닫힌 공간에 갇히게 되었고 사실상 탐폰삽입을 진행했다. 혈압감소는 혈액손실로 인한 것이 아니라 심부정맥과 연관되어 있었다. 뇌 실질조직 압박은 고열에 책임이 있었다. 불충분한 시간과 체온이 갑작스럽게 증가한 것은 감염 가능성을 배제시킨다. 이 사례에서 치료 종료 시까지도 환자 상태가 크게 호전되지는 않았지만, 환자를 보다 편안하게 만들었다. 그가 확실히 통증 또는 불편감을 판단할 수 있었는지는 모르지만, 그러나 모든 징후가 향상된 것은 이러한 것을 암시한다.

■ 사례 2
CASE 2

70세 여성은 3주 동안 배부와 고관절에 복합적인 통증증상을 가지고 있었다. 비록 주요 증상을 설명하기 위해 관련된 체성기능부전에 주목하기는 했지만, 하지검사결과 함요부종이 +2였다. 환자는 몇 년 동안 발목이 부어 있었고, 이것과 고혈압을 치료하기 위해 이뇨제와 칼슘채널 차단제를 복용해 왔다고 말했다. 다리부종으로 집 바로 근처에 잇는 상점까지 편안하게 걷기가 어려웠지만, 심근경색이나 숨이 가빴던 적은 없었다고 말했다. 주소증상, 고혈압 그리고 말초부종 이외에 다른 의학적인 문제는 없었다.

이 환자에게서 발견한 주요 결과는 편측천골전단을 동반한 장골후방염전이다. 이것은 치료하기가 매우 간단했으며, 환자는 이 점에 대해서 기능이 이전 수준으로 되돌아왔다고 느꼈고, 환자는 쾌히 부종치료를 허락했다. 부종성 다리는 외견상 잿빛이었고 피부는 얇은 조각 같았다.

치료는 하지배액을 증가시키는데 초점을 두고, Dalrymple 사지 펌핑, 쓰다듬기 그리고 마사지의 에플루라지와 유날법을 이용했으며, 집에서 다리를 올린 상태로 발을 어떻게 펌프처럼 상하로 움직이는지 그녀에게 보여줬다. 환자는 1주 후에 방문했는데, 치료이전보다 저녁에 소변양이 많아졌고, 발목크기가 감소된 것을 느낀다고 말했으며, 편안하게 걷는 능력 또한 증가했다고 했다. 현재 +1 함요부종이 있었다. 매주 한 번씩 8주 동안 치료를 계속했는데, 환자의 부종이 상당히 감소했고 색깔과 표면이 향상되었다. 한 달 뒤에 방문했을 때 약간 재발한 상태였으나, 처음의 외관에 비하면 여전히 상당히 향상되어 있었다. 환자는 몇 년 동안 한 달 또는 두 달에 한 번 사후 점검을 위해 방문했다. 그녀는 다리를 다시 면도하기 시작했다고 말했다

논의 Discussion

정맥불충분과 함께 우측울혈성 심부전이 존재한다는 증거가 있었다. 정체와 함께 발생하는 불완전한 고리가 종종 있다-기능감소와 정체 증가 등등. 사지 부종이 더 심해짐에 따라 환자는 활동을 잘 하지 않으려고 했고, 배액를 촉진시키기 위해 발생되어야 하는 펌핑활동이 수행되지 않았다. 이뇨제는 체액을 이동시키는 효과가 있지만 신장의 신동맥을 수축시키는 효과도 있으므로 이것은 내성을 증가시켜 같은 효과를 내기 위해서는 점점 더 많은 용량을 필요로 하게 할 수 있다. 여기에는 말초부종 부작용을 초래하는 칼슘채널차단제 또한 포함되어 있다는 증거가 있었지만, 환자는 이런 명백한 일들 없이 이 약을 몇 년 동안 복용해 왔다.

치료는 정맥 전부하(venous preload)를 이동시키는 효과를 나타내서 보다 많은 혈액이 충전용량이 증가된 우측 심장으로 흘러 들어갔고, 더 많은 양이 그런 다음 신장으로 흘러 들어갔다. 부종이 감소하면서 환자는 더 많은 범위를 걸을 수 있었고, 집에서와 결합된 치료는 좀 더 많이 규칙적으로 배액되었고, 정맥배액이 향상되면서 조직에 대한 동맥흐름 제한이 감소되었다. 순환향상은 의도하지 않았지만, 그러나 아주 만족스럽게 받아들이는 대체 부작용으로 모발이 다시 나기 시작했다.

참고문헌

Rogers FJ. An osteopathic perspective on cardiology. In: Ward RC, ed. *Foundations for Osteopathic Medicine, 2nd ed.* Philadelphia: Lippincott Williams & Wilkins, 2003: 345–369.

Sparks HV. Tissue respiration and circulation. In: Ward RC, ed. *Foundations for Osteopathic Medicine, 2nd ed.* Philadelphia: Lippincott Williams & Wilkins 2003:157–164.

109

자율신경계 (Autonomic Nervous System)

자율신경계는 사실상 신체 모든 기능의 순간적인 변경을 책임지고 있다. 정상적인 활동을 촉진하는 내재적인 신경총이 있는데도 불구하고, 교감신경과 부교감신경계는 기능을 강화하기도 하고 방해하기도 한다. 아우에르바하 신경총(Auerbach's plexi)과 마이스너 신경총은 관강내 팽창(intraluminal distension)에 의해서 활성화되고, 전방으로 움직이는 양상에서 연동을 시작한다. 부교감신경활동(주로 미주신경으로부터)이 증가되면, 위장관의 자동운동성(motility)이 증가하게 되는데, 그것은 미생물과 화학물에 의해 내벽이 자극받을 때도 발생될 수 있는 것으로, 그 영향으로 장 통과시간이 길어지고, 수분흡수가 감소되며, 또한 오심, 불편감, 과민 등을 포함한 다른 증상이 있을 수도 있다.

보완적인 활동으로 나타나는 교감신경의 활동의 증가는 최소한 역학적인 효과만큼은 거의 상반되는 효과를 나타내므로 통상적으로 열려 있어야 될 것 같은 괄약근은 실제 있어서는 닫히고, 내용물의 자동운동성은 급진적으로 감소된다. 이러한 모든 것은 교감신경활동 증가가 전투 또는 비행태도에 유익할 것이라고 예상되고 있다. 신체의 보행이동과 관련된 구성요소 즉, 팔과 다리에 순환이 증가되고, 내장으로의 순환은 감소된다. 장의 기능이 저하되고, 장의 통과시간 및 그것 내면과의 접촉 증가로 수분흡수가 증가되어, 분변물이 보다 더 단단하게 생성되며, 환자는 뱃속에 가스가 증가되고 정체되어 통증과 불편감을 느끼게 되고, 일부 심한 경우에는 열개(dehiscence)되거나 파열되기도 한다.

모든 내장에 대한 부교감신경활동은 무의식적으로 건강회복과 적응과정을 증가시키는 결과를 가져와서 심장과 호흡기능이 느려지고, 직장의 수분보존이 증가되며, 감각이 둔해진다.

사지로 가는 부교감신경섬유는 하나도 없다. 교감신경활동으로 혈압상승, 일부 혈관확장, 그 외 다른 혈관수축, 표면적 증가를 위한 기관지확장, 신장으로 수분흐름 감소시키기 위한 직장맥관수축 등이 일어나며, 동공이 확장되고, 청각이 더 예리하게 된다.

이러한 모든 것들이 정상적인 환경하에서는 아주 순식간에 이루어지며, 그것들은 적응이 신체의 구조와 기능에 영향을 미치는 것의 예를 든 것이다. 그러나 어느 것이든지 유용한 시점을 지나서도 지속되거나, 부적절하게 활동하거나 반사고리패턴이 있게 되면 기능부전이 발생하게 되며, 어느 부위든지 활성화는 1차 또는 2차, 3차로 될 수 있다. 근육으로 가는 혈액을 따돌리는 방법으로 신체는 스트레스에 모든 동맥의 혈관을 수축시키도록 반응한다. 관상동맥에 의한 정상적인 반응은 확장되는 것인데, 그것은 역설적인 효과 또는 수용기 차이 때문이 아니고, 교감신경자극이 심장에 근수축을 지배하는 변력성과 변시성의 효과를 증가시키기 때문이다. 압력증가는 수축률과 수축력 때문에 전형적으로 심장자체의 용량과 관주를 보다 더 크게 하는 결과를 가져온다. 죽상동맥경화증 또는 혈전색전증 현상에 의해 일부 또는 전체가 폐색되면 그 결과로 빈혈과 경색이 초래되고, 그 결과로 오는 통증과 압력으로 교감신경자극은 더욱 증가되어 맥관을 더욱 협소시키는데 기여하게 된다.

또 다른 경우에서, 역류성 식도염은 중부 흉추와 그 상방으로 부터의 부척추근과 척추후관절에 영향을 줄 수 있다. 전형적으로 그 부위에서는 양측으로 체성기능부전이 발생되어 운동제한이 일어나게 될 것이다. 그 부위는 흔히 평편하게 되는 곳이다. 위장관 괄약근과 위산역류의 기능부전은 일단 그 원인이 사라지기만 하면 즉시 감소될 수 있으며, 체성기능부전은 자발적으로 해소되거나 존속될 수도 있은데, 어느 것이든 존속되면 이전의 상태와 반대로 정착되어 최초의 내장 체성반사와는 반대되는 것으로 체성 내장반사가 나타난다. 다시 말하면, 교감신경섬유에 의한 공통신경지배를 경유하므로 기능부전은 최초원인의 부재에서도 최초에 나타났던 영향이 재발되는 원인이 될 수 있다는 것이다.

일부 끈덕지게 존속하는 질환은 교감신경계의 지속적 또는 간헐적인 자극과 관련된 것이다. 반사성교감신경이영양증(RSD)는 난치성 질환으로 그것을 촉진시킨 손상은 심한 것일 수 있고 사소한 것일 수도 있는데, 사지의 뼈골절이 가장 흔한 유발요인인 것 같지만, 그러나 때때로 외견상 해가 없는 사건이 관련된 선행사건으로 나타나기도 한다. 조직 민감성은 어떠한 미세자극에 대해서도 정교하게 부과되는 것 같다. 이환된 환자는 레이노드증후군과 이 질통을 나타낼 수 있는데, 어떤 반응을 일으키지 못하는 자극으로도 그렇게 된다. 이환된 사지의 피부를 살짝 건드리거나 옷깃을 스치는 것으로도 점진적으로 붉게 되고 사색이되며, 심지어는 뒤를 이어 청색증이 나타나기도 한다. 모든 감각변화 방식으로 통증은 찌르는 듯이 나타날 수 있다.

부교감신경계는 그것 자신의 어려움이 있다. 후두하부의 체성기능부전은 제4뇌실과 그 밑에 있는 의문핵에 악영향을 준다. 미주신경의 자극은, 특히 간헐적인 변화가 있으면, 그 결과로 혈압감소, 갑상선과 그 외 다른 내분비학적 기능의 변화, 호흡 또는 심장의 장애, 위장관의 과활동 그리고 심지어는 골반변화 등과 같은 그러한 반응이 초래된다. 심장에 미치는 영향은 전기생리학적 효과의 궤적에 따라 좌우되는 것으로 지체(서맥에서 동방결절) 또는 부재(방실결정-중재 신장장애) 또는 그 외 다른 심장률과 심장리듬의 불규칙이 포함된다. 설사에는 많은 원인이 있지만, 그러나 일부 끈덕지게 지속되는 것은 미주신경이 연루되어 있으며. 이것은 전형적으로 사용되는 일부 약물학적 중재의 선택으로 입증된다. 일부 비뇨기 반응과 부인과 반응 그리고 심지어는 호흡 반응에서 조차도 동일한 것으로 이야기되고 있다.

정골요법사들이 모든 이러한 고찰들을 이용할 때는 반드시 지식을 적용할 수 있는 가능성이 있을 때만 한다. 합리적인 치료원리는 과정을 이해하는 것이 치료로 나타내어 질 수 있다는 것을 의미하는데, 이것은 통합적인 환자치료에서 정골도수치료를 이용하는 것에도 포함되는 것이며, 그 목표는 환자 신체의 정상적인 보상기전을 촉진하는 것이다.

정골요법사들은 종종 일부 구성요소를 증가시키거나 감소시키는 것에 대해 말하고 있다. 비록 이것은 이론적인 견해이지만, 보다 더 정확하게 이해한다면 정골요법사들은 건강기능에 대한 장애를 제거하는 것에 의해 재가동을 보조하는 역할을 한다는 것이다. 표준적인 지침으로부터 치료하는 것보다 오히려, 치료계획을 개발하는 것은 전형적으로 환자의 증상에 초점을 맞추기보다는 신체 조직계통이 원인 발견에 어떻게 상호작용하는 가를 이해하는 것 여하에 달려있다. 때때로 이것을 달성하는 것이 어려울 수가 있는데, 그것은 환자들이 종종 증상의 종결에 더 관심을 갖고 있기 때문이다. 초점은 반드시 비정상적인 기능과 구조를 결정하고 내부 건강을 촉진할 수 있는 수단을 결정하는 것에 두어야 한다.

■ 사례 1
CASE 1

R.P.는 66세 여성으로 6개월간 불편했던 하지에 통증이 새로운 증상으로 나타났다. 그녀는 이전에 배부와 경부의 통증으로 병원에 다녔으며, 최소한 1년간은 정골도수치료를 받은 적은 없었다. 그녀는 유방암으로 소괴절제술, 방사선치료, 화학치료를 받았었고, 그동안 건강하게 지냈는데 낙상으로 오른다리의 경골과 비골이 골절되었다. 골절은 외상에 의해 유발된 것으로 전혀 암의 전이과정과는 관련된 것이 아니다. 그녀는 골절에 대한 개방수술을 받고, 경골골절에 대한 내부고정을 했다. 골절치유는 적절한 것으로 보였지만, 그러나 환자는 골절부위에 국한된 통증과 하지 전체 통증을 계속 호소했으며, 이것들은 또한 작열감, 시린감,발열감, 탈색감(blanching)을 동반하고, 심지어는 발이 청색으로 변할 때도 있었다. 환자는 때때로 옷깃 또는 침대보가 스치는 것을 견딜 수가 없었으며, 그 증상이 바람이 살짝 불어오는 것에도 급격하게 심해지는 것을 느꼈으며, 발은 종종 부어올랐다. 다른 의사가 환자를 마취성 진통제와 비마취성 진통제로 치료했는데 환자는 이것을 견딜 수가 없었고, 전혀 개선되는 것도 느끼지 못했다. 그래서 상대적으로 고단위의 구강용 스테로이드의 투약을 시작해서 그것을 점점 줄여나갔는데, 증상은 약간 개선되었지만, 그러나 약물용량이 점점 줄어들게 되었을 때는 이전의 상태수준으로 되돌아갔으며, 부신피질호르몬제와 관련된 장기적인 부작용에 대한 우려가 있었다.

검사에서 환자의 생체징후는 혈압이 약간 높은 것을 제외하고는 정상치 이내에 있었다. 환자의 방사선 영상을 재고한 결과 골절치유는 충분히 된 것으로 보였으며, 환자의 다리를 검사하였더니 +1함몰부종이 있었는데, 그것은 처음에 홍반이었으며, 그것을 촉진함에 따라 피부는 탈색되어 얼룩덜룩하게 보이게 되었다. 비골두의 전방활주에 운동제한이 있었고, 거골은 전방에 있었으며, 슬와부에 제한이 있고, 장경인대를 따라 긴장되어 있고 다수의 과민압통점이 있었다. 오른발의 내반이 증가되었고, 우측 장골이 전방으로 있었으며, 다른 것 중에서도 L5, L1, T12에 단일체성기능부전이 있었다.

하지를 신경근육골격구조물에 대한 점진적 억제기법, 근막이완기법, 역스트레인기법, 근에너지기법, 고속추력기법으로 치료했다. 마지막의 2가지 치료방식은 장골, 비골두와 거골 기능부전에도 적용했다. 요추부는 근막이완기법과 인대긴장균형기법으로 치료했으며, 또한 경찰법마사지와 림프배액기법도 적용했다. 모든 치료는 환자가 견딜 수 있는 만큼 선택해서 적용했는데 환자가 모든 수기적용에 처음에는 약간 불편감을 가졌으나 부종은 감소되었고, 환자의 가동성이 더 좋아졌으며, 피부색에도 변화가 보였다.

환자는 다음 주에 다시 내원하였는데, 비록 증상이 완전하게 해소되지는 않았지만, 이전보다는 피부접촉에 대한 내성이 더 증가된 것으로 보였다. 치료를 계속한 결과 환자는 발목보조기 착용을 견딜 수 있게 되어 더 약화된 경비인대를 지지할 수 있게 되었다.

논의 Discussion

골절은 대다수의 반사성교감신경이영양증의 경우에서 그 원인의 일부가 되며, 대부분 사지가 이환된다. 증상은 편측성 또는 양측성으로 나타날 수 있으며, 교감신경섬유의 과민증으로 보인다. 이것들은 동맥에 동반되어 자극증가를 통해 그것들의 직경에 직접적으로 영향을 미치는데, 만성과 급성의 혼합으로 나타나는 것 같다. 오래 동안 협착되어 있으면 허혈이 일어나게 되는데, 이것은 혈관확장에 작용하는 물질의 해제로 염증변화를 발생시킬 수 있으며, 편두통과 유사한 반응증가를 일어나게 할 수 있다.

이러한 환자에 대한 치료는 하지, 흉요추부로 가는 교감신경섬유의 기시부와 함께 보다 더 증상이 뚜렷한 부위에 향하게 되며, 또한 정체가 발생된 것에도 접근하게 된다. 손상부위로 가는 동맥흐름뿐만 아니라, 정맥과 림프의 복귀도 감소된다.

반사성교감신경이영양증의 구성요소에 대한 접근으로 상태가 개선되는 것 같지만, 그러나 질환의 속성상 이전의 기능이 완전히 회복되지는 않을 수도 있으므로 해결되지 않고 개선되는 것도 목표로 받아들일 수 있어야 한다.

■ 사례 2
CASE 2

A.D.는 47세 여성으로 소화기전문의사에 의해 요통으로 의뢰된 환자이었다. 통증은 거의 일정하게 지속적이었으며 10을 기준으로 5에 해당되는 등급으로 둔통이면서 예리한 통증이라고 묘사했다. 운동제한이 있으며, 통증은 흉추중부에 국한되어 방사통은 없었다. 환자는 위-식도 역류의 병력이 있고, H2 차단제와 양자펌프억제제의 복용량을 점진적으로 증가하고 있었다. 그녀의 복부증상은 완화되었지만, 그러나 완전히 사라지지는 않았다. 환자는 2주일 전에 내시경검사를 했는데 모든 것이 양호하게 보인다고 했다.

이학적 검사에서 환자의 척추는 T2-T9사이에서 전혀 움직임이 없는 것으로 나타났으며, 부척추근육은 단단하게 뭉쳐 꼬여 있었다. 환자의 흉추부위를 근막이완기법, 근에너지법, 추력기법으로 치료했으며, 운동요법을 추가해서 가동성을 증진시키게 했다. 환자는 이러한 치료적 중재를 잘 견디었으며, 그녀의 복부증상이 점진적으로 개선되는 것 같다고 했다. 3주일에 한번 씩 치료등급을 높이는 간격을 두면서 3개월이 지나고 환자는 상당히 개선되었으며, 더 이상 역류증상은 없었다고 했다. 그녀를 담당하는 소화기전문의사는 약물복용량의 감소에 동의하고 나서 중지에도 동의했다. 그녀는 9개월 후에 관련성이 없는 경부통증으로 한번 내원했는데 요통도 복부불편감도 재발되지 않았다고 했다.

논의 Discussion

위장관과 근골격의 질환사이에 연결성은 식도의 교감신경지배를 고려해보면 쉽게 분명해진다. 되돌아보면, 내장체성반사 또는 체성내장반사인지 아닌지를 결정하는 것은 어려운 것이었다. 근육과 체성기능부전이 먼저 발생되고 위장관의 문제점이 일어났는지 또는 그 반대로 발생했는지를 결정하는 것은 거의 중요한 것이 아니다. 보다 더 중요한 것은 두 가지 기능부전이 어느 시점에서는 또 다른 것을 유지하게 한다는 것이다. 약물학적 치료는 단지 그 고리의 어느 한 면에만 영향을 주기 때문에 완전히 치료되지 않은 상태에서는 그것의 효과는 일체 없거나 일부만 효과가 있는 것으로 예상된다. 2가지를 모두 접근하는 것에 의해서 질환은 개선될 수 있는 것이다.

참고문헌

Kuchera ML, Kuchera WA. *Osteopathic Considerations in Systemic Dysfunction, 2nd ed*. Columbus, OH: Greyden Press, 1994.

Willard FH. Autonomic nervous system. In Ward RC, ed. *Foundation for Osteopathic Medicine, 2nd ed*. Philadelphia: Lippincott Williams & Wilkins, 2003:90–119.

110

장기도수교정
(Visceral Manipulation)

정골요법 초기부터 장기에 대한 직접적인 도수교정은 정골요법사의 치료영역에 포함되어 왔었다. 정골요법 창시자, Andrew T. Still은 그의 최후 저서, 정골요법의 연구와 실제 에서 여러 가지 많은 질병의 실체에 대해 논의했으며, 장기에 직접 적용하는 기법을 묘사하면서 그와 너불어 척추의 늑골의 병변에 대한 치료를 강조했다. 그가 주장하는 목표는 항상 적절한 신경기능을 보장함과 동시에 장기로부터 흘러오고, 장기로 들어가는 림프, 동맥혈, 정맥혈 등의 순환을 증진시키는 것이다. 그가 선호하는 장기치료법은 환자를 무릎-가슴 자세로 하게 하고, 그 자세에서 치료받을 장기를 횡격막을 향해 상방으로 들어올리는 것이었다. 그는 이질과 충수염의 치료에서 이러한 유형의 기법을 사용하라고 기술하였으며, 소화불량에 대해서는 환자를 우측와 위로 놓고, 위장을 좌측을 향해 들어 올리는 기법을 사용했다.

장관(창자)는 장간막으로 알려진 근막초에 매달려 있다. 네발달린 짐승에서 장관은 복강에서 타래타래 꼬여 떠있고, 유미즙(chyme)은 중력에 의해 방해받지 않고 장관내강을 통해 이동된다. 인간에서 장의 연동은 아주 좁은 공간에서 장관의 여러 층에 의해 생성된 긴장(tension)과 더불어 중력을 반드시 극복해야 한다. 거기에 더하여 약물과 어떤 음식물 일부는 위장관 기능을 변경시키는 효과를 가질 수 있다.

장간막 들어올리기(mesentery lift techniques)는 장관의 울혈을 완화시켜서 동맥혈이 그것으로 흘러들어오는 것을 증진시키는 도움이 되는데, 왜냐하면 그것의 혈액공급은 그것에 부착된 장간막을 통해 들어오기 때문이다. 또한 이 기법은 림프채널이 장간막 조직에 놓여있는 상관으로부터 자유롭게 되게 한다.

Edythe Ashmore는 그녀가 1915년에 발간된 저서, 정골요법 역학에서 간장에 대한 3가지 유형의 치료법을 기술했다.

1. 환자는 앙와위에서 양 무릎을 굴곡시키고, 시술자는 한 손을 제7-10늑골아래에 대고, 다른 손은 동일한 늑골들의 연골접합부 꼭대기에 댄 다음에, 양손으로 함께 압박했다가 갑자기 압박을 해제한다.
2. 환자를 좌측와위로 놓고, 시술자는 환자 뒤에 서서 환자에게 그의 오른팔을 시술자 뒤로 뻗어서 시술자의 어깨를 잡으라

고 지시한 다음에, 시술자는 뒤로 몸을 젖힘으로써 환자의 늑골을 거상시킨다. 시술자는 양손을 상기한 1에서와 같이 늑곽(rib cage) 전-후방에 대고, 환자가 최대로 흡기했다가 호기함에 따라 시술자는 체간을 구부려서 자신의 체간으로 환자의 늑곽 외측을 압박했다가, 환자가 최대로 흡기하고 그 다음에 호기할 때 마지막에 시술자는 압박력을 빠르게 해제시킨다.

3. 어느 장기라도 하수(ptosis)되어 있다면, 환자를 무릎-가슴자세로 놓고 시술자는 상방으로 들어올리기를 한다.

앞에 묘사된 기법들은 독소적 대사산물을 제거하면서 간장의 울혈을 완화시키는데 유용하다. 간장은 문맥조직에 림프채널과 정맥혈관을 풍부하게 가지고 있으며, 압력에 민감한 장기이므로 이러한 수기조작기법은 압력-증감도 변화를 통해 림프가 채널을 통해 이동되는 것을 보조한다.

유사한 압박기법이 또한 압력에 민감한 장기인 비장에 대해서도 이용될 수도 있다. 비장은 적혈구와 백혈구를 저장하고 순환으로부터 손상된 세포를 제거하는데 기여하므로 면역계에서 절대 필요한 장기이다. 비장펌프기법은 조직감염, 빈혈환자 등과 같이 면역기능을 높여져야 하는 환자에게 순환에서 적혈구 숫자가 증가되게 보조한다.

두 가지 장기 모두 부서지기 쉬우므로 이 기법을 시행할 때 반드시 주의를 해야 하며, 비장펌프기법은 비장파열의 위험이 있으므로 비장이 팽대된 경우에는 시행하지 말아야 한다. 간염인 경우에 늑곽압박하면, 간장에 손상을 줄 수도 있다.

Still과 Ashmore 두 사람 모두 어떤 복부장기에 시술하더라도 손가락 끝이 아니고 지문부의 사용해서 내장이 손상되는 것을 피하도록 강조했다.

1983년에, Jean-Pierre Barral과 Pierre Mercier은 파리에서 내장수기법에 관한 책을 발간했는데, 이 책은 1988년에 영어로 번역되었으며, 장기에 대한 직접적인 치료에 다시 새로운 관심을 갖도록 유도했다.

4가지 유형의 내장운동이 그 움직임에 영향을 주거나 또는 그것을 조절하는 조직계통을 근거로 하여 기술되었다.

1. 체성신경계(somatic nervous system)
2. 자율신경계(autonomic nervous system)
3. 두개천골리듬(craniosacral rhythm)
4. 내장자동운동성(visceral motility)

보행, 주행, 체간동작과 같이 그러한 활동으로 일어나는 신경근육골격계의 운동으로 내장의 수동적인 움직임이 일어나게 되며, 내장은 이러한 움직임이 일어나도록 가동되어 있어야 할 필요가 있다.

자율신경계의 조절을 받는 상태에서 운동은 직접적이거나 또는 간접적인 것이 될 수 있으며, 3가지 주요한 요인이 있다.

1. 횡격막 움직임 — 이것은 흉강과 복강 두 가지 모두에 들어 있는 장기의 운동에 간접적인 움직임을 유발시킨다.
2. 심장 움직임 — 이것은 폐, 식도, 종격동, 횡격막에 직접적으로 영향을 미친다.
3. 연동 움직임 — 속이 비어 있는 장기의 수축성 파동으로 다른 장기에 대한 영향이 다소 덜하다.

두개천골리듬은 뇌척수액의 파동에 영향을 미치고, 그것의 압력변화는 동맥과 정맥계통에 의한 압력변화와 마찬가지로 모든 계통의 기능에 영향을 미친다.

직장내기법과 질내기법(intravaginal techniques)은 근육과 인대와 같은 그러한 근골격계의 일부 구조물과 함께 골반장기를 보다 더 직접적으로 수기조작할 목적으로 시행될 수 있다.

장기 자동운동성(visceral motility)은 Barral과 Mercier에 의해 "내재적인 능동운동"으로 묘사되었으며, 각각의 장기는 외재적인 힘과는 관계없이 이러한 운동을 갖고 있는데, 이것은 Barral과 Mercier에 의해 호기(expir)과 흡기(inspir)라고 명명된 2가지 단계에서 발생된다. 호기에서 장기는 신체 정중선을 향해 회전방식으로 움직이고, 흡기동안에는 정중선으로부터 멀어지게 움직이며, 회전은 그것들의 태생학적 기원축(axes of embryologic origin)을 중심으로 일어나는 것으로 보인다. 이러한 움직임은 두개천골리듬과 관련된 것일 수도 있다.

장기에 대한 정골요법적 진단은 체성진단과 함께 주로 촉진적인 것으로 각각의 장기는 그것의 운동특성에 대해 평가된다. 장기의 자동운동성은 흡기와 호기동안에 사정되고 장기 부착의 운동검사에 의해 평가되며, 각 장기의 고유자동운동성은 촉진에 의해 사정된다. 장기의 체표온도변화도 또한 검사되어야 한다.

관련된 근골격계 구조물의 기능부전 여부에 대해서도 평가해야 하는데, 장기체성반사 소견과 채프맨 반사점이 진단하는데 유용할 수도 있다. 내장내장반사, 체성내장반사, 비정상적인 교감 또는 부교감신경 등이 모두 장기에 영향을 미친다.

장기에 대한 정골요법적 수기조작은 가동성과 자동운동성을 정상으로 회복시키는 방향으로 시행되어서 정상적인 림프흐름과 순환을 확보하고, 정상적인 두개골 리듬자극을 확립하며, 장기에 대한 비정상적인 체성 또는 신경성 영향이 제거되게 해야 한다.

■ 장간막 들어올리기
MESENTERIC LIFT

이 기법은 설사, 변비, 오심, 구토, 복부통증 등과 같은 그러한 증상이 있는 다양한 변형의 위장관 문제를 가진 환자를 치료하는데 유용하다. 철저한 검사가 확보되어 보다 더 심각한 복부질환을 제외할 수 있도록 항상 주의하여야 한다.

1. **환자 자세:** 앙와위
2. 시술자 자세: 처음에는 환자 좌측에 선다
3. **기법:**
   a. 시술자는 손을 환자의 복부를 가로지르게 뻗어서 손가락을 우측 전상장골극 내측의 하복부 사분면에 놓는다.
   b. 시술자는 손가락 지문두를 복부 안으로 박아 넣어서 맹장에 간접적으로 접촉되게 한 다음에 저항량을 검사한다.
   c. 견인을 배꼽을 향하게 시행해서 맹장의 움직임이 잠재적으로 추가되는 느낌이 있을 때 까지 유지한다.
   d. 그 다음에 시술자는 양손을 복부 우측으로 재배치하여 장골릉과 하부늑골사이에서 액와정중선에 갖다 댄다.
   e. 시술자는 양손가락 지문두를 이용해서 상행결장을 배꼽을 향해 내측으로 견인시키고, 이완이 감지될 때까지 견인을 유지한다. 종종 연동이 느껴질 수도 있다.
   f. 그 다음에 시술자는 손가락을 우측 상복부 사분면으로 이동시켜서 간결장곡

(hepatic flexure of colon)을 배꼽을 향해 내측하방으로 비스듬히 견인시킨다.

g. 그 다음에 시술자는 수평으로 향하게 된 그의 오른손을 상복부에 갖다 대고, 손의 척측 가장자리를 그 부위 안으로 박아 넣은 다음에 다른 손으로 보조하여 횡행결장을 배꼽을 향해 견인시킨다. 비결장만곡으로 움직이기 전에 이완되는 것이 감지되어야 한다.

h. 시술자는 환자 우측으로 이동한다.

i. 그 다음에 시술자는 손가락을 좌측 상복부 사분면으로 이동시켜서 비결장만곡을 이완이 느껴질 때까지 배꼽을 향해 내측하방으로 비스듬히 견인시킨다.

j. 시술자는 손가락 지문두를 이용해서 하행결장을 배꼽을 향해 내측으로 견인시키고, 이완이 감지될 때까지 견인을 유지한다.

k. 그 다음에 시술자는 손을 환자의 복부를 가로지르게 뻗어서 손가락을 좌측 전상장골극 내측의 하복부 사분면에 놓는다.

l. 시술자는 손을 환자의 복부를 가로지르게 뻗어서 손가락을 좌측 전상장골극 내측의 하복부 사분면에 놓고, S결장을 견인시킨다.

m. 그 다음에 시술자는 손가락 지문두를 우측 전상장골극으로부터 좌측 액와선 전방으로 향한 직선을 따라 놓고, 손가락이 배꼽 어느 한쪽 하방에 있게 해야 한다. 부드러운 압력을 점진적으로 증가시켜서 우측 상부 사분면(upper quadrant)을 향해 견인시키는데, 이것으로 불편하게 될 수도 있으므로 주의를 해야 한다.

■ 식도이완
ESOPHAGEAL RELEASE

1. **환자 자세:** 앙와위
2. 시술자 자세: 환자의 가슴높이에서 어느 한쪽에 선다
3. **기법:**
   a. 시술자는 그의 두측 손으로 경정맥절흔 바로 상방에서 기관연골(tracheal cartilage)의 위치를 찾는다.
   b. 근접된 쪽에 댄 엄지손가락과 멀리 있는 쪽에 댄 검지손가락으로 기관 양측을 천천히 부드럽게 하방으로 활주시켜서 식도에 접촉되게 한 다음에, 환자에게 침을 삼키라고 지시하면 그것의 위치를 찾는데 도움이 될 수도 있다.
   c. 부드럽게 집게잡기를 하면 식도가 잡히게 된다.
   d. 환자 발쪽에 가깝게 있는 손의 엄지와 그 외 나머지 4손가락을 3~5 cm 정도 떨어지게 벌려서 환자 좌측에서 엄지손가락을 검상돌기 바로 외하방에 댄다.
   e. 시술자는 환자의 목에 대고 있는 손으로는 두측으로 견인시키고, 다른 손으로는 환자의 발쪽으로 견인시킨다.
   f. 시술자는 양손 또는 어느 한쪽 손을 외측으로 평행이동시켜서 각각에 대한 상대적인 자유로움(relative freedom)을 결정할 수 있다. 시술자는 이완이 느껴질 때까지 자유로운 방향으로 유지한다.

그 외 다른 기법들은 이 책의 범위를 벗어난 것이므로 이러한 주제에 대해 상세하게 된 책을 참조하기 바란다.

■ 사례연구
CASE STUDY

H.S는 25세 여성으로 "과민성대장증후군(irritable bowel syndrome)"을 주증상으로 호소했다. 그녀는 그 질환의 전형적인 증상의 일부인 통증과 변비를 호소했는데, 외관상으로 묽은 변으로 바꾸게 되어 설사로 묘사했으며, 13세 이후 이러한 증상이 간헐적으로 계속되었다고 했다.

방사선학적 검사를 포함한 위장관 정밀검사로는 어떠한 분명한 원인을 밝혀내지 못했으며, 환자에게는 여러 가지 약물을 이용하여 치료했으나 전혀 효과가 없었다.

모든 4사분면에 대한 촉진검사에서 과민압통과 대장의 정상활동소리(normoactive sound)가 나타났다. 오른쪽 대퇴부 외측의 채프맨 반사점과 함께 하부흉추에는 유형 Ⅱ 체성기능부전이 있었으며, 복부반향(abdominal rebound)는 전혀 없었고, 열도 없었다.

치료는 체성기능부전에 대해서는 근에너지와 추력기법으로 하면서 그와 더불어 흉요추부위의 부척추근육에 대한 억제기법으로 시작했다. 장간막 들어올리기를 이용하여 상당하게 이완시키고, 채프맨 반사점을 치료했다. 환자에게 매일 물을 여러 잔 마시고 균형된 식사를 유지할 것을 권장했다.

그녀는 2주일 후에 다시 내원해서 변비가 단 한번 있었지만 평소와 같이 심하지는 않았다고 했다. 그녀를 다시 치료받고 1개월에 한번씩 내원했는데 상당한 개선을 보였다.

논의 Discussion

과민성대장증후군은 특정한 원인과 관련되지 않고 나타나는 임상적인 질환이다. 일차적인 증상은 변비와 복부 불쾌감, 통증이며, 때때로 진성설사로 바뀌기도 한다. 하제로 치료하면 가스가 차고 팽창되며, 반향성변비(rebound constipation)가 나타날 수 있다. 보다 정상적으로 변이 이동되려면 수분섭취와 장확장이 중요하다. 흉추부로부터 나오는 교감신경성 출력으로 연동운동이 감소되고 괄약근 긴장도가 증가하게 된다.

흉추에 대한 치료는 소장과 특히 대장으로 가는 교감신경성 유출을 감소시키는데 목표를 두는 것이다. 채프맨 반사는 전형적으로 위장관 기능부전인 경우에 나타난다.

장간막은 신장에 민감한 장기로 신장-기능부전-통증-교감신경성 긴장도로 순환되는 주기고리가 발생할 수 있다. 장간막을 그것의 부착부로 향해 가져오는 방향으로 끌어당기면 이러한 스트레스가 감소되고 순환주기를 없애는데 도움이 될 수 있다.

참고문헌

Ashmore E. *Osteopathic Mechanics*. London: Tamor Pierston Publishers, 1915 (republished 1981).

Barral J-P, Mercier P. *Visceral Manipulation*. Seattle: Eastland Press, 1988.

Kuchera ML. Kuchera WA. *Osteopathic Considerations in Systemic Dysfunction*. Columbus, OH: Greydon Press, 1994.

Still AT. *Osteopathy, Research and Practice*. Seattle: Eastland Press, 1910 (republished 1992).

Ward RC. *Foundations for Osteopathic Medicine, 2nd ed*. Philadelphia: Lippincott Williams & Wilkins, 2003.

111

헨트 적용
(HEENT Applications)

■ 두통
HEADACHES

두통은 의사들이 종종 경험하는 상황이다. 대부분의 사람들이 일생동안 몇 번은 두통으로 고통받는다. 그리고 많은 사람들에게는 무능력해질 정도로 심각하다. 수백만명이 아세타미노펜 또는 아스피린과 같이 의사처방을 받지 않아도 되는 약물로 스스로를 치료한다.

두통의 원인은 많고 다양하다. 어떤 것은 두개내동맥류 또는 출혈, 수막염과 같이 삶을 위협하거나 고혈압처럼 이를 유발할 수 있는 잠재력을 가진다. 그러므로 의사는 심각한 두통을 가진 환자를 치료할 때 이 점을 유념해야 한다. 그러나 두통을 유발하는 원인의 대부분은 근긴장과 편두통이다. Montefiore병원 두통과에서 28년 동안 진행한 연구에서 두통환자의 90%가 편두통, 긴장성 두통 또는 이 둘이 결합한 형태를 가지고 있는 것으로 판명되었다.

병인론 Pathogenesis

뇌는 그 자체로는 거의 전체적으로 통증에 무감각하지만, 두피, 동맥, 근육, 정맥동점액막, 귀 그리고 치아는 모두 통증민감성구조물이다. 두통이 생성되는 십자형부위는 두피, 후두하부와 경추상부이다. 상위 2개 경추분절에서 제1-3경추신경의 감각섬유는 제5, 9, 10뇌신경의 하행경로에 의해 합쳐지며, 이러한 3개 뇌신경은 제2경추신경과 함께 경부의 극심한 결합조직긴장을 방사하여 두개관 통증 또는 두통으로 중계한다.

두개골 내에서는 오직 경막과 그것의 동맥, 두개저에 있는 큰 동맥, 정맥동만이 통증에 민감하다. 결합조직은 긴장을 유발하거나 끌어당기도록 압박을 가해서 편두통을 발달시키는 환경을 조성시키는데, 이것은 계속적으로 발생하는 허혈과 생체역학적 다단계를 통해 중계된 반사성혈관경련을 거쳐서 발생한다.

일부 유형의 두부 또는 안면의 통증은 감각섬유를 나르는 뇌신경 5, 6, 7 을 통해 중계되는데, 이 중에서 가장 주목할 만한 것은 삼차신경통과 안면신경마비이다.

긴장성 두통 Tension Headahe

긴장성 두통은 아마도 가장 일반적인 두통 형태일 것이다. 이것은 3가지 유형으로 분류된다:

1. 감정적인
   a. 압박과 연관된 걱정
   b. 우울
   c. 화, 특히 해결되지 않는 다툼
2. 자세적인
   a. 직업적인
   b. 자세 불균형
   c. 비정상적인 척추만곡
   d. 앉거나 서 있을 때의 불량한 자세, 특히 전방으로 구부릴 때
3. 근 과긴장 또는 피로
   a. 눈쌀을 지속적으로 찌푸리기 — 전두근에 영향을 준다
   b. 이갈이 — 측두근과 교근에 영향을 준다.
   c. 전체적인 피로 — 두부와 경부의 적절한 근지지를 감소시킨다

2개 이상의 요인이 포함되면 빈번하게 재발하는 긴장성 두통으로 되는 경향이 있다.

두피, 안면 그리고 경부근의 지속적인 근수축은 긴장성 두통의 주된 호발요인이며, 이것은 천부혈관의 반사성 근수축과 종종 연관된다. 환자는 두부주위에 띠 같은 통증이나 후두부 통증을 경험하게 되는데, 양측성 통증으로 오심과 구토를 동반하지는 않는다. 상부경추는 두부통증과 연관이 종종 있으므로 두통환자일 경우에는 이것을 평가해야 한다.

편두통 Migraine Headaches

편두통은 빈번하게 나타나는 두통유형이지만, 그러나 많은 환자들이 진성 긴장성두통임에도 불구하고 스스로 편두통으로 진단한다. 편두통은 항상 재발성으로 대부분 편측성이며 욱씬거리거나 쿵쿵 울리고, 오심과 구토를 동반한다. 환자는 시각전조, 맹점 또는 청각변화와 같은 어떤 전조경고를 경험하기도 한다.

압박, 어떤 음식, 외상 또는 호르몬 변화와 같은 1가지 이상의 방아쇠 요인으로 인해 일반적으로 뇌기저와 수막에서 아드레날린에 의해 지배받는 혈관의 수축과 뒤이어 이어지는 확장으로 유도되는 편두통이 발생되기 시작한다.

정골요법적 고찰과 평가
Osteopathic Considerations and Evaluation

근골격계는 긴장성 두통 및 편두통과 밀접한 관련이 있다. 긴장성 두통과 관련된 근육은 명백하며, 두부와 안면근육, 경부 그리고 상흉부의 근육들이 포함된다. 후두환추관절, 환축추관절 그리고 C2 체성기능부전은 종종 두통의 원인이 된다. 견갑골과 경추에 부착되어 있는 견갑거근과 승모근도 고려해야 하며, 안면근육도 두통의 주된 원인이다. 측두근과 교근에 영향을 주는 환자의 이갈음, 치아갈기 또는 턱 악물기를 평가해야 하며, 이갈음은 측두골 움직임 기능부전 또는 측두하악관절문제가 되기도 한다.

편두통을 가진 환자는 다양한 두개기능부전 특히 측두골 움직임과 측굴, 회전 양상이 평가되어야 한다. 상흉추기능부전은 두부혈관의 교감신경지배에 영향을 주므로 상경추기능부전은 종종 편두통와 연관이 있다. 긴장성 두통과 편두통 양상의 결합은 일반적이지 않다.

■ 측두하악관절
THE TEMPORO-MANDIBULAR JOINT

해부 Anatomy

측두하악관절(TMJ)은 하악와(관절와) 및 측두골의 관절결절과 더불어 하악과상돌기의 관절에 의해 형성된 활액관절이며, 섬유연골성디스크에 의해 상부와 하부로 분리된다. TMJ의

주요 움직임은 하악하강(입열기)과 하악거상(입다물기)이다. 이 움직임은 하악와에서 과상돌기가 회전함으로써 생성되고, 각각 관절결절상에서의 전방활주 또는 후방 활주를 동반한다.

하악와는 외이 바로 전방 측두골에서 계란처럼 오목한 부분이다. 전방은 관절결절, 측방은 협골돌기 그리고 후방은 고막판과 경계를 이룬다. 하악와가 외이도와 근접하게 위치함으로 인해 하악와에서 회전하고 활주하는 과상돌기의 움직임을 양쪽 귀의 도관 안으로 손가락을 넣어서 촉진할 수 있다. 때때로 작은 골융기(후와결절)는 하악와 후방경계에서 돌출부를 형성한다. 하악와의 모양은 하악과상돌기와 정확하게 일치하지 않으며, 관절디스크가 두 표면을 하나로 만든다.

관절디스크는 섬유성으로 골표면의 모양을 본뜨고 있는데, 두께는 다양하고 중심부가 가장 얇으며, 관절낭과 융합하여 가장자리를 이룬다. 디스크는 측두골보다는 하악에 좀 더 단단하게 부착한다. 그 결과로 하악두가 관절결절상에서 활주할 때(입을 벌림에 따라) 관절디스크는 결절에 대항해서 전방으로 미끄러진다.

TMJ의 섬유낭은 느슨하며, 측두골 관절부위 가장자리와 하악경부에 부착하고, 측두하악인대를 형성하기 위해 외측으로 두꺼워진다. 이것은 기저부가 협골돌기와 관절결절에 부착한 삼각인대로 첨부는 하악경부 외측면에 고정된다. TMJ의 부인대는 하악유돌인대, 접형하악인대 그리고 익돌하악인대다. 관절움직임에 효과적으로 기여하지는 않는다.

삼차신경하악분지의 측두이개가지가 주로 관절을 지배하고, 부가적으로 하악신경교근가지가 지배하며, 혈관은 상악동맥의 천부동맥과 심부이개가지에서 공급한다.

TMJ 운동은 주로 저작근 활동에서 발생한다 — 측두근, 교근, 내측익돌근 그리고 외측익돌근. TMJ의 다양한 운동은 여러 근육의 양측성 또는 편측성 협동활동에서 발생한다.

1. **측두근**: 측두부를 덮는 부채모양의 근육이다.
   기시: 측두와 및 측두막.
   정지: 오훼돌기와 측두가지의 전면.
   작용: 하악거상(입다물기)과 닫힘 이후에 하악후인.
2. **교근**: 오훼돌기와 하악가지를 덮는 사각형 근육이다. 치아를 악물 때 뺨에서 쉽게 촉진할 수 있다.
   기시: 협골궁의 하부가장자리와 심부면.
   정지: 상악가지의 외측면과 오훼돌기.
   작용: 하악거상, 이악물기 그리고 하악전인을 보조한다.
3. **외측익돌근**: 2개의 기시두를 가진 짧고 두꺼운 근육이다.
   기시: 상두 — 접형골 대익 측두하면.
   하두 — 회측익돌판 외측면.
   정지: 하악경부와 관절디스크.
   작용: 양측으로 수축할 때 외측익돌근은 전인하고 하악을 압박한다. 편측으로 수축할 때, 하악의 반대측으로 측면활주를 발생시킨다.
4. **내측익돌근**: 두꺼운 사변형의 근육이 하악가지 깊숙히 위치한다; 외측익돌근 하두를 둘러싼다.
   기시: 심두 — 외측익돌판 내면;
   천두 — 상악조면.
   정지: 하악내면, 하악각근처.
   작용: 양측으로 수축하면 하악거상과 전

인을 보조한다. 편측으로 수축하면 하악의 반대측으로 측면활주를 발생시킨다.

생체역학 Biomechanics

하악운동은 양측성 대칭 또는 양측성 비대칭으로 분류된다. 하악은 두 관절로 된 하나의 뼈이기 때문에 한 관절을 통해 일어나는 운동은 다른 관절에서의 유사한 협응운동 또는 다른 반응운동 없이 발생할 수 없다. 이것들은 양 관절의 비슷한 움직임을 필요로 하기 때문에 하악의 하강, 거상, 전인 그리고 후인은 양측성 대칭움직임을 가진다. 외측편기운동(측면에서 측면으로의 운동)은 관절 움직임이 다르므로 양측성 비대칭이다.

하강은 관절결절상에서 과상돌기와 관절디스크의 동시적인 전방활주에 의해 수행되며, 이것은 주로 외측익돌근에 의해 생성되고, 설골상근과 설골하근도 약간 보조한다. 회전축은 하악두를 통과하고, 활주축은 하악공을 통과한다.

거상은 하강의 반대로, 이 움직임은 주로 측두근과 내측익돌근에 의해 생성되며 교근의 전방섬유가 보조한다.

전인(돌출)은 관절결절을 따라 양쪽 과와 관절디스크가 생성하는 전방활주를 포함하는 움직임이다. 이것은 내·외측익돌근의 양측성 수축에 의해 생성된다.

후인은 전인의 반대 움직임으로 이것은 교근 수평섬유의 양측성 수축에 의해 생성된다.

측방편위(lateral excursion)는 동측 하악과의 측방활주를 포함하는 운동으로 그것은 내측으로 이동하는 축을 중심으로 반대측 과상돌기가 약간 내회전함으로써 동반된다. 동측 내·외측익돌근의 편측성수축이 이것을 생성한다.

평가와 치료 Evaluation and Treatment

TMJ 기능부전은 대략 미국 인구의 20%에서 보이며 3:1로 남성보다 여성에서 많이 나타난다. 측두하악관절과 연관된 통증은 1830년대에 처음으로 기술되었으며, 최초의 치료는 골절제 수술이었다.

TMJ 기능부전의 원인은 부정교합, 외상, 정신적 또는 감정적인 상태, 신경근기관 그리고 환자의 전반적인 건강 등의 다양한 요인이 결합된 형태로 나타나고, 하악과, 하악와 그리고 관절융기에 대한 관절디스크의 비정상적인 관계로 설명되는 내부이상은 또 다른 병인요소이며, 디스크의 천공, 단열, 변이가 이 범주에 속한다.

강력하게 이를 뽑는 것과 같은 치아치료과정으로 외상이 일어날 수 있고, 이갈음(치아갈기)은 TMJ에 반복적으로 미세손상을 가한다. 근육불균형은 부정교합을 야기하거나 이로 인해 발생되는 또 다른 병인인자다. 부정교합은 단일치아손실 또는 다치이손실, 부적합한 치열 그리고 다른 요인에 의해 발생한다.

기능부전의 징후와 증상
Signs and Symptoms of Dysfunction

TMJ 기능부전의 가장 일반적인 징후는 관절에서 들리는 짤깍 또는 뻥소리, 전이개통증, 턱 운동제한 그리고 촉진할 때 압통이다. 빈번한 증상은 턱, 귀 그리고 안면통증, 두통, 저작근 통증, 피로 그리고 팽팽함을 포함한다. 비록 일반적인 것은 아니지만, 다음의 증상 또한 보고된다; 연하곤란, 이명, 배부통, 입안건조, 신경과민, 수면장애, 코골이, 균형상실 그리고 정신장애.

평가 Evaluation

철저한 병력평가는 매우 중요하며 외상(단지 두부와 경부만 말하는 것이 아니다), 치아작용, 껌씹기, 치아악물기 또는 치아갈기, 스트레스, 심리적인 구조 그리고 자세습관을 포함해야 한다. TMJ에 스트레스를 주는 것들은 증상으로 나타나기 오래 전부터 존재해 왔다.

신체평가를 완전히 시행해야 하고 원인이 장기인 것들은 배제해야 하며, 근경련, 측만증, 다리길이차이, 족궁, 두개천골움직임 그리고 체성기능부전을 평가해야 한다. 비대칭적인 자세기전은 TMJ에 영향을 준다.

TMJ 검사에는 다음과 같은 것이 포함된다.

1. 안면대칭 또는 비대칭 관찰.
2. 하악의 정중변위 관찰과 입을 열고 다물 동안 TMJ 촉진.
3. 턱 열기 측정. 평균은 40 mm이다.
4. 관절소음 평가 — 하악벌릴 때 염발음이 발생하면.
5. 관절과 주변조직 촉진을 통해 골 비정상과 압통 평가.
6. 근구조물 평가 — 경련, 불균형 등등.
7. 두개천골움직임 평가. 특히 측두골.
8. 압통과 움직임에 주의하면서 외이공을 통해 TMJ 촉진(그림 111-1).
9. 후두환추관절, C2와 C3기능부전을 매우 일반적으로 발견할 수 있다.

치아검사는 TMJ 기능부전을 완벽하게 평가하기 위해 필요하다.

환추후두관절, C2, C3의 기능부전은 아주 흔히 나타나는 것이므로 경부를 검사해야 한다.

또한, TMJ 영상이 진단평가에 유용하다. 자기공명영상은 내부변위를 확인하기 위한 선택과정이고 연부조직과 같이 뼈윤곽을 세밀하게 보여준다.

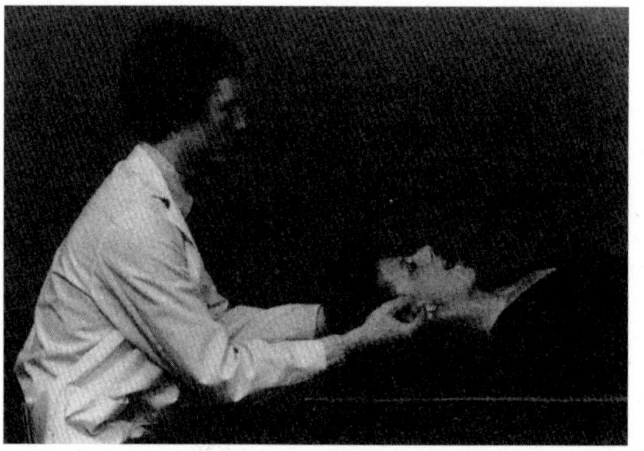

■ **그림 111-1** 이공을 통해 관절을 촉진하면서 TMJ의 궤도를 관찰하여 기능을 평가한다.

치료 Treatment

TMJ 기능부전 치료에는 세 가지 요소가 있다:

1. 치료가능한 원인을 확인하고 제거하기.
2. 정골요법도수치료.
3. 환자가 집에서 이용할 수 있는 운동요법 처방.

수술적 처치를 고려하기 전에 이런 기준을 따라 보전적인 치료를 해야 한다.

부목 또는 교정장치로 알려진 내교합 안정화 기구가 도움이 된다. 정복은 몇 달 이상 걸리고 근육이 이완하고 하악이 이동함에 따라 재조정을 자주하게 된다.

정골도수치료기법
Osteopathic Manipulative Techniques

근에너지 기법 Muscle Energy Techniques

근에너지 기법은 다양한 저작근 — 턱을 열고 닫으며 측면에서 측면으로 움직이는 — 을

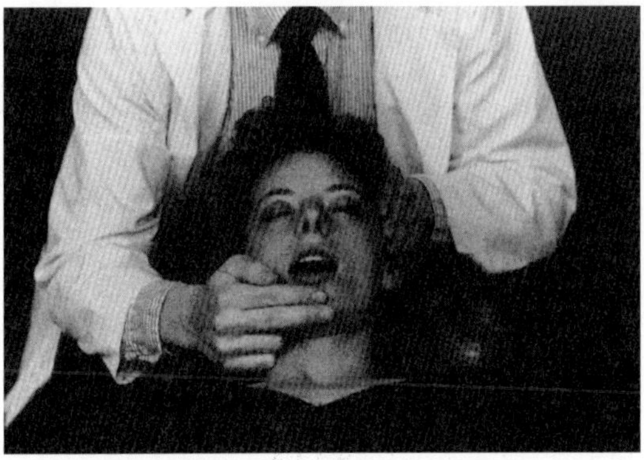

■ 그림 111-2 턱을 닫는 근육에 대한 근 에너지 치료

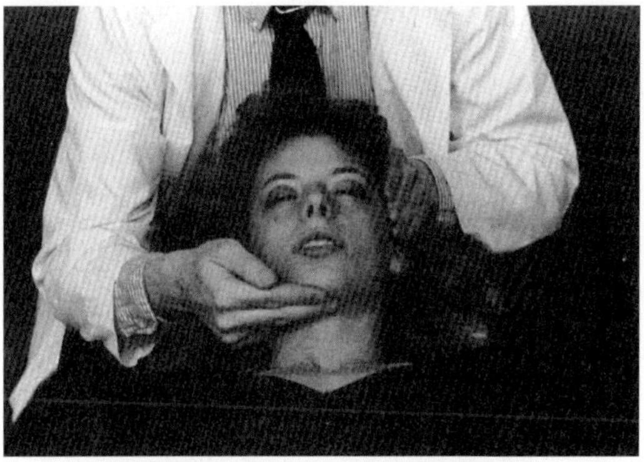

■ 그림 111-3 턱을 여는 근육에 대한 근 에너지 치료

치료하고 이완시키기 위해 고안되었다.

1. **환자 자세:** 앙와위.
2.. **치료사 자세:** 환자 머리맡에 앉는다.
3. **기법:**
   a. 턱을 닫는 근육을 치료하기 위해 환자에게 입을 벌리라고 한다. 두 손가락을 환자 턱 끝에 댄다. 환자에게 저항에 대항해 입을 다물라고 한다(그림 111-2). 세 번 반복한다.
   b. 턱을 여는 근육을 치료하기 위해 환자에게 입을 다물라고 한다. 두 손가락을 환자 턱 끝에 댄다. 환자에게 저항에 대항해 입을 벌리라고 한다(그림 111-3). 세 번 반복한다.
   c. 턱을 측면으로 움직이는 근육을 치료하기 위해 환자에게 이환측에서 멀리 턱을 움직이라고 한다. 두 손가락을 그녀의 턱측면에 댄다. 그리고 손가락으로 저항을 제공하면서 환자에게 이에 대항해 반대로 턱을 움직이라고 한다 (그림 111-4). 제한점까지 턱을 움직이면서 세 번 반복한다.

역스트레인 기법 Counterstrain technique

1. **환자 자세:** 앙와위.
2.. **치료사 자세:** 환자 머리맡에 앉는다.
3. **기법:**
   a. 한 손가락으로 근육압통점을 감지한다.
   b. 환자에게 턱을 이완하라고 한다. 치료사는 다른 손으로 그 지점에 더 이상 압통이 없을 때까지 이환측을 향해 턱을 움직인다(그림 111-5).
   c. 이 자세를 90초 동안 유지한다. 그런 다음 턱을 중립위치로 되돌린다.

익돌근 신장하기 Stretching the pterygoid muscles

어떤 TMJ 기능부전 사례의 경우 익돌근은

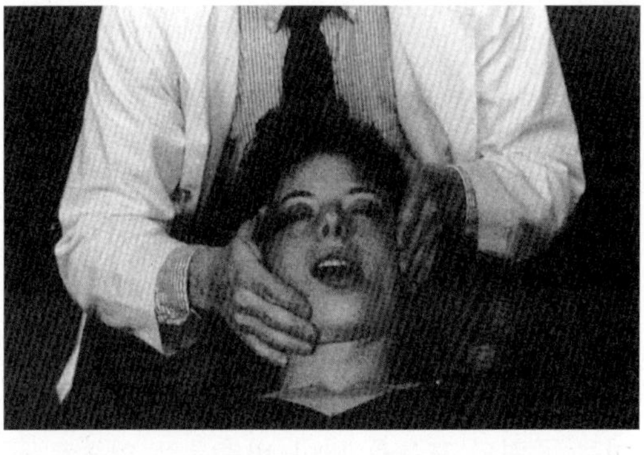

■ 그림 111-4 턱을 측면으로 움직이는 근육에 대한 근에너지 치료

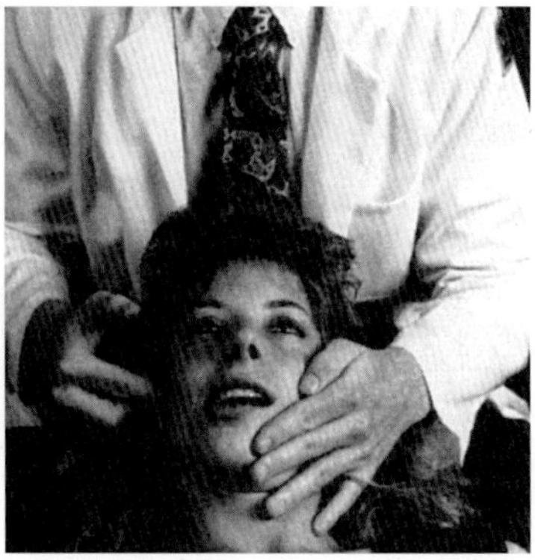

■ **그림 111-5** 우측 교근의 압통점에 대한 역스트레인 치료

과긴장 상태다. 장갑 낀 손가락을 입안에 넣어 압을 가함으로써 이 근육들을 수동적으로 신장할 수 있다. 손가락을 근육을 따라 부드럽게 미끄러뜨리면서 이것을 마사지하고 신장한다. 근육 압통점 억제 또한 사용된다.

두개골 치료 Cranial Treatment

측두골 치료는 대부분 TMJ 사례들과 밀접한 관계가 있기 때문에 알려진 움직임 제한에 대해 평가하고 치료해야 한다(10부 두개정골요법을 보라). 천골움직임이 두개움직임과 밀접한 관련이 있기 때문에 천골 평가와 치료가 마찬가지로 중요한 도움을 제공할 수 있다.

■ 비동 NASAL SINUSES

비동은 두개골 안에 있는 네 쌍의 통기세포를 포함하며, 이들은 자신들이 위치한 네 개의 뼈의 이름을 따서 명명된다: 전두, 접형, 사상 그리고 상악. 이 동들에는 비측통로에 있는 것들과 유사한 상피들이 일렬로 서있다. 이 상피들은 점액을 분비하는 배상세포를 포함한다. 이는 중력의 도움을 받아 비측통로 안으로 동 외부로 분비물을 이동시키는 것이 목적인 정상적인 중등도 두께의 맑은 섬모세포이다.

전두동은 우선적으로 중력에 의해 배수한다; 사상동, 접형동 그리고 상악동은 비측통로를 향해 점액을 이동시키기 위해 일렬로 서있는 섬모세포에 매우 의존한다. 일렬로 서있는 동들은 상기도 점막을 침범하는 것과 같은 자극, 알러지 항원 그리고 감염에 침해당하기 쉽다.

흡연에 의해 야기되는 느린 섬모운동과 마찬가지로 부종 또는 끈기 있는 점액은 동 외부로 분비물을 배출시키는데 영향을 준다. 분비액이 증가하면 공기 통로가 차단된다. 그리고 불균등한 압력을 초래하며 통증을 야기한다. 이 통증은 이마, 안와 또는 뺨 내부의 동에 위치한다. 그리고 후두와 경부, 치아, 관자놀이 또는 귀로 반사적으로 연관된다.

동의 교감신경지배는 상흉추부위에서 나오고 경신경절을 통해 지나간다. 상흉추와 상경추부는 체성기능부전여부를 평가해야 한다. 기능부전이 발견되면 치료해야 한다. 동염과 연관된 아마도 가장 일괄적인 역학결과는 환추후두 기능부전일 것이다. 이는 고통경감을 위해 치료할 필요가 있다.

동염 정골의학치료는 여러 가지 목표를 가진다: 장애물과 통증을 경감하기; 그 부위로부터 정맥과 림프흐름을 증가시키기; 반사적 변화에 영향을 주기; 점액섬모의 제거(청소)를 향상시키기. 여러 가지의 도수기법은 이런 목표획득에 도움을 주기 위해 고안되었다. 비록 오직 한 세트의 동만이 통증을 생성한다 하더라도, 전체적으로 연결된 기법을 모든 동 부위에서 배수하는데 도움이 되도록 시행해야 한다.

치료기법 Treatment Techniques

아래 기술한 환자와 치료사의 자세는 모든 기법에서 동일하다.

1. **환자 자세:** 눈은 감고 이완된 상태로 탁자 위에 앙와위로 눕는다.
2. **치료사 자세:** 탁자 머리맡에 편안하게 앉는다.

직접적인 압박과 "착유법"
Direct Pressure and "Milking"

전두동 위를 엄지손가락으로 직접적인 압을 가한다. 부드럽고 리드미컬한 움직임으로 절대 심각한 통증을 유발하지 않을 정도로 압을 점진적으로 강하게 하고 해제한다. 이 과정을 여러 번 반복한다(그림 111-6).

그런 다음 엄지손가락을 하방으로 부드러운 압을 가하면서 관자놀이를 향해 측면으로 움직인다. 측두와 가장자리에서 엄지손가락을 미측으로 향하게 한다. 이 과정을 여섯 또는 여덟 번 반복한다.

상안와절흔에서는 부드러운 압을 그 위에 적용한다; 그런 다음 엄지손가락으로 눈썹융기를 따라 양측으로 쓸어내린다(그림 111-7).

상악동에서는 같은 기법을 적용할 수 있다. 엄지손가락으로 동 위에 압을 가한다. 비측동로는 상악을 따라 엄지손가락을 측면으로 쓸어내리면서 코의 양측면을 엄지손가락으로 착유하고 아래로 압을 가한다(그림 111-8).

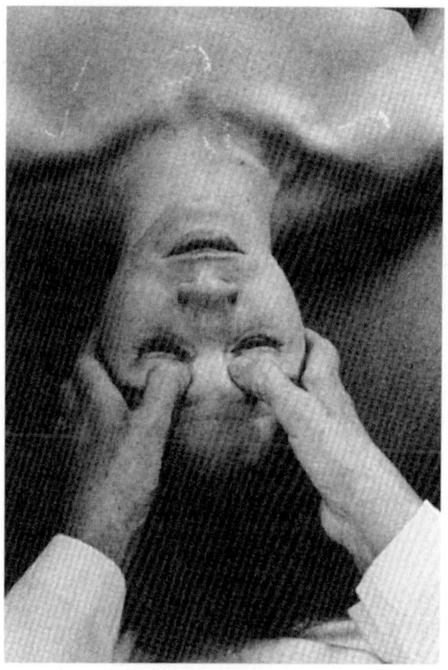

■ **그림 111-7** 상안와절흔 위에 부드러운 압을 가한다.

측두부위에서는 무지구를 측두와에 양측으로 부드럽게 두고 양손 사이 부위를 압박하면서 직접적인 압을 가한다. 압을 리드미컬한 움직임으로 부드럽게 적용하고 해제한다(그림 111-9).

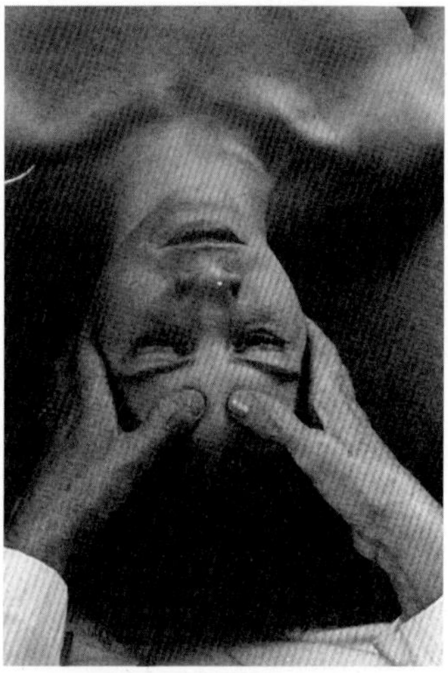

■ **그림 111-6** 전두동 위에 직접적인 압을 가한다.

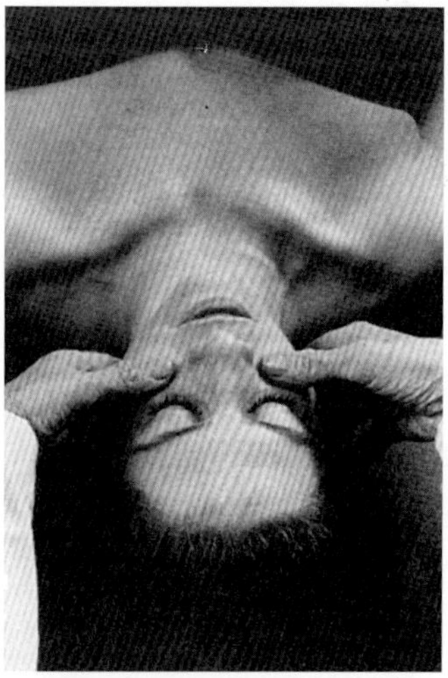

■ **그림 111-8** 상악동 위에 압을 가한다.

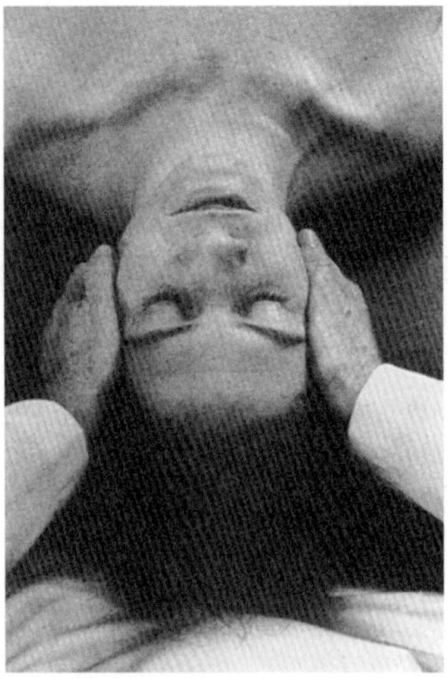

■ **그림 111-9** 측두부 위에 직접적인 압을 가한다.

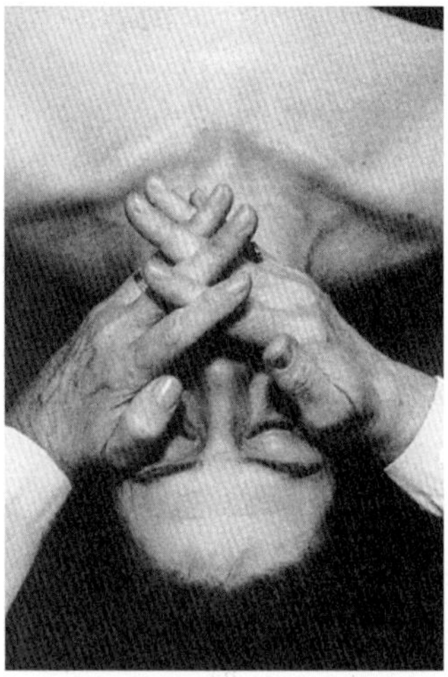

■ **그림 111-10** 상악동에 대한 역스트레인 기법

간접 압박 Indirect Pressure

치료사는 손가락을 교차시키고 환자머리맡 아래 탁자 위에 손바닥을 펼쳐놓는다. 각 손의 무지구를 환자후두측면에 댄다. 부드럽고 리드미컬한 압박을 양손으로 함께 적용하고 해제한다. 역스트레인기법은 같은 방법으로 적용된다. 압박을 90초 동안 유지한 뒤, 매우 천천히 해제한다. 한 손을 후두부에 컵모양으로 대고 다른 손꿈치를 환자 이마 중앙에 댄다. 부드럽고 리드미컬한 움직임으로 양 손 사이의 두부를 압박한다.

역스트레인 기법 Counterstrain techniques

상악동에서 압통점은 하안와신경 위에 위치한다. 상악동에서의 효과적인 역스트레인 기법은 무지구를 협골측면커브에 대고, 콧대 위에 손가락을 교차하여 둔다. 무지구로 누르고 들어올리는 움직임으로 압박을 가하면서 90초 유지한 뒤 해제한다(그림 111-10).

상안와압통점은 상안와신경 근처에 위치한다. 한 손은 상방으로 가볍게 밀면서 환자 이마에 올려놓고 다른 손의 손가락으로는 콧대를 집고 하방으로 코를 신연시킨다(그림 111-11).

■ 비측통로 NASAL PASSAGES

비측통로는 호흡기 계통으로 들어가기 위한 공기통로와 후각기관으로써 기능한다. 공기가 이것을 통과함에 따라 따뜻하고 촉촉해지며 여과된다. 배상세포가 분비하는 점액담요는 비점

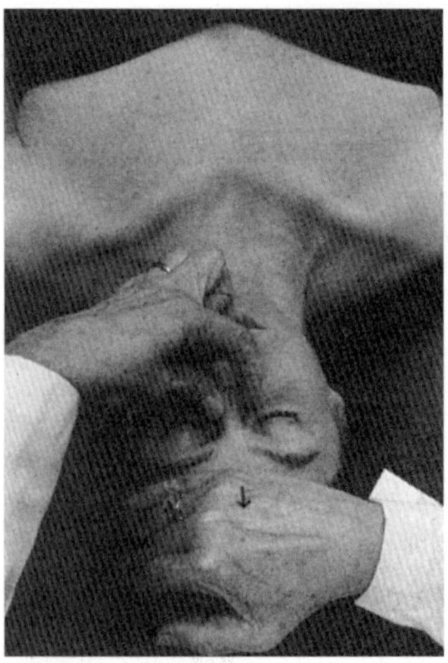

■ **그림 111-11** 상안와압통점에 대한 역스트레인 기법

막을 덮고 이는 찐득한 섬모가 된다. 점막이 적절한 기능을 수행하기 위해서는 자율신경계 균형이 필요하다. 공기를 따듯하게 하는 기능을 수행하는 혈관은 필요한 만큼의 확장을 만들어 내기 위해 교감신경계에 의존한다.

비측통로는 자극, 바이러스와 박테리아 감염 그리고 알러지 항원으로 인해 염증이 쉽게 발생한다. 염증반응은 콧물로 진행되는 묽고 물기 많은 점액생성을 시작한다. 어떤 감염과정에서 점액은 나중에 걸쭉하고 찐득하게 된다. 특히 박테리아 감염일 경우, 색깔이 종종 녹색 또는 노란색이 된다. 갑개골은 비측통로를 부어오르게 하고 차단한다. 이는 코로 흡기하기를 어렵게 만든다.

이 염증과정의 치료는 정골의학도수치료를 포함한다. 포함된 경로의 림프배수 특히 심부사슬배수는 양측성으로 사슬을 착유함으로써 도움이 된다. 어떤 림프는 인두후부로 직접 배수하기 때문에 인두치료가 시행되어야 한다.

비측통로 배수기법
Techniques for Drainage of the Nasal Passages

치료사는 우측 엄지손가락을 환자 코 좌측에 두고, 좌측엄지손가락은 코 우측에 둔다 콧대 위에서 엄지를 교차한다. 코 하방으로 세로로 움직이면서 각 엄지손가락으로 교대로 압을 가한다(그림 111-12). 이를 여러 번 시행한 후에 엄지손가락 위치를 바꾼다. 그리고 코 양측면에서 아래로 상악에서는 외측으로 양측성으로 쓸어 내린다.

■ 인후/후두
THROAT/PHARYNX

비인두는 연구개 위쪽이고, 비측통로의 기저부다. 구인두는 설골아래 연구개에서 구강까지의 후방부위다. 설골아래 후두까지를 후인두라고 한다. 비인두와 설인두에는 가성중층섬모상피가 일렬로 서 있다. 반면에 구인두와 구강에는 중층상피가 일렬로 서있다. 구개편도는 연구개 측면 가장자리와에 위치한다. 이것은 림프성조직으로 이루어져 있다. 선양조직은 비인두와 후설에 있는 림프성조직이다. 편도와 선양조직은 면역계가 감염에 대항해 싸움에 따라 감염과정으로써 팽대한다.

바이러스든 박테리아로 인한 것이든 감염은 인두부위에서 가장 일반적인 병리학적 과정이다. 박테리아 감염에 대항해 항생제를 일반적으로 사용하지만, 바이러스 감염은 항생제로 치료해서는 안된다. 정골의학도수치료는 박테리아와 바이러스 인두 감염 양쪽 치료에 도움을 준다.

기법 Techniques

인두조직에서의 순환을 적절하게 하기 위해서는 자율신경계 균형이 이루어져야 한다. 상경추부와 상흉추부 양쪽에서 발견된 체성기능

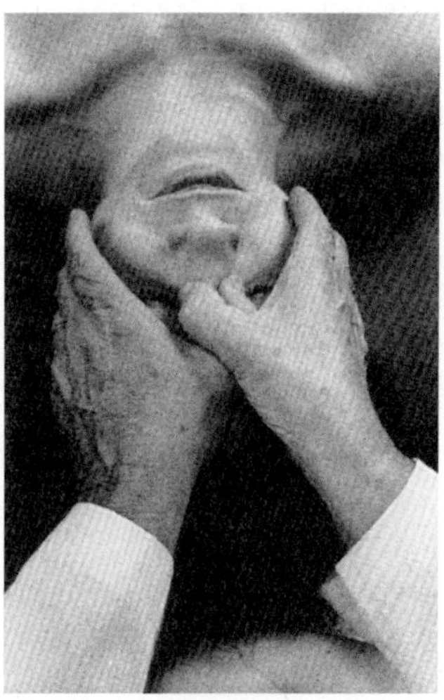

■ 그림 111-12 비울혈에 대한 동배수 기법

부전을 치료해야 한다.

1. 림프배수: 흉곽내 대집합계를 향해 림프를 상방에서 하방으로 이동시키는 착유법으로 전경추사슬에 도움을 줄 수 있다. 경동맥동이 양측성으로 눌리지 않았다는 것이 확실하면 한쪽 측면만 치료해야 한다.
2. 설골/활차 움직임: 치료사는 무지와 시지로 설골을 부드럽게 잡고 전인후의 근육과 막을 부드럽게 신장시키면서 측면에서 측면으로 움직인다. 치료사는 손가락으로 활차를 잡고 측면에서 측면으로의 움직임을 계속한다. 이것을 전인후 위, 아래로 리드미컬하게 시행한다. 이것은 혈액순환을 자극하고 도움을 주며 긴장조직을 이완시켜서 그 부위를 더 편안하게 만든다.
3. 림프배수는 큰 경부선이 존재할 때는 시도해서는 안된다. 또한 감염성 단핵구(Epstein-Barr viral infection)가 있는 경우에도 사용해서는 안된다.

■ 중이 MIDDLE EAR

중이는 고막에 의해 외이도와 분리되어 있다. 이것은 세 개의 아주 작은 소골을 포함한다: 등골, 추골, 침골. 강은 공기로 가득 차 있다. 소리는 내이의 활차로 중이를 통해 전달되고 이곳에서 뇌로 전달되어 이해된다. 호흡기계통과 같은 섬모상피가 일렬로 서 있다.

중이는 유스타키오관으로 비인두와 연결되어 있다. 이것은 부분적으로는 측두골에 위치하는 부분적인 연골성 관이다. 이 관은 연하작용 시나 하품할 동안만 열리고, 중이와 비인두 사이의 공기 압력을 균형있게 유지하는데 도움을 준다.

중이에서 가장 일반적인 병리는 중이염이다. 이것은 중이를 채우고 있는 투명한 액체가 바이러스에 의해 감염되는 경우이다. 이 액체의 농도는 고실 뒤에서 보여질 정도다. 고막 그 자체는 염증, 팽윤 그리고 긴장되어 있다. 광추면은 이학적 검사 중에 나타나지 않는다.

혈관중이염은 어린아이에게서 가장 빈번하게 발생한다. 이런 사례에서 중이는 장액분비물로 가득 차 있다. 다시 생성되는 액체는 고실 뒤에서 보여질 정도다. 고실은 팽팽하지만 일반적으로 염증이 있지는 않다. 이 상태는 종종 분비된 액체가 중이에서 배수될 수 없도록 유스타키오관이 제한적으로 열리도록 한다.

중이염의 어느 형태든 잠재적인 고막파열 위험성을 가진다. 이는 침범측 귀에 흉터와 청력감소 또는 소실을 야기한다. 파열을 방지하기 위해 작은 관을 액체배수를 할 수 있도록 어린아이의 고막을 통해 집어넣는다. 항생제는 염증과정을 깨끗이 제거하는데 필요하다.

유스타키오관을 통해 자연적으로 배수가 되도록 하는 정골의학도수치료가 중이염에 효과적임이 증명되었다.

갈브레스 기법 Galbreath Technique

턱 들어올리기로 알려진 갈브레스 기법은 유스타키오관을 여는데 도움을 준다. 이것은 중이염과 특히 삼키기와 하품을 해도 계속되는 항공기 승객들이 종종 경험하는 귀 답답함을 치료하는데 효과적이다.

1. **환자 자세:** 앙아위
2. **치료사 자세:** 환자의 이환된 귀의 반대측에 선다.
3. **기법:**
   a. 치료사는 반대측 하악각을 잡는다.

b. 치료사는 하악을 천장을 향해 부드럽게 들어올리고 자신을 향해 끌어당긴다.
c. 이 자세를 몇 초 동안 유지한 뒤 해제한다. 이것을 시행할 때 환자는 귀 안에서 펑소리가 나는 것을 느낄 수도 있다.
d. 대략 6번 정도 반복한다.

측두골 Temporal Bone

유스타키오관의 중앙 3분의 1이 측두골에 위치하기 때문에 측두골 움직임의 자유가 중요하다. 두개분야 정골의학은 측두골의 내회전과 외회전 움직임이 자유롭고 대칭적으로 확실하게 일어날 수 있도록 몇 가지 기법을 제공한다. 직접 또는 간접 기법이 사용된다.

Muncie 기법 Muncie Technique

Muncie 기법은 때때로 손가락 수술이라고 불리기도 한다. 치료사는 한 손가락을 유스타키오관 개구부에 대고, 장갑 낀 손가락은 환자 입 안에 넣는다. 관 개구부로부터 끈끈한 점액을 제거하고 구조적 유착을 깨뜨린다.

이 기법은 다른 기법들이 중이염 고통 경감에 실패할 때 유용하다. 이것은 또한 만성적인 귀 답답함, 고도변화에 따른 통증, 현기증 또는 이명을 가진 환자에게 유용하다.

■ 내이
INNER EAR

내이 구조물들은 측두골 안쪽에 위치한다. 청음과 신체균형을 유지하는 기능을 한다. 내이에 영향을 주는 어떤 상태는 청력상실, 청각과민, 이명 또는 현기증을 유발한다.

위의 어떤 것에 대한 정골요법치료는 측두골 치료에 매우 의존한다. 귀에서의 정상적인 순환과 림프배수 또한 고려되고 치료되어야 한다.

■ 사례 1
CASE 1

2살인 J.J는 1년 이상 재발성 이염으로 병원에 왔다. 최소 5번 이상 이환 측 귀에서 끌어당기는 통증이 주로 밤에 발생했다. 그러나 두 번은 양쪽 귀가 다 영향을 받았다. 아이는 항생제 치료를 받았다. 과거 두 사건에서 충혈완화제를 사용했다. 소아과에서는 이후 이염과 청력 상실위험을 방지하기 위해서 고막을 통해 관을 삽입할 것을 제안했다. J.J는 방문했을 때 3개월 치의 예방용 항생제를 처방받았다. 부모는 수술을 원하지 않았고, 다른 형식의 치료가 있는지 질문했다. 귀감염과는 별도로 일년 전 기관지염을 한 번 앓았던 것을 제외하면, 아이는 건강했다.

이학석 검사에서 J.J는 모든 성장 요소가 정상범위 내에 있어서 건강한 것으로 드러났다. 이도는 깨끗했다; 고막은 약간 팽팽했고 약 3분의 1을 훨씬 넘기는 액체를 포함했다. 비와 인후에는 염증, 비갑개팽윤 또는 설팽대는 없었다. 심장과 폐는 정상이였다. 청력에도 문제가 없었다 — 아이는 뒤에서 속삭이듯이 이름을 불렀을 때 반응했다. 구조적 검사에서 C2 FS_RR_R, T4 FS_LR_L, 우측 측두골의 내회전 그리고 좌측에서는 외회전 기능부전이 발견되었다. 후두부에는 가벼운 과압박이 있었다.

진단은 만성장액중이염이였다. 부모와 의논 후에 수술적용 전에 일련의 정골도수치료를 시도해 보기로 결정했다. Galbreath기법을 양측으로 적용하고 경추에는 근막이완, 흉곽은 림프펌프 그리고 측두골 두개치료와 과압박해제를 이용하여 아이를 치료했다.

J.J는 한달 동안은 주 1회를 그 후 두달 동안은 주 2회 치료를 받았다. 그리고 3개월 동안 월 1회 재검사와 치료를 받았다. 이 동안 항생제를 복용했다. 액체는 네 번째 방문 때 재흡수되었고, 치료과정 중에는 다시 재발하지 않았다. 어머니는 J.J에게 더 이상 이염이 발생하지 않았고, 중이염 약도 필요하지 않다고 보고하기 위해 정골도수치료실로 8월 말에 전화했다.

논의 Discussion

중이염은 유스타키오관을 열린상태로 유지하는 것에 잘 반응한다. 이는 정골도수치료로 촉진될 수 있다. Galbreath기법 또는 턱 들어올리기는 이런 점에서 유용하다. 유스타키오관 일부가 측두골 안에 있기 때문에 이 뼈는 기능적으로 정상상태로 유지되어야 한다. 정상적인 두개리듬자극과 결합한 내회전과 외회전이 그것이다. 귀에서의 순환과 귀 여기저기의 정상적인 림프흐름을 치료계획을 공식화할 때 고려해야 한다.

■ 사례 2
CASE 2

34살의 비서인 D.T는 코 답답함, 인후 따가움 그리고 이틀정도 지속되는 좌측 귀 통증의 증상을 가지고 있었다. 그녀는 항생제를 요구했다. 예전에 6개월 정도 비슷한 상태였던 적이 있었고 에리스 로마이신으로 치료했다. 그녀의 병력은 전두통이 매년 후비부 적하와 함께 발생하는 것과 관련이 있다. 3년 전 충수제거 수술 병력이 있다. 페니실린과 조개류 알러지로 내원했다. 매일 복합비타민을 복용하고 인후용 아연함유정제를 이틀에 한번 복용하는 것 외에는 다른 약 복용은 없었다.

이학적 검사에서 비갑개가 충혈되고 팽윤이 있었으며 약간의 맑은 코 분비물과 인후에 가벼운 충혈을 보였으나 건강한 것으로 나타났다. 정상고막의 광추면에는 염증이 없었다. 폐는 청진 시 깨끗했다. 구조적 검사에서 환추후두관절 FS_LR_R 기능부전이 진단되었다.

일반적인 감기가 진단되었고 바이러스성 감기기 때문에 지금 항생제가 그녀에게 소용이 없다고 이유를 설명했다. 충분한 액체섭취와 휴식을 하라고 지시했다. 경추와 상흉추부에는 근막이완기법으로 OA체성기능부전에는 자세이완기법으로 치료했다. 인후에서 흉곽관문으로의 림프운동을 확실히 좋게하기 위해 림프펌프를 전경배수와 결합하여 사용했다. 동배수와 비측통로 배수는 동과 비울혈을 경감시키기 위해 사용했다. Galbreath 기법은 유스타키오 관이 중이로부터 배수를 가능하게 하고 울혈을 방지하도록 사용됐다.

논의 Discussion

환자들은 일반적인 감기 치료를 위해 종종 항생제를 요구한다. 그들은 종종 박테리아 감염으로 인후가 따갑다고 생각했으나 바이러스로 인한 경우가 더 많았다. 정골도수기법은 감염과 싸우도록 면역계를 보조하는 것과 같이 환자를 더욱 편안하게 만드는데 이상적이다. 림프계는 면역반응의 가장 중요한 부분이고, 림프운동은 중요하다. 액체와 휴식은 회복과정 동안 환자에게 도움을 준다. 비측통로를 열고 동으로부터의 배수를 돕는 것은 환자를 좀 더 편안하도록 만들고, 감염물질이 동안으로 들어오는 것을 방지한다. 귀 통증은 종종 비인두로 들어가는 유스타키오관 개구부 부위의 인후 염증으로 인해 발생한다. 이 관의 열림을 보조하는 것은 귀 통증과 답답함을 초래하는 압력증가를 방지하기 위해 중이의 압력을 균형적으로 유지하도록 도움을 준다. 이상적으로 환자는 하루나 이틀에 한 번 치료해야 한다. 특히 개선되는 점이 없다면 더욱 그러하다.

참고문헌

Berkowitz BKB, Moxham BJ. *A Textbook of Head and Neck Anatomy*. Chicago: Yearbook Medical Publishers, 1988.

Blood SJ. The craniosacral mechanism and the temporomandibular joint. *J Am Osteopath Assoc* 1986;86:56–59.

DiGiovanna EL, Schiowitz S. *An Osteopathic Approach to Diagnosis and Treatment, 2nd ed.* Philadelphia: Lippincott-Raven, 1997.

Downs JR. Treating TMJ dysfunction. *Osteopath Phys*, 1976; 106–113.

Goulet JP, Clark PT. Clinical TMJ examination methods. *J Calif Dent Assoc* 1990;18:25–33.

Hasso AH, Christiansen EL, Alder ME. The temporomandibular joint. *Radiol Clin North Am* 1989;27:301–314.

Jones LH. *Strain and Counterstrain*. Indianapolis: American Academy of Osteopathy, 1981.

Kuchera ML, Kuchera WA. *Osteopathic Considerations in Systemic Dysfunction*. Columbus, OH: Greydon Press, 1994.

Royder JO. Structural influences in temporomandibular joint pain and dysfunction. *J Am Osteopath Assoc* 1981;80: 60–67.

Ward RC. *Foundations for Osteopathic Medicine, 2nd ed.* Philadelphia: Lippincott Williams & Wilkins, 2003.

112

폐호흡기계 적용
(Pulmonary Applications)

하부 호흡계에는 기관기관지수(tracheobronchial tree), 폐와 폐를 덮는 흉막, 폐순환계 그리고 이 구조물들에 대한 자율 그리고 내장신경지배가 포함되어 있다. 이 모든 내장 구조물들은 막을 포함하는 뼈로 이뤄진 흉곽-늑골, 흉추, 쇄골, 흉골-과 하부복강으로부터 상부흉강을 분리하는 근육성 횡경막으로 둘러싸여 있다.

정골도수기법은 폐환자 치료에 확실한 차이점이 있으며 상당히 효과적이다. 만성폐질환 치료는 치료사에게 특별한 도전일 수 있다. 급성과 만성상태의 폐기관을 치료하는 정골치료사가 흉곽 근골격구조물에 대해서 도수접근을 통해 호흡을 보조하게 하는 능력은 부수적으로 중요하다.

호흡과정은 흡기와 호기 두 단계로 구성된다. 흡기는 과산화공기를 외부에서 상부 그리고 하부 호흡로를 통해 들여온다. 공기는 상기도에서 특정물질이 제거되고 따뜻해지고, 기관, 기관지폐수를 지나 폐로 들어간다. 산소는 폐포를 통해 폐순환계로 들어가 적혈구를 통해 전신으로 운반된다. 폐에서 특히 이산화탄소는 혈액으로부터 제거되고, 호기단계동안 몸밖으로 내보내진다. 이 전체과정이 호흡이다.

호흡은 상/하 호흡로 뿐만 아니라 늑골, 흉골, 쇄골, 흉추(요추는 더 적은 범위), 이 구조물들에 부착되어 있는 여러 근육, 흉부횡격막, 연결된 막, 인대 그리고 건을 포함하는 신체근골계의 큰분절 또한 이용한다. 정골도수기법은 호흡작용에서 이 구조물들이 적절한 기능을 유지하도록 하는 중요한 역할을 담당한다.

■ 폐질환 체성진단
SOMATIC DIAGNOSIS OF PULMONARY DISEASES

정골요법적 체성기능부전진단은 폐병리 존재를 확인하는 유용한 도구다. 호흡기질환과 가장 관련 있는 체성기능부전을 찾기 위해 몇 년 동안 무수한 연구가 시행되었다. Myron Beal은 많은 선행연구들을 재검토하고 또한 자신의 연구도 보고했다. 가장 일치하는 결과는 T2-T7이고 C2-C3도 상당한 의미를 가진다. Beal은 이 부위에서 두 개 또는 보다 많은 인접한 추골의 체성기능부전을 발견했고, 심부근육 경직 그리고 침범부위 압박에서 탄력에 저항하는 것을 발견했다. 이 부위는 폐에서 체간으로 내장체성반사가 나타나고 이것은 정골요법사가 진단결과로 사용하기에 유용하다. 하호흡로를 지배하는 자율신경은 근골격구조물을 통과하거나, 연관된 절에 위치하는 척수에서 나오며 이 부위에 위치한다. 여기서 발견된 결과를 치료할 때 효과가 없으면 치료사는 폐병리를 심각하게 의심해봐야 한다.

채프먼반사점으로 알려진 근막압통점의 존재는 또한 폐질환을 진단하는데 도움을 준다. 폐의 채프먼 반사점은 네 번째와 다섯 번째 늑간공간 사이의 흉골근처에서 발견된다.

■ 평가
EVALUATION

폐환자를 평가할 때 늑골움직임, 흡기 중 척추를 곧게 하고, 호기 중 만곡을 만드는 능력, 횡격막 움직임 그리고 사각근, 흉쇄유돌근 그리고 복근 같은 호흡 보조근을 포함하여 호흡과 연관된 모든 요소를 평가하는 것이 중요하다.

흉부횡격막은 편기운동을 최대로 할 수 있도록 둥근천장모양을 적합하게 유지해야 한다. 횡격막 작업부하가 증가하면, 늑골과 흉요접합부의 부착부가 팽팽하게 된다. 긴장으로 인해 요부만곡이 증가하고, 횡격막은 편평해지고, 경직된다. 횡격막이 폐내부와 외부로 공기를 움직이는 책임을 지고 있기 때문에 편기운동의 감소는 필요한 가스의 적절한 교환을 방해한다.

건강한 조직을 위해 근육과 골구조물들이 적절하게 기능하는 것은 물론이고, 다른 요인들을 필요로 한다:

1. 충분한 동맥공급
2. 운동과 감각지배
3. 적합한 생체역학환경
4. 정맥과 림프의 자유로운 복귀

■ 기관지염과 폐렴
BRONCHITIS AND PNEUMONIA

바이러스성 유행성 감기를 정골의학도수기법으로 치료할 때의 이익은 정골의학도수치료를 받은 환자들과 그 시대의 표준적인 의학치료를 받은 환자들의 상태에 대한 통계기록을 통해 1918년에 최초로 논증되었다. 그 해 스페인 유행성 감기가 심각하게 발생했다. 항생제는 바이러스 상태의 공공연한 합병증이던 박테리아 성 폐렴치료에 효과가 없었다. Kuchera와 Kuchera는 유행성감기치료를 받는 동안 정골의학도수치료를 받은 10 만명 이상의 사람들 중 오직 0.25%만 사망했다고 계통적 기능부전의 정골의학적 고려에서 언급했다. 이것은 이때 오직 표준적인 의학치료만 받은 환자의 사망률이 전체적으로 5%인 것에 비해 현저히 적은 수치다. 합병증으로 폐렴에 걸렸던 사람들 중에 의학적인 치료를 받은 사람들의 사망률은 30%와 90% 사이고, 정골요법적 치료를 받은 사람은 10%였다.

기관지염과 폐렴 양쪽 다 박테리아와 바이러스 어느 것이든 자연상태에서는 일반적으로 전염성을 가진다. 기관지염의 경우 기관지수가 감염되고 폐렴의 경우에는 폐 실질조직이 감염된다. 정확한 원인과 증상이 다르다 할지라도 치료목표가 이러한 상태라는 것은 비교적 같다:

1. 정맥과 림프흐름을 증진시키는 것
2. 면역계 생성물을 폐로 운반하도록 동맥순환을 증진시키는 것
3. 축적된 기관지 분비물과 가래를 쉽게 제거하는 것
4. 호흡부하를 감소시키는 것

정골도수기법은 감염에 대항해 싸우는 신체를 보조하기 위한 목적으로 시행되어야 한다.

다양한 형태의 림프펌프와 흉부펌프는 동맥순환에 영향을 주는 것처럼 정맥과 림프흐름을 향상시키는데 도움을 줄 것이다. 늑골거상 기법은 기관지분비물을 제거해서 좀 더 쉽게 뱉어내도록 하고 폐에 대한 교감신경 지배를 정상화하기 위해 사용된다. 흉곽탄성을 향상시켜서 호흡부하를 감소시킨다 — 이것은 흉곽 내 내재적 탄력을 회복시키기 위해 늑골, 추골, 쇄골 그리고 흉골 제한을 없앰으로써 이룬다.

치료사는 앉아있는 환자 뒤에 서서 가슴주위로 손을 뻗친다. 그리고 늑골전하부 가장자리 아래에 손가락 패드를 말아서 댄 뒤 흉부횡격막을 다시 둥근천장모양으로 만든다. 손가락을 이용하여 연부조직 내로 부드럽게 압을 가하면서 환자에게 약하게 숨을 내쉬라고 요구한다. 환자가 다시 숨을 내쉬면 흉곽 가장자리 아래를 손가락 패드로 좀 더 깊이 압박하고 흡기 시에도 반복한다. 숨을 들이쉴 때마다 내측에서 외측으로 손가락 패드를 약간씩 움직이면서 이것을 여러 번 시행한다.

■ 기관지 천식
BRONCHIAL ASTHMA

기관지 천식은 다양한 원인을 가진 한 무리의 증상을 나타낸다. 천식환자의 폐는 알러지항원과 같은 다양한 자극, 강한 냄새 또는 연기, 감정, 그리고 운동 같은 자극에 매우 민감하게 반응한다. 방아쇠가 무엇이든 천식발작은 세기관지 경련, 점액막의 부종 그리고 진하고 끈기 있는 점액 생산을 증가시키는 염증반응을 통해 나타난다. 이 세 가지는 폐포 외부로 공기가 빠져나가는 것을 어렵게 하고 결과적으로 호흡곤란과 숨쉴 때 쌕쌕거림 또는 호기 시 폐 전체에서 바스락거리는 소리가 나도록 초래한다. 환자는 일반적으로 호흡을 보조하기 위해 자신의 팔로 자신을 보강하고 부호흡근을 사용한다. 심각한 경우, 저산소증이 발생하고 환자는 입술에 청색증을 보인다.

급성천식발작을 치료할 때 환자의 즉각적인 필요에 따라 착수하는 것이 필요하다. 첫 번째로 처방약을 복용해야 하고 필요에 따라 분무기를 사용한다. 수분공급은 매우 중요하다. 왜냐하면 빠른 호흡 때문에 상당한 양의 체액손실이 있기 때문이다. 호흡이 편해짐에 따라 환자의 호흡노력을 보조하고 점액이 틀어막는 것을 느슨하게 하는 좌위 늑골거상기법 또는 흉부 근막기법 등의 정골의학적 치료를 시작할 수 있다. 균형인대 긴장기법은 급성 기 동안 사용하기에 적합하다.

급성발작 사이에 호흡기계의 모든 요소를 치료하는 것이 중요하다. 특히 폐로 비정상적인 자동되돌림이 발생할 수 있는 가능성을 방지하기 위해 모든 내장체성반사부위를 치료해야 한다. 환추후두관절을 자유롭게 하기 위해서는 미주신경 활동증가와 관련된 모든 가능성을 치료해야 한다.

병인요소와 호흡곤란으로 인한 공포와 같은 감정적인 부분이 천식과 관련이 있기 때문에 몸에 손을 대는 것과 같은 행동은 환자에게 유리한 효과를 주고 치료에 따른 요구에 잘 호응하도록 한다. 이것만으로도 상당한 치료적 요인이 될 수 있다.

■ 만성폐쇄성 폐질환
CHRONIC OBSTRUCTIVE PULMONARY DISEASE

흡연과 공기오염의 결과로 발생하는 만성폐쇄성폐질환(COPD)은 오늘날 세계 폐질환의 주요한 원인이다. 이것은 잠행성으로 발병하고 발병지를 피폐하게 한다. 호흡곤란은 매우 심각한 상태가 되고 종종 산소탱크를 지속적으로 사용할 필요가 있다. 호흡곤란이 증가함에 따라 신체 활동이 줄어들게 된다. 만성 기관지염은 농도 짙은 점액을 많이 생산하고 기종은 보다 적은 양을 생산한다.

근골격 변화는 병 진행 중에 발생한다. 흉곽은 전후방(AP)직경과 횡직경이 같은 술통모양이다. 부호흡근은 점직적으로 비대해진다. 비대해진 사각근은 근처 또는 사이를 지나가는 신경혈관 구조물들을 침범한다. 늑골움직임은 현저하게 제한되고 결국 호흡곤란에 일조한다. 흉추는 후방만곡되고 움직이지 않게 된다. 횡격막 움직임이 제한된다.

정골도수기법은 기본적인 병태생리가 뒤집어지지 않을 때조차 환자는 전체적으로 건강하게 만드는 데 공헌한다. 흉추 움직임이 회복되도록 치료하고 상흉추의 내장체성반사를 변화시키도록 한다. 늑골움직임을 비대한 흉근을 이완시키기 위한 근막기법과 같이 근에너지 또는 역스트레인 기법으로 향상시킨다. 막 이완과 횡격막을 다시 둥근천장으로 만드는 것을 시행할 수 있다. 흉부펌프는 펌프흐름과 질척한 점액제거를 향상시킨다.

이런 환자에게는 추력기법을 사용하지 않는 것이 최선이다. 많은 COPD환자들은 상당한 양의 코티코스테로이드를 복용해 왔다. 이것은 그들이 골다공증에 쉽게 걸리게 한다. 늑골보다는 흉골에 흉부펌프를 시행하고 직접적인 압력을 가할 때는 주의를 기울여야 한다.

부호흡근에 주의를 기울이면서 경추를 치료해야 한다. 쇄골 움직임을 자유롭게 만들고 Louis각을 포함하는 흉골제한을 치료해야 한다. 상지움직임제한은 만성폐질환에서 찾을 수 있다. 스펜서 기법은 상지운동범위를 자유롭게 한다.

정골도수치료 이후에 COPD환자들에게서 주관적인 건강한 느낌이 증가하고 밤에 수면을 더 잘 취했다는 보고가 자주 있었다. 그들은 호흡하기가 덜 힘들었고 신체기능이 증가했다.

■ 사례 1
CASE 1

A.L은 오랜기간 동안 심하게 흡연을 한 병력을 가진 78세 남자였다. 종종 힘든 활동 없이도 숨가쁨 증세를 보였고 심지어 느리게 걷는 것조차 제한되었다. 그는 다양한 베개를 베고 거의 직립자세로 자는 것이 필요했다. 환자는 특별히 정골의학도수치료를 요청했다. 이것이 그에게 도움을 줄 거라고 들은 적이 있었다. 폐전문의는 이미 어릴 때부터의 흡연습관으로 인한 중등도로 심각한 만성폐쇄성 폐질환이라고 진단했다. 그는 날이 덥거나 짧은 거리 이상 여행을 하길 원할 때 가끔 강제로 산소탱크를 이용해야 했다. 한바탕 기침을 하면 농도 짙은 점액이 생성되었다.

이학적 검사에서 빠른 호흡률과 함께 중등도로 허탈되는 것을 보였다. A.L의 흉곽은 전후방 직경과 횡직경이 같은 술통모양이였다. 그의 폐는 양측성으로 폐전체를 통해 여기저기 바스락거리는 소리를 보였다. 심박동은 80번이고 규칙적이였다. 반면에 이학적 검사에서는 그의 나이 대에 비해 정상범위에 있었다.

구조적 검사에서는 모든 늑골에서 현저한 제한이 있음이 드러났다. 첫 번째 늑골은 양측으로 거상되었다. 흉추는 추골움직임 제한과 함께 후방만곡되었다. 사각근과 흉쇄유돌근은 비대하고 긴장됐다. 승모근과 다른 견갑근육들은 비대했다. 견부움직임은 굴곡과 외전에서 양측으로 제한됐다. 흉골은 Louis각에서 유연성 없이 굳어 있었다. 경부 움직임은 모든 방향에서 제한됐다. 요추는 부척추근 과긴장과 함께 편평했다.

A.L은 척추전체를 일반적인 근막기법으로 치료받았다; 수동과 능동기법을 사용했다. 스펜서 기법은 견부움직임 향상을 위해 사용했다. 근에너지 기법을 승모근과 마찬가지로 경부근과 요부를 치료하기 위해 사용하였다. 근막이완 기법을 흉골과 견갑골 양쪽에 시행했다. 첫 번째 늑골을 역스트레인 기법으로 치료했다.

두 번째 방문에서 그는 치료 이후 한동안 아팠었지만 대략 하루 반나절이 지난 후에는 숨쉬기가 훨씬 편해졌다고 보고했다. 구조적 검사결과의 대부분이 두 번째 방문에서도 똑같이 존재하고 있었고 늑골거상기법을 추가하여 같은 방법으로 치료했다.

6주 동안 매주 한번씩 치료했고, 그 다음엔 2주에 한번 씩 치료했다. 계속 호전되었다. 그에게 일어난 변화의 대부분은 삶의 질을 높였다. 그는 치료 후 몇 일 동안 숨쉬기가 편했다. 견부는 팔을 더 많이 사용할 수 있도록 움직임 범위가 향상되었다.

그의 의견에 의하면 가장 향상된 것은 치료 후에 행복한 느낌이 증가했다는 것이다. 그는 정골도수치료를 중단한 지 일년 후에 합병증과 폐렴으로 죽었다.

논의 Discussion

만성폐쇄성폐질환은 상당한 기능제한을 유발한다. 비록 상태 그 자체를 정골의학도수기법으로 치료하지는 못하지만 숨쉬는 능력과 좀더 자유롭게 움직이는 능력을 크게 향상시킨다.

늑골이 좀더 자유롭게 움직이고 척추가 좀더 유연할 때 숨쉬는 노력이 적게 든다. 왜냐하면 심호흡은 척추분절의 굴곡과 신전을 필요로 하기 때문이다. 경부구조물들을 느슨하게 하는 것은 부호흡근에 의존하는 환자에게 편안함을 준다.

이런 사례에서는 삶의 질을 향상시키는 것을 정골의학치료의 주요 목표로 고려할 수 있다.

■ 사례 2
CASE 2

R.B는 숨가쁨, 숨을 쌕쌕거리기, 기침 그리고 가슴이 답답한 느낌의 급성 발병증세로 응급실을 방문한 36살이 히스패닉 남성이였다. 환자는 증상이 차로 걸어갈 동안 매우 차가운 돌풍에 노출된 후 바로 시작했다고 보고했다. 그는 숨이 차고 숨이 막히는 것을 느꼈다. 이 짧은 기간동안 그는 기침을 하고 숨을 쌕쌕거리기 시작했다. R.B는 아픈 사람과 접촉하거나 열, 비울혈, 귀통증 그리고 가래가 있었다는 사실을 부인했다. 어린시절 비슷한 천식발작이 있었고 심하면 자주 응급실을 방문했다. 그러나 결코 삽관을 시행하지는 않았다. 마지막으로 악화된 것은 10대 초반이였다.

R,B의 과거병력에서 고혈압이 주목할 만하다. 이것은 안지오텐신전환효소(ACE)억제제로 잘 조절되고 있었다. 그는 동물, 벌레, 먼지, 음식 그리고 약물에 대한 알러지가 없다고 했다. 환자는 일년에 20팩 정도를 흡연했고, 때때로 알코올을 섭취했으면 위법한 약을 사용하지 않았다고 말했다. R,B는 매일 아침 3마일씩 조

깅했고 자주 축구를 했으면 위생부서에서 근무했다. 그의 어머니와 두 형제는 천식병력을 가지고 있었고 아버지는 아이 때부터 아토피성 피부염이 있었다.

이학적 검사를 할 때 좌위에서 전방으로 구부릴 동안 걱정스러워 보였고 말하는 것을 어려워했다. 가벼운 발한성 호흡과 부자연스러운 호흡을 보였다. 열은 없었고 심박동은 분당 120이였으며 호흡률은 분당 30번 이였다. 부호흡근을 사용했다. 상흉골후인과 비측벌어짐이 발견되었다. 폐검사에서는 미만성 흡기와 호기 천명음이 양측에서 발견됐고 흉부타진 시 과공명이 발견됐다. 정골의학구조적검사에서는 늑간근 경직과 함께 3-10늑골에서 심각한 호기 제한이 양측에서 현저히 발생했다. 게다가 횡격막, 흉곽입구/출구, 흉골 그리고 쇄골 움직임이 현저하게 감소되었다. 견갑내 부척추근 긴장증가와 함께 OA ES_RR_L, C2ES_RR_R 그리고 T2-T6 NS_LR_R 체성기능부전이 발견됐다.

응급실에서 베타2 작용물질과 분무기를 통한 항콜린작용성 약제, 정맥내 스테로이드 그리고 산소를 R.B에게 공급했다. 분무화된 약제를 그에게 제공할 때, 좌위에서 균형인대긴장기법과 호흡촉진기법으로 환자의 늑골과 늑간근을 치료했다. 정골도수기법으로 늑곽편기운동과 늑간근움직임이 주목할 정도로 증가했다. 게다가 환자는 걱정을 덜 느꼈다. 이는 호흡노력을 감소시키는데 일조했다. 일단 급성증상이 가라앉고 앙아위로 눕는 것이 편해졌을 때 환추후두관절, 경흉추, 부척추근, 흉골에서의 움직임을 다양한 기법을 포함하는 부가적인 도수치료로 접근하기 시작했다; 쇄골, 흉곽입구/출구 그리고 흉요부 횡격막. R.B의 증상이 상당히 호전됐고 추위와 같이 악화시는 요인에 노출되는 것을 피하라는 지시와 함께 응급실에서 안정적인 상태로 퇴원했다. 베타2작용물질과 스테로이드 흡입기, 최대유량계를 처방했고, 가족간호센터와 정기진찰을 약속했다.

논의 Discussion

천식은 폐 공기통로에 영향을 주는 일반적인 만성 염증성장애다. 우선적으로 천식은 점액과 분비, 과반응 그리고 점액부종에 이차적으로 오는 기도평활근의 가역적이고 일시적인 협착으로 특징지어진다. 협착은 갑작스럽게 또는 오랜 기간에 걸쳐 발병된다. 이것은 이 질환에서 보여지는 다양한 정도의 기도 폐색을 설명한다. 기도폐색의 특징은 1초간 강제호기량(FEV1)감소와 강제폐활량(FVC)에 대한 FEV1 비율의 감소다.

천식은 향수 또는 꽃가루 같은 알러지 항원흡입, 자극, 운동, 차가운 공기, 기도감염, 흡연 또는 감정적 스트레스로 인해 악화된다. 전형적인 증상은 호기 시에 가장 두드러지는 천명음, 숨가쁨, 걱정, 저산소증, 흉부 답답함 그리고 발작이다.

자율신경계는 항상성 기전을 통해 신체요구에 따라 기도크기를 적응시킨다. 이 기전의 불균형은 천식발작 내내 호흡노력을 증가시킨다. 기류수요가 감소되면, 이완상황동안 부교감신경자극이 기관지수축을 증가시켜 기도저항을 증가시킨다. 반대로 산소소비요구가 증가할 동안 교감신경이 대신 우세해지고, 기관지 확장을 유발한다. 이는 기류저항을 최소화한다.

천식환자의 치료목표는 증상을 조절하고, 그 결과로 상태를 조절하는 것이다. 기도저항의 감소는 이것이 호흡노력을 감소시키기 때문에 천식환자 치료에 필수적이다. 흉곽과 근접한 해부학 구조물들의 제한된 역학적 움직임은 불량한 호흡편기운동과 환자허탈에 기여한다. 정골의학치료사는 투약과 악화요인을 피하도록 하는 천식환자관리에 도수치료를 쉽게 통합시킨다. 목표는 환자의 건강잠재력을 최대화시키는 것이다. 급성기에 심각한 천식증상을 가진 환자는 앙아위 자세에서 숨쉬는 것이 더 어렵기 때문에 이 자세로 누울 수 없다. 부드러운 늑골이완과 같은 좌위기법은 이 사례에 적당하다. 급성과 만성상황 양쪽 모두 늑골 기능부전부위에 적용해야 한다고 강조한다. 늑골관절가동기법은 호흡편기운동을 향상시킬 뿐만 아니라, 교감신경이 중개하는 기도 기관지확장을 자극한다.

심각한 천식발작 시 증상을 상당히 완화시키기 위해 30분 간격으로 치료를 반복하는 것이 필요하다. 치료량은 환자가 치료를 참아낼 수 있는 정도를 표준으로 한다. R.B의 사례에서 보여지는 것처럼 도수치료는 약전달을 방해하지 않고 동시에 시행할 수 있다. 급성 발작동안 미주신경자극은 기관지경직을 더 악화시키기 때문에 상경부(OA.C1-C2)를 자극하는 치료를 피해야 한다는 것을 주지하는 것이 필요하다.

급성 천식증상이 가라앉고 난 뒤 또는 악화중에 시행하는 도수치료는 쇄골, 경흉추, 늑골, 흉곽입구, 흉골 그리고 흉요횡격막의 움직임 제한을 치료하기 위해 직접 또는 간접(관절을 포함하는)기법을 포함한다. 이 부위의 흉벽움직임을 향상시키고, 그로 인해 결국 천식환자에게 이득이 되도록 호흡노력을 감소시킨다.

참고문헌

Ali J, Summer WR, Levitzky MG. *Obstructive Airway Diseas in Pulmonary Pathophysiology*. New York, NY: McGraw Hill, 1992;97–102.

Beal M, Morlock J. Somatic dysfunction associated with pul monary disease *J Am Osteopath Assoc* 1984;84: 179-183.

DiGiovanna EL, Schiowitz S. *An Osteopathic Approach to Di agnosis and Treatment, 2nd ed*. Philadelphia: Lippincott Raven Publishers, 1997:466–467.

D'Alonzo GE, Krachman SL. Respiratory System. In: Ward RC, Ed. *Foundations for Osteopathic Medicine*. Baltimore MD: Williams & Wilkins, 1997:441–458.

Greenman P. Manipulative therapy for the thoracic cage *Osteopath Ann* 1977;3:140–149.

Hoag JM, Cole WV, Bradford SG. *Osteopathic Medicine*. New York: McGraw-Hill Book Company, 1969:693–697.

Howell RK, Allen TW, Kappler RE. The influence of osteo pathic manipulative therapy in the management of pa tients with chronic obstructive lung disease. *J Am Osteo path Assoc* 1975;74:757–760.

Kuchera ML, Kuchera WA. *Osteopathic Considerations in Sys temic Dysfunction*. Columbus, OH: Greyden Press, 1994 33–52.

Paul FA, Buser BR. Osteopathic manipulative treatment ap plications for the emergency department patient. *J Am Osteopath Assoc* 1996;96:403–407.

Stiles E. Manipulative management of chronic lung disease *Osteopath Ann* 1981;9:300–304.

113

심장순환계 적용
(Cardiac Applications)

심장은 전신 구석구석까지 동맥을 순환시키기 위해 펌핑작용을 한다. 생명 그 자체를 위해 이것이 적절한 기능을 수행하는 것이 필요하다. 이것의 중대성과 신경근골격계와의 상호작용을 이해하는 것은 다양한 심장상태 치료에 접근하기 위한 핵심이다.

정골요법 창시자인 Andrew Taylor Still은 "정골요법은 모든 혈액이 쉬지 않고 모든 장기로부터 모든 부분으로 움직여야 한다는 것에 기초한다"고 언급했을 때 심장과 동맥계의 적절한 기능이 중요하다고 지적했다.

정골의학박사, Edward Stiles는 정골도수치료가 많은 심혈관질환환자의 이환률과 사망률을 상당히 감소시킨다는 것을 보여주었으며, 정골의학박사, Felix Rogers는 관상동맥질환을 가진 환자들을 정골도수기법으로 치료했고, 이 환자들 중 일부에서 상당한 효과를 보였다고 보고했다.

■ 해부
ANATOMY

심장은 흉곽내에 일반적으로 좌측에 위치하며 심외막으로 둘러싸여 있으며, 심장근육이 신시튬(syncytium)으로 기능한다는 것 즉, 자극이 근육의 어느 한 부분에 적용될 때마다 전체근육이 수축하는 것을 제외하고는 근골격계 구조와 매우 유사한 횡문근으로 구성된다. 심장은 수축률과 리듬을 조절하는 복잡한 전기적 계통이다. 이것은 폐기관계와 나머지 신체 사이에서 동맥혈을 펌프질 하는 데 기여한다.

심장은 혈액이 신체를 처음부터 끝까지 움직임에 따라 집합과 분산을 위한 네 개의 방을 가지고 있다. 이 것의 좌측과 우측은 중격에 의해 분리되어 있다. 상부와 하부방인 심방(위)과 심실(아래)은 또한 중격에 의해 분리되어 있다. 그러나 혈액은 한 방향으로 확실히 흐르도록 하는 밸브를 통과하여 심방에서 심실로 흐른다. 이것은 연속되는 두 개의 펌프로서 작용한다. 폐기관계를 통과하는 것과 나머지 신체를 통과하는 것. 심실수축은 심장수축으로 알려져 있고 큰 동맥의 탄력적인 되감기로 혈액을 밀어내는 심실이완을 심장 이완이라 불린다.

심장신경지배는 심장질환을 진단하고 치료하는 정골치료사에게 중요하다. 교감신경지배는 T1에서 T6 위에서 나온다. 척수 우측에서 나오는 섬유는 심심장신경총이 되고, 동방

(SA)결절과 심장우측을 지배한다. 좌측에서 나오는 것들은 방실(AV)결절과 좌측심장총을 지배한다. 부교감신경지배는 주로 SA결절로 가는 우미주신경과 AV결절로 가는 좌미주신경을 가진 미주신경에서 나온다. 상흉추부와 환추후두, 환축추 그리고 C2는 치료사가 심장질환과 연관된 조직변화와 체성기능부전을 찾을 수 있는 부위다.

■ 심근경색
MYOCARDIAL INFARCTION

심장 그 자체는 관상동맥과 이것의 작은 가지를 통해 혈액을 공급받는다. 관상동맥의 부분 또는 완전한 차단은 심근경색으로 알려진 조직손상 또는 죽음을 초래한다. 동맥폐색은 가장 일반적으로 동맥내부표면에 융선을 형성하는 동맥경화플라그에 의해 야기된다. 이 플라그의 석회화가 발생한다. 혈괴는 특히 플라그가 찢어지거나 파손될 경우, 플라그 위에 형성되는 경향이 있다. 동맥폐색은 혈괴와 플라그가 떨어져 나오고, 동맥에 걸려 심근으로의 자유로운 혈류를 방해하는 관문협착의 결과다.

일반적인 증상은 가슴통증이다. 이는 사실상 짓눌리는 느낌으로 좌측팔, 턱 또는 상복부로 통증 방사, 발한 그리고 걱정스런 느낌이 증가한다.

심장유해수용감각 Cardiac Nociception

정골요법철학의 원리는 흉부통이 있는 심장환자에게서 명확히 표현된다. 정골요법개념은 내장체성통증에서 명맥하게 보여지는 관계의 예에서 가장 쉽게 이해된다. 심근의 내장벽, 심근혈관체 그리고 심외막의 유해수용(통증)섬유는 T1에서 T6까지의 흉추분절 척추후근 특히 T4로 집중적으로 되돌아간다. 신경경로는 심장구조물에서 심장신경총을 거쳐 이동하고 각각 C2, C5 그리고 C7 수준에 근접한 상, 중 그리고 하경신경절의 신경과 연접한다. 이 지점에서부터 척수사슬신경절을 따라 아랫방향으로 T1에서 T6수준 후각으로 정보가 지나간다. 그것들은 넓게 역동적으로 죽 늘어서 중간신경원과 연접한다. 이 중간신경원은 척수후각에서 제7구역을 통해 제1구역으로 들어가는 복합감각축삭을 연결한다. 가중단위로서의 그들의 기능(이번 사례에서)은 좌측상지, 상복부, 좌측늑골, 흉곽, 상배부와 좌측 턱을 포함하는 신체의 다음 부위로부터 나오는 유해수용성(통증)섬유와 상호 연결하는 것이다. 이 배선패턴 때문에 뇌는 종종 체성통증으로써 내장통증을 이해한다. 이 결과로 심근경색통증이 언급된 전형적 부위로 연관된다.

이 분절에서 어떤 입력으로 인한 촉진이 순회 안에서 그 밖에 다른 부가적인 입력과 반응할 가능성이 증가한다. 흥미롭게도 방추모양 부척추근 수축으로 나타나는 근수축, 부종, 홍반 그리고 발한은 인지된 통증이 없을 때조차 계속적으로 나타난다. 이 촉진반응에 대해 근골격계 통증, 불편감 또는 약화로 의식적으로 인지되거나 아무 것도 아닌 것으로 이해되기도 한다.

당뇨성 신경병증처럼 대사성 신경병증이 존재할 때 유해수용섬유는 통증을 신호로 알리지 않는다. 이것은 심근경색(MI)이 조용히 발병할 수 있도록 한다. 신체검사에서 훈련된 눈과 손으로 운동제한과 교감신경이 상향조절됐다는 것을 계속적으로 발견할 것이다. 내장을 위해 보고하는 이 간단한 통증계는 어떤 핵심기관구조물들과 보완체계를 가진다.

심장계 또한 유해수용성정보를 중복하여 전달하는 미주구심감각신경을 가진다. 그러나 이것은 척수내 관문기전을 우회한다. 이 되돌림 회로는 심방과 심실결절의 발화율을 조절하는 미주운동신경원으로 직접 정보를 운반한다. 이것은 기능적으로 고유심장리듬발생기보다 우선할 수 있다. 교감신경계와 부교감신경계 사이에 복잡한 상호작용이 있다는 것은 명백하다.

> 심장상면의 큰 혈관들은 심장신경에서 나오는 부교감미주신경섬유와 교감신경섬유가 혼합된 신경총에 의해 둘러싸여 있다. 미주전신경절 섬유를 받아들이는 부교감신경절이 신경총에 포함된다. 신경총은 동방결절과 방실결절, 심근 그 자체와 심장관상혈관체로 후신경절섬유를 공급한다. 교감신경섬유의 자극은 심장출력을 가속화하고 특히, 교감신경로의 좌측을 자극하면 부정맥을 야기할 수 있다. 부교감신경미주섬유의 자극은 심박동률을 안정화한다. 그 결과로 교감신경경로와 부교감신경경로 사이의 균형이 심장기능에 중요하다 — *Willard and Carriero, 1994.*

시상하부, 경동맥체, 대동맥궁 그리고 사구체간질복합체 근처 신장 내부의 압력민감성구조물을 포함하는 원격기계수용기와 화학수용기가 비록 의식적으로 인지하지 못하더라도, 유해수용성 되돌림을 이중으로 한다. 부가적으로 신경내분비면역계 또한 신경펩타이드 또는 호르몬 분비를 통해 예처럼 부신으로부터 에피네크린을 유리시키는 기전이 얼마나 많이 존재하는지를 고려해라. 유해수용감각(통증)은 내장기능과 기능부전에 큰 역할을 수행한다. Still은 "한 발가락을 통해 하나의 발톱에 못을 쳐서 박아라. 분당 심박동이 75이거나 125까지 된다면 놀라지 않겠는가?"라고 말했다.

부가적인 유해수용성 정보가 종종 산소부족을 탐지하는 화학수용기에 의해 제공된다. 이 화학수용기는 또한 미주신경핵으로 보고하는 것과 마찬가지로 척추를 따라 분절중간신경원으로 다시 보고한다. 부교감신경계와 교감신경계의 균형능력을 더욱 강화시킨다. 건강한 체계에서 이 되돌림 회로는 균형을 유지한다. 그러나 건강한 체계가 위태롭게 되면, 이 보호적 균형이 환자에게 유리한 기능을 하지 못한다. 진행성 심혈관질환의 예와 같이 진력은 사건을 시작하게 할 수 있다. 진력은 산소요구량을 증가시킨다. 요구량이 너무 높아서 공급이 불충분하면, 즉시 화학수용기가 통증수준의 신호를 증가시키기 시작한다. 요구가 계속적으로 너무 높아짐에 따라 더 넓은 부위에 영향을 주게되는 것은 언제나 흉부통증이 좌측 팔통증을 포함하고 그 다음에 턱통증을 포함하는 일반적인 양상으로 진행하는 신호다. 이런 진행은 심박동률, 심박출량, 심장출력, 관상동맥혈류, 수축기 혈압, 폐혈압, 뇌혈류, 근혈류, 젖산생산, 호흡과 경고가 증가하도록 한다. 이것은 표피에서 전체 말초저항 감소, 보통 차고 끈적끈적한 을 생성하는 피하와 심장혈류의 증가, 발한성 피부 그리고 일시적인 소변배출증가에 의해 발생한나. 이것은 손상된 신장이 빠르게 적응할 수 있도록 산소요구가 증가하는 것을 앞돌림으로 예상할 수 있다. 전기화학적 환경은 5~10 사이의 시각상사척도에 해당하는 상당한 통증을 신호로 보낸다. 좌측이 약해지지 않았다면, 조직손상을 초래한다(MI). 복구없는 지속적인 손상 또는 넓은 지역의 손상은 울혈성 심부전(CHF)발생에 우선한다.

내장체성반사 Viscerosomatic Reflexes

심장질환이 체성에 미치는 영향은 아마도 다른 내장병리보다 더 많을 것이다. 심근경색의 통증 양상은 잘 알려져 있다: 좌측 팔, 턱의 좌측면, 상복부 그리고 전좌측흉벽. 체성기능부전과 조직변화는 또한 심장질환에서 일반적이고 이와 연관된다. 무수한 연구에서 좌측 T2와 T3기능부전이 가장 빈번하고 또한 좌측 T1과 T4 그리고 우측 T1과 T2기능부전이 상대적으로 빈번하게 발견된다. 모든 체성기능부전의 70% 이상이 좌측 T1과 T5에서 발생한다. 변화는 좌측 늑간근의 조직질감변화와 미리 언급한 흉추 체성기능부전을 포함한다. 채프먼 지점은 또한 명백히 심장문제의 존재와 연관되어 있다. 전방지점은 흉골근처 두 번째 늑간공간에 위치한다. 상경부 또한 변화가 발견된다. 특히 후방과 하방벽 경색과 함께 발견된다.

정골요법적 치료고찰
Considerations in Osteopathic Treatment

MI초기 단계에서 환자를 치료하는 것이 보다 바람직하다. 어떤 사례에서 치료는 간호표준을 따라야 하고, 첫 번째로 삶을 잠재적으로 위협하는 문제를 처리해야 한다. 산소, 모르핀, 질산염의 사용, 혈괴감소약제 또는 기계적 수단 그리고 아스피린 또는 항혈소판응집인자로 혈관을 다시 소통시키는 것은 가장 기본적인 몇 가지의 약학적 접근을 강조한다. 고혈압은 약학적으로 처치해야 한다.

한번 이 처치를 시작하면, 산소요구량이 더욱 더 명확하게 감소된다. 경추와 마찬가지로 T1에서 T4까지 분절의 촉진을 감소시키는 도수적 처치는 더욱 더 산소와 에너지 요구량을 감소시킬 것이다. 고혈압의 문제는 근골격계에 영향을 준다는 것이다. 조종사에 대한 연구에서 고혈압과 C6, T2 그리고 T6 체성기능부전 양상이 상당한 연관이 있다고 정골의학박사, William Johnston이 보고했다.

상경신경절이 위치한 C2분절수준은 부정맥경향을 감소시킬 수 있는 심박동률을 감소시키는 것과 마찬가지로 미주신경과 교감사슬신경절의 영향을 받는다. 부가적으로 호흡편기운동과 호흡력에 영향을 주는 구조적 요인에 대한 치료는 산소공급을 더욱 더 증가시킨다. 편기운동이 증가하면서 림프계와 정맥계가 말초와 중추의 화학주성부하스트레스가 더욱 더 기능적으로 감소하도록 배수한다.

■ 부정맥과 심계항진
ARRHYTHMIAS AND PALPITATIONS

심장의 전기적 계통은 무수한 인자들, 가장 일반적으로는 MI로부터 오는 조직손상에 의해 붕괴된다. 조직에는 전기적 결절 또는 경로가 포함된다. 중격결손과 같은 선천적인 요인들이 역할을 담당한다. 어떤 것은 이유가 잘 알려져 있지 않다.

심박동률이 증가하든지 감소하든지 또는 리듬이 불규칙해지는 리듬상의 변화가 있다. 느린 불규칙은 부정서맥으로 알려져 있고 빠른 박동률은 부정빈맥으로 알려져 있다. 어떤 것은 심방을 다른 것은 심실을 포함한다.

그들을 치료하기 위해 사용해왔던 대부분의 약제들이 잠재적으로 심각하고 삶을 위협하기까지 하는 무수한 부작용을 가진다는 사실은 부정맥과 관련된 환자에게 중요하다.

환자는 부정맥을 심계항진으로 느낀다. 심계항진은 "가볍게 때리는 것", 흉부를 탁 치거나 탕탕치는 것, 빠른 심박동률 또는 심장이 불규칙하게 뛰는 것처럼 느껴진다. 이것은 환자를 불편하고 겁먹게 한다. 심계항진은 심장문제에 대한 심각한 증상이거나 심장기능부전이 없는 상태에서 생기는 걱정의 결과이다.

어느 형태의 심계항진이든 MI 가능성이 있음을 확신한다. 상흉추 부위의 추골과 늑골 양쪽에서 체성기능부전을 전형적으로 찾는다. 상부경추체성기능부전이 종종 존재한다. 좌측대흉근에서 발통점을 매우 일반적으로 발견한다.

정골의학적 치료 Osteopathic Treatment

어떤 부정맥 사례의 경우 약처방이 필수적이거나 심박동기 또는 이식조직을 사용하는 것이 필요할 수도 있다. 이런 사례조차 도수치료를 보조적으로 사용할 수 있다. 부정맥이 삶을 위협하지 않거나 심계항진이 심장에서 기원한 것이 아니라면, 정골요법도수기법은 심계항진을 방지하거나 빈도를 감소시키는데 반드시 필요하다.

T1-T6추골의 모든 체성기능부전을 치료해야 한다. 늑골 체성기능부전은 추골기능부전 다음에 치료하거나 필요할 경우 일차로 치료한다. 늑골거상은 극심한 교감신경계긴장을 처리하고, 림프운동을 보조한다. 심장에 대한 채프먼 지점을 치료해야 하고, 심상으로의 되돌림을 방지하기 위한 치료를 해야한다.

■ 울혈성 신부전 CONGESTIVE HEART FAILURE

심장에 부과되는 극심한 스트레스의 결과로서 이것이 팽대하는 것은 양성이다: 심장부하증가와 함께 오는 만성고혈압, 중격결손과 같은 선천성 심장기형, 밸브결손, 염증성 심근병 또는 경색에 의한 상당한 심근상실. 혈액을 펌프질하는 심근의 효율이 떨어지고 신체 여러 부위에 체액이 축적되기 시작한다. 심부전이 대부분 우측을 침범하면, 이에 의존하는 신체 부분은 첫 번째로 부종에 직면하게 된다: 발, 발목, 다리 그리고 천골부위. 좌측이라면 환자가 기침하고 숨쉬는 것이 어려운 폐부종처럼 첫 번째로 폐에서 체액이 정체된다.

정골의학적 치료 Osteopathic Treatment

약학적 처치는 심장출력에 대한 저항을 감소시키고 폐와 다른 신체부분의 과잉체액을 제거하기 위해 반드시 필요하다. 가능하다면, 고혈압 같은 기본적인 원인치료에 착수해야 한다.

자율신경계와 림프계에 대해 정골의학적 처치를 해야한다. 교감신경계와 부교감신경계는 균형이 이루어져야 한다. 림프기법은 중요하지만, 사지로부터의 체액부하가 무능한 심혈관계 속으로 와르르 쏟아 들어가지 않도록 주의하면서 사용해야 한다.

신체적 진력은 이미 부전상태일 경우 심장에 무거운 짐을 지운다. 그러므로 사지와 자세근이 불필요하게 사용되지 않도록 모든 기능부전을 교정해야 한다.

■ 다른 심장 기능부전 OTHER CARDIAC DYSFUNCTIONS

독특한 질병진행과 관련되어 있는 특별한 구조적 결과에 대한 지식은 이 상태를 진단하는데 도움을 주고 적절한 정골요법치료방법을 선택하도록 한다. 어떤 심혈관 상태와 빈번하게 연관된 구조적 결과에 대한 설명은:

1. 대동맥교착: 하지보다 상지에서 근육이 발달.
2. 심실성중격결손: 아이의 경우 흉골상부 3분의 2지점이 융기되어 있으면서 흉부전방이 양측으로 돌출되어 있다.
3. 심실성중격결손: 성인의 경우 좌측하부흉골 가장자리에 있는 네 번째와 다섯 번째 늑간공이 편측으로 융기되어 있다.
4. 심방성중격결손: 좌측흉골 가장자리에 있는 두 번째와 세 번째 늑간공부위가 융기되어 있다.

Hurst의 심장 9번째 판과 Braunwald의 심질환 6번째 판에서 진행성 심근경색 시 흉추가 편평해지고, 진행성 승모판 탈출 시 전후방(AP) 직경이 점진적으로 좁아진다고 서술했다.

심장이 원인인 통증과 기능부전이 아닌 것과의 차이점은 정골의학적 접근을 사용할 때, 다소 단순화된다. 간호표준과 지혜롭게 적용되는 정골의학적 치료를 부가적으로 포함하는 구조적 치료계획은 심장질환의 심각성과 빈도를 감소시키고 병원에 머무르는 기간을 감소시킨다.

■ 사례 1
CASE 1

K.S는 "나는 심부전이 있어요."라고 말하며 클리닉을 내원한 64세 히스패닉 여성이였다. 1998년 1월 오랜 기간 지속된 고혈압과 잠재적인 관상동맥질환에 이차적으로 오는 확장심근병증으로 진단받았다. 과거 3년 동안 심부전 합병증으로 16번 입원치료를 받았다.

K.S는 피로하고 숨이 짧으며 심계항진 때문에 50피트 이상 걸을 수 없다고 언급했다. 때때로 그녀는 기침과 숨이 찬 것 때문에 밤에 잠을 깼다. 그녀는 항상 하지부종이 있었고 체중이 32파운드 증가했다. 그리고 그녀의 하나뿐인 손녀와 함께 놀지 못하는 것을 슬퍼했다.

과거병력에서 갑상성기능부전증, 고지혈증, 충수절제, 편도선절제 그리고 매년 30갑 정도씩 흡연을 해왔다는 점이 주목할 만하다. 2000년 11월 초음파심장진단도에서 20%의 배출비율을 보였다.

그녀의 처방약은 레보타이록신, 안지오텐신 전환효소(ACE)억제제, 알파-베타 차단제, 두 알의 이뇨제, 질산염, 지질저하약제 그리고 아스피린을 포함한다. 신체검사에서는 경정맥 확장, 전체수축기 잡음, 최대자극지점이 좌측으로 변위 그리고 사지 부종이 주목할 만했다.

정골요법의 구조적 검사에서는 다음의 체성결과가 드러났다: 가장 심각한 움직인 제한이 좌측 T1에서 T4까지이 촉진의 분절, 후두환추관절, 흉곽입구, 흉복강과 골반횡격막 그리고 하부늑골에서 발견됐다. 이것은 이미 타협한 심장펌프에 여분의 일부하가 놓이는 결과를 가져온다. 매 치료 기간동안 다른 정골의학 결과에 더해서 자율신경계와 림프계를 처리해야 한다. 치료계획의 목표는 심혈관 항상성기전을 지지하고 환자가 체중감량을 할 수 있도록 하는 것이다.

정골요법 치료로 환자상태가 향상되기 시작했다. 그녀는 이 무렵 매일 걷는 운동 프로그램에 도전했다.

표 113-1은 9개월 동안 정골의학치료를 받고 난 후의 변화를 설명한다. 박출률(ejection fraction)은 45%로 증가했다. 그녀는 매일 2.5마일을 호흡이 짧아지지 않아도 걸을 수 있었다. 어떤 입원치료도 하지 않았고 모든 심장약 용량이 감소됐고 한 알의 이뇨제를 처방에서 제외됐다. 38파운드를 감량했고 하지부종이 감소했으며 고혈압도 잘 조절되었다.

환자에게는 손녀와 다시 놀 수 있다는 것이 가장 중요했다.

논의 Discussion

심부전은 중심부인 심장이 병에 걸린 임상적인 증후군이다. 이것은 심장이 대사요구를 충족시키지 못하는 무능으로 특징지어진다. 건강한 기능을 가진 심장하고 이 증후군에 영향받은 질환을 가진 심장과 연관된 전부하, 후부하 그리고 수축요소들에 주목하라. 울혈성심부전

표 113-1 사례1: 정골요법치료 9개월 후의 변화

지표	2001년 2월(치료 전)	2001년 11월(치료 후)
박출률	20%	45%
운동용량	< 50피트	2.5마일
입원	4~6 / 년	전혀 없었음/11개월
약물치료	복용량 증가	복용량 감소
체중 증가/감소	32파운드 증가	32파운드 감소

은 심장수축력 부족 또는 일부하 증가로 야기된다.

확장심근병을 가진 환자의 심부전은 주로 후부하에 대항해 혈액을 방출하는 능력이 감소된 수축기 기능부전으로 인해 야기된다. 그 결과로 후부하감소는 치료계획에 필수적 요소이다.

후부하(afterload)는 혈관수축감소와 체중감소로 줄어든다. 림프계와 자율신경계는 혈행역학과 그로 인한 후부하 감소에 핵심역할을 한다.

Mayo Clinical Proceedings가 발행한 조사서에서 교감신경계긴장이 만성적으로 증가하는 것은 특히 심부전을 가진 환자에게서 신혈관사건이 발생할 수 있는 잠재적인 위험인자라고 보고했다. 정상적인 교감신경계 긴장은 혈관수축을 감소시키고 정맥용량을 증가시킨다. 이것은 후부하를 감소시킨다.

심부전의 보상성 기전은 심박동률을 증가시키고 심장출력을 더욱 감소시키는 경향이 있다. 정상적인 부교감신경계는 정상적으로 출력을 증가시키도록 심박동률을 감소시킨다.

심부전은 정맥압증가와 관련이 있다. 림프계를 치료하는 것은 핌프환류를 증가시키고 중심정맥압을 감소시키다. 늑곽의 적합한 움직임과 신체의 많은 횡격막들은 림프와 정맥환류에 대한 압력변화를 유지하는데 중요하다.

막은 신체 모든 기관을 감싼다. 이것은 모든 신경, 혈관 그리고 림프의 경로를 형성한다. 막제한을 이완시키는 것은 조직울혈을 감소시키고, 장기계통이 정상적으로 움직일 수 있게 하며 순환을 증가시킨다.

■ 사례 2
CASE 2

N.S는 때때로 가슴이 두근거리는 것이 주요증상인 68세 여성이다. 그녀는 45년 전에 이미 심방중격결손으로 진단 받은 병력이 있었으며, 이것에 대한 수술을 시행했다. 수술 몇 년 후에 불규칙한 심박동이 발생했기 때문에 그녀는 결국 심박동기를 이식했다. 그녀는 잠시 동안 잘 지냈으나 부정맥이 다시 발생했고, 이것은 심박동기로 조절이 되지 않았다. 생리학적 검사 후에 이번에는 심실이 포함되어 있어서 심박동기/제세동기를 결합하여 이식하는 것이 요구됐다. 그녀는 또한 항부정맥약을 처방받았다. 부정맥이 여러 번 발생함에 따라 심근이 점차적으로 약화됐고 울혈성 심부전이 되었다. 그녀는 스트레스를 받거나 진력을 다할 때 또는 때때로 명확한 이유가 없을 때 심장이 두근거리거나 자신의 심장소리를 듣기도 한다고 보고했으며, 그녀는 이것이 매우 불편하고 당황스럽다는 것을 깨달았다.

그녀의 약처방은 디곡신, 이뇨제 그리고 베타차단제를 포함한다.

이학적 검사에서 혈압은 정상이었으며, 심박동률은 86이고, 당시 리듬은 규칙적이었고, 잡음은 없었다. 최대자극지점은 좌측으로 이동되어 있었으며, 경동맥 확장과 중등도의 발목부종이 있었다. 그녀는 경부, 전흉부(이전 수술과 연관된 중심선과 좌측흉부)에 반흔조직이 있었으며, 정골요법 구조적 검사에서 T2, T3, T4 그리고 세 번째 늑골의 체성기능부전이 있는 상부좌측흉부에 현저한 압통이 발견되었다. 첫 번째 늑골은 양측으로 거상되었고, 양측 승모근은 긴장과 압통이 현저했다. 경부체성기능부전 또한 OA FS_LR_R, C2 FS_LR_L 그리고 C3 FS_RR_R으로 나타났다.

정골도수기법을 치료계획에 추가하고, 근육과긴장은 수동근막기법과 자세이완촉진기법으로 치료했고, 체성기능부전은 근에너지, 자세이완촉진 그리고 인대긴장균형기법으로 치료했다. 늑골거상은 림프배수를 적당하게 증가시키고, 교감신경계긴장을 정상화시키기 위해 사용했다.

그녀는 치료에 잘 반응했고 게다가 느낌이 좀 더 편했다. 그녀는 심계항진이 덜 발생했고, 존재했던 어떤 사건들은 치료와 함께 중단됐다.

논의 Discussion

심부정맥은 원인이 다양하고 사용할 수 있는 치료에 문제가 있기 때문에 치료하기가 매우 복잡하다. 이 상태에 대한 처방약은 많은 부작용을 가지고, 어떤 것은 매우 심각하며 처방약과 심박동기는 심각한 부전률을 가진다. 심계항진은 겁나게 하고 증가된 공포스트레스는 빈도와 심각성을 악화시키는 경향이 있다. 그래서 이런 순환이 형성된다. 심장상태에서 기원하는 체성문제는 사실상 비슷한 통증을 매우 불편하게 만들 수 있는데, 이것이 환자의 삶을 더욱 곤란하게 한다. 정골도수치료는 자율신경계를 목표로 삼는데, 특히 교감신경계와 부교감신경계의 균형을 추구한다. 체성문제를 제거하는 것은 환자를 보다 편안하게 만들고, 그 결과로 삶의 다른 사건들에 보다 잘 대처할 수 있다.

참고문헌

Beal MC, Kleiber GE. Somatic dysfunction as a predictor of coronary artery disease. *J Am Osteopath Assoc* 1985;85: 302–307.

Curtis BM, O'Keefe JH. Autonomic Tone as a Cardiovascular Risk Factor: The Dangers of Chronic Fight or Flight. *Mayo Clin Proc* 2002;77:45–54.

DiGiovanna EL, Schiowitz S. *An Osteopathic Approach to Diagnosis and Treatment, 2nd ed.* Philadelphia: Lippincott-Raven, 1997.

Fuster V, Alexander RW, O'Rourke RA. *Hurst's The Heart, 10th ed.* New York: McGraw-Hill, 2002.

Goldman L, Braunwald E. *Primary Cardiology*. Philadelphia: W.B. Saunders Company, 1998.

Johnston W. Palpatory findings in the cervicothoracic region: Variations in normotensive and hypertensive subjects, A preliminary report. *J Am Osteopath Assoc* 1980;79: 300–308.

Kuchera ML, Kuchera WA. *Osteopathic Considerations in Systemic Dysfunction, 2nd ed.* Columbus, OH: Greyden Press, 1994.

Rogers FJ. Cardiology. In: Ward RC, ed. *Foundations for Osteopathic Medicine*. Baltimore, MD: William and Wilkins, 1997.

Shamsham F, Mitchell J. Essentials of the Diagnosis of Heart Failure. *Am Fam Physician* 2002;61:1319–1328.

Thomas PH. *Congestive Heart Failure*. In: Hoag JM, ed. *Osteopathic Medicine*. New York:. McGraw-Hill Book Company, 1969.

Wallace E, et al. Lymphatic System. In: Ward RC, ed. *Foundations for Osteopathic Medicine*. Baltimore, MD: William and Wilkins, 1997.

114

위장계 적용
(Gastrointestinal Applications)

■ 구조와 기능
STRUCTURE AND FUNCTION

위장계는 기계적으로 음식물을 처리하는 일련의 연속적인 구조물로 화학물과 호르몬에 의하거나 두 가지 모두에 의해 그 과정에 기여하며, 그것은 문자 그대로 입술에서 시작해서 항문으로 끝나고, 일종의 통모양의 관으로 역행움직임을 막는 밸브로 작용하는 여러 가지 다양한 문 또는 괄약근을 가지면서 양 끝에 개구부(opening)가 있다. 음식물은 입으로 들어가면 거의 즉시 화학적이고, 기계적인 소화과정을 겪게 된다. 배고픔은 글루코스 레벨, 위가 채우진 상태, 냄새 그리고 심지어는 시각적 정보에 대한 신호를 중추신경계에서 받게 되면서 시작되며, 타액생산 증가는 음식을 생각하는 것만으로도 가능하지만, 그러나 다른 자극에 의해 더 증대된다.

음식물은 저작과 타액분비를 통해 입에서 용해될 수 있게 되고, 후각신경섬유를 자극하는 증기를 생성한다. 후각신경(제1뇌신경)은 사골의 사판을 통과한다. 신경이 손상을 당하거나 눌리게 되면, 냄새를 맡는 기능이 떨어져서 맛을 보는 기능이 손상되어 음식에 대한 즐거움이 감소하게 될 수 있다.

저작은 모든 저작근을 활성화시키는 삼차신경(제5뇌신경)에 의해 지배를 받는다. 혀 전면의 미각은 안면신경(제7뇌신경)에서 나오는 감각신경에 의해 전달되고, 후면과 측면은 설인신경(제9뇌신경)에서 나오는 감각신경에 의해 전도되지만, 그 반면에 연하작용은 설하신경(제12뇌신경)에 의해 지배받고, 미주신경(제10뇌신경)에 의한 지배는 다소 적게 받는다. 설인신경은 또한 혀를 움직여서 음식물을 치아와 인두후방으로 밀어낸다.

이러한 구성요소들의 일부 또는 전체가 되었는데 특히 알려진 원인도 없으면 각 신경의 경로와 그것들이 다른 구조물을 통과하거나 주위를 지나가면서 발생할 수도 있는 협착과 장애에 대한 이해가 요구된다. 삼차신경의 상악과 하악 분지의 경로는 난원공과 정원공을 통과한다. 저작에 문제가 생기면, 그 결과로 통증과 불편감이 초래된다. 안면신경은 측두골의 공동개구부를 통과하고, 때때로 외이공 안에서 전정와우신경가지와 함께 압박된다. 척추 부신경(제11뇌신경)과 함께 설하신경과 미주신경은 수질과 상부경추부(제11뇌신경)에서 의문핵

(nucleus ambiguous)으로부터 나온 다음에 경정맥공을 통해서 하강된다. 설하신경은 경정맥공을 통해서 후두과 내측으로 나간다. 삼키는데 어려움이 있는 것은 특히, 후두골, 측두골, 접형골 등의 두개골기능부전과 상부경추 기능부전과 연관된다.

소화과정과 관련된 또 다른 상황에는 내재적인 신경과정과 어느 정도까지는 중력이 포함된다. 후두개는 음식물이 호흡기관계통으로 흡입되는 것을 방지하여 연하되는 동안에 후두와 기관을 보호한다. 음식물이 식도로 들어감에 따라 튜브가 팽창하게 되고, 타액으로 윤활하게 되고, 팽창에 의해 촉진되면서 음식물은 평활근 수축에 의해 밀려들어가게 된다. 위-식도 괄약근은 위장 입구를 표시하는 것으로 근육질의 횡격막 바로 아래에 있으며, 그것에 의해 보강된다. 식도역류 또는 위-식도 역류병은 대부분 종종 불완전한 폐쇄, 위산생성증가, 그리고 대개는 아마도 두 가지 모두에 의해서 일어난다. 위장 윤곽의 다양한 변화로 식사를 할 수 있게 팽창하는 기능을 하게 되고, 표면을 더 크게 되어 유미가 음식물을 더 많이 부시게 하거나 또는 소화물이 더 많이 생성되게 한다.

음식물에 대한 생각과 구강과정에 의해 이미 신호가 보내져서 위산 생성이 증가되면, 그 환경의 수소이온농도가 낮아져서 음식물을 화학적으로 분해하고 단백질, 지방 그리고 녹말결합을 분해하는 다른 효소를 촉진시키게 된다. 비록 소화성 궤양을 발달시키는 헬리코박터 파이오리균이 있을 가능성이 있지만, 그것이 영향을 발휘하려면 반드시 기회가 있어야 한다. 약물학적으로 치료에 접근하게 되면 수소이온농도가 높아지게 됨으로써 덜 쾌적한 환경을 만드는 방식으로 항생제와 프로톤 펌프 억제제를 결합시킨다. 환경이 변화하게 되면 아마도 미생물이 뿌리를 내리고 번성하게 될 것이다.

위벽의 내층은 프로스탄글란딘 중재 점액생성물에 의해 보호되고 있는데, 이것은 스테로이드제제와 비스테로이드제제의 항염증약(NSAIDS) 그리고 그 외 다른 약들에 의해 손상된다. 개인의 정신적인 상태도 또한 모든 조직계통의 통상적인 보호요소를 손상시킬 수 있다. 장기간 지속된 교감신경계 활동으로는 그것으로 인해 점막층의 완전성이 떨어지게 되면서 위산생성이 그렇게 많이 증가되지 않는다. 간, 비장, 담낭 그리고 췌장 등과 같은 그러한 다른 구조물들은 발생학적으로 장(intestine)과 연관되어 대부분이 관으로 연결되어 있으며, 또한 교감신경과 부교감신경이 이러한 구조물에 영향을 미치고 있다. 비장과 간장의 낭(capsule)은 반응적으로 약간 수축되고, 그 과정으로 기능 일부가 변화한다. 다른 괄약근과 더불어 담낭으로 가고 나오는 담관은 서로 작용한다.

산, 음식생성물, 그 외 다른 즙의 혼합물은 위장 유문으로부터 방출되면, 괄약근을 통해 십이지장의 소장 근위부로 들어간다. 간에서 생성되고 담낭에서 농축되어 소장으로 운반된 중탄산염물에 의해 제공된 완충작용이 없었다면, 그 벽은 부식될 것이다. 글루코스가 글리코겐으로 되어 간에 저장되고, 췌장에서 나오는 인슐린은 글루코스를 세포로 운반하며 지방, 단백질, 물은 더욱 가공된다. 균형잡힌 창자의 일부 미생물은 내용물을 소화시키는 것을 보조하고 창자 내부환경을 유지하는데 도움을 준다. 이러한 균형은 항생제의 비특이적 작용에 의해 뒤집어엎어진다.

연동운동, 즉 위장관계의 율동적인 수축은

국소팽창에 반응하여 내용물을 한 단계 앞으로 밀어내는 것으로 국소적인 과정인데 그것은 의식적인 중재가 요구되는 것은 아니지만, 그러나 의식적인 중재와 자율신경계에 의해 조절될 수는 있다. 내재신경총(intrinsic plexi)은 평활근을 자극하는 기능을 내강신장(intraluminal stretching)에 대한 반응으로 처리한다. 미주신경의 영향은 아주 거의 원위부분까지 내내 위장관계에 영향을 미쳐서 그 과정을 향상시킨다. 그 외 보행과 정신작용을 포함하는 다른 기능들은 신체가 부교감신경계에 의해 중재되는 회복과정을 겪게 됨에 따라 감소하게 된다. 연동운동이 증가되고 진행시간이 더 빠르게 되는 것은 부교감신경계 영향의 증가로 나타난 결과이며,이것이 장기간 지속되면, 영양물질과 수분의 흡수 감소와 같은 불이익이 있게 된다: 이것이 지속되면 변에 수분이 많게 되고 흩어지게 되는데, 정확한 정의에 의하면 수분이 기준량으로 약 1리터 이상 포함되어 있다고 하지만, 이러한 결과를 대개 설사라고 부른다. 감염인자가 위장관계에 침입했을 때, 그러하듯이 이것이 때때로 이득이 될 수도 있다. 독과 그 외 다른 노폐물 구성요소는 내벽층을 자극하고 연동운동을 가속시킨다. 창자가 꽉 차고 보다 빈번한 배변 움직임으로부터 오는 불편함도 있지만, 보다 빠른 이동시간으로 병원체가 재생산하고 침입할 기회가 줄어들게 된다. 위벽과 창자내층의 자극의 결과로 평활근의 반사적 수축이 초래되고, 구토과정에 의해 위장으로부터 역행만출이 초래되게 되며, 또한 점액생성이 증가하게 되고, 또한 이러한 상황에서는 흡수가 제한되기 때문에 개인 건강이 영양실조와 탈수에 의해 위태롭게 되고 손상당하게 된다는 점에서 건강과 영양이 심각하게 되는 결과가 올 수도 있다.

자율신경계에서 교감신경계에 대한 부교감신경계의 보완적인 구성요소는 또한 위장관계의 기능을 조절할 수 있다. 신경섬유는 흉추전체와 최상위 요추분절에서 나오고 여러 가지 다양한 기관으로 동맥과 함께 동반하여 간다. 교감신경의 활동이 증가되면 부교감신경계의 활동에 역효과가 초래된다. 활성화되면 연동운동 감소, 괄약근 수축, 위장관 활등을 느리게 하거나 또는 심지어 일시정지시키기도 하며, 상대적으로 가볍고 양성이며, 대개 자가-제한적인 형태는 변비와 함께 발생한다. 적절한 때 노력을 골격근으로 하도록 다시 지시함으로써 환자가 피하거나(탈출) 방어(싸움)하도록 준비하게 하면서 그러한 활동은 상대적으로 불필요한 회복과정을 지연시킨다. 그것도 또한 생리학적으로는 위장관계에 직접적인 이득이 된다.

외상에 의해서이든 또는 수술적 중재에 의한 것이든 간에 복강에 무엇이 들어가면 위장관계는 기능을 거의 멈춘다. 때때로 이것은 외상없이도 발생하는데, 그것은 장파열이 발생하여 그 내용물이 복막염으로 알려진 염증과정을 야기한 경우이다. 게다가 복막 장애의 결과로 천층복근의 경직 반응을 초래되고, 이러한 반응에 의해 동맥이 교감신경적으로 수축하게 되고 내강을 채우는 내강 내용물의 양이 제한되면서 혈액 손실량이 감소하게 된다. 이것은 일시적인 상태에서 유용하지만, 그러나 그것이 유용한 시점을 지나서도 지속되면 정상적인 기능이 방해받게 된다.

수술 후 장폐색증에서 발생하는 것이지만, 교감신경계 활동이 장시간 지속되게 되면 그 결과로 수분흡수가 감소되고, 더 많은 에너지가 필요하게 되며 정상적인 과정의 일부에 혼란이 초래되게 된다. 변이 단단하게 되어 움직이기가 어렵게 될 수도 있으며, 변에 균열이 발생할 수도 있고, 이와 반대로 되었을 때 근위체액이 대변주변으로 누수되어 변이 느슨하게 될 수도 있다.

과민성대장증후군(IBS)과 같은 그러한 어떤 일부 상태에서는 정상으로 생각되는 것보다는 오히려 교감과 부교감의 향상된 활동같은 대체적인 패턴이 나타나는 것 같다. 고통받는 사람들은 설사를 하면서 그 사이 사이에 변비를 경험하는 것으로 보이며, 좀처럼 편안한 시간이 지속되지 않는다. 심리학적 요소에만 단독으로 이와 같은 상태에 대한 책임을 다 지울 수는 없지만, 그것들이 종종 관련되어 있고, 일부 약물치료는 걱정, 우울, 그 외 다른 감정을 감소시키는데 중점을 두고 있다. 또한 병발된 신경전달물질의 어떤 것을 가진 사람도 있을 수 있다.

충수염에 대한 확실한 치료방법은 수술일지라도, 임상적인 현상은 어떤 전형적인 검사소견과 패턴으로 나타난다. 충수는 맹장주머니에서 불완전한 자루처럼 존재한다. 제10흉추 수준이 이 부위를 신경지배한다. 충수염의 초기 증상은 배꼽부위로의 연관통과 경련이다. 근육이 팽팽하게 경직되면, 내장체성반사가 일어난다. 제10흉추 또는 대략 그 부근에서 또한 급성 체성기능부전이 발생한다. 나중에 충수가 전복벽을 건드리게 되면, 복부 우측 하부 1/4되는 국소부위에 증상이 더욱 심해진다. 충수가 맹장후방에 있으면, 요근이 자극받게 되고, 심지어는 경련이 일어나서 단축되기도 한다. 채프먼 반사점은 우측 제12늑골 끝에 위치하므로 충수염 진단에 도움이 될 수 있다.

위장관계의 구조와 기능은 주로 내장이다. 이미 언급된 저작근은 골격근으로 구성된다. 횡격막은 흉강과 복강사이를 중개하는 역할을 하며 중격 또는 벽처럼 작용한다. 흡기 동안에 횡격막이 하강되면, 그 결과로 간, 위, 창자가 역학적으로 압박받게 되는데, 이것은 발살바 조작이 시행될 때처럼 성문폐쇄와 그 외 다른 복근수축의 추가에 의해 더욱 격렬하게 되며, 어떤 경우에서는 이것이 내장체성반사에 의해 혈관미주신경반응을 유발시킬 수도 있다.

그 외 다른 근육으로는 골반저 근육수축이 이것에 기여한다. 치골직근과 그 외 다른 항문거근의 현수(sling)는 교감신경반사 훈련과 함께 변실금 유지를 책임지고 있다. 이러한 근육과 직장괄약근의 이완은 수의적으로 조절할 수 있고, 필요할 때 횡격막 수축에 의해 촉진된다. 또한 횡격막은 일종의 횡격막 역학적 자극 형태와 다른 부위로 이송하는데 관련되어 있다. 횡격막 자극은 그것이 횡격막 아래의 자유로운 공기로부터 온 것이든 또는 위장의 경련성 수축으로 인한 것이든, 담낭염증 또는 그 외 다른 구조로부터 온 것이든 간에 동측 어깨, 목 , 견갑골로 통증을 방사한다.

딸꾹질도 또한 체성내장반응과 연관된 것일 수가 있으므로 인접한 부위뿐만 아니라, 제3, 4, 5경추수준과 횡격신경의 기시부에도 주의를 기울여야 한다.

위장관계의 최하부위에 대한 부교감신경의 영향은 뇌신경에서 기원한 미주신경으로부터 일어나는 것이 아니고, 제2, 3, 4천추신경으로부터 일어나는 것이다. 골반구성요소(천골, 무명골, 심지어는 미골까지도) 자유로운 가동성이 적절하게 기능하는데 필요하며, 이와 마찬가지로 이 부위의 체성기능부전은 치질, 게실성 질병, 농양, 그 외 다른 질병과 연관될 수 있다. 대후두공으로부터 척주를 통과하여 제2천골분절로 부착하는 경막코어연결(dural core-link)은 두개골 기전을 그것의 하부 천골구성요소로 연결한다. 특히 천골의 국소제한은 두개골의 최적기능을 제한할 뿐만 아니라, 역학적으로 그리고 신경학적으로 S상결장, 직장 항문에 악영향을 줄 수 있으며, 또한 반대의 경우도 사실이다.

■ 사례 1
CASE 1

A.M 부인은 만성 담낭염을 가진 49세 비만 여성이다. 담낭절제를 위한 선택적 입원 전인 지난 1년 사이에 세 가지 사건이 발생했다. 각 사건은 상대적으로 고지방 내용물의 식사를 하는 것에 의해 미리 예견된 것이었다. 현기증, 구토 그리고 견부와 견갑골로 통증이 방사되는 심각한 상부복통을 호소했다. 마약성 진통제로 구성된 치료를 하고, 각 사건 후에 입원없이 응급실에서 퇴원했다. 머피의 징후는 양성이었고, 맥박, 체온 그리고 혈압 모두 약간 증가했다. 평면 방사선, 초음파 그리고 자기공명영상으로 담낭염이 확실히 진단됐다. 총담낭관과 담낭의 벽이 두꺼워졌고, 또한 방사선투과성 돌과 오니가 발견되었다. M 부인은 다른 심각한 의학적 문제는 없었다. 다른 치료보다는 수술을 선택했다.

M 부인은 복강경으로 수술하기를 원했다. 의사가 동의하긴 했지만, 비만과 담낭의 염증으로 개방과정이 필요할 수도 있다고 환자에게 충고했다. 복강경수술을 시도한 후에 의사는 접근이 어렵고 정확한 집도가 어려워 방법을 바꿨다. 담낭은 성공적으로 제거되었다.

마약성과 항히스타민을 결합한 통증약을 근육내에 주사했다. 정맥주사를 놓고 물 한 모금 마시는 것만 허용되었고, 의사가 허락할 때까지 음식은 금지되었다. 6시간 안에 수술의사, 일차담당 치료사, 간호사 그리고 인턴이 그녀를 검사했다. 방광에서 잡음이 청진되지는 않았으며, 방귀가 나오지 않았고 복부둘레치수가 증가했다. 복부타진 시에 고음소리가 들렸다. 수술의사는 위장관계의 가스 생성을 감압하기 위해 인턴에게 비위튜브를 지시했고, 직장흡입튜브 필요성에 대한 논의도 있었다. 복부둘레가 더 증가하면서 복부봉합부위가 찢어질 가능성이 문제가 되었다. 인턴은 수술 후 장폐색증에 대한 치료를 보조하는 것으로 정골수기기법을 시행하도록 허가를 요청했다.

인턴은 검사결과 T7에서 T9 양쪽 부위에 체성기능부전과 더불어 부척추근이 더욱 경직된 것을 발견했다. 가장 심각한 것은 T7 ESRRR이었다. 환자에게 상황에 대한 것을 충고해 주었고 환자는 직장튜브 정지부 위에 정골수기기법을 하는 것을 좋아한다고 표현했다. 인턴은 환자 우측매트위에 팔을 올려놓고 앉았다. 환자 아래 손바닥을 두고 손가락은 윗 방향으로 구부렸다. 양손 손가락패느는 익세입력을 적용하는 수단으로 과긴장된 부척추근에 접촉했다. 근육을 결과적으로 이완시키는 종점에 2분 이상 유지했다. 이전에 촉진 시 압통이 있던 근육은 더 이상 그렇지 않았다. 비슷한 결과를 가지는 다른 흉추와 요추부위 동측과 반대측에 과정을 반복했다. 단일체성기능부전은 균형인대기법(BLT)로 처리했다. T6와 T8 극돌기를 우측으로 끌어당기면서 T7 극돌기는 좌측으로 밀었다. 이완되고 지나친 것이 느껴질 때까지 유지했다. 그런 다음 움직임을 장벽방향으로 이끌었다. 덜 심한 척추기능부전을 반영하는 다른 후방횡돌기는 부드럽게 전방으로 튕기듯 밀었다.

마지막으로 환자복부를 치료했다. 인턴은 환자 좌측에 서서 환자 몸 위로 팔을 뻗고 제10늑골과 장골릉 사이 후액와선의 외측부근에 손가락 패드를 놓았다. 환자는 이를 참았고 근육이 이완될 때까지 대략 1분을 유지했다. 환자우측에서 같은 것을 반복했다. 마지막으로 인턴은 수술 절개와 평행하도록 복부붕대 가장자리 아래에 양손 끝을 대고, 대략 30초 정도 절개부를 향해 사선으로 적용했다. 환자는 모든 수기 기법을 참아냈고, 모든 치료는 10분 조금 넘게 걸렸다.

두 시간 후 환자는 통증이 덜하다고 표현하고 마지못해 방귀를 뀌었다. 복부 청진 시 4구획 전부에서 매우 정상적인 장소리가 들렸다. 환자는 다음날 먹는 것이 가능했고, 그 후 이틀 뒤에 퇴원했다. 직장 또는 구강튜브는 필요하지 않았다.

논의 Discussion

수술 후 장폐색증 진행은 역학적이고 자율적인 신경조정과정을 포함한다. 수술이 장에 거의 영향을 주지 않았더라도, 수술부위를 더 크게 노출시키는 방법으로 신체수기요법이 필요하다. 반응으로 연동운동과정이 느려지고 멈추기까지 한다. 다른 요인은 교감신경계 자극과 조절기능의 명백한 향상이다. 이는 괄약근 닫힘과 연동운동감소를 유지한다. 척추강직 증가로 반영되고 유지된다. 수술부위의 통증과 수술과정에서 오는 스트레스는 골격근강직과 교감신경활동을 유지하는데 더욱 기여한다. 어떤 효과는 수술마취로 인한 부작용일 수 있다. 마약성진통제는 또한 연동운동을 감소시키는 효과를 가지고 이에 대해 이익과 위험을 고려할 필요가 있다. 괄약근 닫힘, 운동감소, 울혈증가 그리고 손상되지 않은 전체 활동과 함께 가스생성을 피하기가 쉽지 않다.

일반적인 처치는 환자의 고유기능이 돌아오는 동안 가스증가를 감소시키는 것이다. 이는 항상 동시에 발생하지 않고 복부수술환자의 7~8%에서 장폐색증이 발생한다. 허만(1963)은 수술 후 정골수기요법 치료에 동의한 사람들에 대한 연구를 수행했다. 치료받은 317명의 환자 중에 오직 한 명만 수술 후 장폐색증이 발생했고(0.3%), 치료받지 않은 92명의 환자 중에 7명에서 장폐색증이 발생했다. 7명은 치료받았고, 오직 한 명만이 해결되지 않아서 다른 치료가 필요했다. 부척추근 이완치료는 이번 사례에서 적용한 것과 유사했다.

■ 사례 2
CASE 2

T.C는 교대로 설사와 변비증세를 호소하는 25세 미혼여성이다. 그녀는 각각 며칠동안 유지되고 정상상태인 적은 거의 없다고 언급했다. 기껏해야 하루 한 번의 배변활동을 하는데 힘을 줘야 하고 복부팽만과 쥐가 동반된다고 변비를 설명했다. 이 증상을 완화시키기 위해 완화제를 복용해 왔다. 설사할 때 하루도 몇 번씩 배변행위를 했다. 그녀는 종종 한번의 배변행위 후 1시간이 지나면 화장실로 다시 되돌아갈 필요성을 느꼈다. 비슷한 수준의 복부불편감을 가지지 않더라고, 빈번한 배변행위로 염증과 통증이 있는 치질을 초래할 수 있다는 것을 알았다. 증상이 증가하면 식이섬유섭취를 늘리려고 노력했고, 치질에 국소약물을 사용했다. 주증상 외에 다른 의학적 문제는 없었다.

그녀는 식이요법을 변화시키려고 시도했고

섭취량을 줄이는 것을 포함하여 문제성 있는 음식을 제거하려고 노력하며 음식알레르기 테스트를 했다. 이 방법 중에 어느 것도 유용하다고 증명된 것은 없었다. 월경과 명백한 상호관계가 없었다. 이미 전부터 그랬기 때문이다. 미혼이고 — 이것도 상호관계가 없다 — 1학년을 가르치는 선생님이다. 그녀는 일을 좋아하지만 가끔 스트레스를 받는다고 표현했다.

신체검사에서 환자는 열이 없었고 정상적인 생체징후를 보였다. 좌측복부 촉진 시에 약간의 불편감 외엔 특이할 만한 결과는 없었다. 장소리는 상대적으로 정상이었고, 전체적으로 존재했다. 후두환추압박 그리고 OA ESLRR, C3 ESLRL, C4 ESLRL, C7 ESLRL, T3 ESRRR, T9 ESLRL, T10 ESRRR, L5 ESRRR, 그리고 L-on-L 천골염전이 발견되었다. 비-보상적 패턴으로 경미한 두개골 우측염전기능부전과 부척추근 경직이 있었다. 좌측 복부압통외에도 하부구조물들의 팽만과 저항을 느꼈다.

첫 번째 방문에서 근에너지기법, 자세이완촉진기법, 고속저폭기법(HVLA) 그리고 두개정골요법을 포함하는 기법을 혼합하여 체성기능부전을 치료했고, 그에 추가하여 복측 내장기법을 사용했다. 좌측 횡격막에 제한이 발견되어 횡격막 이완을 사용했다. 좌측 하복부에서 시작하고 배꼽을 향해 치료사가 복부를 펴내듯이 하고 구조물이 이완될 때까지 유지했는데, 이것을 장간막과 S상결장을 지지하는 방향으로 했다. 과정은 하행, 비장곡, 횡행간곡, 상행 그리고 대장의 맹장 순서로 반복했다. 견인방향은 각각의 노력마다 배꼽을 향하고, 직접적인 후방압력은 장간막신경절 위치의 중심부를 치료하기 위해 사용되었는데, 이것은 환자에게 중등도의 불편감을 준다. 잠금기법과 CV4로 천골과 후두부를 각각 치료했다.

환자가 관례적으로 사용해왔던 약을 계속하지 못하게 했다. 설사 또는 변비 시에 필요하다면, 부피가 커지게 하는 형태의 약을 사용할 수 있다. 걷는 운동을 하고 그녀가 좋아할 만한 활동을 조사해보라고 충고했다. 하루 수분섭취량을 늘리고, 음료와 음식에 포함된 카페인 섬유를 제한하라고 지도했고, 야채섭취는 약간만 제한하라고 충고했다. 스트레스를 관리하기 위해 가능한 행동상담을 했고, 이는 다음 방문 때로 넘겨졌다.

환자는 2주 후에 내원했는데 증상이 향상되어 더 이상 "화장실 죄수"가 아니라고 말했다. 하루에 한번에서 두 번 정상적인 배변행위를 했다. 치료 후 24시간 동안 복부통이 있었고, 치료 후 저녁에 두 번 큰 배변행위를 했다고 말했다. 첫 방문 때 발견된 체성기능부전의 일부가 존재했으나, 좀더 보완패턴으로 되어 있었다. 복부검사에서 특이할 만한 사항과 제한이 발견되지 않았다. 그녀는 다음 스케줄 전에 전화해서 "치료가 다 됐다"고 느낀다면서 약속을 취소했다.

논의 Discussion

과민성대장증후군(IBS)의 상태는 바로 증후군이다. 그것은 진짜 진단이 아니다. 공통적으로 가리키는 증상과 징후가 있다. 가장 가능성 있는 원인으로는 자율신경계의 영향을 고려한다. 교감, 부교감신경계는 적이 아니라, 동반자다. 전자는 준비상황을 변화시키고 환경과 상호작용한다. 후자는 수리, 에너지 저장 그리고 재건기능의 내장구성원을 조절한다. 혼자만으로는 가능할 수가 없다. IBS에서 발생하는 가장 가능한 결과는 위장관계 교감신경구심조절

향상이다. 결과적으로 진행이 멈춘다. 이것은 체액흡수를 증가시키고 보다 단단하고 움직이기 어려운 변을 생산하고 결국 불편해진다. 정지는 내용물을 정체시킨다. 때때로 조밀한 변이 갈라지고, 상대적으로 덜 흡수된 변이 주변으로 새고 설사가 나타난다. 부교감신경계의 반동이 또한 가능하고 균형을 다시 찾기 위한 방법으로 통과시간이 가속된다. 과보상되는 측면이 있다. 최초로 유발하는 침전제는 신체손상, 걱정, 공포, 분노 또는 어떤 다른 사건이나 생각이다. 사건들이 반복적으로 폭포가 되어 떨어져 불명확하게 된다. 근골격계는 거울, 굴절렌즈 그리고 닻으로써 작용한다. 내장체성반사의 출현은 아래요소들을 특징짓고 내장말단의 존재를 유지하기 위해 반사하는 순회의 부분으로 작용한다. 가능한 도수치료방법은 정골치료사가 순회를 깨뜨리고, 확대를 감소시키고, 조화를 다시 찾도록 하는 것이다.

환자는 항설사약을 사용함으로써 패턴변화에 기여했다. 위장관계 내층에 많은 자극을 가한다. 체성내장 그리고 내장체성반사는 같은 분절수준에 의해 지배되는 구조물과 연관된 패턴에서 발생한다. 그것의 지속은 가지고 있는 원상태보다 더 오래 기능부전을 유지한다. 정골도수의학은 건강하도록 체계를 고치게끔 방해물과 반사패턴을 제거하는 것만큼 교감 또는 부교감을 그렇게 많이 향상시키지 않는다.

■ 사례 3과 4
CASES THREE AND FOUR

C.B와 B.C는 둘다 여자아기다. 복통으로 각각의 부모가 정골치료사에게 데리고 왔다. 둘 다 거의 모든 시간 슬픔에 잠겨있고, 야단법석에 관리하기 힘들었다. 둘 다 6개월이 되었고 전반에 걸쳐 변화시키려고 시도해 왔다. 약물치료도 실패했고, 부모들은 첫 아기가 그들이 기대한 것처럼 "즐거움 덩어리"가 아니어서 좌절했다. 이 아기들은 먹고 체중이 증가했다. 배변행위가 있었고 단속적으로 잠을 잤다. 모든 접촉과 활동 특히 수유과 배변은 상태를 악화시키는 듯 했다. 출생 시에 특이할 만한 것은 없었고, 둘 다 만삭의 정상적인 자연분만을 했다.

C.B는 첫 번째 아기다. 결코 웃지 않았고 만지거나 혼자 둘 때마다 발버둥쳤다. 검사에서 환추후두관절이 상대적으로 자유롭게 움직였다. 핵심요인은 횡격막경직이었다. 대략 좌측 제6늑골 수준에서 후방탈출이 있었다. 아기를 붙잡고 치료했다. 손가락 폭을 좌측늑골아래에 대고, 전방으로 부드러운 압을 가했다. 아기는 처음 몇 분 동안 야단법석을 떨고 울고 나서는 잠이 들었다. 후방늑골에 약간의 전방압을 가하면, 들고 촉진할 수 있는 늑골 움직임이 발생한다. 부모는 과정에 상당히 당황했으나 아기가 잠들자 수긍했다.

다음날 전화가 왔다. 첫말이 "우리 아이에게 무엇을 했나요?"였다. 차에서 집으로 가는 내내 잠을 잤고, 깨서는 음식을 먹었다. 비교적 조용했고 그런 다음 밤 내내 잠을 잤다. 이것이 처음 발생한 모든 것이었다. 며칠 뒤 뒤이은 보고에서 이것이 더 지속적으로 이뤄지고 있다고 보고했다. 부모는 아이가 웃고 그들과 상호작용을 하는 것 같다고 했다. 이전처럼 하지 않는다고 했다.

C.B의 부모가 몇 주 후에 B.C의 부모를 데려왔다. 표면적으로 임상병력은 거의 동일했다. 그러나 결과가 달랐다. B.C는 환추후두관절압박이 있고, 횡격막이 자유로웠다. 후두환

추감압후에 약간 향상되었다. C.B와 같은 성공적인 결과를 얻기까지 정확히 3주의 치료시간이 걸렸다. 처음엔 실망했지만, 부모는 최종 결과에 매우 기뻐했다.

두 아기사이의 차이점에 관한 임상적인 실마리가 있다. C.B는 실제로 음식을 다 먹은 다음 많은 양을 토했다. B.C는 병모양의 유두주변을 잘 물 수 있었지만(좋은 도장을 만들 수 있었지만), 삼키기가 어려웠다. 입으로 들어간 것의 반도 삼키지 못했다. 두 아기 다 상당한 가스와 방귀를 뀌었고 명백히 하루 중 대부분이 불편했다. 거의 자지 못했고 많이 울었으며 웃거나 견디는 것에 잘 반응하지 않았다. C.B의 어려움은 횡격막경직을 견디는 것인 반면, B.C는 후두과에서 내측으로 나오는 설하신경에 영향을 주는 후두환추압박과 관련이 있다.

논의 Discussion

복통은 매우 흔한 상태다. 대략 10~30%의 아기가 경험한다. 주요증상은 오랜 기간 울음을 계속하고 보통 서녁에 악화된다. 때때로 명확하게 울음이 끝나지 않는 시기를 넘어가면 복통이 있는 아이는 불편하게 보이고 통증이 드러난다. 아이는 머리와 다리를 들어올리고 얼굴은 붉게 된다. 뒤틀며 움직이고 먹는 것을 거부하거나 먹자마자 야단법석을 떤다. 잠을 설치는 것은 또 다른 일반적인 증상이다. 아이는 먹는 것을 계속하고 체중이 증가한다. 부모도 역시 잠을 설치거나 스트레스와 걱정이 커지는 것을 경험한다. 복통진단을 받은 아이 중에 5% 이하에서 인식할 만한 음식알레르기를 보이긴 하지만, 일반적인 치료는 식습관을 바꾸는 것이다. 만일 엄마가 모유수유를 하면 그녀 또한 식습관을 바꿔야 한다. 무엇보다도 3, 4개월 후에 대부분의 아이가 이것을 벗어난다는 점에서 일시적인 미봉효과 이상이다.

인지되지 않은 역학적 원인이 있다. 출생병력은 비록 유용하지만 많은 정보를 주지 못한다. 정골의학구조검사 결과는 두개, 경추, 흉추, 늑골, 횡격막, 요추 또는 골반문제를 드러내었다. 모든 심각한 검사소견은 정골도수기법으로 치료해야 한다. 일반적으로 유아는 매우 유연하고 힘을 최소로 적용하는 것이 필요하다.

참고문헌

Adams RD, Victor M. *Principles of Neurology, 5th ed.* New York: McGraw-Hill Inc, 2001.

Barral J-P, Mercier P. *Visceral Manipulation*. Seattle, Washington: Eastland Press, 1988:67–183.

Carreiro J. *An Osteopathic Approach to Children.* New York: Churchill-Livingstone, 2003:85–103.

Educational Council on Osteopathic Principles. *Clinical Osteopathically Integrated Learning Scenarios.* American Association of Colleges of Osteopathic Medicine, 2001: 87–92.

Finet G, Williame C. *Treating Visceral Dysfunction*, Portland, OR: Stillness Press, 2000.

Hermann E. *The D.O.* 1965;Oct: L163–L164.

Kuchera ML, Kuchera WA. *Osteopathic Considerations in Systemic Dysfunction, 2nd ed.* Columbus, OH: Greyden Press, 1994;79–122.

Magoun, HI Sr. The dental search for a common denominator in craniocervical pain and dysfunction. *J Am Osteopath Assoc* 1979;78:810–815.

115

신장비뇨기계 고찰
(Renal and Urological Considerations)

신장계는 순환계에서 생산되는 노폐물을 제거하기 위한 여과체계로 역할을 하며, 노폐물은 소변을 통해 몸 밖으로 배출된다. 비뇨기계는 다음과 같은 두 가지 목적을 가진다:

1. 소변을 신장에서 요관, 방광 그리고 요도를 거쳐 밖으로 배출하는 관을 제공한다.
2. 남성 비뇨기계는 남성생식기관과 긴밀한 관계에 있다. 이렇게 두가지로 분화된 체계는 일반적으로 하나의 체계로 간주된다.

■ 양성전립선 비대
BENIGN PROSTATIC HYPERTROPHY

양성전립선비대(BPH)는 하부요관폐색을 야기하는 전립선 팽대로 요관증상이 동반되게 된다. 장수한다면, 거의 모든 남성들에게 일어날 수 있는 상황으로 생검조사에서 80세 이상 남성의 90%에서 미세한 증거가 발견되었지만, 그러나 40세 남성에서는 25%에서만 발견되었다.

병인 Etilolgy

노화와 안드로겐은 BPH를 발달시키는 요인으로 유일하게 확증된 것이다. 에스트로겐, 기저섬유아세포 성장인자와 같은 성장인자 그리고 개구의 상피성 상호작용이 전립선 성장에 역할을 담당한다고 알려져 있다. 버터, 마가린, 열매기름을 많이 섭취하고, 과일과 아연을 적게 먹는 식습관은 증상을 쉽게 진전시킨다.

징후와 증상 Signs and Symptoms

폐색성 증상은 방광출구 폐색과 관련이 있어 보인다. 이는 소변의 세기와 흐름의 변화, 다뇨, 야뇨, 소변을 뚝뚝 떨어뜨리는 것, 요의빈삭 그리고 요실금을 포함한다. 일반적으로 직장을 통해 손가락으로 검사할 때, 전립선팽대를 촉진할 수 있다. 그러나, 크기는 증상발현 정도와는 관련이 없다. 일정시간이 흐른 뒤 이차적으로 방광벽이 두꺼워지고, 소주화(trabeculation)하며 결석을 형성하는 등의 방광변화가 진전된다. 하요관증후군의 징후와 증상의 강도는 일반적으로 시간이 지나면서 진행되지만, 그러나 치료받지 않은 환자에게서는 동시적으로 발생할 수 있다.

일반적으로 보존적 치료를 해서 우선적으로 증상들을 완화시키고 삶의 질을 향상시키는데 주력한다. 새로운 많은 약물들이 이 증상에 효과가 있다. 수술적 처치의 적응증은 일반적으로 고질소혈증, 재발성 혈뇨, 방광결석, 많은 양의 재발성 잔뇨, 재발성 감염 그리고 요실금 등이다.

정골요법적 개념 Osteopathic Concepts

전립선은 자율신경계의 전립선 신경총의 지배를 받는다. 이 신경은 전립선, 정낭, 사정관, 음경해면체, 요도해면체, 요도의 막양과 음경부분 그리고 구상요도선으로 분산된다. 이 신경총의 선신경절원심교감섬유는 하위 3개의 흉추분절과 상위 2개의 요추분절에서 나온다. 부교감선신경절섬유는 제2,3,4천추분절에서 기시한다.

만성 기능부전은 일반적으로 제11과 12흉추 그리고 제1요추분절에서 발견된다. 전립선 채프먼 반사점은 두개천골기전 제한과 함께 존재할 수 있다. 존재하는 증상 대부분은 해결하기 위해 치료를 해야 한다. 침범된 자율신경계 자극으로 발생하는 영향을 감소시키기 위해 단족 또는 흉요추 측만증과 같은 다른 구조적 결손을 치료하는 것도 또한 중요하다.

■ 신결석증 NEPHROLITHIASIS

미국에서 한해 10,000명 당 16~25명이 신결석증인 것으로 보고되었다. 남성은 여성보다 신장결석 발병위험이 3~4배 정도 증가한다. 요산과 칼슘석이 남성에게서 발견되는 가장 일반적인 결석형태다. 반면 염증성 결석은 여성에게 보다 일반적이다.

이 결석은 다음과 같이 구성된다: 칼슘, 인산염, 칼슘과 인산염 혼합물, 마그네슘암모늄 또는 인산염, 요산, 시스틴과 미네랄이 약간 있다. 물론 칼슘, 인산염 그리고 요산석이 가장 많다.

특수형태 결석의 원인 Cause of the Specific Type of Calculi

수산칼슘결석은 산성소변에서 발생되지만, 그 반면에 칼슘인산염결석은 알칼리소변에서 발생한다. 소변의 수소이온농도에 추가해서 칼슘과잉뇨의 원인이 확인되어야 한다. 칼슘과잉뇨증가 생성될 수 상태에는 난소기능과다증, 비타민과다증, 파젯 병, 다발성 골수종, 그 외 폐, 유방, 신장, 머리와 목과 같은 그러한 뼈로 전이되는 악성종양, 비가동성으로 고정된 것 등이 있다.

요산결석은 퓨린대사과정의 생성물으로 통풍을 진단할 때 고려되어야 한다. 만성신장염과 요로정체증후군은 그 외 다른 주요한 원인이다. 포괄적으로 병력을 알아내고 결석의 화학적 성분이 무엇인지 정의를 내리는 것이 중요하다. 식이에 대한 충고와 꾸준한 감염치료로 결석재발을 막을 수 있다.

징후와 증상 Signs and Symptoms

통증이 가장 일반적인 증상이며, 그것의 강도는 경미하거나 또는 매우 심해서 입원이 필요할 수도 있다. 신장복통은 결석에 의한 폐색 때문이며, 폐색이 없다면 증상은 없을 수 있다. 통증은 일반적으로 아침에 갑자기 시작되고, 결석이 요관 아래로 움직이면서 빠르게 심해진다. 통증위치는 결석이 있는 지점에 달려있다. 상부요관과 골반폐색은 늑횡관절 압통과 옆구리 통증을 야기하고 복부로 통증을 방사한다. 일반적으로 로이드 양성징후가 존재한다. 하부요관폐색은 서혜부, 고환 또는 순음으로 통증을 방사한다. 오심과 구토가 발생하고 급성충수염과 차이점이 반드시 나타나야 하며, 미열이 발생한다. 만일 결석이 지나가면, 환자는 증세가 편해지는 것을 느끼게 되지만, 실패로 폐색이 유지되면 치료적 처치가 필요하다. 현재 결석치료에 대한 다음과 같은 방법학, 즉 체외충격파, 쇄석술, 피부주위 신결석절제술, 단단하고 유연한 자궁경검사 또는 개방수술접근법 등이 유용하다.

정골요법적 개념 Osteopathic Concepts

정골요법의 가장 중요한 개념 중 하나는 예방이다. 수분공급, 식이처방 그리고 급성 요도감염에 대해 즉각적이고 철저한 처방으로 요도감염재발을 방지할 것을 강조하고, 잠재적인 모든 병인도 치료해야 한다.

자율신경계의 신장과 요관신경총은 신장과 요관을 지배한다. 신장신경총은 복부신경절 복부신경총, 대동맥신장신경절, 최하부 흉추내장신경, 제1 요신경 그리고 대동맥신경총에서 나오는 세사로 구성된다. 요관신경총은 신장과 대동맥신경총, 상하부신경총, 하부신경 그리고 하하복신경총에서 나온다. 신장하고 요관과 관련된 자율신경계 원심섬유는 미주신경과 제 1, 2, 3 요추분절에서 나온다.

체성기능부전은 일반적으로 제 12흉추와 제 1, 2 요추분절에서 발견된다. 신장 채프먼 반사점을 두개천골 기전과 함께 평가해야 한다. 급성발병에는 기능부전에 대한 정골도수치료를 해야 하며, 복합적인 증상이 가라앉으면 필요한 만큼 평가와 치료를 한다.

■ 신우신염 PYELONEPHRITIS

급성신우신염은 신장실질과 상부요도 수집체계의 급성염증이다. 만성신우신염은 급성신우신염의 반복적인 발병의 결과로 일어나며, 급성신우신염은 항상 신장에 비대칭적이고 불규칙한 반흔을 점진적으로 생기게 하는 특징적인 변화를 가져오고, 수질과 신우신배계통 양쪽 모두에 영향을 미친다.

급성신우신염은 일반적으로 박테리아 인자에 의해 유발된다. 이 감염의 90%가 대장균과 그 외 다른 장내세균 때문이다. 만성적인 급성발병의 재발은 일반적으로 안에 있는 카테타를 포함하는 기능적 비정상, 정체 또는 폐색으로 인한 해부학적 비정상, 신결석, 양성 종양, 신경성 방광 그리고 이물질과 같은 병에 쉽게 걸리게 만드는 인자들로 인해 야기된다. 다른 위험인자로는 당뇨병, 노화 그리고 면역결손이 있다. 여성은 상대적으로 요도의 위치가 직장과 근접해 있기 때문에 요로감염에 걸리기 쉽다.

징후와 증상 Signs and Symptoms

환자는 일반적으로 열, 오한 그리고 옆구리 통증이 있고, 서혜부로 방사되는 통증이 있거나 없을 수도 있다. 그 외에 상태의 심각성에 따라 권태감, 오심 그리고 구토를 포함하는 패혈증 증상이 나타나기도 한다. 배뇨곤란, 빈발의 증가 그리고 요의빈삭과 같은 하요로감염 증상이 존재한다. 검사를 하면 병발된 쪽의 늑추각(costovertebral angle) 압통이 발견된다. 요검사에서 농뇨, 박테리아 그리고 조밀 또는 미세한 혈이 보인다. 혈액계수를 하면 호중구가 우세한 백혈구증가증이 나타난다. 소변배양은 진단과 적절한 항생치료를 확실하게 결정하는 극히 신중한 조사다.

재발성발병 병력을 가진 환자는 쉽게 병에 걸리게 하는 인자를 평가해야 하며, 이 결과를 제거하는 것을 분명한 목적으로 삼아야 한다.

환자가 여자아이면 전방에서 후방으로 항문과 요도를 적절하게 닦으라는 간단한 지시로 급성 방광염 재발과 신우신염을 유발할 수 있는 위험을 제거할 수 있다.

정골요법적 개념 Osteopathic Concepts

신장과 관련 기관의 지배는 신장결석 이전 주제에서 살펴보았다. 이는 체성기능부전이 발달하는 일반적인 위치를 포함했다.

콜은 1951년 시행한 동물조사서에서 "신장에서 사구체가 약간 팽창되고 피질집합관의 세포도 그러했다."고 보고했다. 요약에서 "실험동물의 척추고정은 반사적으로 내장구조물의(교감신경적으로 수반되는) 세포와 혈관의 변화를 초래했다."

프리만은 응용정골의학학회 1950년 연보에서 데이비스, 멕코넬 그리고 번즈가 미리 보고한 조사서를 다시 살펴보았다. 그녀는 경추부를 포함하는 체성기능부전이 신장병에서 이차적으로 발견되었다고 덧붙였다.

같은 연보에서 지룰은 그의 글에서 "특히, 제 6경추에서 제 1요추분절의 정골의학적 병변은 정도에서 벗어나는 신경자극을 신장에 가하도록 한다."고 결론지었다.

넬슨은 응용정골의학 학회 1951년 연보에서 "요도 경직과 구조를 수반하는 신우신염은 제 4, 5요추분절 특히 4번 수준의 척추병변을 가진다."는 것을 발견했다.

이것들은 모두 신우신염을 주제로 이전에 논의되었던 것보다 다른 부위이다. 모든 구조적 진단을 포함하고 모든 구조적 비정상적인 결과를 해결하기 위해 정골도수치료를 적용해야 한다는 사실을 강조한다.

사례 1 Case 1

38살의 남자가 지역병원 응급실에 왔다. 그는 심각한 우측배부 통증으로 새벽 4시에 방문했는데, 통증으로 새벽 3시에 잠을 깼고, 점점 심해졌다고 응급실에서 과정을 얘기했다. 그 당시 통증이 여전히 매우 심하고 우측 서혜부로 이동하는 것 같다고 말했다. 요의빈삭과 배뇨곤란 그리고 약간의 현기증이 있다고 했으며, 예전에 배부통이나 신장문제는 없었다고 보고했다. 일년 전 담배를 끊었지만, 하루 3~4개의 캔맥주를 마신다고 언급했다. 식욕은 일반적으로 매우 좋고, 몇 년 동안 몸무게가 대략 25파운드 정도가 늘었다. 편식은 없었고 고기와 감자칩을 매우 좋아한다고 말했다.

최근 관절통증이 여러 곳에서 발생했다고 추가질문에 답했다. 좌측 족관절과 족부 특히 좌측 엄지발가락이 가장 불편하다고 호소했으며, 통증을 덜기 위해 과다한 항염증약을 사용해왔다. 회계일을 하고 있고 신체활동에 제한은 없었으며 일은 모두 수행할 수 있었다.

이학적 검사에서 상당한 통증이 있으며 근육이 잘 발달된 과체중의 남자로 판명되었다. 로이드 징후는 우측이 양성이었고, 복부검사에서 방어, 덩어리 또는 조직 팽대가 발견되지 않았으며, 다른 계통은 모두 정상이었고, 구강 온도는 99°였다.

구조적 검사에서 상흉추에서 천추까지 우측 배부에 심각한 과긴장이 있음이 드러났고, 그 외에 T8–T9 체성기능부전과 두개천골리듬감소가 있었다.

요검사를 시행한 결과 정밀검사에서 적혈구 양성과 수소이온농도가 산성으로 나왔다. 복부평면 방사선검사에서 대결장에 약간의 가스가 있었으나 신장결석은 없었다.

임시적으로 우측신장 요산결석이라고 진단했다. CAT스캔에서 요로방광쪽으로 정지부가 가까운 우측 하부요도안에 반투명한 결석이 보였다. 배출된 총소변량과 결석을 알기 위해 계속 상태를 점검했다.

환자는 4시간이 지나기 전에 통증이 완전히 사라졌다고 말했으므로, 진통제는 모두 중단했지만 소변관찰은 계속 유지했다.

근과긴장과 체성기능부전을 완화시키고, 두 개천골리듬을 증가시키기 위해 정골도수치료(OMT)를 시행했으며, 그 외에 염기성 소변생산을 위해 요산감소에 도움을 주는 알로퓨리놀과 K-구연산염을 처방했다.

몇 시간 후에 소변에서 결석이 발견되었고, 검사를 위해 병리학자에게 보내졌는데, 나중에 요산결석임이 확실히 밝혀졌다. 환자는 그날 퇴원했고 집에서 치료를 받았다. 저퓨린 식이요법을 처방했고, 알로퓨리놀과 칼륨구연산염을 계속 섭취하라고 말했다.

환자는 48시간 안에 직장으로 복귀했고 30일 후 다시 진료실에 왔다. 더 이상 관절통증과 요도증상이 없었으며, 혈청 요산량은 정상이었다. 그는 체중을 5파운드 감량했고, 식이요법을 유지하고 있었다. 체성기능부전은 더 이상 존재하지 않았다. 현재의 치료를 유지하라고 말했고, 3개월 후에 추가검사를 하러 내원하라고 했다.

논의 Discussion

이 환자는 요산결석으로 매우 전형적인 병력과 복합적인 증상을 가지고 있었다. 이것은 남성에게 일반적으로 발생하는 상태이며, 가족력이 있다. 그는 요도문제로 인해 초기단계의 통풍으로 진전되는 매우 운명적인 길에 있었다. 관절파괴와 변화가 시작되기 전에 상태가 진단됐기 때문에 적절한 식이요법과 약물복용으로 관절에서 발생할 수 있는 병리학적 변화가 진전되는 것을 막을 수 있었다.

그는 소변을 약염기로 유지하기 위해 식이제한과 약물복용을 계속해야 한다.

T8-T9 체성기능부전은 신장질환에서 일반적으로 발견된다. 이는 신장질환 진단에 도움이 되고, 신장에 부정적인 자율신경 피드백을 주지 않고 신장결석과 연관된 체성통증을 덜기 위해 치료해야 한다.

사례 2 Case 2

66세 남성이 야뇨증으로 병원에 왔다. 이미 5년 동안 병원을 다녔고, 고혈압성 혈관질환관리를 받고 있었으며, 반년마다 내원했고 조절은 잘 되고 있었다. 하루에 베타 안드로제니성 차단제인 아테놀 50 mg을 복용하고 있었다.

그는 협심증, 호흡곤란, 관절팽윤 또는 수분정체와 같은 병력은 없었고, 과거의 의학병력도 이 문제와는 관련이 없었다. 추가 질문에서 3년 동안 야뇨증을 겪었다고 말했다. 소변을 보기 위해 밤에 두 번 정도 깼으며, 6개월 동안에는 밤에 4~5번 정도 잠을 깼다고 했고, 그 외에 낮 동안 요의빈삭이 있었고, 화장실로 달려갈 필요를 경험했으며 소변보는 것을 시작하기가 어려웠다. 물줄기의 강도는 감소했고, 균형이 깨져서 소변이 뚝뚝 떨어졌으며, 예전보다 시간이 더 걸렸다.

이학적 검사에서 약간의 비만이 발견됐으나 그 외 다른 분명한 변형은 없었다. 혈압은 128/78 mmhg였으며, 동리듬은 규칙적이었고, 잡음소리는 없었으며, 흉부소리도 깨끗했다. 복부 덩어리 또는 거대조직은 없었으며, 하지

부종도 없었다.

구조적 검사에서 T12–L1 그리고 L1–L2 체성기능부전이 발견됐다. 그 외에 두개천골리듬도 감소했다.

직장검사에서 약간 몽실하게 만져지는 전립선비대가 조금 발견됐지만, 결절 또는 단단한 덩어리는 촉진되지 않았다. 전년도와 비교해서 크기와 몽실한 정도가 약간 증가했다.

요검사를 시행한 결과 감염, 알부민, 혈세포 또는 침전물 분석 모두 음성이었고, PSA검사에서는 전년도와 차이가 없이 정상이었다. 통상적인 혈액화학그래프에서 콜레스테롤 수치(200 mg/dL)가 증가했고, 저밀도리포프로테인은 160 mg/dL이었으며, 고밀도리로프로테인은 45 mg/dL인 것으로 나타났다.

진단은 비만과 고지방혈증과 함께 양성 전립선비대로 내려졌고, 운동을 포함하는 체중감량식난을 처방했디. 비뇨기 문제로 환자와 충분히 논의하고, 환자는 최소 6개월 동안 이 상태에 효력이 있는 피나스테라이드를 복용할 것에 동의했다. 요의빈삭과 야뇨증을 즉각 감소시키기 위해 사용하는 다른 약들에 대해서도 논의하면서 이 약들로 인해 증상이 악화될 수있다는데 동의를 받은 다음에 필요한 처방을 내렸다.

기능부전을 완화시키기 위해 OMT를 하고, 6개월 안에 평가를 하러 다시 오라고 말했다. 그의 지방상태는 식이조절기간 이후에 재평가할 것이다.

논의 Discussion

전형적인 양성전립선비대 사례가 이미 전에 언급되었다. 치료사는 요로정체와 함께 전립선암의 가능성도 있음을 인지해야 한다. 이 중 어느 쪽이든 정밀 검사와 가능한 수술적 처치가 필요하다. 이런 환자들 중 상당수가 치료를 전혀 받지 않고도 증상을 해결했을 것이다. 피나스테라이드와 같은 약물을 사용하면 평생 약물에 얽매어 살 수 있기 때문에 환자를 치료할 수 있는 모든 대체적인 접근법과 가능한 결과, 그리고 전체적인 상태를 논의하는 것이 중요하다.

일반적으로 T12–L1부위의 체성기능부전이 전립선질환 환자에게서 발견되고, 치골결합기능부전과 좌골직장와에 울혈이 나타나므로, 불편감을 완화하거나 방지하기 위해 이 부위를 치료해야한다.

사례 3 Case 3

38세 여성은 병원응급실의 환자였다. 배뇨빈도 증가와 함께 열, 오한 그리고 배부통을 호소했는데, 24시간 전보다 심해졌으며, 예전에 비슷한 발병은 없었다. 아이 때 다발성 방광염이 있었고, 지난 3∼4년 이상 야뇨증과 빈뇨가 있었다. 주치의에게 진료를 받았고, 증상완화를 위해 항생제를 처방받았으며, 종종 증상완화를 위해 스스로 약을 복용했다. 다른 주요한 병에 걸리거나 수술을 한 적이 없었고, 두 번 임신을 했으며, 월경주기는 규칙적이고 피임약은 복용하지 않고 있었다.

검사결과 상당한 곤란을 받고 있는 발육이 잘된 여성이었다. 구강온도는 섭씨로 101°였고, 맥박은 분당 94번이었다; 호흡은 정상이고 혈압은 110/75 mg/hg이었다. 심장과 호흡소리는 정상이었고, 복부에는 강직 없이 전체적으로 일반적인 긴장이 있었다. 우측 배부 늑추관절부위를 촉진할 때 통증이 있었고, 구조적 검사에서 L3–L4기능부전과 두개천골리듬의 감소가 발견되었다.

살균소변샘플을 채취하고 즉각적으로 요검사를 시행했다. 정밀검사에서 박테리아, 적혈구 그리고 조직파편이 발견됐고 알부민 또는 글루코스는 없었다. 배양과 철저한 검사를 하기 위해 소변을 연구실로 보내고 전체혈구계산과 화학분석을 위해 혈액을 보냈다.

임시적으로 신우신염이라고 진단하고, 환자는 집에 가서 침상안정을 하라고 했으며, 그 외에 즉시 시작할 수 있도록 항생제를 처방했다. 대장균이 대부분 이런 형태의 감염을 유발하므로 항생제는 배양과 철저한 검사를 하는 중에 이 조직을 치료하기 위한 선택이었다. 수분흡수를 증가시키고, 필요하면 아세토아미노펜을 먹을 수 있다고 말했다. 환자를 24시간 이내에 다시 내원하게 하고, 4일 동안 매일 진행사항을 감지했으며, 1주일 안에 이 후 상황을 보기위해 병원을 다시 내원하라고 했다.

매일매일 모든 징후와 증상이 향상되는 것을 알 수 있었다. 이전에 처방한 항생제는 대장균을 인한 것으로 예상되는 감염에 매우 효능이 있었다.

일주일 후 환자는 만족스러움을 느꼈다. 일반적으로 피곤한 느낌을 제외하고는 징후나 증상이 없었다. 소변정밀검사에서는 더 이상 박테리아와 혈세포가 발견되지 않았다. 체성기능부전이 재발해서 한번 더 치료했다.

배양을 반복했을 때, 다음 주 동안 항생제를 계속 사용할 것을 권유했다.

이전에 방광염 병력과 이를 위해 단독으로 복용한 약에 대해 환자와 논의를 했다. 환자는 약을 부적합하게 사용했으므로 감염이 완전히 나을 때까지 사용하지 말라고 설명했다. 이것으로 인해 반복적으로 발병하게 해서 현재 상태에 이르게 되었고, 심각한 신장손상이 진전될 수 있다. 배변과 소변 후 닦을 때, 주의를 기울이라고 지시했다. 이에 더하여 일단 소변배양에서 음성으로 보기만 하면, 환자는 요도의 무균상태를 유지하기 위해 최소 3개월 동안 장기간 약을 복용해야 한다.

논의 Discussion

이 사례는 전형적인 신우신염이다. 환자는 일반적으로 여성이고, 이전에 요도감염 병력이 있다. 환자가 아이일 경우, 방광염이 다발적으로 발생한다. 환자는 감염을 완전히 치료하기 위해 필요한 양보다 적게 복용하면서 자가-치료하는 경향이 있는데, 이렇게 하는 것은 감염을 재발하게 하고 신장병리를 점진적으로 진전시킨다. 다수의 성교 상대자는 그들이 알아차리지 못하는 만성부인과 감염이 진전되고 있는 경우가 있다는 것을 인지해야 한다. 그들이 부인과 감염을 인지하게 되면, 종종 요도감염을 질감염 증상이라고 느끼고 국소적으로 치료하게 되는데, 이렇게 하면 방광염으로부터 감염이 요도로 올라오게 되어 신장에서 신우신염을 발생시킨다.

하부흉추와 상부요추의 체성기능부전은 종종 신장과 비뇨기의 질환과 연관되어 발견된다. 치골과 그 외 다른 체성기능부전은 부위별 감염으로 인해 또는 내장체성반사로 발생할 수도 있다. 이것들을 치료해서 불편감을 완화시키고, 내장체성반사와 체성내장반사가 순환피드백 상태를 생성하는 것을 막도록 해야 한다.

참고문헌

Cole WV. Somaticovisceral Reflexes. *J Am Osteopath Assoc* 1951;50:309–314

Cole WV. *Somaticovisceral Reflexes (Part two)*. The Cole Book. Newark, OH: American Academy of Osteopathy.

Frymann VM. *The Role of the Osteopathic Lesion in Functional and Organic Renal Pathology,* Year Book. Colorado Springs: Academy of Applied Osteopathy, 1950.

Hanno PM, Malkowicz SB, Wein AJ. *Clinical Manual of Urology,* third ed. New York: McGraw Hill, 2001.

Isselbacher KJ, Braunwald E, Wilson JD, et al. *Harrisons's Principles of Internal Medicine,* 13th ed. New York: McGraw-Hill, Inc, 1994.

Kuchera M, Kuchera WA. *Osteopathic Considerations in Systemic Dysfunction*, 2nd ed. Kirksville: Kirksville College of Osteopathic Medicine, 1994.

Nelson CR. *Structural Diagnosis and Treatment of Urological Problems*. Colorado Springs: Year Book, Academy of Applied Osteopathy, 1954.

Resnick MI, Novick AC. *Urology Secrets,* 3rd ed. Philadelphia: Hanley and Belfus, Inc, 2002.

Teichman JMH. *Urology*. New York: McGraw-Hill, 2000.

Warwick R, Williams PL. *Gray's Anatomy, 35th British ed.* Philadelphia: W.B. Saunders Company, 1973.

Zirul EE. *The Role of the Osteopathic Lesion in Functional and Organic Renal Pathology*. Colorado Springs: Year Book, Academy of Applied Osteopathy, 1950.

116

부인과에 대한 고찰
(Gynecologic Considerations)

■ 월경불순과 월경전 증후군
DYSMENORRHEA AND PREMENSTRUAL SYNDROME

임신이 가능한 나이의 여성에서 나타나는 가장 빈번한 질병 2가지는 월경불순과 월경전 증후군이며, 월경불순은 일차성과 이차성의 2가지 서로 다른 형태로 하위분류된다. 월경전 증후군, 일차성 월경불순, 이차성 월경불순, 이 3가지가 모두 동일한 환자에게서 같이 발견될 수 있지만, 그것들은 종종 별개로 분리되어 논의된다.

정의 Definitions

1. **일차성 월경불순(기능적 월경불순)**: 분리된 기질적 질환이 없는 상태에서의 통증이 심한 월경.(이것은 증상이 월경이 시작된 후에도 지속되거나 월경시작 14일 이전부터 통증이 시작한다는 점에서 월경전 증후군과 구분되어야 한다.)
2. **이차성 월경불순(후천성 월경불순)**: 병리적으로 정의될 수 있는 것과 연관된 심한 통증.

통증은 병력 중에서 상당히 주관적인 부분으로 진단을 내리기에는 불충분하다. 증상으로 환자의 일상생활활동(ADL)이 반드시 변화되어야 하고 몇 시간 이상 증상이 지속되어야 한다. 급성적인 상황에서 그 증상은 수일동안 지속될 수도 있다. 이차성 월경불순의 경우에서는 주요 일상생활활동의 변화가 몇 주에서 몇 달까지 진행되고 나서야 비로소 환자가 주목하게 된다.

3. 월경전 증후군(PMS): 신체적, 대사적, 호르몬적, 정신적 불균형의 상호연관된 배열은 속성이 다양할 수 있으며, 생리하기 전 평균 7~10일(2~14일의 범위를 가지고)에 시작된다. 증상은 두통, 부종 또는 복부 팽만, 자극과민성, 피곤 그리고 달콤하고/달콤하거나 소금과 같은 그러한 음식을 찾는 것 등으로 나타난다. 호르몬의 불균형으로 여성은 걱정, 불안 그리고 적대감에 쉽게 빠져들게 되고, 증상이 복합되면, 종종 기분이 자주 변하게 되며, 증상과 불균형은 월경이 시작되면서 빠르게 감소된다.

(3가지 모두 혈관미주신경의 영향 및 그것들

과 연관된 오심과 관련될 수 있다.)

a. **월경전 발성곤란 장애**(PMDD): PMS의 심각한 유형이다. PMDD의 증상은 PMS와 유사하지만 직장, 사회활동 그리고 친교를 방해할 정도로 심하게 나타난다.

월경불순과 PMS는 10대와 20대 여성에게서 진단되는 경향이 있다.

정골요법적으로 생각하려면, 정상적인 것과 병리학적 것의 해부학과 생리학(구조와 기능)에 대한 이해를 확실히 하고, 손으로 촉진하는 경험을 쌓는 것이 필요하다. 진단과 치료 2가지 모두에 대한 정골요법적 기법의 범주에 대한 지식을 겸비하게 되면, 이러한 3가지에 대한 실체를 구분해서 그것들을 효과적이고 저렴하게 치료할 수 있다.

월경전 증후군(PMS)
Premenstrual Syndrome (PMS)

PMS의 원인은 복합적인 것으로 잘 이해가 되시는 않는다. 어떤 이론은 잠재적 원인으로써 프로게스테론, 내재성 아편 펩타이드 과잉 또는 피리독신 결핍 등을 주장하고 있는데, 혈청연구는 통증을 발통시킬 수 있는 물질이 수송되고 있다는 것을 확실히 보여주고 있다. 칼슘과 마그네슘이 감소되면, PMS의 심각성이 증가한다는 것이 확실히 나타났으며, 중간이상 범위에서 갑상선자극호르몬으로 되는 경계선 갑상선 기능(borderline thyroid function)과 정상이하의 범위에서 활동적인 T-3는 PMS 증상의 증가와 관련이 있고, 난포자극호르몬 그리고/또는 황체형성호르몬의 부적절한 생산도 또한 PMS 증상 증가와 관련이 있다. 에스트로겐과 프로게스테론의 균형은 호르몬이 PMS에 상당한 역할을 한다는 것을 더욱 암시한다. 프로스타글란딘과 아리키도닉 산은 물질P유리에 영향을 준다고 알려진 특성에 더하여 통증을 유발하는 인자로 의심받고 있으며, PMS 치료에 이용되는 약학인자의 다양성에 대한 연구에서 환자의 30–40% 숫자가 위약효과에 반응하는 것으로 나타났다. 위약연구를 통해 많은 것을 얻었다고 해도, 평형상태에 대한 위약분야 연구는 매우 취약하다. 국민건강기구(NIH)에서 상당한 돈을 투자해서 위약연구를 한 것이 그것의 증거이다.

결정적이지 않은 연구들의 수적 증가의 결과는 일부 임상가들로 하여금 다른 요인을 고려하지 않고, 심리적인 진단을 PMS의 탓으로 돌리게 유도했다. 환자의 정신적인 측면은 변연계에 대한 정신적인 충격을 검토할 때 보다 더 분명하게 이해된다. 이것은 특히 일부 연구에서 위약이 어떻게 잘 작용되고 있는지를 고려할 때 특히 그러하다. 변연계 영향에 대한 치료는 PMS와 일반적으로 연관되어 있는 걱정과 우울증상에 관한 정신과적 문헌에서 보다 더 명확하게 정의되어 있나.

신경내분비 면역계의 3다리 모두에 대한 영향에 의해 뇌와 기관계의 기능에 미치는 호르몬 영향을 전망하는 것으로부터 체성기능의 변화는 보다 더 쉽게 이해된다. 이러한 관계는 자율신경계의 구조적 영향에 의해 가장 잘 나타나고, 근육긴장 증가, 발한, 지각과민, 심박수 등의 증가, 그리고 기분변화의 빈도와 심각성의 증가(상향조절된 교감신경계 작용)로 간파될 수 있다.

일반적으로 PMS와 월경불순과 연관된 체성기능부전에는 생산주요기관에 교감신경적 분포로 T10에서 L1까지의 장기-특수분절 기능부전과 환추후두접합부기능부전 그리고 상경추 신경고리의 교감신경적 촉진에 의해 영향을 받는 C2 기능부전 등이 포함된다. C2는 또한 미주핵으로부터의 교감신경적 영향과 연관되고, 이에 더해서 경추와 내장근육긴장에 영향을 주고, 천골과 골반부위는 골반내 염증과 근경련으로부터 직접적인 영향을 받으며, 그리고 천골제한과 림프정체의 영향에 이차적으로 하복신경총에서 교감신경적 반응을 보인다.

월경불순 Dysmenorrhea

일차성 월경불순은 이차성 월경불순이 사실상 제외된 후에 고려될 수 있는 것을 배제함으로써 내려지는 진단이다. 월경생리학과 자궁수축기전은 특히 일차성 월경불순을 이해하는데 중요하다. 신체적 탈진상태(decondition)와 중력스트레인(gravitational strain)은 특히 분만 후에 여성들에게 엄청나게 많은 문제가 일어나게 하며, 이것은 인대성 스트레인의 증가와 함께 자궁내막 생성물을 만출하는데 필수적인 수축기능에 부정적인 영향을 줄 수 있고, 그러한 2가지 과정은 모두 심각한 통증을 생성할 수 있다.

자궁내막생성물 정체로 인한 통증은 호르몬적으로 조절되는 특수 프로스타글란딘(PGs)의 생성에 의해 주로 통제되며, PGs는 자궁내막초의 붕괴와 그에 이어지는 세포지방의 파괴가 아리키도닉산 부산물로 되는 결과로 생산된다. 그 뒤에 발생하는 경련의 빈번함과 심각성은 PGs의 집중 그리고/또는 월경 동안 자연체액이 차면서 정비례로 증가되며, 이것은 자궁근구조물의 심각한 구축을 일으키고, 근구축에 부차적인 허혈을 잠재적으로 증가시키는데, 이러한 유형의 통증에 대한 일반적인 설명은 "내가 마치 분만 중인 것처럼 느껴진다"는 것이며, 이 통증은 복부에 국한되거나 등과 허벅지로 확장되며 수 시간에서 수일간 지속되고, 대부분 그것은 일반적으로 성가신 통증처럼 나타나지만, 그러나 악화되면 전체적으로 무능력하게 되는 잠재력을 가진다. 그 증상은 종종 프로스타글란딘 영향의 결과이므로 약 선택은 비스테로이드 항염증제(NSAIDS)로 하는데 그것은 그것들이 프로스타글란딘 억제제로 작용하는 기전이 있기 때문이다.

이차성 월경불순의 병리에는 자궁내막증, 자궁내 기구로 인한 포착 또는 자극, 자궁용종, 유섬유종(특히 사발판효과 또는 파손된 생성물의 체액저장을 야기하는 점막하 유섬유종), 무배란성 월경과다, 골반울혈증후군(후경자궁, 정맥정체 그리고 림프정체와 연관된), 협착, 골반염증질환, 난소낭종, 자궁선조증, 전위임신(수술적 응급상황) 그리고 이물질로서 작용하는 자궁내막파편의 정체 등이 포함되지만, 그러나 그것들에 국한된 것은 아니다. 전굴된 자궁, 증식 또는 섬유화 그리고 에스트로겐-프로게스테론 불균형 등도 상당한 역할을 하며, 또한, 열악한 신체상태, 다중산 자궁 그리고/또는 현수 인대의 약화 또는 손상도 또한 잠재인자로 고려되어야 한다.

적합하게 선택된 진단적 실험과 방사선학적 검사와 결합된 신체진단과 정확한 병력에 적용하는 숙련된 촉진기술로 일차성 월경불순과 PMS 2가지로부터 이차성 월경불순을 구별해야 한다.

치료 Treatment

정골요법적 치료는 처음에 신체검사와 같이 시작할 수 있으므로 일차적인 체성기능부전의 치료에 포함되어야 한다. 자궁과 골반저에 대한 치료는 도수검사 중에 하는 것이 가장 적합하다.

특히 교감신경긴장이 증가되었을 때의 치료에는 상부흉추와 상부경추가 포함되어야 하는데, 이렇게 되면 분비구조에 혈액을 공급하는 경동맥복합체로부터 벗어난 교감신경섬유가지를 통해 선하수체 출력(adenohypophysis output)에 영향을 줄 수 있으며, 또한 상부흉추의 체액정체를 감소시키고, 림프배액을 국소적으로 그리고 계통적으로 모두 증가시킬 수 있고, 월경곤란과 흔히 연관되는 유방 과민압통을 감소시킬 수 있다. 흉-요추접합부와 천골골반부위의 분절기능부전과 함께 흉부와 골반의 횡경막 치료가 추가되면, 이러한 질환의 신체상태의 교정 또는 해소를 더욱 촉진할 수 있으며, 이러한 모든 부위에서 운동범위의 증가로 통증 증가에 기여하는 정맥과 림프의 정체가 감소하게 된다.

분절적 그리고 국소적인 체성기능부전의 교정 후에 림프기법을 완료하게 되면, 림프흐름이 다시 정상적으로 시작된다. 이렇게 되면, PMS와 월경불순과 흔히 연관되는 수분정체를 감소시킬 수 있다.

치료기법은 각 부위의 조직반응을 고려해서 선택해야 한다. 상향조절된 유해수용기(통증이 심한) 자극을 감소시킬 수 있을 때는 간접치료를 사용하도록 노력해야 하며, 역스트레인과 자세이완촉진 기법은 통증을 빠르게 감소시키는 경향이 있으므로 이러한 환자에 아주 적절하다.

간단하지만, 도움이 되는 기법은 자궁이 수축할 정도로 천골에 억제성 압을 사용하는 것이다. 치료사는 엎드린 환자에게 수축이 멈출 때까지 천골에 깊고 꾸준하게 압을 유지한다(그림 116-1). 집에서 환자는 천골아래 책을 놓고 앙와위로 누우면, 비슷하게 시행할 수 있으며(그림 116-2), 무릎을 구부리면, 천골에 가해지는 압이 증가하게 된다(그림 116-3).

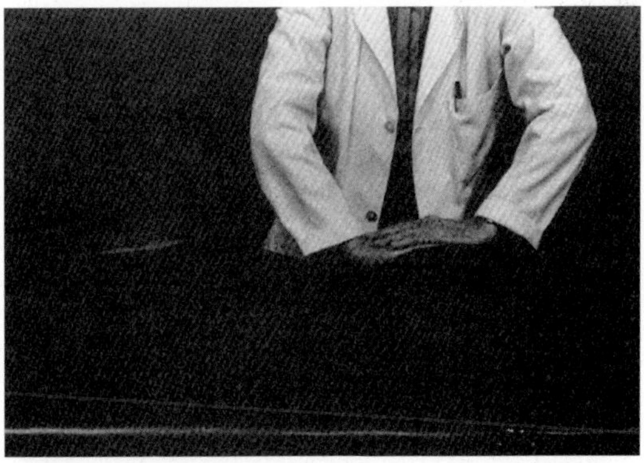

■ **그림 116-1** 월경불순을 완화하기 위한 천골압박

치골 위에 압을 적용함으로써 비슷한 기법이 전방에서 시행될 수도 있다(그림 116-4).

치료의 실패는 내장질환이 잠재적으로 존재한다는 것을 강하게 가리키며, 이것은 검사를 더 시행하고 특수한 진단적 검사를 해야 한다는 것을 말한다.

이러한 환자들에 대한 표준적인 평가와 치료에는 영양, 전해질, 호르몬이 적절하게 균형이

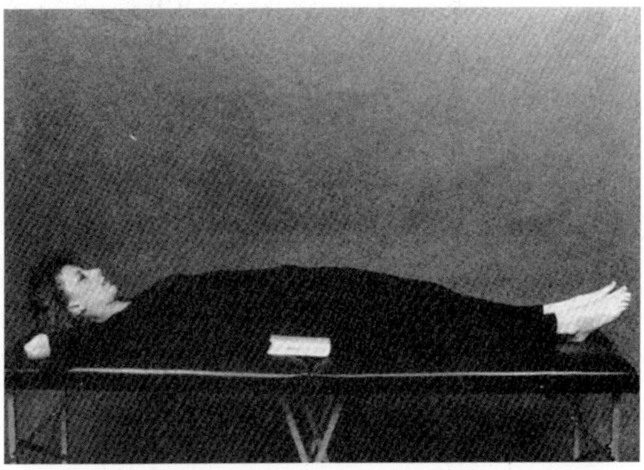

■ **그림 116-2** 책을 이용한 천골압박 자가치료

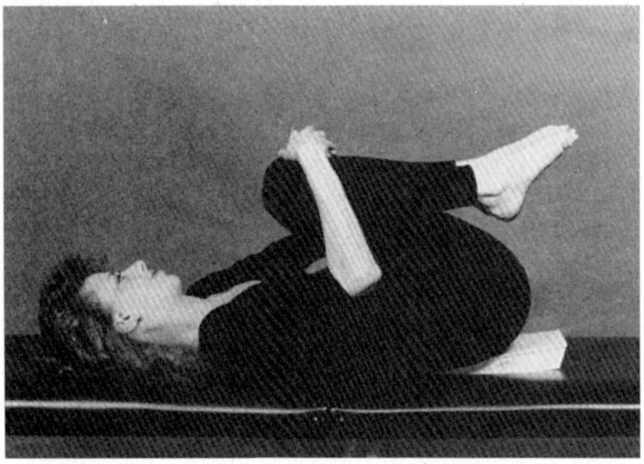

■ **그림 116-3** 양다리를 체간 위로 굴곡함으로써 천골 압박 증가

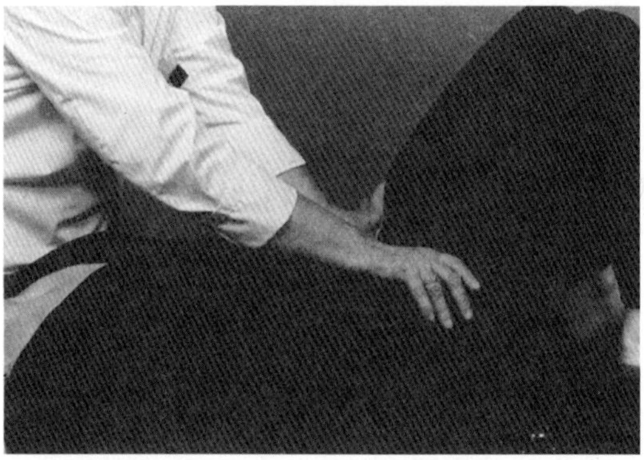

■ **그림 116-4** 치골결합을 덮고 있는 조직에 대한 억제성 심부압력

맞도록 하고, 구조적으로 고려하는 것을 포함되어야 하고, 또 한편으로 사회력과 가족력, 유사한 지지구조 그리고 이차적으로 획득한 문제 등도 조사되어야 하며, 영양공급, 호르몬 대체요법 그리고 수술적 처치도 치료지침에 의해 규정된 적절한 순서에서 당연한 일로 고려되어야 한다.

세로토닌 재흡수 억제제를 포함하는 약물은 도움이 되는 것으로 나타났으므로 정골요법치료에 효과가 없는 환자에게 고려되어야 한다. 약물과 정골요법치료가 적절히 결합되면, 하나에 의존하는 것보다 심각한 사례에서 보다 더 효과적이다. 후원단체, 사회적 도움 그리고 정신적인 처치를 포함하는 외부 도움을 이용하는 것도 고려하는 것이 필요하다.

■ 사례 1
CASE 1

S.S는 28세 여성으로 월경시작 2-3일전에 이것과 연관된 복부통, 부종, 기분변화 그리고 두통으로 일차 평가를 받았다. 통증은 월경시작 1-2일 후에 완화되었으며, 통증의 가시적 유추척도는 주기 동안에 10을 기준으로 할 때 3에서 7까지 다양했고, 어떤 주기에서는 다른 때보다 악화된다고 하며, 10을 기준으로 해서 5보다 덜한 통증척도는 일을 하러 가지 않거나 집에서 화장실이나 목욕을 하는 것 이상의 복잡한 일상생활활동을 하지 않은 날에 나타났다고 했다. 15살 이후에 월경전 증후군 진단을 받았으며, 1년에 두 번 정기적으로 의사를 보러왔고, 21살에 성교활동을 시작한 이후 매년 파파니콜로도말표본시험에서 음성으로 나타났으며, 월경은 12살 때 시작했다. 주기는 28-29일로 규칙적이었고, 3-5일 동안 지속됐으며, 1-2일 동안은 양이 상당히 많았고(하루에 7-9개의 생리대를 사용했다), 그 후에 양은 천천히 줄어들었으며, 평생 4명의 성교상대자가 있었고, 성병에 걸린 적은 없다고 했다. 임신한 적은 없었으며, "항상 피임을 했고, 피임없이 결코 하지 않는다."고 했다. 그녀는 생리기간이 대략 두통 발생 후 몇 일 내에 즉, 복부경련, 부종 그리고 울거나 화를 내는 등의 기분변화가 발생한 지 24시간에 시작된다고 알고 있었다. 그녀는 유방암 가족력으로 마지못해 구강피임약을 사용했으며, 뚜렷한 성과 없이 복합진통제, 비스테로이드 항염증약, 아편양제제 마취제 그리고

약물요법을 사용해 왔다. 그녀는 일반적으로 약사용을 좋아하지 않는다고 말했다.

사회적으로 결코 술을 마시거나 담배를 피우지 않았다. 어머니와 언니가 유방암인 가족력이 있고, 양쪽 모두 다발성 "덩어리 절제술"을 했으며, 어머니는 단일변형근치유방절제술을 우측에 했다. 양쪽 다 5년 이상 지속되는 결과는 없었으며, 어머니와 언니 모두 월경 전 증후군과 함께 심각한 문제를 경험해 왔다.

그녀는 가장 최근 두통이 시작된지 2일 후에 내원해서 눈물을 흘렸다. 달력상으로 2일 안에 생리를 시작하게 되어 있었으며, 복부는 눈에 보이게 팽창되었다. 두부, 눈, 귀, 코, 흉부 그리고 심장평가는 정상이었다. 복부는 부드러웠고, 상치골부위인 좌측과 우측 하복부 1/4에 긴장이 있었으며, 우측 ASIS내측으로 약간의 체온증가가 있었고, 쉽게 알 수 있을 정도로 사지에 넓게 퍼지는 부종과 함께 작은 조직층 하부에 부종성 체액축적이 있었으며, 양측성으로 족배부 위 전경골부위 아래에 약간에서 중등도의 함요형성이 있었다.

후두-환추 접합부는 굴곡과 신전이 제한됐으나 대칭적이고, 회전 시 측방굴곡은 그렇지 않았다. 양측으로 상항선을 따라 압통이 있었다. 흡기 시 횡격막과 늑골구조물의 가동성이 감소하고 흉부와 요추만곡이 약간 편평했다. 좌측 제 1 늑골은 거상위치에서 제한되었으며, 흉-요추접합부 중심선과 양측 척추기립근, 부척추근과 요방형근에서 촉진 시에 압통이 있었다. L1, L2 그리고 L3에 좌측보다 우측에서 심한 전방압통점이 있었고, 천골운동은 호기와 흡기 양쪽 다 제한되었다. 스프링 테스트는 음성이고 우측 천골저가 전방이면, 좌측 하외각이 후상방이었다. L5는 우측으로 회전됐다. 보행 중에 양측으로 고관절 신전제한이 미세하게 있었는데 우측이 좌측보다 더 심했다. 검경검사(speculum examination)는 정상 한계치 이내이었고, 도수검사에서 어떤 덩어리도 확인되지 않았다. 골반저는 거상되고, 호흡 시에 움직임 감소가 나타났다. 우측 난소가 좌측보다 촉진 시에 압통이 더 심했다. 자궁은 윤곽과 질감이 정상이었다.

골반 양측을 도수검사하면서 호흡보조 근에너지기법으로 골반저를 치료했다. 후두-환추 감압으로 경추성 근긴장두통을 감소시키고, 교감과 부교감신경의 긴장도를 재조정하여 균형되게 했다. 늑골이 양측성으로 올라오고 횡격막이 다시 돔을 형성하도록 좌측 제 1늑골에 자세이완촉진기법을 사용했다. 이 과정들의 목표는 체액을 밀어내는 횡격막 운동을 증가시켜서 림프액을 흉관을 통해 배액하는 잠재력을 증가시키는 것이다. 다음으로 L1에서 L3까지 전방압통점 역스트레인을 적용했다. 그런 다음에 환자를 복와위로 만들고, 호흡 시에 대칭적 움직임을 회복시키기 위해 천골에 호흡보조 근에너지기법을 적용했다. 연부조직과 근막이완기법을 흉요추부위에 시용했고, 환자를 다시 앙와위로 복귀시켰다. 양측성 페달 펌프는 호흡을 통해 체액움직임에 보조하는 골반과 복부횡격막과 함께 지금 열린 림프채널로 림프액이 움직이도록 도움을 준다.

재평가에서 체성기능부전과 압통은 감소했고, 회전은 정상화되었으며 운동범위는 보행시보다 대칭적이 되었다. 그녀는 두통이 해결되었다고 말했다. 얼굴엔 웃음이 있고, 적당한 유머감각으로 보아 기분이 향상된 것으로 보였다.

그녀에게 역스트레인 방법으로 자가치료를 하고, 양측성 페달펌프를 계속하라고 지시했다. 뒤이은 치료와 자가치료 프로그램을 다시 살펴보기 위해 4일 안에 또는 통증이 다시 나타나면 즉시 방문하라고 말했다.

논의 Discussion

체성기능부전치료 결과는 정골요법적인 사고과정이 국소기능부전을 치료하는 만큼 계통에 기초해서 정상기능을 회복시킨다는 점에서 의미심장하다(환자를 전체적으로 치료한다.). 사지부종에서 림프기법은 치료계획 중에 보다 더 우세하다. 두경접합부 근긴장증가와 연관된 두통은 교감신경 긴장증가를 가리키며, 유해수용기적 압력(통증)이 이차적으로 발생한다. 균형인대성긴장, 역스트레인 그리고 두개기법은 보다 정상적인 균형을 회복시키기 위해 근긴장과 신경계 촉진을 감소시킬 수 있는 간접기법이다.

천골기능과 골반횡격막상 운동을 회복시키는 것은 복강안으로 골반을 올리는 것부터 국소화된 림프흐름 운동까지가 중요하다. 림프액과 찌꺼기를 혈관내 공간으로 되돌리기 위해 흉관속으로 그리고 좌측 쇄골하정맥을 향해 상방으로 시스테르나 유미(cysterna chyle)를 통해 내장연동성운동과 횡격막성 운동으로 움직일 수 있다. 페달펌프를 사용함으로써 종착림프관으로 축적된 장내체액을 이동시키는 운동은 정상 기능을 유지하도록 촉진하는 열린 계통속으로 체액움직임을 시작시킨다. 이는 골반의 단백성체액정체를 감소시키고, 결과적으로 P물질과 다른 통증생성화학물지 축적을 감소시킨다. 배경지식으로 정상생리학적 기능을 이해하는 것과 함께 정골요법치료기법을 사용하는 것은 임상가가 생리학적 환경에서 체성계통의 직접적인 영향에 의한 생리학적 기능부전을 능숙히 처리하도록 한다.

■ 산과환자에서의 정골요법적 고찰 OSTEOPATHIC CONSIDERATIONS IN THE OBSTETRIC PATIENT

임신기간동안의 정골요법치료는 임신이 진행됨에 따라 요구되는 것에 신체기능을 적응시키도록 특별한 이익을 제공한다. 특히 등을 포함하여 겉으로 드러나는 작은 문제들은 평생 어려움을 겪을 수 있는 근골격계 문제의 시작이다. 확실한 외상 또는 내장요인이 없는 분만여성의 다른 배부통은 분만시 어려움 그리고/또는 분만 후 시작되는 병력에서 종종 그 흔적을 찾을 수 있다..

산후초기 시작하는 운동프로그램은 이상적으로 하배부기능부전 진전 가능성을 크게 감소시킨다. 도수치료와 운동식이요법이 산후에 진행되고 계속되면, 환자는 보다 빠르게 정상기능으로 되돌아갈 수 있다.

산후배부통 논의에서 골반은 시작점으로써 기여한다. 임신 중 골반전방경사는 평형유지를 위해 요추전만을 증가시킨다. 이것은 종종 두개기저를 멀리 이동시키고, 척추만곡을 증가시켜 두개천골 스트레인을 증가시키며, 급성통증을 초래하고 교정하지 않으면, 만성배부통되어 다른 증상들을 발생시킨다. 전만증은 일반적으로 남자보다 여성에게서 보다 확연하다. 비만 그리고/또는 태아가 자라면서 오는 스트레스는 만곡을 악화시킨다(그림 116-5). 자세변화는 스트레스를 이동시켜 근육에 의해 조절되는 정상적인 인대와 디스크 균형을 깨뜨린다. 임신이 진행됨에 따라 발생하는 복부팽창은 평형유지를 위한 근육의 수용력을 감소시킨다. 이것은 근육이 효율적으로 수축할 수 있는 능력이 상 신장될 수 있는 길이-긴장 관계에 대한 생리학적 원리의 생생한 예이다.

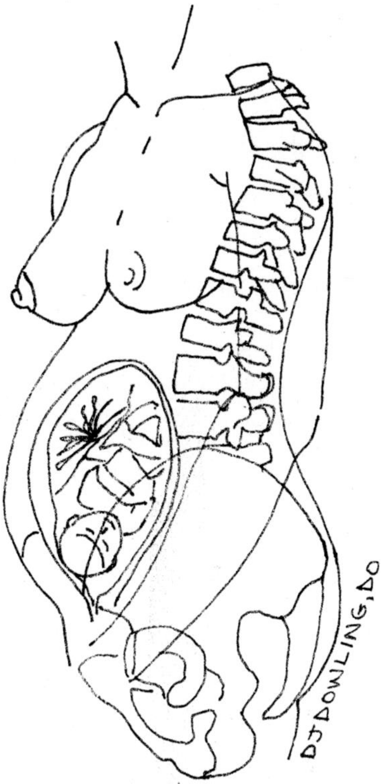

■ **그림 116-5** 임신으로 척수만곡, 특히 요추전만이 증가된다.

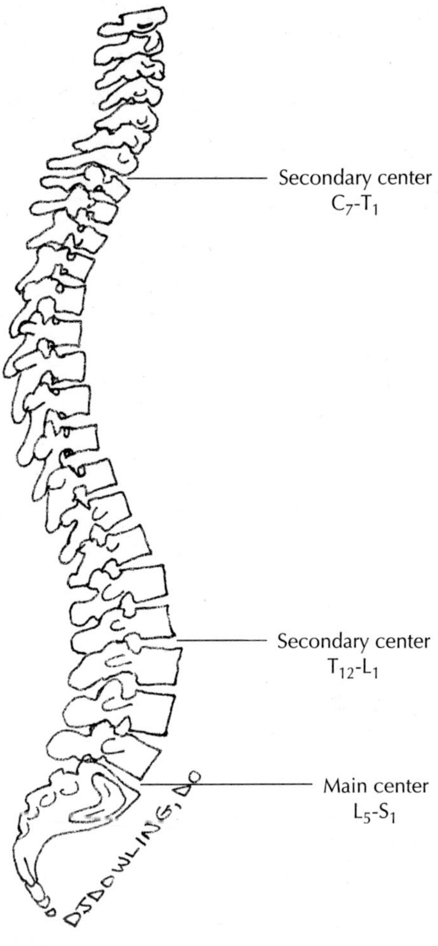

■ **그림 116-6** 중력중심

해부학적으로 신체는 1개의 주요이동중심과 2개의 보조 이동중심을 통해 중력에 저항하게끔 설계되었다(그림 116-6). C7-T1, T12-L1 그리고 L5-S1의 이동 구역은 척주를 통해 위와 아랫방향으로 힘을 전달하기 위한 축으로써 작용한다. 전방-후방(A-P)만곡의 균형점으로써 작용하고 종적중력중심에 대한 고유수용성의 참조로써 기여한다. 이 지점의 복잡한 기능은 다른 척추부위보다 스트레스를 더 심하게 받게 한다. 이러한 배열은 곧게 뻗은 기둥보다 10배 정도 저항할 수 있기 때문에 이런 적응은 인간에게 이익이다. 기술자의 눈으로는 척주는 일련의 근육과 인대성 밧줄로 운동범위전체에 걸쳐 균형과 조절을 유지하는 배의 돛대로 볼 수 있다. 승모근의 극돌기에서 견갑극까지의 쐐기 모양의 형태는 좋은 예다. 기둥에서의 A-P만곡의 변화는 흉부 A-P직경과 횡경을 증가시키고 종축을 단축시킨다. 이는 "밧줄과 돛대"체계의 효율을 감소시킨다.

장요근은 기둥지지체계에서 "주요밧줄"로서 간주된다. 그 결과로 임신시의 배부통과 일반적인 배부통에 상당히 잠재적인 역할을 한다. L5-S1접합부의 중요한 영역에서의 교차는 상대적으로 움직임이 제한된 천골을 통해 위쪽의 큰 움직임으로부터 힘을 분산시키는데 도움을 줄 수 있다. 아래에서 윗방향으로 힘을 분산시키는 능력은 상당히 중요하고, 이것은 L1-L5의 횡돌기 하부, T12-L5의 전외측 추체면 그리고 어떤점에서 흉쇄유돌기와 비슷한 독특한 기능범위를 이 근육에 부여하는 사이의 추간판디스크에서 기시한다. 결과적으로 이것의 구조와 기능은 복합적인 지배, 큰 동원능력 그리고 상당한 힘 수용력을 필요로 한다. 장요근은 횡경막 각부(crura)에 대한 닻기전으로써 호흡기능을 포함한다. 기립, 좌위 그리고 보행시 요추안정화기능에 포함되며, 장기를 지지하고 골반에 자궁을 유지하고 하강이 시작될 때까지 복부를 지지한다.

점두와 역점두에 대한 장요근의 역할을 이해하는 것은 하나의 핵심이다(생리학적 A-P 천골잠금). 요근은 요천추접합부를 주요하게 움직이고, 천골기전에 강하게 영향을 준다. 이것은 보행, 호흡 그리고 태아의 성장, 굴곡, 하강 그리고 내회전 기전 연구에서 논점이 되었다. 근육적으로 조절되는 분만 시 역점두는 프로게스테론과 릴랙신에 의해 보조된다. 이것은 인대성 느슨함을 증가시키며, 분만시작 시에 팽대를 위해 발생해야 하는 지성골반출구의 개구를 촉진한다.

분만도중 고관절, 골반 그리고 복부 근구조물은 신체 스트레인을 최대로 받는다. 이것은 배부와 골반 그리고 천골장골인대에 스트레스를 유발하고, 결석제거술 자세는 중력이 과정에 도움을 줄 수 없기 때문에 스트레스를 더욱 악화시킨다(가장 자연스러운 자세인 쪼그려 앉기와 반대).

여성골반구조물에 대한 교감적 지배신경은 T10-T12 그리고 L1-L2 척추분절의 신경으로부터 나온다. 유해수용성 섬유는 또한 이 길을 따르고 같은 수준에서의 근골격 유해신경섬유와 함께 중간신경원을 공유한다. 부교감지배신경은 골반내장신경을 거쳐 S2-S4로부터 나온다(그림 116-7). A-P만곡의 변화는 분절과 하부통증역치를 촉진시킬 수 있고, 하나가 임신중 발생하는 다른 내장문제와 분리될 때, 보다 유용하게 진단적 정보가 될 수 있다. 골반가장자리를 횡단하기 때문에 만곡이 발달함에 따라 내장 비틀림이 증가한다. 정상적으로 매달려 있는 구조물을 압박하게 된다. 자궁의 무게와 크기 그리고 태아는 더욱 이 제한을 증가시킨다. 호흡과 순환기능은 변화하게 되어 일반적으로 변비, 부종 그리고 요통을 초래한다. 빈뇨, 감염감수성, 다리쥐, 정맥류, 선단이감각(손이 따끔거리고 저린느낌), 유방통 그리고 관절통증으로 불편하게 되다. 각각은 고려되는 구성요소로 구조적 스트레인을 가진다.

요추와 천골배부통이 임신의 가장 일반적인 근골격계 증상이긴 하지만, 두개골 첨단에서부터 발바닥에 이르는 증상들도 빈번하게 일어난다. 큰 자세변화에 이차적으로 근피로와 불편감으로 많은 증상들을 시작한다. 근긴장성 두통은 이 기능부전이 축적됨에 따라 보다 빈번하게 발생한다. 자세변화는 좌위상태에서 환자미골을 향해 체중지지 분산을 변화시킨다. 이는 미골통이 쉽게 발생하게 한다. 이 증상은 심각한 고혈압, 부종, 글루코스 균형의 변화, 자간전증 그리고 임신 시 불편함을 정의하는 다른 증상들을 예고한다. 비정골요법은 이런 상황을 예방하기 위한 초기처치, 영양공급 그리고 식이충고를 자주 확인하는 것에 의존한다. 이 모든 것에 대한 진정한 싸움은 오직 발생되었을 때 시작한다. 약물은 분만 또는 종결될 때

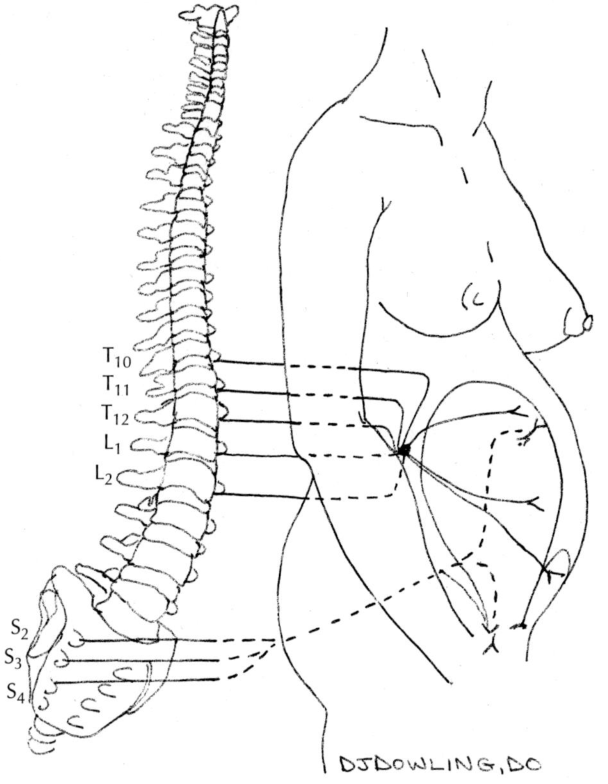

■ 그림 116-7 여성골반의 자율신경지배

끼지 증상을 묶어놓는 유일한 방법으로 보인다.

정골요법적 접근은 글자그대로 임상가의 손끝에서 나오는 더 많은 치료기회를 제공한다. "전통적으로 산과환자에 대한 정골도수관리는 특히 요추부 연부조직 이완과 간혹 단일체성기능부전교정을 위한 것으로 제한되어 왔다" (Zink,1977). 이것은 환자의 편안함을 향상시키는데 종종 효과적이지만, 그러나, 직접적으로 적용하지는 않는다: (1) 중력 스트레인; (2) 외부 또는 폐호흡의 최적화; 또는 (3) 정맥과 림프계 배수 촉진. 주요 호흡기전의 최적화가 목표가 되지는 않는다.

하나의 단위로서 환자를 치료하기 위해 정골치료사는 통합적인 방법으로 신경학적 모델, 호흡-순환 모델, 에너지 모델, 체액 모델 그리고 정골두개분야를 고려해야 한다. 핵심은 기능의 독특한 상호관련 단위로써 환자를 이해할 수 있는 정보들을 통합하는 것이다.

정골요법에서는 과정의 일부로 관찰, 촉진, 운동검사 그리고 특수검사를 이용하는데, 이 기술은 세련되게 사용되어야 한다. 정상호흡기전의 변화는 종종 다른 문제들이 시작하는 징후를 초래할 수 있으므로 폐호흡의 기전은 환자가 다시 건강하도록 보조하는 진단과 치료과정을 시작하기 위해 상당히 중요하다.

정상호흡은 해부학적이고 생리학적으로 골반수준과 곧게 뻗은 척추 양쪽에 의존한다(그것에서 모든 분절의 움직임은 방해받지 않는다). 이것은 척추에 매달린 흉곽이 적합하게 기능하고, 그 결과로 최대 외호흡을 확실하게 하도록 한다. 중추신경계에서 혈액이 계속적으로 되돌아오게 하는 효율적인 음압이 흉곽에 있게 된다. 이것은 교대로 뇌척수액이 보다 자유롭게 움직이게 한다. 동시에 흉곽의 효율적인 음압은 종결림프배수를 증진시키고 신체 나머지 부분으로부터 정맥혈을 끌어당긴다(Zink, 1977).

테탐벨(Tettambel)은 다음과 같이 말했다:

> 잘 조정된 엔진 또는 균형잡힌 근골격계는 알맞는 활동을 할 능력이 있다. 자신의 수축을 조절하고 태아머리가 굴곡, 신전 그리고 회전하는데 도움을 주는 것으로 태아가 이동하는 것에 편의를 제공할 준비를 한다. 체액 항상성을 유지하고 임신자세와 보행의 변화를 재평가함으로써 산부인과 의사는 신장이 여과체계를 효율적이고 규칙적으로 유지하도록 도움을 준다. 그리고 건강한 맥박을 유지하고 과부화 없이 펌프질하는 상태를 유지하도록 도움을 준다. 그러므로 부종과 말기파괴성자간전증(late breaking preeclampsia)은 궁지에 몰리게 될 수 있다.

치료프로그램은 산전계획과 치료에서 산후까지 이 모든 문제를 수용하도록 설계되어야 한다. 치료원인은 진단적이고 구조적인 검사와 결합된 충분한 약, 수술, 부인과, 사회, 영양, 정신 그리고 외상병력으로부터 나와야 한다. 이는 환자의 고유한 기전의 복잡한 작용으로 영향을 줌으로써 균형과 불균형의 공정한 운명을 설명한다.

여기에 포함된 부가적인 치료기법과 운동은 건강한 임신과 분만을 추구하고 유지하도록 환자를 보조하기 위해 도구에 전지를 추가하는 것이다. 스틸은 다음과 같이 진술했다.

> 무릎가슴자세는 골반이 부하를 받지 않고 어떤 조밀한 상태를 위해 적합한 형태로 복부를 둔다. 손은 복부 아래 두고 배꼽을 향해 전방으로 그리고 골반으로부터 위로 끌어당긴다. 이는 하복부에서 순환하는 혈액과 다른 체액이 통행이 자유롭도록 한다.

천골잠금은 분만 전과 초기 분만 양쪽에서 골반제한을 풀기위해 사용된다(그림 116-8). 분만 후에 등자를 다리에서 제거하고, 고관절을 여전히 굴곡된 상태에서 내전과 내회전을 시킨 다음에 신전시킨다(그림 116-9과 116-10). 이것은 분만 시에 팽팽한 인대성 스트레인과 결합된 골반 근육의 탄력성 증가로부터 나타나는 천장기능부전이 발생할 가능성을 감소시킨다.

역위(breech presentation)에서는 외측두위회전술(external cephalic version)을 시도할 수 있는데, 이것은 75%의 높은 성공률을 가진다. 이 과정의 주요위험은 태반박리이다. 발생위험은 전치태반이 존재하면 매우 증가하고, 평활근종이 존재해도 증가하므로 이것을 섬세한 손 기술과 부드러운 힘으로 신중하게 시도해야 하는데, 그것은 왜냐하면 거친 손기술은 다른 결과(제왕절개)를 야기하게 되기 때문이다.

도수치료는 요추 과신전을 덜기위해 산후에 즉시 시행해야 하고, 제왕절개 후 최소한 4~5

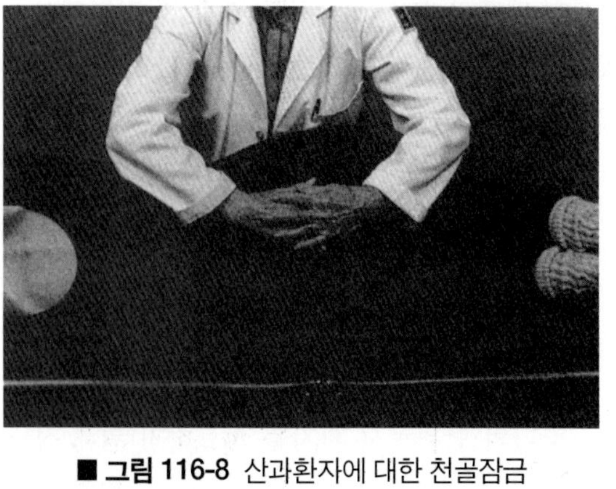

■ **그림 116-8** 산과환자에 대한 천골잠금

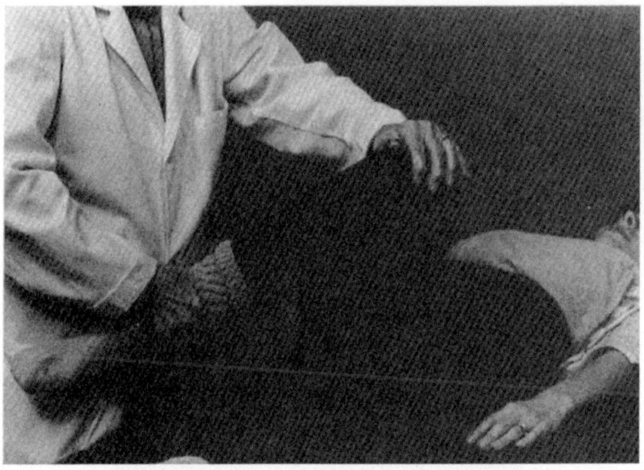

■ **그림 116-9** 고관절 외전과 내회전

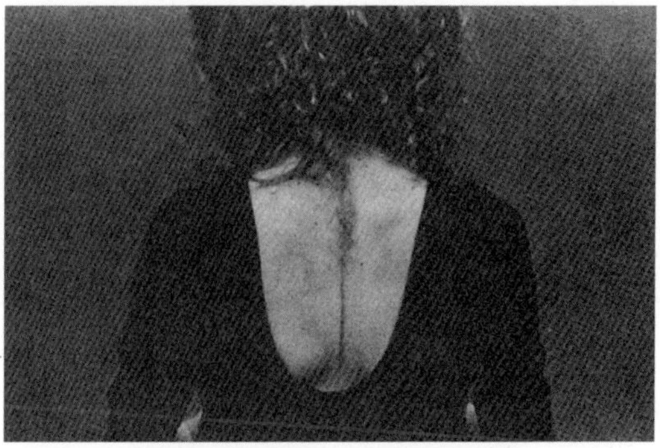

■ **그림 116-11** 견갑골 근접

시간에 빨리 적용해야 한다. 그런 다음 하루에 3번까지 한다.

분만 후 몇 분에서 몇 시간 사이에 침대에서 간단한 운동을 시작한다. 환자에게 좌위에서 견갑골을 가깝게 하도록 지시한다(그림 116-11). 이것은 가슴과 견갑대 운동을 촉진하고 분만 중에 누적된 근스트레스를 감소시킨다. 당일 몇 시간 사이에 여성은 무릎을 구부리고, 침대에 누워서 대략 1인치 정도 엉덩이를 들어올린다. 침대 쪽으로 요추부를 눌러서 골반경사를 만들 수 있다(그림 116-12). 이것은 복부와 하배부 재활과정이다. 걷는 것은 짧은 거리라 할지라도 초기에 권장되어야 한다.

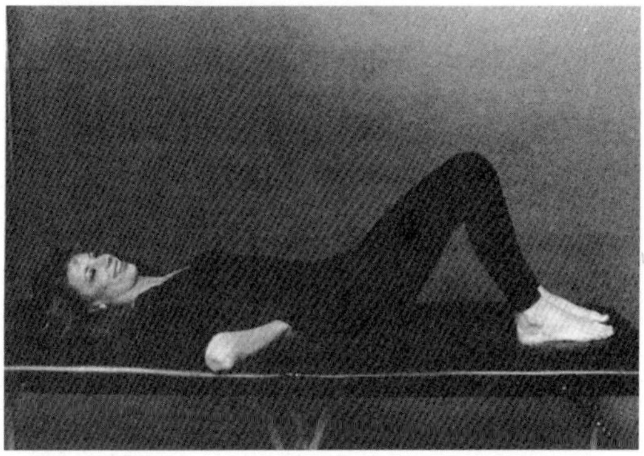

■ **그림 116-12** 요추전만 편평에 의한 골반후방경사

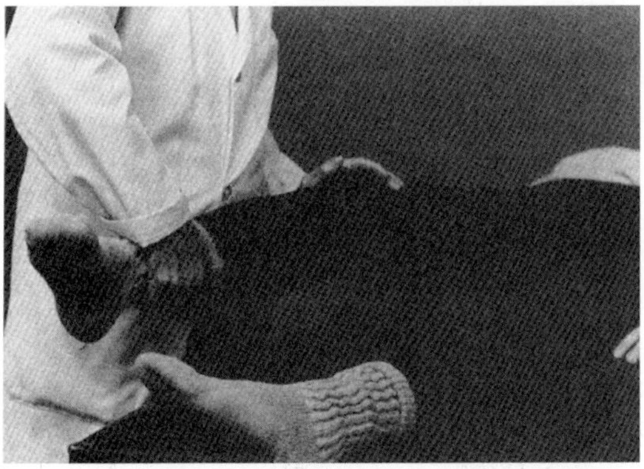

■ **그림 116-10** 고관절 내전, 내회전, 신전

견딜 수 있게 되면 다리를 어깨넓이로 벌리고 선다. 그리고 체간을 우측에서 좌측으로 그리고 반대로 천천히 비튼다(그림 116-13). 통증발생 없이 동작을 느리고 최대한 운동범위를 일으키는 것을 강조해야 한다. "통증 없이는 얻는 게 없다."는 생각은 설 곳이 없다. 같은 자세에서 체간을 옆과 앞으로 구부린다(그림 116-14과 116-15). 이것은 보다 빠른 복근의 정상 기능회복을 위해 내외복사근 양쪽을 강화시키고 신장시키는데 도움을 준다.

가능하면 다리를 곧게 뻗고 바닥에 누워 팔을 옆으로 벌린다. 환자는 한쪽 무릎을 반대쪽

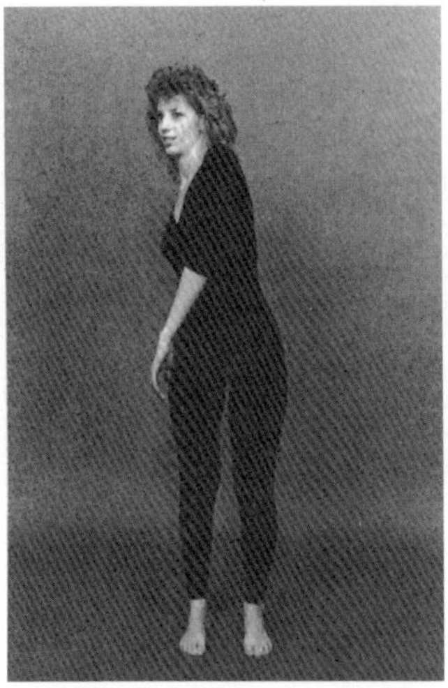

■ 그림 116-13 체간 비틀기

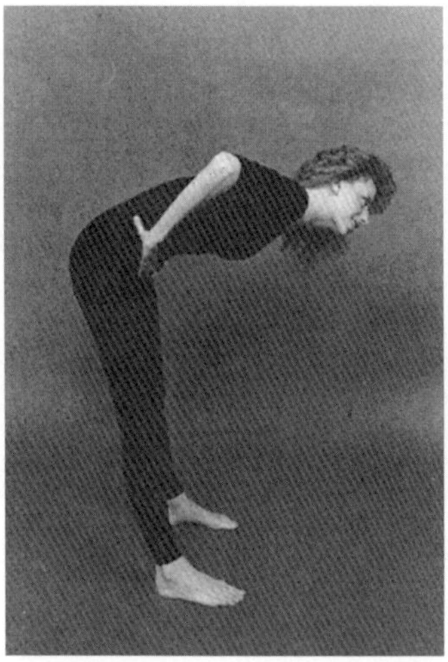

■ 그림 116-15 체간 전방굴곡

팔로 가져가고, 다시 원위치 시킨다, 그리고 다른 팔과 무릎으로 같은 방법을 시행한다(그림 116-16).

장요근이 심하게 단축되면 신장운동을 제한한다. 기립자세에서 이환되지 않은 다리를 바닥에서 2-2.5피트 위치의 의자 또는 걸상에 두고, 이환된 다리는 전방회전위치에서 대략 3피트 뒤로 신장한다. 계속적으로 부드럽게 신장하면서 이환된 다리의 발을 점진적으로 내회전

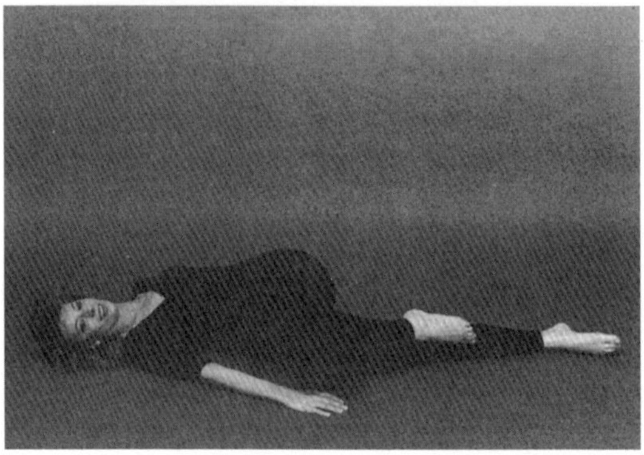

■ 그림 116-16 복와위에서 체간 비틀기

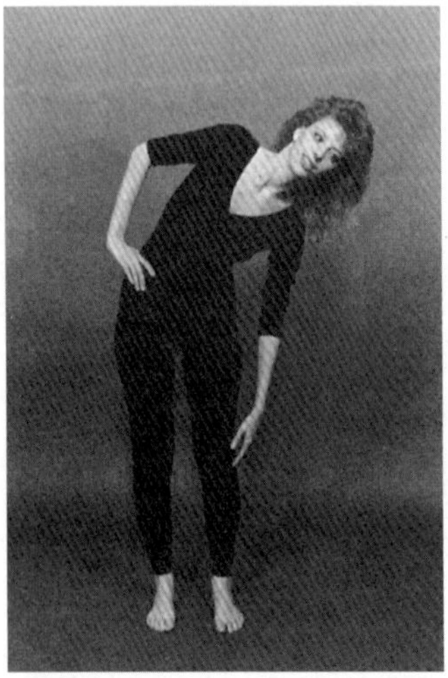

■ 그림 116-14 체간 측방굴곡

한다. 여성은 그런 다음에 이환된 쪽 둔부 위에 압력을 추가해서 손상된 고관절수준에서 신장에 전신체중을 추가한다(그림 116-17).

수동신장은 둥글게 말은 수건 위에 흉-요추 접합부를 두고, 앙와위로 누워 시행한다. 이것은 하루 동안 축척된 굴곡 스트레스를 감소시킨다. 바닥에서 6인치 이하로 다리를 들어올리는 것은 복부근을 강화한다(그림 116-18). 만일 이보다 더 높게 들어 올리면 요근이 굴곡에 참여하게 되므로 이것은 하배부 문제에 바람직하지 않다. 모든 운동은 통증없이 10번 반복해

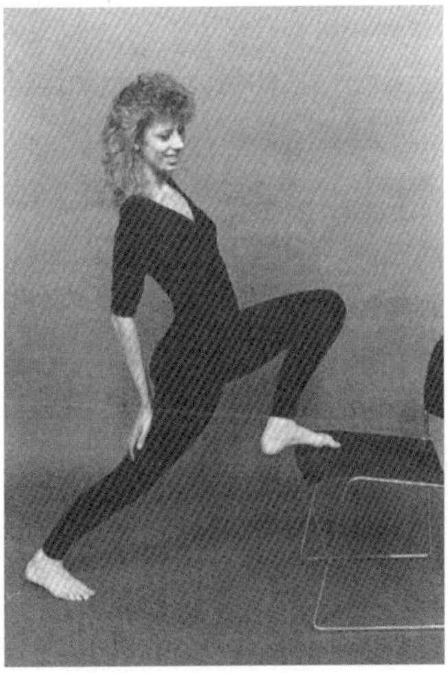

■ 그림 116-17 장요근 신장

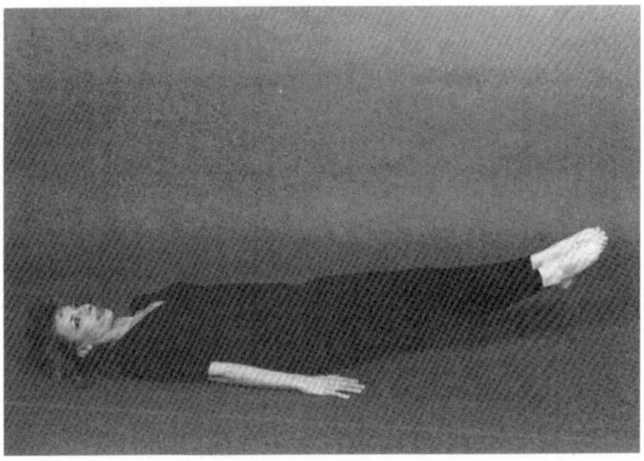

■ 그림 116-18 복근강화

야 한다. 약간에서 중등도의 불편감이 예상된다. 환자는 10번 반복하도록 노력해야 하고 그런 다음 참을 수 있으면, 하루에 2-3번 운동하는 것을 목표로 한다. 부드러운 수동신장은 각각의 운동기간 이후에 해야 한다. 보다 힘든 유산소 운동과 무산소운동은 손상위험을 감소시키기 위해 점진적으로 정상속도로 되돌아간다. 높은 충격을 주는 유산소 운동은 손상위험이 증가되기 때문에 적당한 것 보다 더 문제를 유발한다.

마이에르, 뮬러-틸과 윔머 푸친거, 링그로스 그리고 코퍼의 연구에서 각각 생리학적 스트레스와 감정적인 혼란은 산과 합병증의 신체적 현상처럼 시상하부-자율신경 축을 거쳐 그들 자신을 위협한다고 지적한다.

도수치료 금기증은 매우 중요하다
Contraindications to Manipulation Are of Great Importance

1. *자극성 있는 치료는 분만초기에 사용하지 말아야 한다.* 척추신경의 자극은 그렇지 않았다면 완전한 휴식으로 정지되어 있을 지도 모르는 분만을 촉진시키기에 충분하다.
2. *자극성 있는 치료는 태반박리가 존재하면 사용하지 말아야 한다.* 박리는 의학적 긴급상황 또는 응급상황으로 간주되고, 응급 제왕절개가 필요하다. 태반박리는 임신 20주 이후에 발생하고, 보통 마지막 10주에 가장 많이 발생한다. 임신 중에 너무 이른 분리는 자연 유산으로 간주한다. 쇼크 또는 태아활동과 심장음의 변화 등의 증상이 발생한 곳에 전치태반을 의심해야 한다.
3. *분만없이 막이 파열되었다면, 치료할 때 상당한 주의를 기울여야 한다.* 양수의 보호가 없으면, 태아는 외부외상에 보다 상처받기 쉽다. 외측두위회전술은 양수가 없으면 보다 어렵다. 부드러운 지속적인 압에 대한 반응으로 태아움직임을 이용하는 것은 효과적이지만 시간이 걸린다.
4. *자궁경부 부전의 사례에서는 치료를 피해야 한다.* 여기에는 조산, 자연유산과 양수과소증의 위험이 있다.
5. *자간증은 빠른 의학적 치료가 필요하다.* 악성 고혈압과 발작은 보호도구와 아마도 빠른 분만이 필요하다.
6. *전위 임신은 응급수술이 필요하다.*

절대 금기증 목록은 짧지만, 그것 자체로 정골요법적 철학의 광범위한 적용과 산과환자에 대한 임상시술에 대한 일부 힌트를 준다. "정골요법적 산과학은 현실이 될 수 있다. 구조, 기능 그리고 촉진기술의 통합은 기술 또는 교재를 통해 식별할 수 없는 진단적 예리함을 넓힐 수 있다"(테탐벨.1997).

■ 사례 2
CASE 2

이 사례는 진공보조분만에 대한 대체기법으로써의 정골요법도수 이용을 보고한 것이다.

X.R은 36세 히스패닉계의 여성으로 초임부다. R부인은 막의 자연파열, 매 3~4분의 수축 그리고 중하배부근통증 등의 증상이 39주에 나타났다. 능동적인 태아 움직임과 드문드문의 질출열을 보고했다. 임신동안 합병증은 없었고 32파운드가 늘었다. R부인은 의미있는 의학병력은 없었고 오직 산전 비타민만 복용했다.

생체징후는 안정적이었다. 태아맥박은 분당 150이고 반응적이었다. 자궁수축은 불규칙적이었고, 태아체중은 3,500 g이였다. 골반검사에서 능동출혈과 외부병변은 발견되지 않았다. 우측 후두-전두정이 보이는 것과 함께 자궁경부는 7 cm 확장되었고, 80% 지워지고 태위는 -1이였다. 막의 자연파열검사는 양성이였다.

이 환자는 능동분만이기 때문에 정골요법적 구조검사의 핵심은 천골, 골반, 요천추 접합부와 요추였다. 정골요법적 검사에서 양측으로 요근과 천장관절 제한이 나타났다.

R부인은 분만실로 들어왔고 정상자연분만을 기대했다. 분만 1기는 별다른 일이 없었다. 그녀는 경막마취를 거절했고, 입장 후 4시간만에 완전한 확장에 도달했다. 이 분만시기 중에 근육성배부통은 부드러운 근막신장기법으로 치료했다. 일반적으로 능동분만 산과환자는 이런 형태의 연부조직기법을 참아낸다. 그러나 분만통증이 강해짐에 따라 환자는 어떤 도수치료라도 참아낼 수 없게 될 수도 있다. 이 환자는 근육성배부통은 완화됐으나, 분만통 때문에 천골과 장요근 치료는 참아낼 수 없다고 말했다.

상당히 힘들게 분만 2기 2.5시간을 참아낸 후에 만출노력은 피로 때문에 약화되었다. R부인은 진공적출법으로 분만을 돕기 위해 수술실로 데려갔다.

이번 사례에서 정골요법적 구조적 결과를 고려한 것은 진공적출법이 위험하기 때문이다. 환자는 자연분만을 원하고, 그 때에 태아곤란은 없었다. 진공 적출법의 도움으로 분만을 시도하기 전에 정골요법도수치료를 시도해 보는데 동의했다.

정골요법 치료로는 천골, 요근억제, 골반격막 이완 그리고 질벽의 외측펴짐을 위해 균형인대성긴장기법을 선택했다.

정골요법치료는 성공적이었다. 아기 R은 진공척출법의 도움없이 태어났다. 그녀의 APGAR 점수는 1분과 5분 후에 9였다. 게다가 R부인은 자궁경부 또는 질조직을 찢는 것 그리고/또는 절개를 하지 않았다. 엄마와 아기는 안정상태에서 분만 24시간 후에 퇴원했다.

논의 Discussion

이 사례에서 논증하듯이 태아머리의 하강을 방해하는 장요근의 긴장과 제한이 천장관절에서 발견되었다. 이 단계의 연장은 신체피로와 일반적인 수단으로 아이를 분만하는 것을 불가능하게 한다. 정상 분만이 실행될 수 없으면, 족집게와 진공적출기 같은 보조도구가 시도된다. 진공보조분만의 적응증은 신체적 소진과 부적당한 만출노력을 포함한다. 빨아들이는 힘은 평방 인치 당 12에서 18파운드의 진공적출 범위를 사용한다. 진공적출술은 정상자연분만보다 3배 더 많은 합병증 위험을 가진다.

멜리키엔 템텀벨 의사는 천골운동제한은 태아머리회전을 방해하고, 태아하강 중단을 초래한다고 진술했다. R.부인의 경우가 이것이다. 그녀의 천골은 역점두로 잠겼고, 더욱 태아 하강을 방해했다. 태아하강 도중 천장관절의 생리학적 움직임은 역점두와 점두다. 역점두에서 천골기저는 후방으로 움직이고, 첨부는 전방으로 움직인다. 장골릉은 분리되고, 좌골결절은 함께 움직인다. 이 운동은 골반입구를 넓히고 골반 출구를 좁힌다. 점두에서 발생하는 운동은 역점두와는 반대이고, 골반 출구를 넓힌다. 천골의 역점두는 진성골반 안으로 태아가 들어오고 시작을 위한 펭대를 위해 일어나는 것이다. 천골점두는 골반출구를 통과하는 태아 하강에 도움을 준다. 임신전체를 아울러 장요근은 가성골반안의 태아를 지지하고 유지한다.

장요근의 이완은 진성골반 안에서 태아의 선진부하강도(engagement)를 허용한다. 골반횡격막의 이완과 질벽의 외측확장은 천부, 심부 골반저근육을 이완한다. 이 결과로서 마지막 하강에 도움을 준다.

이번 사례에서 보여지는 것처럼 정골요법도수치료는 족집게나 진공적출기를 사용하기 전에 정상적인 자연분만에 도움을 주는 치료수단으로서 유용하다. 이 결과로 엄마, 아기 또는 둘 다의 합병증을 잠재적으로 방지한다.

참고문헌

Buster JE. Dysmenorrhea and premenstrual syndrome. In: Hacker N, Moore JC, eds. *Essentials of Obstretics and Gynecology*. Philadelphia: W.B. Saunders, 1986.

Copper AJ. Psychosomatic aspects of pre-eclamptic toxemia. *J Psychosom Res* 1958:2.

Dalton K. *Premenstrual Syndrome and Progesterone Therapy*. London: Heinemann, 1977.

DiGiovanna EL, Schiowitz S. *An Osteopathic Approach to Diagnosis and Treatment, 2nd ed*. Philadelphia: Lippincott-Raven, 1997:459–465.

Golay J, Vedam S, Sorger L. The squatting position for the second stage of labor: effects on labor and on maternal and fetal well-being. *Birth* 1993;20:73–78.

Kapanji IA. *The Physiology of the Joints, 2nd ed*. Edinburgh, UK: Churchill Livingstone, 1974:64–66.

Kuchera ML, Kuchera WA. *Osteopathic Considerations in Systemic Dysfunction, 2nd ed*. Columbus, OH: Greyden Press, 1994:216–217, 229.

Michele AA. *Iliopsoas*. Springfield, MO: Charles C. Thomas Publisher, 1962:187–189.

Moore KL. *Clinically oriented anatomy. The Abdomen*. Baltimore: Williams & Wilkins, 1985:275–276.

Muller-Tyl E, Wimmer-Puchinger B. Psychosomatic aspects of toxemia of pregnancy. *J Psychosom Obstet Gynecol* 1(3–4).

Myers R. Maternal anxiety and fetal death: In: Zichella and Pancheri, eds. *Psychoneuroendocrinology and Reproduction*. New York: Elsevier, 1979.

Northrup C. *Women's Bodies, Women's Minds*. New York: Bantam, 1994.

Putta LV, Spencer JP. Assisted vaginal delivery using the vacuum extractor. *Am Fam Physician* 2000;62: 1316–1320.

Plauche WC, Morrison JC, O'Sullivan MJ. *Surgical Obstetrics*. Philadelphia: W.B. Saunders Company, 1992:288–289.

Ringrose CA. Psychosomatic influences in the genesis of toxemia of pregnancy. *Can Med Assoc J* 1961:84:905–907.

Still AT. *The Philosophy and Mechanical Principles of Osteopathy*. Kirksville, MO: Hudson, 1902.

Tettambel MA. An Interview: structural focus: key to osteopathic obstetrics concept. *Pharma* 1994.

Tettambel MA. Obstetrics. In: Ward RC, ed. *Foundations for Osteopathic Medicine*. Baltimore, MD: William and Wilkins, 1997.

Towner D, Castro MA, Eby-Wilkens E, Gilbert WM. Effect of mode of delivery in nulliparous women on neonatal intracranial injury. *N Engl J Med* 1999;341:1709–1714.

Zink JG. Respiratory and circulatory care: the conceptual model. *Osteopath Ann* 1977;3:108–112.

117

신경학적 고찰
(Neurological Considerations)

인간의 신경계는 매우 복잡하며, 신체전반에 영향을 주고 영향을 받는다. 중추신경계는 대뇌피질, 소뇌, 기저핵, 뇌간이 포함되어 있는 뇌와 척수로 구성되고, 뇌로부터 12개 뇌신경이 나오며, 척수에서는 말초신경이 나온다.

1. 운동신경
2. 감각신경
3. 자율신경
   a. 교감신경
   b. 부교감신경

■ 뇌
BRAIN

대뇌피질은 뇌의 의식활동 중추로 운동기능의 시작은 의식수준인 이곳에서 시작되고, 뇌로 입력되는 감각은 여기서 처리되고 해석된다. 말, 시각적 처리, 기억 등은 모두 대뇌 안에 그것들의 중추를 가지고 있으며, 이성적인 사고와 감정은 오직 인간의 대뇌에서만 진보된 수준에서 이용될 수 있다.

기저핵은 감각계와 운동계사이에서 조절중추로서 작용하는 구조로 자율적인 움직임을 조절하고 분절반사를 억제하며, 기능부전이 있으면 떨림, 근강직 또는 자세장애 등을 야기한다.

소뇌에는 자세, 균형, 근기능의 부드러움을 조절하는 고유수용감각기능이 있는데, 이 기능이 방해되면, 기능부전적운동, 근떨림, 균형상실 또는 운동실조가 나타난다. 뇌간은 중추신경계(CNS)의 상위부분과 척추사이를 주요하게 연결하는 것으로 척수에서부터 CNS로 상행하거나, CNS로부터 척수로 하행하는 모든 신경자극은 뇌간을 거쳐서 지나간다. 뇌간사이에는 뇌신경핵과 자율신경중추가 있어서 뇌간이 심각하게 손상당하면, 삶을 계속적으로 유지하지 못하게 된다.

뇌의 운동경로는 상위운동원과 하위운동원으로 구성되어 있으며, 상위운동원은 대뇌피질에 위치하고, 하위운동원은 뇌간에 위치한다. 상위운동원 병변은 근약화 또는 마비를 야기하는데, 초기에는 근위축이 없고 일정 시간이 지난 후에 무용성 위축이 발달한다. 신체일부가 피질에서 양측성으로 나타나면, 이것은 눈에 띄지 않으며, 근긴장증가가 건반사 증가와 함께 나타날 수도 있다. 하위운동원은 뇌간에 위치하며, 하위운동원의 병변은 일반적으로 근약화, 이완성마비, 반사상실 그리고 근위축으로 나타난다.

뇌신경 Cranial Nerves

중추신경계로부터 12개 뇌신경이 나오는데, 그것들은 뇌로부터 나오는 것으로 머리에서 경부까지 운동과 감각을 모두 신경지배한다. 뇌신경으로부터는 3가지 형태의 운동과 감각에 대한 신경지배가 있다.

Ⅰ. 운동
  A. 체성 — 체절(somite)로부터 발달된 근육
  B. 상완 — 상완 아치(brachial arches)로부터 발달된 근육
  C. 내장 — 평활근과 선(gland)을 포함한 내장근육
Ⅱ. 감각
  A 일반 — 통증, 압력, 온도, 촉각
  B. 특수 — 시각, 청각, 균형, 후각과 미각
  C. 내장 — 내장으로부터의 입력

체성운동섬유는 동안(Ⅲ), 활차신(Ⅳ), 외전(Ⅵ) 등의 3개 뇌신경에 의해 눈의 근육으로 보내지고, 설하신경(XII)에 의해 혀로 운반되어진다. 상완운동신경섬유는 삼차신경(Ⅴ)에 의해 측두근과 교근으로 보내지고, 안면신경(Ⅶ)에 의해 얼굴표정근으로, 설인신경(Ⅸ)과 미주신경(Ⅹ)에 의해 인두와 후두로, 그리고 부신경(XI)에 의해 흉쇄유돌근과 승모근으로 운반되어진다.

내장운동섬유는 동안신경(Ⅲ)에 의해 동공근육으로 운반되어지고, 그것들은 안면신경(Ⅶ)으로, 설인신경(Ⅸ)이 지배하는 이하선을 제외하고, 머리에 있는 그 외 다른 선으로 운반되어진다. 미주신경(Ⅹ)은 모든 흉부내장과 결장의 비장곡까지 복부내장 전부를 지배한다.

특수한 감각입력을 운반하는 뇌신경:

1. 후각(Ⅰ)
2. 시각(Ⅱ)
3. 미각(Ⅶ, Ⅸ)
4. 균형(Ⅷ)
5. 청각(Ⅷ)

삼차신경(Ⅴ)은 일반적인 감각섬유를 운반하는 유일한 뇌신경으로 두부, 경부, 수막과 동(sinuses)을 신경지배한다. 설인신경(Ⅸ)과 미주신경(Ⅹ)은 오심과 같은 그러한 내장으로부터의 내장구심섬유입력을 운반하지만, 그러나 통증은 운반하지 않는다.

정골치료사는 각각의 뇌신경의 경로와 기능을 이해하는 것이 중요하다. 신경의 기능부전은 외상, 감염 또는 종양을 포함하는 무수한 요인에서 야기되는데, 정골도수기법으로 체성구성요소의 기능부전을 발견하고 치료하는 것은 치유과정에 도움이 되며, 그 부위의 순환을 향상시키고 부종액을 제거하고, 뼈와 근육에 의한 신경압박을 자유롭게 하는 것은 치료사가 도움을 줄 수 있는 방법이다.

척수 Spinal Cord

척수는 뇌간에서 마미신경총이 되는 수준인 제2요추로 뻗쳐서 개별적인 신경다발로 분리된다. 척수는 각각의 분절을 나오는 신경근으로 분절되고, 척수에서 말초운동신경은 전각세포에서 나오고 감각신경은 후각세포로 들어간다.

자율신경계 Autonomic Nervous System

자율신경계는 교감신경계와 부교감신경계 어느 하나 또는 둘의 균형에 의해 대부분의 신체내장으로 접근한다. 자율신경계는 109장에서 자세히 논의된다.

포착신경병증 Impingement Neuropathies

포착신경병증은 둘러싸고 있는 조직이 신경을 포착할 때 발생하며, 이것은 신경에 기계적 자극과 손상을 유발시킨다. 상지와 하지신경에서 발생하는 가장 일반적인 것은 이 책의 관련된 장에서 논의된다.

■ 안면신경마비 BELL'S PALSY

안면신경마비는 안면신경(Ⅶ) 기능부전의 결과이다. 유발요인은 확실히 알려져 있지 않지만, 그러나 추위, 바이러스 감염 또는 신경염증을 유발하는 외상과 관련이 있다. 모든 근육이 병변측면으로 다양한 정도로 마비가 되는 것은 하위운동신경원 병변이다. 이것은 일반적으로 입과 눈썹의 구석이 늘어짐, 비순 주름과 이마 주름의 상실과 함께 안면이 비대칭한 특징을 가진다. 전형적으로 섬유가 교차하기 때문에 전두근은 여분의 신경이 있다. 눈꺼풀을 단단히 닫지 못하고 깜박임이 어려워서 눈물이 상실되고 또는 누선에서의 눈물생성이 부족해서 눈이 마르게 되므로 눈물생성이 정상으로 돌아올 때까지 윤활이 유지되어야 한다. 음식은 뺨 구석에 머무르거나 입구석에서 놓쳐버리는 경향이 있으며, 소리 인지는 불편함을 야기할 정도로 증가하고 미각을 잃게 된다. 턱과 귀 주변에 심각한 통증이 있다.

정골치료사는 동측 흉쇄유돌근과 사각근을 포함하는 안면과 경부근 촉진할 때 종종 압통점을 발견하게 되며, C3 수준에서 체성기능부전이 종종 나타나고, 환측의 측두골이 내회전되어 후두유양 압박(occipitomastoid compression)이 있을 수도 있다.

역스트레인과 근에너지기법으로 근막연부조직 치료를 하면 안면신경마비와 관련된 안면통증이 완화되고, 후두유양압박이 풀어지며, 측두골이 정상적으로 내/외회전되게 도와줄 수 있어야 한다. 정상적인 림프흐름은 두개운동, 천골, 경추기능부전을 교정함으로써 보장되게 해야 하고, C3를 항상 평가해서 기능부전이 있으면 교정해야 한다.

파킨슨 병 Parkinson's Disease

파킨슨 병은 선조체의 도파민 연접이 점점 나빠지는 퇴행성 신경질환으로 떨림, 운동와서증 그리고 근육강직을 초래한다. 높은 도파민 상태에서의 신경원이 점점 흑질로부터 떨어져 나가면서 환자는 수의적 근수축을 상실하고 종종 '얼고' 운동시작과 멈추는 것(예로, 벽으로 걸어가는 것처럼 장애물을 만날 때 까지)이 불가능해진다. 많은 약물이 운동장애를 초래하는 이 질병치료에 유용하므로 약물을 주의 깊게 균형적으로 사용해야 한다.

파킨슨 환자는 두부를 전방으로 경사지게 내밀어서 흉추후만이 증가된 굴곡자세에 적응하기 시작하며, 보행은 느리고 질질 끌고, 고관절, 슬관절, 족관절의 굴곡이 감소되므로 빨리 걷고 넘어지는 것이 빈번하게 발생하여 다양한 손상을 야기한다. 때때로 두부와 경부의 신전이 발생하여 이것으로 인해 그들이 걷고 있는 곳을 보기가 어렵게 만들며, 삶의 질이 환자와 간호하는 사람 모두에게 떨어져 악화된다.

일반적으로 파킨슨병 환자는 병 그 자체에 의해 야기되는 것 이상으로 장애가 있게 되는데, 이것은 아마도 그들이 결과로 생긴 근력상실로 그들의 활동을 감소하는 경향이 있다는 것과 근육긴장이 무활동과 지속적인 굴곡자세(예로, 앉아 있는 것 같은)에 의해 증가된다는 사실에 의해 유발되는 것 같다. 정골도수치료는 삶의 질을 포함하여 파킨슨 병 복합체의 여러 가지 측면을 향상시키는 것으로 나타났으며, 도수치료, 물리치료, 근육훈련을 결합시키면 특히 초기 단계에서 환자에 대한 여러 가지 것을 성취할 수 있게 된다.

1. 두부와 신체의 자세 향상
2. 보폭 증가
3. 바닥으로부터 족부거상 증가와 함께 고관절, 슬관절, 족관절의 굴곡 증가
4. 넘어지는 횟수 감소
5. 우울증 감소와 함께 삶의 질 향상

근에너지기법은 특히 이런 환자를 치료하는데 도움을 주는 것처럼 생각된다.

단축되고 과긴장된 근육을 신장시키면 관절가동범위가 증가되고, 굴곡변형을 감소시키는데 도움을 준다. 체성기능부전 부위는 근에너지기법, 역스트레인기법 노는 사세이원측진기법으로 치료해야 하며, 추력기법은 근육 강직이 장벽을 넘어가는 운동을 방해하기 때문에 유용하지 않다. 환자에게 집에서 시행할 구조화된 운동계획을 주어야 하고, 그들과 간호하는 사람들은 빨리 걷고 균형을 상실하는 것으로부터 집을 어떻게 더 안전하게 만들 것인지 배워야 할 필요가 있는데, 예를 들면, 깔개를 제거하는 것, 바닥의 선을 덮거나 제거하는 것 그리고 목욕통과 화장실 옆에 안전막대를 설치하는 것을 들 수 있다.

반사성 교감신경 이영양증
Reflex Sympathetic Dysfunction

반사성 교감신경 이영양증(RSD)는 원위사지에서 혈관운동신경의 활동을 불안정하게 한다. 비록 상지(수부)가 가장 일반적이지만, 마찬가지로 하지(족부)에서도 발생할 수 있다. 원인은 거의 이해되지 않고 있으나, RSD는 종종 사지를 한동안 고정시켜야 되는 것을 야기시키는 사지와 관련된 심한 통증상태에 뒤이어 오는 것 같다. 왼팔 통증과 함께 심근경색이 어떤 사례에서 먼저 일어났으며, 사지손상 또는 중풍과 연루된 사지가 촉발요인이다.

교감신경계의 비정상적인 자극이 촉발사건 후 몇 주에서 몇 달까지 나타나는 증상과 함께 발생하는 것으로 보인다. 처음에는 사지에 홍조, 부종 그리고 작열통이 있으며, 자율신경계의 교감섬유는 동맥과 함께 이동하므로 교감신경과활동은 혈관수축, 염증변화 그리고 혈관능동물질의 유리를 야기한다. 통증은 사지의 사용을 방해할 만큼 심하고, 종종 상지에서는 이환된 팔의 견부가 수부만큼이나 통증이 심하게 되는데, 이것은 견수증후군으로 알려져 있다. 뒤이어 레이노드 현상처럼 손가락의 창백 또는 치아노제와 함께 피부가 위축되는데, 바로 해결하지 않으면, 사지근 구축과 골다공증을 포함하는 비가역성 변화가 발생한다.

가능하다면, 예방하는 것이 핵심이다. 중풍 또는 심근경색을 가지고 있는 환자는 조기에 움직여야 하며, 이환된 사지를 지배하는 교감신경계와 연관된 체성기능부전(상지에서는 경추, 상부늑골 그리고 하지에서는 하흉추 또는 요추)을 조사하고 치료하는 것이 중요하다. 운동을 규칙적인 기반에서 처방되고 수행될 수 있도록 통증이 조절되어야 하므로 교감신경차단이 필요할 수도 있다.

■ 사례 1
CASE 1

R.B.는 68세 백인 남성으로 경추융합, 14년간의 파킨슨병 그리고 8년간의 경부 긴장의 병

력이 있으며 만성적으로 두부전방굴곡자세를 가지고 있었다. 그는 과거에 보행에 어려움이 있었는데, 한쪽 다리를 다른 다리 전방에서 교차시켜 떨어뜨리는 것인 것 같다. 환자가족은 그를 보조하기 위해 사립물리치료사를 일주일에 여러 번 이용해서 운동시키고, 연부조직마사지를 해서 경추 근긴장을 감소시키고 머리를 들어 올리는 능력을 증가시키려고 했다.

이학적 검사에서는 환자는 휠체어를 탄 상태에서 그의 몸이 앞으로 말아 구부러지게 하고 머리를 전방굴곡자세로 하고 있는 것으로 나타났으며, 의사소통하기가 가능했으나 그의 말은 발음이 일정하지 않았다. 신경학적 검사에서는 뇌신경이 전체적으로 손상당했음이 드러났다. 특히 사지에서 약간의 동작 떨림이 있었고, 근력은 양측으로 4/5이었으며, 심부건반사는 양측으로 1/4과 1/8로 감소하였고, 감각은 양측이 동일했다.

환자의 구조적 검사에서의 핵심적인 검사소견은 흉추 후만곡선이 상당히 증가한 것과 경추와 요추부의 전만곡선이 평평해 진 것이다. 우측 이상근과 좌측 요근의 유연성범위가 감소되고 무명골이 우측은 전-하방으로, 좌측은 후-상방으로 되는 골반 비대칭이 있었으며, 우측 중부에서 상부까지의 부척추근 제한이 있었는데, 특히 T3에서 T6까지가 심했다. 경추검사에서는 머리가 전방으로 굴곡되고 상당히 좌회전되어 있으면서 가동범위가 확실하게 감소된 것으로 나타났으며, C2 기능부전이 있었다. 후경부근의 긴장과 느슨함이 약하게 있었지만, 그 반면에 전경부근의 긴장과 수축이 있었다.

초기치료의 주요 초점은 일차적과 이차적 체성기능부전의 부위에 대한 완전한 평가를 수행하는 것이다. 비록 환자의 주된 관심은 경부이지만, 신체의 다른 부분에 영향을 주는 구조적인 문제를 교정하는 것이 중요하다. 근막이완기법을 주로 사용하는 경추를 제외하고는 연부조직과 근에너지기법를 중속-저폭(MVLA)기법으로 보완해서 치료하고, 우측 승모근에는 승모근억제기법을 압박근막기법과 함께 사용했다.

경추를 신장하고 재활하기 위한 일련의 특수한 운동을 환자와 간호하는 사람에게 가르쳤다. 재활에 도움을 주는 그 외 다른 방법으로는 열의 사용, 자세향상에 대한 집중 그리고 활동변화를 포함시켰다.

B씨는 수개월 이상 달마다 약간의 점진적인 향상을 보였다. 그는 전방굴곡을 야기하는 만성적인 경부전방부 단축의 병력이 있었는데, 그의 부인은 그가 피로하면 이 자세로 되돌아가곤 하는 것을 인지하고 있었다. 계속 뒤이은 치료기간에서의 목적은 관절가동범위를 증가시키고 전경부근구조물을 느슨하게 하고 후경부근구조물을 강화시키는 것이다. 환자 경추는 지속적인 굴곡자세 때문에 왜곡되어졌는데, 환자는 몇 번의 치료 후에 머리를 더 위로 유지할 수 있고, 그것이 떨어지는 것을 멈추게 할 수 있다는 것을 알았다. 파킨슨병의 진행적 속성에 비추어 긴 기간 동안의 재활계획이 필요하다는 것을 환자와 오랜 논의를 했는데, 환자가 머리조절을 유지하고 떨어뜨리지 않게 되는 적당한 기간은 치료사이에 4주일 폭을 두는 것이었다. 가족은 환자상태를 향상시키는데 도움을 주는 모든 것을 시행하는데 동의했다.

논의 Discussion

파킨슨병은 운동능력이 점진적으로 심각하게 떨어져서 완전한 장애로 이끌어지는 절망적인 질환이므로 삶의 질 강화에 도움을 주는 방법을 탐구해야 한다. 뉴욕정골의학대학에서 정골도수치료의 장점을 논증하는 연구가 있었는데, 웰과 다른 사람들의 연구도 이에 포함되어 있었다. 보행에 미치는 영향을 평가하기 위해 파킨슨병을 가진 10명의 환자에게 간단한 실험계획안을 사용했다. 흥미로운 것은 단 한 기간의 OMT실험계획안으로 전형적인 파킨슨 보행에 즉각적인 영향을 주었다는 것이다. 몇몇의 다른 연구에서는 물리치료, 고유수용성과 근력훈련, 정골도수치료와 함께 여러 전문분야에 걸쳐 팀을 통합하는 것을 지지했는데, 특히 스무트니와 그 외 사람들도 지지를 했다. 193명의 환자와 함께 35명의 파킨슨 환자는 모두 보행분석의 하나 또는 그 이상의 요소에서 측정할 수 있는 향상이 있었으며, 그 반면에 71%는 보행분석의 모든 측면에서 측정할 만한 향상이 있었다.

두개분야(OCF)의 정골요법은 파킨슨환자에게 이익을 제공하는 또 다른 분야이다. 리베라-마르티네츠와 그 외 다른 사람들도 양측성 후두환추와 후두유양압박을 포함하는 스트레인 패턴이 OCF로 상당히 감소된다고 논증했다.

파킨슨 환자에 대한 정골도수기법의 발전에 대한 책이 있다. 정골도수기법의 이점은 특수한 수지조작 지침에 대한 탐구를 보증한다는 것이다. 이것은 정골도수치료를 시행하는 일차 진료의사에 의해 널리 사용되는 것을 촉진할 수 있다 정골도수기법의 이점은 이런 환자와 그의 일상생활 활동에 엄청난 것이었다. 최소 4주 동안 OMT를 받는다면, 환자는 떨어뜨림의 횟수가 감소하고 두부조절을 유지하는 것이 가능하다. 이것은 정골요법이 제공할 수 있는 특수한 인구에 대한 가장 극적인 이익 중에 하나이다.

참고문헌

Berne RM, Levy MN. *Physiology*. Mosby, St. Louis, 1998.

Lehman SK, Wells MR, Smutny C, et al. Development of "The NYCOM osteopathic physical treatment program for patient's with Parkinson's disease." *J Am Osteopathic Assoc* 1998;98:390.

Rivera-Martinez S, Wells MR, Capobianco JD. A retrospective study of cranial strain patterns in patients with idiopathic Parkinson's disease. *J Am Osteopathic Assoc* 2002; 102:417–422.

Smutny CJ, Wells MR, Bosak A. Osteopathic considerations in Parkinson's disease. *J Am Osteopathic Assoc* 1998;98: 389.

Ward RC ed. *Foundations for Osteopathic Medicine, 2nd ed.* Philadelphia: Lippincott Williams & Wilkins, 2003.

Wells MR, Giantinoto S, D'Agate MS, et al. Osteopathic manipulative treatment acutely improves functional gait performance in patients with Parkinson's disease. *J Am Osteopathic Assoc* 1999;99:92–98.

Wilson-Pauwels L, Akesson EJ, Stewart PA. *Sandoz Course, Cranial Nerves, Anatomy and Clinical Comments*. Toronto: BC Decker Inc., 1988.

XII부

정골의학적 관리
(Osteopathic Management)

118

도수교정치료의 처방 (The Manipulative Prescription)

정골요법사는 모든 환자관리에 있어서 정골요법 원리를 적용할 책임과 기회를 가지며, 정골도수기법은 적절하게 적용되면 환자치료에 두드러진 역할을 하게 된다. 이 장에서는 이 교재 전체를 통해 임상적용부문에서 주어진 정보에 따라 정골도수기법을 관리계획에 알맞게 조화시키는 방법에 대해 설명하려고 한다. 이러한 계획을 "정골요법처방"이라고 하며, 의사가 수술 또는 약물을 처방하듯이 정골요법사가 도수치료처방을 부가적으로 처방하는 것이다.

■ 환자 평가 PATIENT EVALUATION

의료분야에서 병력과 이학적 검사를 주의깊게 시행하지 않고 치료를 시작하는 경우는 절대로 없으며, 이것에 이어서 환자의 주요 증상에 대한 가능한 모든 원인이 포함된 감별진단 목록이 뒤따라야 한다. 문제해결과정에서 정골요법사는 현재 원인으로 작용하고 있는 것을 진단하는데 감별진단을 좁히기 위해 보다 심화된 평가검사가 더 필요한 지를 결정해야 한다. 병력, 이학적 검사 그리고 부가적 검사로 부터 얻어진 정보는 감별진단목록으로부터 질환을 제외시키거나 확진하는데 이용한다. 모든 경우에서 생명을 위협하는 질병은 우선적으로 배제되어야 한다.

정골요법사가 시행하는 이학적 검사에서 중요한 것은 구조적 검사이다. 이것은 환자의 신경-근골격계와 관련된 정보를 제공할 뿐만 아니라, 내장체성반사 소견과 채프먼 반사점을 통해 내장문제에 대한 실마리도 또한 제공한다.

이용할 부가적 검사를 결정하는데 있어서 정골요법사는 다음과 같은 다양한 지침을 사용한다;

1. 찾고자 하는 정보가 무엇인지를 정확히 알고 부가적 검사를 요구해야 한다. 무계획적으로 검사를 수행한 것으로 임상적 통찰을 대신할 수는 없다. 부가적인 검사를 통해 감별진단으로 진단을 결정하는 기초를 만들어야 한다.
2. 어느 검사방법이 환자에게 가장 위험하지 않고도 가장 많은 정보를 제공하며 가장 비용효율이 높은 것인가를 알아야 한다. 확실하지 않거나 치료과정을 변경하는 검

사는 피해야 한다. 일부 검사는 적절한 시기가 고려될 필요가 있다(예를 들면, 전기생리학적 검사는 일반적으로 6주의 잠복기가 지나야 유용하게 되며, 어떤 방사선 변화는 오직 어떤 기간에서만 명확하게 된다).

3. 가장 심각한 병이나 손상이 우선적으로 처치되는 것이 보증되도록 시행될 검사순서를 계획한다. 일반적으로 가장 공격적인 검사에 이어서 가장 편한 검사를 뒤따르게 한다.
4. 검사를 왜 해야 되는지 그리고 그것으로부터 무슨 정보가 제공되는지에 대한 것을 환자에게 알려준다. 환자가 그것에 대한 이유를 이해하게 되면, 검사결과를 얻는데 보다 협력하게 될 것이다.

보조검사 Adjunctive Testing

1. 혈액검사: 이것은 질병진행, 자가면역질환, 혈액학적 문제, 그리고 그 외 혈액을 통해 식별될 수 있는 질병실체 등에서 감염과정, 대사문제, 특이한 내장질환에 대해 조사할 때 시행되어야 한다.
2. 방사선영상검사: 다음과 같은 상황이라면 근골격계에 대한 방사선검사를 시행해야 한다.
   a. 골절 또는 탈구가 의심스러울 때
   b. 관절염이 의심될 때
   c. 근골격계 종양이 발생되었을 때
   d. 골통 또는 관절통이 있는 50세 이상의 사람이면 누구든지
   e. 환자가 법률적 관계를 가진 방식으로 손상을 당했을 때
   f. 의학적 의료과실소송의 위험이 있을 때
   g. 구조적 측만증의 진행을 진단하고 감지하기 위해
   h. 다리길이 차이와 골반경사를 측정하기 위해
3. 자기공명영상(MRI): MRI는 연부조직손상 또는 추간판탈출을 확인하는데 유용하지만, 그것에 의한 소견이 환자의 치료계획을 변경하게 하지 않는 것이라면 추간판 탈출이 의심되는 모든 환자에게 시행할 필요는 없다.

   방사선검사에서 어떤 골병리문제가 발견되었다면, MRI로 더 자세하게 검사해야 한다.
4. 골주사검사(bone scan): 골주사검사는 종양성대사질환을 조사하는데 특히 유용하므로 이것이 의심되면 당연히 시행해야 한다. 육안으로 보이지 않는 골절을 탐지하는데도 이용될 수 있다.
5. 골밀도검사: 골밀도검사는 골감소증 또는 골다공증과 같은 그러한 질환에서 골질량 손실의 여부와 그 정도를 결정하는데 도움이 된다. 또한 이것은 종종 폐경기에 접어드는 여성이나 또는 장기간 스테로이드 약물을 사용한 사람들에 대한 선별검사(screening test)로도 가치가 있다.
6. 근전도/신경전도 검사(EMG/NCS): 이것은 특정한 신경과 근육의 질환, 침해된 신경과 침해된 정도를 식별하는데 유용하다. 그 결과는 도움이 되는 것이지만, 그것이 반드시 모든 사례에서 완전히 정확한 것은 아니다.
7. 양전자방사검사(PET): PET주사(scanning)는 뇌 또는 다른 조직의 실제기능을 결정하는데 유용할 수 있다.

■ 처치계획개발
DEVELOPING A MANAGEMENT PLAIN

다음 단계는 환자에 대한 처치계획을 개발하는 것이다. 고려해야 되는 사항의 일부는 다음과 같다:

1. 통증완화
2. 적절한 약물투여로 감염성 질환의 진행 또는 대사성 장애를 조절
3. 환자의 기동성과 삶의 질의 향상
4. 생활방식의 필수적인 변화
   a. 흡연 중단
   b. 환자가 가지고 있는 특별한 욕구를 만족시키기 위한 충분한 영양 계획
   c. 적절한 운동섭생
   d. 미래의 손상 또는 질병에 대항하는 방어적 수단이 포함된 적절한 변화로 위험요인 평가

■ 정골요법원리
OSTEOPATHIC PRINCIPLES

정골요법원리는 모든 환자를 총체적으로 평가하고 관리하는데 필수적인 부분이다.

1. **신체는 한 단위이다:** 치료사가 환자의 상태를 진단하려고 할 때는 신체가 하나의 통일체라는 것을 명심해야 한다. 비록 증상이 오직 한 부분과 연관이 있는 것처럼 보여도 신체의 어떤 단일부분에 검사초점을 고립시키는 것은 절대로 좋은 임상실제가 아니다. 그 명백한 예로 견부통을 들어보자; 어깨의 통증은 경부문제, 견관절이나 또는 견갑대 질환, 주관절이나 또는 손목 문제, 측두하악관절기능부전, 심장허혈, 횡격막 자극, 담낭 질환, 심지어는 천골로부터 경추부까지 보상성 측만을 야기하는 자세불균형 등에 의해 나타날 수도 있다. 내장문제가 체성(soma)으로 나타날 수도 있고, 체성문제가 내장으로 나타날 수도 있으며, 발통점이 그 지점으로부터 어느 정도 떨어진 곳으로 통증을 방사할 수도 있다. 그러므로 치료사는 신체와 상호연관된 모든 측면을 고려해야 한다.

   신체는 하나의 통합체라는 개념에는 환자의 신체상태와 마찬가지로 그들의 정신건강과 영적 건강에 대한 고려도 포함된 것이다. 질환의 발병과 회복은 우울, 걱정, 공포, 분노, 죄의식, 절망감, 가족관계 그리고 영적 지지시스템 등에 의해 강력하게 영향을 받는다.

2. **구조와 기능은 상호연관된다:** 치료사는 비정상적인 구조가 그 신체부분에 비정상적인 기능을 야기하는 경향이 있다는 것을 인지해야 한다. 마찬가지로 비정상적인 기능이 오랜 기간 지속되면 그것이 결국에는 보상성 자세 또는 운동패턴의 생성, 구조물 자체의 변화, 또는 구조물에 가해져서 조직의 붕괴를 초래하는 스트레스 등에 기능부전된 구조물에 영향을 미친다. 비록 발견된 것들이 문제와 바로 관련이 없는 것 같을 때조차도, 치료계획은 환자의 구조와 기능을 거의 정상에 가깝게 개선시키는 데 초점을 둬야 한다.

   근골격계는 정골요법시술자가 근골격계와 그것과 연결된(신경계와 순환계에 의해) 다른 조직계의 많은 질환을 치료하기 위한 관문이다.

3. **신체는 자가-조절과 자가-치유를 하고 있다:** 현명한 치료사는 신체가 스스로 수선하고 유지하는 능력을 이용한다. 치료사의 역

할은 신체의 치유과정에서 신체를 도와줄 중재를 언제 그리고 어디서 해야 되는지를 아는 것이다. 그렇게 하기 위한 정골의학적 고려사항에는 다음과 같은 것이 포함된다.

a. 병발된 신체부위의 혈액순환을 양호한 상태로 유지한다.
b. 림프흐름을 양호한 상태로 유지해서 면역계의 기능을 최대로 보장한다
c. 신경계(운동, 감각 또는 자율신경)를 통해 병발된 조직으로 부적절한 피드백을 보낼 수도 있는 척수분절의 촉진작용(facilitation)을 방지한다.
d. 수기요법으로 치료할 수 있는 통증 또는 불편감의 원인은 어떤 것이든지 제거한다.
e. 일반적으로 환자의 가동성 또는 신체 어느 부위든지 운동성을 방해하는 체성 기능부전이 있으면 그것을 모두 치료한다.

■ 정골도수교정치료의 처방 OSTEOPATHIC MANIPULATIVE TREATMENT PRESCRIPTION

일단 치료사가 진단을 내리고 환자치료계획이 설정하면, 필요한 것은 정골도수교정치료(OMT)의 이용계획을 결정하는 것이다. 어떤 기법을 사용할 것인지에 대한 결정에 도움이 되는 것은 이러한 치료의 목적을 결정하는 것이다.

1. 근골격계의 통증 또는 불편감 완화
2. 병발된 관절의 운동성 개선
3. 동맥 그리고/또는 정맥의 순환 향상
4. 림프흐름 향상
5. 신경계와 관련된 것에 영향을 준다.
    a. 자율신경 입력
    b. 신경충돌(nerve impingement)
        (1) 말초신경
        (2) 신경근(nerve root)
        (3) 신경총(nerve plexus)
    c. 척수 촉진(spinal facilitation)
    d. 반사
        (1) 내장체성
        (2) 체성내장
        (3) 체성체성
        (4) 채프맨 반사점
        (5) 통증유발점
6. 환자의 정신상태에 영향을 준다.
    a. 이완 보조
    b. 걱정 완화
    c. 환자의 행복감을 향상

모든 치료사와 환자는 어떠한 치료과정을 시작하든지 간에 완전하게 "치료될 수"있는 질환은 절대로 없다는 것을 이해하고 있어야 한다. 그 목표(goal)가 여러 번 개선된 것은 틀림없는 사실이지만, 그럴 때조차도 모든 질환과 모든 환자가 도수교정치료에 순조롭게 반응한 것은 아니었다. 목표는 주기적으로 재평가되어서 그것들이 여전히 적합하고 타당한 것임을 확인하는 것이 필요하다.

도수교정치료의 모형 Models of Manipulative Treatment

도수교정치료 유형을 선택하기 위한 결정에 대해서, Greenman은 몇 가지 도수교정치료의 모형을 제시하여 이 장의 설명에 도움을 주었다. 모형들은 치료의 특정한 목표에 초점을 맞춘 것이며, 일부 환자들에서는 여러 개의 목표

를 고려하는 것이 필요할 수도 있으므로 모형을 한 개 이상 사용할 수도 있다.

1. **생체역학적 모형**: 이 모형은 환자 상태의 자세적인 측면과 구조적인 측면에 초점을 둔것으로 근골격계 통증과 기능부전, 자세 불균형, 관절손상이나 기능부전, 근육과 건의 손상이나 불균형, 인대손상, 보행비정상, 동작 기능부전 등이 있는 환자를 치료하는데 유용하다.

   이 모형의 목표는 통증완화, 관절운동의 질, 관절기능, 근긴장도, 근골격계의 전체적인 건강이다.

2. **신경학적 모형**: 이 모형은 정골도수교정기법을 통해 신경계에 영향을 줄 수 있다는 것을 의미하는 것으로 수근관증후군에서 그러했듯이 신경충돌을 완화시키는 것과 같은 그러한 신경계에 미치는 직접적인 효과 및 지율신경계를 통해, 또는 내장체성반사 또는 채프먼반사점의 치료를 통해 직접 내장에 미치는 효과가 포함되어있다. 신경학적으로 유지되는 통증을 완화시키거나 또는 신경학적 질병의 만성적인 진행에 의해 불구가 된 장애인들의 삶의 질을 향상시키는데 이용될 수 있다.

3. **호흡/순환적 모형**: 이 모형의 목표에는 신체의 전체에 걸쳐서 림프의 정상적인 흐름을 보조하는 것과 마찬가지로 동맥순환과 특히 정맥순환을 양호하게 유지하는데 근골격계를 이용하는 것이 포함되며, 흉곽 횡격막의 적절한 기능 유지, 흉곽의 적절한 운동 보장, 림프펌프와 에플루라지(effleurage)의 이용, 혈액 또는 림프흐름 폐색 제거, 조직부종액의 제거, 공동배농(sinus drainage) 등이 목표에 포함된다.

   심장과 폐로부터의 내장체성반사는 이것이 유용하다고 결정되면 호흡/순환적 모형과 신경학적 모형의 결합으로 치료될 것이다.

4. **생체에너지 모델**: 생체에너지모델은 주로 신체고유에너지와 이 에너지의 흐름을 자유롭게 보장하는 것에 초점을 두고 있는 것으로 신체는 이것을 이용하여 스스로를 조절하고 회복하도록 노력을 한다. 이러한 것의 예가 두개리듬자극(cranial rhythmic impulse)으로 중추신경계의 정상적인 타고난 힘(inherent force)은 정골의학을 통해 두개분야에 접속하게 될 수 있다. 이러한 기법에 숙련된 사람은 신체 열에너지의 일부를 진단적으로 이용할 수 있다. 정골의사 로버트 풀포트가 사용하고 교육시켰던 타진망치(percussion hammer)는 신체에서 진동에너지(vibratory energies)에 영향을 주어 정상화시켰다.

5. **심리행동 모델**: 정골도수교정치료의학의 효과는 환자의 정신건강영역에서 강력해질 수 있다. 개개인 사이에서 강력한 결속력으로 오랫동안 접촉하는 것을 논의하여 왔으며, 그것은 간호와 관심을 신체적으로 증명하는 것이다. 스트레스는 병, 통증, 정신적 고통, 질병과 손상이 발생되도록 신체상태를 유지하는 것에 공헌한다고 알려져 왔다. 손을 이용한 치료접근은 환자를 안심시킬 뿐 아니라, 스트레스로 영향을 받은 근육을 이완시키고, 행복감을 향상시킨다. 통증이 감소함에 따라 걱정도 줄게되고, 도움도 희망도 없다는 느낌도 감소하게 된다.

많은 환자들이 정골도수교정치료를 받

는 중에 감정적 해방감을 경험하게 된다. 그들은 웃거나 울고, 때로는 거의 조절할 수 없게 되기도 한다. 이런 에피소드를 처리할 수 있는 치료사라면 환자의 정신적 고통을 훨씬 더 완화시킬 수 있다.

OMT로 환자를 치료하는 동안에 환자의 관심사, 걱정, 공포, 사회적 문제, 그리고 환자의 건강에 영향을 주는 그의 삶의 다른 측면을 탐구할 수 있는 놀라운 기회를 제공받게 된다.

기법선택 Choosing Techniques

일단 치료모델이 선택되면 치료사에게 필요한 것은 사용할 치료형태를 결정하는 것이다. 기법의 형태는 다음과 같은 많은 요인에 따라 좌우될 것이다.

1. 환자의 신체적 상태와 체력
2. 환자 나이
3. 질환의 급성 또는 만성
4. 환자가 어떤 자세로 이동할 수 있는 능력
5. 기능부전 또는 손상의 위치
6. 치료사의 다양한 기법에 대한 지식과 숙련도
7. 치료사의 나이, 근력, 신체 습관
8. 환경적인 요인
   a. 치료테이블의 유용성
   b. 병원, 집 또는 사무실 설치
9. 이전에 받았던 정골치료의 효과
10. 특수한 환자에 대한 어떤 일정한 기법의 금기증
11. 위험/이익 고려

정골요법사는 직접과 간접유형의 기법 모두를 포함하여 가능한 한 많은 기법을 그의 의료설비에 추가해서 환자에게 충분히 봉사할 수 있도록 해야 기법을 선택할 폭이 넓어질 것이다. 치료사는 기법을 적용하는 원리를 이해하고 해부학에 대한 충분한 지식을 가지고 있어야 한다. 그렇게 되면 환자의 이득과 편안함에 따라 기법을 수정할 수 있게 될 것이다.

치료빈도 Frequency of Treatment

각각의 환자는 개별적으로 독특한 특성을 갖고 있기 때문에 두 사람이 똑같아 보이는 상태일 때조차도 치료빈도는 환자에 따라 서로 다르게 된다. 일반적으로 이용되는 법칙은 상태가 아급성이거나 또는 보다 더 만성인 경우의 초기 치료에서는 주1회 치료로 충분하다는 것이며, 일부 급성 상태인 경우에는 보다 더 비번한 치료가 필요할 것인데 아마 초기에는 매일 치료하는 것이 필요하기도 할 것이다.

그러나, 중요한 것은 환자에게는 치료 중에 생긴 변화에 신체가 적응해서 신체가 자가치유 과정으로 진행할 수 있는 시간이 필요하다는 것을 기억하는 것이다. 너무 빈번한 치료는 도움보다는 오히려 더 해로울 수가 있다. 치료사가 이전의 치료 이후로 발생된 변화를 알고 있으면 가장 효과가 잘 나타날 수 있도록 방문간격을 결정하는데 도움을 받을 수 있다.

치료기간 Duration of Treatment

치료기간에는 두 가지 측면이 있다.

1. 1회 방문 시의 치료시간
2. 어떤 주어진 질환에 대한 총 치료시간

치료기간은 사용되는 기법과 치료시행에 치료사가 이용할 수 있는 시간의 양에 따라 좌우되어 몇 분에서 몇 시간까지 다양해질 수 있다. 중요한 것은 조직을 계속 평가해서 너무 많은 것이 그것들에 시행되지 않도록 확인하는 것이며, 또한 모든 환자에게 항상 머리에서 발끝까지 치료를 시행할 수 없다는 것을 이해하고 있는 것이다. 환자가 그것을 참을 수 없거나 그것에 의해 해를 입기조차 할 것이다. 문제의 주요 근원을 찾고 그것을 우선 처리하면 중심성 기능부전(central dysfunction)이 더 이상 존재하게 되었을 때 해결될수도 있는 많은 보상성 소견을 치료할 필요성이 경감되게 될 것이다. 때때로 느리고 섬세한 운동과 반응의 속성에 의해서 일어나는 두개치료(cranial treatment)와 같은 그러한 기법은 보다 많은 시간이 필요할 수도 있다.

전체 치료계획의 시간길이는 환자의 치료반응에 따라 다양하다. 대부분 상태가 급성인 경우에는 상당히 짧은 시간 안에 반응하므로 아마도 1회 치료로 또는 4~6회 치료 후이면 될 것이다. 개개인이 고유한 반응에 따라 더 긴 시간이 걸리거나 보다 더 많은 치료를 해야 할 수도 있지만, 그 정도의 시간이 지난 후이번 내부분의 기능부전은 해결되거나 아급성으로 되고, 일단 급성기가 지나가면 많은 환자는 매 2~3주마다 시행하는 치료에 최상으로 반응하게 될 것이며, 그들의 신체는 외부도움을 덜 받으면서도 치유과정을 계속할 것이다.

만성질환을 치료하는 것이 훨씬 더 변화무쌍하므로 어떤 질환에서는 특수한 시간체계에서 치료를 유지하는 것이 문제가 될 수도 있다. 종종 한달 또는 두달 마다의 한 번씩의 치료로 충분할 수도 있지만, 그 반면에 어떤 다른 것은 매 3~6개월마다 한 번씩만 치료가 필요하기도 하다. 환자와 치료사는 시간 폭을 결정할 수가 있다. 치료에 대한 반응은 이전 상태로 증상이 회복되는 것에 기초하여 지속될 것이다.

위험-이익 고찰 Risk-Benefit Considerations

정골도수교정치료가 많은 질환에 아주 효과적이고 안전한 치료이며, 다른 것의 치료에도 유용한 보조방식이기는 하지만, 치료계획을 공식화할 때는 어떤 주의점, 금기증 그리고 부작용이 있는 지를 고려해야 한다. 정골요법사들이 이용할 수 있는 기법은 다양하기 때문에 환자 상태가 안정적이고 운동이 허용되기만 하면, 어떤 환자 또는 질환이 주어지더라도 그것에 대한 도수기법유형에 절대적인 금기증은 전혀 없다.

도수교정치료는 정골요법사뿐만 아니라, 많은 비정골의사, 카이로프랙터, 물리치료사, 그 외 다른 도수의학을 하는 사람들에 의해서도 시술되기 때문에 매년 수 백만번의 치료가 환자들에게 시행된다는 것은 분명하지만, 그러나 합병증이 문헌에서 보고되는 것은 거의 없었다. 일반적으로 도수치료 결과로써 발생된 불행한 사건은 그 경우가 1/400,000-1/3,000,000의 범위였다고 보고됐다. 다른 의학처치가 이 정도의 안전성을 가진 것은 거의 없었다.

부작용과 합병증의 차이를 구별하는 것은 중요하다. 예를 들면, 역스트레인과 같은 그러한 기법 후에 환자는 일반적으로 약간의 쓰린 통증을 경험하게 되는데, 이것은 합병증이 아니라 다른 근그룹이 단축되는 동안에 어느 한 그룹의 근육을 신장되도록 환자를 위치시켜서 일어나는 부작용이다. 두개정골요법의 일부 사례에서 무기력 또는 피로가 유발될 수도 있지만. 그러나 이것은 합병증이 아니라 부작용이다.

현기증같이 그러한 것이 합병증으로 고려된 많은 발생빈도는 종종 치료보다는 다른 어떤 것에 의한 결과이다. 예를 들면, 현기증은 기법 그 자체보다는 오히려 환자 머리가 회전된 결과로 내이가 현기증을 일으키는 원인으로 될 수도 있다. 몇몇 환자들은 특히 추력형태의 기법에 공포감을 가지고 있는데, 환자가 좀 더 편안하게 되어 치료사가 추력을 가할 수있을 때까지 이것을 잠시 멈추는 것이 최선이다.

추력기법 Thrusing Techniques

치료한 사람에게 원인이 있는 심각한 합병증의 대부분은 추력기법과 관련된 도수교정치료의 결과라고 보고되었으며, 문헌에 보고된 바에 따르면 대부분은 상부경추에서 병발되었다. 합병증으로는 신경혈관 손상사고, 추간판증후군의 악화, 추골기저동맥의 손상으로 초래된 것, 골절 등이 있으며, 잘못된 진단으로 심각한 합병증이 유발되게 되므로. 환자를 주의 깊게 평가하는 것이 강조되어야 한다.

치료사와 연관된 문제로는 기술부족, 진단실수, 부적합한 힘 사용 등이 있으며, 환자와 연관된 문제로는 비정상적인 골구조, 전체적인 병리, 참을 수 없는 머리 움직임으로 초래되는 현기증 그리고 이런 형태의 도수치료를 심리적으로 견디지 못하는 것 등이 있다.

아마 가장 심각한 합병증으로 보고된 것은 기팅거에 의해 보고된 바와 같이 그렇게 경추회전도수교정기법으로 인한 추골기저동맥 사고이다. 몇몇 사람들에서는 경추를 회전과 신전시키면 회전 반대쪽에서 추골동맥이 좁아지게 된다. 경동맥과 같은 그러한 두개측부동맥에 손상이 이미 존재해 있는 것을 고려해야 하며, 다양한 신경학적 후유증으로 후두골경색이 야기될 수도 있다. 경추고속저폭(HVLA)기법을 사용할 때, 고려해야 될 사항으로 극단적인 신전방지, 두부와 경부를 중심선 밖으로 절대로 운반하지 않기, 회전은 최소로 하거나 사용하지 않기 등이 있다. 많은 다른 기법들을 경추에서 이용할 수 있으므로 추력기법을 시행할 때 위험 대 이익을 고려해야 하는데 특히 상부경추부위에서는 더욱 그러하다.

환자머리를 초 동안 신전과 회전시켜서 안구진탕, 오심, 현기증이 나타나는지 살펴보면서 환자의 참을성을 검사하는 것이 때때로 추천되지만, 그러나 데클레인 검사로 알려진 이러한 선별검사(screening test)는 실제로 사고를 유발할 수도 있고, 종종 전혀 정확한 정보도 제공하지 못할 수도 있다.

경추 HVLA으로 훨씬 더 흔하게 유발되는 부작용 중에 하나가 부작용인 것 같다. 비록 이것은 혈관문제가 절박하다는 것을 의미할 수도 있지만, 대부분의 경우에서 그것은 자세에서 유발된 것이다. 추력기법의 진성 금기증으로는 급성기 류마티스관절염, 골다공증, 골종양, 골절, 동맥경화성 치석 그리고 추골동맥허혈을 동반하는 경추 척추증 등이 될 것 같으며,. 탈출된 추간판으로부터 나오는 방사통, 임산부 또는 급성 편타증, 샤우만병(scheuermann's disease), 수술후 질환 등을 가진 환자를 치료할 때는 주의를 기울여서 연습해야 하고,. 항응고제로 치료중인 환자 또는 골기질 고갈약물을 사용했던 환자는 치료에 상당한 주의를 기울여야 한다.

근에너지 기법 Muscle Energy Treatment

근에너지 기법은 매우 안전하지만, 치료후에 때때로 약간의 근육 경직감과 쓰린 통증이 발생한다. 치료받은 부위의 국소화가 잘 되지 않거나 너무 많은 수축력을 사용하면 통증은 증가할 수도 있다.

때때로 환자가 근육을 수축하는데 너무 많은 통증을 호소하거나 어떤 이유로 치료사의 지시 또는 자세를 취하는 것에 협응할 수 없을 수도 있는데, 이런 경우에는 근에너지법을 적용하는 것이 어려울 수도 있다.

근에너지치료의 결과로 보고된 일부 합병증으로는 추간판탈출증후군 악화, 통증증가 등이 있지만, 기법을 적절히 수행되었다면 이것들은 발생하지 않을 것이다.

역스트레인 기법 Counterstrain Techniques

역스트레인은 순수하게 자세적인 기법이고 환자 또는 치료사가 전혀 힘을 쓰지 않기 때문에 가장 안전한 기법 중에 하나다. 환자에게는 치료 후에 쓰린 통증은 일반적인 부작용이므로 그것을 느끼게 되면 말하라고 경고하는 것이 필요하며, 예상되는 것은 치료 결과로 나타나는 어떠한 쓰린 통증이라도 24~48시간 내에 사라지고 그 이후에는 원래 증상이 완화된 것을 느끼는 것이다.

역스트레인의 중요한 문제점은 환자가 이미 존재하는 질환의 방해로 어떤 일정한 자세를 취하지 못하는 것이다.

자세이완촉진기법
Facilitated Positional Release(FPR)

비록 FPR은 자세적인 기법이기는하지만, 그래도 약간의 촉진력이 사용된다. 압박력을 가하는 FPR은 경추신경근병에 사용하지 말아야 하며, 견인력으로 대용할 수 있다.

근막이완기법, BLT 그리고 LAS
Myofascial Release, BLT and LAS

아마 간접적인 방식으로 시행되는 모든 기법 중에서 가장 부드러운 것인 이것도 역시 약간의 합병증과 부작용이 있다는 것을 알아야 한다. 비록 이러한 것조차 드물지만, 아마도 추간판 증상의 악화, 근경련이 가장 일반적인 것이며, 두통, 통증증가, 늑연골분리가 보고되었지만, 숙련된 방식으로 기법을 시행했을 때는 이러한 것들 중에 어느 것도 전혀 나타나지 않았다.

두개 치료 Cranial Treatment

이러한 기법들은 일반적으로 부드럽지만, 그러나 그것들은 합병증과 부작용이 발생되었을 때 최대로 멀리 도달하는 효과(farthest-reaching effects)를 가진다.

피로와 무기력이 가장 일반적인 부작용이고, 오심, 구토, 두통, 졸림, 식욕상실 등이 나타난다. 저자가 들었던 가장 심각한 합병증은 구강내기법(intra-oral technique)을 시행한 후에 일어난 뇌하수체기능부전증이었는데 그것은 다시 원상태로 돌아갈 수 있는 것이다. 감정적 해방은 어떤 형태의 도수교정치료로 발생할 수도 있는 것이지만, 두개치료에 의해 가장 흔히 발생되므로 치료사는 이런 상황에 대처할 준비가 필요하다.

억제기법 Inhibition Techniques

이러한 것들은 처음 적용할 때에는 아프지만 그 반면에 부작용이나 또는 합병증은 좀처럼 없다. 가장 흔한 것으로 몇몇 환자에서 압박을 적용한 부위에 약간의 멍자국이 나타난다.

취사선택하는 도수교정 Eclectic Manipulation

다양한 도수교정치료기법을 숙달하게 되면 치료사는 각 환자에게 가장 적합한 치료를 결정하고 적용하는데 도움을 받게 된다. 처방약에서 유추해 낼 수 있다: 치료사가 약물, 그것들의 상호작용, 그것들의 효과에 대해 알고 있는 것이 많으면 많을수록, 그는 개개인의 경우에 더욱 더 좋은 치료를 맞출 수가 있게 된다. 이와 마찬가지로 치료사가 더 많은 도수교정기법을 알면 알수록 그는 더욱 더 안전하고 효과적으로 그것들을 선택해서 사용할 수 있게 된다. 각각의 환자와 각각의 치료사는 서로 다르므로 도수교정절차에는 이러한 차이점이 반영되어야 한다.

참고문헌

Bourdillon JF. *Spinal Manipulation, 3rd ed.* Norwalk, CT: Appleton-Century-Crofts, 1982.

Brownson RJ, et al. Sudden sensorineural hearing loss following manipulation of the cervical spine. *Laryngoscope* 1986;96:166–170.

DiGiovanna EL, Banihashem M, et al. *1996 Survey of American Academy of Osteopathy*. unpublished.

DiGiovanna EL, Schiowitz A. *An Osteopathic Approach to Diagnosis and Treatment, 2nd ed*. Philadelphia: Lippincott-Raven, 1997.

Gittinger JW. Occipital infarction following chiropractic cervical manipulation. *J Clin Neuroophthalmol* 1986;6:11–13.

Grayson MF. Horner's syndrome after manipulation of the neck. *Br Med J* 1987;295:1381–1382.

Greenman PE. *Principles of Manual Medicine, 2nd ed*. Baltimore: Williams & Wilkins, 1996.

Laughlin TM. Complications of spinal manipulation: a literature review 1975–1984. *Osteopath Ann* 1987;14:21–23.

Maitland GD. *Vertebral Manipulation, 4th ed.* Stoneham, MA: Butterworths, 1977.

찾아보기

나

라

마

바

사

아

자

차

카

기타